临床肾内科疾病诊断与治疗

主编　陈　丽　马　瑞　董玉娟　彭红英
汤跃武　张　超　郭旭红

中国海洋大学出版社
·青岛·

图书在版编目（CIP）数据

临床肾内科疾病诊断与治疗／陈丽等主编．—青岛：中国海洋大学出版社，2023.6

ISBN 978-7-5670-3473-0

Ⅰ．①临… Ⅱ．①陈… Ⅲ．①肾疾病－诊疗 Ⅳ．①R692

中国国家版本馆CIP数据核字（2023）第063070号

出版发行　中国海洋大学出版社
社　　址　青岛市香港东路23号　　　　邮政编码　266071
出 版 人　刘文菁
网　　址　http：//pub.ouc.edu.cn
电子信箱　369839221@qq.com
订购电话　0532-82032573（传真）
责任编辑　韩玉堂　　　　电　　话　0532-85902349
印　　制　日照报业印刷有限公司
版　　次　2023年6月第1版
印　　次　2023年6月第1次印刷
成品尺寸　185 mm×260 mm
印　　张　33.75
字　　数　851千
印　　数　1～1000
定　　价　238.00元

编 委 会

主　编　陈　丽　马　瑞　董玉娟　彭红英
　　　　汤跃武　张　超　郭旭红

副主编　张建红　王艳峰　黄云芳　张学光
　　　　彭胜强　李　相　赵　佳

编　委（按姓氏笔画排序）

马　瑞（山东省梁山县人民医院）
王艳峰（山东省金乡县人民医院）
刘相军（山东省菏泽市牡丹区中医医院）
汤跃武（重庆大学附属三峡医院）
李　相（山东省济宁医学院附属医院）
杨沁雯（辽宁省大连医科大学中山学院）
张　超（山东省济南市章丘区人民医院）
张学光（辽宁省北票市中心医院）
张建红（中山大学附属第三医院粤东医院）
陈　丽（山东省兖矿新里程总医院）
赵　佳（山东省聊城市退役军人医院）
祝玉慧（解放军第960医院）
郭旭红（山东省寿光市人民医院）
黄云芳（湖北省武汉市中心医院）
黄晓磊（山东省泰安市中心医院）
彭红英（贵州医科大学附属白云医院）
彭胜强（湖南省湄潭县人民医院）
董玉娟（山东省梁山县人民医院）

前言
FOREWORD

肾内科疾病是临床上的常见病、多发病。进入21世纪以来，普通人群中慢性肾病的发病率逐年上升，可以说慢性肾病对人类健康构成了巨大威胁。因此，我国政府也将慢性肾病的防治作为提高国民健康水平的重要研究课题。

随着自然科学各领域的发展，对肾内科疾病的新型临床诊疗技术亦取得长足进步，国际临床实践指南不断推出，各种肾内科疾病相关知识通过网络、图书、期刊等传播。然而，伴随着临床知识的日新月异，不少临床医师对肾内科疾病的新知识没有及时学习、掌握，缺乏完善的临床思维训练，从而导致误诊、漏诊等情况时有发生。鉴于此，我们特组织长期从事肾内科临床、教学和研究工作的专家编写了《临床肾内科疾病诊断与治疗》一书。

本书以临床实际需要为主导，以突出实用性为宗旨，对理论阐述力求简明扼要，系统介绍了肾内科疾病的临床诊疗现状。本书不仅包括肾病的病因与发病机制、肾病的常见症状与体征、对肾病的常用检查相关的基础内容，还对肾内科疾病的血液净化治疗做了详细介绍，涵盖了肾小球疾病、肾小管疾病、肾间质疾病及其他相关肾脏疾病的临床表现、诊断与治疗等内容。本书的编写注重临床与基础相结合，紧跟肾内科学科发展的前沿，兼具科学性和专业性，适合广大一线肾内科医师使用，也适合相关专业医学生阅读参考。

由于医学发展迅速，涉及学科领域广，内容不断更新，加之编者水平有限，书中难免存在不足之处，敬请广大读者在使用过程中提出宝贵意见。

《临床肾内科疾病诊断与治疗》编委会

2023年4月

目录
CONTENTS

第一章

肾病概述

第一节　肾病病因与病理

肾病是一种常见病和多发病，疾病谱较广，病变部位及组织、病因、病理改变、病程长短、预后、临床特点不尽相同。遗传因素、免疫失调、氧化应激、脂质代谢损害、理化损伤、感染损伤、炎症介质、凝血与纤溶、尿路梗阻等病理机制单独或几种共同作用。临床表现十分复杂，但肾病在发病过程中，特别是在慢性进展期中存在一些共同机制。

肾病分为原发性肾病、继发性肾病、感染性肾病、物理化学肾损伤、遗传性及先天异常肾病、梗阻性肾病、妊娠肾病、肾脏肿瘤等。其中原发性肾病的发病率占肾病发病率的首位，但近年来继发性肾病的发病率也出现了明显上升的趋势。

一、肾小球疾病的发病因素

肾小球疾病系指一组有相似的蛋白尿、血尿、水肿、高血压等临床表现的病症，但发病原因、病理机制、病理改变、病程长短和预后等差异较大，同时主要累及双肾肾小球的疾病。肾小球疾病是肾科的常见多发病。临床常被分为原发性、继发性、家族遗传性。近年来由于肾脏活体组织检查的广泛开展，免疫荧光、免疫化学、电子显微镜的应用以及实验性肾炎模型的成功复制，医师对肾小球疾病的发病原因和病理机制有了更深刻的认识。

致病因素是指导致人体正常生理状态遭到破坏而发生疾病的因素。肾病的病因系指能够引起各种肾病的常见原因。肾小球疾病的内因是人体免疫系统失调，遗传缺陷，神经、内分泌紊乱，精神心理因素失常等是主要病因；外因是感染、环境异常等。

(一)免疫系统功能紊乱

由于B淋巴细胞功能亢进，伴自发产生大量多克隆、免疫球蛋白和自身抗体，抑制性T细胞减少，NK细胞的细胞毒作用下降。由于免疫系统的功能紊乱而失衡，肾小球肾炎发生，这是肾小球病发生的始发及重要的直接因素。

(二)遗传和免疫遗传因素

根据家族史调查、临床患者统计分析、孪生子患病的研究发现，免疫疾病的发病因素有轻微的家族聚集趋向，存在孪生子同时共同患病的现象，如患者紫癜性肾炎、慢性肾小球肾炎(系膜增生性)。大量研究也证明,免疫疾病与人类白细胞抗原的某些表型相关联。

(三)性激素的异常

在某类免疫疾病发病中,性别差异比较明显。例如,男、女系统性红斑狼疮肾炎患者的发病比例为1∶9,男性患者的雌激素水平高于正常男性,女性患者的雌激素水平高于正常女性。患者的雌激素水平与雄激素水平的比值显著高于正常人。病情缓解后,两种激素水平的比值明显降低。女性患者多在青壮年(20～40岁)发病,尤其是在育龄期。随着年龄的增大,女、男患者的患病比例也逐渐缩小,老年期为2∶1,孕妇口服雌激素类避孕药可使免疫疾病的病情加重,因此雌激素可能促进免疫疾病的发生。

(四)感染因素

微生物的感染一直被怀疑是引起免疫性肾炎的一个重要因素。随着免疫学、免疫疾病理学和分子生物学等的发展和相应检测水平的提高,目前已知多种外源性微生物(如细菌类、病毒、原虫、支原体)是导致肾炎的外感因素。

(五)环境因素

环境因素如四季气候异常,过于寒冷或过于炎热,接触各种射线,有花粉,有某些化学物质,如矽尘、氯化乙烯、染发剂、石棉。服用某些药物,食用一些容易引起变态反应的食品也会诱发肾小球疾病。免疫疾病的发展可使一部分肾炎反复发作或加重。

(六)精神心理因素

精神过度紧张、恐惧、心理压力过大及各种因素造成精神刺激均可使肾病突然发作或加重。

二、免疫失常而致免疫复合物性肾炎可疑的抗原类别

目前已知的多种可疑的致免疫复合物性肾炎的抗原可分以下两大类。

(一)外源性抗原类

1.药物、食物抗原

这类抗原包括海鲜,鸡蛋等,易引起IgA肾病,还包括抗原疫苗、异种血清、抗生素。

2.细菌类抗原

这类抗原包括致肾炎链球菌、葡萄球菌、肺炎链球菌、类白喉杆菌、梅毒螺旋体、溶血性链球菌、伤寒沙门菌、白色念珠菌、肺炎支原体等。

3.寄生虫抗原

这类抗原包括原虫、血吸虫、弓形体等。

4.病毒类抗原

这类抗原包括乙型肝炎病毒、麻疹病毒、登革热病毒、巨细胞病毒、EB病毒、逆转录病毒相关抗原。

(二)内源性抗原类

内源性抗原包括细胞核、胞质和膜抗原、红细胞抗原、免疫球蛋白和补体(如C_{19}免疫球蛋白)、甲状腺抗原、肾小管抗原、肿瘤抗原。

三、肾病与机体内环境失常的病理机制

在临床上,原发性肾小球疾病和继发性肾小球疾病的发生、发展、变化,都与人体的内环境异常变化密不可分。而在内环境的异常变化中,免疫系统、内分泌系统、神经系统、肾脏的病理变化

又是相互影响的。

神经系统和内分泌系统对免疫系统的调节和影响至关重要，条件反射刺激可对免疫应答进行不利的调节而引起免疫抑制。当人受到突然的恐吓及感到悲伤，自然杀伤细胞的活性受到抑制。这些抑制是恶性肿瘤和免疫功能低下高发病率的部分原因。这进一步说明了精神心理因素对免疫系统的影响。下丘脑松果体功能低下，可引起免疫功能的深度抑制，机体效价下降，淋巴系统各器官中，淋巴细胞数量减少。交感神经及副交感神经有免疫增强和免疫抑制作用，应激可使免疫功能受到影响。各种强烈刺激作用于机体，引起一种非特异性、神经内分泌的反应，垂体-肾上腺皮质激素分泌增多，各种功能代谢异常变化，免疫功能也异常变化。

常见的应激源：①外部条件造成的有低温、高温、中毒感染、外伤、手术、疼痛、缺氧、过劳等。②内在因素造成的有情绪、心理性应激，如恐惧、喜怒、焦虑、忧伤、兴奋。以上应激是刺激了交感神经和下丘脑-垂体肾上腺皮质轴，使儿茶酚胺（肾上腺素、多巴胺）和糖皮质激素类固醇的分泌增多，这些物质对免疫功能有抑制作用。多种免疫细胞和免疫因子参与中枢神经系统的正常发育、修补以及反应性神经胶质增生，多种细胞因子能诱导下丘脑合成和释放促皮质激素释放因子，诱导肾上腺合成和释放皮质酮，而血清皮质酮的增多反过来又可抑制细胞因子的合成及分泌。胸腺功能低下时，同时可见甲状腺、肾上腺和性腺发育不良，垂体细胞减少，所有内分泌腺的功能减退。

综上所述，免疫细胞不仅是免疫系统的效应细胞，还能够识别不同的“非感知性刺激”，并从而分泌不同的“免疫递质（细胞因子）”。这些“免疫递质”除可作用于免疫系统本身外，还可以作用于内分泌系统及神经系统，三个系统之间形成了一个完整的相互依存、相互抑制、相互协调的网络环路，进而使机体内环境的稳定、正常，平衡、协调状态得以更好地维持。

肾脏是一个强大的滤过器，它每天可将 180 L 的血浆滤过。它可以将机体的代谢废物、水液选择而恒定地滤出。它又是许多激素作用的靶器官，这些激素通过它们对肾脏各部位与平滑肌的作用，直接和间接地影响肾小球滤过的压力、滤过面积及滤过系数。肾小球不仅是激素作用的靶体，又是许多激素的合成场所。这些激素包括肾素、前列腺素、血栓素等。肾脏的神经支配是由交感神经支配，肾脏神经活力常受激素调节，肾脏的滤过功能由很多因素进行调节，如神经、内分泌、体液因子，它是以自我调节为主的。当机体受到某种致病因素的刺激，肾小球可在短时间内保持肾脏本身的内环境稳定。通过保持滤过的恒定，仍可代偿性使机体水液维持相对恒定。中医所讲机体内的阴阳的平衡和西医学所讲的免疫内环境的平衡是一致的，中医、西医的认识是相似的。

致病因素导致肾单位的病理改变，这种病理改变大多是免疫系统失衡而造成的。其一系列的病理变化是由原位免疫复合物的病理损伤或循环免疫复合物在肾小球内沉积导致的，进而补体系统被激活，使肾小球内产生炎症与凝血；肾小球毛细血管内微血栓形成及纤维蛋白沉积，促进病变发展；进而导致肾小球硬化，肾功能减退。肾病的恶化影响了机体内分泌系统、神经系统的病理变化，进而使机体内环境恶化及平衡失调，反过来又进一步影响肾脏调节水液代谢、排出废物、生成尿液、调节血压、分泌激素、调节酸碱平衡等作用。

近年来，免疫学对免疫球蛋白、淋巴系统、淋巴因子、神经系统、内分泌系统不断深入研究，进一步阐明了在机体内环境中，免疫功能、内分泌功能、神经系统功能与各种肾病的发病机制有着紧密的联系。

四、肾小球疾病的发病机制

免疫学和免疫疾病学是西医学的基础知识，这在内科学和免疫疾病学的图书中都有详细的论述。从事临床肾病治疗工作的中医师，也要深入学习免疫学知识，因为免疫系统失调与肾病有直接和紧密的关系。

(一)免疫疾病的发病机制

免疫组织、免疫细胞、免疫因子中的任何一种出现功能失调或过亢、下降、缺陷等异常，都会产生免疫疾病。因此，人体的免疫系统平衡、稳定、健全对防治免疫疾病、变态反应性疾病、感染性疾病、恶性肿瘤、艾滋病等方面都具有重要的意义。

免疫疾病，特别是自身免疫疾病，主要是自身免疫调节机制受到损伤所引起的器官、组织病理改变和临床症状的一类疾病。在正常情况下，免疫系统对自身成分不产生免疫应答，但当自身免疫耐受性遭到破坏，免疫调节受到损伤时，免疫系统将自身组织当成异己而产生免疫反应，就发生了自身免疫疾病。

在内科范围内免疫疾病大约有30种，还涉及皮肤科、五官科、眼科等其他科疾病。自身免疫疾病分为原发性和继发性。自身免疫疾病大多为原发性。原发性自身免疫疾病与遗传因素关系密切，一般都是慢性疾病，甚至是终身性疾病。继发性免疫疾病与药物、外伤、感染等因素有关，与遗传无关，一般都能治愈，如药物性狼疮。

自身免疫疾病有被广泛采用的判定标准：①血清中有高水平的免疫球蛋白，含量高于15 g/L。②血清中有高效价的自身抗体，如系统性红斑狼疮患者有抗双链DNA抗体。③组织损伤部位有变性的免疫球蛋白沉积。④病损部位有大量的淋巴细胞和浆细胞浸润。⑤应用肾上腺皮质激素和免疫抑制剂有效。⑥其他自身免疫疾病常同时存在。

(二)肾小球肾炎的发病机制

肾小球肾炎是免疫介导性疾病。免疫机制的失常是肾小球发病始发机制。其一，体液免疫失常，引起肾病因素中以循环免疫复合物和原位免疫复合物，在肾小球肾炎发病机制中的作用已得到共识。其二，细胞免疫在某些类型肾炎中的重要作用也得到了肯定。其三，在此基础上炎症介质导致肾小球损伤而产生病理变化。其四，遗传和免疫遗传因素对肾小球肾炎的易感性、疾病轻重的差异性、治疗反应方面的作用已受到广泛关注。其五，自身免疫机制参与或导致多种肾炎发病的证据引起了广泛重视。自身免疫已成为肾炎免疫学发病机制研究中的重要课题。其六，肾小球固有细胞具有多种免疫球蛋白和炎症介质受体，并能合成、分泌细胞外基质、多种白细胞介素和生长因子等。肾小球的自身分泌、旁分泌在肾小球疾病发病机制中具有重要意义。

1.免疫复合物沉积于肾小球内介导形成肾炎的病理机制

体液循环免疫复合物介导的肾小球肾炎即免疫反应性肾炎，其发病机制已得到确定。在某些条件下，外源性抗原或内源性抗原可刺激免疫系统产生相应的抗体。当相应的抗体与相应抗原结合形成了免疫复合物，不同的致病免疫复合沉积物，可以形成不同的病理反应。他们决定了沉积物形成的部位，决定了肾小球肾炎的发生及肾小球肾炎的性质。循环免疫复合物导致的肾炎包括循环免疫复合物滞留沉积导致的肾炎、原位免疫复合物形成损伤肾小球导致的肾炎。

(1)循环免疫复合物滞留沉积：在正常的免疫生理情况下，抗原与抗体的结合在体内保持着动态平衡，在免疫系统中发挥着重要的调节作用。当免疫系统异常时，循环中的抗原与抗体(主要为IgG)相互作用，形成循环免疫复合物。在逃避了单核吞噬细胞系统清除后，或肾小球系膜清除功能降低，补体功能缺陷等，免疫复合物随血流而被肾小球捕捉，滞留并沉积于肾脏。继之激活有关介质系统，引起肾小球损害。免疫复合物分为可溶性、难溶性及不溶性。可溶性免疫复合物的抗原量多于抗体量，难溶性及不溶性免疫复合物主要是抗体量持续多于抗原量而形成的。抗原量过多的小分子量可溶性免疫复合物可被肾脏清除而不易造成肾小球损害。大分子抗体量过多的不溶性或难溶性免疫复合物在系膜区内皮下滞留沉积，不容易被肾清除，而致使肾小球损伤。循环免疫复合物引起肾小球内沉积的主要位置是肾小球基底膜内皮下及系膜区。这两个部位往往同时发生免疫复合物沉积。其沉积的部位与免疫复合物的大小、抗原抗体和免疫复合物的电荷、抗体的种类和肾小球的亲和力有密切关系。循环免疫复合物致病机制是人类肾小球肾炎中最常见的发病机制，涉及该机制的有原发性肾小球肾炎、过敏性紫癜性等继发性肾病等。

(2)肾性原位抗原形成的免疫复合物：原位免疫复合物是指血循环中游离抗体(或抗原)与肾小球固有抗原或已经种植于肾小球的外源抗原(或抗体)相结合，在肾脏局部形成的免疫复合物，可导致肾小球肾炎。膜性肾病的发病机制一般被认为是一种典型的原位免疫复合物发病机制。原位免疫复合物或循环免疫复合物沉积所致的肾小球免疫复合物，如果被肾小球系膜所清除，则病变多可恢复。若肾小球内的免疫复合物持续存在，或继续不断地沉积滞留，或机体针对肾小球内的免疫复合物中的免疫球蛋白产生自身抗体，则可导致病变持续和发展。

2.细胞免疫异常而致肾小球损害的病理机制

细胞免疫是指体内的致敏 T 细胞与固定肾小球抗原相互作用，引起单核细胞浸润为主的局灶性炎症反应，或导致淋巴因子释放、激活其他各种吞噬细胞，引起肾小球病变。细胞免疫与迟发性变态反应极为相似。

近年来，致敏 T 细胞在机体免疫应答反应中起着关键作用，已受到医界同仁广泛重视。T 细胞既能发挥效应细胞的作用，又具有免疫应答调节的作用。T 细胞对抗原识别具有精确的特异性。除抑制性 T 细胞外，绝大多数 T 细胞不能识别游离抗原，而只能识别存在于细胞膜表面的抗原。T 细胞在识别细胞表面非己抗原的同时，还必须识别自体的组织相容性抗原。T 细胞识别抗原依赖于主要组织相容性复合体的局限性，不同于 B 细胞对游离抗原的直接识别方式。这种对抗原识别方式的不同，提示 T 细胞和 B 细胞识别抗原受体是不相同的。由于分子生物学技术的发展，对 T 细胞受体的研究取得了突破性进展。

在临床某些肾小球疾病中，肾间质内往往有大量 T 细胞浸润。T 细胞的广泛浸润对肾小球疾病的预后和进展起很重要的作用，已受到国内外肾病学者的广泛重视。急性肾炎、特发性新月体性肾炎(无明显的免疫球蛋白沉积)、各种脉管炎患者中，细胞免疫机制的作用更为突出。微小病变性肾病患者的肾小球内缺乏免疫球蛋白沉积的体液免疫，而主要表现出 T 细胞功能异常。多数微小病变性肾病患者对肾上腺皮质激素和细胞毒性药物的治疗反应良好。大量的研究结果表明，细胞免疫在微小病变性肾病发病机制中具有重要作用。

当 T 细胞活动增强，产生对肾小球基底膜有毒性的淋巴毒素，可造成基底膜通透性增大而产生蛋白尿。细胞免疫缺损(如抑制性 T 细胞不足)在某些肾小球肾炎发病过程中起重要作用。在活动性红斑狼疮患者中，抑制性 T 细胞数量减少或功能低下易造成 B 淋巴细胞增殖，大量合成及产生自身抗体，从而引起肾脏损害或全身性病变。

单核细胞在肾小球中浸润和聚集，通过吞噬功能及释放溶酶体等物质，引起肾小球损伤，还可以释放某些生长因子，这些生长因子刺激肾小球内皮细胞增生。

五、炎症细胞、炎症介质致肾小球损伤的机制

医学界对肾小球疾病患者的炎症细胞、炎症介质和它们间相互作用的研究逐步深入，认为多数肾小球疾病皆为免疫介导性炎症。实验研究显示，始发的免疫反应而引起的炎症反应才可以导致肾小球损伤。肾小球炎症损伤的全过程是由免疫反应后激活了炎症细胞，然后炎症细胞又释放了炎症介质。反过来，炎症介质又可趋化、激活炎症细胞。这种相互作用导致肾小球损伤，形成了十分复杂的网络关系。炎症介导系统包括炎症细胞和炎症介质。

(一)炎症细胞在肾小球损伤中的反应机制

从前在肾小球损伤方面仅着重研究体液循环中的炎症效应细胞，如中性粒细胞、嗜酸性粒细胞、单核吞噬细胞。由于科学技术的发展，学者发现肾小球的固有细胞(包括脏层上皮细胞、内皮细胞、肾小球系膜细胞)都具有多种免疫球蛋白和炎症介质受体。在某些特定条件下，有炎症细胞的作用。肾小球固有细胞在免疫介导炎症过程中，并非单纯的“受害者”，而是主动“参与者”。

1.中性粒细胞反应机制

中性粒细胞黏附，企图吞噬免疫反应物，引起细胞活化，从而释放出一系列炎症介质。这些介质包括血管活性胺(组胺)、血管活性脂、促凝血物质、活性氮、活性氧、蛋白酶，尤其是后两种在肾炎病理反应中具有重要作用。它们对肾小球基底膜中的胶原Ⅳ具有降解作用而损伤肾小球基底膜。

2.单核-巨噬细胞反应机制

该类细胞既是免疫调节细胞又是炎症效应细胞。单核-巨噬细胞活化后，能产生一系列炎症介质，如蛋白酶、活性氮、补体，从而损伤肾小球，引起肾炎。在T细胞介导肾小球肾炎中，单核-巨噬细胞是主要的炎症效应细胞。

3.血小板反应机制

血小板除具有凝血作用外，又同中性粒细胞和单核-巨噬细胞一样，是炎症效应细胞。血小板活化后，释放出许多重要炎症介质。炎症介质包括5-羟色胺、组胺、血栓素、多肽生长因子、蛋白酶、活性氧、补体等。这些介质均参与肾小球的损伤过程，并加重肾小球肾炎的发展。血小板在中性粒细胞介导的肾炎发病中具有很重要的作用。

4.肾小球系膜细胞反应机制

当肾小球系膜细胞被活化后，既能收缩、增殖，又能发生代谢改变，进而合成并分泌多种炎症介质和基质成分，促进肾小球炎症和硬化。已知系膜细胞活化后分泌的介质有多肽白细胞因子、集落刺激因子、内皮素、生物活性脂、中性蛋白酶、胶原酶、凝血因子、纤溶因子、活性氧、活性氮、基质成分等。肾小球系膜细胞在肾炎炎症中处于中心地位。

5.肾小球脏层上皮细胞反应机制

当肾小球脏层上皮细胞受到刺激时能发生增殖，并合成及释放多种炎症介质和基质，包括生物活性脂、中性蛋白酶、基质成分、纤溶因子，以上这些介质和基质参与了肾小球肾炎的发生和肾小球的硬化。

(二)炎症介质在肾小球损伤中的反应机制

在对肾小球炎症介质的研究中，以往着重研究了补体、凝血因子、纤溶因子、血管活性胺、白三烯和激肽等炎症介质在肾小球损伤中的作用。近年来，一系列具有重要致炎作用的炎症介质被认识，其在肾小球肾炎发病机制中的重要作用被证实。

(三)炎症细胞与炎症介质的相互作用对肾病的效应机制

在肾炎的发生、发展过程中,炎症细胞及炎症介质具有多种效应,而且它们之间是相互影响、相互作用的,在体内构成了十分复杂的效应网络。在正常生理情况下,它们在各环节中,始终是保持平衡的。这种平衡被打破会导致肾小球炎症改变,如刺激增生、抑制增生、刺激增强分泌、抑制分泌。

六、非免疫性作用而致肾小球疾病的进展与恶化机制

免疫介导性肾炎,在肾小球致病中起主要效应和起始作用。但在肾小球开始发病及慢性进展的全过程中,非免疫因素参与,甚至成为肾病的持续进展、恶化的重要因素。

在肾小球疾病的治疗过程中,即使初始的免疫失调致病因素已经被消除或发病机制已停止,但残余的肾单位仍被进行性损害,肾单位仍在恶化,最终导致终末期肾小球病变,直至硬化。这种非免疫介导的进行性肾小球损伤和硬化机制是由体内多种因素的共同失调异常而引起的。这种肾小球硬化就是肾小球组织结构萎缩和细胞外基质的堆积,应引起医师注意,应对其深入研究总结。

(一)高血流动力学在进行性肾小球损伤中的作用

不同致病因素引发肾小球病变,而导致肾小球、肾单位减少。而残余肾单位为了适应体内全部肾单位生理功能的需要,进行了肾单位内血流动力学的调整变化。这是一种自我调节的结果。这种调整变化表现在单个肾单位,肾小球滤过率增大(高滤过),血浆流量增大、(高灌注),毛细血管跨膜压升高(高血压),即“三高”学说或高血流动力学说。产生这种“三高”的机制主要是残余肾小球入球小动脉扩张更为显著。

肾病综合征(如微小病变引起长期大量蛋白尿,造成肾小球高滤过)可致局灶节段肾小球硬化。糖尿病肾病患者持续性高血糖造成肾小球高滤过,可诱发并加速肾小球损伤,导致肾小球弥漫性硬化。

肾小球上皮细胞是一种高度分化的终末细胞。人出生后,在生理情况下,它不能再增殖。当肾小球处于高血流动力学的情况下,可发生局部毛细血管襻扩张及整个肾小球扩张和肥大。但肾小球上皮细胞不能增殖,与肾小球容积增加和毛细血管扩张很不适应。上皮细胞足突拉长、变薄和融合,甚至与肾小球基底膜分离,形成局部裸露的肾小球基底膜。裸露的肾小球基底膜外毛细血管跨膜压骤增,大大增加了大分子物质滤过,引起了大量蛋白尿。严重的上皮细胞损伤、肾小球基底膜裸露及毛细血管扩张,可引起肾小球毛细襻塌陷,球囊粗糙。肾小球毛细血管内可见微血栓形成,导致局灶节段肾小球硬化发生,最终发展为弥漫性肾小球硬化。

针对剩余肾单位血流动力学的改变,采取降低肾小球高滤过率、高灌注率、高跨膜压的防治措施(如应用血管紧张素转化酶抑制剂及采取低蛋白饮食),有效地延缓或减轻了肾小球的损伤和硬化。这也进一步佐证了“三高”学说在非免疫机制介导肾小球病进展硬化机制的学说。

(二)细胞因子在肾小球硬化中的作用

影响肾脏细胞合成、分泌的细胞因子参与了肾小球的肥大、增殖和硬化过程。

1.多种细胞因子对肾小球细胞及系膜细胞的作用

细胞因子可促使肾小球细胞增殖和分泌细胞外基质,肾小球细胞多种多肽生长因子(如胰岛素样生长因子、血小板源性生长因子、表皮生长因子、白细胞介素和内皮细胞)有强烈的增殖反应,合成并分泌更多的细胞外基质。上述因子有类似有关分裂原的作用。研究结果表明,系膜细

胞的增殖和系膜基质的增多，在肾小球硬化过程中起着重要作用。

2.细胞因子有直接促进肾小球硬化的作用

研究显示体内部分细胞具有分泌、产生、转化生长因子（TGF-β）的能力。而且极大部分细胞具有 TGF-β 受体。TGF-β 具有调节蛋白聚糖和其他细胞外基质产生和降解的能力，增加细胞对细胞外基质的黏附，并有调节多种细胞因子的作用而直接参与肾小球硬化过程。

3.细胞因子直接介导肾脏血流动力学的改变

除前列腺素、血管紧张素等肾脏局部分泌的血管活性物质外，某些细胞因子，如胰岛素样生长因子（IGF-I），内皮细胞源性血管舒张因子（FDRF），它们可增加肾脏血流量（RPF）和肾小球滤过率（GFR）。

4.细胞因子与肾小球细胞、因子间的网络作用

细胞因子通过自分泌、旁分泌，调节肾脏细胞的生长、肥大、增殖、合成和分泌细胞外基质，在肾小球硬化过程中起重要作用。IL-1 等细胞因子促进细胞间黏附分子（ICAM-I）和血管细胞黏附分子（VCAM-I）的表达，进一步诱发肾小球巨噬细胞浸润、T 细胞活化和间质小管病变。肾脏局部分泌的血管紧张素Ⅱ、前列腺素 E 等血管活性物质，均为强烈的肾小球系膜细胞和肾小管细胞的有关分裂原，在肾脏代偿性肥大中起一定作用。细胞因子与肾脏细胞、细胞因子与细胞间的相互作用，可以呈连锁、协同、放大等复杂的生物学效应，在肾脏疾病进展中极为重要。

（三）内分泌激素在肾小球增生、肥大、硬化中的作用

人类肢端肥大症、糖尿病肾病早期、生长激素增多，均可呈现肾脏代偿性增大，肾脏的血流量和 GFR 增加。生长激素在肾小球代偿性肥大、硬化中起重要作用。甲状旁腺激素、甲状腺素、垂体促肾脏生长因子、肾上腺激素、雄激素等在肾脏代偿性肥大过程中的作用也得到证实。

综上所述，肾小球内动力学改变，肾脏局部生长因子、内分泌激素产生，相应受体反应异常导致进行性肾小球损伤和硬化。这些机制并非孤立地发挥作用。前者可能通过后者发挥作用，后者有时可起加重前者的作用，而肾脏局部细胞因子和全身性内分泌激素组成一个复杂的网络系统。故肾小球疾病的进行性损伤硬化是多种因素造成的。

（四）肾小管间质病变与进行性肾小球损伤产生的机制

原发性肾小球疾病、继发性肾小球肾病、实验性肾炎模型的研究结果均显示：相较于肾小球病变，肾小管的间质病变在进行性肾小球损伤、硬化变性和肾功能恶化病理机制的关系中更为密切。

肾小管间质病变与肾小球炎症相互影响的机制有以下几种情况。

1.肾小管间质病变与肾小球硬化的关系

在进行性硬化的肾小球内和纤维细胞性新月体内，有比较多的间质胶原，提示肾小管间质参与了肾小球进行性损伤。

2.在肾小球疾病发展中肾小管间质病变产生的机制

在肾小球疾病的发生发展中，常常伴有肾小管间质病变。反过来肾小管间质病变又对肾小球病变的进展、恶化及预后有极为重要的影响，甚至是决定性作用。有些学者认为，肾小球疾病也可被看作肾间质病变。大致有以下几种机制。

肾小球疾病导致肾小管供血不足，使肾间质炎症细胞浸润，导致肾小管萎缩和肾小管间质纤维化。另外，引起肾小球病变的免疫反应可累及或导致肾小管间质中有与肾小球内性质相同的免疫复合物沉积。肾小管基底膜（TBM）和间质血管有 IgG、C_3 和小牛血清蛋白沉积。肾小球和

肾小管间质可因性质不同或相似的循环免疫复合物沉积而产生病变。

另外，当肾小球病变发生了高滤过、高灌注、高跨膜压，产生大量蛋白尿而血流动力学改变时，肾小管间质内 C_3、C_5沉积，并产生了肾小管间质病变，这是导致残余肾、进行性损伤硬化的重要机制之一。

综上所述，肾小管间质病变导致肾脏功能受损的机制如下：其一，肾小管间质纤维化使肾小管间质毛细血管狭窄，血管血流阻力增加，引起肾小球血流量下降；其二，肾小管（特别是近端肾小管）萎缩，必然损伤肾小管功能，影响肾小球滤过率；其三，肾小管间质病变直接引起肾小球硬化或纤维化，新月体病变。

（五）脂质代谢异常促使肾小球进行性损伤的机制

脂质代谢异常与进行性肾小球硬化的关系，已引起了从事肾病研究的学者的普遍重视。

肾小球硬化的发病机制与动脉硬化的发病机制相似，这两种疾病与高脂血症之间的关系有很多相同之处。学者经一系列动物实验证实，高脂血症与局灶性肾小球硬化及肾功能的损伤有密切关系。高脂血症是诱发和加重肾小球损伤的重要因素之一。

摄入过多的高胆固醇食物，有内源性高脂血症，组织内饱和脂肪酸增多，多聚不饱和脂肪酸减少，两者的比例改变，导致一系列肾小球变化。脂质对系膜细胞有直接损伤作用，也可呈现低密度脂蛋白（LDL）剂量依赖性的致死作用，在一定剂量内，LDL 可刺激系膜细胞增殖。

总之，应高度重视高脂血症对肾小球的损伤。在治疗肾小球肾炎过程中发现异常要及时纠正。

（六）细胞外基质与肾小球硬化的关系

细胞外基质的大量积聚是肾小球硬化的重要标记，在肾小球硬化发病机制中具有重要意义。肾小球细胞外基底膜主要由Ⅳ胶原、层粘连蛋白、纤连蛋白等成分组成。

七、肾小球滤过膜损害的病理机制

肾小球滤过膜的损伤可由多种因素造成，如免疫损伤、感染、血管病变、毒素，蛋白质的通透性增大，从而引起蛋白尿（肾小球性蛋白尿）。这是临床上肾小球疾病重要的表现之一。尿蛋白量的多少与病变的严重程度并无平行关系。在慢性肾小球肾炎进展到晚期时，尿蛋白含量反而减少。

当血清蛋白通过肾小球毛细血管壁进入肾小球囊腔时，要通过三层结构，即肾小球毛细血管内皮细胞层、基底膜层和肾小球囊的脏层上皮细胞层（足突细胞）。其上覆盖有一层薄膜，此膜富含糖胺多糖并带负电荷。在正常情况下，分子量大于 460 kD 的物质不能通过滤过膜，分子量小于 40 kD 的物质则可自由通过滤过膜。血清中含一些小分子量蛋白质，如 β_2-微球蛋白、溶菌酸、轻链二聚体或称本-周蛋白，它们也能自由通过滤过膜。但这些滤过的小分子量蛋白质又都在近曲小管被重吸收。当肾小管损伤时，这些小分子蛋白的重吸收发生障碍，尿中便出现这些小分子量蛋白质，被称为肾小管性蛋白尿。

肾小球性蛋白尿的发生机制：一是正常滤过膜通透屏障破坏，二是电荷屏障破坏（破坏时主要丢失清蛋白）。因肾小球滤过膜富含带负电荷的糖胺多糖，在正常情况下，带负电荷的分子（如清蛋白因糖胺多糖）有静电排斥作用，滤过极少。如电荷屏障被破坏，清蛋白就可以被滤出。当肾小球滤过膜的基底膜受损时，则尿中出现清蛋白和球蛋白等大分子量蛋白质。

八、肾小球滤过率降低的机制

肾小球滤过率指单位时间内两肾的超滤液量。正常成人每分钟滤过约 125 mL。GFR 降低是肾功能障碍的重要发病环节。肾小球滤过率降低可导致肾性氮质血症，少尿，夜尿增多，水、电解质紊乱，酸中毒，尿毒症，水肿，胸腔积液，腹水等临床表现。肾小球滤过率(GFR)降低原因很多，最主要有两种：其一，肾小球有效滤过压降低，有效滤过压＝肾小球毛细血管血压－(肾小体囊内压＋血浆胶体渗透压)。在正常情况下，毛细血管血压大于两种对抗力量之和。因此，保持了滤过作用的进行。当休克、失血等病理情况出现时，动脉血压急剧下降，肾小球毛细血管压也随即下降。因此，肾小球有效滤过压下降。另外一种情况，在尿路梗阻时，囊内压升高到一定程度，可使肾小球有效滤过压降低，或接近于零，此时肾小球的滤过功能几乎完全停止。其二，肾小球的硬化、肾单位的丧失是慢性肾衰竭的主要病理特点之一。肾小球进行性损伤，肾单位进行性破坏，健康而有生理功能的肾单位逐步减少，这是肾小球滤过率降低的主要原因。此外，肾单位丧失又可导致促红细胞生成素和 1,25-$(OH)_2D_3$减少，临床表现为贫血和骨病。

九、肾小管损害的机制

肾小管损伤在慢性进行性肾功能障碍中是常见的，与肾小球损害是同时存在的，但是两者的损害程度不同。肾小管损害大多是体内的代谢产物引起的，它们也可引起肾小管损伤。此外，有些激素(如甲状旁腺素、抗利尿激素、醛固酮)对肾小管的功能有重要影响。这些激素的分泌发生变化必然会使肾小管的功能发生改变。这些肾毒性物质可引起严重的近曲小管坏死，从而导致急性少尿性肾衰竭。以肾小管损害为主的肾脏功能障碍，在早期往往仅有肾小管功能障碍，而没有肾小球的功能障碍。但在后期则可继发肾小球功能障碍。不同段位的肾小管功能损害可有不同的临床表现。

近曲小管功能损害主要影响了重吸收功能，可导致肾性糖尿、磷酸盐尿、氨基酸尿、肾小管性蛋白尿，可因碳酸氢盐重吸收障碍而引起近端肾小管性酸中毒；如果有髓襻功能障碍，尿液浓缩发生障碍，临床表现为多尿、低渗尿和等渗尿；如果有远曲肾小管功能障碍，可导致酸碱平衡紊乱和钠钾代谢障碍。这是因为远曲小管能排出 H^+、K^+ 和 NH_4^+，与 Na^+ 交换，并保留碱储备而使尿液酸化。集合管功能障碍也是泌尿功能障碍的重要原因。抗利尿激素能增加远曲小管和集合管对水的重吸收，为机体保存水和使尿浓缩。集合管的某些遗传或后天性损害，可使之对抗利尿激素的敏感而发生多尿及肾性尿崩症。集合管在功能上和近曲小管有密切关系。肾小管各端的作用是相互协调配合的。肾小管的分泌和重吸收、浓缩功能对维持身体内环境的稳定起着重要的调节作用。因此，肾小管功能障碍导致内环境的紊乱，反过来严重的水、电解质、酸碱等紊乱也可引起肾小管损害。所以在治疗肾小球疾病时，随时要注意防止合并肾小管的损伤及功能障碍。

十、肾脏产生生物活性物质的功能紊乱而致肾小球疾病的负效应机制

在正常的生理情况下，肾脏可产生和分泌肾素、激肽释放酶、前列腺素、促红细胞生长素、1,25-$(OH)_2D_3$等激素和生物活性物质。

肾脏病变时，可通过管球反馈调节机制，激活肾素-血管紧张素系统，使血浆肾素和血管紧张素水平均升高。血管紧张素Ⅱ可使肾内小动脉收缩，而使肾血流量减少。因激肽释放酶、前列腺

素可扩张肾血管，在肾脏功能受损时，可使激肽释放酶、前列腺素合成发生障碍，而导致肾脏缺血，血压升高。

当肾脏器质性损害时，特别是在肾功能恶化状态下，Ia 羟化酶生成障碍，可使 1,25-$(OH)_2D_3$的生成减少，甲状旁腺分泌增多，在出现慢性肾功能障碍时，高血磷抑制了 1,25-$(OH)_2D_3$的分泌，可出现骨骼生长发育障碍、肾性佝偻病、骨营养不良和骨质疏松症。当肾实质、肾单位减少时，促红细胞生成素分泌减少，因而出现肾性贫血。当肾脏受到损害时，促红细胞生成素的分泌不受缺氧的调节，因而产生减少，使贫血进一步加重。

十一、蛋白质代谢失常对肾病的影响

肾小球疾病患者的蛋白质代谢紊乱是一项很重要而常见的问题，而蛋白质代谢紊乱对肾脏疾病及全身各系统组织的影响又是很严重的。即使患者的肾功能正常，因蛋白质代谢紊乱，也可以出现致死的合并症。在肾脏疾病中，蛋白质代谢紊乱的根本原因在于肾小球毛细血管基底膜对血浆蛋白的通透性增加，关键的因素是严重的蛋白尿导致蛋白丢失过多而引起低蛋白血症。随之可发生血容量改变、高脂血症、水肿、静脉血栓形成等一系列生理病理改变，出现相应的临床症状、体征、合并症。而大量蛋白尿又是使肾小球原有病理改变加重的因素。在临床中影响较大的是肾病综合征及肾衰竭。

在发生肾病综合征时，临床表现的主要是低蛋白血症，主要是因为尿中排出大量蛋白，有时尿蛋白量可达 20 g/d 或更多，尿中的蛋白成分主要是清蛋白。此时的肾病患者常被认为处于半饥饿状态，即营养不良(特别是蛋白质营养不良)。血清蛋白的绝对值减少 1 g，相当于组织蛋白减少 30 g。一般情况下病程长，每天尿中丢失蛋白多，血中蛋白水平降低更明显。但临床也常见到明显蛋白尿患者，血清蛋白的水平并不很低，主要与发病前的饮食状况、机体肌肉健壮程度、每天蛋白质的摄入量及肝脏功能是否正常等有关。另外，血清蛋白降低，与蛋白质分解代谢增加也有关系。当肾病综合征患者大量丢失清蛋白时，被肾小管重吸收的清蛋白被分解，当肾小球损伤越重，丢失蛋白越多的情况下，而被肾小管重吸收的蛋白分解增加越多。

十二、维生素类代谢失常对肾脏疾病的影响

维生素类是维持机体生命活动过程中所必需的一类有机物质。虽然机体对这类物质的需要量很小，但由于体内不能合成，必须从食物中摄取。已知许多维生素都参与辅酶的合成，故对调节机体的物质代谢过程起着十分重要的作用。在肾病尤其在肾功能不全及进行透析治疗时，大部分维生素是缺乏的。在维生素类缺乏的情况下。可加重肾病的发展及其他脏器组织病理改变。维生素缺乏原因有摄入不足、限制食品的种类、吸收不良、消耗丢失过多等因素。

(一)脂溶性维生素类代谢失常对肾病的影响

1.维生素 A

维生素 A 缺乏可导致免疫功能低下，对肿瘤免疫监视能力差，并易发生感染。当肾衰竭时，维生素 A 在体内蓄积。维生素 A 在肾衰竭患者体中蓄积是由于肾脏排泄功能减退，即使血液透析也不易排出，所以临床上应重视。在该情况下，不应再补充维生素 A。维生素 A 在体内蓄积过多可引起食欲下降，皮肤色素沉着，皮肤干燥及脱发，还可引起钙和骨代谢异常，加重慢性肾病-骨矿物质代谢紊乱，表现为成骨细胞活性降低，骨质疏松，骨皮质及骨小梁增厚变粗，密度增大，互相融合，骨膜溶解，直接造成骨的破坏和吸收。

2.维生素 E

维生素 E 的生理功能不仅与生殖功能有关,还有免疫增强作用,使抗体合成,诱导淋巴细胞增殖转化,并刺激白介素-2 和干扰素产生。因此,维生素 E 能增强人体对感染的抵抗,阻遏肿瘤发生。在慢性肾衰竭时,因摄入不足、吸收不良或消耗过多而致维生素 E 缺乏。维生素 E 缺乏是慢性肾衰竭时发生肾性贫血的原因之一。慢性肾功衰竭患者发生维生素 E 缺乏时,应适当补充维生素 E 300 mg/d,以使维生素 E 维持在正常水平。

(二)水溶性维生素类代谢失常对肾病的影响

1.维生素 B_6

维生素 B_6 对机体的蛋白质代谢和脂类代谢具有重大作用。在利用代谢后,大部分经肾从尿中排到体外。维生素 B_6 为血红蛋白生成的必需辅酶。维生素 B_6 缺乏时还会出现消化功能障碍。胰腺腺泡细胞分泌胰酶下降,使营养不良加重,临床表现有食欲下降、恶心、呕吐、腹泻等。当维生素 B_6 缺乏易出现高脂血症,其机制是维生素 B_6 可抑制血清总胆固醇水平升高,能促进亚油酸转变为花生四烯酸,而后者可促进胆固醇氧化胆酸,从而使血中胆固醇水平降低。而慢性肾衰竭患者易发生维生素 B_6 缺乏,其主要原因是天门冬氨酸转氨酶、谷草转氨酶等的活性均下降,因维生素 B_6 是这些酶的辅酶。因为尿毒症毒素对以上酶活性有抑制,所以 70%以上的尿毒症患者有维生素 B_6 缺乏症,应注意对尿毒症患者补充维生素 B_6。

2.维生素 C

维生素 C 是一种重要的水溶性维生素。维生素 C 的生理功能十分广泛,它有促进肠道中铁的吸收、促进胆固醇代谢、增强肝功能、增强机体抵抗力、增强心肌收缩力、抗过敏等作用。但近年来临床研究报道,长期大量服用维生素 C 可产生继发性高草酸盐尿症,高草酸盐沉积于身体各器官,引起炎症、纤维化、心脏传导阻滞、间质性肾炎、肾结石、肾钙化、关节炎及软骨钙化等。对肾功能不全者,维生素 C 可加速肾功能快速恶化。慢性肾衰竭患者若有继发性高草酸血症,应引起重视。所以,在肾病发生时,要补充维生素 C,应谨慎掌握剂量。在肾衰竭患者透析时,因为草酸盐不易从透析膜通过,所以,如需补充维生素 C,可加补维生素 B_6,这对于降低患者的草酸含量有一定的效果。

3.维生素 B_{12} 及叶酸

维生素 B_{12} 在胃肠道吸收过程中需要一种糖蛋白(被称为内因子)。维生素 B_{12} 只有和这种糖蛋白结合,才能透过肠壁被吸收,维生素 B_{12} 与糖蛋白的结合物进入血液后大部分被肝脏贮存,主要从尿中排出,也有部分从胆汁排出。维生素 B_{12} 与叶酸的生理作用是相互关联的。在慢性肾衰竭患者行血液透析时,若使用常规透析器,因维生素 B_{12} 分子量大,不易被透出,故体内 B_{12} 水平常偏高。因此,在不应用促红细胞生成素时,慢性肾衰竭患者与做透析的患者无须补充维生素 B_{12},只需补充叶酸。

在慢性肾衰竭和做透析的患者中约 10%缺乏叶酸。患者每透析一次要缺叶酸 37.3 μg,血透患者的血清和红细胞内叶酸含量常下降。在患者接受促红细胞生成素治疗时,如果需要增加叶酸的补充量,每天 5 mg 叶酸可满足治疗需要。临床特别要注意过量补充叶酸时,可以出现乏力、易怒、头痛、失眠、恶心、呕吐等症状。

(黄云芳)

第二节 肾病相关凝血障碍的效应机制

免疫损伤在肾小球疾病的发生、发展中起着主要作用，而凝血-抗凝-纤溶障碍对加重肾小球疾病有非常重要的效应。在肾病理中，也常常见到纤溶蛋白沉积和血小板聚集。在临床上，无论是哪一种肾小球疾病，或多或少都存在血液凝固情况。所以在临床上，抗凝、降纤的治疗应引起足够的重视。尽量防治或减轻肾脏的损伤。凝血障碍对肾脏的损害有以下几个环节和几种负效应机制。

一、肾小球血管内皮损伤而致血栓形成

肾小球血管的免疫损伤是肾小球疾病的主要发病机制。由于原位免疫复合物和循环免疫复合物沉积于肾小球内，补体系统被激活，产生多种生物活性物质，例如，炎症细胞产生的细胞因子，导致肾小球壁组织损伤，内皮细胞损伤断裂，胶原纤维组织及基底膜暴露，立即激活内源性及外源性凝血。由于血管内皮损伤后，胶原纤维暴露，而激活某些凝血因子，从而启动内源性凝血，使血浆中纤维蛋白原转化为纤维蛋白，大量纤维蛋白沉积于肾小球内形成坚固的肾小球毛细血管内血栓。

二、血流变学异常改变而加重肾小球病变凝血损伤的机制

血流浓缩、血细胞比容增大，使血浓度增大，血流缓慢，可导致被激活的凝血因子和生成的凝血酶在局部凝固而形成血栓。低蛋白血症、高脂血症、高纤维蛋白血症引起血浆胶体渗透压降低及血管内脱水，利尿剂引起低血容量，血液浓缩引起血液黏稠度增大，肾病综合征患者本身的病理特点就是血液处于高凝状态，以上各种情况均可引起血流动力学改变，从而加速肾的血栓形成。

三、凝血因子增加促进血栓形成

当发生肾病综合征时，可以使肝脏代偿性合成蛋白增加，在清蛋白合成增加的情况下，肝脏合成的纤维蛋白原与凝血因子Ⅴ、Ⅶ、Ⅷ、Ⅹ也增多。这些因子的分子量大，其在肝脏合成增多，而在尿中丢失得少，从而加速血栓形成。

四、抗凝物质减少，易形成血栓

在凝血因子增多时，纤溶酶抑制物 a_2-PI 及 a_2-m 的合成也增加，AT-Ⅲ与蛋白 C 的分子量与清蛋白相近，当大量蛋白由尿中丢失时，AT-Ⅲ与蛋白 C 也经滤过膜漏出，虽然它们均在肝内合成，但合成不足以抵偿其丢失的量，故血中的 AT-Ⅲ与蛋白 C 水平多降低。

五、纤溶酶质量降低，易形成纤维蛋白沉积

在发生肾病综合征或其他肾病时，因分子量较小的纤溶酶原容易从肾小球漏出而丢失过多，而在血浆中浓度下降，以致纤溶酶生成不足。加之血浆中纤维蛋白原水平升高和存在低蛋白血

症，也可抑制纤溶酶原与纤维蛋白的结合，以致纤维蛋白降解率下降而加重血栓形成。

六、长期使用激素和利尿剂可促使血栓形成

长期应用激素和利尿剂可刺激血小板增生并释放，增加凝血因子的活性，通过封闭单核-巨噬细胞以阻止清除活化的凝血因子，同时又降低了肝素的释放量，在应用皮质激素治疗时，血浆 a_2-PI 水平升高，这使纤溶活性降低，故在此治疗过程中，降纤、促纤疗法以增强纤溶活性，有利于促进纤溶蛋白的溶解，防止疾病的进展和恶化。另外，在发生肾病综合征时，因高度水肿应用利尿剂可加重血液浓缩而促使血栓形成，在临床中是常见的。如果血栓反复形成，必将加快肾功能减退及肾小球硬化。

（黄云芳）

第二章
肾病的常见症状与体征

第一节 血 尿

血尿分为镜下血尿和肉眼血尿。肉眼血尿是指尿液颜色呈洗肉水色或者鲜血的颜色，肉眼可见。镜下血尿是指肉眼观察尿的颜色正常，经显微镜检查，离心沉淀后的尿液每高倍视野有3个以上红细胞。

血尿是泌尿系统疾病常见的症状之一，大多数由泌尿系统疾病引起，也可能由全身性疾病或泌尿系统邻近器官病变所致。尿的颜色如为红色，应进一步了解是否进食引起红色尿的药品或食物，女性患者是否处于月经期间，以排除假性血尿；血尿出现在尿程的哪一段，是否全程血尿，有无血块；是否伴有全身或泌尿系统症状；有无腰腹部新近外伤和泌尿道器械检查史；过去是否有高血压史和肾炎史；家族中有无耳聋史和肾炎史。

一、临床表现

（一）尿颜色的表现

血尿的主要表现是尿颜色的改变，肉眼血尿根据出血量而呈现不同颜色。尿液呈淡红色洗肉水样，提示每升尿含血量超过1 mL。出血严重时尿可呈血液状。外伤性肾出血时，尿与血混合均匀，尿呈暗红色；膀胱或前列腺出血，尿色鲜红，有时有血凝块。

尿液呈红色不一定是血尿。如尿呈暗红色或酱油色，不浑浊，无沉淀，镜检无或仅有少量红细胞，见于血红蛋白尿。尿呈棕红色或葡萄酒色，不浑浊，镜检无红细胞，见于卟啉尿。服用某些药物如大黄、利福平，或进食某些红色蔬菜也可排红色尿，但镜检无红细胞。

（二）分段尿异常

将全程尿分段，观察颜色。尿三杯试验是用3个清洁玻璃杯分别留起始段、中段和终末段尿。如果起始段为血尿提示病变在尿道；终末段血尿提示出血部位在膀胱颈部、三角区或后尿道的前列腺和精囊腺；三段尿均呈红色为全程血尿，提示血尿来自肾或输尿管。

（三）镜下血尿

尿颜色正常，用显微镜检查可判断是肾源性还是非肾源性血尿。

1.新鲜尿沉渣相差显微镜检查

变形红细胞血尿为肾小球源性，均一形态正常红细胞尿为非肾小球源性。因红细胞从肾小球基膜漏出，通过具有不同渗透梯度的肾小管时，化学和物理作用使红细胞膜受损，血红蛋白溢出而变形。如镜下红细胞形态单一，与外周血近似，为均一型血尿，提示血尿来源于肾后，见于肾盂、肾盏、输尿管、膀胱和前列腺病变。

2.尿红细胞容积分布曲线

肾小球源性血尿常呈非对称曲线，其峰值红细胞容积小于静脉峰值红细胞容积；非肾小球源性血尿常呈对称性曲线，其峰值红细胞容积大于静脉峰值红细胞容积。

（四）症状性血尿

血尿的同时伴有全身或局部症状。而以泌尿系统症状为主，如伴有肾区钝痛或绞痛提示病变在肾脏，如有尿频、尿急和排尿困难提示病变在膀胱和尿道。

（五）无症状性血尿

未有任何伴随的血尿见于某些疾病的早期，如肾结核、肾盂或膀胱癌早期。

二、常见原因

（一）泌尿系统疾病

肾小球疾病如急性肾小球肾炎、慢性肾小球肾炎、IgA 肾病、遗传性肾炎和薄基膜病。间质性肾炎、尿路感染、泌尿系统结石、结核、肿瘤、多囊肾、尿路憩室、息肉和先天性畸形等。

（二）全身性疾病

（1）感染性疾病：败血症、流行性出血热、猩红热、钩端螺旋体病和丝虫病等。

（2）血液病：白血病、再生障碍性贫血、血小板减少性紫癜、过敏性紫癜和血友病。

（3）免疫和自身免疫疾病：系统性红斑狼疮、结节性多动脉炎、皮肌炎、类风湿关节炎、系统性硬化症等引起肾损害。

（4）心血管疾病：亚急性感染性心内膜炎、急进性高血压、慢性心力衰竭、肾动脉栓塞和肾静脉血栓形成等。

（三）尿路邻近器官疾病

这类疾病有急性前列腺炎、慢性前列腺炎、精囊炎、急性盆腔炎或宫颈癌、阴道炎、急性阑尾炎、直肠和结肠癌等。

（四）化学物品或药品对尿路的损害

磺胺类药、吲哚美辛、甘露醇等药品和汞、铅、镉等重金属对肾小管有损害。环磷酰胺可引起出血性膀胱炎。抗凝药（如肝素）过量也可出现血尿。

（五）功能性血尿

平时运动量小的健康人，突然加大运动量可出现运动性血尿。

三、伴随症状

（1）血尿伴肾绞痛是肾或输尿管结石的特征。

（2）血尿伴尿流中断见于膀胱和尿道结石。

（3）血尿伴尿流细和排尿困难见于前列腺炎、前列腺癌。

（4）血尿伴尿频、尿急、尿痛见于膀胱炎和尿道炎，同时伴有腰痛、高热畏寒常为肾盂肾炎。

(5)血尿伴有水肿、高血压、蛋白尿见于肾小球肾炎。

(6)血尿伴肾肿块,单侧可见于肿瘤、肾积水和肾囊肿,双侧肿大见于先天性多囊肾,触及移动性肾脏见于肾下垂或游走肾。

(7)血尿伴有皮肤黏膜及其他部位出血,见于血液病和某些感染性疾病。

(8)血尿合并乳糜尿见于丝虫病、慢性肾盂肾炎。

(祝玉慧)

第二节 白细胞尿

白细胞尿是指尿液中含较多白细胞和/或脓细胞(破坏的白细胞)。白细胞尿大多由泌尿系统的感染性疾病引起,但也可由泌尿系统非感染性疾病及泌尿系统邻近组织的感染性疾病导致。收集正常成人的清洁中段尿,高速离心后镜检白细胞应每高倍视野小于5个,或男性的每小时白细胞排泄率少于70 000个,女性的少于140 000个。由于各实验室的检测方法不同,正常值有差异。

一、诊断

将10 mL中段尿以每分钟1 500转(1 500 r/min)离心5 min,留尿沉渣镜检,若每高倍视野白细胞多于5个,即可确定为白细胞尿。

二、鉴别

(一)明确来源部位

首先需要肯定白细胞是否来自泌尿系统,而非生殖器分泌物(如白带)污染。留尿操作不规范即有污染的可能,若为白带污染除可见白细胞外,尚可见大量扁平上皮细胞。

(二)伴随症状

(1)白细胞尿伴尿频、尿急及尿痛,常提示特异性或非特异性泌尿系统感染,应及时做尿菌检查。若尿菌检查证实为非特异性细菌感染,即应进一步检查,区分上尿路感染与下尿路感染。对于非特异性细菌培养阴性、抗生素治疗无效的白细胞尿,应怀疑泌尿系统结核而做相应检查。

(2)白细胞尿不伴尿路刺激征时,即应将离心后尿沉渣涂片、染色、镜检,做尿白细胞分类。嗜酸性粒细胞尿常见于过敏性间质性肾炎,中性多形核白细胞尿可在急性肾炎及急进性肾炎早期见到,淋巴细胞尿可在狼疮性肾炎活动期及局灶性、节段性肾小球硬化时被发现。怀疑到这些肾病时即应做相应检查,必要时应做肾活检。因此,白细胞尿并不一定皆由泌尿系统感染引起。

(张　超)

第三节　蛋　白　尿

蛋白尿是慢性肾病的重要临床表现，并参与肾脏损伤。蛋白尿不仅是反映肾脏损伤严重程度的重要指标，也是反映疾病预后、观察疗效的重要指标。

一、尿蛋白生理

每天经过肾脏循环的血清蛋白有10～15 g，但24 h中只有100～150 mg的蛋白质从尿中排泄。肾小球毛细血管壁的主要作用是滤过蛋白质，近端肾小管则重吸收大部分滤过的蛋白质。正常情况下，60%的尿蛋白来源于血浆，其他40%则来源于肾脏和尿路。

正常尿蛋白主要包括：①来源于血浆的蛋白，如清蛋白（10～20 mg）、低相对分子质量球蛋白。②来源于肾脏和尿路的蛋白，如由髓襻升支合成的Tamm-Horsfall蛋白（约有80 mg，但其作用尚未知），分泌性IgA和尿激酶。

二、蛋白尿的定量和定性检查方法

（一）半定量法

半定量法即试纸法，是最常用的蛋白尿的筛查手段，但无法检测出尿中的免疫球蛋白轻链。

（二）尿蛋白定量

测定24 h的尿蛋白，其中包含了几乎所有的尿蛋白（包括免疫球蛋白的轻链）。但大量血尿或脓尿有可能影响尿蛋白的定量结果。肉眼血尿（而非镜下血尿）也可能导致大量蛋白尿。

（三）尿蛋白检测

尿蛋白检测主要包括尿清蛋白特异性试纸检测24 h尿蛋白排泄率（urinary albumin excretion，UAE），尿蛋白-肌酐比值（ACR）和24 h尿蛋白定量，其中UAE和ACR目前已广泛应用于临床。UAE可采用24 h尿量或12 h尿标本测定，ACR的检测以清晨第一次尿取样比较正规，随意尿样亦可，该比值校正了由脱水引起的尿液浓度变化，但女性、老年人的肌酐排泄低，结果偏高。

（四）尿蛋白电泳

通常用醋酸纤维素膜测定，可以对尿蛋白进行定性测定，对于检测蛋白的来源十分有用。

1.选择性蛋白尿

清蛋白的比例大于80%。该类型蛋白尿一般见于光镜下肾小球无明显损伤的肾病（微小病变所致的肾病综合征）。

2.非选择性蛋白尿

清蛋白的比例低于80%。该类型蛋白尿通常包含各种类型的血清球蛋白。所有的肾病都可能引起这种类型的蛋白尿。

3.包含有大量异常蛋白的蛋白尿

尿中β或γ单株峰的增高意味着单克隆免疫球蛋白轻链的异常分泌。尿本周蛋白的特征是在50 ℃左右时可以积聚，而温度更高时则会分解。

4.小管性蛋白尿

小管性蛋白尿主要包括低相对分子质量的球蛋白，用聚丙烯酰胺凝胶电泳能根据不同的相对分子质量区分不同的蛋白。

三、临床表现

(一)微量清蛋白尿

所谓微量清蛋白尿(MAU)，是指 UAE 20～200 μg/min 或 ACR 10～25 mg/mmol，即尿中清蛋白含量超出健康人参考范围，但常规尿蛋白试验阴性的低浓度清蛋白尿。MAU 是一个全身内皮细胞损伤的标志，也是心血管疾病发病和死亡的危险因素。通过微量清蛋白尿的检测而早期发现肾病，这将有利于及时治疗和延缓疾病进程。K/DOQI(Kidney Disease Outcome Quality Initiative)指南推荐对于糖尿病、高血压和肾小球疾病引起的慢性肾病(CKD)，尿清蛋白是一个比总蛋白更为敏感的指标。近年来 MAU 作为 CKD 的早期检测指标逐渐得到重视。

(二)间歇性蛋白尿

间歇性蛋白尿往往见于某些生理性或病理性的状态，如用力、高热、尿路感染、右心衰竭、球蛋白增多症、直立性蛋白尿。

直立性蛋白尿多见于青春期生长发育较快、体型较高的年轻人，而在青春期结束时可突然消失，患者大多小于 20 岁。诊断直立性蛋白尿必须证实平卧后蛋白尿可消失(收集平卧 2 h 后的尿样)。直立性蛋白尿患者不伴有血尿或肾外体征，不存在任何病理改变，静脉肾盂造影结果正常。

(三)持续性蛋白尿

(1)大量蛋白尿而没有肾病综合征的表现，可能由于尿蛋白主要由 IgG 的轻链组成或见于新发的肾小球病变。

(2)当肾小球滤过率低于 50 mL/min 时，尿蛋白量也往往随之减少。但对于糖尿病肾病或肾脏淀粉样变的患者仍会有大量蛋白尿，且肾脏体积不缩小。

(3)肾小球病变可能会伴发肾小管或肾血管病变(如肾血流量减少引起的玻璃样变性)。

一般情况下，大多数的肾病伴有蛋白尿，但应排除以下情况：①某些新发的肾病，需通过肾组织活检确诊。②某些间质性肾病，特别是代谢原因引起的。③不伴有蛋白尿的肾衰竭，需考虑流出道梗阻。

(刘相军)

第四节 尿频、尿急和尿痛

尿频、尿急和尿痛合称为膀胱刺激征。尿频是指在一定时间内排尿次数增多。正常成年人白天排尿 4～6 次，夜间排尿 0～2 次。尿急是指患者有尿意后难以控制，需要迫不及待地排尿。尿痛是指排尿时感觉耻骨上区、会阴部和尿道内疼痛及有烧灼感。

一、临床表现

(一)尿频

1.生理性尿频

精神紧张、气候寒冷或者饮水过多导致排尿次数增多,这些情况属于正常现象。特点是每次尿量不少,也不伴有随尿频、尿急等其他症状。

2.病理性尿频

(1)多尿性尿频:全日总尿量增多。排尿次数增多,每次尿量无明显变化。病理性尿频多见于糖尿病、尿崩症、精神性多饮和急性肾衰竭的多尿期。

(2)炎症性尿频:每次尿量少,伴有尿急和尿痛等膀胱刺激症状。尿液镜检可见炎性细胞。炎症性尿频多见于膀胱炎、尿道炎、前列腺炎和尿道旁腺炎等。

(3)神经性尿频:尿频而每次尿量少,不伴尿急尿痛。尿液镜检无炎性细胞。该类尿频见于中枢及周围神经病变,如神经源性膀胱、癔症。

(4)膀胱容量减少性尿频:为持续性尿频,每次尿量少。药物治疗难以缓解。该类尿频多见膀胱占位性病变。妊娠子宫增大或卵巢囊肿等压迫膀胱也引起持续性尿频。膀胱结核、坏死物质持续刺激尿路,引起尿频甚至膀胱纤维性缩窄。

(5)尿道口周围病变:尿道口息肉、处女膜伞和尿道旁腺囊肿等刺激尿道口,引起尿频。

(二)尿急

(1)炎症:急性膀胱炎、尿道炎(特别是膀胱三角区和后尿道炎症)的尿急症状特别明显;急性前列腺炎常有尿急,慢性前列腺炎因伴有腺体增生肥大,故有排尿困难、尿线细和尿流中断。

(2)结石和异物:膀胱和尿道结石或异物刺激黏膜产生尿频。

(3)肿瘤:膀胱癌和前列腺癌有尿急症状。

(4)神经源性:精神因素和神经源性膀胱引起尿急。

(5)高温环境下尿液高度浓缩,酸性高的尿可刺激膀胱或尿道黏膜,产生尿急。

(三)尿痛

引起尿急的病因几乎都可以引起尿痛。疼痛部位多在耻骨上区、会阴部和尿道内。尿痛的性质可为灼痛或刺痛。尿道炎多在排尿开始时出现疼痛。后尿道炎、膀胱炎和前列腺炎常出现终末性尿痛。

二、伴随症状

(1)尿频伴有尿急和尿痛见于膀胱炎和尿道炎,膀胱刺激征存在但不剧烈而伴有双侧腰痛见于肾盂肾炎,伴有会阴部、腹股沟和睾丸胀痛见于急性前列腺炎。

(2)尿频、尿急伴有血尿、午后低热、乏力盗汗见于膀胱结核。

(3)尿频不伴尿急和尿痛,但伴有多饮、多尿和口渴见于精神性多饮、糖尿病和尿崩症。

(4)无痛性血尿伴尿频、尿急见于膀胱癌。

(5)老年男性尿频伴有尿线细,进行性排尿困难见于前列腺增生、肥大。

(6)尿频、尿急、尿痛伴有尿流突然中断,见于膀胱结石堵住出口或后尿道结石嵌顿。

(黄云芳)

第五节 少尿、无尿和多尿

正常成年人的24 h尿量为1 000～2 000 mL。如24 h尿量少于400 mL,或每小时尿量少于17 mL称为少尿。24 h尿量少于100 mL或12 h完全无尿称为无尿。如24 h尿量超过2 500 mL称为多尿。

一、病因与临床表现

(一)少尿或无尿基本病因

1.肾前性

(1)有效血容量减少:多种原因引起休克、重度失水、大出血和肝肾综合征,大量水分渗入组织间隙和浆膜腔,血容量减少,肾血流减少。

(2)心脏排血功能下降:各种原因导致心功能不全,严重心律失常,心肺复苏后体循环功能不稳定。血压下降导致肾血流减少。

(3)肾血管病变:肾血管狭窄或炎症、肾病综合征、狼疮性肾炎、长期卧床不起导致肾动脉栓塞或血栓形成,高血压危象、妊娠期高血压疾病等引起肾动脉持续痉挛、肾缺血导致急性肾衰竭。

2.肾性

(1)肾小球病变:重症急性肾炎,急进性肾炎和慢性肾炎因严重感染,血压持续升高或肾毒性药物作用引起肾功能急剧恶化。

(2)肾小管病变:急性间质性肾炎包括药物性和感染性间质性肾炎、生物毒或重金属及化学毒所致的急性肾小管坏死、严重的肾盂肾炎并发肾乳头坏死。

3.肾后性

(1)各种原因引起的机械性尿路梗阻:如结石、血凝块、坏死组织阻塞输尿管、膀胱进出口或后尿道。

(2)尿路外的压迫:如肿瘤、腹膜后淋巴瘤、特发性腹膜后纤维化、前列腺肥大。

(3)其他:输尿管手术后、结核或溃疡愈合后瘢痕挛缩、肾严重下垂或游走肾所致的肾扭转、神经源性膀胱等。

(二)多尿病因

1.暂时性多尿

短时内摄入过多水、饮料和含水分过多的食物,使用利尿药后,可出现短时间多尿。

2.持续性多尿

(1)内分泌代谢障碍。①垂体性尿崩症:下丘脑-垂体病变使抗利尿激素(ADH)分泌减少或缺乏,肾远曲小管重吸收水分减少,排出低比重尿,量可达到5 000 mL/d以上。②糖尿病:尿内含糖多引起溶质性利尿,尿量增多。③甲状旁腺功能亢进症:血液中过多的钙和尿中高浓度磷需要大量水分将其排出而形成多尿。④原发性醛固酮增多症:引起血中高浓度钠,刺激渗透压感受器,摄入水分增多,排尿增多。

(2)肾病。①肾性尿崩症:肾远曲小管和集合管存在先天性或获得性缺陷,对抗利尿激素反应性降低，水分重吸收减少而出现多尿。②肾小管浓缩功能不全：见于慢性肾炎、慢性肾盂肾炎、肾小球硬化、肾小管酸中毒及药物、化学物品或重金属对肾小管的损害，也可见于急性肾衰竭多尿期等。

3.精神因素

精神性多饮患者常自觉烦渴而大量饮水，引起多尿。

二、伴随症状

（一）少尿

（1）少尿伴肾绞痛见于肾动脉血栓形成或栓塞、肾结石。

（2）少尿伴心悸气促、胸闷、不能平卧见于心功能不全。

（3）少尿伴大量蛋白尿、水肿、高脂血症和低蛋白血症见于肾病综合征。

（4）少尿伴有乏力、食欲缺乏、腹水和皮肤黄染见于肝肾综合征。

（5）少尿伴血尿、蛋白尿、高血压和水肿见于急性肾炎、急进性肾炎。

（6）少尿伴有发热腰痛、尿频、尿急、尿痛见于急性肾盂肾炎。

（7）少尿伴有排尿困难见于前列腺肥大。

（二）多尿

（1）多尿伴有烦渴多饮、排低比重尿见于尿崩症。

（2）多尿伴有多饮多食和消瘦见于糖尿病。

（3）多尿伴有高血压、低血钾和周期性瘫痪见于原发性醛固酮增多症。

（4）多尿伴有酸中毒、骨痛和肌麻痹见于肾小管性酸中毒。

（5）少尿数天后出现多尿可见于急性小管坏死恢复期。

（6）多尿伴神经症症状可能为精神性多饮。

（陈　丽）

第六节　尿潴留和尿失禁

一、尿潴留

（一）概述

尿潴留是指各种原因使尿不能排出而潴留在膀胱。若膀胱过度膨胀，压力高可使尿溢出，称为充溢性假性尿失禁，压力过高甚至可发生膀胱破裂。长期尿潴留可引起双侧输尿管及肾盂积水，继发感染及肾功能受损，因此要引起重视。

按尿潴留的发生情况可分为完全性及部分性尿潴留、急性及慢性尿潴留。

（二）病因

1.急性尿潴留

突然发病，小腹胀满，有尿意但排不出，痛苦万状。常见原因有以下几方面。

（1）机械性梗阻：膀胱颈部和尿道的任何梗阻性病变，如前列腺增生、尿道狭窄或损伤、尿路结石、异物、盆腔肿瘤、婴幼儿直肠内有粪块。

(2)动力性梗阻:指排尿功能障碍引起的梗阻,膀胱、尿道并无器质性病变,如处于麻醉术后,神经系统损伤,有炎症、肿瘤、糖尿病,使用各种松弛平滑肌药物(如阿托品、普鲁卡因、山莨菪碱)。

(3)其他:各种原因引起的低血钾、高热、昏迷,腹部或会阴部手术后切口疼痛而不敢用力排尿或不习惯卧床排尿等。

2.慢性尿潴留

起病缓慢,病时长久,膀胱虽明显膨胀但患者无痛苦,见于慢性前列腺增生、前列腺癌、膀胱钙化等。一般尿潴留患者的年龄较大,多在50岁以上,男性,有进行性排尿困难多为前列腺病变,发生尿潴留前有血尿、尿痛、尿流中断或排尿困难多见于膀胱或尿道结石,伴有无痛血尿或尿路刺激征后血尿见于肿瘤。

(三)诊断步骤

1.确定是少尿、无尿、还是尿潴留

可做腹部体检,见耻骨联合上方膀胱区椭圆形隆起,叩诊有浊音,提示尿潴留。另外可做膀胱B超来确定尿潴留的存在。若膀胱内残余尿大于10 mL,即可诊断为部分性尿潴留。

2.寻找尿潴留的原因

结合病史、症状、体征及直肠肛检、尿道镜、B超、血钾等辅助检查,分析是尿道、前列腺病还是其他因素。

二、尿失禁

(一)概述

各种原因使尿液不自主流出,不能控制称为尿失禁。

(二)病因

1.真性尿失禁

真性尿失禁是膀胱张力过敏或尿道括约肌松弛,使尿液流出。

2.假性尿失禁

假性尿失禁多为梗阻后膀胱内压升高而溢出尿液,一旦梗阻解除,症状即消失。

3.应力性尿失禁

应力性尿失禁是在括约肌松弛的因素上腹压突然升高,如打喷嚏、剧烈咳嗽后使尿排出。妊娠后子宫压迫也可造成此类尿失禁。

4.先天性尿失禁

先天性尿失禁是指尿路畸形造成尿瘘或隐性脊柱裂,造成尿液流出。

5.神经系统病变

如脑出血后神经系统病变。

(三)诊断

详细询问症状的发生发展、有无尿路刺激征、尿路结石、盆腔手术史、妊娠史,体检重点是盆腔、泌尿生殖系统及肛门检查,辅以B超检查,必要时做神经系统检查,不难做出诊断。要鉴别该病与下列疾病。

1.遗尿

遗尿多见于儿童。白天多能控制,夜间不自主流出。

2.尿潴留

高度尿潴留,膀胱内压升高也可有部分尿液溢出。

(祝玉慧)

第七节 水 肿

一、概述

内环境保持动态平衡取决于渗出压和回收压,渗出压=毛细血管内静脉压－血浆胶体渗透压－(组织间隙压＋组织胶体渗透压);回收压=组织压＋血浆胶体渗透压－组织胶体渗透压－毛细血管内压。上述任何一个环节有改变均可影响水分潴留在组织间隙中,因此产生水肿有下列主要因素:①水钠潴留。②毛细血管内压力升高,如右心衰竭时。③毛细血管通透性增大,如急性肾小球肾炎。④血浆胶体渗透压下降,如发生肝硬化、肾病时血清蛋白下降。⑤淋巴回流受阻时,如血丝虫病。水肿是一个常见症状,有功能性和器质性。

二、器质性水肿的常见病因

(一)心源性水肿

各种原因导致心力衰竭后心功能下降,有效循环血量减少,肾血流量下降,同时继发醛固酮(Aldo)及 ADH 释放,使水钠潴留,加上静脉压升高,毛细血管压力增加,组织回吸收能力下降致组织水肿。从下肢向上的水肿,伴有颈静脉怒张、肝大、肝颈反流征阳性、静脉压增高,可伴胸腔积液、腹水。心源性水肿的特点是从身体下垂部位开始,体检可有心脏听诊异常。

(二)肾性水肿

1.肾炎性水肿

肾炎性水肿多见于急性肾炎。肾小球免疫变态反应使肾脏滤过率下降,毛细血管通透性增大,使水钠潴留。开始常在组织疏松的部位(如眼睑部)出现水肿,以后发展到全身水肿,多为紧张性水肿,凹陷不明显,体重明显增加,儿童可并发心力衰竭,伴有血尿、蛋白尿、高血压。

2.肾病性水肿

发生肾病综合征时有大量蛋白尿,造成血清蛋白水平低下,胶体渗透压下降,血容量下降,使肾小球滤过率下降;血容量下降又继发 Aldo 和 ADH 水平升高,发生水肿。水肿特别明显,呈凹陷性,往往伴有胸、腹水,除蛋白尿外还可有肾功能的损害。

(三)肝脏性水肿

任何肝脏疾病引起血浆蛋白合成障碍,使胶体渗透压下降,继发 Aldo 水平升高,同时由于肝病门静脉压力增大,故往往先有腹水,再出现下肢水肿,伴有肝功能减退的门静脉高压症状,如腹壁静脉怒张、食管胃底静脉曲张。

(四)营养不良性水肿

其由慢性消耗性疾病及营养障碍性疾病(如手术、肿瘤、结肠瘘、烧伤、维生素 B_1 缺乏)引起,发生低蛋白血症而发生水肿,往往从足部开始,加上皮下脂肪少,组织松弛加重了组织液的潴留,纠正病因后即可消退。目前已少见。

(五)内分泌性水肿

内分泌性水肿见于甲状腺功能减退症(简称“甲减”)、原发性醛固酮增多症、库欣综合征或长期大剂量使用激素、丙酸睾酮等。甲减引起组织中黏蛋白增多,非凹陷性水肿,面部明显组织增厚的感觉,血促甲状腺激素(TSH)水平升高,T_3、T_4 水平下降,同时有嗓音变粗、眉毛脱落、便秘、怕冷等症状。

三、功能性水肿的原因

(一)特发性水肿

特发性水肿多见于女性。水肿与体位有关,直立及劳累后加重,平卧休息后逐渐消退,常伴有其他神经衰弱症状。目前研究者认为特发性水肿是由直立时颈动脉窦交感神经感受器兴奋不足,导致脑血流供应相对不足,通过容量感受器的反射引起 Aldo 分泌增加所致。立位、卧位水试验可呈阳性。

(二)卵巢功能紊乱

常见的是经前期水肿,在排卵期后眼睑逐渐有沉重感或轻度水肿,体重增加,尿量减少,腹胀或下肢轻度水肿,至月经来潮时达高峰,行经后逐步消退,周而复始。

(三)功能性水肿

功能性水肿多见于女性。水肿往往局限于两下肢和/或眼睑,程度较重,间歇持续数年,可与季节有关(常在初春),与体位无关(其与特发性水肿有区别),常伴全身乏力、食欲减退等。

四、局部性水肿

局部性水肿由静脉或淋巴回流受阻或毛细血管通透性增加所致。

(一)感染中毒性(大多属炎症性)

该类型如血栓性静脉炎、丹毒、疖、痈、蜂窝织炎、痛风以及因毒蛇或虫咬而中毒,有感染症状,局部有红肿热痛,血白细胞计数升高。

(二)淋巴回流梗阻

该类型如慢性淋巴管炎、丝虫病、淋巴周围组织受压。局部检查除水肿外,皮肤可见橘皮样,毛孔显著;可反复发作,皮肤增厚,色素沉着,疑为丝虫病,可将外周血涂片,找尾丝蚴。乳房根治术亦可引起患侧手臂水肿。

(三)物理性

该类型如烧伤、冻伤。

(四)变态反应性

该类型如过敏性接触性皮炎、血管神经性水肿。

(五)神经营养障碍

该类型如肢体瘫痪。

(六)上腔静脉受阻

纵隔肿瘤、胸腔内动脉瘤或淋巴结肿大等引起上腔静脉回流受阻,表现为头、面、颈及上肢水肿和 Horner 征。

(七)下腔静脉受阻

血栓形成,腹内肿块,卵巢囊肿,腹水压迫,肿瘤在下腔静脉内转移等,表现为下肢水肿伴腹壁静脉曲张。

(八)正常妊娠

肿大子宫压迫下腔静脉,使之回流受阻,同时伴水钠潴留,发生妊娠期高血压疾病时有蛋白尿、高血压及肾功能改变。

(陈　丽)

第八节　肾　绞　痛

一、概述

肾绞痛是肾区或肋腹部突然发作的间歇或持续性、阵发性加剧的剧烈绞痛和放射痛(向下腹、外阴及大腿内侧等部位放射)。典型肾绞痛发生时患者辗转不安,面色苍白伴恶心呕吐,大汗淋漓,继之伴肉眼或镜下血尿。绞痛以病侧肾为主,少数可为双侧性(肾-肾反射)。一旦病因解除,疼痛突然缓解。

二、病因

(一)尿路结石

结石在肾盏、肾盂、输尿管内移动而引起收缩、痉挛、急性梗阻,或通过反射性健侧疼痛。常有活动一疼痛一血尿的规律。

(二)血凝块或坏死组织块

肾肿瘤、结核、肾乳头坏死脱落的组织、肾活检后血块或输尿管息肉引起堵塞,造成剧烈蠕动、痉挛而产生疼痛。

(三)梗死

肾动脉、肾静脉或其主分支发生梗死或血栓形成,发生肾急性血流循环障碍引起的肾绞痛,往往是突然发生的持续性疼痛。

(四)游走肾和肾下垂

当位置移动时肾蒂或输尿管扭曲,导致急性血液循环障碍或肾盂积水,亦可引起绞痛。

(五)膀胱-输尿管反流

在排尿时可发生短暂的疼痛。

三、诊断

典型的绞痛不难诊断,不典型者需与下列疾病区别。

(一)是肾绞痛还是其他腹部外科疾病

其他腹部外科疾病如腹绞痛、肠绞痛、急性胰腺炎、胃肠穿孔、异位阑尾炎、肠梗阻、卵巢囊肿扭转、嵌顿疝、腹型紫癜、腹型癫痫、卟啉病、铅中毒、糖尿病酮症酸中毒、遗传性血管神经水肿、宫外孕。

（二）寻找肾绞痛的病因

一旦病因解除疼痛即缓解，一般结石患者往往先绞痛后血尿，肾肿瘤患者先血尿后绞痛。X线片、B超检查、全身体检可帮助寻找病因。

（陈　丽）

第九节　肾区肿块

正常的肾脏不能触及，对瘦弱的人可触及右下极。

一、肾区肿块的特点

肾区肿块位于后腹膜，位置较深，可用双合诊进行触诊，即一只手放在背后托起，另一只手由浅入深、由下及上进行触诊，因为其上方有肠管覆盖，所以叩诊呈鼓音。其与季肋之间没有延续性。大的肿块可使腰的曲线消失，肋脊角饱满。肾脏肿块很少超过中线。肾区肿块与腹腔肿块的鉴别见表2-1。

表2-1　肾区肿块与腹腔肿块的鉴别

鉴别要点	肾区肿块	腹腔肿块
位置	深	浅表
双合诊	阳性	阴性
叩诊	鼓音	实音
腰曲线	消失	存在
肋脊角区	饱满	存在
与季肋的关系	不延续	延续
与呼吸运动的关系	随呼吸而移动	不随呼吸移动
与正中线的关系	很少超过中线	可以超过中线

二、引起肾区肿块的原因

（一）肾脏代偿性增大

一侧肾有缺损（如孤立肾）或有功能丧失、发育不全，对侧肾代偿性增大，肾体积增大，但无症状，无触痛。

（二）肾脏先天性异常

（1）铁蹄形肾与异位肾：可在中下腹部触到肿块。

（2）多囊肾：常是双侧增大，无波动感。

（3）肾下垂：肿块移动度大，取直立位、坐位或侧卧位时易触及。在读X线片时要注意肾下垂与异位肾的区别，肾下垂时输尿管多屈曲，发生异位肾时输尿管不屈曲。在摄立卧位对比片时，肾下垂常要移动一个椎体以上，而异位肾的活动度则比较小。

(三)肾脏疾病

1.肾积脓和肾脓肿

患侧有明显腰痛及压痛。肾结石、肾结核常使肾体积增大。

2.肾积水和囊肿

肿块质软,有囊性感。

3.肾脏与肾上腺肿瘤

恶性肿瘤质硬,如肾癌、肾盂癌及幼儿肾母细胞瘤(Wilms 瘤)等瘤体可以很大,有学者曾切除1例肾母细胞瘤,瘤重占患儿体重的1/4。

(四)肾周围疾病

(1)肾周围炎、肾周血肿:肾区饱满,局部有压痛。

(2)肾周围组织肿瘤:如神经母细胞瘤、肾周围脂肪肉瘤。

(汤跃武)

第三章

对肾病的常用检查

第一节 尿液检查

尿液中含大量水分、蛋白质、无机盐、有机酸盐类、解毒产物、微量元素、酶、激素等。还有一些正常或病理的有形成分，如细胞、细菌、寄生虫及结晶。因此，检查分析尿液中成分的变化，可为泌尿系统疾病及代谢性疾病的诊断提供重要的诊断依据。

临床尿液检查通常以清晨第一次尿标本最为理想，晨尿较为浓缩且偏酸性，有形成分相对多且较完整，无饮食因素干扰，因此，不影响尿液的化学测定。但若进行特殊检验，则必须根据不同实验的具体要求留取尿标本。应在留取尿标本后 1 h 内进行有关检查，否则需特殊处理。常见的处理方法：①将尿标本置于 4 ℃冰箱冷藏以防一般细菌生长，但通常不能超过 24 h；②尿若为碱性，应滴加冰醋酸使其呈酸性，以免管型遭到破坏；③加防腐剂以防尿液腐败。

一、一般性状检查

(一)尿量

小儿的 24 h 尿量个体差别较大，与液体入量、气温、饮食、活动量及精神因素密切相关。新生儿的 24 h 尿量＜400 mL，婴儿的 24 h 尿量为 400～500 mL，幼儿的 24 h 尿量为 500～600 mL，学龄前儿童的 24 h 尿量为 600～800 mL，学龄儿童的 24 h 尿量为 800～1 400 mL。24 h尿量＜400 mL，学龄前儿童的 24 h 尿量＜300 mL、婴幼儿的 24 h 尿量＜200 mL 时，即为少尿，当 24 h 尿量低于 30 mL 时即为无尿。

(二)颜色

正常人的尿液有很宽的色谱带，从无色到深琥珀色变化较大，这主要取决于尿液中色素的浓度及尿液的酸碱度。许多因素可以改变正常尿液的颜色，包括食物、药物及许多疾病。因此，尿的颜色为临床诊断提供重要依据，如乳糜尿、卟啉尿、黑尿病。对肾病临床上较重要的是血尿、血红蛋白尿、肌红蛋白尿之间的鉴别，但需与引起红色尿的其他原因相区别，常用的区分方法见表 3-1。

表 3-1 血尿、血红蛋白尿、肌红蛋白尿的鉴别

鉴别要点	联苯胺试验(尿)	尿的颜色(上清液)	尿沉渣红细胞	血清颜色
血尿	+	清亮	+	清亮
血红蛋白尿	+	红色	−	红色
肌红蛋白尿	+	红棕色	−	清亮

(三)浊度

正常新鲜尿液清晰、透明,久置后可因磷酸盐沉淀变混浊,细菌生长也可引起尿混浊。另外,若泌尿系统有病理改变,血细胞、上皮细胞、黏液、乳糜尿、脂肪尿、脓尿等也均可使尿液变混浊。鉴别尿液混浊的原因,可用镜检和化学方法。通常情况下,尿混浊是由于尿液碱性过高,引起尿中磷酸盐类结晶沉淀而使尿液变混浊,饭后饮用大量牛奶可引起尿中磷酸盐类增加,若向这种尿液加入酸,则混浊消失,正好与蛋白尿相反。尿路感染也是引起尿液混浊的原因,罕见的乳糜尿则是由淋巴管被寄生的丝虫阻塞引起的。因此,尿液混浊绝不等于蛋白尿,若发现尿液混浊需要做尿液显微镜检查及蛋白尿的检测,尿液显微镜检查可以发现尿液是否有感染。简便的蛋白尿检测方法是以试纸反应判读,但是以试纸检测也可能出现假阳性的结果,这些状况包括尿液偏碱性,尿中含头孢菌素、青霉素、磺胺类药物的代谢物,或尿液容器及取样时被杀菌清洁液污染等。

(四)气味

正常新鲜尿由于含有挥发性芳香族酸而具有一定的气味。体外放置一段时间后,由于尿素分解而放出氨味。新鲜尿若带有氨臭味,则预示患儿发生尿潴留;若具有苹果味,则为代谢性疾病所引起;未经治疗的苯丙酮尿症婴儿的尿可能有鼠尿样臭味。此外,当进食葱、韭菜、芥菜以及某些药物时也可使尿中带有特殊气味。

(五)泡沫

正常尿液中没有泡沫。若尿液中蛋白质含量增多,由于表面张力改变,排出的尿液表面即漂浮一层细小泡沫且不易消失。婴幼儿先天畸形尿道瘘以及产气菌引起的尿路感染等均可引起气泡尿。

(六)比重与渗透压

测定尿比重与渗透压主要用于评价肾脏的浓缩稀释功能。尿比重反映的是单位容积尿中溶质的质量,主要受溶质分子浓度及其相对分子质量大小的影响。蛋白质、糖、矿物质、造影剂等均可使尿比重升高。

临床上测定尿比重常采用浮标法,即比重计法,但应注意纠正尿标本的温度与比重锤注明的温度差而引起的误差,即较标准温度每升高 3 ℃,尿比重应追加 0.001,反之则减去 0.001。另外,10 g/L 尿蛋白将使尿比重增加 0.003,10 g/L 的尿糖则使尿的比重增加 0.004。

渗透压反映单位容积尿中溶质分子与离子的颗粒数,仅与溶质的分子浓度有关,与相对分子质量的大小无关。临床上常采用冰点下降法测渗透压,以 mOsm/L 为单位表示。尿糖10 g/L可使渗透压增加 60 mOsm/L,但蛋白对渗透压影响较少,常可忽略。正常情况下,24 h 尿渗透压应高于血渗透压。

正常情况下,尿渗透压与尿比重的关系为渗透压(mOsm/L)=(比重−1.000)×40 000,通过计算可知:40 mOsm/L 尿渗透压相当于 1.001 尿比重。

临床意义:尿渗透压在 200 mOsm/L 以下,比重小于 1.005 为低张尿,固定性低张尿多见于

精神性多尿、尿崩症(中枢性、肾性);尿渗透压在 800 mOsm/L 以上,比重大于 1.020 常见于脱水、糖尿病、心功能不全及肾病综合征等的少尿;固定性低比重尿(1.010 左右)常见于慢性肾炎、慢性肾衰竭;再则,若尿渗透压与血浆渗透压比值降低则表示肾脏浓缩功能减退。

(七)酸碱度(pH)

肾脏是体内调节酸碱平衡的重要器官之一,它不断排出组织代谢过程中所产生的非挥发性酸。尿酸虽由血浆生成,但小儿尿的 pH 比血液的 pH 低,为 4.8~7.8,一般在 6 左右。尿液的 pH 随食谱的变化而不断波动。以食动物蛋白为主,则尿多呈酸性,以食蔬菜、水果为主,则尿多呈碱性。但进餐后尿的 pH 升高是由于胃酸大量分泌,造成体液偏碱性,形成所谓的"碱潮"。若酸血症患者出现碱性尿,常提示肾小管酸中毒。碱血症患者出现此酸性尿往往预示低钾。

持续酸性尿主要是由高蛋白饮食、代谢性酸中毒、急性呼吸性酸中毒、发热、脱水、严重失钾以及氯化铵、维生素 C 等药物引起。而持续性碱性尿则主要是由素食、尿路感染、代谢性碱中毒、急性呼吸性碱中毒、肾小管酸中毒Ⅰ型物以及 $NaHCO_3$、乙酰唑胺或噻嗪类利尿药等药物引起。

pH 常用的测定方法及其特点如下。

1.pH 试纸法

常用石蕊试纸,pH 范围在 4.5~8.3,由红变蓝。

2.指示剂法

溴麝香草酚蓝指示液,pH 范围在 6.0~7.6,由黄变蓝。

3.滴定法

用标准碱液滴定 24 h 的尿液,即可测出其酸度。

4.pH 计法

做酸碱负荷试验时,用 pH 计可精确测定 pH。这对肾小管酸中毒的鉴别诊断、定位、分型很实用。

二、尿蛋白检查

健康小儿的尿液中含有微量的清蛋白、糖蛋白、脂蛋白、β_2-微球蛋白等,其中约有 1/2 来自血浆,其余来自脱落的上皮细胞、细菌、腺体分泌物及肾小管分泌的 T-H 黏蛋白,正常排泄量为 30~100 mg/d,若超过 200 mg/d,则为异常。

(一)尿蛋白定性

尿蛋白定性的方法很多,目前较为常用方法有以下几种。

1.加热醋酸法

其原理是加热使蛋白质凝固变性。为提高实验的准确性,避免假阳性结果,通常在加热后再加酸以消除磷酸盐所形成的白色混浊。但醋酸不宜加得太多,以免已沉淀的蛋白质再溶解。

2.磺柳酸法

其原理是在 pH 略低于蛋白质等电点情况下,带正电荷的蛋白质与带负电荷的磺柳酸结合形成不溶性蛋白盐沉淀。该试验的灵敏度为 20 mg/L。若试验呈阴性反应,可视为尿中无蛋白质。试验为阳性反应,应注意排除青霉素、造影剂、磺胺等药物引起的假阳性反应。磺柳酸法是一种比浊法,若尿标本混浊则会影响结果的判断,故应离心,吸上清液或加几滴醋酸将磷酸盐溶解,然后再测尿蛋白,加入试剂后应立即判断结果,否则,阳性程度将会随时间延长而增加。

3.试纸法

主要有单项及多联两种试纸。其原理是利用指示剂四溴酚蓝或四溴苯酚肽乙酯的羟基与蛋白质氨基置换,使四溴酚蓝由黄色变成黄绿色及绿蓝色,颜色越深表示蛋白质含量越高。此反应对清蛋白较敏感,而对球蛋白敏感性较差。另外,碱性尿可出现假阳性反应,故试验时应注意pH(pH$<$8.0)。此方法较为简便、迅速,目前在临床上应用较为广泛。

尿蛋白定性试验受试验方法的敏感性与尿量的影响,正常人若饮水量少可出现假阳性反应。肾病患者由于肾脏浓缩功能的影响或饮水过多可出现假阴性结果,故在做蛋白定性时可考虑同时测尿比重/渗透压。

(二)尿蛋白定量

尿蛋白定量测定的方法有许多种,常见的有沉淀法、浊度法、双缩脲法、折射法以及凯氏定氮法等。

1.双缩脲法

以钨酸沉淀尿液中蛋白质,然后用双缩脲法进行定量测定。该方法为蛋白定量的经典方法,结果准确、可靠,但操作步骤较多,不适宜于大量标本的检测。

2.沉淀法

Esbach 法是沉淀法中最为常用的一种方法,但其特异性与精确性不够理想,且不够敏感。

3.浊度法

其原理是利用蛋白沉淀剂使尿蛋白沉淀下来,应用光电比色法与相应的蛋白标准液相比较,求得蛋白含量。其优点是简便、快速,但准确性稍差。

4.折射法

利用折射计直接测定尿蛋白含量,方法简便易行,但由于影响因素较多,不宜广泛推广使用。

5.凯氏定氮法

此法是传统的经典蛋白定量测定法,结果准确、可靠,但操作过程太烦琐,只宜在必要时采用。

6.自动分析仪测定法

利用尿液自动或半自动分析仪将尿蛋白直接检测出来,但准确性较差。

(三)尿蛋白/尿肌酐比值的测定

目前临床上常采用尿蛋白与尿肌酐浓度比值代替 24 h 尿蛋白定量。这样就可以避免收集 24 h 尿液的麻烦及尿量与肾脏浓缩、稀释功能的影响。

测定方法:①尿蛋白定量测定(Pr,mg/L);②尿肌酐定量测定(Cr,mg/L);③计算任一随机尿标本的 Pr 与 Cr 的比值,用 X 表示,对 24 h 尿蛋白排泄用 Y 表示,则 $Y=0.953X+41.5$。

(四)尿蛋白选择性测定

蛋白尿的选择性是 1960 年 Blainly 等首先提出来的。它是指肾脏在排出蛋白质时,对蛋白质相对分子质量的大小是否有选择性,因为肾小球疾病中蛋白尿与肾小球基底膜损害有关,其损害程度可用蛋白尿的选择性来表示。小分子能排出而大分子不能排出则称“有选择性”,大、小分子蛋白均能排出的称为“无选择性”,目前临床上较为常用的测定方法是 SPI 法。方法如下。

1.样本处理

收集患者 24 h 尿液,测得尿量,然后取 10 mL 尿液离心,留上清备用。次晨空腹抽 2 mL 静脉血,分离血清备用。

2.清蛋白与 IgG 含量的测定

以火箭电泳法测得清蛋白与 IgG 的含量(mg/dL)。

SPI 的计算:

$$SPI=\frac{\text{尿 IgG(mg/dL)/血清 IgG(mg/dL)}}{\text{尿蛋白(mg/dL)/血清蛋白(mg/dL)}}$$

3.结果判断

SPI>0.2 表示选择性差,SPI 0.1~0.2 表示选择性一般,SPI<0.1 表示选择性好。

4.临床意义

SPI<0.1 见于微小病变型肾病,对激素敏感,预后较好;SPI>0.2,则说明选择性差,主要见于增殖性肾炎、膜性及膜增殖性肾病,对激素反应差。

(五)尿蛋白电泳分析

目前国内实验室最常用的方法是十二烷基磺酸钠-聚丙烯酰胺凝胶电泳(SDS-PAGE)法。

1.基本原理

SDS 能与尿中蛋白质结合形成带负电的 SDS-蛋白质复合物,电泳时,向正极移动,通过聚丙烯酰胺凝胶的分子筛作用后可相互分离,若同时与标准蛋白电泳,则可根据移动的距离判断尿中所含各种蛋白质的相对分子质量范围与性质。

2.结果观察

电泳后尿蛋白按相对分子质量不同可以分成 5 种类型,包括肾小管性蛋白尿、肾小球性蛋白尿、生理性蛋白尿、混合性蛋白尿及未检出蛋白尿。

3.临床意义

临床意义包括:①有利于肾脏疾病的定位诊断,若尿蛋白以高、中分子为主,往往为肾小球病变;若以低分子蛋白或混合性蛋白尿为主,则提示为肾小管及间质的病变。②有助于肾脏疾病的早期诊断,临床上有的患儿仅有微量尿蛋白,而其他实验指标均无异常,而患儿本身尚有扁桃体炎、腮腺炎等病史,尿蛋白为正常类型尿蛋白;若为异常类型尿蛋白,则提示隐匿性肾炎。若氮质血症患儿有正常类型尿蛋白,则表示其残存肾单位是正常的或代偿性肥大;若为异常类型尿蛋白,则表示残存肾单位继续有活动性病变。

(六)尿蛋白组分的检测

1.T-H 蛋白

Tamm 及 Horsfall 于 1951 年发现并从尿中提纯了 T-H 蛋白(Tamm-Horsfall protein,简称 THP)。经分析证实尿液中 THP 是肾小管髓襻升支粗段和远曲小管细胞合成和分泌的一种大分子黏蛋白(糖蛋白),其相对分子质量约 7×10^6,由一些相对分子质量约 80 000 的亚单位组成。正常人尿液中排泄少量 THP,当各种原因(如梗阻、炎症、自身免疫疾病)引起肾脏损害时,THP 从尿中排泄量增加,并与肾脏受损程度一致。此外,THP 是管型的基本成分,其聚集物也是肾结石基质的重要前身。当有肾实质性损伤时,THP 可沉着于肾间质并刺激机体产生相应的自身抗体。检查 THP 的方法有化学沉淀法、酶联免疫吸附试验(ELISA)、免疫扩散法、放射免疫法及单克隆抗体定量测定等。有人推荐,可用 THP 抗原制备抗 THP 抗体,应用单向免疫扩散法或火箭电泳法测定尿液中 THP。此法实用、简便,适用于基层单位。

THP 测定需收集 24 h 尿液,报道受试者 24 h 尿液中的 THP 排泄量。由于方法不同等,对于 THP 的 24 h 参考排泄量有不同报道。有人报道,正常人尿液中 THP 含量为(36.86±7.08)mg/24 h,

也有人报道为(44.3±16.4)mg/24 h。

临床意义:①有助于上尿路疾病、各种慢性肾实质性疾病等的鉴别诊断。例如,尿路长期梗阻、感染、有间质性肾炎时可见尿 THP 排泄增多;发生各种慢性肾实质性疾病时,尿 THP 排泄减少;发生肾小球肾炎时 THP 排泄量不增多;发生下尿路炎症时 THP 排泄量无改变,故 THP 定量有助于尿路感染的定位诊断。②肾毒性物质、肾移植急性排斥反应引起急性小管损伤时,尿 THP 排泄量可暂时升高,动态监测肾移植术后患者每天的尿 THP 排泄量,可作为发现急性排斥反应的辅助方法之一,如发现患者尿 THP 骤然增加,应高度警惕产生急性排斥反应的可能。③有人指出,分析肾结石患者尿液及结石中 THP 含量有助于结石发病机制的研究,例如,据报道草酸钙与尿酸结石的 THP 含量高于磷酸镁铵结石,上尿路结石的 THP 含量高于下尿路结石,结石患者的 24 h 尿中 THP 排泄量高于正常人。

2.α_1-微球蛋白(α_1-microglobulin,α_1-MG)

α_1-MG 亦称 HC 蛋白,是一种相对分子质量为 26 100 的糖蛋白,蛋白质分子净电荷为 0 时的溶液 pH 值为 4.3~4.8,为一种疏水配体结合蛋白,亦属于 Lipocatin 超家属成员。α_1-MG 可以游离态或与高分子蛋白(IgA 或清蛋白)的结合形式存在于血液中。正常人血浆中游离 α_1-MG 的浓度约为 20 mg/L,尿中浓度低于 20 mg/g 肌酐。因其在尿内浓度显著高于 β_2-MG 和维生素 A 结合蛋白(RBP),使实验检测的准确性和重复性大为提高,故在临床应用中可大大减少实验误差引起的干扰。因此,α_1-MG 目前已成为判断肾小管功能的一项重要指标。

目前,对于 α_1-MG 较为精确的测定方法是放射免疫扩散法、放射免疫分析及酶联免疫法。胶乳凝集反应较为简单、快速,敏感性高,可作为仅对 α_1-MG 的一项筛选试验。

其临床意义为:①α_1-MG 水平在发生急性肾小球肾炎与肾病综合征时轻度升高;发生慢性肾小球肾炎时中度升高;慢性肾功能不全时,高度升高。②α_1-MG 水平升高与血清肌酐、尿素氮、β_2-微球蛋白水平呈正相关。

3.β_2-微球蛋白(beta-2 microglobulin,β_2-MG)

β_2-MG 是由 100 个氨基酸残基组成的、相对分子质量为 11 800 的单链多肽低分子蛋白质,因电泳区带在 β_2 区而得此名。β_2-MG 为细胞膜上完整的组织相容性抗原——人类白细胞抗原的一部分,除成熟红细胞和胎盘滋养层细胞外,其他细胞均含有 β_2-MG。其主要由淋巴细胞合成,另外肿瘤细胞的合成能力很强,特别是在非霍奇金淋巴瘤和浆细胞病患者体内,当 HLA 代谢和降解时抑或细胞更新时 β_2-MG 会以游离形式释放到体液中。生理情况下,β_2-MG 以低浓度存在于血、尿液、脑脊液、羊水等多种体液内。因为 β_2-MG 的相对分子质量小,其进入血液循环后可自由通过肾小球,约 99.9%被近端肾小管重吸收,再经上皮细胞溶酶体酶分解成氨基酸,故仅约 0.1%的 β_2-MG 随终尿排出。β_2-MG 在肾脏的分解代谢几乎完全,不再以原形回到血流。肾病患者的 β_2-MG 生成速度比正常人高。

尿液 β_2-MG 测定目前主要应用放射免疫分析和酶联免疫分析。正常人尿液 β_2-MG 参考值为 0.03~0.37 mg/d(0.03~0.37 mg/24 h),也有报道为 0.03~0.14 mg/L。

尿液 β_2-MG 水平升高见于以下情况:①肾小管疾病,如 Fanconi 综合征、Lowe 综合征、Bartter 综合征、Wilson 病、胱氨酸尿症、糖尿病肾病、低钾性肾病、镇痛剂肾病、子痫、重金属中毒性肾病,尿液 β_2-MG 是提示(近端)肾小管受损的非常灵敏的和特异性指标。②上尿路感染时,尿β_2-MG水平明显升高,而下尿路感染时 β_2-MG 水平则正常。故尿液 β_2-MG 水平测定可区别上、下尿路感染;尿 β_2-MG 水平在急性、慢性肾盂肾炎肾脏受累时升高,与患者的炎症活动密切有关，炎症控制后尿 β_2-MG 水平可下降，若炎症控制后其仍不断升高，就要考虑肾小管功能不全。③Sethi 发现应用氨基糖苷类抗生素后，在血肌酐水平升高前 4～6 d，可见到尿 β_2-MG 水平为原来的 2 倍以上。④肾移植者若发生排斥反应，尿 β_2-MG 水平明显升高，若发生急性排斥反应，尿 β_2-MG 水平在排异期前数天即可见明显升高，故肾移植后连续测定血、尿 β_2-MG 水平，将 β_2-MG 水平作为肾小球和肾小管功能的敏感指标之一。⑤β_2-MG 的清除率尤其是β_2-MG清除率与蛋白清除率的比值是区别蛋白来源于肾小管或肾小球损伤的敏感指标，若比值上升则提示肾小管损伤，比值低提示肾小球损伤。⑥区别肝肾综合征与肝病合并肾衰竭，前者血 β_2-MG 水平升高，尿 β_2-MG 水平正常，Le-Veer 分流建立后，随着肾功能改善肝肾综合征患者的 β_2-MG 水平升高，肝病合并肾衰竭患者的 β_2-MG 水平不升高。⑦当有肾小球损伤、自身免疫疾病和恶性肿瘤时，由于 β_2-MG 合成增多，其血清中的值升高，若超过肾小管的重吸收界限时，尿中 β_2-MG 水平也随之升高。

4.维生素 A 结合蛋白(retinol conjugated protein，RBP)

RBP 是一种低分子蛋白(相对分子质量约为 26 000)，系亲脂载体蛋白，属于 Lipocatin 蛋白超家族成员。其主要功能是将维生素 A 从肝脏转运到上皮细胞。血清中 RBP 迅速经肾小球滤过，且绝大部分被肾近曲小管细胞分解，少量从尿液中排出。因此，正常人血清 RBP 浓度约为 45 mg/L，尿中浓度为 50～70 mg/g 肌酐。目前的研究认为尿中 RBP 的测定是评价肾近曲小管功能较为灵敏的指标。尿液中 RBP 的测定目前主要应用放射免疫法和酶联免疫法。

其临床意义与 β_2-MG 相似，但与 β_2-MG 相比，RBP 有两大优点：①RBP 在酸性尿液中稳定性较强，尿液标本的留取无须任何处理；②特异性较高，临床上唯有肾衰竭能使血清 RBP 水平升高，因此可根据尿 RBP 浓度与 GFR 之间的比例判断 RBP 水平升高是由肾小球滤过功能的减退还是近曲小管重吸收功能障碍所致。利尿剂可影响 RBP 的排出，测定 RBP 时患者应停用利尿剂。

5.转铁蛋白(transferrin，TRf)

TRf 属于 β_1-糖蛋白，球形，PI 为 5.2，其相对分子质量为 88 000。TRf 的主要功能是运输铁，每分子 TRf 可结合两个原子铁，与清蛋白相比，其通过肾小球滤膜更多的是由于膜孔的改变而不是受电荷屏障的影响，但在肾小球基底膜上负电荷越少，则 TRf 越易通过肾小球基底膜负电荷屏障。它是一种肾小球滤过功能不全的敏感指标。正常人尿液中 TRf 的含量甚微，有蛋白尿时，尿 TRf 排泄增多，尿的铁浓度与尿 TRf 浓度的比例升高预示蛋白尿对肾脏损害加重。

TRf 量的测定方法有放射免疫法、酶联免疫法，而以酶联免疫法常用。其正常参考值为 12.3～144.2 μg/mmol 肌酐。

临床意义：①有肾病综合征、慢性肾衰竭时 TRf 水平常升高；②糖尿病肾病患者的尿 TRf 水平明显升高；③尿中 TRf 与尿中微量清蛋白含量呈正相关，但较清蛋白更能反映肾小球的滤过功能。

6.免疫球蛋白(Ig)

Ig 是存在于血浆、体液和淋巴细胞表面的一类具有免疫功能的球蛋白，主要由 B 淋巴细胞分化成的浆细胞产生。血浆中 Ig 正常情况下不会通过肾小球出现在尿中。但在肾小球受到损伤，其通透性和滤过作用发生改变时，Ig 即通过肾小球从尿中排出。肾小球的损伤程度不同，尿中 Ig 排出的量及种类也不同，因此，尿中 Ig 的浓度和种类可作为肾小球疾病的分型、某些肾病的疗效观察、估计预后的客观指标。此外，若泌尿系统存在细菌感染，由于局部的免疫反应，尿中也可出现 Ig。

尿中 Ig 定量测定的主要方法有对流免疫电泳法、双向免疫电泳法、火箭电泳法、免疫比浊法、放射免疫法及目前较为常见的酶联免疫法。其正常值：IgG＜10 mg，IgA＜1.1 mg，IgM 一般为零。

临床意义：80%以上的单纯型肾病和急性肾炎以及 60%的肾炎型肾病患者的尿 IgG 排出量为 10～100 mg/24 h。70%的急性肾炎和肾炎型肾病与几乎全部单纯型肾病患者的尿 IgM 排出量为 0～10 mg/24 h。急性肾炎、单纯型肾病和肾炎型肾病患者在活动期及部分缓解期尿 Ig 的异常率较高，随着病情好转异常率降低。尿 IgG 和 IgA 的较大量排出是肾病患者发生低 IgG 和 IgA 血症的主要原因。由于急性肾炎病程较短，合成 Ig 功能较好，故临床表现少有低丙种球蛋白血症。

血浆中免疫球蛋白，除大分子 Ig 外，还存在小分子的游离轻链（L 链），L 链主要包括 κ 型和 λ 型。它们的氨基酸组成及抗原性均异。Ig 轻链相对分子质量为 18 000～20 000，其能自由通过肾小球基底膜，然后被肾小管重吸收。正常人尿中仅存在少量轻链，当患肾脏疾病及多发性骨髓瘤时，尿中 Ig 轻链明显增多。

目前 Ig 轻链的主要测定方式有本-周蛋白测定，醋酸纤维膜电泳、免疫电泳等定性法及目前已广泛使用的酶联免疫定量法。在此我们主要介绍临床上较为常用的尿本-周蛋白检查。

本-周蛋白（Bence Jones protein，BJP），首先由 Benee-Jones 于 1840 年发现并命名，后经 Edelman 证实为免疫球蛋白的轻链成分。由于其特殊的物理性质，即含 BJP 的尿液被加热至 56 ℃左右时，出现白色絮状沉淀，当被继续加热至 100 ℃时絮状沉淀又复溶，故其又名凝溶蛋白。BJP 为恶性增生的浆细胞大量产生的单克隆蛋白，即轻链过剩，分为 κ 及 λ 两种，而并非由免疫球蛋白在血或尿中分解游离的轻链。BJP 单体的相对分子质量为 22 000，二聚体的相对分子质量约为 44 000，故 BJP 能通过肾小球基膜滤过。在血中 BJP 多为二聚体形式，有时也可见到其单体和四聚体，尿中检出的通常为二聚体。蛋白电泳时，BJP 呈 M 蛋白带在 $\gamma \sim \alpha_2$。BJP 是产生溢出性蛋白尿的一种成分。

尿 BJP 除多见于多发性骨髓瘤外，也见于巨球蛋白血症、良性单克隆免疫球蛋白血症、淋巴瘤、慢性淋巴细胞白血病、骨转移性肿瘤及 μ 重链病等。此外，新生儿亦可出现 BJP 微弱阳性。

多发性骨髓瘤除临床上引起骨痛、骨质破坏、病理性骨折、贫血、出血等外，还可引起肾脏（肾小管、间质、肾小球）损害，所以尿 BJP 的测定与肾病临床关系大。

测定尿液 BJP 的方法较多，加热试验虽较特异，但敏感性较低、操作费时，且易受共存蛋白的干扰。磺基水杨酸法同样有共存蛋白的影响，且 BJP 对试剂反应迟缓。其他方法（如盐析法）与对甲苯磺酸法比较存在不足。①筛查试验（对甲苯磺酸法）：取试管 1 支，加受试者的新鲜尿液 2 mL，沿管壁缓慢加入 12%的对甲苯磺酸冰醋酸试液 1 mL，轻轻混匀，放置 5 min。出现混浊或沉淀即为阳性。该方法操作简便、灵敏，且共存蛋白影响较小。如为阳性结果，应做验证试验。②验证试验：有加热试验、醋酸纤维素膜蛋白电泳、免疫固定电泳及单向环状免疫扩散试验。必须注意的是，做加热试验时，先除去共存蛋白；若受试者的尿中含有多克隆游离轻链，该试验可出现假阳性结果，应进一步验证。

正常新鲜尿的 BJP 检测为阴性（新生儿可以呈微弱阳性）。尿 BJP 见于 60%～70%的多发性骨髓瘤、16%～25%的巨球蛋白血症、20%的良性单克隆免疫球蛋白血症、3%的淀粉样变性症等。多发性骨髓瘤的肾损害多见（60%～90%），损害的表现可为肾小管功能异常（可能是 BJP 的直接毒性作用）、慢性肾损害引起的尿毒症、高钙性肾病、肾盂肾炎、肾淀粉样变（发生率为

6%～15%)、纤维蛋白沉积等。当发现类似肾损害表现及BJP尿时,可借助血M蛋白测定及骨髓瘤细胞检查等手段来帮助确诊多发性骨髓瘤。

三、尿沉渣检查

尿沉渣检查主要用来检查肾实质疾病。对尿路感染、肾盂肾炎、间质性肾炎、急性肾小管坏死、肾小球肾炎、肾病综合征和胱氨酸尿等疾病的诊断尤其有用。故有学者将其称为“体外肾活检”。

尿沉渣中有形成分特别多,有细胞类、管型类、结晶类等。镜检方法也有许多种。临床检测常采用非染色普通光镜检查,如有特殊需要,则需进行染色镜检或采用位相显微镜、荧光显微镜、干涉显微镜甚至电子显微镜进行检查。

(一)标本制备

取10 mL混匀尿液于锥形刻度离心管中,以1 500～2 000 r/min离心5 min,弃上清,留0.5 mL沉渣液,混匀,取一滴涂片,镜检或充池计数。

(二)普通光镜非染色法镜检

先在低倍镜(LP)下粗略检查全片是否有结晶或管型,再用高倍镜(HP)辨认管型种类及尿液中细胞与其他成分。镜检时,应观察多个视野,取其平均值进行报道,应注意盖玻片边缘的管型成分,需要在柔和的光线下进行观察,以免漏检反光弱的有形成分。

(三)普通光镜染色法镜检

尿沉渣中有形成分特别多,若形态有不典型改变时,则需根据不同的要求采用不同的染色法进行检查。

(四)尿沉渣中有形成分

1.细胞成分

(1)红细胞:正常人在生理状况下,可自肾小球漏出一定数量的红细胞,但24 h尿液中不超过1 000 000个或每毫升尿中不超过8 000个。

尿中红细胞由于受尿液渗透压、pH等内环境因素的影响,其形态不如外周血涂片中红细胞那样规则。一般来说,来自下尿道,酸性、等渗、新鲜尿液中的红细胞常呈均一型。在低渗尿中,红细胞胀大而呈无色空环形,通常被称为红细胞淡影或“鬼影细胞”。在高渗尿液中,红细胞则可皱缩,呈桑葚形或星状,称棘细胞。而来自肾小球的或肾小管髓襻上升支以前的红细胞,其大小、形态、颜色改变更大。

(2)白细胞:正常人尿液中白细胞一般为0～5个/HP,若超过5个/HP则为不正常。在沉渣涂片中,白细胞可单独出现也可成堆出现,数量增加到一定程度,尿液可出现混浊。

尿液中检出的白细胞有中性粒细胞、淋巴细胞与嗜酸性粒细胞等。通常借助特殊染色将他们区分开来。①中性粒细胞:尿沉渣中检出的白细胞多为中性粒细胞。临床上常采用瑞氏或吉姆萨染色法鉴别。但在细胞成分多时,特别是在尿液渗透压高时,中性粒细胞与肾小管上皮细胞通常难以区别,此时papanicolaou染色法是区别两者的好方法。在低渗尿中,中性粒细胞肿胀,胞质内出现大量发亮的细颗粒,呈布朗运动,此种细胞即为“闪光细胞”,有人认为其与泌尿系统感染部位有关。②淋巴细胞:淋巴细胞在尿液中较为常见,当其数量异常增多时常称淋巴细胞尿。其与肾小管上皮细胞形态比较相似,因此,临床上常用吉姆萨染色鉴别单核淋巴细胞与肾小管上皮细胞。③浆细胞:尿中浆细胞与淋巴细胞较易混淆,通常用papanicolaou染色法将二者区分开。④嗜酸性粒细胞:该细胞在尿中很少检出,若有此类细胞,则为嗜酸性粒细胞尿。临床意义：泌尿系统感染或结石合并感染时，中性粒细胞计数大量增加，此外，在发生麻疹、病毒性上呼吸道感染、系统性红斑狼疮、皮肤黏膜淋巴综合征、肾小球肾炎、泌尿系统结石、阑尾炎、胰腺炎时，尿中白细胞计数也轻度增多。嗜酸性粒细胞尿多出现在药物过敏、寄生虫感染、间质性肾炎、间质性膀胱炎患者的尿沉渣中。若在尿中检出典型规则的淋巴细胞，则提示炎症处于慢性期，例如，在狼疮性肾炎、肾移植的急性排斥反应及病毒感染过程中，均能在患者的尿中检测到淋巴细胞。但若在尿中发现淋巴细胞核有突出、不规则的变化，则应考虑其他恶性病变。

2.上皮细胞

尿沉渣中能检测到的上皮细胞大约有 4 种：肾小管上皮细胞（即小圆上皮细胞）、尾形上皮细胞、鳞状上皮细胞及大圆形上皮细胞。

（1）肾小管上皮细胞呈扁平状、立方形或圆柱形，直径约 15 μm，核大而圆，核居细胞中央或偏离中央，核膜清楚。实验室常用 papanicolaou 染色法区分肾小管上皮细胞、中性粒细胞及淋巴细胞。尿中若出现肾小管上皮细胞，则说明肾小管有损害。

（2）尾形上皮细胞多来自肾盂，少数来自输尿管及膀胱颈部。细胞呈纺锤形或拖尾形，核较大。有 2 个或 2 个以上核，胞质常有空泡。尿中检测到该细胞，则提示相应部位的炎症。

（3）大圆形上皮细胞胞体呈圆形，核稍大，呈圆形或卵圆形，主要来自膀胱和阴道，正常尿中偶尔出现，有膀胱炎时成片脱落。

（4）鳞状上皮细胞是一种较大、扁平状的不规则细胞，细胞边缘常折叠，胞质量多，核较小。该细胞主要来自泌尿道和阴道，在女孩的尿中多见，有尿道炎时可大量出现。

3.尿管型成分

管型主要来自远端肾小管及集合管，边缘整齐，一端常大于另一端，一端钝圆而另一端常略有细尾或两端钝圆，管型圆柱体有时笔直、有时弯曲或卷曲。离心后管型可被折断而成短圆柱体。由于管型是肾源性的，管型的检出是肾实质病变的重要指标。

管型的基质成分是由髓襻升支厚壁段及远曲小管分泌的 THP，这是一种糖蛋白，在肾小管及集合管中形成。管型的形成主要受小管液流量与局部理化性状的影响，其大小主要与管径大小有关。根据管型的组成成分不同，可将其分为以下几种类型。

（1）透明管型：透明管型呈圆柱状，无色半透明，主要由 THP 组成，偶含少数颗粒状，暗视野下较清晰。正常儿童的晨尿中偶见透明管型。但在剧烈运动、高热、有直立性蛋白尿、全身麻醉及心功能不全引起肾脏轻度或暂时性功能改变时，尿中可出现少量的透明管型。而在发生肾实质病变（如肾小球肾炎）时，可见透明管型明显增多。

（2）细胞管型：细胞管型根据管型中各种细胞成分不同可分为三类。①红细胞管型：通常呈铁锈色或红褐色，经联苯胺染色可见管型内充满红细胞。红细胞管型常见于急性肾小球肾炎、急进性肾炎、溶血尿毒综合征、过敏性间质性肾炎等。②白细胞管型：管型内含有几个白细胞或整个管型充满白细胞。白细胞管型常提示肾实质细菌感染，如急性肾盂肾炎。但过敏性间质性肾炎、急性肾小球肾炎早期也偶见白细胞管型。③上皮细胞管型：表示有肾小管上皮细胞剥脱。可分为两类：一类是由脱落的小管上皮细胞与 THP 组成，多数上皮细胞管型属于此类，常见于急性肾小管坏死、肾淀粉样变性、重金属或化学药物中毒，亦可见于肾小球肾炎；另一类是由于成片上皮细胞与基底膜分离，脱落的细胞黏在一起而形成的，常见于急性肾小管坏死。上皮细胞管型与白细胞管型常易混淆，实验室常采用 papanicolaou 染色法将二者区分开来。

（3）颗粒管型：指管型基质中含有较多颗粒，且大小不等，形状、折光率不一。过去研究者一度认为该颗粒为细胞崩解的产物，目前已经免疫荧光证实颗粒是血浆蛋白。该管型常见于急慢性肾小球肾炎、肾盂肾炎、肾移植排斥反应等。

(4)蜡样管型：常呈蜡黄色、浅灰色或无色，基质较厚，有折光性，是细胞管型在远端肾小管内长期滞留或淀粉样变性的上皮细胞溶解而成，常见于慢性肾小球肾炎、慢性肾功能不全晚期或淀粉样变性。

另外，还有些管型，如胆色素管型、结晶管型、细菌管型、真菌管型、脂肪管型、混合管型、类管型和假管型，在此不做一一介绍。

4.结晶成分

尿中结晶成分主要来自饮食和药物代谢，结晶成分在尿液中的饱和度或溶解性发生变化时，便从尿中析出。其检出与温度及酸碱度有关，临床上具病理意义的结晶如下。

(1)尿酸结晶：尿酸是人体嘌呤代谢的终产物，常以尿酸或尿酸盐的形式排到体外。光镜下呈红褐色或无色的菱形、长方形、斜方形，偶尔呈六边形。其易溶于氢氧化钠。正常人尿中可检出尿酸结晶，但新鲜尿若有大量尿酸结晶，应警惕尿酸结石。

(2)胱氨酸结晶：为无色六角形薄片，有胱氨酸病或胱氨酸尿时可大量出现，有时可能形成结石。

(3)亮氨酸结晶：呈淡黄色、小球形或油滴状，有密集辐射状条纹。其常出现在肝脏病变患者的尿液内。

(4)酪氨酸结晶：为细针状晶体，常呈束状或羽毛状排列，多呈黑色。临床意义与亮氨酸结晶相似。

(5)胆固醇结晶：为无色薄片状，方形，缺角，常浮于尿表面。膀胱炎、肾盂肾炎患者尿中可检测到此类结晶。

(6)磷酸钙结晶：为无色楔形、三棱形、粒形、片形，呈星状或束状排列。其在碱性尿中易析出，常见于慢性膀胱炎、尿潴留。

(7)磺胺类药物结晶：主要见于服用过量磺胺类药物患者的尿中。

5.其他有形成分

(1)类柱状体：形态与管型类似，但一端细小(似黏液丝)。类柱状体易扭曲或弯曲，经常是透明的，也可含有其他成分。由于其常与透明管型同时出现，故其检出意义与透明管型相同。其多见于肾血液循环障碍或肾脏受刺激时。

(2)黏液丝：形态为丝状、不规则，边缘不整齐，长短、粗细不匀，末端尖细或分支，常自身盘旋，宽大的黏液丝中可含有白细胞等，易与管型相混淆，在整个泌尿道均可产生。其在正常尿内可少量存在，有尿道袋症或受刺激时大量增加。肾小球肾炎患者的尿黏液丝中含有免疫球蛋白(IgG、IgA、IgM)。尿黏液丝免疫荧光检查，有诊断肾小球肾炎和鉴别肾小球肾炎与泌尿系统感染的意义。

(3)细菌：详见尿液的细菌学检查。

(4)酵母菌：酵母菌光滑、无色，常呈卵圆形，有双层折光壁，大小不一，带有芽孢。其易与红细胞相混淆，但加酸、加碱、加水，菌体不溶解，对伊红、联苯胺不着色，可与红细胞区别开来。papanicolaou 染色法、methenamine 硝酸银染色法能很好地识别尿沉渣中酵母菌及其他真菌。清洁尿中查出酵母菌及其他真菌，表示泌尿系统有酵母菌或其他真菌感染。

(5)脂肪球(脂肪小体)：尿中脂肪球或游离或掺和到管型、细胞中，或存在于蜕变、坏死的细胞中,如肾小管上皮细胞、多叶核白细胞。类脂物亦可以游离脂肪球的形式出现在尿中。脂肪球大小不一,折光强,为黄棕色,而在低倍镜下,有时可能为黑色。在脂肪尿中,游离脂肪球可以浮在尿液表面。脂肪球由胆固醇或游离胆固醇组成,如果它们是各向异性的,偏振光下呈马耳他十字,但用苏丹Ⅲ或油红 O 染不上色;如果是由甘油三酯组成,或中性脂肪,将没有马耳他十字,但可用苏丹Ⅲ或油红 O 染上色。发现游离脂肪球的临床意义与发现脂肪管型的相同。

四、尿糖检查

正常儿童的尿中无糖。当小儿的血糖水平超过肾糖阈值(8.88 mmol/L 或 160 mg/dL)时,肾小管不能将肾滤液中的糖完全重吸收,或肾小管重吸收功能障碍,均可引起糖尿。

(一)测定方法

临床上检查尿糖的方法有许多种,如发酵法、还原法、旋光法、苯肼试验、葡萄糖氧化酶试纸法,近年来开展的葡萄糖氧化酶试纸法对葡萄糖有高度的特异性,且操作简便、灵敏度高,并可做半定量检测。其基本原理是葡萄糖氧化酶能使尿中葡萄糖氧化为葡萄糖酸并释放过氧化氢。在过氧化物酶存在的条件下,碘化钾被过氧化氢氧化产生绿至棕色,然后比色,判定结果。

(二)临床意义

1.肾外性糖尿

其主要见于糖尿病、Cushing 综合征、半乳糖血症、果糖或乳糖不耐受症。

2.肾性糖尿

血糖正常,但由近端肾小管功能不全而导致葡萄糖再吸收障碍所致,如新生儿和严重感染的一过性糖尿、肾性糖尿病、周期性呕吐、药物中毒、一氧化碳中毒、胱氨酸尿症、Fanconi 综合征、Lowe 综合征、Wilson 病及糖原积累症Ⅰ型。

3.应激性或暂时性糖尿

其主要由脑外伤、精神过度紧张、窒息缺氧、食糖过多及氢氯噻嗪等药物引起。

4.内分泌性糖尿

其主要见于胰岛仅及 β 细胞病变、甲状腺、肾上腺皮质、髓质及腺垂体等内分泌功能亢进的病变。

五、尿酶检查

肾脏特别是近曲小管上皮细胞中酶的含量非常丰富,在有肾病时,很易引起尿酶的改变。因此,测定尿酶,可以作为肾病的诊断与疗效观察指标,且取材方便,可以连续观察。

(一)尿酶的种类

尿酶有几十种,主要分四大类。

1.氧化还原酶

该类酶如乳酸脱氢酶(LDH)。

2.水解酶

该类酶如碱性磷酸酶(ALP)、溶菌酶(LYS)、β-葡萄糖醛酸酶(β-Glu)、N-乙酰-β-葡萄糖苷酶(NAG)、丙氨酸氨基肽酶(AAP)、亮氨酸氨基肽酶(LAP)。

3.转换酶

该类酶如谷草转氨酶(GOT)、谷丙转氨酶(GPT)、精氨酸-鸟氨酸转酰氨基酶,γ-谷氨酰转肽酶(γ-GT)。

4.裂解酶

该类酶包括醛缩酶、透明质酸酶等。

(二)尿酶的来源

1.主要来源

(1)血液:血液中相对分子质量小于 80 000 的酶,可从肾小球滤出,但部分或全部由肾小管重吸收,仅少量排于尿中(如溶菌酶)。

(2)肾实质:近曲小管上皮细胞含酶最丰富,正常代谢时,少量酶可从细胞膜渗透或随上皮细胞脱落排入尿中。

(3)肾盂、输尿管及膀胱上皮细胞,主要含 β-葡萄糖醛酸酶。

2.其他来源

(1)血清内酶含量升高,或因肾小球受损,肾小管重吸收障碍,血清中大分子酶类也出现在尿中。这种血液来源的酶类的同工酶电泳图形与肾脏局部产生的酶不同,可用同工酶电泳法区分。

(2)肾小管上皮细胞受损,如炎症、中毒、缺氧、排异、肿瘤,早期肾小球细胞膜渗透性改变,近端肾小管上皮细胞的刷状缘脱落,肾小管重吸收障碍;重者细胞坏死分解,尿酶大量增加,并出现新的尿酶,如 NAG 及精氨酸-鸟氨酸转酰氨基酶。

(3)由肿瘤、炎症细胞或细菌分解产生。

(三)影响尿酶活性的因素

1.抑制剂

这类因素如尿酸、尿素、无机磷酸及青霉素、磺胺类、水杨酸盐。尿酶抑制剂可通过稀释、透析及凝胶过滤等方法排除。

2.亲溶酶体物质

这类因素如甘露醇、葡萄糖、氨基糖苷类抗生素、胆汁酸、蛋白质,使溶酶体破坏,释放大量酶,故可使尿酶增多。

3.稀释

尿酶在稀释尿中的稳定性降低。

4.假活性

酶的活性测定有时存在假活性。

5.尿色素

尿色素太浓能严重干扰临床实验室的比色分析。

6.透析

由透析而引起渗透压变化,可以影响酶的活性。

7.留尿时间与方式

留尿时间长会使尿酶失活,防腐剂则抑制尿酶的活性。

由此可见,影响尿酶活性的因素多种多样,所以,在报道尿酶活性时,应同时报道肾功能参数、组织学改变、血清酶活性改变等,对肾病才有诊断价值。

(四)常用尿酶的测定方法及正常值

常用尿酶的测定方法与正常值见表 3-2。

表 3-2　常用尿酶的测定方法与正常值

尿酶种类	测定法	正常值
r-GT	重氮比色法	0.5～56 U
LAP	改良竹中高桥法	3.6～14.0
LDH	Cabaudp G 法	<40U
β-Glu	Conick H.C 法	<30U
AAP	Peter J.E 法	2.5～6.1 mU /mg Cr
NAG	Tucker S.M 法	50～110 nmol /(h・mmol)Cr
LYS	Litwaok G 法	0～3 r /mL

注:Cr 指肌酐。

(五)临床意义

1.ALP

在肾实质分解、坏死、肾小球通透性增加或肾小管上皮细胞坏死脱落等病理状态下,尿 ALP 活性可增强。急性和急进性肾小球肾炎、狼疮性肾炎、糖尿病性肾病、肾小管坏死、肾梗死等病理状态下尿 ALP 活性增强;肾肿瘤及肾移植急性排斥过程中,ALP 活性也增强。

2.LDH

发生急性肾小球肾炎、明显的肾小动脉硬化、系统性红斑狼疮肾炎、急性肾小管坏死、急性肾盂肾炎等,尿 LDH 活性增强。肾病综合征、慢性肾脏疾病活动期,尿 LDH 活性也可增强。

3.γ-GT

在肾脏疾病中,尿 γ-GT 的活性变化主要见于急性和慢性肾盂肾炎;发生肾病综合征、肾缺血、肾移植排斥反应时增强,肾实质恶性肿瘤时尿 γ-GT 活性明显降低。

4.LYS

尿内 LYS 水平升高见于肾小管酸中毒、Lowe 综合征、Wilson 病、胱氨酸尿、慢性镉中毒、遗传性果糖不耐受症及慢性肾小球肾炎。此外,肾炎性肾病患者的尿 LYS 值明显高于单纯性肾病。

5.LAP

发生肾病综合征时及在家族性青年性肾结核活动期 LAP 水平升高,慢性肾功能不全时显著升高。使用某些药物(如磺胺、链霉素、多黏霉素、卡那霉素)后,也可使尿中 LAP 水平升高。

6.β-Glu

急性肾小球肾炎患者的尿 β-Glu 活性明显增强,发生系统性红斑狼疮肾炎、肾结核、急性肾小管坏死时 β-Glu 的活性也增强。发生活动性肾急性肾盂肾炎时尿 β-Glu 活性增强,而发生非活动性肾盂肾炎时大多正常。故尿 β-Glu 活性可作为肾盂肾炎有无活动性的诊断依据之一。

7.NAG

NAG 是一种溶酶体酶,相对分子质量为 130 000～140 000,不能由肾小球滤过,当肾脏组织损害时,肾组织内的 NAG 释放至尿中,此时尿中 NAG 活性增强。NAG 活性增强常见于局灶硬化型肾炎、膜增生性肾炎、家族性肾炎、慢性肾炎、慢性肾盂肾炎、系统性红斑狼疮肾炎、溶血性尿毒综合征及肾衰竭等。发生急性肾小球肾炎,尿 NAG 活性也增强。肾病综合征患儿尿 NAG 水平轻度升高,激素治疗后,尿 NAG 水平逐渐降低至正常。若酶水平持续升高,提示病情未稳定或会复发。此外，临床上使用对肾脏有损害或毒性的药物(如庆大霉素)时，可测定尿 NAG 水平以便为早期诊断提供参考依据。

8.AAP

AAP 自肾小球滤出，在近端小管刷状缘中浓缩。肾小管损伤(中毒、急性肾小管坏死)时，肾 AAP 或尿 AAP 增多。静脉滴注甘露醇、右旋糖酐、放射性造影剂、胆酸、氨基糖苷类抗生素等后，均能激惹肾释放出此酶，致尿中 AAP 的排出量暂时增加。急性肾炎、急性肾盂肾炎、肾恶性肿瘤时均可见 AAP 排出增加。

9.LAP

肾脏是 LAP 含量最高的器官，肾皮质中含量比肾髓质中含量高，而在肾近端小管上皮细胞中含量最丰富、肾小球中较低，所以说尿中 LAP 含量升高，一般反映肾小管上皮的损害。尿中 LAP 含量升高常见于急性肾炎、急性上尿路感染、急性肾衰竭、药物性肾中毒、肾肿瘤、肾移植排斥反应时，而病情稳定后尿中 LAP 含量可恢复正常。

六、尿的细菌学检查

正常人的尿自形成到贮存于膀胱全过程应无细菌生长，但若在排到体外后被外生殖器或容器中细菌就会很快繁殖。因此，用于细菌学检查的尿标本应无菌操作留取，多采用：①冲洗外阴后留取中段尿；②耻骨上膀胱穿刺术；③导尿法。夜间尿在尿路中停留时间较长，细菌数最多，因此，进行尿的细菌学检查时，以晨尿最好，留尿后必须尽快培养检查，或置于冰箱中保存，以免影响结果的准确性。

(一)直接涂片检查

取混匀新鲜中段尿直接涂片检查或革兰氏染色后直接镜检，正常人的尿应无细菌。若找到 1 个细菌则表示存在菌尿。

(二)尿沉渣涂片检查

取晨尿 10 mL 离心，留沉渣涂片，革兰氏染色，镜检找细菌，油镜下每个视野见 2 个以上细菌，则被认为是有意义的细菌尿(含细菌 $>10^5$/mL)，其可靠性为 80%～90%，简便、快速。

(三)细菌培养计数

1.定量接种环法

用接种环蘸取约 0.001 mL 的尿液在血平板上涂抹划线，培养 5 h 后进行菌落计数。若为阳性球菌，细菌数 $>10^3$/mL 即为菌尿，而阴性菌数 $>10^5$/mL 才考虑为菌尿，10^4～10^5/mL 为可疑菌尿。但若培养皿上有多种细菌生长，即使细菌数 $>10^5$/mL，应怀疑有污染。

2.浸片法

这是一种简易、快速的细菌定量检查法。即直接在玻片上涂上一层特殊的培养基，然后将玻片直接浸入患者的尿液中，取出后稍沥干。37 ℃培养 24 h，肉眼观察菌带密度并与人工标准板(10^2/mL、10^3/mL、10^4/mL、10^5/mL、10^6/mL、10^7/mL)比较，粗略估计尿中细菌数。

3.特殊培养法

若怀疑为某种特殊细菌感染，则应采用特殊培养基进行培养。①中段尿检查诊断肾盂肾炎、膀胱炎时，需 2 次以上的培养检查，检出的是同种细菌，尿液细菌数超过 10^5/mL 时方可确定诊断；②膀胱穿刺取尿培养，正常人的尿液无菌，有少量细菌也可能为尿路感染(细菌数为 10^3～10^5/mL 尿液)；③在疑为肾盂肾炎和膀胱炎时，尿液沉渣涂片染色检查，菌落数为 10^5/mL 以上者，即可认为由检出菌引起的感染；细菌在10^3/mL尿液以下时，一般是尿道常在菌的污染；菌落数为10^3～10^5/mL尿液时，要结合病情，反复检查，以区别是病原菌还是污染的，在菌尿中细菌数常有一定的鉴别诊断意义。Kass等观察了尿路感染患者中段尿的细菌数，经统计分析，经一次培养每毫升尿液中多于10^5个细菌，其诊断的可信性为80%，二次培养每毫升尿液中多于10^5个细菌者，其诊断的可信性为91%，三次培养均有10^5以上个细菌，其诊断的可信性达95%。通常把每毫升含有10^5个以上的细菌的尿标本称为“有意义的细菌尿”。

（彭胜强）

第二节　肾功能检查

肾脏是人体的重要器官。其主要生理功能是生成尿，排出废物，从而使人体的内环境保持相对稳定。正常人每天通过肾小球滤出的原尿约180 L，通过肾小管的重吸收，实际排到体外的尿量仅1～1.5 L。由此可知，肾脏一旦受损，其功能减退将会导致人体各个系统功能障碍及器质上的损害，最终导致生命危险。由于部分肾病患者可无任何临床表现，偶于体检发现尿异常及高血压，进一步检查时肾功能可能已有改变。若等到出现临床症状时，肾功能改变已达严重程度。因此，肾功能检查对了解有无肾脏疾病、疾病的程度、选择治疗方法、了解预后及对肾病的研究均有重要意义。

一、肾小球功能检查

（一）血尿素氮的测定

血尿素氮(BUN)是人体蛋白质代谢的终末产物，是非蛋白氮的主要组成成分。当肾小球的滤过功能下降到正常的1/2时，BUN含量升高。因此，BUN含量虽能反映肾小球的滤过功能，但并非特别敏感的指标。对BUN含量的临床评价，应结合其他资料综合分析判断。正常新生儿的BUN参考值为1～3.6 mmol/L，婴儿的BUN参考值为1.8～3.6 mmol/L，儿童的BUN参考值为3.6～5.4 mmol/L。

BUN含量升高见于以下情况。

1.蛋白质丰富的饮食

当肾小球滤过功能有所减退时，这种影响更为明显。

2.蛋白质分解过多

这种情况发生于饥饿、急性传染病、大面积烧伤、大手术后、持续高热及甲状腺功能亢进症等。尿素氮产生过多。

3.某些肾前或肾后因素

脱水、水肿、腹水、尿路结石或肿瘤等引起尿路梗阻，使尿量显著减少或尿闭时，尿素氮排出减少。

4.肾病

肾病如慢性肾炎、肾动脉硬化症、肾结核和肾肿瘤的晚期，有效肾单位损害超过60%时，尿素氮排出减少，当BUN含量高于21.4 mmol/L时，称为尿毒症期。

(二)血清肌酐

血清肌酐是人体内肌酸的代谢产物。肌酸主要在肝脏和肾脏由氨基酸代谢生成,生成后再通过血液循环到达肌肉组织(主要是骨骼肌)中,经肌酸磷酸激酶催化肌酸可转变为磷酸肌酸。肌酸和磷酸肌酸是肌肉收缩的能量来源和储备形式。而磷酸肌酸不稳定又可转化为肌酐。

正常人肌酐的排泄主要通过肾小球滤过。原尿中的肌酐不被肾小管重吸收。当静脉注射肌酐使血肌酐浓度异常升高时,肾小管也能排泌相当量的肌酐。血清肌酐水平主要取决于肌肉中肌酐的水平,受饮食影响较少,昼夜尿中排泄量常保持在一定范围内。正常小儿血清肌酐水平随年龄不同而异,出生后血清肌酐水平高。6 个月～2 岁该水平为低值,2～11 岁则随身高按比例增加。

由于血清肌酐水平很少受蛋白质代谢及饮食与饮水的影响,故用于判断肾功能较可靠。但由于在发生肾病时,血清肌酐水平升高缓慢,小儿血清肌酐水平的范围相对较大,即使 GFR 可能已降低 50%,其血清肌酐水平可能虽有所升高,但仍在正常范围内。只有当肾小管滤过率降低 60%以上时,才开始上升至超过正常范围,故血清肌酐水平测定有助于较明显的肾功能不全的判断。在急性肾小球肾炎中,特别是早期病例,血清肌酐水平一般不高,如有升高,是病情严重的表现。

(三)BUN(mg/dL)与 Cr(mg/dL)含量之比的临床意义

肾功能正常时,BUN 与 Cr 含量的比值通常为 10∶1。当 BUN 含量≥7.5 mmol/L(25 mg/L)时,即可诊断为氮质血症。当发生氮质血症且 BUN 与 Cr 含量的比值增大时,常提示此氮质血症系肾前因素引起。氮质血症伴 BUN 与 Cr 含量的比值下降,则提示病变多为肾脏本身实质性病变引起。因此,BUN 与 Cr 含量的比值可用于鉴别肾前性及肾性氮质血症。

(四)肾小球滤过率

1.基本概念

单位时间内从双肾滤过的血浆的体积即肾小球滤过率(GFR)。它是测定肾小球滤过功能的重要指标。假设如下。x:存在于血中并能从肾小球滤过的物质;Px:代表 x 在血浆中的浓度;Ux:代表 x 在尿中的浓度;V:每分钟尿量;E:每分钟从肾小管中排泌的 x 的物质的量;R:每分钟由肾小管重吸收的 x 物质的量。

则:$GFR \cdot Px = Ux \cdot V + R - E$。

如果 x 在肾小管内不被重吸收也不排泌,只由肾小球滤过并清除,则上述公式如下。

$$GFR \cdot Px = Ux \cdot V, GFR = \frac{UxF \cdot V}{Px}$$

用清除率来表示肾小球滤过功能比单纯测某物质从尿中排出的绝对量更好,因后者与血浓度有关。而清除率能更好地反映肾脏的排泄功能,即净化血液的程度。

2.菊粉清除率

菊粉是从植物块茎中提取的不带电荷的果糖聚合物。人体内无此物质。菊粉无毒性,不参与任何化学反应。它可以从静脉注入人体,不与血浆蛋白结合,主要分布于细胞外液。菊粉可以从肾小球中滤过却又不被肾小管重吸收,人体既不能合成也不能分解,完全符合上述测定 GFR 的要求。再则,菊粉在血浆中的浓度并不影响 GFR 测定的准确性。故菊粉清除率可正确反映肾小球的滤过功能,可以作为测定 GFR 的“金标准”。

测定菊粉清除率时,患者应于清晨空腹平卧,为患者静脉滴注 10%的菊粉溶液,同时放置导尿管。待血浆中菊粉浓度稳定在 10 mg/L 水平，每分钟尿量稳定后，测尿中菊粉浓度，代入公式[菊粉清除率=尿中菊粉浓度(Uin)・受试者尿排出量(V)/血浆中的浓度(Pin)]即可求出菊粉清除率数值，亦即患者的 GFR。菊粉清除率虽然精确，但由于测定时程序繁杂，故不适于临床应用，应考虑以体内其他物质的清除率代替菊粉清除率。急性肾小球肾炎、肾功能不全患者的菊粉清除率显著降低，慢性肾小球肾炎、肾动脉硬化症患者的菊粉清除率均有不同程度的降低，肾盂肾炎患者的菊粉清除率可稍有降低。

3.内生肌酐清除率的测定

正常人体内肌酐根据来源不同，可分为内源性和外源性。若限制受试者摄取含肌酐的饮食，待外源性肌酐排出，此时血浆内肌酐为内源性的。由于肌酐大部分可经肾小球滤过，而又不被肾小管重吸收，且在一般情况下，肾小管仅分泌少量肌酐，所以肌酐清除率基本上能反映 GFR。目前临床上常采用此法测定肾小球滤过功能。临床上常将肾脏在 1 min 内把血浆内的内生肌酐清除出去的体积称为内生肌酐清除率(endogenous creatinine clearance rate，Ccr)。

方法：①受试者连续 3 d 低蛋白饮食，禁食肉类，且避免剧烈活动。②第 4 天早晨 7 时排尽尿液并弃之，准确留 24 小时尿液(用 4～5 mL 甲苯防腐)；准确测定尿液总量及尿肌酐含量；于留尿当天采血，测定血浆肌酐浓度。③用下式计算内生肌酐清除率。

$$\text{内生肌酐清除率(mL/min)}=\frac{\text{尿肌酐浓度(mg/dL)}\times\text{尿液量(mL/min)}}{\text{血浆肌酐浓度(mg/dL)}}$$

$$\text{矫正内生肌酐清除率}[\text{mL/(min}\cdot 1.73\ \text{m}^2)]=\text{实测内生肌酐清除率}\times\frac{1.73\times\text{成人标准体表面积(m}^2)}{\text{小儿实测体表面积(m}^2)}$$

正常值：新生儿 25～70 mL/(min・1.73 m^2)，6～8 个月 65～80 mL/(min・1.73 m^2)，3 岁以上 80～126 mL/(min・1.73 m^2)。

临床意义：①此实验操作方便，是目前常用的检查肾小球功能的方法。②内生肌酐清除率降低见于不同程度的肾功能损害，测定结果可以粗略估计有效肾单位数。但当肾功能不全时，肾小管的排泄量也相应地增加，故其测定的结果比实际的清除率偏高。③婴幼儿的正常值波动范围较大，准确性较差。

4.血清胱蛋白酶抑制剂 C(cystatin C)的测定

cystatin C 是一种非糖基化的碱性蛋白产物，相对分子质量为 13.359 kD 的低相对分子质量蛋白，由 120 个氨基酸组成，这种蛋白质是细胞溶酶体半胱氨酸蛋白酶的抑制剂。其基因是看家基因，在所有有核细胞中都可以表达，产生速度十分稳定，不受炎症、感染、肿瘤、饮食、体重及肝功能变化的影响，相对分子质量大于肌酐，且带正电，易通过肾小球滤过屏障。它在体内唯一的代谢途径是通过肾脏排泄，并在肾小管上皮细胞内完全降解，这些特点使它能更好地反映肾小球滤过屏障通透性的早期变化。它在 GFR 检测方面具有更高的敏感性与特异性。

测定方法：以免疫试验为基础，有 4 种方法可测定 cystatin C。①酶放大免疫扩散法，此法烦琐，不适于大样本检测。②带荧光标记的多相酶放免试验。③比浊法免疫试验，仅需时约 15 min，较快捷。④颗粒增强透射免疫比浊法(particle enhanced turbidimetric immunoassay，PETIA)是目前较常用的方法。测定试剂盒购自德国 Doda Behriny 公司。将兔抗人 cystatin C 多克隆抗体标记在聚苯乙烯乳胶颗粒上，采用乳胶颗粒增强的免疫散射浊度法来测定。测定在 Behring nephelometer 系统上完成，质控品测定值在靶值上下 10%以内即进行标本测定。利用固定时间法，读取一定时间范围内(10 s 和 6 min)体系光散射的变化，计算血清标本中的

cystatin C 水平。

测定值：成人男性 17～60 岁，测定值为 0.62～0.91 mg/L；成人女性 17～60 岁，测定值为 0.52～0.83 mg/L；儿童<5 个月，测定值 0.8～2.3 mg/L，儿童>5 个月，测定值 0.5～1.1 mg/L。

儿童 5 个月以后 cystatin C 参考值的范围与成人类似，可直接利用 cystatin C 的测定结果，而不经体表面积或体重的转换来反映肾小球滤过功能的改变。

临床意义：cystatin C 水平升高见于肾小球滤过功能受损。cystatin C 与 24 hCcr 有同样的敏感性，比肌酐更能够早期反映肾小球滤过功能的损害。尿中 cystatin C 水平亦可作为肾小管损害的监测指标，正常尿中 cystatin C 水平很低(3.0 mg/L)。因其无放射性，无须昂贵的技术设备，也无须准确留取 24 h 尿液，适用的患者更多。cystatin C 的测定可作为临床检测肾小球滤过功能和肾小管损害更便捷的方法。

5.尿素清除率试验

尿素可被肾小球自由滤过，60%排到体外，40%被肾小管重吸收。肾小管对尿素的重吸收量与尿量成反比，若每分钟尿量>2 mL，尿素排除较多，称最大清除率；如每分钟尿量<2 mL，尿素排除减少，清除率与尿量的平方根成正比，称标准清除率；若每分钟尿量<1 mL，则不宜进行此试验。正常 1.73 m^2体表面积的成人，最大清除率正常值为 75 mL/min，标准清除率正常值为 54 mL/min。

方法：试验日停进早餐。患者饮 1 杯水，30 min 后排尽尿并弃之，记录时间。第一次排尿后 1 h再排尿，收集尿，记录时间。采 2 mL 静脉血，用草酸钾抗凝。患儿再饮水一杯，1 h 收集尿液，计量。分别测定尿量，血、尿中尿素氮浓度。根据测定值，求出清除率。临床上亦常根据实际体表面积加以矫正，以正常成人值为 100%，求出百分率，作为表示的尿素清除率。即：

$$\text{矫正后尿素清除率}(\%)=\frac{\text{尿素清除率}\times 1.73\times 100}{75(\text{或 }54)\times\text{实测体表面积}(m^2)}$$

正常值[mL/(min·1.73 m^2)]：新生儿的正常值为 30，6～8 个月婴儿的正常值为 45～60，3 岁以上儿童的正常值为 70～75。若求其百分率，则正常平均值为 70%～130%。

临床意义：尿素清除率试验是测定肾脏排泄血中尿素氮能力的方法，较测定 BUN 更能敏感地反映肾功能情况。尿素清除率减退见于不同程度的肾功能损害：50%～70%时可疑有肾功能不正常；低于 50%时，血中尿素氮可出现潴留，显示有肾功能减退；20%～40%显示有中度损害；低于 20%显示有重度肾功能损害。

临床应用时应注意：尿素的最大清除率只达到肾小管实际滤过率的 60%，而标准清除率常低于真值的 50%。尿素清除率试验常受饮食、尿量、肾小管重吸收功能等因素的影响。

(五)肾小球滤过分数

根据测得的肾小球滤过率(GFR)和肾血浆流量(RPF)，求两者的比值可推算出肾小球滤过的部分即滤过分数(FF)。

$$FF=\frac{GFR}{RPF}$$

临床意义：肾小球滤过分数增加常由肾血浆流量降低引起，主要表示肾脏血流障碍，见于慢性肾小球肾炎末期、肾硬化、高血压或心功能不全等。肾小球滤过分数降低常由肾小球滤过功能障碍引起，见于急性肾小球肾炎、慢性肾小球肾炎初期等。

(六)血中 β_2-微球蛋白(β_2-MG)的测定

β_2-MG 是体内有核细胞(包括淋巴细胞、血小板、多形核白细胞)产生的一种小分子球蛋白，与同种白细胞抗原(HLA)亚单位是同一物质,与免疫球蛋白稳定区的结构相似。β_2-MG广泛存在于血液、尿、脑脊液、唾液以及初乳中。正常人血浆中β_2-MG浓度较低,仅1.5 mg/L。正常情况下,β_2-MG可自由通过肾小球,然后又经近端小管几乎全部重吸收。当肾小球滤过功能受损时,血中β_2-MG水平将上升。因此,血中β_2-MG水平是测定肾小球滤过功能的一个较为敏感的指标。值得注意的是:类风湿性关节炎、系统性红斑狼疮、恶性淋巴瘤及骨髓瘤等疾病也可导致血浆中β_2-MG水平升高。临床上应注意鉴别。

二、肾小管功能检查

(一)近端肾小管功能测定

1.肾小管最大重吸收量的测定

近曲肾小管重吸收功能正常时,经肾小球滤过的葡萄糖,将被全部吸收,此时尿糖试验呈阴性。若血浆中葡萄糖水平不断升高,超过某一浓度后,肾小管重吸收功能将不再随血浆血糖浓度升高而增加重吸收,此时的葡萄糖重吸收量称肾小管葡萄糖最大量吸收量(TmG)。没有被重吸收的葡萄糖将随尿排出,此时尿糖试验呈阳性。

(1)TmG的计算公式如下。

TmG(mg/min)=GFR×Pc-UG×V

P:血浆中葡萄糖浓度(mg%);U:尿中葡萄糖浓度(mg%);V:1 min尿量(mL);GFR:肾小球滤过率(mL/min)

(2)正常值:根据Crossmann的报道,3~15岁儿童的TmG为(254±115)mg/1.73 m^2;TmG/GFR为1.82 mg/mL。

(3)临床意义:TmG可反映近曲肾小管的功能,估计有效肾单位的数据。Fanconi综合征、慢性肾盂肾炎、间质性肾炎等引起近曲肾小管损害时,可导致TmG降低。某些肾单位的肾小球闭塞,导致葡萄糖不能滤过,也可使TmG降低。

2.肾小管排泌量测定

常采用酚红排泌试验来测定肾小管的排泌量。酚红是一种对人体无害的染料,静脉注射后,除小部分由胆汁通过大便排出外,大部分由肾脏排出。在肾脏的排泌过程中,肾小球滤过的仅是4%~6%的游离酚红;经近曲小管主动分泌的94%~96%的酚红是与血清蛋白结合的酚红。其排泌过程包括两个步骤:第一步是与清蛋白结合的酚红先行解离,然后进入肾小管上皮细胞;第二步是肾小管上皮细胞把酚红排泌于肾小管腔内。肾小管上皮细胞将周围毛细血管内游离的酚红排泌于尿中之后,肾小管周围环境中游离的酚红含量减少,又促使结合的酚红游离,然后再从肾小管上皮细胞中排出。在刚注射之后,血浆中的酚红含量相对来说是最高的,其排泌的绝对速度也应最快,注射后15 min,已达到排泌高峰,其后排泌的酚红量逐渐降低。故注射后15 min,尿中排泌的酚红量能最敏感地反映肾小管的排泌功能。有肾血液循环障碍时,肾血流量下降,15 min排泌量受影响最大,但由于血液经过反复循环,经肾脏排出的酚红逐步积累,1 h或2 h的排泌总量仍可达正常水平。因此,在规定时间测定的酚红的排泌量可作为判断近曲小管排泌功能的指标。因其排泌量在很大程度上受肾血流量的影响,休克、心功能不全、水肿等都可使酚红的排泄量降低,故并非特异性检查方法。

(1)方法:①静脉注射法,试验前饮200 mL水,20 min后排尿并弃去。随即按体重5 kg以下婴儿1.8 mg(0.6%PSP 0.3 mL)、体重5 kg以上婴儿3 mg(0.6%PSP 0.5 mL)、2~5岁3.6 mg

(0.6%PSP 0.6 mL)、5 岁以上 6 mg(0.6%PSP 1 mL)量,准确静脉注射 0.6%的酚红。注射后 15、30、60 及 120 min 准确地各收集尿 1 次,标记并送检。②肌内注射法,更适合于小儿,酚红剂量与静脉注射法相同,注射后 60 及 120 min 分别留尿送检。

(2)正常值:静脉注射法和肌内注射法的正常值如下。

静脉注射法:①15 min,正常值为 35%(范围 28%~51%)。②30 min,正常值为 17%(范围 13%~24%)。③60 min,正常值为 12%(范围 9%~17%)。④120 min,正常值为 6%(范围 3%~10%)。⑤2 h,总值 70%(范围 68%~84%)。

肌内注射法:①色素的最初发现时间,5~10 min。②60 min,正常值为 30%~60%。③120 min,总值 50%~80%。

(3)临床意义:①如果试验操作准确,又能排除肾外因素的干扰,静脉注射法 15 min 值<25%时,即使 2 h 总值正常,均属肾功能减退的表现;若 15 min 值<12%,2 h 总值<55%,则肯定有肾功能不全;若 2 h 总值<40%,则提示肾功能有轻度损害,如下降至 25%~39%为中度损害,降至 11%~24%为重度损害,降至 0~10%为极重度损害。肌内注射法 2 h 排出总量<50%为异常。②本试验对肾小管有明显损害的疾病意义较大,如慢性肾小球肾炎、慢性肾盂肾炎、肾血管硬化症,其排泌量降低,常与病变程度平行。当发展到氮质血症时,酚红排泌量常明显降低。③发生急性肾小球肾炎时,酚红排泌量多为正常,但由于血流量降低亦可导致肾小管排泌功能减退。④肾前因素引起的酚红排泌量降低见于心功能不全、休克时,由于肾循环障碍,酚红排泌量降低;显著水肿时,因不少酚红进入细胞外液,亦可使酚红排泌量降低。

(4)注意事项:①试验前一天不能服用遇碱而显色的药物(如山道年),以免干扰试验结果。阿司匹林、保泰松、青霉素等与酚红排泄时竞争,故试验前 24 h 应停用上述药物。亦不可饮茶或咖啡或服用利尿剂。②尿量少时,易有误差,故试验前充分饮水甚为重要,一般饮水量为 200 mL,但尿量较大时,排出量亦高。③静脉注射法注射酚红量应十分准确,切勿溢出血管,否则结果偏低;注射量过多,可使结果偏高;尿液如洒出,结果不准。上述原因引起结果不真实,须于 2 d 后再复查 1 次。

3.尿中溶菌酶(Lys)及 β_2-微球蛋白(β_2-MG)的测定

Lys 与 β_2-MG 均为小分子蛋白质。两者均由肾小球自由滤过,绝大部分在近端小管被重吸收,所以,正常情况下,尿中两者含量甚微。正常人尿中 Lys 含量<3 μg/mL,β_2-MG 含量<0.2 μg/mL。如血中两者含量正常,尿中含量升高,则提示近端小管重吸收功能障碍。

(二)远端肾小管功能检查

近端肾小管在神经体液的调节下,对机体内环境保持相对稳定具有非常重要的作用。临床上检查远端肾小管功能的方法主要有以下几种。

1.尿比重

若持续低比重尿,则说明远端肾小管浓缩功能减弱。

2.尿浓缩稀释试验

(1)禁水试验(Fishberg 法):机体禁水一段时间后,呈乏水状态,可因血浆渗透压升高刺激下丘脑视前区渗透压感受器,促使抗利尿激素分泌增加,抗利尿激素作用于远曲肾小管和集合管,使之对水再吸收增加,尿液的比重和渗透压增加,出现浓缩。禁水试验可采用禁水 8 h、12 h 和 18 h 等的方法,根据情况选择。①方法:试验前日晚 6 时后禁水、禁食,就寝前排尿并弃去,如夜间有尿也弃去。次日早晨 6 时留第一次尿,7 时及 8 时再留尿。在留尿期,受试者保持卧位。

准确测定上述3份尿液的比重或尿渗透压。尿比重受温度、蛋白质含量变化及盐类结晶的影响，应予以校正。②参考值：正常小儿最高尿比重为1.022～1.035，最高尿渗透压为800～1 400 mOsm/L。试验结果中有一次尿比重达1.022或尿渗透压达800 mOsm/L以上即为正常。③临床意义：如3次尿比重皆在1.020以下或尿渗透压在800 mOsm/L以下，则提示尿浓缩功能减退，比重或渗透压越低表明功能损害程度越严重，这种情况主要见于慢性肾炎、慢性肾盂肾炎、间质性肾炎、肾积水、Fanconi综合征等。发生尿毒症时尿比重固定在1.010左右，说明肾脏只起滤过血浆的作用，而完全丧失浓缩稀释作用，为肾萎缩所致。尿浓缩功能试验较PSP排泌试验敏感。

注意事项：试验的前一天应用了任何利尿剂、受试者处于水肿消退期、有心功能不全均影响测试结果。

(2)莫森索尔试验：受试者可维持平日的饮食、生活习惯，避免试验带来的生活不便。①方法：试验前停用利尿剂，照常进食晚餐，晚8时后不再饮食，试验日正常进食，早晨8时排尿并弃去，于上午10时、12时，下午2时、4时、6时、8时及次日早晨8时各留尿1次，分别准确测定各次的尿量和比重。②参考值：夜尿量不应超过全日尿量的1/3，夜尿比重应较高，应达1.020或以上。白昼尿比重随饮水量而有所差异，可达1.002以上，其差异不应小于0.008。③临床意义：肾脏浓缩功能减退时表现为夜尿量超过全日尿量的1/3，夜尿比重达不到1.020，其尿比重固定于1.01左右(即等张尿)，提示远端肾单位的浓缩稀释功能已丧失。

尿的稀释功能的测定亦反映远端小管的功能，但由于需要在短时期内大量饮水，可引起不良反应甚至水中毒，况且其又受许多肾外因素影响，不够敏感，临床上已很少采用。

3.尿渗透压的测定

正常人每天从尿中排出600～700 mOsm的溶质，因此，若24 h尿量为1 000 mL，则渗透压约600 mOsm/kgH_2O，若24 h尿量为1 500 mL，则尿渗透压约300 mOsm/kgH_2O；总之，尿渗透压应高于血渗透压。禁水8 h后晨尿的渗透压应高于700 mOsm/kgH_2O，尿蛋白对渗透压影响较小，但若有尿糖，则渗透压明显升高。

4.无溶质水清除率(free water clearance，CH_2O)

无溶质水清除率CH_2O是指单位时间内从血浆中清除至尿中不含溶质的水量。正常人排出的均为含有溶质且浓缩的尿，故CH_2O为负值。负值代表肾浓缩功能，负值越大表示浓缩功能越强；正值代表肾稀释尿液的功能。其计算公式如下。

$$CH_2O=\text{单位时间内尿量}\times\left(\frac{1-\text{尿渗透压}}{\text{血渗透压}}\right)$$

$$=\text{Uvol}\times\left(\frac{1-\text{尿 Osm}}{\text{血 Osm}}\right)$$

$$=\text{每小时尿量}\times\left(\frac{1-\text{尿渗透分子浓度}}{\text{血浆渗透分子浓度}}\right)$$

其中渗透分子浓度常以渗透压表示。

正常人禁水8 h后晨尿CH_2O为－25～120 mL/h。CH_2O可用于了解远端肾小管浓缩功能状态。急性肾小管坏死时，CH_2O常为正值。因此，可用CH_2O作为观察肾小管功能恢复状况的指标。

三、肾脏的内分泌功能检查

(一)血浆肾素活性(PRA)的测定

肾素是由肾小球旁器产生的一种糖蛋白,它具有蛋白水解酶的活性,能使血管紧张素原转化为血管紧张素Ⅰ,后者在血管紧张素转化酶的作用下可转化为血管紧张素Ⅱ,血管紧张素Ⅱ可促进抗利尿激素的分泌,进一步促进醛固酮的分泌。临床上常采用放射免疫分析技术测定 PRA。其基本原理是血浆中内源性肾素和一定量肾素基质在 37 ℃下孵育一段时间后,即可生成一定量的血管紧张素Ⅰ,若在此反应系统中加入血管紧张素转化酶抑制剂抑制血管紧张素Ⅰ分解,然后用放射免疫分析技术测血管紧张素Ⅰ。此时,血管紧张素Ⅰ生成量即能反映 PRA。由于试剂盒的差别及各个实验室的条件限制,PRA 的正常值略有差别。通常,原发性醛固酮增多症患儿的 PRA 常降低,继发性醛固酮增多症(如肾血管性高血压、Batter 综合征)患者的 PRA 常升高。

(二)血浆血管紧张素Ⅱ测定

可直接应用放射免疫技术测定血浆中血管紧张素Ⅱ浓度。

(三)激肽释放酶-激肽系统的测定

肾脏激肽释放酶-激肽系统(kallikrein-kinin system,KKS)的活性常通过测定尿中激肽释放酶而推测出来。目前,国内外常采用以下几种方法测定:①通过测定激肽生成量来推算酶活性;②使用裂解合成精氨酸酯的方法来测定其活性;③用放射免疫分析技术直接测定激肽释放酶的浓度;④应用免疫学方法测尿中激肽。慢性肾炎与急性、慢性肾衰竭患者的 KKS 活性均降低。

(四)1,25-二羟维生素 D

肾脏是合成 1,25-二羟维生素 D_3[1,25-$(OH)_2D_3$]的主要器官。肾病综合征、慢性肾衰竭,以及肾小管疾病均可引起 1,25-$(OH)_2D_3$水平降低。而原发性甲状旁腺功能亢进、结节病及特发性尿钙增多症、低血磷则可使 1,25-$(OH)_2D_3$水平升高。

目前,国内外常采用放射受体分析法、放射免疫分析及 Sephader LH20 层析分离等技术测定血中 1,25-$(OH)_2D_3$水平。

临床意义:血浆 1,25-$(OH)_2D_3$减少见于慢性肾功能衰退衰竭、肾病综合征、原发性甲状旁腺功能减退与假性甲状旁腺功能减退、抗维生素 D 佝偻病(性连锁低血磷性佝偻病)或软骨病、维生素 D 依赖性或假性维生素 D 缺乏性佝偻病、铝中毒、肾小管疾病(Fanconi 综合征、Lowe 综合征、肾小管酸中毒等)。血浆 1,25-$(OH)_2D_3$增多见于原发性甲状旁腺功能亢进、结节病、特发性尿钙增多症、低血磷、垂体生长素瘤等。

(郭旭红)

第三节 肾脏 X 线检查

医学影像学是诊断肾病常用的方法。近年来,随着血管造影,电子计算机断层扫描(CT)、磁共振成像(MRI)及介入放射学的开展,扩大了泌尿系统的 X 线应用范围。肾脏缺乏良好的自然对比,平片仅能发现结石和钙化。尿路造影是 X 线检查的主要方法,可显示泌尿器官的形态并让医师了解肾脏的功能,为诊断泌尿系统疾病提供可靠的依据。

一、常用X线检查技术

虽然肾脏的影像检查方法很多，但平片及静脉肾盂造影(intravenous pyelography，IVP)仍为肾脏放射诊断不可替代的影像检查方法。

(一)平片检查

泌尿系统平片应包括两肾、输尿管及膀胱区。平片可显示肾的大小、形状、位置，有无泌尿系统结石和钙化。摄片前儿童应清洁肠道，以免粪便和气体的重叠而影响观察。新生儿及婴儿可不行肠道准备。

检查前的准备：造影前一天行少渣饮食并服导泻剂，口服硫酸镁导泻是一种简便、有效的方法。硫酸镁是一种容积性泻药，无毒，易溶于水，味咸、微苦，无刺激性。口服后在肠道内形成较高的渗透压，使肠道内的水分不被肠壁吸收，肠内保留大量水分，容积增大，机械性刺激肠蠕动，达到导泻目的。大多情况下，内服硫酸镁经2～4 h即可排出。儿童1次或2次服50 mL 50%的硫酸镁，同时饮500 mL温水，其肠道内作用浓度可以达到5%左右。口服硫酸镁肠道准备的满意率可达97.2%，远高于清洁灌肠和口服番泻叶。口服硫酸镁作用于全消化道，肠内容物排泄迅速，不损伤黏膜，肠胀气少，应用方便。

(二)IVP

IVP又称排泄性尿路造影。有机碘液于静脉注射后，经肾小球滤过而进入肾小管系统，最后排入肾盏及肾盂而显影，可清晰地显示两侧肾实质和贮集系统，包括肾盏、肾盂、输尿管和膀胱(图3-1)。IVP广泛应用于评估各种肾脏病变，包括血尿、创伤、先天性畸形、新生物、梗阻、感染及外科手术后并发症。

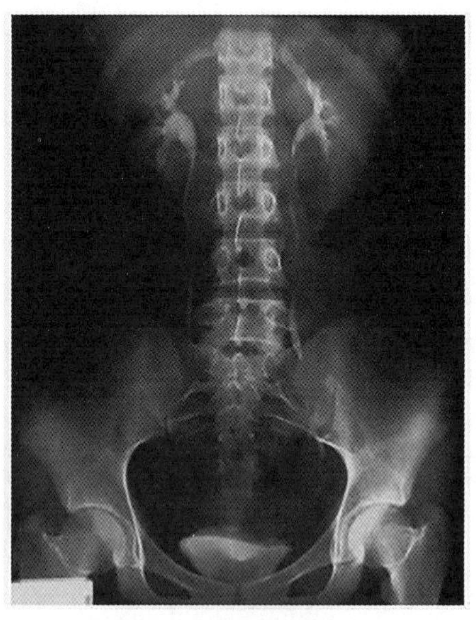

图3-1 静脉肾盂造影

清晰显示两侧肾盏、肾盂、输尿管及膀胱

1.造影前准备

患儿肠道准备与摄腹部平片的准备相似。还应限制饮水6～12 h，以免造影剂稀释而显影不良。禁水对肾衰竭患者、多发性骨髓瘤患者、婴幼儿、衰弱者或糖尿病患者有危害。对电解质平衡代偿功能差的患者，禁水可诱发急性肾衰竭，故造影前对此类患者禁水应持慎重态度。

2.造影方法

对儿童按1.0～1.5 mL/kg体重计算。患者排尿后仰卧于检查床上。先静脉注射造影剂1 mL，做碘过敏试验，15 min内无反应，再于2～3 min将造影剂注射完毕。由于大量造影剂在注射以后15～20 min排出，故摄片应在此期间进行。对5岁以下儿童不压迫输尿管，对生殖器部位用小块含铅橡皮遮盖以减少辐射。由于同样原因，照片数亦相应减少，除平片外，注射造影剂后3～5 min摄肾片一张。7～12 min摄第2张，包括肾及膀胱。对大于7岁患儿，注射造影剂以后，压迫输尿管，在7 min、15 min、30 min各摄片一张。然后摄松压后照片，根据需要摄俯卧位和站立位照片。应保持最低曝光剂量，减少运动伪影。压迫输尿管禁忌证：①主动脉动脉瘤；②腹痛；③近期曾行外科手术；④过度肥胖；⑤腹水；⑥泌尿道分流；⑦先天性输尿管梗阻。

对肾功能较差、肾盂积水和体重较大的患者，常规法显示不佳，可做双剂量法或大剂量静脉滴注法。前者用量加倍，操作方法同前；后者用量按1.5～2.0 mL体重计算，加入等量5%的葡萄糖或生理盐水，5～10 min滴完，之后1 min、3 min、5 min、10 min、20 min各摄片一张。此法不必禁水，也不必给腹部加压，肾盂、肾盏及肾实质显示均佳。

(三)逆行肾盂造影

逆行肾盂造影用于排泄性尿路造影显影不良者。有急性尿路感染和尿道狭窄者禁用。先做膀胱镜检查，然后向输尿管开口插入输尿管导管，使导管顶端置于肾盂输尿管交接部(可电视透视或照片定位)，每侧缓慢注入7～10 mL30%的泛影葡胺后立即摄片。注意注射压力不可过高，造影剂量不可过多，否则会引起造影剂逆流和疼痛。该法显示肾盂肾盏形态较好(图3-2)，主要缺点是不能了解肾脏的排泄功能，并具有创伤性，可诱发痉挛及肾绞痛。逆行肾盂造影应在X线电视监控下观察所注射造影剂的容量，以便得到满意的充盈。

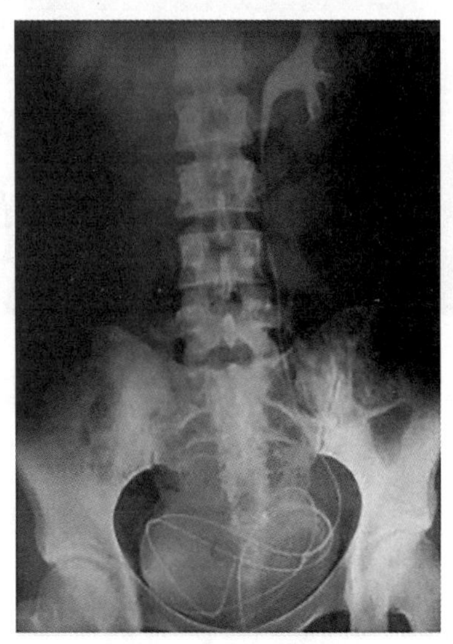

图3-2 左侧逆行肾盂造影

注：左侧肾盂肾盏形态良好。

(四)膀胱造影

造影前清洁洗肠并排尿，将导管插入膀胱，注入150～200 mL20%～30%的泛影葡胺，摄正位及左右斜位片，显影后将造影剂排出，必要时可注入适量空气双对比造影。

(五)尿道造影

将导尿管插入前尿道,注入20%~30%的泛影葡胺,同时摄片,也可在做完膀胱造影后拔出导尿管,嘱患者排尿,在排尿时摄片。后者全尿道处于松弛状态,对观察尿道狭窄、瘘管等更为满意。

(六)导管法肾动脉造影

经皮股动脉穿刺法(Seldinger套管针穿刺法)为常用方法。肾动脉造影对诊断高血压具有一定意义。对可疑肾血管性高血压,肾动脉造影为一种重要诊断方法,能可靠地显示肾动脉主干及其大分支有无狭窄或狭窄后扩张,观察动脉侧支循环。

1.肾血管疾病

5%~10%的高血压系因肾动脉狭窄所致。肾动脉狭窄是最常见的可治愈的高血压。数字减影血管造影(DSA)对识别肾动脉及其狭窄有较高的准确性。

2.肾肿瘤

肾肿瘤术前血管造影的目的在于了解下腔静脉、肾静脉受累情况,识别肾血管和肿瘤供养血管。能帮助鉴别肿块性质、进行肿瘤分期和了解血管闭塞等情况。肾肿瘤DSA检查可帮助正确识别下腔静脉的通畅性、肾动脉数目、肾静脉闭塞及肿瘤定位。DSA仅能偶见小叶间肾动脉分支,DSA常见叶间肾动脉分支;在某些病例中可比常规CT动脉造影更清晰地显示肿瘤血管。DSA的肿瘤染色可以诊断肾区多血管肿瘤(图3-3)。

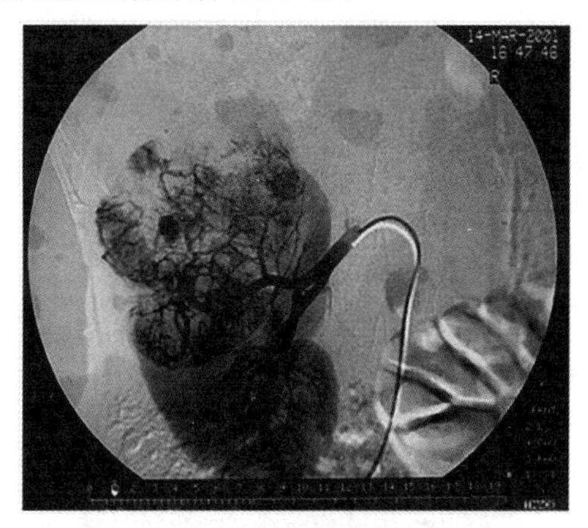

图3-3 右侧肾动脉DSA

注:图清晰地显示右侧肾癌肿瘤血管,可见肿瘤染色。

3.肾移植术

肾移植接受者中,即使移植成功,也约有25%发生肾动脉狭窄、慢性肾排斥、术中移植肾的缺血性损害、输尿管梗阻等。DSA可用于评估血流动力学意义。此外,尚可发现移植肾的肾动脉瘤样扩张。对肾移植的供体,术前了解肾周围血管结构及肾动脉主干。

造影剂的应用:肾脏X线检查经常使用水溶性含碘造影剂。在放射学走进21世纪之时,水溶性含碘造影剂不断地发展,其主要目的为减少毒副反应,提高安全性和增强效应,但实际上造影剂的不良反应(包括肾中毒性影响等)并未能完全消除,因而必须引起足够的重视并提出相应的防治措施。

不良反应:对造影剂的反应可按严重程度分类,也可按已知或假定可能的原因分类。特异反应与变应性(药物过敏性)反应相似,症状包括荨麻疹、喉头水肿或支气管痉挛。非特异反应(如恶心、呕吐、肾中毒及心律不齐)可能由直接化学毒性影响或高渗透性所致。区分两者的重要性在于两者的治疗方法不同,而且对其预防的措施不同。

造影后肾中毒:造影剂为常导致医源性肾衰竭的原因,仅次于低灌注状态及外科手术后。血管内注射造影剂对肾脏常可导致急性肾衰竭。造影剂诱发急性肾衰竭的危险因素:肾功能不全、糖尿病、脱水、心血管疾病及多发性骨髓瘤等。注射造影剂后肾中毒的严重程度不同,可包括无症状、一过性非少尿性肾功能不全、少尿症(尿量＜400 mL/d),严重急性肾衰竭需要血液透析。

轻度非少尿性急性肾衰竭仅为一过性病变,血清肌酐水平在给造影剂后 3～5 d 升高,10～14 d 恢复正常。严重肾中毒者在 24 h 内发生少尿症。少尿症常持续 2～5 d,血清肌酐 5～10 d 内最高,14～21 d 恢复正常。

二、正常肾脏 X 线表现

肾周围有脂肪囊,在质量良好的平片上,两肾轮廓清晰。正常肾影位于腰大肌影外缘,呈“八”字形排列。肾影如蚕豆,轮廓光滑,上极略尖,下极圆钝。其内侧中部略凹陷,为肾门。两肾大小、形状大致对称,一般在 T_{12}～L_3 范围内。左肾稍高于右肾。肾脏有一定移动度,立位较卧位略低,正常不应越过邻近一个椎体的高度。侧位片上肾影与腰椎重叠。

肾大盏呈管状,其外侧又与 2～3 个肾小盏连接,肾锥体乳头伸入小盏顶端,使肾小盏在肾乳头周围形成隐窝,即小盏穹隆部。由于肾乳突伸入,故小盏呈杯口状凹陷,而正面及斜面投影,则为圆形或卵圆形影中央密度稍小。正常肾盂两侧形态大致相似,轮廓光滑而规则,小盏的杯口边缘锐利。肾盂肾盏的形态也可有较大变异,例如,有的肾盂狭小,很快分成两个长形的肾大盏,称为分支型肾盂;有的肾盂大且饱满,可直接与小盏相连而没有大盏,称为壶腹型肾盂,这种肾盂易被误判为肾盂积水。

造影时若肾盂肾盏内压力过高,可引起造影剂逆流,这种情况多见于逆行肾盂造影注射压力过高时。常见的逆流包括:①肾小管逆流,造影剂进入乳头的肾小管内,表现为肾小盏穹隆向外呈放散的毛刷状纤细条影;②肾窦逆流,肾小盏穹隆部撕裂,造影剂溢入肾窦,表现为穹隆边缘角状、块状或条状影;③静脉逆流,外溢间质的造影剂沿静脉散布,表现为自穹隆向外走行的拱形细线条影;④淋巴管逆流,造影剂进入淋巴管内,表现为向肾门方向走行的纤细线条,迂曲而边缘略不规则。

三、常见疾病

(一)泌尿系统结石

在泌尿系统结石患者中,儿童占 2%～3%。美国儿童尿石症住院患者的发病率为 1/7 600～1/1 000;在欧洲,儿童肾结石的发病率为每年每百万人口 1～2 人。男孩的发病率略高于女孩,但比例非常接近,任何年龄的未成年人都可发病。儿童尿路结石以肾结石和输尿管结石为主,膀胱结石和尿道结石日趋减少。泌尿系统结石主要由磷酸钙、草酸钙和尿酸盐等组成。95%以上的结石密度较高,能在平片上显影,称为阳性结石。极少数以尿酸盐为主的结石密度低,在平片上不能显影,称为阴性结石。儿童尿结石的形成原因、治疗方法与成人既有许多相似之处,又有其特殊性;受儿童尿路解剖特点的限制。尚需谨慎选择对成人常规使用的经皮肾镜、输尿管镜等微创技术。

1.肾结石

肾结石多数位于肾盂肾盏内，肾实质结石少见。平片显示肾区有单个或多个圆形、卵圆形或钝三角形致密影，密度高而均匀(图 3-4)。边缘多光滑，但也有不光滑的，呈桑葚状。在肾盂肾盏内的小结石可随体位而移动，较大结石的形态与所在腔道的形态一致，可表现为典型的鹿角形或珊瑚形。有时结石可充满整个肾盂肾盏而类似肾盂造影的表现。侧位观，肾结石大多与脊柱相重叠。

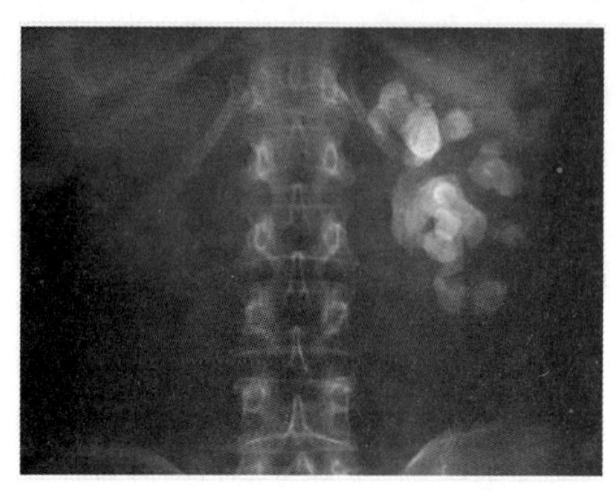

图 3-4　左肾多发结石及右肾小结石

2.肾钙乳

肾钙乳多无临床症状，通常是偶然发现的，尤其是囊肿型。积水型肾钙乳因并发尿结石而出现相应症状。肾钙乳也可引起尿路感染、腰痛、脓尿、肉眼或镜下血尿、高血压等。因此，对肾区有圆形或类圆形致密影者，不论有无泌尿系统症状，应注意排除肾钙乳的可能。

影像学检查的目的是显示并证明钙乳的活动性和重力依赖性。即高比重的钙乳颗粒总是随重力的改变处于积水最低处，形成的钙质分层现象，并可随患者的体位改变而发生形状变化，最可靠地将其与其他影像学密度增大的疾病区别开来。肾钙乳诊断主要依据 X 射线检查，立位和侧卧位投照均可显示出钙液平面，这是确诊肾钙乳的主要依据。肾钙乳各种影像表现的典型程度与钙乳颗粒的数量、大小、成分以及肾积水程度和肾囊肿大小有一定关系。而且，肾钙乳常合并肾及输尿管结石，故需与多发性肾及输尿管结石、肾囊肿钙化或囊肿内结石相鉴别。立位片或侧卧位片显示钙液平面，表现为盘状或半圆形密度增高影。卧位片显示“麻饼”征，表现为团状颗粒性或不均匀性密度增高影，边缘较模糊。

肾钙乳常被误诊为肾结石，主要原因是肾钙乳的临床表现和体征与尿石症相似；部分医师对肾钙乳的认识不足；X 射线检查时只常规采取仰卧位，极易忽视肾钙乳的诊断。

3.肾盂输尿管连接部梗阻合并肾结石

X 线检查可以发现肾积水，了解积水的程度，并确定梗阻的原因、部位和性质。一般情况下，常规静脉尿路造影可了解肾功能和积水情况，必要时可延迟摄片；大剂量滴注静脉尿路造影可了解肾实质情况；当静脉尿路造影显影不满意时，可进行逆行肾盂造影；若逆行插管失败或仍不能满意显影，可进行 B 超引导下经皮穿刺肾盂造影。

(1)平片肾脏轮廓可发生改变，并可发现阳性结石。巨大肾积水时，可见肾影增大，可有邻近脏器移位。

(2)静脉尿路造影可明确有无梗阻及梗阻的部位、积水的程度，同时还可了解肾脏的功能。肾积水表现为肾盂、肾盏显影慢而淡；肾小盏杯口变平或圆钝，或呈杵状，肾大盏颈部变宽。轻度肾积水者的静脉尿路造影可见肾小盏杯口变平，肾盏变短、变粗，呈杵状，随着积水量逐渐增加，上述改变更为明显。严重积水时，扩张的肾盏显影淡而圆，甚至肾盂和肾盏均不显影；肾皮质可变薄。肾积水患者的肾功能受到影响时，静脉尿路造影结果常不满意，肾显影延迟，密度减小，甚至完全不显影。

(3)逆行肾盂造影可较清楚地显示肾积水的程度，确定上尿路梗阻的位置及梗阻病变的性质对诊断有重要意义。逆行尿路造影虽有较大的诊断价值，但操作复杂，受检者有一定痛苦，并可引起上行感染，而不宜常规采用，仅用于肾脏显影不良时。

(4)当静脉尿路造影肾显示不满意，而逆行肾盂造影失败或不能明确诊断，可考虑采取经皮肾穿刺尿路造影。肾穿刺尿路造影可使梗阻以上的部位显影，明确梗阻的部位和程度。目前采用磁共振水成像对肾盂输尿管进行显像来取代有创的经皮肾穿刺尿路造影，能取得满意的效果。

(二)肾结核

结核侵犯肾脏引起肾结核，但往往蔓延至膀胱时才出现典型的临床症状：尿频、尿急、血尿或脓尿，可伴有低热、体重减轻、乏力和贫血等。泌尿系统结核大多继发于肺结核。

1.主要病理过程

结核菌多经血行到达肾实质，形成许多小病灶，其中多数自愈，仅少数进一步发展。病灶中心干酪样坏死，形成结核性脓疡，经肾乳头破溃与肾小盏相通，坏死组织排出后形成空洞，引起肾盏和肾盂结核。病变扩展形成多数干酪样脓腔，同时结缔组织增生引起管腔狭窄或闭塞，使病变扩展到全肾，成为肾盂积脓(或称结核性脓肾)。干酪物质可以钙化，如全肾广泛破坏引起全肾钙化，输尿管闭塞，肾功能完全丧失，称为肾自截。结核病变蔓延到输尿管时引起管壁的溃疡和纤维化，使输尿管增粗、变硬，管腔狭窄而加速肾脏破坏。膀胱受累开始仅为黏膜充血、水肿，继之干酪样坏死形成溃疡，肌层纤维化可造成膀胱挛缩，累及健侧输尿管口导致对侧肾盂及输尿管积水。

2.X线表现

(1)尿路平片：平片可见肾外形增大或呈分叶状。4.5%～31.0%的平片可显示肾结核的片状、云絮状或斑块状钙化灶。其分布不规则、不定型，常限于一侧肾脏。若钙化遍及结核肾的全部甚至输尿管，即形成所谓的“自截肾”。

(2)静脉肾盂造影：典型的结核表现可见肾实质破坏。局限在肾乳头和肾小盏的病变为边缘毛糙，不整齐，如虫蛀样变，或其漏斗部由于炎症病变或瘢痕收缩，使肾小盏变形、缩小或消失。如病变广泛，可见肾盏完全破坏，干酪样坏死呈现边缘不齐的“棉桃样”结核性空洞。若全肾破坏，形成脓肾，肾功能丧失，则静脉肾盂造影检查时患肾不显影。输尿管结核在X线造影可显示管壁不规则，管腔粗细不匀，失去正常的柔软弯曲度，呈现僵直索状管道。晚期表现为缩短而僵直，可有条状钙化。膀胱结核早期改变不明显，有时可见到膀胱边缘稍粗糙。晚期膀胱挛缩变形，容积缩小，边缘不规则。当病变侵及对侧输尿管口引起狭窄时，则出现该侧肾盂及输尿管积水(图3-5)。

(三)肾囊肿

平片表现为肾影局限性增大。尿路造影可见肾盏受压变形和移位，多呈弧形，边缘锐利，肾盏无破坏，局限于肾的一部分(图3-6)。选择性肾动脉造影对鉴别肾癌和肾囊肿极有价值，囊肿仅有肾动脉分支受压移位、分散和包绕等占位征象，无肿瘤血管。肾实质显影时可见边缘清晰的充盈缺损。

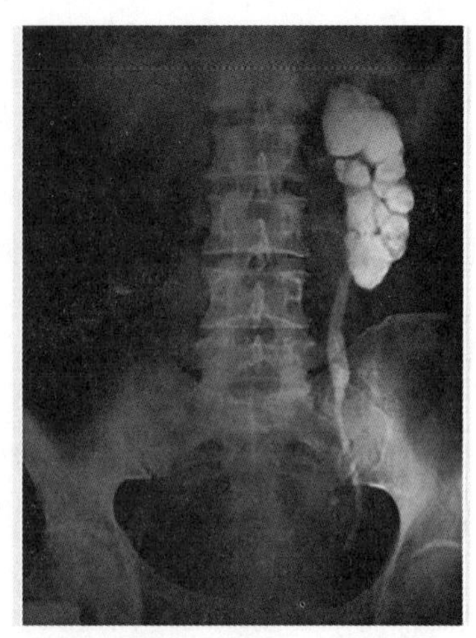

图 3-5　右肾结核，右侧肾自截；左侧输尿管结核，左肾积水

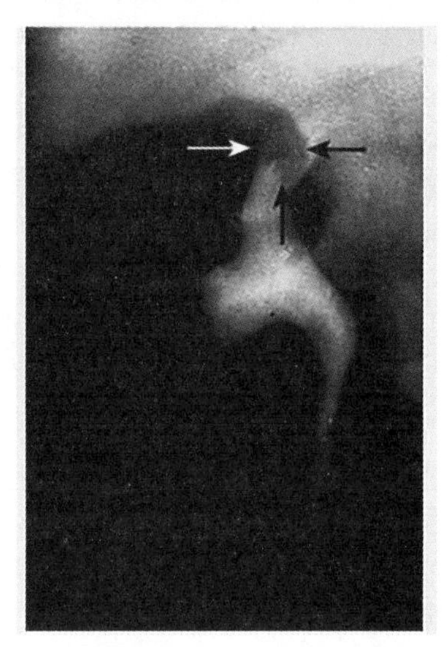

图 3-6　右肾上极囊肿，右肾上盏受压变形

（四）尿路梗阻与肾积水

肾积水主要由尿路梗阻引起，梗阻的最常见原因是结石，其次为瘢痕狭窄、肿瘤、腔外迷走血管和粘连带等。此外，排尿功能障碍也能造成肾积水。尿路梗阻或排尿功能障碍均可引起梗阻上方腔内压增大，造成肾盏扩张、肾泌尿功能减退和肾皮质萎缩。梗阻部位和程度不同，积水的范围和程度也各异。可表现为局限性肾盏积水、一侧或两侧肾盂及输尿管积水等。尿路造影可显示积水的范围、程度及其原因，了解肾脏的排泄功能。

（五）泌尿系统先天性异常

1.马蹄肾

马蹄肾是先天性肾融合中的常见者，两肾下极相互融合，形如马蹄，故称马蹄肾。平片见两肾位置较低，肾下极斜向内侧，在峡部越中线处腰大肌影中断。尿路造影可见两侧肾盂肾盏位置低而且两肾接近（图 3-7）。由于旋转不良肾盂肾盏多重叠，甚至肾盏指向内侧，肾盂转到外侧，上段输尿管向外弯曲。有时输尿管受血管、纤维带或峡部压迫可引起肾积水。腹主动脉造影对决定手术方式有很大帮助。

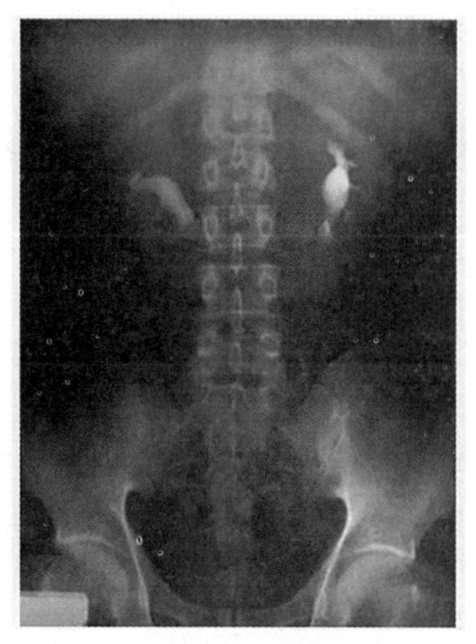

图 3-7 马蹄肾

注:两肾下极融合,两侧肾盂肾盏旋转不良

2.异位肾

异位肾是胚胎期肾胚芽位于盆腔,在发育过程中,肾逐渐上升到腰部。通常肾血管起源异常,导致肾上升发生障碍,成为异位肾。异位肾可位于盆腔、髂窝或上腹部,偶尔可位于胸腔。异位肾常伴有旋转不良,输尿管多较短,尿路造影或血管造影可明确诊断。

异位肾与肾下垂不同,后者是因为肾周围支持组织薄弱,肾脏活动度过大,可引起肾排空功能障碍,多见于成年体弱者,其肾动脉起源与输尿管长度均正常。

3.肾盂输尿管重复畸形

肾盂输尿管重复畸形(图 3-8)是因胚胎早期有两个输尿管芽进入一个后肾胚基发育而成。可为单侧或双侧。肾分上、下两部分,各自的肾盂与输尿管连接,两条输尿管可合并为一条,进入膀胱,也可各自进入膀胱。一般上位肾盂较小,排泄性尿路造影大部分可明确诊断。

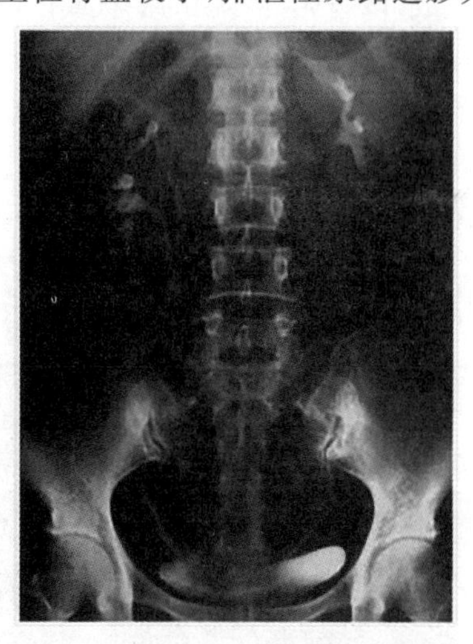

图 3-8 右侧肾盂输尿管重复畸形

(汤跃武)

第四节 肾脏CT检查

CT是利用X线对检查部位进行扫描,透过人体的X线强度用检测器测量,经信号转换装置和计算机处理,构成检查部位的图像。CT对诊断肾脏病变可提供有价值的信息,是肾病影像诊断的重要手段。

螺旋或容积采集CT在X线管-探测器连续旋转的同时,让患者以恒定速度经过机架,可获得螺旋形数据,通常患者只需要一次屏气即可完成。螺旋一词系来自在扫描过程中,X线焦点围绕患者形成一螺旋线行径。

一、正常肾CT表现

CT可直接显示肾横断面,并可提供冠状面、矢状面及不同角度斜面的重建图像。肾周围有大量脂肪组织,所以可以清晰地刻画肾边缘。CT扫描,肾上极、肾下极呈横位椭圆形,肾门呈镰刀状。肾实质有相对均匀的密度,其CT值为(30±10)HU,依含水量而异。注射造影剂以后与动脉造影的动脉早期相似,皮质强化;髓质、肾锥体呈低密度区。由于肾小管系统内造影剂逐渐集聚,导致肾髓质密度逐渐增大,皮质强化程度则逐渐下降,之后,肾盏逐渐显影。CT能显示正常肾包膜外脂肪。肾外缘轮廓光滑。

二、肾脏疾病

(一)先天畸形

肾先天异常包括肾缺如、肾异位或融合肾等,甚至不用静脉注射造影剂的CT平扫即可显示。

1.先天性孤立肾

先天性孤立肾又称单侧肾未生成,该病无特异性的症状或体征,可终生不被发现。该病常合并生殖系统畸形,如女性可合并阴道闭锁、一侧输卵管和卵巢及双子宫,男性可合并输精管发育不全或缺如。先天性孤立肾可发生旋转不良、肾盂积水等。先天性孤立肾常为影像学检查偶然发现,一侧肾脏代偿性肥大可以提示先天性孤立肾(图3-9)。若一侧肾脏不肥大,应仔细搜寻是否存在异位肾。当静脉尿路造影见一侧肾脏缺如时,CT可帮助进一步确诊,增强CT更具有优势。

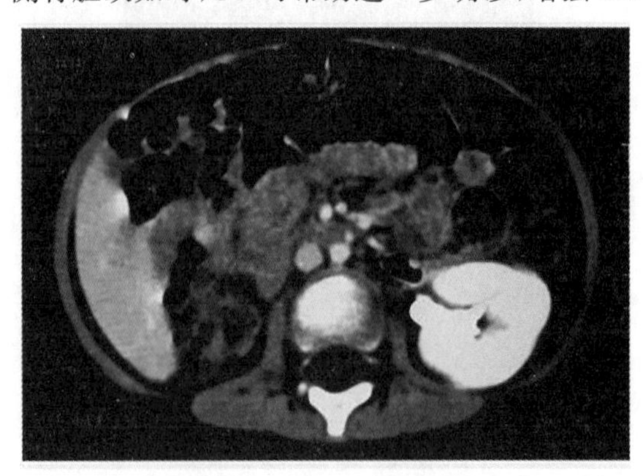

图3-9 左侧先天性孤立肾

2.异位肾

异位肾是胚胎肾发育上升过程中的停顿，成熟肾脏未能达到肾窝，依据其停留部位不同分别称“盆肾”“髂肾”“腹肾”，肾脏跨越中线至对侧称“交叉异位肾”，90％的交叉异位肾与对侧肾脏发生融合。胸腔异位肾十分少见，指部分或全部肾穿过横膈的侧后方、Bochdalek 孔，横膈变薄，似薄膜包绕肾的深入部分，因此，胸腔移位肾不在游离胸腔内。胸腔异位肾已完成正常旋转过程，肾的形态和收集系统正常，输尿管拉长且开口位置正常。CT 检查是诊断异位肾的可靠方法，通常情况下静脉尿路造影可以显示异位肾脏的位置、形态和异位肾脏不同程度的旋转异常，以及伴随的输尿管弯曲、拉长和积水等。

3.肾发育不全

肾发育不全(图 3-10)指肾单位及导管发育分化正常，仅肾单位数目减少，肾外形正常，但体积小于正常肾的 1/2 左右，甚至仅为蚕豆大小，输尿管发育正常。单侧肾发育不全时，对侧肾脏可代偿肥大。双侧肾发育不全可导致肾功能不全，肾血管畸形可导致肾性高血压，合并输尿管异位开口时可有尿失禁或尿路感染。静脉尿路造影常因过小肾脏分泌造影剂量少而显影不良。CT 检查可以进一步显示患侧肾脏均匀性缩小，为正常肾脏的 1/2 或更小。肾小盏和肾乳头的数目减少，肾盂缩小且靠近脊柱。影像学主要鉴别肾发育不全与慢性萎缩性肾盂肾炎和先天性肾动脉狭窄，慢性萎缩性肾盂肾盏患者的肾脏表面轮廓不光整，凹凸不平，肾实质薄，肾盏数目无减少；先天性肾动脉狭窄患者的肾脏缩小不明显，肾盏数目无减少，临床有高血压病史。结合多排螺旋 CT 的增强检查能良好地显示其特点。

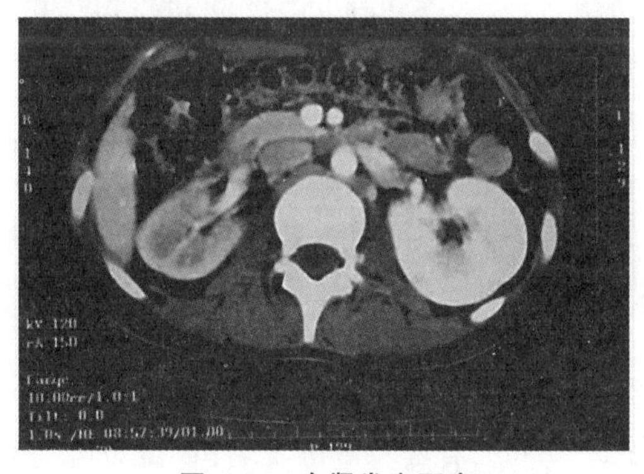

图 3-10　右肾发育不全

4.肾发育不良

肾发育不良可以表现为实性或以囊性为主，存在原始导管、不成熟肾小管、过量的纤维组织及囊性结构，可含有不等量的正常肾单位。以实性为主的肾发育不良在 CT 检查时可显示患侧肾脏缩小，可见大小不等、数目不一的囊肿，可合并输尿管梗阻、异位开口等。以囊性为主的肾发育不良，肾轮廓不规整，肾脏被大小不等、数目不一、成簇状的囊肿所替代，其间含有岛状肾组织，收集系统缺失，输尿管缺如或呈纤维索状。

5.肾旋转不全

肾脏在上升到最终位置肾窝时，其肾盏不能转向外侧，肾盂没有指向中线，CT 检查可明确诊断。①不旋转肾：肾盂朝向腹侧，与胚胎期相同；②不完全旋转肾：肾盂朝向腹内侧；③相反旋转肾：肾血管围着肾前方扭转，肾盂指向外侧，肾盏指向中线；④过度旋转肾：肾旋转 180°，肾盂面向背侧，常合并肾盂积水、尿路感染等。

6.重复肾畸形

重复肾畸形指两个肾的实质融合在一起,位于同一被膜内,外观呈一个体积较大的肾,上、下两部分各有其肾盂、输尿管和血管。部分病例可见一条浅沟作为两个肾的分界线,输尿管多开口于膀胱同侧,也可异位开口,部分病例重复的两条输尿管在中途合并成一条,开口于膀胱。该病常在影像学检查时被偶然发现,静脉尿路造影可显示上、下两套收集系统显影,位于上部的肾脏可以显影不良或不显影。增强 CT 检查可以评估重复肾脏的功能。

7.融合肾

融合肾指双侧肾脏组织的广泛或局部性互相融合。①马蹄肾(图 3-11):指两肾下极在脊柱大血管前方相互融合,融合部分为肾实质和结缔组织构成。马蹄肾常见,多见于男性,发生率约为 1∶400,约 1/3 的病例合并各系统多种畸形。②S 型肾:指交叉移位的肾脏位于下面,肾下极相互融合,每个肾在各自的垂直轴线上旋转,肾盂方向相反,形成"S"状。③L 型肾:指肾的交叉移位横卧于正常的肾下极,肾长轴可产生颠倒或反向旋转。④盘状肾:指肾的两极内缘连接,形成一个平圆形体,如盘状,每个肾的外形保持正常。盘状肾的位置常位于骶前部,因此也称"骶前盆肾"。⑤块状肾:两侧肾广泛融合成一个不规则的分叶状块,通常停留在盆腔内。CT 检查是诊断融合肾的可靠方法。

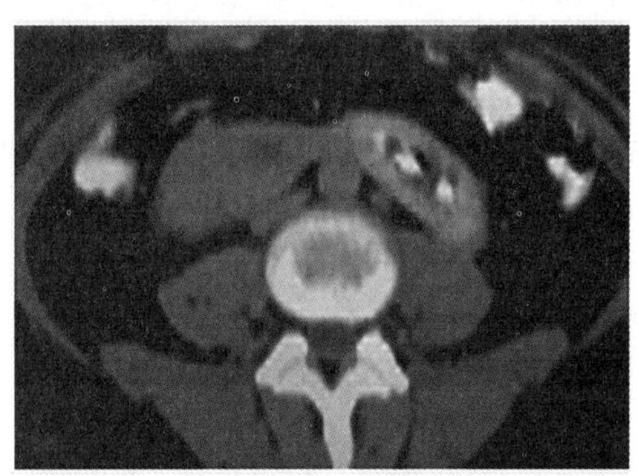

图 3-11 马蹄肾

8.肾囊性病

囊性病变有些为先天性发育异常,有些与遗传有关,有些为后天的。发病年龄不同,该病多见于儿童,CT 增强能准确诊断。

(二)泌尿系统肿瘤

目前肿瘤的发生率呈增多趋势。小儿肾肿瘤具有其特殊性,表现在:①小儿肾肿瘤与胚胎形成过程有关,有先天异常和肿瘤的双重性;②胚胎性母细胞瘤常见,肿瘤可合并某些先天异常或综合征;③小儿还可发生非起源器官的细胞肿瘤;④生殖细胞的畸胎瘤可见于任何器官。随着肿瘤发生学的深入研究,小儿因免疫异常或散发性染色体异常而发生肿瘤者不少见。

小儿恶性实体瘤中最多见的是腹部肿瘤,而其中肾脏肿瘤占首位。肿瘤生长迅速,恶性度高,但对化疗敏感。随着诊断手段的发展和综合治疗方法的进步,肿瘤的早期诊断和早期治疗大大提高了患儿的存活率。

1.肾母细胞瘤

肾母细胞瘤及其相关的亚类占小儿肾脏原发性肿瘤的 85%以上,如为预后良好的类型,Ⅰ、Ⅱ期病变经合理治疗存活率可达 90%以上,因此对肾母细胞瘤进行深入了解是非常重要的。

CT 检查可清楚地显示肿瘤的部位及范围，有助于肿瘤分期(图 3-12)。平扫表现为肾区向周围生长的实性、囊实性肿物，少数则以囊性病变为主(囊肿型)。瘤体一般较大，直径＞4 cm，巨型者向前可抵前腹壁，向内越过中线，向上伸展压迫肝的左叶、右叶或居于胃胰脾间区，向下进入盆腔。肿瘤轮廓多较光滑，或为大分叶状。截面呈边缘清楚的圆形或椭圆形。密度低于或接近肾实质(CT 值 34～50 HU)，瘤内密度不均匀，出血、坏死、囊变，形成瘤内更低密度区，CT 值为 0～25 HU。平扫可显示肿瘤内钙化(5%～15%)、脂肪组织密度(7%)，残余的肾脏见于瘤体周围或上、下极。平扫时与肿瘤分界不清，部分病例见其内扩大的肾盂、肾盏，肿瘤包膜也显示不清，少数中心性肿瘤早期在肾盂呈息肉状生长，形成软组织密度影。增强显示肿瘤实体部分强化相对较轻(提高 40 HU)，与明显增强的肾脏形成鲜明的对比，构成清楚的肿物边界。正常增强的残肾(CT 值达 120 HU 以上)在肿瘤周边形成新月形或厚薄不等的半环形或多环形高密度影，称边缘征。肿瘤包膜可强化。肿瘤内无强化的出血坏死，囊变区显示更清楚。延迟扫描可见肿瘤压迫肾盂、肾盏，使之撑长、移位或扩张等。周围脏器血管可有推移、变窄。较大肿瘤常压迫相邻器官和血管，使之移位及狭窄，为Ⅰ期表现。多中心肾母细胞瘤、双侧肾母细胞瘤 CT 所见与上述内容相同。肾盂内肿瘤可似息肉样，形态不规则，部分病例可见肾母细胞增生结节。

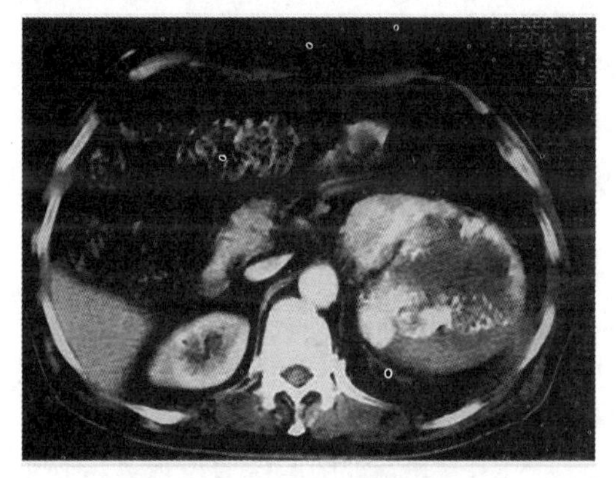

图 3-12 左侧肾母细胞瘤

肾包膜的边缘不规则或肾周脂肪模糊消失，肾筋膜增厚，提示肿瘤向包膜外生长。血管侵犯于增强早期和肾皮质期显示得较清楚，下腔静脉增粗，腔内充盈缺损，密度不均匀或肾造影期延长，提示有瘤栓。文献报道 40%的肾母细胞瘤侵犯肾静脉，但 CT 常不易确定肾静脉病变。有时瘤栓经下腔静脉进入右心房，形成心房内低密度灶。肾门、腹膜后淋巴结肿大，可由淋巴管转移或肿瘤直接蔓延所致。值得注意的是术前化疗后在短期内肿瘤出现多房囊性变，类似囊性肿瘤。病侧集合系统可不显影。腹部 CT 扫描时应注意有无肝转移、远处淋巴结转移及对侧肾脏的情况。腹水、腹膜结节、肠系膜混浊、大网膜增厚为腹腔内肿瘤种植的表现。

鉴别诊断：典型的肾母细胞瘤超声检查及 CT 诊断符合率高达 90%以上，肾母细胞瘤的不典型表现仍为诊断该病的难点。肾盂内肾母细胞瘤需与慢性黄色肉芽肿性肾盂肾炎、肾盂积水、肾盂内其他肿瘤如后肾腺瘤、肾癌等鉴别。需鉴别肾中上极外生性肾母细胞瘤与肾上腺肿瘤(如神经母细胞瘤)。

肾母细胞瘤伴肾周积液及包膜下血肿、尿瘘，应鉴别其与肾外伤、恶性横纹肌样瘤(恶性杆状细胞瘤)、肾母细胞瘤破裂等。肾母细胞增生症与肾母细胞瘤并存时需鉴别其与单纯肾母细胞增生症和淋巴瘤，还应注意先天性中胚叶肾瘤及其他少见肿瘤(如外源性神经源性上皮细胞瘤)。

应鉴别囊性肾母细胞瘤与多房性囊性肾瘤、透明细胞肉瘤、恶性杆状细胞瘤等。

2.肾母细胞增生症

(1)胚胎与病理:肾胚胎在妊娠34～36周完成,如出生后持续有后肾胚基细胞,尤其延续到婴儿期,可在肾实质内引起一些组织上不同、病原上相关的异常改变。所有持续存在的后肾组织胚胎细胞病灶称为生肾残余(nephrogenic rests,NRs),被认为是肾母细胞瘤的前驱病变。

Beckwith根据病变部位将该病分为肾叶周型、肾叶内型、联合型和普遍型。根据NRs的数目分为单灶性、多灶性和弥漫性,而以多灶性和弥漫性NRs多见。组织学根据NRs的发展状态又可分为静止、退化或硬化、增生及肿瘤4个亚型。前两型系镜下所见,增生型NRs肉眼观察为斑块或透镜状;结节状或发展增大者为肿瘤型。镜下增生型NRs与肾母细胞瘤甚相似。叶周型者位于肾脏周围皮质或Bertin肾柱,常伴发于Beckwith-Wiedeman综合征及偏侧肥大、Perlman综合征等,3%恶变为肾母细胞瘤。叶内型较叶周型少见,但伴发肾母细胞瘤者较多,且多见于Drasch综合征、WAGR综合征。

(2)临床及CT表现:该病见于任何年龄组,高峰年龄为6～18个月,很少引起症状,少数可触及包块。90%～95%的双侧肾母细胞瘤(尤多伴发于综合征者)和30%～44%的单侧肾母细胞瘤肾内有NRs。16%的单侧肾母细胞瘤伴NRs者发展为双侧肾母细胞瘤。并非所有的NRs都需手术治疗,化疗不能制止其转变为肾母细胞瘤。镜下NRs与肾母细胞瘤不易区别,多灶性病变穿刺活检的可靠性低,因此影像学诊断和随访十分重要。

CT表现:对于单纯NRs表现为多灶性者,平扫NRs通常呈等或稍高密度病灶,小病灶不能被发现;增强显示单侧或双侧肾内多发性病灶位于外周肾皮质内,多呈斑片状、透镜状或卵圆形(直径0.5～3.5 cm),边界锐利、均匀的低密度灶突出肾表面时使肾轻度分叶。病灶较大时呈球形,还可融合,使肾表面局部隆起、肾脏肿大,相邻肾组织受压分离。弥漫性者呈双侧肾脏弥漫性增大,轮廓光滑或分叶。增强后病灶无强化,肾周边或肾包膜下见均匀无强化的低密度宽带或含条纹状强化。中心剩余正常肾实质呈高密度、边缘参差不齐的针状突起,似鹿角状,为特征性表现,但弥漫性不如多灶性多见。NRs合并肾母细胞瘤的表现:以NRs为主时,整个形态似NRs,而并存的肿瘤内常可见轻度至明显不均匀的密度,且有不均匀增强,CT上能显示肾母细胞瘤者占86%,如随访中病变处增大,密度变得不均匀,常可明确肿瘤形成。以肾母细胞瘤为主者的NRs可分布在肾母细胞瘤周围或呈与之分离的结节,但CT常不能分辨肾母细胞瘤周围的NRs。其意义在于单侧肾母细胞瘤伴NRs者,在其余肾组织内形成肾母细胞瘤的概率较高,应随访至7岁。需将该病与肾母细胞瘤、淋巴瘤鉴别诊断。

3.肾透明细胞肉瘤

肾透明细胞肉瘤(clear cell sarcoma of kidney,CCSK)又称小儿骨转移性肾肿瘤,曾归属于不良型组织结构的肾母细胞瘤,但其细胞来源不明。

CT表现:CT上形态与其他肾内实性肿瘤相同,边界清楚,肿瘤通常侵犯单侧肾,病灶单发,体积较大时直径可达16 cm,含有坏死及大小和数目不等的囊性变区,25%可见钙化。因肿瘤血管丰富,CT增强可有中度强化。骨转移的X线形态并无特异性,需要鉴别其与骨髓炎、Ewing肉瘤。CCSK与其他肾内实性肿瘤形态学相仿,发病年龄和诊断时已有骨转移的特点可帮助鉴别。

4.肾细胞癌

肾细胞癌(renal cell carcinoma,RCC)偶见于小儿,大多为透明细胞癌,颗粒细胞癌相对少见，占小儿恶性肾肿瘤的2%以下。

CT平扫，肿瘤呈圆形或不规则形，低密度或稍高密度的实性肿块使局部肾皮质隆起，密度不均，边缘不清，20%～33%可有较大的斑块或点状中心性钙化，少数骨化者标志预后良好。增强CT显示肿瘤强化明显低于正常肾实质，使肿瘤范围显示得更清楚，密度不均匀。肿瘤穿破肾包膜可侵犯肾周及肾窦部脂肪，包绕肾蒂。肾静脉和下腔静脉内形成瘤栓时，可见静脉管腔增粗，显现软组织密度的条带或腊肠样影或充盈缺损。腹膜后血管旁膈脚后淋巴结转移时，淋巴结呈结节状肿大并可有钙化。需鉴别其与肾母细胞瘤。

5.多房性囊性肾瘤

多房性囊性肾瘤（multilocular cystic renal tumor，MCRT），曾名为肾囊性错构瘤、多房性肾囊肿等。

CT平扫显示边界清楚的肾内多房性囊性占位，囊大小不等，分隔完全，厚薄不一，偶见弧线状钙化，囊之间、囊与集合系统间均无交通。CT值因囊内容物性质而异，一般多为水样密度值。囊内含黏液瘤凝胶较多时，CT值为软组织密度值。邻近肾脏受压，呈爪状或握持状。CT增强后肾实质影明显变浓，肿物包膜和分隔增强，构成蜂窝状，但造影剂不进入囊腔，囊腔直径小于1 cm或微小囊靠近隔时，CT可无囊性特征或为囊实性。囊肿如疝入肾盂可引起肾积水。CN和CPDN不能由影像学区分。鉴别诊断应区分囊性肾母细胞瘤（＜10%）中胚叶肾瘤、少数肾透明细胞肉瘤、肾癌和节段性多囊性肾发育不良。

6.恶性横纹肌瘤

恶性横纹肌瘤（malignant rhabdoid tumor of kidney，RTK）又称恶性杆状细胞瘤，是一种少见的恶性度较高的肿瘤。该病在所有肾肿瘤中预后最差，成活率低，18个月的成活率仅为20%。

CT表现：肿瘤可为单侧或双侧，多数居肾中心部位、肾门周围，侵犯肾髓质及集合系统，瘤体偏大，平均直径8 cm（3～14 cm），边缘清楚或模糊（肿瘤呈浸润性生长），肿瘤密度不均，常有分叶。文献记载70%的RTK有包膜下积液（血）、肿瘤出血，坏死腔勾出肿瘤小叶的边缘（并可见点状及弧线状钙化）。增强CT显示肿瘤不均匀强化，出血坏死区无增强，血管和局部侵犯较常见。需鉴别其与肾母细胞瘤、先天性中胚叶肾瘤。

7.先天性中胚叶肾瘤

先天性中胚叶肾瘤亦称胎儿间叶性错构瘤、平滑肌瘤性错构瘤。

CT表现：平扫显示肾内大的实性低密度肿块，典型的常侵犯肾窦并取代大部分肾实质及集合系统。外周正常的肾实质受压，患肾增大、变形。60%的先天性中胚叶肾瘤有囊变，甚至为囊性，且可有包膜下积液，病变区内小钙化多见，个别可含大量脂肪。CT增强表现为肾内低密度稍不均匀的肿块，周边可有增强。文献报道平滑肌瘤型瘤周还可有血管环包绕构成晕征。于延迟图像中有少量造影剂分布，这是由滞留于基质内的肾小球、肾小管排泄造影剂所致，仅见于典型的平滑肌瘤型。此种情况罕见于其他肾内肿瘤，因而有一定的特征性。细胞型因出血坏死多见，密度不均匀，与正常肾界面模糊，常侵犯肾周组织，变异的细胞型可于诊断后一年内局部复发或发生肺、骨、脑部转移。该病和肾母细胞瘤易混淆，结合临床和发病年龄可诊断。

8.肾血管肌肉脂肪瘤

肾血管肌肉脂肪瘤是肾脏错构瘤，在小儿中少见，常发生于结节硬化症的患儿。CT平扫表现为双侧或单侧肾内单发或多发肿块，以双侧多发灶多见，境界清楚，具有不同密度组织，低密度脂肪至高密度的钙化构成特殊形态。增强CT显示肿瘤的血管及软组织部分强化，脂肪密度不变，有时可与多发性小囊肿并存。少数病例的肿瘤可侵犯局部软组织或进入下腔静脉。

9.淋巴瘤

肾淋巴瘤多为继发性，由血行转移或腹膜后淋巴瘤直接侵犯引起，多见于非霍奇金淋巴瘤(non-Hodgkin lymphoma，NHL)，极少为原发。尸检淋巴瘤侵犯肾占34%～62%，而CT诊断者仅占3%～8%。

(1)病理：肾脏淋巴瘤的侵犯主要为全身血行转移，常为双侧，最初肿瘤在间质内，于肾单位间，沿肾小管和血管浸润性生长，肾形态结构保持正常，继之肿瘤呈膨胀性生长，形成肿块，互相融合，破坏肾实质的正常结构。少数为腹膜后淋巴结直接蔓延侵犯肾脏，病变以单侧为主。病变可呈孤立或多发结节，灶性或弥漫性浸润，单侧肾肿大或肾脏被腹膜后淋巴结侵犯、包绕。肾内病灶还可经肾包膜或淋巴管侵犯肾周组织，也有研究者认为肾淋巴瘤是腹膜后病变经周围组织侵入肾内，单纯侵犯肾周组织者不多见。

(2)临床及CT表现：①主要为腹部包块和肾功能受损，偶见血尿。大多数病例有其他部位淋巴瘤，研究者曾见原发性肾淋巴肉瘤(Burkitt瘤)由尸检证实。②CT表现：平扫见双肾对称或不对称肿块状、分叶状或弥漫性增大。肾实质明显增厚，肾盂、肾盏不易分清。肾实质密度欠均匀或存在等密度灶，有时见肾实质内多发密度均匀的稍高密度的结节灶。增强后于增大的肾影内见弥漫性或多发性境界清楚、大小不一的卵圆形低密度灶，集合系统受压移位、变形、拉长。多发结节是最常见的CT表现，结节可融合成不同大小的肿块，CT增强后常无明显强化。腹膜后淋巴结融合成团，侵犯肾门、肾内侧，将肾脏向外前方推移，甚至包绕肾脏。侵犯肾窦，包绕输尿管时引起肾盂积水。肾周组织肿瘤表现为筋膜增厚，肾周条状、片状或小结节状病灶或于肾包膜周围形成完全或不完全性的稍高密度的肿瘤带，增强后则表现为低密度带。弥漫性浸润者表现为双肾肿大，密度减小或增大，不规则强化(5%)，淋巴瘤偶尔表现为单侧肾内多发结节或较大肿块影。

血液病侵犯小儿肾脏多见于急性淋巴性白血病，影像学表现与NHL不易区分，但白血病患者的肾脏多呈弥漫性增大，同时有肝、脾大。而NHL患者的肾内多呈结节状病灶，除肝、脾大外，伴腹膜后淋巴结肿大多见。一般需与肾母细胞增生症、腹膜后神经母细胞瘤、中胚叶肾瘤、透明细胞肉瘤区别。

(三)肾钙乳CT检查

CT扫描可以显示传统X射线检查肾钙乳表现的钙液平面征象，其呈横条形或半月形高密度影，并可随体位的变化发生形态学改变。但CT扫描不能显示仰卧位片上所见的“麻饼”征。

CT分辨不同组织密度的能力较传统X射线检查强得多，因此，CT扫描更容易发现肾脏内的钙化病变。CT还能充分显示与肾钙乳相关的解剖结构、病理形态，如肾积水、变薄的肾实质。CT扫描时，层厚5～10 mm，层距5～10 mm，全肾扫描。应对所有的患者行平扫、增强和延迟扫描(注射造影剂后15～60 min)。平扫显示肾内不均匀的圆形病灶，大小为1～2 cm。当让患者转动体位时，钙乳形成的半月形密度增高影总是位于病灶的最低处，并与检查床平行。增强扫描显示，上部液体大多没有强化，个别出现轻度“强化”，15～60 min后延迟扫描，个别病例显示整个病灶呈不透光高密度影，可与集合系统区别，这种强化表现提示病灶与集合系统有沟通。

(四)肾脏感染

急性肾盂肾炎CT检查可能仅显示为肾轻度增大、轻度水肿并有肾功能损害。肾皮质可见线状低密度区。急性细菌性肾盂肾炎可显示为灶性肿块，境界不清，由于其对内科治疗有良好反应，故不需外科手术。

如对感染的治疗不足，则可形成肾脓肿，显示为中央低密度坏死灶的周围有增强的病变。CT亦可显示肾旁脓肿。

肾结核的CT所见无特征性，可显示为厚壁低密度病变并有钙化及其他部位的结核病灶。

（五）泌尿系统外伤

肾挫伤多为撞击或挤压所致。轻者肾实质出血、裂伤，形成肾包膜下血肿；重者肾实质、肾盂黏膜及肾包膜均破裂，造成大量血液和尿液外渗至肾周组织（图3-13）。肾包膜下血肿时，X线平片可见肾影增大；如肾包膜破裂，则肾影及上部腰大肌影模糊。尿路造影可了解损伤的部位和范围。由于伤后肾功能减退，应行大剂量造影。肾实质损伤到肾盂肾盏时，可见造影剂外渗到间质内。肾内血肿可压迫肾盂肾盏，使之移位变形，肾盂内血块则显示为充盈缺损。造影剂进入肾包膜且整个肾脏显影，则表明肾包膜尚完整。

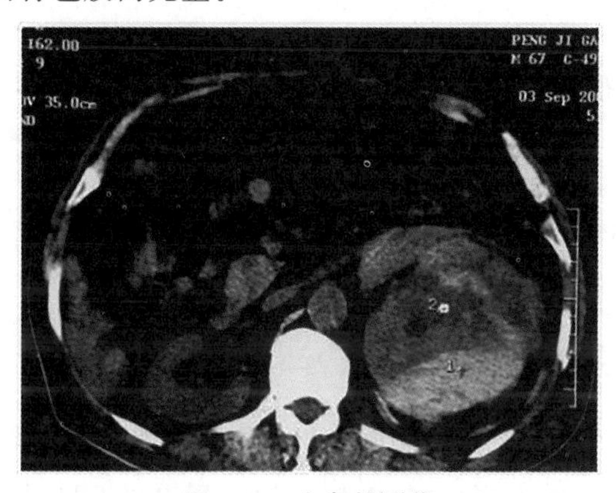

图3-13 左肾挫裂伤

注：左肾实质出血，左肾包膜下血肿。

（祝玉慧）

第五节 水、电解质和酸碱平衡检查

一、低钾血症和高钾血症

低钾血症是指血清钾浓度＜3.5 mmol/L。常见的原因包括钾摄入不足或丢失过多，其中经肾脏丢失很常见，如肾小管功能损害，使用利尿药、糖皮质激素或盐皮质激素。低钾血症的危害包括肌肉无力甚至软瘫或呼吸困难、神志淡漠、嗜睡或意识模糊、腹胀、肠麻痹、恶心、呕吐以及心悸、心律失常。紧急处理方法主要是在治疗原发病的基础上补钾。

高钾血症是指血清钾浓度＞5.5 mmol/L。常见的原因包括肾功能不全、肌肉溶解、大量输入库存血、酸中毒等。高钾血症造成的危害包括肌肉无力甚至瘫痪、心律失常、严重的心率减低甚至心脏停搏。当血钾水平＞6.0 mmol/L时，心电图可出现典型的高钾表现，并出现神经肌肉症状，此时必须进行紧急处理，具体方法有静脉注射钙剂、静脉滴注5%的碳酸氢钠溶液、静脉滴注葡萄糖加胰岛素、利尿排钾等。当患者伴有肾功能异常，采用上述方法无效时，可以进行透析治疗。现在市场上有一种口服制剂——聚磺苯乙烯，该药有降低血钾的作用，经常发生高钾血症的患者可在必要时服用该药。

二、低钠血症和高钠血症

低钠血症是指血清钠浓度低于 135 mmol/L。低钠血症可以是绝对低钠，是指身体内的钠是绝对缺乏的，原因有胃肠道丢失，如呕吐、腹泻，肾脏丢失，如过度利尿、盐皮质激素缺乏、肾小管功能异常；也可以是相对低钠，这种情况是体内的钠并不少，只是因为水太多了，引起稀释性低钠，如肾病综合征、肝性腹水。低钠血症造成的危害包括乏力、恶心、呕吐、头痛、嗜睡、肌肉痛性痉挛、抽搐、木僵、昏迷、神经精神症状和共济失调等。48 h 内出现的低钠血症被称为急性低钠血症，需要紧急处理，可以静脉滴注 3%的氯化钠注射液，同时注射利尿药以加速游离水的排泄，使血钠每小时升高 2.0 mmol/L。对于慢性无症状的低钠血症和稀释性低钠血症则在治疗原发病的基础上，限制水的摄入和利尿，排出自由水。

高钠血症是指血清钠浓度高于 155 mmol/L。大多数是因为机体水分缺乏，如水摄入过少、水丢失过多(超过钠的丢失)；也可能是因为水分转移到细胞内，例如剧烈运动；或者钠输入过多，例如过量输入碳酸氢钠或氯化钠。早期表现有口渴、尿少、无力、恶心、呕吐、体温升高，晚期则表现为烦躁、易激惹或精神淡漠、嗜睡、抽搐或癫痫样发作和昏迷，严重者可致死。处理方法是在病因治疗的基础上补水，但忌补水过量而引起心力衰竭。

三、高钙血症和低钙血症

高钙血症是指血清钙浓度高于 2.75 mmol/L。慢性肾病患者出现高钙血症的常见原因包括补充钙和维生素 D 过量、使用高钙透析液、服用含钙的磷结合剂过量、恶性实体肿瘤累及骨骼、多发性骨髓瘤、甲状旁腺功能亢进等。高钙血症可引起畏食、恶心、呕吐、便秘、乏力、肌肉疲劳、肌张力减低、烦渴、多尿、嗜睡、神志不清，严重者甚至昏迷。长期高钙血症者可以还出现软组织钙沉积，如结膜、关节周围沉积及肾结石。处理方法包括补液扩血容量、利尿增加尿钙排泄、使用降钙素减少钙的重吸收以及治疗引起高钙血症的原发性疾病。

低钙血症是指血清蛋白浓度在正常范围时，血钙浓度低于 2.2 mmol/L。常见的原因包括摄入钙不足、阳光照射不足、慢性肾衰竭、甲状旁腺功能减退、维生素 D 代谢障碍等。低钙血症造成的危害包括肌肉痉挛、癫痫发作，甚至呼吸暂停。患者还可出现精神症状，如烦躁不安、抑郁及认知能力减退。心血管表现有心律失常，严重时可出现心室颤动等，心力衰竭时对洋地黄反应不良。骨骼系统可出现骨软化、骨质疏松、佝偻病、纤维囊性骨炎等。当血钙浓度低于 0.88 mmol/L 时，可发生严重的随意肌及平滑肌痉挛，导致惊厥、癫痫发作、严重的哮喘，症状严重时可引起喉肌痉挛致窒息，同时可发生心功能不全甚至心搏骤停，称为低钙危象。低钙血症的治疗主要包括静脉注射葡萄糖酸钙或者氯化钙、口服钙和维生素 D 制剂。

四、高磷血症和低磷血症

高磷血症是指血清磷浓度高于 1.61 mmol/L(成年人)或者高于 1.90 mmol/L(儿童)。常见的原因包括慢性肾衰竭、维生素 D 过量、甲状旁腺功能减退症。造成的危害包括继发性甲状旁腺功能亢进、血管中层钙化、软组织钙化、肾性骨病等。处理方法有口服铝制剂、钙制剂、镁制剂等磷结合剂，尿毒症患者可以通过透析降低血磷浓度。肾功能下降时，使用铝制剂可能导致铝蓄积和低转运骨病、神经系统病变，因此当前铝制剂已经很少作为磷结合剂在慢性肾病和透析患者中使用。

低磷血症是指血清磷浓度<0.81 mmol/L。常见的原因包括甲状旁腺功能亢进症、甲状腺功能减退、过度利尿。低磷血症的危害包括畏食、肌肉软弱、软骨病等。处理方法有用口服磷酸钠和磷酸钾。

五、体内的水负荷状态

体格检查是重要的评价身体水负荷的手段，也是临床医师的基本功。

下列体征往往说明水负荷过重：①下肢水肿，严重时外阴部、腰骶部出现水肿，甚至出现腹水和胸腔积液；②取半卧位时颈静脉充盈，压迫肝脏时颈静脉充盈加重。

下列体征说明脱水：①血压下降；②皮肤弹性下降；③眼窝深陷。

血压除了受到水负荷的影响外，也受到心功能、外周血管阻力的影响，用于判断水负荷并不可靠。

一些辅助检查可用于水负荷过重的判断：①胸部 X 线平片显示心脏增大；②吸气时下腔静脉塌陷不明显；③体表生物电阻抗测得的身体电阻抗下降；④脑钠肽水平升高。但是这些辅助检查也受到很多其他因素的影响，在解读辅助检查结果时，一定要结合患者的病情综合考虑。例如，当右心衰竭时，虽然身体内的总体水量并不多，但吸气时下腔静脉塌陷也不会明显。

六、生物电阻抗分析法

生物电阻抗分析法是一种利用电信号间接评估身体成分的方法。基本思路是将微弱的交流电信号导入人体时，电流会沿着电阻小、传导性能好的体液流动，其中水分的多少决定了电流通路的导电性，可用阻抗的测定值来表示。该方法造价相对低廉，操作简便易行，非侵入性，无痛，无辐射，与人体测量学及生化方法有较好的相关性，在透析患者达到干体重时可以作为一种评估其营养状态的手段。通常选取的参数为脂肪质量、非脂肪质量、体细胞质量、体内总蛋白量、总体肌肉质量等。

（汤跃武）

第四章
肾病的血液净化治疗

第一节　血液透析装置

一、透析室的设立和管理

（一）空间

血液透析室要按实际需要合理布局，把清洁区、污染区等功能区域划分清晰。

血液透析室主要分为普通透析治疗区、隔离透析治疗区、水处理间、治疗室、临时存放耗材的库房、污物处理区和候诊区、接诊区、医务人员办公区等。透析室如需自行配制 A、B 浓缩液，应设置配液间；如需复用透析器，应设立复用间。透析治疗区域应达到《医院消毒卫生标准》（GB15982－1995）中规定的Ⅲ类环境的要求，并且应根据透析机的数量保证合理的使用面积。床间距不小于 0.8 m。透析治疗间通道应保证治疗车、轮椅、床、担架等顺利通行，以保证日常工作的顺利进行，不能因为通道不畅延误抢救时机。

（二）设备

血液透析室的主要设备包括血液透析机、透析用水处理设备、抢救监护设备（心电监护仪、除颤仪、简易呼吸器）等。

根据情况决定是否配备浓缩液配制设备及中心供液设备。每一个透析单元（一台血液透析机与一张透析床/椅）应有电源插座组、反渗水供给接口、透析废液排水接口。透析单元应配备供氧装置、中心负压接口或配备可移动负压抽吸装置；可配备网络接口、耳机或呼叫系统等；如果采用的是中心供液系统，还应有浓缩液供液接口或透析液接口。

血液透析室应具备双路供电系统，并保证足够的功率，以避免因电力故障造成设备损坏，甚至体外循环凝血等危险。另外每台血液透析机也应装备能供应血泵有效运转至少 20 min 的蓄电池，以确保电力中断后能将体外循环的血液回输至患者体内。

提供血液透析机和水处理设备的安装条件及环境，应考虑湿度、温度、电压、供水压力、废水排放等。抢救监护设备放置在方便获得的位置。对靠蓄电池工作的设备（如除颤仪），应经常检查并保持电池的电力充足，以备紧急需要。

（三）人员

血液透析室的人员主要由持有执业证书的医师、护士和医学工程技术人员组成。

1.医师

血液透析室应由具有副高级以上职称、有透析专业知识和工作经验的医师担任负责人，安排医疗、教学和科研工作；组织业务学习、技术考核等；定期查房，解决临床疑难问题，负责实施透析室的规范化管理及新技术的开展。经过透析专业培训的主治医师的日常工作包括患者透析方案的制订、调整，急性、慢性并发症的处理，定期查房，根据患者的病情变化及时调整透析方案和治疗药物，记录并保管好病历资料以及负责透析登记工作等。

2.护士

透析室配备护士长（或护理组长）和护士。护士的配备应根据透析机和患者的数量及透析环境等合理安排。护士执行透析医嘱；熟练掌握血液透析机的操作、各种透析通路的操作及护理技术；透析治疗中看护患者，观察机器并做好透析记录。

3.医学工程技术人员

10～20 台透析机需要有一名专职医学工程技术人员。这类技术人员要与医师、护士密切合作，参与整体的团队医疗工作，负责透析用水和透析液相关指标的检测，负责透析机、水处理及相关设备的日常维护、保养工作，消毒液、浓缩液的配制，制订设备常规的操作规程，确保透析设备正常运转及各项技术参数准确可靠并建立设备档案，做好维护保养记录等。

（四）制度

1.感染控制监测制度

感染控制监测包括应对新患者进行感染相关指标（乙型肝炎、丙型肝炎、艾滋病、梅毒等）筛查，对维持性血液透析患者至少每年检测 1 次上述感染相关指标。对乙型肝炎患者应当分区、分机器进行隔离透析等，具体内容可参照血液净化标准操作规程。

2.病历档案管理制度

加强实施血液透析患者资料的计算机管理，做好透析患者资料的登记及上报工作。透析病历包括首次病历、透析记录、化验记录、用药记录等。

3.透析设备管理制度

对每一台透析设备进行编号并建立档案，内容包括设备出厂信息、运转情况、维护维修记录等。

4.其他

其他制度包括透析器的复用、各种治疗操作常规、知情同意书的签署、工作人员的继续教育等，可参照各级医院及卫生行政部门相关规定。

二、血液管路

血液管路指体外循环时血液流动的通道（图 4-1），由动脉血液管路和静脉血液管路组成。通过动脉穿刺针将患者的血液引入体外循环的动脉管路。血液最先进入动脉壶，在此处可以监测动脉压。血泵提供体外循环动力，以适当的血流速将血液输送至透析器的血液侧入口。血液流经透析器从透析器的血液侧出口流入连接的静脉血液管路，再流入静脉壶。在静脉壶监测体外循环静脉管路中的压力。血液流经气泡探测器，再经静脉穿刺针返回到患者体内。

三、透析液管路

透析液管路（俗称水路系统）指透析浓缩液经稀释配比后流动的通道。尽管血液透析机厂家很多，设计思路和实现手段各不相同，但是原理基本相似。

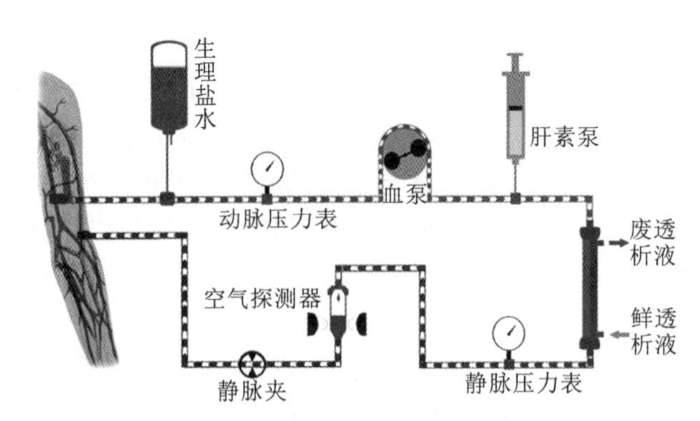

图 4-1　体外循环血流通路示意图

透析用水连接血液透析机进水减压阀，调整进水压力，经过热交换器进行热能转换，再经加热器加温后，与 A、B 浓缩液按比例混合稀释，成为电解质接近人体血浆的透析液。由除气泵产生负压，在除气装置中进行水气分离，防止透析液中气体过多，附着在透析器膜表面，使有效膜面积减少，还会引起超滤误差及干预其他传感器的灵敏度。经除气的透析液，一般以 500 mL/min（或特殊设定）的流速进入透析机容量平衡装置的新鲜透析液通道。由温度、电导度传感器检测透析液的温度、电导度是否在设定范围，将合格的透析液输送至透析器的新鲜透析液入口端。由流量泵产生负压，将透析废液自透析器的透析液出口端引出，使之进入漏血检测器，检测废液中是否有血液漏出，判断透析器是否破膜。然后，透析废液同样以 500 mL/min（或特殊设定）的流速返回平衡装置的废液通道。大部分品牌透析机都是由超滤泵控制患者的脱水量，最终这两部分废液全部汇入热交换器，通过透析机废液管道排放。

四、现代透析机的监测装置

（一）动脉压

动脉压指体外循环时动脉管路与血泵之间的压力，反映了动脉穿刺点提供血流量的能力。开始治疗时体外循环管路的动脉端传感器保护罩应与血液透析机上的动脉压检测装置接口紧密连接。如果连接不紧密，血泵启动后动脉压力为负压时，空气可进入体外循环管路中；当动脉压力为正压时，血液可沿压力监测管路上行到传感器保护罩，导致监测失准、污染和设备损坏。

动脉压力的测量范围一般为－37.3～＋26.7 kPa（－280～＋200 mmHg），各品牌血液透析机略有差别。正常透析治疗过程中，动脉压力通常为负值，其大小取决于血泵的转速、动静脉瘘口血流量、动脉针的内径以及在血管内的位置等。血液被引入体外循环系统后，安装在空气探测器下方的光学探测器测到信号由亮变暗（即体外循环管路中的预冲盐水被血液替代），机器即自动缩小警报范围，报警窗口的宽度将以检测到的实际动脉压为中点±2.7 kPa（±20 mmHg），各品牌机器可能略有差别。治疗过程中一旦检测到动脉压超过上限或低于下限即触发报警，同时血泵停转，保证患者安全。

动脉压力可用于计算有效血流速。设备显示的血流速实际上是血泵旋转的速度（mL/min），只与泵头直径（mm）、血泵转速（r/min）和泵管直径（mm）有关，并不是体外管路中血液流动的速度（实际血流速或有效血流速）。有效血流速与动脉管路压力有关，正常治疗过程中，动脉压力通常为负值，负值越大说明通路出血越不好，实际血流速与泵速的差值越大。有些血液透析机可以通过动脉压值计算出有效血流速。

通路功能不良时，可观察到动脉管路颤动，并在动脉壶中可观察到“抽吸现象”，动脉负压值变得很大，甚至超过设备允许的最低负值。有的单位为了保证透析过程“顺利进行”，就先将泵速调下来，获得一个允许的动脉压读数，然后夹闭动脉压力的管路，再将泵速调整到期望的范围，或者根本不使用动脉压监测（将设备动脉压接口暴露于空气中，使其监测到的动脉压力为0）。这些做法都是十分危险的，可能会导致：①当体外循环出血或动脉针脱落时将没有报警；②发生血管内溶血。

（二）静脉压

静脉压监测点是在静脉壶上，接近于整个体外循环的末端。开始治疗后，体外循环管路中的静脉端传感器保护罩应与透析机静脉压检测装置接口紧密连接，一方面防止空气进入体外循环管路，维持静脉壶内正常液面，另一方面可以避免因静脉压力突然变化，血液进入静脉压力检测装置造成污染和机器损坏，正常情况下静脉压应是正值。一般血液透析机静脉压的测量范围是－6.7～＋66.7 kPa（－50 mmHg～＋500 mmHg），各品牌机器略有差别。

同动脉压测量原理一样，当安装在空气探测器下方的光学探测器检测到信号由亮变暗时，报警窗口的宽度自动缩小，以实际静脉压为中点±2.7 kPa（±20 mmHg）。国家医药标准YY0054－2010规定：治疗模式下静脉压自动设置的下限不小于1.3 kPa（10 mmHg），以避免当静脉血路管或针脱落时，无法触发声光警报来提示操作者。静脉压测量值的大小主要取决于血泵的速度及回流血液在体外循环中的阻力。

（三）空气监测

防止空气进入体外循环是重要的血液透析机监测内容。有些透析机采用静脉壶监测，另有些透析机采用静脉管监测。静脉壶监测又称液面监测，而静脉管监测时由于静脉管路比较细，监测精度更高一些。一般透析机的空气探测大多采用超声装置，将体外循环管路中的静脉壶或静脉管放置在超声探测器中，使超声探测器紧贴在静脉壶或静脉管的两侧，一侧是谐振发射器，发射一定频率的超声波，由另一侧谐振器接收，接收到的信号幅度大小依赖于谐振器之间的介质，随着血液中气泡含量的增加，超声信号幅度降低。血流量为200 mL/min，流经静脉壶或静脉管的气泡或累积泡沫在0.03～0.05 mL/min时即可触发机器报警，同时静脉壶下方的静脉夹自动夹闭，血泵停转，以避免空气进入回血管路造成空气栓塞。

（四）破膜监测

在治疗过程中，透析器膜可能会发生破裂，导致血液漏到膜外透析液中。为避免治疗中破膜导致的失血或污染，在透析废液管路中安装有漏血检测器。漏血探测器的一只双色发光管交替发出红光和绿光，光穿过测量容器，另一只光电元件将收到的光通量转换成电压，如果测量容器中透析废液中混有血液，红色光通量几乎不受影响，绿色光通量减弱，进而触发血液透析机漏血报警。漏血报警发生时血液透析机将自动停止血液和透析液进出透析器、关闭超滤，使透析器处于隔离状态。此时需要按照操作规程更换新透析器。当透析液流速为500 mL/min，血细胞比容为25％时，通常漏血＜0.35 mL/min即可触发报警。当漏血传感器被气泡、结晶、蛋白等污染时，红色光通量和绿色光通量会发生等幅衰减，此时机器一般不会触发漏血报警，自动识别为漏血传感器污染。当污染达到一定程度时，自动识别的灵敏度降低。一旦发生漏血，报警是否发生和报警速度取决于跨膜压、透析器膜破裂的程度、透析液的流速、透析器与漏血装置之间水路的容积（容积大则漏血到达监测装置慢）和超滤速率等。单纯超滤状态下，因透析液侧的液体流速慢，探测到漏血会有延迟。

(五)透析液电导度

透析机显示的电导度是测量透析液导电能力的一个参数(单位为 mS/cm)。它反映透析液中阳离子浓度的总和。透析液中含有大量电解质,有一定的导电能力。因此,透析机普遍通过安装在透析液通路中的电导度传感器测量并计算出透析液的钠离子浓度(单位为 mmol/L 或 mEq/L)。换句话说,透析机显示的电导度值间接反映出透析液离子的浓度。而透析液是由透析浓缩液与透析用水通过透析机按比例配制而成。有些品牌的透析机采用开环控制,即 A、B 浓缩液根据血液透析机设定的处方定容量吸入,按比例稀释后将实测的电导度值直接显示在操作面板上,电导度值过高或过低,需要医护人员参与修正。另外有些品牌的透析机则采用闭环控制,根据实测电导度值与设定处方比较,血液透析机在一定范围内自动修正 A、B 液的泵速,对浓缩液配制误差进行补偿。无论采用开环还是闭环控制,触发电导度警报一般以处方值为中心,不超过 5%。报警的同时透析液旁路排放,离子浓度不合格的透析液不会流入透析器,以保证血液透析治疗的安全。

(六)透析液温度

透析液在进入透析器之前需要加温。一般透析液温度设定范围在 35 ℃~39 ℃,可以调整。温度控制的原理非常简单,几乎所有厂家的血液透析机都使用电加热棒加热,直接加热反渗水,或者直接加热透析液。至少有两个温度传感器,一个温度传感器安装在加热装置出口位置,控制加热棒工作以保持透析液恒定在操作者设定的温度范围。另一个温度传感器安装在透析液进入透析器前的位置,对透析液在配比输送过程中的温度变化进行实时监测,并显示温度实际值,当透析液温度发生异常时,触发报警。报警温度下限一般为 34 ℃,上限为 40 ℃,控制精度为-0.5 ℃~+0.5 ℃。报警的同时透析液旁路排放,温度不合格的透析液不会流入透析器,以保证血液透析治疗的安全。

(七)透析充分性监测

在线透析充分性监测是在患者进行血液透析治疗过程中即时测量的尿素清除率,在引血前、后打开监测装置,输入装置菜单中相应参数即可开始。尿素分子和钠离子的大小相似且无蛋白结合,透析器的尿素清除率和钠清除率几乎相等,可以用钠清除率代替尿素清除率。透析液中含有大量的钠离子,很容易通过电导度传感器测量到。因此在透析液进入透析器前和出透析器后的位置各加装一个电导度传感器,通过控制使透析液电导度在进入透析器前有一个脉动变化,例如,透析液中电导度升高时,钠离子会向透析器血液侧弥散,测量出口处透析液中电导度会降低,进入透析器前透析液电导度降低时,血液中的钠离子会向透析液侧弥散,测量出口处电导度会升高。测量透析液流入和流出透析器时的电导度变化曲线,结合血液和透析液,即可计算出尿素的清除率(图 4-2),间隔 20~30 min 重复测量,获得一系列尿素清除率,根据 Kt/Vurea 的定义计算出每个时间段的 Kt/Vurea,将这些值相加即为当时达到的 Kt/Vurea。测量周期可以根据情况设定。测量期间,血液透析机面板电导度报警界限将打开,从而屏蔽电导度报警。医师可根据测量结果,对透析剂量立即做出调整,也可通过显示的数据对有关治疗中穿刺针位置不合适以及瘘口再循环等问题进行估计和修正,从而保证透析治疗的效果。

另一种尿素清除率监测方法是通过连续监测透析废液实现的。当透析开始时,透析废液的尿素浓度最高,随着透析的进行,透析废液的尿素浓度逐渐下降。把透析过程中任一时间点透析废液的尿素浓度与初始浓度进行比较,计算尿素下降率,再用 Daugirdas 公式计算 Kt/Vurea。这样,了解开始透析后一段时间达到的 Kt/Vurea 值。根据尿素可以吸收特定波长的紫外光的特性，可以在透明的透析废液管线上安装紫外光发射器和接收器，随着透析的进程，发射同样强度的紫外光，接收器接收到的信号将逐渐增强，根据信号增强的百分比来估计尿素下降率。

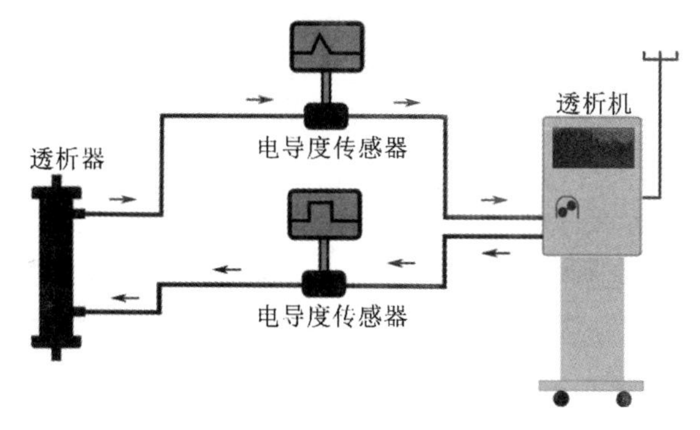

图 4-2 尿素清除率的测量原理

（八）血压监测

在线血压监测是在血液透析机上加装了一台电子血压计，治疗过程中随时可以监测患者血压的变化情况，可以即时监测和定时监测，还可以根据患者的情况设置警报界限。一旦超出界限值，即刻发出警报。有些品牌的透析机还有控制功能，例如，低血压发生时，自动降低超滤率。

（九）血容量监测

为了减少透析过程中的并发症，现代血液透析机除了必要的透析参数的监测外，还增加了对患者的生理参数的监测与控制。在线血容量监测是即时监测血液透析过程中患者的相对血容量的变化，即相对于透析开始时的血容量下降的百分比。透析治疗过程中，患者的红细胞的数量和总体积几乎不变，改变的只是血浆中水的含量，通过监测红细胞体积的上升程度，换算出相对血容量变化。容量型低血压发生与其对应的相对血容量是一致的，通过对患者治疗的观察，医师可以找到不同患者可耐受的血容量下降阈值，从而避免透析过程中低血压的发生。通过血容量监测也有利于更好地评估患者的干体重。目前血液透析机上安装的血容量监测装置使用的测量方法为超声波测量法和光学测量法。超声波在血液中的传播速度与血液的密度成正比关系，通过比较透析过程中超声波传播速度的变化量来计算相对血容量的变化。光学测量法在血液中可以较容易地测量血红蛋白的吸光度，并利用比尔定律来计算出血液浓度。利用三个半导体发光二极管发出三种不同波长的可见光，通过测量光的衰减（吸光度）和干涉来计算血细胞比容、血容量、血氧饱和度等。把透析开始时测得的患者血液浓度作为基准，把透析过程中测得的即时血液浓度与基准比较，就可计算出相对血容量。无论使用哪种方法测量，大部分品牌血液透析机都需要使用专用的动脉管路或专用耗材。只有个别品牌的机器不需要专用管路和耗材。

五、透析机的常见故障

（一）超滤失准

在血液透析治疗过程中，超滤准确性是决定治疗效果的重要参数。经过数十年的发展，容量控制型血液透析机基本取代了压力控制型血液透析机。从工程技术上已经完全满足了对精度的要求。超滤误差一般可以控制在1%以内，平衡误差一般可以控制在0.1%以内。然而事实上超滤失准依然普遍发生，总结起来不外乎是操作失误和设备故障方面的问题。本文只讨论设备故障问题。

1.水路密闭系统(透析液通路)泄漏

任何品牌的血液透析机的容量控制设计都是在密闭条件下的。连接部位管路老化、弹性降低、密封圈磨损、电磁阀关闭不严等都会影响血液透析机的水路系统的密闭性能,导致超滤失准。应针对不同品牌机型具体分析。这种问题一般通过日常的预防性维护可避免。

2.超滤泵与平衡装置故障、超滤泵工作不正常直接关系到超滤失准

尽管超滤泵是非常精密的仪器,但是由于长时间使用、疏于维护也会失准。在使用中超滤泵损坏极少,大部分是精度下降、使用环境(进出口压力)变化导致超滤出现偏差。平衡装置的故障表现在进出液(新鲜透析液与废液)的容量误差过大。为减少此类故障,需要遵循血液透析机厂家的建议,在安全使用期限内对超滤泵及平衡装置进行校准,防患于未然。

3.透析液除气不良

当除气泵效率降低,透析液中有气体会影响容量控制装置的进出液量,最终导致超滤失准。应及时查找除气不良的原因,必要时更换除气泵。

(二)电导度漂移

(1)电导度测量显示误差:当透析液的实际浓度超出治疗设定的浓度范围,电导度显示值却依然正常,透析机未发生报警。此故障会导致患者严重的电解质失衡。常见原因:电导度传感器结垢导致测量信号错误(传感器敏感系数会随附着层增加而变化)、传感器连接件接触不良、传感器工作点漂移等。为避免此类问题发生,应使用高质量的浓缩液,给血液透析机适时进行清洗、除钙以避免结垢,每天观察电导度的变化情况并及时调校电导度传感器和显示值。工程技术人员也应配备相应的调校工具。

(2)电导度间歇式警报可能的原因是A、B液吸液管连接不良,吸液管路漏气、堵塞,透析机内透析液管路有些较轻微碳酸钙沉积,影响透析液流量等。此类问题较常见,应加强日常维护,及时更换密封圈,使用枸橼酸、醋酸及时除钙,防止结晶。

(3)多台血液透析机同时电导度报警,这种情况的发生大部分是由于浓缩液供给错误,如果也伴随温度警报,应考虑反渗水供水不足。

(4)A、B浓缩液泵吸液不准或损坏,除气泵、流量泵损坏,配比系统问题等都会影响电导度,需要找出原因,进行校准或更换相应零配件。

(三)漏血假报警

1.对血液透析机消毒、清洗、除钙不足

由透析器出来的废液污染了血液透析机的漏血探测器,使之触发误报警,常规用高温热消毒加上间断使用次氯酸钠消毒,可以避免上述故障。如果有必要,可以取下漏血探测器,进行人工清洁或擦拭。

2.其他的干扰

有些血液透析机在单超治疗模式下或透析液除气不足时发生假漏血报警,可能是含有气体的废液干扰了漏血探测器的灵敏度误触发报警,结束单超模式即可解除,但应查找除气不足的原因。

3.灵敏度偏移

在治疗过程中经常出现假漏血报警,需要在治疗结束后进行有效消毒,并参照血液透析机维修手册对漏血探测器的灵敏度进行校准。

(四)血泵泵管不匹配

1.血泵泵管直径与血泵泵头的间距不匹配

常规使用的泵管内径为 8 mm,也有一些针对儿童或特殊情况下使用的不同内径的泵管。不同内径的泵管对应不同的泵管壁厚,如果管壁过厚或泵头间距过小,会导致挤压过度,造成红细胞破坏,可能导致溶血;管壁过薄或泵头间距过大,则不能有效驱动血液流动,导致体外循环血流不足,引起透析不充分或凝血事件。血泵无法识别泵管的直径,因此当更换使用不同型号泵管时,应核对是否匹配,否则需要通过人工调整间距,或在血液透析机血泵模组上更改相应泵管数据后方能使用。

2.血泵泵管弹性不足

泵管的材料问题导致的不良事件不容易被发现。血泵工作时由泵头滚轮挤压泵管带动血液流动,由于泵管的弹性不足,导致实际血流量与血泵显示的数值不符,这个偏差对动静脉压力的测量虽然有影响,但是稳定的,所以在不足以引起动静脉压报警时,不容易被发现。细心的医护人员会发现,有些患者回血时透析器不干净,以致增加肝素的用量。还有的发现预冲管路的时间有所延长;透析开始时动脉端出血很好,然而血泵开启后血液不能顺利引出;静脉压很低,反复报警等。碰到此类问题后,应核对泵管的尺寸,并观察泵头挤压泵管后是否有血液回流现象,适当增加血流速情况会有所改善。也可做模拟实验,用盐水代替血液模拟透析,以观察泵管出水情况与血泵显示的速率是否相符。当然还要考虑到盐水的放置高度和液体黏稠度的干扰。

(张建红)

第二节 透析用水和透析液

一、透析用水的标准

随着科学技术的发展、对使用污染透析液对患者产生不良影响的深入研究以及许多新治疗方法的应用(在线血滤和高通量透析)等,多个国家制定了相关的透析用水和透析液的国家或行业标准,主要从理化和微生物两大方面对水质进行规范。例如,美国 AAMI、加拿大 Z364.2.2、国际标准 ISO13959 已发布,我国也于 2005 年正式发布了行业标准 YY0572－2005。分析各国透析用水的标准可以发现,各标准的化学污染物指标和微生物指标基本接近。

二、透析用水的生产系统

透析用水的生产系统主要由三部分组成。预处理部分包括砂滤罐、药用炭罐、树脂罐、保安过滤器等。核心部分是反渗透部分,包括反渗透膜、高压泵及电导度监测等,最后一部分是供水系统。

(一)粒子过滤器

粒子过滤器俗称砂滤罐,罐内的滤料多为石英砂,一般装在透析用水处理系统预处理部分的最前端,主要作用是清除水中的悬浮物和颗粒物。也可以在罐内添加一些锰砂,增强对铁的清除。市政水中有细小的悬浮颗粒,这些杂质会影响透析用水设备的性能,例如,堵塞树脂交联网孔，降低离子交换树脂的交换容量，还会使药用炭老化或失效。经过粒子过滤器后，出水浊度应小于 5 mg/L。为保障过滤效果，应适时设定反冲洗周期以除去蓄积在滤层的泥沙，恢复滤过能力。

（二）离子交换树脂（软水器）

离子交换树脂是带有可交换基团的高分子化合物，内部具有网状结构，由于具有化学稳定性好、交换容量大、机械强度高等优点被广泛应用于透析用水处理生产系统的软化预处理部分，俗称软水器。为了降低水的硬度和碱度，一般使用钠型阳离子交换树脂，用氯化钠做再生剂。水处理投入运行后，树脂上的可交换 Na^+ 与水中的 Ca^{2+}、Mg^{2+} 进行交换，达到软化水的目的。随着交换反应的进行，树脂上的可交换 Na^+ 被交换“完了”，软化器出水中则会有硬度离子“漏过”，此时软化器“失效”了，需要“再生”，即将一定量的饱和盐水（再生液）用射流的原理吸入软水器，再生液中的 Na^+ 将树脂上的 Ca^{2+}、Mg^{2+} 交换下来，树脂重新获得交换水中 Ca^{2+}、Mg^{2+} 的能力。软水器就是经过“运行-失效-再生-运行”的过程来工作的，在正常运行过程中应根据实际使用情况把握好再生周期，保证供给反渗膜前的水硬度达标，同时也不因为频繁再生浪费过多的氯化钠。透析治疗结束后，每周固定数次、时间及频率进行再生，称为时间控制方式；另一种称为流量控制方式。流量控制方式的优势在于使用两个并联树脂罐，当达到设定用水量时自动切换进行再生，在运行过程中一旦发现透析用水硬度升高，即使还没有达到设定用水量，也可手动即时进行再生，并同时自动切换到另一个树脂罐来供水。

（三）药用炭过滤器

药用炭过滤器简称炭罐。一般应选用优质果壳类的药用炭为罐内填充物，以确保良好的机械强度并满足吸附速度快、吸附容量大的要求。在水处理系统中，药用炭过滤器主要有两个作用，一是除去自来水中起消毒作用的游离氯及氯胺，药用炭对氯的吸附不仅是其表面对氯的物理吸附作用，而是由于药用炭表面起了催化作用，促进游离氯的水解和产生新生态氧的过程加速。二是除去水中的有机物。通过药用炭过滤处理可除去水中 60%～80%的胶体物，50%左右的铁和 50%～60%的有机物。为了保证药用炭的正常运行效果，应适时设定反洗周期，以除去药用炭吸附的有机物、避免细菌繁殖。可以冲去被截留的物质、松动滤料、保持性能稳定。避免杂质堵塞滤料间隔和药用炭表面，从而保证其吸附效果。由于下游的反渗膜对游离氯和氯胺的清除能力有限，如果药用炭失效会导致余氯超标，使溶血性贫血发生的概率升高，也会使反渗膜过早失效。通常透析用水应配置两个药用炭罐，使其串联，水与药用炭的接触时间应大于 10 min，并每天检测余氯是否达标。

（四）反渗透膜

反渗膜是整个水处理系统的核心，利用反渗透技术将原水中的无机离子、细菌、病毒、有机物及胶体等杂质消除，以获得高质量的纯净水。其工作原理与渗透原理相反，是渗透的一种反向迁移运动。即在浓溶液一侧施加一个大于渗透压的压力，使溶剂的流动方向与渗透方向相反，在压力驱动下借助于半透膜的选择截留作用，将溶液中的溶质与溶剂分开。主要膜材料为乙酸纤维素、芳香族聚酰胺等。20 世纪 80 年代发明的复合膜是理想的反渗透膜，广泛用于纯水制备和水处理行业中，透水量极大，除盐率高达 99%。它对高价离子的消除率可大于 99%，对单价离子的清除率稍低，但也超过了 98%，对分子量大于 100 的有机物的清除率也可达 98%以上。但是由于复合膜的多孔支撑层以聚砜材料最为普遍，尽管有很多优势，但其缺点是对水中游离氯敏感，因此在消毒反渗膜时避免使用含氯消毒剂。

（五）反渗水输送管路

由反渗透装置生产出的纯净水通过输送管路到达透析中心的每一台透析机，避免生物污染是保证水质的主要问题。输送管路的连接方法和输送管路的材质对保证水质有极大影响。要考虑配管材料中不纯物的溶出、黏结剂中有机物的溶出以及管内表面粗糙有利于细菌的繁殖等。应使用符合要求的材料并合理设计流程和施工方法。U-PVC 管材为低溶出材料，价格相对低廉而被普遍应用。另一种 PEX 管材因耐高温、管壁光滑、机械性能好、易弯曲，有取代 U-PVC 的趋势。近年来为了更好地抑制生物污染，配合可以进行热消毒的反渗透系统，316L 不锈钢管和 Teflon 管也被用于临床。比起不锈钢管，Teflon 管的安装非常简单，内壁更光滑。除好的选材以外，在设计和施工中应尽可能避免输送管路过长、弯头和接口过多，尽量不使用纯水储水罐，管内水流保持足够流速以加大水流的剪切力，并采用密闭循环的供水方式。

三、透析液的配制

（一）个体配液和集中配液

常见的透析液配制有两种模式，一种是血液透析机独立配液模式，即通过透析机将浓缩液和透析用水按比例稀释而成。不同品牌的透析机的稀释比例不同，因此提供的浓缩液配方也不同，但稀释后的透析液离子浓度大致相同。透析机独立的配液系统的优势是可以很方便地提供个体化的透析液处方。另一种是集中配液模式，使用一个单独的配比设备将浓缩液和透析用水按比例稀释成透析液，再通过管道输送到所有的透析机。这种供液方式使得血液透析机的结构设计大大简化，完全替代了血液透析机的配比系统，很大程度上减少了透析机的单机故障率，但是无法实现个体化的透析液处方。

（二）浓缩液配制

浓缩液是指提供给透析机，用于配制透析液的浓缩 A 液和 B 液。有粉剂和桶装液体商品选择，两种商品又可以有多种组合。粉剂在透析中心溶解配制，如 A 液 B 粉、A 粉 B 粉、A 液 B 液、A 粉 B 液。为了保证配液品质，特别是在实施血滤和高通量治疗时，很多品牌血液透析机还配备了联机的一次性使用干粉的装置。如果使用商品 B 液应注意存放环境及时间，过低的温度会使 B 液结晶。另外由于 B 液的主要成分是碳酸氢钠，化学成分不够稳定，容易在曝晒及强烈振动过程中分解。分解后的 B 液中含有大量的碳酸根，在透析液的稀释过程中遇到 A 液中的 Ca^{2+}、Mg^{2+} 会产生沉淀，影响透析液的电解质浓度，并会干扰透析机的正常运行。因此如果采用 B 粉，统一在透析中心（室）配制，应现用现配。

搅拌时间不宜过长，搅拌力度不宜过强，以保证 B 液成分稳定。在寒冷季节可以将配液用水适当加热，温度一般不超过 25 ℃。但应注意避免加热装备带来离子污染，注意用电安全等问题。每天将剩余的碳酸氢盐浓缩液彻底排放。遵循相关规范或配液设备生产厂家的建议，及时对配液桶及储液桶进行有效消毒，消毒结束，为避免消毒液残留，应检查消毒液的残余浓度，确保其在安全范围内。

四、透析液的标准

透析液是一类有多种离子和非离子物质的溶液，具有一定的渗透压。关于透析液，国家发布了两个医药标准：YY0572－2015《血液透析及相关治疗用水》、YY0598－2015《血液透析及相关治疗用浓缩物》。因为透析液中的主要成分是水，所以，关于透析用水的相关化学污染物检测和生物学污染检测，适用于对透析液进行检测。透析液直接参与血液透析治疗，能起到充分清除体内代谢废物，提供机体正常代谢所需要的物质(如葡萄糖)并能维持电解质及酸碱平衡的作用。血液透析液中不能含有毒物质、致热原、重金属等对机体有害的物质。透析液的电解质浓度和正常血浆中的浓度相似，略有不同。尿毒症患者普遍存在高钾和酸中毒，因此透析液中 K^+ 的浓度低于正常值；HCO_3^- 的浓度高于正常值。透析液的渗透压应与血液的渗透压相近。几种市场常见的透析机标准配方使用 A、B 浓缩液(粉)混合稀释后的透析液电解质浓度见表 4-1。临床医师还可以根据患者的情况，实行个体化治疗方案。透析液生物污染标准根据治疗方法而有不同(表 4-2)。

表 4-1 透析液电解质浓度

适用机型	Na^+	K^+	Ca^{2+}	Mg^{2+}	Cl^-	HCO_3^-	CH_3COO^-	$C_6H_{12}O_6$
金宝机 D360 方	A:75 mmol/L	2.0 mmol/L	1.75 mmol/L	0.5 mmol/L	A:82 mmol/L	35 mmol/L	4.0 mmol/L	
1:1.83:34	B:65 mmol/L				B:26 mmol/L			
日装机、贝朗机	A:109 mmol/L	2.0 mmol/L	1.5 mmol/L	0.50 mmol/L	110 mmol/L	29 mmol/L	8.0 mmol/L	1 g/L
1:1.226:32.774	B:29 mmol/L							
费森尤斯	A:103 mmol/L	2.0 mmol/L	1.75 mmol/L	0.5 mmol/L	109 mmol/L	35 mmol/L	3.0 mmol/L	
1:1.225:32.775	B:35 mmol/L							
尼普洛机	A:108 mmol/L	2.0 mmol/L	1.5 mmol/L	0.75 mmol/L	108 mmol/L	30 mmol/L	8.0 mmol/L	1 g/L
1:1.83:34	B:30 mmol/L							
东丽机	A:105 mmol/L	2.0 mmol/L	1.75 mmol/L	0.75 mmol/L	106 mmol/L	30 mmol/L	8.0 mmol/L	1 g/L
1:1.225:32.775	B:30 mmol/L							

表 4-2 选择不同治疗方法的透析液标准(AAMI2012)

治疗方法	微生物含量(CFU/mL)	细菌内毒素(IU/mL)
普通透析	<100(50)	<1(0.25 E)
高通量透析	<0.1	<0.003(0.001 J)
血液(透析)滤过	<0.03	$<10^{-6}$

五、透析用水的质量监测

为了保证反渗透装置的正常运行，保证透析用水的产水品质，操作者应全面加强对水处理系统运行状态的监控和记录。

(一)预处理

1.过滤器

前过滤器主要保护前级泵，根据压差更换，过滤器入出口压差超过 10 psi(1 psi=6.89 kPa)，就需要更换。后过滤器，也称保安过滤器，一般 1 个月更换 1 次。

2.药用炭罐

应在每天(班)治疗开始之前检测药用炭罐性能。检查标准是总余氯含量<0.1 mg/L；余氯测量透析室一般采用简单易行的比色分析法。通过试剂与有效氯经过化学反应生成有色物质，根据这一物质颜色的深浅来比较浓度的大小。如果比色超标必须终止治疗，直到问题被解决。

建议设置双罐串联结构，在双罐中间取样检测，在第一个药用炭罐失效时，应对第二个药用炭罐每小时取样检测一次，并尽快更换第一个药用炭罐的滤料。目前有的厂家推出在线残余氯连续监测技术，可供使用，发现不可预料的残余氯含量突然升高时报警。另外为防止填料板结，降低效率，应设定合适的反冲周期。

3.树脂罐

树脂罐用于消除原水中的 Ca^{2+}、Mg^{2+}。每天透析结束，在树脂罐出水口取样检测，硬度应低于 17.22 mg/L。树脂再生的效果与吸入盐水浓度和总量相关。应提供足够的、稳定的供水压力，确保射流器吸入的饱和盐水量足够。硬度超标，如果不能通过缩短再生周期的方式解决，就必须更换填料。虽然反渗膜也有消除 Ca^{2+}、Mg^{2+} 的能力，但是原水硬度超标会使反渗透膜使用寿命缩短。

(二)反渗透装置及供水

1.反渗透膜

反渗透膜是水处理的核心元件，其检验标准就是反渗水的化学污染物和生物学污染物。我国 YY0572－2005 标准中规定了透析用水化学污染物的质量透析用水的最高微量元素的含量，我国原卫生和计划生育委员会发布的标准化操作流程要求每年应检测一次。也可以用电导率度量反渗水中的这些离子。但水处理电导率的数值并不能用于判断透析用水化学污染物是否合格。单纯查看反渗水的电导率并持续记录，有助于使用者了解水处理后水质的变化规律和变化趋势。温度影响反渗膜的产水量，因此反渗水的电导度随水温变化。如果发现电导率突然变化或短时间内持续升高，必须高度重视，可能原因有预处理系统失效、膜的污染及破裂。应及时分析原因并采取补救措施，避免反渗透膜性能急剧下降而最终必须更换。必要时，重新检测透析用水的化学污染物。

反渗透膜的离子清除率一般在 98%以上，如果由于原水中某种元素的含量非常高，通过一级反渗透，透析用水不能达到标准，就必须要使用双级反渗透设备。很多双级反渗透设备在说明书上都会提示，双级反渗透可以单级使用。但是前提是要做每个单级的水质化学污染物检测，单级水也必须符合要求，否则不能单级运转；即使可以单级使用也仅应用于应急方案，因为双级反渗透的任何一级的浓水回收率都和独立单级不同，长时间使用可能会对设备造成不可逆的伤害。

2.生物污染物

虽然理论上认为，通过反渗透技术处理过的水可以清除细菌、病毒、内毒素等，但是水处理装置在运行过程中受诸多因素影响，无法杜绝生物污染。生物污染是膜材料、流体流动参数(如溶解物、流动速度、压力)和微生物间复杂的相互作用的结果。黏附是饥饿幸存的微生物求生的方式，黏附的结果是生成十分复杂的微生物薄膜，并不断释放内毒素，从而污染透析液。透析液中的内毒素会通过透析膜进入血液，导致患者致热源反应。而少量的内毒素进入人体虽然不足以立刻出现明显反应，但会引起患者体内炎性介质和细胞因子增加。生物薄膜陈化后消除的难度很大，因此快速反应可以节约大量的精力。AAMI 标准中建议细菌培养结果＞50 CFU/mL 时必须采取干预措施。过氧醋酸类的消毒剂是比较通用的，浓度为 0.2%左右。市场上也有专用于反渗膜的商品消毒剂，在消毒的同时还有清洁的作用。然而目前很多医院采用用于培养致病菌的血琼脂平板之类的富营养培养基和方法来培养透析用水和透析液中的细菌，造成有些时候细菌培养结果得不到正确的反馈信息，会低估透析用水和透析液中的真正的细菌数量。而结合内毒素的监测更有意义。培养应使用 YY0572－2005 推荐的膜过滤技术，滤过 500～1 000 mL 透析用水，接种于如 R2A 这样的低营养琼脂培养基上，28 ℃～32 ℃下培养 5 d 或更长时间。国内也有一些研究通过适当提高温度、缩短时间来改进欧洲最佳血液透析实践指南建议的方法从而更方便临床使用。例如，使用 R2A 培养基，在 37 ℃条件下培养 48 h。

定期的消毒是必要的保障手段。消毒方法、消毒剂的使用与膜材料相关，应参照设备的使用说明书进行消毒。

3.反渗水输送

为了降低透析用水的生物学污染，一些品牌的反渗机设计增加细菌过滤器。对细菌过滤器应参照说明书规定更换，否则它可能会成为附加的污染源。也有些设计在反渗水出口位置加装紫外线消毒灯，虽然细菌被杀死，但仍然可能会发生透析用水的内毒素超标。传输管道应设置为直供式循环回路，即使没有透析机在使用，也要定时启动以保证管道内的反渗水流动，抑制细菌在管道内繁殖及生物膜的形成。同时还需要进行预防性消毒。除常规化学消毒外，目前市场上很多品牌的水处理设备具有膜或管路热消毒功能，与化学消毒相比更加方便，因而可以更频繁地进行输送管路的消毒。

六、透析液的质量监测

透析液的质量主要从两个方面监测：电解质浓度和生物污染。

(一)电解质浓度

所有透析机都利用电导度来监视透析液浓度，并将电导度换算成钠离子浓度反馈给操作者，但是通过取样检查实际的透析液电解质浓度是必要的。在对透析液采样时，应对样本做出标记：如机器编号、采样时显示浓度。否则化验结果无法和样本、机器对应，失去参考价值。实验室的化验结果也可能存在一定的偏差范围。国家行业标准 YY0598－2015 规定的离子检测方法适用于浓缩液生产厂家。医院的一些针对血液中的离子化验设备用来化验透析液得到的结果也会有一定程度的偏差。另外在采样时使用了可调钠程序也会使测得的透析液离子浓度偏离预设值。总之，参照化验室的检测结果，透析工程师应核对浓缩液及透析机混合的配比是否正确，并定期校准。必要时，可用生理盐水作为参照物，同时送检来验证化验结果。

(二)生物污染

在一般情况下，细菌无法通过透析膜，所以，国家标准的要求中透析液并不是绝对无菌的，允许细菌含量＜100 CFU/mL。透析液中的细菌来源主要有两个方面：透析用水和浓缩液。由细菌产生的内毒素及其片段可以通过透析膜，是产生生物污染相关不良反应的主要原因。当透析液细菌培养超过 50 CFU/mL 时需要检查反渗膜出水、透析机入水、浓缩液 A、浓缩液 B、透析液以及容器等部位，用排除法来确定出现问题的主要部位，便于临床有针对性地制订解决方案。参照原卫生和计划生育委员会所制订的标准化操作流程，每个月应对反渗水及透析液的细菌含量进行监测，每 3 个月检测内毒素。对内毒素和细菌培养的样本采样时，应避免干扰。有些品牌透析机在透析器快速接头的管路上，有硅胶帽型采样口，可以通过外表消毒针刺采样的方式采样。但是这种采样口多次采样后可能会有泄漏，必须定期更换。还可以在透析器的快速接头处采样，但是应掌握取样技巧，避免再污染。最好使用内毒素检测专用采样工具。

随着透析技术的发展，越来越多高通量透析器应用于临床，并取得了很好的疗效。而容量控制的透析机在超滤率较小、高通量透析情况下反超是不可避免的，也就是说产生了从透析液侧到血液侧的对流现象，相当于一定剂量的血液透析滤过后稀释。因此对透析液的质量控制也提出了更高的要求。超纯透析液应运而生，对延缓血液透析患者的并发症、提高生活质量起到了积极的作用。普通的低通量透析时，要求透析液细菌含量不超过 200 CFU/mL，内毒素不超过 2 EU/mL；当进行没有置换液的高通量透析时，要求透析液细菌含量不超过 0.1 CFU/mL，内毒素不超过 0.03 EU/mL；当进行血液滤过和血液透析滤过时，要求置换液达到静脉输液标准，即细菌数不超过 0.03 CFU/mL，内毒素不超过 10^{-6} EU/mL。

（张建红）

第三节 影响透析效率的因素

血液透析中影响溶质清除效率的主要因素有血液流速、透析液流速、透析器的效能、溶质分子量及浓度梯度。

一、血液流速

随着血液流速的增加，透析弥散清除效率也相应地增加，但是二者并不是线性关系，即血流增加到一定程度后，对溶质的清除效率增加会变缓。例如，在透析液流速不变情况下，当血流速从 200 mL/min 增高至 400 mL/min 时，对尿素的清除率仅能增加 30%～40%。对于正常体型的成人，通常血液流速设置为 200～300 mL/min，美国血液透析患者的血液流速常可以到达 400～500 mL/min。在一些特殊的透析情况下，血液流速可能低于 200 mL/min。如为了避免透析失衡，刚进入血液透析患者的诱导透析中常把血液流速设置为 150～200 mL/min。在透析时间明显延长的情况下（如连续性肾脏替代治疗及日间延长的透析等模式），血液流速也会相应降低。

二、透析液流速

通常设置的透析液流速为 500 mL/min，低于此值会使透析效率降低。透析液流速进一步增加会增加溶质清除效率，但是效果有限，并且要求血液流速也达到较高水平。如在用高效透析器进行透析时，如果血液流速设置在 350 mL/min 以上，将透析液流速从 500 mL/min 提高到 800 mL/min，仅可以使尿素清除率大约增加 12%。与降低血液流速一样，在采用夜间透析、延长的日间透析或持续性肾脏替代治疗模式时，因为透析时间延长会增加透析溶质清除率，这些情况下可以相应降低透析液流速。对新开始透析的患者在诱导透析时可以将透析液流速设置为 300 mL/min，以避免失衡综合征。

三、透析器的效能

透析器的效能直接影响透析效率。在血液流速与透析液流速相同情况下，使用有较大膜表面积、壁薄、孔径大、透析液与血液能充分接触的透析器可以获得更高的溶质清除率。

通常来说，由于各种透析器对水溶性小分子毒素（如尿素）的弥散效率都很高，通过增加膜表面积即可提高小分子毒素的清除效率。如果通过合理地提高血液流速和/或透析液流速仍然不能使患者的尿素清除率达标，则可以选用透析膜面积更大的透析器来进行治疗。

透析器的通量反映对水的清除能力。高通量透析器不会使弥散作用有太大提高，即对小分

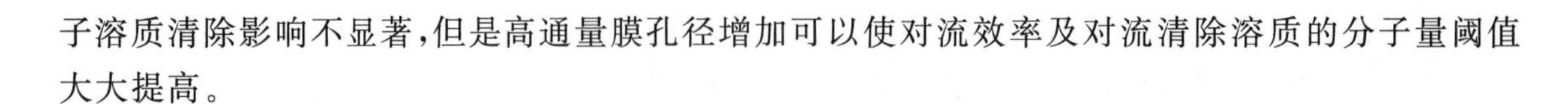

子溶质清除影响不显著，但是高通量膜孔径增加可以使对流效率及对流清除溶质的分子量阈值大大提高。

四、溶质分子量

(一)弥散

溶质分子量影响分子热运动的速度。分子量越小的溶质运动越快、弥散越快。随着分子量增加，溶质分子热运动的速率下降，与膜碰撞的概率减小，弥散效率也随之下降直至消失。即使用了孔径更大的透析膜，中、大分子溶质也几乎不能通过弥散清除。常规低通量透析以弥散为主要毒素清除方式，可以较好地清除分子量低于 500 Da 的小分子水溶性毒素。例如，血液通过透析器后，尿素(MW60)可以清除 75%，肌酐(MW113)可以清除率 60%。分子量大于 1 000 Da 的毒素弥散清除率显著降低，如维生素 B_{12}(MW1355)的清除率仅为 25%。中分子及大分子毒素则完全不能清除。

(二)对流

分子量还影响到对流时的溶质通过膜的阻力，分子量越大，阻力越高，清除效率越低。但是对流比弥散可以清除更大的分子。对于分子量较大、弥散不能清除的溶质，可以通过对流清除，如菊粉(MW5200)。当溶质分子量增加至大于透析膜孔径时，β_2-微球蛋白(MW11818)，即使对流也不能清除这些溶质。这时可以采用膜孔径更大的高通量透析膜来满足对特定溶质的清除需求，可以很好地清除分子量 50 000 Da 以下的溶质。

五、溶质蛋白结合率

透析膜不能透过蛋白质，或仅能通过少量清蛋白，因此蛋白结合率会明显影响溶质的清除。高蛋白结合率的毒素不宜被常规透析清除，常在体内蓄积，导致透析的长期并发症。蛋白结合的溶质清除率除了受上述因素影响外，还取决于其在血浆中的游离浓度以及与蛋白的解离速度。对蛋白结合率高、解离速度慢的溶质用常规透析方法清除非常有限，在紧急情况下(如高蛋白结合率的药物中毒)，通常采用吸附材料(如药用炭、吸附树脂)来进行清除。

六、超滤量

对流方式清除溶质仅伴随着超滤而发生，而对流是中分子毒素的主要清除方式，因此超滤量主要影响中分子毒素的清除率，对小分子毒素的清除也会轻度有影响。增加超滤量可以增加对流清除率。用传统的低通量透析器进行血液透析时，每次透析中超滤量等于患者透析间期增加的体重，为 1～4 kg，对流清除非常有限，并且膜孔径小，基本不能清除分子量较大的溶质，导致 β_2-微球蛋白等中分子毒素在体内蓄积及相关并发症发生，并可能会增加患者的死亡率。为了增加中分子毒素的清除率，使用膜孔径更大的高通量透析器，并通过透析管路向血液中注射置换液，等速将与置换液相同体积的液体经透析器超滤出来的技术——血液滤过技术可以数十倍地增加透析中的超滤量，从而较好地清除中分子毒素。使用高通量透析器进行的血液透析存在反向超滤现象，因此在没有补充置换液的情况下也使实际通过透析膜的超滤量明显增加，从而也可以明显增加透析时中分子毒素的清除率。

(张建红)

第四节 血 液 透 析

一、定义及概述

利用弥散、超滤和对流原理清除血液中有害物质和过多水分，是常用的肾脏替代治疗方法，也可用于治疗药物或毒物中毒等。

二、患者血液透析治疗前准备

（一）加强专科随访

（1）慢性肾病 4 期[估算肾小球滤过率 eGFR＜30 mL/(min·1.73 m^2)]患者均应转至肾脏专科随访。

（2）建议每 3 个月评估 1 次 eGFR。

（3）积极处理并发症和合并症。①贫血：建议外周血的血红蛋白（Hb）水平＜100 g/L，开始促红细胞生成素治疗。②骨病和矿物质代谢障碍：应用钙剂和/或活性维生素 D 等治疗，建议维持血钙 2.1～2.4 mmol/L、血磷 0.9～1.5 mmol/L、血甲状旁腺激素（iPTH）70～110 pg/mL。③高血压：应用降压药治疗，建议控制血压于 17.3/10.7 kPa（130/80 mmHg）以下。④其他：纠正脂代谢异常、糖代谢异常和高尿酸血症等。

（二）加强患者教育，为透析治疗做好思想准备

（1）教育患者纠正不良习惯，包括戒烟、戒酒及饮食调控。

（2）当 eGFR＜20 mL/(min·1.73 m^2)或预计 6 个月内需接受透析治疗时，对患者进行透析知识宣教，增强其对透析的了解，消除顾虑，为透析治疗做好思想准备。

（三）对患者进行系统检查及评估，决定透析模式及血管通路方式

（1）系统询问病史及体格检查。

（2）进行心脏、肢体血管、肺、肝、腹腔等器官和组织的检查，了解其结构及功能。

（3）在全面评估基础上，制作患者病历档案。

（四）择期建立血管通路

（1）对于 eGFR＜30 mL/(min·1.73 m^2)患者进行上肢血管保护教育，以避免损伤血管，为以后建立血管通路创造好的条件。

（2）血管通路应于透析前合适的时机建立。

（3）对患者加强血管通路的维护、保养、锻炼教育。

（4）建立血管通路。

（5）定期随访、评估及维护保养血管通路。

（五）患者 eGFR＜15 mL/(min·1.73 m^2)时，应更密切随访

（1）建议每 2～4 周进行 1 次全面评估。

（2）评估指标包括症状、体征、肾功能、血电解质（血钾、血钙、血磷等）及酸碱平衡（血 HCO_3^- 或二氧化碳结合力、动脉血气等）、Hb 等指标，以决定透析时机。

(3)开始透析前应检测患者的肝炎病毒指标、艾滋病病毒和梅毒血清学指标。

(4)开始透析治疗前应对患者的凝血功能进行评估,为透析抗凝方案的决定做准备。

(5)透析治疗前患者应签署知情同意书。

三、适应证及禁忌证

患者是否需要血液透析治疗应由有资质的肾脏专科医师决定。肾脏专科医师负责患者的筛选、治疗方案的确定等。

(一)适应证

(1)终末期肾病透析指征:非糖尿病肾病 eGFR<10 mL/(min·1.73 m^2),糖尿病肾病 eGFR<15 mL/(min·1.73 m^2)。

当有下列情况时,可酌情提前开始透析治疗:有严重并发症,经药物治疗等不能有效控制,如有急性心力衰竭、顽固性高血压、高钾血症、代谢性酸中毒、高磷血症、贫血、体重明显下降和营养状态恶化,尤其是伴有恶心、呕吐等。

(2)急性肾损伤。

(3)药物或毒物中毒。

(4)严重水、电解质和酸碱平衡紊乱。

(5)其他:严重高热、低体温等。

(二)禁忌证

无绝对禁忌证,但下列情况下应慎用血液透析。

(1)颅内出血或颅内压增高。

(2)有药物难以纠正的严重休克。

(3)严重心肌病变并有难治性心力衰竭。

(4)活动性出血。

(5)有精神障碍,不能配合血液透析治疗。

四、血管通路的建立

临时或短期血液透析患者可以选用临时中心静脉置管,建立血管通路,需较长期血液透析患者应选用长期血管通路。

五、透析处方确定及调整

(一)首次透析患者(诱导透析期)

1.透析前准备

透析前应有肝炎病毒、艾滋病病毒和梅毒血清学指标,以决定透析治疗分区及血透机安排。

2.确立抗凝方案

(1)治疗前患者凝血状态的评估:评估内容包括患者出血性疾病发生的危险、临床上血栓栓塞性疾病发生的危险和凝血指标的检测。

(2)抗凝剂的合理选择:①对于临床上没有出血性疾病的发生和风险,没有显著的脂代谢和骨代谢的异常,血浆抗凝血酶Ⅲ活性在50%以上,血小板计数、血浆部分凝血活酶时间、凝血酶原时间、国际标准化比值、*D*-二聚体水平正常或升高的患者,推荐选择普通肝素作为抗凝药物。

②对于临床上没有活动性出血性疾病，血浆抗凝血酶Ⅲ活性在50%以上，血小板数量基本正常，但脂代谢和骨代谢的异常程度较重，或血浆部分凝血活酶时间、凝血酶原时间轻度延长，国际标准化比值轻度增大，具有潜在出血风险的患者，推荐选择低分子肝素作为抗凝药物。③对于临床上存在明确的活动性出血性疾病或明显的出血倾向，或血浆部分凝血活酶时间、凝血酶原时间明显延长，国际标准化比值明显增大的患者，推荐选择阿加曲班、枸橼酸钠作为抗凝药物，或采用无抗凝剂的方式实施血液净化治疗。④对于以糖尿病肾病、高血压性肾损害等疾病为原发疾病，临床上心血管事件发生风险较大，而血小板数量正常或升高、血小板功能正常或亢进的患者，推荐每天给予抗血小板药物，做基础抗凝治疗。⑤对于长期卧床具有血栓栓塞性疾病发生的风险，国际标准化比值较低，血浆 *D*-二聚体水平升高，血浆抗凝血酶Ⅲ活性在50%以上的患者，推荐每天给予低分子肝素，做基础抗凝治疗。⑥合并肝素诱发的血小板减少症，或先天性、后天性抗凝血酶Ⅲ活性在50%以下的患者，推荐选择阿加曲班或枸橼酸钠作为抗凝药物。此时不宜选择普通肝素或低分子肝素作为抗凝剂。

(3)抗凝方案。①普通肝素：一般首剂量0.3～0.5 mg/kg，追加剂量5～10 mg/h，间歇性静脉注射或持续性静脉输注(常用)；血液透析结束前30～60 min停止追加。应依据患者的凝血状态个体化调整剂量。②低分子肝素：一般选择60～80 U/kg，推荐在治疗前20～30 min静脉注射，无须追加剂量。③局部枸橼酸抗凝：枸橼酸浓度为4.0%～46.7%。以临床常用的4%的枸橼酸钠为例，滤器前持续注入4%的枸橼酸钠，180 mL/h，控制滤器后的游离钙离子浓度为0.25～0.35 mmol/L；在静脉端给予0.056 mmol/L的氯化钙生理盐水(将80 mL 10%的氯化钙加入1 000 mL生理盐水中)，40 mL/h，控制患者体内游离钙离子浓度为1.00～1.35 mmol/L；直至血液净化治疗结束。也可采用枸橼酸置换液。重要的是，临床应用局部枸橼酸抗凝时，需要考虑患者的实际血流量，并应依据游离钙离子的检测相应调整枸橼酸钠(或枸橼酸置换液)和氯化钙生理盐水的输入速度。④阿加曲班：一般首剂量250 μg/kg，追加剂量2 μg/(kg·min)，或以2 μg/(kg·min)持续滤器前给药，应依据患者血浆部分活化凝血酶原时间的监测结果，调整剂量。⑤无抗凝剂：治疗前给予0.4 mg/L(4 mg/dL)的肝素生理盐水预冲，保留灌注20 min后，再给予生理盐水500 mL冲洗；血液净化治疗过程中每30～60 min给予100～200 mL生理盐水冲洗管路和滤器。

(4)抗凝治疗的监测：由于血液净化患者的年龄、性别、生活方式、原发疾病以及合并症不同，患者的血液凝血状态差异较大。为确定个体化的抗凝治疗方案，应实施凝血状态监测，包括血液净化前、净化中和结束后凝血状态的监测。对不同的药物有不同的监测指标。

(5)并发症的处理：主要并发症包括抗凝不足引起的凝血而形成血栓栓塞性疾病、抗凝太过而导致的出血及药物本身的不良反应等。根据病因不同而做相应的处理。

3.确定每次透析治疗时间

建议首次透析时间不超过3 h，以后每次逐渐延长透析时间，直至达到设定的透析时间(每周2次透析者每次5.0～5.5 h，每周3次者每次4.0～4.5 h；每周总治疗时间不低于10 h)。

4.确定血流速度

首次透析血流速度宜适当减慢，可设定为150～200 mL/min。以后根据患者的情况逐渐调高血流速度。

5.选择合适膜面积透析器

首次透析应选择相对小面积透析器，以减少透析失衡综合征发生。

6.透析液流速

透析液流速可设定为 500 mL/min。通常不需调整，如首次透析中发生严重透析失衡，可调低透析液流速。

7.透析液成分

对透析液成分常不做特别要求，可参照透析室常规应用。但如果患者严重低钙，则可适当选择高浓度钙的透析液。

8.透析液温度

透析液温度常设定为 36.5 ℃左右。

9.确定透析超滤总量和速度

根据患者的容量状态及心肺功能、残肾功能等情况设定透析超滤量和超滤速度。建议每次透析超滤总量不超过体重的 5%。存在严重水肿、急性肺水肿等情况时，超滤速度和总量可适当提高。在 1～3 个月逐步使患者透析后体重达到理想的干体重。

10.透析频率

诱导透析期内为避免透析失衡综合征，建议适当调高患者每周的透析频率。根据患者的透析前残肾功能，可采取开始透析的第 1 周透析 3～5 次，以后根据治疗反应及残肾功能、机体容量状态等，逐步过渡到每周 2～3 次透析。

(二)维持透析期

对维持透析患者每次透析前均应评估症状和体征，观察有无出血，测量体重，评估血管通路，并定期进行血生化检查及透析充分性评估，以调整透析处方。

1.确立抗凝方案

根据患者的评估结果确立抗凝方案。

2.超滤量及超滤速度设定

(1)干体重的设定：干体重是指透析后患者体内过多的液体全部或绝大部分被清除时的体重。由于患者营养状态等的变化会影响体重，故建议每 2 周评估一次干体重。

(2)每次透析前根据患者既往透析过程中血压和透析前血压情况、机体容量状况以及透析前实际体重，计算需要超滤量。建议每次透析超滤总量不超过体重的 5%。存在严重水肿、急性肺水肿等情况时，超滤速度和总量可适当提高。

(3)根据透析总超滤量及预计治疗时间，设定超滤速度。同时在治疗中应密切监测血压变化，避免透析中低血压等并发症发生。

3.透析治疗时间

依据透析治疗频率，设定透析治疗时间。建议每周 2 次透析者的透析治疗时间为每次 5.0～5.5 h，每周 3 次者的透析治疗时间为每次 4.0～4.5 h，每周透析时间为 10 h 以上。

4.透析治疗频率

一般建议每周 3 次透析；对于残肾功能较好[残肾功能 2 mL/(min·1.73 m^2)以上]、每天尿量 200 mL 以上且透析间期体重增长不超过 3%、心功残肾功能较好者，可给予每周 2 次透析，但不作为常规透析方案。

5.血流速度

每次透析时，先给予 150 mL/min 的血流速度治疗 15 min 左右，如无不适反应，调高血流速度至 200～400 mL/min。要求每次透析时血流速度最低 200 mL/min。但存在严重心律失常患者，可酌情减慢血流速度，并密切监测患者治疗中心律的变化。

6.透析液设定

(1)每次透析时要对透析液流速、透析液溶质浓度及温度进行设定。

(2)透析液流速：一般设定为 500 mL/min。如采用高通量透析，可适当提高透析液流速至 800 mL/min。

(3)透析液溶质浓度。①钠浓度：常为 135～140 mmol/L，应根据血压情况选择。有顽固高血压时可选用低钠透析液，但应注意肌肉抽搐、透析失衡综合征及透析中低血压或高血压的发生危险；反复透析中发生低血压，可选用钠浓度较高的透析液，或采用透析液钠浓度由高到低的序贯钠浓度透析，但易并发口渴、透析间期体重增长过多、顽固性高血压等。②钾浓度：为 0～4 mmol/L，常设定为 2 mmol/L。对慢性透析患者，根据患者的血钾水平、存在心律失常等合并症或并发症、输血治疗、透析模式(如每天透析者可适当选择钾浓度较高的透析液)情况，选择钾浓度合适的透析液。钾浓度透过低的析液可引起血钾水平下降过快，并导致心律失常甚至心搏骤停。③钙浓度：常用透析液钙浓度为 1.25～1.75 mmol/L。透析液钙浓度过高易引起高钙血症，并导致机体发生严重异位钙化等并发症，因此当前应用最多的是钙浓度为 1.25 mmol/L 的透析液。当存在高钙血症、难以控制的继发性甲旁亢时，选用低钙透析液，但建议联合应用活性维生素 D 和磷结合剂治疗；血 iPTH 水平过低时也应选用钙浓度相对低的透析液；当透析中反复出现低钙抽搐、血钙较低、血管反应性差导致反复透析低血压时，可短期选用高钙透析液，但此时应密切监测血钙、血磷、血 iPTH 水平，并定期评估组织、器官的钙化情况，防止出现严重骨盐代谢异常。

(4)透析液温度：为 35.5 ℃～36.5 ℃，常设定为 36.5 ℃。透析中常不对透析液温度进行调整。但如反复发作透析低血压且与血管反应性有关，可适当调低透析液温度。对于高热患者，也可适当调低透析液温度，以达到降低体温的作用。

六、血液透析操作

血液透析操作流程见图 4-3。

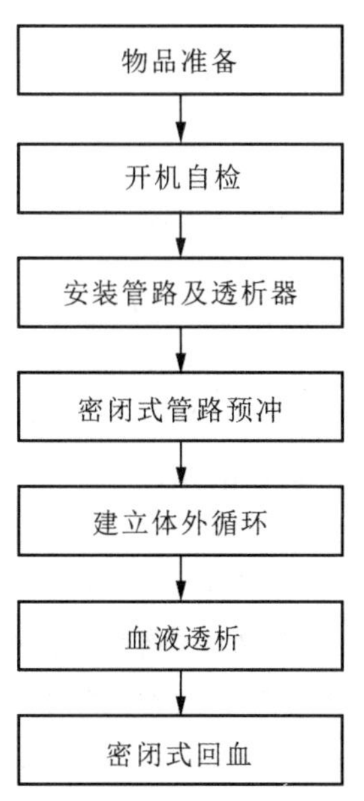

图 4-3 血液透析操作流程

操作步骤如以下几个方面。

(一)物品准备

血液透析器、血液透析管路、穿刺针、无菌治疗巾、生理盐水、碘伏和棉签等消毒物品、止血带、一次性手套、透析液等。

护士治疗前应核对A、B浓缩透析液的浓度、有效期,检查A、B透析液的连接情况。

(二)开机自检

(1)检查透析机电源线连接是否正常。

(2)打开机器电源总开关。

(3)按照要求进行机器自检。

(三)血液透析器和管路的安装

(1)检查血液透析器及透析管路有无破损,外包装是否完好。

(2)查看有效日期、型号。

(3)按照无菌原则进行操作。

(4)安装管路顺序按照体外循环的血流方向依次安装。

(四)密闭式预冲

(1)启动透析机血泵,设定80～100 mL/min,用生理盐水先排净透析管路和透析器血室(膜内)气体。生理盐水流向为动脉端→透析器→静脉端,不得逆向预冲。

(2)将泵速调至200～300 mL/min,连接透析液接头与透析器旁路,排净透析器透析液室(膜外)气体。

(3)生理盐水预冲量的设定应严格按照透析器说明书中的要求;若需要进行闭式循环或肝素生理盐水预冲,应在生理盐水预冲量达到要求后再进行。

(4)推荐使预冲生理盐水直接流入废液收集袋中,并且将废液收集袋放于机器液体架上,不得低于操作者腰部;不建议使预冲生理盐水直接流入开放式废液桶中。

(5)冲洗完毕,根据医嘱设置治疗参数。

(五)建立体外循环(上机)

1.操作流程

操作流程如图4-4所示。

2.血管通路准备

(1)动静脉内瘘穿刺。①检查血管通路:有无红肿、渗血、硬结,并摸清血管走向和搏动。②选择穿刺点后,用碘伏给穿刺部位消毒。③根据血管的粗细和血流量要求等选择穿刺针。④采用阶梯式、纽扣式等方法,以合适的角度穿刺血管。先穿刺静脉、再穿刺动脉,以动脉端穿刺点距动静脉内瘘口3 cm以上、动静脉穿刺点的距离10 cm以上为宜,固定穿刺针。根据医嘱推注首剂量肝素(以低分子肝素为抗凝剂,应根据医嘱上机前静脉一次性注射)。

(2)中心静脉留置导管连接。①准备碘伏消毒棉签和医用垃圾袋。②打开静脉导管外层敷料。③嘱患者将头偏向对侧,将无菌治疗巾垫于静脉导管下。④取下静脉导管内层敷料,将导管放于无菌治疗巾上。⑤分别给导管和导管夹子消毒,将它们放于无菌治疗巾内。⑥先检查导管夹子,确保其处于夹闭状态,再取下导管的肝素帽。⑦分别给导管接头消毒。⑧用注射器回抽导管内封管肝素,推注在纱布上检查是否有凝血块,回抽量为动脉管、静脉管各2 mL左右。如果导管回抽血流不畅,认真查找原因,严禁使用注射器用力向导管腔推注。⑨根据医嘱从导管静脉端推注首剂量肝素(使用低分子肝素作为抗凝剂,应根据医嘱上机前静脉一次性注射),连接体外循环。⑩将医疗污物放于医疗垃圾桶中。

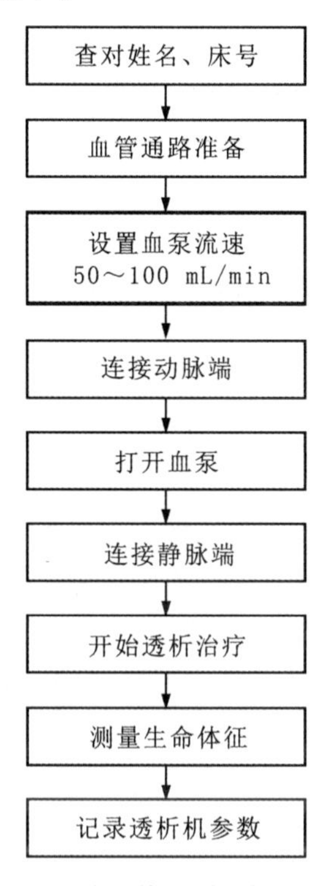

图 4-4 建立体外循环操作流程

3.血液透析中的监测

(1)体外循环建立后,立即测量血压、脉搏,询问患者的感觉,详细记录在血液透析记录单上。

(2)自我查对。①按照体外循环管路的走向,依次查对体外循环管路系统各连接处和管路开口处,未使用的管路开口应处于加帽密封和夹闭管夹的双保险状态。②根据医嘱查对机器治疗参数。

(3)双人查对:自我查对后,与另一名护士同时再次查对上述内容,并在治疗记录单上签字。

(4)血液透析治疗过程中,每小时 1 次仔细询问患者的感觉,测量血压、脉搏,观察穿刺部位有无渗血、穿刺针有无脱出移位,并准确记录。

(5)如果患者的血压、脉搏等生命体征出现明显变化,应随时监测,必要时给予心电监护。

(六)回血下机

1.基本方法

(1)给用于回血的生理盐水瓶塞和瓶口消毒。

(2)插入无菌大针头,放置在机器顶部。

(3)调整血液流量至 50～100 mL/min。

(4)关闭血泵。

(5)夹闭动脉穿刺针夹子,拔出动脉针,按压穿刺部位。

(6)拧下穿刺针,将动脉管路与生理盐水上的无菌大针头连接。

(7)打开血泵,用生理盐水全程回血。回血过程中,可使用双手揉搓透析器,但不得用手挤压静脉端管路;当生理盐水回输至静脉壶、安全夹自动关闭后,停止回血;不宜将管路从安全夹中强制取出,将管路液体完全回输至患者体内(否则易发生凝血块入血或空气栓塞)。

(8)夹闭静脉管路夹子和静脉穿刺针处夹子,拔出静脉针,压迫穿刺部位 2~3 min。

(9)用弹力绷带或胶布加压包扎动脉、静脉穿刺部位 10~20 min 后,检查动脉、静脉穿刺针部位无出血或渗血后松开包扎带。

(10)整理用物。

(11)测量生命体征,在治疗单上记录,签名。

(12)治疗结束,嘱患者平卧 10~20 min,生命体征平稳,穿刺部位无出血,听诊内瘘杂音良好。

(13)向患者交代注意事项,送患者离开血液净化中心。

2.推荐密闭式回血下机

(1)调整血液流量至 50~100 mL/min。

(2)打开动脉端预冲侧管,用生理盐水将残留在动脉侧管内的血液回输到动脉壶。

(3)关闭血泵,靠重力将动脉侧管近心侧的血液回输入患者体内。

(4)夹闭动脉管路夹子和动脉穿刺针处夹子。

(5)打开血泵,用生理盐水全程回血。回血过程中,可使用双手揉搓滤器,但不得用手挤压静脉端管路。当生理盐水回输至静脉壶、安全夹自动关闭后,停止回血。不宜将管路从安全夹中强制取出,将管路液体完全回输至患者体内(否则易发生凝血块入血或空气栓塞)。

(6)夹闭静脉管路夹子和静脉穿刺针处夹子。

(7)先拔出动脉内瘘针,再拔出静脉内瘘针,压迫穿刺部位 2~3 min。用弹力绷带或胶布加压包扎动脉、静脉穿刺部位 10~20 min 后,检查动脉、静脉穿刺针部位无出血或渗血后松开包扎带。

(8)整理用物。

(9)测量生命体征,在治疗单上记录,签名。

(10)治疗结束,嘱患者平卧 10~20 min,生命体征平稳,穿刺点无出血。

(11)听诊内瘘杂音良好。

(12)向患者交代注意事项,送患者离开血液净化中心。

七、透析患者的管理及监测

加强维持性血液透析患者的管理及监测是保证透析效果、提高患者的生活质量、改善患者预后的重要手段,包括建立系统而完整的病历档案和进行透析间期患者的教育管理,定期监测、评估各种并发症和合并症情况,并做出相应处理。

(一)建立系统完整的病历档案

应建立透析病史,记录患者的原发病、并发症和合并症情况,并对每次透析中出现的不良反应、用平时的药物及其他器械等治疗情况、患者的实验室和影像学检查结果进行记录。这有利于医护人员全面了解患者的病情,调整治疗方案,最终提高患者的生活质量和长期生存率。

(二)透析间期的患者管理

(1)加强教育,纠正不良生活习惯,包括戒烟、戒酒、生活规律等。

(2)饮食控制:包括控制水和钠盐的摄入,使透析间期体重增长不超过 5%或每天体重增长不超过 1 kg；控制饮食中磷的摄入，少食高磷食物；控制饮食中钾的摄入，以避免发生高钾血症。保证患者每天蛋白质摄入量达到 1.0～1.2 g/kg，并保证足够的糖类摄入，以避免出现营养不良。

(3)指导患者记录每天尿量及每天体重情况，并保证大便通畅；教育患者有条件时每天测量血压情况并记录。

(4)指导患者维护和监测血管通路。对采用动静脉内瘘者每天应对内瘘进行检查，包括触诊检查有无震颤，也可听诊检查有无杂音；对中心静脉置管患者每天应注意置管部位出血、局部分泌物和局部出现不适表现等，一旦发现异常应及时处理。

(三)并发症和合并症定期评估与处理

常规监测指标及其检测频率如下(表 4-3)。

表 4-3 血液透析患者常规监测指标及评估频率

指标	推荐频率
血常规，肝、肾功能，血电解质(包括血钾、血钙、血磷、HCO_3^- 或 CO_2CP 等)	每月 1 次
血糖、血脂等代谢指标	每 1～3 个月(有条件者)1 次
评估血清铁含量	3 个月 1 次
iPTH 水平	3 个月 1 次
营养及炎症状态评估	3 个月 1 次
Kt/V 和 URR 评估	3 个月 1 次
传染病学指标(包括乙型肝炎、丙型肝炎、艾滋病病毒和梅毒血清学指标)	开始透析 6 个月内，应每 1～3 个月 1 次；维持透析超过 6 个月，应 6 个月 1 次
心血管结构和功能 内瘘血管检查评估	6～12 个月 1 次

1.血常规、肾功能、血电解质(包括血钾、血钙、血磷、HCO_3^- 或 CO_2CP 等)等指标

建议每月检测 1 次。一旦发现异常，应及时调整透析处方和药物治疗。对于血糖和血脂等代谢指标，建议有条件者每 1～3 个月检测 1 次。

2.铁指标

建议每 3 个月检查 1 次。一旦发现血清铁蛋白水平低于 200 ng/mL 或转铁蛋白饱和度低于 20%，需补铁治疗；如血红蛋白(Hb)水平低于 110 g/L，则应调整促红细胞生成素用量，以维持 Hb 于 110～120 g/L。

3.iPTH 监测

建议每 3 个月检查 1 次血 iPTH 水平。要求血清校正钙水平维持在正常低限，为 2.10～2.37 mmol/L(8.4～9.5 mg/dL)；血磷水平维持在 1.13～1.78 mmol/L(3.5～5.5 mg/dL)；血钙与血磷乘积维持在 55 mg/dL 及以下；血 iPTH 维持在 150～300 pg/mL。

4.整体营养评估及炎症状态评估

建议每 3 个月评估 1 次。包括血清营养学指标、血 hsCRP 水平、nPCR 及与营养相关的体格检查指标等。

5.Kt/V 和 URR 评估

建议每 3 个月评估 1 次。要求 spKt/V 至少 1.2，目标为 1.4；URR 至少 65%，目标为 70%。

6.传染病学指标

必须检查这类指标，包括肝炎病毒标记、艾滋病病毒和梅毒血清学指标。开始透析不满 6 个月的患者应每 1～3 个月检测 1 次。维持性透析 6 个月以上患者应每 6 个月检测 1 次。

7.心血管结构和功能测定

心血管结构和功能测定包括心电图、心脏超声波、外周血管彩色超声波等检查。建议每6～12 个月检查 1 次。

8.内瘘血管检查评估

每次内瘘穿刺前均应检查内瘘皮肤、血管震颤、有无肿块等改变。并定期进行内瘘血管流量、血管壁彩色超声等检查。

八、血液透析并发症及处理

(一)透析中低血压

透析中低血压是指透析中收缩压下降超过 2.7 kPa(20 mmHg)或平均动脉压降低 1.3 kPa(10 mmHg)以上，并有低血压症状。其处理程序如下。

1.紧急处理

对有症状的透析中低血压应立即采取措施处理。

(1)采取头低位。

(2)停止超滤。

(3)补充 100 mL 生理盐水，或 20%的甘露醇，或清蛋白溶液等。

(4)上述处理后，如血压好转，则逐步恢复超滤，期间仍应密切监测血压变化；如血压无好转，应再次予以补充生理盐水等扩容治疗，减慢血流速度，并立即寻找原因，对可纠正诱因进行干预。如上述处理后血压仍快速降低，则需应用升压药物治疗，并停止血透，必要时可以转换治疗模式，如单纯超滤、血液滤过或腹膜透析。其中最常采用的技术是单纯超滤与透析治疗结合的序贯治疗。如临床治疗中开始先进行单纯超滤，然后再透析，称为序贯超滤透析；如先行透析，然后再行单纯超滤，称为序贯透析超滤。

2.积极寻找透析中低血压的原因

为紧急处理及以后的预防提供依据。常见原因有以下几种。

(1)容量相关性因素：包括超滤速度过快[>0.35 mL/(kg·min)]、设定的干体重过低、透析机超滤故障或透析液钠浓度偏低等。

(2)血管收缩功能障碍：包括透析液温度较高、透析前应用降压药物、透析中进食、中重度贫血、自主神经功能障碍(如糖尿病神经病变)及采用醋酸盐透析。

(3)心脏因素：如心脏舒张功能障碍、心律失常(如房颤)、心脏缺血、心脏压塞、心肌梗死。

(4)其他少见原因：如出血、溶血、空气栓塞、透析器反应、脓毒血症。

3.预防

(1)建议应用带超滤控制系统的血透机。

(2)对于容量相关因素导致的透析低血压患者，应限制透析间期钠盐和水的摄入量，控制透析间期体重增长不超过 5%；重新评估干体重；适当延长每次透析时间(如每次透析延长 30 min)。

(3)与血管功能障碍有关的透析低血压患者,应调整降压药物的剂量和给药时间,如改为透析后用药;避免透析中进食;采用低温透析或梯度钠浓度透析液进行透析;避免应用醋酸盐透析,采用碳酸氢盐透析液进行透析。

(4)如为心脏因素导致的,应积极治疗原发病及寻找可能的诱因。

(5)有条件时可应用容量监测装置对患者进行透析中血容量监测,避免超滤速度过快。

(6)如透析中低血压反复出现,而上述方法无效,可考虑改变透析方式,如采用单纯超滤、序贯透析和血液滤过,或改为腹膜透析。

(二)肌肉痉挛

肌肉痉挛多出现在每次透析的中后期。一旦出现肌肉痉挛,应先寻找诱因,然后根据原因采取处理措施,并在以后的透析中采取措施,预防再次发作。

1.寻找诱因

寻找诱因是处理的关键。透析中低血压、低血容量、超滤速度过快及应用低钠透析液治疗等导致肌肉血流灌注降低是引起透析中肌肉痉挛最常见的原因;血电解质紊乱和酸碱失衡也可引起肌肉痉挛,如低镁血症、低钙血症、低钾血症。

2.治疗

根据诱发原因酌情采取措施,可快速输注 100 mL 生理盐水(可酌情重复)、高渗葡萄糖溶液或甘露醇溶液,对痉挛肌肉进行外力挤压按摩也有一定疗效。

3.预防

针对可能的诱发因素,采取措施。

(1)防止透析低血压发生及透析间期体重增长过多,每次透析间期体重增长不超过干体重的 5%。

(2)适当提高透析液的钠浓度,采用高钠透析或序贯钠浓度透析。但应注意患者的血压及透析间期体重增长。

(3)积极纠正低镁血症、低钙血症和低钾血症等电解质紊乱。

(4)鼓励患者加强肌肉锻炼。

(三)恶心和呕吐

1.积极寻找原因

常见原因有透析低血压、透析失衡综合征、透析器反应、糖尿病导致的胃轻瘫、透析液受污染或电解质成分异常(如高钠、高钙)等。

2.处理

(1)对低血压导致者采取紧急处理措施。

(2)在针对病因处理基础上采取对症处理,如应用止吐药。

(3)加强对患者(尤其是神志欠清者)的观察及护理,避免发生误吸事件。

3.预防

针对诱因采取相应预防措施是避免出现恶心、呕吐的关键,如采取措施避免透析中低血压发生。

(四)头痛

1.积极寻找原因

常见原因有透析失衡综合征、严重高血压和脑血管意外等。对于长期饮用咖啡者,由于透析中血中咖啡浓度降低，也可出现头痛表现。

2.治疗

(1)明确病因，针对病因进行干预。

(2)如无脑血管意外等颅内器质性病变，可应用对乙酰氨基酚等止痛、对症治疗。

3.预防

针对诱因采取适当措施是预防的关键，包括应用低钠透析，避免透析中高血压发生，规律透析等。

(五)胸痛和背痛

1.积极寻找原因

常见原因是心绞痛(心肌缺血)，其他原因有透析中溶血、低血压、空气栓塞、透析失衡综合征、心包炎、胸膜炎等。

2.治疗

在明确病因的基础上采取相应治疗。

3.预防

应针对胸背疼痛的原因采取相应预防措施。

(六)皮肤瘙痒

皮肤瘙痒是透析患者常见的不适症状，有时严重影响患者的生活质量。透析治疗会促发或加重症状。

1.寻找可能原因

尿毒症患者皮肤瘙痒的发病机制尚不完全清楚，与尿毒症本身、透析治疗及钙和磷代谢紊乱等有关。透析过程中发生皮肤瘙痒，需要考虑与透析器反应等变态反应有关。一些药物或肝病也可诱发皮肤瘙痒。

2.治疗

可采取适当的对症处理措施，包括应用抗组胺药物、外用含镇痛药的皮肤润滑油等。

3.预防

针对可能的原因采取相应的预防手段，包括控制患者的血清钙、磷和 iPTH 于适当水平，避免应用一些可能会引起瘙痒的药物，使用生物相容性好的透析器和管路，避免应用对皮肤刺激大的清洁剂，应用一些保湿护肤品以保持皮肤湿度，尽量选用全棉衣服等。

(七)失衡综合征

失衡综合征是指发生于透析中或透析后早期，以脑电图异常及全身和神经系统症状为特征的一组病症。轻者可表现为头痛、恶心、呕吐及躁动，重者出现抽搐、意识障碍甚至昏迷。

1.病因

发病机制是血液透析快速清除溶质，导致患者血液溶质浓度快速下降，血浆渗透压下降，血液和脑组织液渗透压差增大，水向脑组织转移，从而引起颅内压增高、颅内 pH 改变。失衡综合征可以发生在任何一次透析过程中，但多见于首次透析、透前血肌酐水平和血尿素水平很高、快速清除毒素(如高效透析)等情况。

2.治疗

(1)轻者仅需减慢血流速度，以减少溶质清除，减轻血浆渗透压和 pH 过度变化。对伴肌肉痉挛者可同时输注高张盐水或高渗葡萄糖，并给予对症处理。如经上述处理仍无缓解，则提前终止透析。

(2)对重者(出现抽搐、意识障碍和昏迷)建议立即终止透析，并做出鉴别诊断，排除脑血管意外，同时输注甘露醇。之后根据治疗反应做出相应处理。透析失衡综合征引起的昏迷一般于24 h内好转。

3.预防

针对高危人群采取预防措施，是避免发生透析失衡综合征的关键。

(1)首次透析患者：避免短时间内快速清除大量溶质。首次透析将血清尿素氮水平下降控制在30%～40%。建议采用低效透析方法，包括减慢血流速度、缩短每次透析时间(把每次透析时间控制在2～3 h)、应用面积小的透析器等。

(2)维持性透析患者：采用钠浓度曲线透析液序贯透析可降低失衡综合征的发生率。另外，规律和充分透析、增加透析频率、缩短每次透析时间等对预防有益。

(八)透析器反应

透析器反应既往又名“首次使用综合征”，但也见于透析器复用患者。临床分为两类：A型透析器反应(变态透析器反应型)和B型透析器反应(表4-4)。其防治程序分别如下。

表4-4　透析器反应

	A型透析器反应	B型透析器反应
发生率	较低，<5次/10 000透析例次	3～5次/100透析例次
发生时间	多于透析开始后5 min内，部分迟至30 min	透析开始30～60 min
症状	程度较重，表现为皮肤瘙痒、荨麻疹、咳嗽、喷嚏、流清涕、腹痛、腹泻、呼吸困难、休克甚至死亡	轻微，表现胸痛和背痛
原因	使用环氧乙烷、透析膜材料，复用透析器，透析液受污染，肝素过敏，患者为高敏人群及应用血管紧张素转换酶抑制剂等	原因不清，可能与补体激活有关
处理	立即终止透析；夹闭血路管，丢弃管路和透析器中血液；对严重者给予抗组胺药、激素或肾上腺素药物治疗；需要时给予心肺支持治疗	排除其他引起胸痛的原因，给予对症及支持治疗，吸氧，如情况好转则继续透析
预后	与原因有关，重者死亡	常于30～60 min缓解
预防	避免应用环氧乙烷给透析器和管路消毒，透析前充分冲洗透析器和管路，停用血管紧张素转换酶抑制剂，换用其他类型透析器，采用无肝素透析等	换用合成膜透析器(生物相容性好的透析器)，复用透析器可能有一定预防作用

1.A型透析器反应

主要发病机制为快速的变态反应，常于透析开始后5 min内发生，少数迟至透析开始后30 min。发病率不到5次/10 000透析例次。依据反应的轻重可表现为皮肤瘙痒、荨麻疹、咳嗽、喷嚏、流清涕、腹痛、腹泻，甚至呼吸困难、休克、死亡等。一旦考虑为A型透析器反应，应立即采取处理措施，并寻找原因，采取预防措施，避免其再次发生。

(1)紧急处理：①立即停止透析，夹闭血路管，丢弃管路和透析器中血液。②给予抗组胺药、激素或肾上腺素药物治疗。③如出现呼吸循环障碍，立即给予心脏呼吸支持治疗。

(2)明确病因：主要是患者对与血液接触的体外循环管路、透析膜等物质发生变态反应所致。可能的致病因素包括透析膜材料、管路和透析器的消毒剂(如环氧乙烷)、透析器复用的消毒液、透析液受污染、肝素过敏等。另外，有过敏病史及高嗜酸细胞血症、应用血管紧张素转换酶抑制剂(ACEI),也易出现A型反应。

(3)预防措施:依据可能的诱因,采取相应措施。①透析前充分冲洗透析器和管路。②选用蒸汽或γ射线消毒透析器和管路。③进行透析器复用。④对于高危人群可于透前应用抗组胺药物,并停用ACEI。

2.B型透析器反应

其常于透析开始后20～60 min出现,发病率为3～5次/100透析例次。其发作程度常较轻,多表现为胸痛和背痛。其诊疗过程如下。

(1)明确病因:透析中出现胸痛和背痛,首先应排除心脏等器质性疾病,如心绞痛、心包炎。如排除后考虑为B型透析器反应,则应寻找可能的诱因。B型透析器反应多被认为是补体激活所致,与应用新的透析器及生物相容性差的透析器有关。

(2)处理:B型透析器反应多较轻,给予鼻导管吸氧及对症处理即可,常不需要终止透析。

(3)预防:复用透析器及选择生物相容性好的透析器可预防部分B型透析器反应。

(九)心律失常

多数无症状。其诊疗程序如下。

(1)明确心律失常的类型。

(2)找到并纠正诱发因素,常见的诱发因素有血电解质紊乱(如高钾血症或低钾血症、低钙血症)、酸碱失衡(如酸中毒)、心脏器质性疾病等。

(3)合理应用抗心律失常药物及电复律,对于有症状的或一些特殊类型的心律失常(如频发室性心律失常),需要应用抗心律失常药物,但应用时需考虑肾衰竭导致的药物蓄积。建议在有经验的心脏科医师指导下应用。

(4)严重者需安装起搏器,对于重度心动过缓及潜在致命性心律失常者可安装起搏器。

(十)溶血

溶血表现为胸痛、胸部压迫感、呼吸急促、腹痛、发热、畏寒等。一旦发生,应立即寻找原因,并采取措施。

1.明确病因

(1)血路管相关因素:狭窄或梗阻等引起对红细胞的机械性损伤。

(2)透析液相关因素:如透析液中钠浓度过低,透析液温度过高,透析液受消毒剂、氯胺、漂白粉、铜、锌、甲醛、氟化物、过氧化氢、硝酸盐等污染。

(3)透析中错误输血。

2.处理

一旦发现溶血,应立即予以处理。

(1)重者应终止透析,夹闭血路管,丢弃管路中血液。

(2)及时纠正贫血,必要时可输新鲜全血,将Hb水平提高至许可范围。

(3)严密监测血钾水平,避免发生高钾血症。

3.预防

(1)透析中严密监测血路管压力,一旦压力出现异常,应仔细寻找原因,并及时处理。

(2)避免采用钠浓度过低的透析及高温透析。

(3)严格监测透析用水和透析液,严格消毒操作,避免透析液污染。

(十一)空气栓塞

一旦发现空气栓塞,应紧急处理,立即抢救。其处理程序如下。

1.紧急抢救

(1)立即夹闭静脉血路管,停止血泵。

(2)采取左侧卧位,头和胸部低、脚高位。

(3)心肺支持,包括让患者吸纯氧,采用面罩或气管插管。

(4)如空气量较多,有条件时可给予右心房或右心室穿刺抽气。

2.明确病因

空气栓塞与任何可能导致空气进入管腔部位的连接松开、脱落有关,与刺针脱落、管路接口松开或脱落等有关,部分与管路或透析器破损开裂等有关。

3.预防

空气栓塞一旦发生,死亡率极高。严格遵守血透操作规章,如动脉穿刺避免发生空气栓塞。

(1)上机前严格检查管路和透析器有无破损。

(2)做好内瘘针或深静脉插管的固定,透析管路之间、管路与透析器之间的连接。

(3)透析过程中密切观察内瘘针或插管、透析管路连接等有无松动或脱落。

(4)透析结束时不用空气回血。

(5)注意透析机空气报警装置的维护。

(十二)发热

透析相关发热可出现在透析中,在透析开始后 1～2 h 出现;也可出现在透析结束后。一旦血液透析患者出现发热,应首先分析与血液透析有无关系。如由血液透析引起,则应分析原因,并采取相应的防治措施。

1.原因

(1)发热多由致热原进入血液引起,如透析管路和透析器等复用不规范、透析液受污染。

(2)透析时无菌操作不严格,可造成病原体进入血液或原有感染因透析而扩散,而引起发热。

(3)其他少见原因(如急性溶血、高温透析)也可引起发热。

2.处理

(1)对于出现高热患者,首先对症处理,包括物理降温、口服退热药等,并适当调低透析液的温度。

(2)考虑细菌感染时做血培养,并给予抗生素治疗。通常由致热源引起者 24 h 内好转,如无好转应考虑是感染引起的,应继续寻找病原体证据和抗生素治疗。

(3)对非感染引起者,可以应用小剂量糖皮质激素治疗。

3.预防

(1)在透析操作、透析管路和透析器复用中应严格规范操作,避免操作不规范引起致热原污染。

(2)有条件可使用一次性透析器和透析管路。

(3)透析前应充分冲洗透析管路和透析器。

(4)加强对透析用水及透析液的监测,避免使用受污染的透析液进行透析。

(十三)透析器破膜

1.紧急处理

(1)一旦发现透析器破膜,应立即夹闭透析管路的动脉端和静脉端,丢弃体外循环中血液。

(2)更换新的透析器和透析管路,再进行透析。

(3)严密监测患者的生命体征、症状,一旦出现发热、溶血等表现,应采取相应处理措施。

2.寻找原因

(1)透析器的质量有问题。

(2)透析器的储存方法不当,如冬天将其储存在温度过低的环境中。

(3)透析中凝血或大量超滤等而导致跨膜压过高。

(4)对于复用透析器,如复用处理和储存不当、复用次数过多也易发生破膜。

3.预防

(1)透析前应仔细检查透析器。

(2)透析中严密监测跨膜压,避免出现过高跨膜压。

(3)对透析机漏血报警等装置应定期检测,避免发生故障。

(4)复用透析器时应严格进行破膜试验。

(十四)体外循环凝血

1.原因

寻找体外循环发生凝血的原因是预防以后再次发生及调整抗凝剂用量的重要依据。凝血发生常与不用抗凝剂或抗凝剂用量不足等有关。另外,下列因素易促发凝血。

(1)血流速度过慢。

(2)外周血的 Hb 水平过高。

(3)超滤率过高。

(4)透析中输血、血制品或脂肪乳剂。

(5)透析通路再循环过大。

(6)使用了管路中补液壶(引起血液暴露于空气、壶内产生血液泡沫或血液发生湍流)。

2.处理

(1)轻度凝血:常可通过追加抗凝剂的用量,调高血流速度来解决。在治疗中仍应严密检测患者体外循环凝血的变化情况,一旦凝血程度加重,应立即回血,更换透析器和管路。

(2)重度凝血:常需立即回血。如凝血重而不能回血,则建议直接丢弃体外循环管路和透析器,不主张强行回血,以免凝血块进入体内发生栓塞。

3.预防

(1)透析治疗前全面评估患者的凝血状态、合理选择和应用抗凝剂是预防的关键。

(2)加强透析中凝血状况的监测,并早期采取措施进行防治。监测内容包括压力参数改变(动脉压力和静脉压力快速升高、静脉压力快速降低)、管路和透析器血液的颜色变暗、透析器见小黑线、管路(动脉壶或静脉壶内)小凝血块出现等。

(3)避免透析中输注血液、血制品和脂肪乳等,特别是输注凝血因子。

(4)定期监测血管通路血流量,避免透析中再循环过大。

(5)避免透析时血流速度过低。如需调低血流速度,且时间较长,应加大抗凝剂的用量。

九、血液透析充分性的评估

对终末期肾病患者进行充分的血液透析治疗，是提高患者的生活质量、减少并发症、改善预后的重要保证。对血液透析进行充分性评估是改进透析方法、保证透析质量的重要方法。

(一)血液透析充分性的评价指标及其标准

广义的透析充分性指患者通过透析治疗达到并维持较好的临床状态，评价指标包括血压和容量状态、营养、心功能、贫血、食欲、体力、电解质和酸碱平衡、生活质量等。狭义的透析充分性指标主要是指透析对小分子溶质的清除效率，常以尿素为代表，即尿素清除指数(Kt/V)和尿素下降率(URR)。Kt/V包括单室Kt/V(spKt/V)、平衡Kt/V(eKt/V)和每周标准Kt/V(std-Kt/V)。

1.评价指标

(1)临床综合指标：临床症状，如食欲、体力；体征，如水肿、血压；干体重的准确评价；血液生化指标，如血肌酐、尿素氮、电解质、酸碱指标；营养指标包括血清蛋白等；影像学检查，如心脏超声检查。

(2)尿素清除指标：URR、spKt/V、eKt/V和std-Kt/V。

2.充分性评估及其标准

达到如下要求即可认为患者得到了充分透析。

(1)患者的自我感觉良好。

(2)透析并发症较少，程度较轻。

(3)患者的血压和容量状态控制得较好。透析间期体重增长不超过干体重的5%，透析前血压低于18.7/12.0 kPa(140/90 mmHg)，透析后血压低于17.3/10.7 kPa(130/80 mmHg)。

(4)血电解质和酸碱平衡指标基本维持在正常范围。

(5)营养状况良好。

(6)血液透析溶质清除较好。小分子溶质清除指标单次血透URR达到65%，spKt/V达到1.2；目标值：URR为70%，spKt/V为1.4。

(二)采取措施达到充分透析

(1)加强患者教育，提高治疗依从性，以保证完成每次设定的透析时间及每周透析计划。

(2)控制患者透析间期的容量增长。要求透析间期控制钠盐和水分的摄入量，透析间期体重增长不超过干体重的5%，一般每天体重增长不超过1 kg。

(3)定期评估和调整干体重。

(4)加强饮食指导，定期进行营养状况的评估和干预。

(5)通过调整透析时间和透析频率、采用生物相容性和溶质清除性能好的透析器、调整透析参数等方式保证血液透析对毒素的有效、充分清除。

(6)通过改变透析模式(如进行透析滤过治疗)及应用高通量透析膜等方法，努力提高血液透析对中大分子毒素的清除能力。

(7)定期对心血管、贫血、钙和磷水平、骨代谢等尿毒症合并症或并发症进行评估，并及时调整治疗方案。

(三)Kt/V测定及评估

Kt/V是评价小分子溶质清除量的重要指标。主要是根据尿素动力学模型，通过测定透析前、后血尿素水平并计算得来。目前常用的是spKt/V、eKt/V和std-Kt/V，其中spKt/V因计算相对简单而应用较广。

1.spKt/V 的计算

spKt/V＝In[透析后血尿素水平/透析前血尿素水平－0.008×治疗时间]＋[4－3.5×透析后血尿素水平/透析前血尿素水平]×(透析后体重－透析前体重)/透析后体重

治疗时间单位:小时(h)。

2.eKt/V 的计算

这是基于 spKt/V 计算得来的。根据血管通路不同,计算公式也不同。

(1)动静脉内瘘者:eKt/V＝spKt/V(0.6×spKt/V)＋0.03。

(2)中心静脉置管者:eKt/V＝spKt/V－(0.47×spKt/V)＋0.02。

3.Kt/V 的评价标准

当残肾尿素清除率(Kru)＜2 mL/(min·1.73 m^2)时,每周 3 次透析患者达到最低要求 spKt/V 1.2(或 eKt/V 1.0,不包括 Kru),相当于 stdKt/V 2.0;如每次透析时间短于 5 h,URR 达到 65%。目标值是 spKt/V 1.4(或 eKt/V 1.2,不包括 Kru),URR 70%。当 Kru 为 2 mL/(min·1.73 m^2)时,spKt/V 的最低要求可略有降低(表 4-5),目标值应该比最低要求高 15%。

表 4-5　不同残肾功能和透析频率条件下 spKt/V 的最低要求

透析次数(次/周)	Kru＜2 mL/(min·1.73 m^2)	Kru＝2 mL/(min·1.73 m^2)
2	不推荐	2.0＊
3	1.2	0.9
4	0.8	0.6
6	0.5	0.4

＊一般不推荐每周 2 次透析,除非 Kru＞3 mL/(min·1.73 m^2)。

(1)Kru 为 2 mL/(min·1.73 m^2)相当于 GFR 为 4.0 mL/(min·1.73 m^2),这时,spKt/V 的最低要求如下。①每周 3 次透析:spKt/V 需达到 1.2。②每周 4 次透析:spKt/V 需达到 0.8。

(2)Kru≥2 mL/(min·1.73 m^2)时,spKt/V 的最低要求如下。①当 Kru 为 3 mL/(min·1.73 m^2)时,可考虑每周 2 次透析,spKt/V 需达到 2.0。②每周 3 次透析,spKt/V 需达到 0.9。③每周 4 次透析,spKt/V 需达到 0.6。

为保证透析充分,要求无残肾功能、每周 3 次透析患者每次透析时间不能低于 3 h,每周透析时间需 10 h 以上。

4.血标本的留取

采取准确的抽血方法是保证精确评价患者 Kt/V 的前提。根据患者血管通路及抽血时间等的不同,操作规程如下。

(1)透析前抽血。①动静脉内瘘者:于透析开始前从静脉端内瘘穿刺针处直接抽血。②深静脉置管者:于透析前先抽取 10 mL 血液并丢弃后,再抽血样送检。避免血液标本被肝素封管溶液等稀释。

(2)透析后抽血:为排除透析及透析后尿素水平反弹等因素影响血尿素水平,要求在透析将结束时,采取如下抽血方法。①方法 1:首先设定超滤速度为 0,然后减慢血流速度至 50 mL/min,维持 10 s,停止血泵,于 20 s 内从动脉端抽取血标本。或首先设定超滤速度为 0,然后减慢血流速度至100 mL/min,15～30 s 从动脉端抽取血标本。②方法 2:首先设定超滤速度为 0,然后将透析液设置为旁路,使血流仍保持正常速度 3～5 min,从血路管的任何部位抽取血标本。

5.Kt/V 监测

对于透析稳定患者,建议至少每 3 个月评估 1 次;对于不稳定患者,建议每月评估 1 次。

6.Kt/V 不达标的原因及处理方法

(1)原因分析:①治疗时间没有达到透析处方要求。例如,透析中出现并发症而提前停止或中间暂停透析,患者晚到或因穿刺困难而影响治疗时间,透析机报警等原因而使实际透析时间短于处方透析时间,提前终止透析。②分析绝对血流速度是否达到透析处方要求:因血管通路或透析并发症,透析中减慢了血流速度;血流速度相对降低,如血管通路因素导致血流速度难以达到透析处方要求,此时虽然设定的血流速度较高,但很大部分为再循环血流,为无效血流。③血标本采集不规范可影响 Kt/V 的估算:检查透析前血标本采集是否规范,如是否在开始前采血,对从中心静脉导管抽取的血标本送检前是否把封管液全部抽出并弃去;检查透析后抽血是否规范,如是否停止了超滤,血流速度是否调低或停止血泵,是否把透析液设置为旁路,调低血流后是否等一定的稳定时间再抽血;抽血部位是否正确。④应对透析器进行分析及检测:透析器内是否有凝血;透析器是否合适;是否高估了透析器性能,如透析器说明书上的清除率数据高于实际清除性能。⑤血液检测:如怀疑血液检测有问题,应该再次抽血,重新检测,或送其他单位检测;抽取了血样,应尽快送检,否则会影响检测结果。⑥其他:透析液流速设置错误;错误关闭了透析液管路;患者机体内尿素分布异常,如心功能异常患者外周组织中尿素蓄积量增大。

(2)透析方案调整流程:①保证每次透析时间,必要时需要适当延长透析时间。②保证透析中血流速度达到处方要求。③严格规范采血,以准确评估 Kt/V。④定期评估血管通路,检测血流量及再循环情况。至少 3 个月检测 1 次。⑤合理选用透析器。⑥治疗中严密监测,包括管路和透析器凝血、各种压力监测结果、各种透析参数设置是否正确等。

(张建红)

第五节 短时透析

以每周 12～15 h 的透析时间为主要特征的标准血液透析已成为最主要的透析方式,但患者几乎每隔一天就要花费白天的一半时间在透析机旁,这不仅给患者的生活和工作带来诸多不便,增加精神压力,而且标准透析仍存在透析不充分问题,故透析界一直在探索由标准透析进一步缩短透析时间的方法和技术,以求提高透析效果和满足透析患者及其家属省时的期望。短时透析技术的发展使这种愿望成为现实。20 世纪 90 年代起国内各大透析中心纷纷实施这一项新技术,积累了一定经验,但也发现一些不良反应,并增加了透析费用,因此,如何评价这一项新技术亟待讨论。国外使用数年后发现并发症和死亡率略高于常规血透,故国内目前已很少采用。

一、短时透析的定义和种类

短时透析可将每周透析时间缩短到 6～9 h,即由传统的每次 4～5 h 缩短为 3 h 或 2 h。短时透析要求:①每次透析时间＜3 h。②血流速＞300 mL/min。③尿素清除率＞210 mL/min 或尿素清除率＞3 mL/(min・kg)。依照采用方法的特点,短时透析可分为以下几种。

(一)高效率透析(high efficiency dialysis,HED)

HED 主要通过增加透析膜面积与血流速度来提高溶质(主要是小分子溶质)的清除率。高效率透析器在高血流速下,超滤率小于 10 mL/(h・mmHg)时尿素清除率较高。使用高效率透析器的费用较低,常规铜仿膜可在较高的血流速下使尿素清除率达到较高的水平。采用碳酸氢盐透析和超滤控制系统,超滤量相当于治疗时所需的脱水量。

(二)高通量透析(high flux dialysis,HFD)

HFD 是应用血液滤过器进行血液透析的一种技术。由于合成的高分子聚合膜具有很高的扩散性能和水通透性,血液与透析液之间有更多的和分子量更大的溶质进行转运,可清除分子量 10～60 D 的物质,如 β_2-微球蛋白。高通量指溶质和/或水以高速率通过半透膜从血液侧向透析液侧移动。是否真正属于高通量透析取决于所选用透析器膜的超滤系数是否大于 15 mL/(h・mmHg),而非指血液与透析液的流量,当然若同时提高血液与透析液的流速,透析效果会进一步提高。用高通量透析技术,其溶质清除范围大于高效率透析。在净超滤量增大时,反超滤及蛋白漏出会带来新的问题。此技术必须在有容量超滤控制系统的设备中应用,但不需要像血液滤过机那样复杂的设备,不补充置换液。因有可能出现反超滤,还必须保证透析液无菌和无致热原。

(三)血液透析滤过(hemodiafiltration,HDF)

HDF 是将间断血液滤过与血液透析相结合的一种治疗方法。HDF 结合了弥散和对流两种清除方式的优点,其总清除率比单纯血滤和血透都高。HDF 的超滤量明显大于治疗期间体重的增加量,用后以稀释法补充置换液,其目的是使清除的溶质大小与肾小球滤过的溶质大小相当。可以使用与高通量透析相同的滤器与设备。

二、短时透析的技术要求

(一)透析器

用于短时透析的透析器要求面积大(＞1.4 m^2)、阻力小,即使在血流速为 400 mL/min 时,血液在透析器内也能保持均匀分布,这样才能充分利用透析膜的表面积,以保持溶质交换。现有高通透性膜的材料分为 3 类:纤维素膜、非醋酸纤维素膜和高通量膜。3 种膜材料均能清除小分子物质,但对于中分子物质,高通量膜的清除率及筛漏系数最高,生物相容性最优。改进的铜仿膜的生物相容性明显提高,由于膜的厚度薄(5 μm),水的通透性增加,对中分子物质的通透性提高 20%。

(二)血流量

标准血液透析的血流量为 200～250 mL/min,短时透析要求血流量增加至 300～500 mL/min。最好是事先用多普勒超声进行检查。进行高速体外循环时必须有高质量血泵、短而粗(14～15 G)的内瘘穿刺针、短的血路管道、成对的泵管、范围较宽的压力报警系统。

(三)透析液流速

短时透析的透析液流速要求提高到 600～700 mL/min,而一般的透析机当透析液流速超过 500 mL/min 时,透析液的配制、加温和压力都会出现问题,故应及时检测上述参数。

(四)透析液

进行短时透析时有一定量的透析液反超滤到血液中,因此要求透析液无菌、无致热原,常用的方法是用滤器过滤透析液。流水线式置换液制备系统利用反渗水与浓缩液混合,经细菌滤器后制成透析液,临床证明该装置经济、安全。用未过滤的透析液透析前内毒素水平＜1 Eu/mL,

透析后内毒素水平>10 Eu/mL，而用过滤后的透析液透析前、后的内毒素水平分别低于0.03 Eu/mL和0.5 Eu/mL，用过滤的透析液透析后白介素-1和肿瘤坏死因子水平亦明显降低。

（五）透析液中的缓冲剂

短时透析必须使用碳酸氢盐透析液，否则会导致醋酸盐过度负荷，发生血流动力学与代谢紊乱。此外，血与透析液中缓冲剂的浓度差、置换液中缓冲剂的浓度与输入量、反滤过量和血液的再循环量等均可影响酸碱平衡。

（六）超滤率

短时透析要求准确控制超滤液，以保证患者能耐受治疗。目前的血透机多采用容量或重量超滤控制系统。

（七）肝素

肝素泵必须能在高达133.3 kPa（1 000 mmHg）的压力下保证精确的功能。若无此条件且治疗时间为2.5 h或更少，应轻度增加开始的肝素冲击量而不进行连续性肝素输入。

三、影响短时透析效果的因素

（一）透析效率降低

短时透析治疗时间短，若在治疗过程中发生报警、透析液短路、低血压、血管通路障碍等情况，即使时间不长，也会对透析效果产生明显的影响，因此必须认真、仔细地监测上述情况。

（二）血流量

当血流量>300 mL/min时，泵管内径的误差、动脉内的负压及设定错误等均可影响血流量。

（三）再循环

动脉穿刺的远端形成负压，静脉穿刺的近端压力也增大，这样就形成了两个穿刺之间的再循环。再循环对大分子物质的清除率影响较小，对小分子物质（如肌酐），清除率可减少至再循环率的3/4。短时透析时再循环量可达20%，显著降低透析效果。

（四）反超滤

反超滤是指液体由透析液侧流向血液侧，是由透析器内血液与透析器间的压力差所造成的。使用通透性强的透析器，其静脉端的透析液平均压力超过血压，结果透析液反超滤到血液中。反超滤也可以使透析液中的内毒素等致热原进入体内。

（五）低血压

低血压是短时透析失败的主要原因，是由于透析时间缩短，使单位时间内消除体内水分量过多、过快，组织液未能及时进入血液，引起患者血管容量缺失而造成的。低血压的发生率与超滤量呈指数相关关系，若超滤率>0.7 mL/（kg·min），即每小时2.4 L，低血压的发生率>80%，每小时超滤量在1.5 L以下时，低血压的发生率小于20%，因此必须设定透析间期体重增量范围及透析过程中的超滤量。

（六）心血管功能

部分患者的心脏储备功能欠佳，用标准醋酸盐透析时低血压发生率>50%，改用碳酸氢盐透析低血压亦常发生，此类患者不适宜进行短时透析。

（七）失衡综合征

失衡综合征是由于血脑屏障两侧的渗透压不平衡，导致水分进入脑脊液。避免失衡综合征的首要措施是透析治疗的强度，即透析第1周后血浆尿素氮水平为透析前的70%～80%；控制超滤量和采用高钠透析液亦为避免失衡综合征发生的重要措施。

四、短时透析的优点、缺点和适应证

短时透析可采用生物相容性较好的膜，有碳酸氢盐透析液(钠浓度可变成高钠)和超滤控制系统，使患者对透析的耐受性增加，对溶质的清除范围更广，不仅能清除小分子和中分子物质，还能清除β_2-微球蛋白等，减少了血透的长期并发症。同时由于治疗时间缩短，患者的生活质量提高了。但患者在透析期间需要更严格地控制饮食和水、钠的摄入量。由于血流速高，增加了血液回路出现并发症的危险，血管通路的有效寿命会减少，出现进行性狭窄和再循环。还需要严格控制透析用水和透析液浓缩物的质量，需要高流量透析器及昂贵的设备，使治疗费用增加。短时透析对血透操作人员的要求更高。

短时透析理论上几乎适用于所有透析患者，但下列情况下最好不要进行短时透析。①血管通路不能保证血流速在 300～400 mL/min。②透析间期体重增加过快，达 5～6 kg。③心血管功能不稳定。④患者的营养状况欠佳，体重过低。

五、远期效果

Keshaviah 报道 200 例短时透析患者的住院率与标准血透相比无差别，随访 1 年，其死亡率亦与标准血透相当。对高血压患者应用 HDF 治疗，几个月内血压有明显下降，治疗中患者耐受性良好，无失衡表现，血压稳定。然而评估临床应用短时透析的远期疗效还需进行进一步的研究。对于高通量、短时透析的正面效果是否大于负面效应，目前还不宜做最后结论，应持谨慎态度。另外，配制无菌、无内毒素和致热原的透析液需要更复杂的设备，反超滤现象的发生对透析机的设计和透析器的形状等提出了新的要求，这一切均有待进一步证实。

(张建红)

第六节　腹膜透析

一、定义及概述

腹膜透析、血液透析和肾脏移植是目前治疗肾功能不全的主要有效方法。腹膜透析与血液透析相比具有优势。持续不卧床腹膜透析(continuous ambulatory peritoneal dialysis，CAPD)具有设备简单、操作易行、对中分子物质清除更为有效及对残余肾功能保护得较好等特点。腹膜透析特别适合儿童、老年人和存在血液透析禁忌等人群，是特别符合我国国情需要的一种有效肾脏替代治疗手段，具有良好的发展前景。

二、适应证和禁忌证

(一)适应证

1.急性肾衰竭或急性肾损伤

如何选择腹膜透析的时机、方式及透析剂量，应根据患者的临床状态与生化指标综合考虑。

2.终末期肾病

(1)各种病因导致终末期肾病。

(2)肌酐清除率(Ccr)或估算的肾小球滤过率(eGFR)低于10 mL/min,糖尿病患者Ccr或eGFR不低于15 mL/min。

(3)尿毒症症状明显者,即使没有达到上述数值,也可考虑开始进行腹膜透析治疗。

(4)如出现药物难以纠正的急性左心衰竭、代谢性酸中毒或严重电解质紊乱,应提早开始透析。

3.急性药物与毒物中毒

腹膜透析适于腹膜能够清除的药物和毒物,或尽管毒理作用不明,而临床需要的各种中毒患者均可选择腹膜透析。尤其对口服药物中毒或口服浓度高的毒物,或存在肝肠循环的药物或毒物,或不能耐受体外循环的重症中毒患者,腹膜透析有其独特的治疗优势。

4.水电解质和酸碱平衡失调

对内科无法纠正的水、电解质和酸碱平衡失调,可选择腹膜透析。

5.其他

发生内科或药物治疗难以纠正的下列情况。

(1)发生充血性心力衰竭。

(2)发生急性重症胰腺炎。

(3)发生严重高胆红素血症。

(4)发生高尿酸血症等。

(二)禁忌证

1.绝对禁忌证

(1)腹膜广泛粘连或纤维化。

(2)腹部或腹膜后手术导致严重腹膜缺损。

(3)有外科无法修补的疝。

2.相对禁忌证

(1)腹部手术3 d内,腹腔置有外科引流管。

(2)腹腔有局限性炎性病灶。

(3)肠梗阻。

(4)腹部疝未修补。

(5)严重炎症性或缺血性肠病。

(6)晚期妊娠,有腹内巨大肿瘤及巨大多囊肾。

(7)严重肺功能不全。

(8)腹部皮肤严重感染。

(9)长期蛋白质及热量摄入不足导致严重营养不良。

(10)严重高分解代谢。

(11)有硬化性腹膜炎。

(12)患者不合作或为精神病患者。

(13)过度肥胖。

三、腹膜透析导管的选择、植入及维护

(一)腹膜透析导管的主要类型及选择

1.慢性腹膜透析导管

以导管外固定2个或以上涤纶套为标志。标准Tenckhoff导管含有2个涤纶套,将导管分为腹腔段、皮下隧道段和皮外段。根据导管腹腔段末端的形状不同,可分为直管和卷曲管。

鹅颈管的特征是2个涤纶套之间有一定型的弯曲,使导管的出口处向下。部分学者认为可降低隧道口感染率。也有研究提示鹅颈管与Tenckhoff管的2年保存率、腹膜炎的发生率和出口感染率无差异。腹膜透析导管的选择主要取决于患者的实际情况与植管医师的技术及经验。

2.急性腹膜透析导管

其主要指单涤纶套腹膜透析导管。

(二)腹膜透析导管的植入

常用腹膜透析导管植入方式分为3种:手术法、穿刺法和腹腔镜法。其中手术法植管最常用。

1.术前准备

(1)患者评估:了解患者有无腹膜透析禁忌证。

(2)凝血功能检查:做血常规、凝血全套检查。如患者接受常规血液透析治疗,应在血液透析第2 d后进行手术。

(3)常规备皮。

(4)肠道准备:患者应自行大便或灌肠,排空膀胱。

(5)术前用药:一般无须常规预防性使用抗生素。如有必要,可在术前当天和术后12 h各使用1次抗生素。如临床患者需要,可术前30 min肌内注射0.1 g苯巴比妥。

(6)定位:在腹膜透析导管植入前应正确定位。其目的是将腹膜透析导管末端置于腹腔最低处,建立通畅的腹膜透析通路。

大多数学者认为,腹膜透析导管的植入点应以耻骨联合上缘为起点,根据不同的导管类型垂直向上9~13 cm比较适宜;标准直管的植入点为从起点向上9~10 cm,卷曲管的植入点为从起点向上11~13 cm(图4-5)。

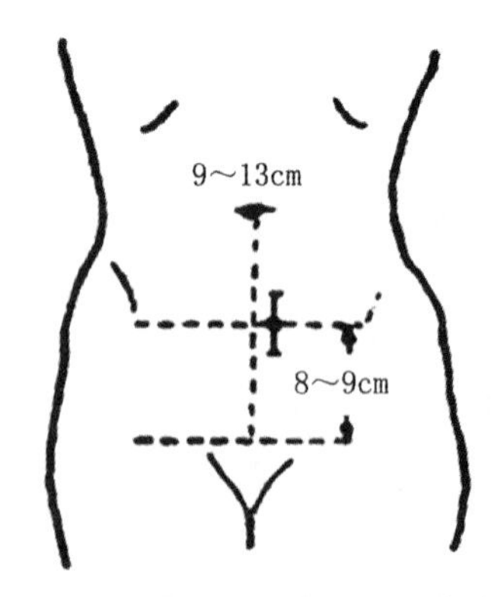

图4-5 腹膜透析导管的植入点定位

确定导管植入点位置时应综合考虑患者的身高、体重、腹水量和手术者的习惯,以保证腹膜

透析通路顺畅。

2.手术法植管的操作步骤

(1)切开皮肤:让患者取仰卧位,常规消毒铺巾,以1%的利多卡因局麻。以标记好的植管点为手术切口中点,选择旁正中切口,纵行切开皮肤2～4 cm。

(2)切开腹直肌前鞘:分离皮下,暴露腹直肌前鞘。切开腹直肌前鞘,钝性分离腹直肌,暴露腹直肌后鞘或腹膜。

(3)切开腹膜:提起并切开腹直肌后鞘,暴露腹膜后提起腹膜,其上做一个约0.5 cm的小切口,提起腹膜,用小圆针、4号线做荷包缝合,不结扎,注意不损伤肠管。

(4)植管:用生理盐水冲洗腹膜透析导管,在导丝引导下将导管缓慢地送入直肠膀胱陷凹或直肠子宫陷凹,切忌硬性插入导管。在送入导管过程中应询问患者有无便意或肛门坠胀感。经导管灌入1 L腹膜透析液或注入100～200 mL生理盐水,如果引流量超过注入量的1/2或引流呈线状,则可在涤纶套下方收紧腹膜荷包并结扎。证实无液体渗出,可用7号线间断缝合腹直肌前鞘。

(5)皮下隧道:确定导管出口点位置。不同类型导管的出口处不完全相同,直管出口处应位于腹膜切口的上外侧方(45°),鹅颈管出口处则位于腹膜切口下外侧方。导管浅层涤纶套应距离皮肤隧道口2～3 cm,防止涤纶套脱出皮肤。将导管与隧道针相连,将隧道针从出口处穿出引出导管。

(6)缝合皮肤:缝合皮肤之前应首先再次检查导管的通畅情况,间断缝合皮下及皮肤,以无菌敷料覆盖伤口。

3.植管后开始腹膜透析的时机

(1)植管后应用适量腹膜透析液冲洗腹腔,每次灌入500 mL腹膜透析液直至引流液清亮后用肝素封管。

(2)建议在植管2周后进行腹膜透析。

(3)若需立即进行透析,建议在卧位或半卧位下或用腹膜透析机进行,每次灌入量为500～1 000 mL,根据患者的耐受情况逐步加至2 000 mL。

(三)皮下隧道和出口处护理

(1)进行出口处护理时应戴帽子和口罩,操作前常规洗手。

(2)定期清洗隧道口,可采用生理盐水清洗隧道口,再用含碘消毒液给隧道口皮肤消毒后用无菌纱布覆盖。如无感染,每周至少应清洗消毒1次。

(3)保持导管出口处干燥。

(4)患者无论在伤口感染期还是愈合期均不应行盆浴和游泳。淋浴时应用肛袋保护出口处,淋浴完毕,应及时对出口处清洗、消毒。

(四)连接管道及其维护

(1)术后2周内应特别注意固定导管,否则可导致出口处损伤和愈合不良。应使用敷料或胶布固定导管,在进行各项操作时注意不要牵扯导管。

(2)外露导管及连接管道之间应紧密连接,避免脱落。

(3)在进行外露导管及连接管道维护时不可接触剪刀等锐利物品。

(4)连接短管使用超过6个月必须更换,如有破损或开关失灵,应立即更换。如果患者在家透析时发现连接短管或外露短管导管损伤或渗液,应停止灌入透析液,立即到腹膜透析中心就诊。

(5)碘伏帽为一次性使用,无须使用消毒剂,不可用碘伏直接给短管消毒。

四、操作程序

以双连袋可弃式"Y"形管道系统为例。

(一)组成与连接

双连袋可弃式"Y"形管道系统的基本特征为"Y"形管道系统中的2个分支分别与新透析液袋和引流袋以无接头形式相连接,"Y"形管的主干以接头形式与延伸短管上的接头相连接。目前该系统以"双联系统"名称在中国市场上推广应用。

(二)换液操作

(1)清洁工作台面,准备所需物品,如夹子、口罩、延伸管接头小帽。从恒温箱中取出加温至37 ℃的腹膜透析液,并检查物品的原包装上的有效期、透析液袋的容量、透析液的清澈度和浓度、有无渗漏等。

(2)将连腹膜透析导管的延伸短管从衣服内移出,确认延伸短管上的滑轮是否关紧。

(3)剪去多余指甲,戴好口罩,常规六步法洗手。

(4)折断"Y"形管主干末端管道内的易折阀门杆,并移去主干接头上的防护罩,打开延伸短管接头上的小帽,将"Y"形管主干与延伸短管连接。

(5)关闭与新透析液袋相连的"Y"形管分支,折断新透析液袋输液管内的易折阀门杆。

(6)打开延伸短管上的滑轮,将患者腹腔内的液体引流进引流袋,引流完毕,关闭延伸短管上的滑轮,打开与新透析液相连的"Y"形管分支上的管夹,进行灌入前冲洗,冲洗时间为5 s,30～50 mL冲洗液被引入引流液袋。

(7)关闭与引流袋相连的"Y"形管分支上的管夹,打开延伸短管上的滑轮,使新的透析液灌入患者的腹腔,灌入完毕,关紧延伸短管上的滑轮同时夹紧与新透析袋连接的"Y"形管分支。

(8)将"Y"形管主干末端接头与延伸短管接头分离,将小帽拧在延伸管接头上。

(9)观察引流袋内引流液的情况,称重记录后弃去。

五、腹膜透析液

腹膜透析液是腹膜透析治疗过程中必不可少的组成部分,除了具有无菌、无毒、无致热原,符合人体的生理特点外,还应与人体有着非常好的生物相容性,长期保持较好的腹膜透析效能,延长慢性肾衰竭腹膜透析患者的生存率。

(一)一般腹膜透析液要求

(1)电解质成分及浓度与正常人的血浆相似。

(2)含一定量的缓冲剂,可纠正机体代谢性酸中毒。

(3)腹膜透析液渗透压等于或高于正常人的血浆渗透压。

(4)配方易于调整,允许加入适当药物以满足不同患者的病情需要。

(5)一般不含钾,用前根据患者的血清钾离子水平可添加适量的氯化钾。

(6)制作质量要求与静脉输液相同,无致热原,无内毒素及细菌等。

(二)理想腹膜透析液的要求

(1)具有可预测的溶质清除率和超滤率。

(2)可为患者提供所缺乏的溶质并能清除毒素。

(3)可提供部分营养物质而不引起代谢性并发症。

(4)pH 在生理范围内,等渗,有碳酸盐缓冲剂。

(5)渗透剂很少被吸收,无毒。

(6)生物相容性好,对腹膜功能及宿主防御功能无影响。

(7)无致热原,无内毒素,无致敏性,无细菌。

(三)腹膜透析液的基本组成

含乳酸腹膜透析液对腹膜刺激小,但有肝功能损害者不宜用。含醋酸腹膜透析液有扩张血管的作用,对腹膜刺激较大。临时加入碳酸氢钠,以防止发生碳酸钙结晶,引起化学性腹膜炎或堵管,这类腹膜透析液适用于有肝脏损害者。目前我国市场上销售的透析液是以乳酸盐作为缓冲剂的。

钙浓度为 1.25 mmol/L 的腹膜透析液为生理钙腹膜透析液,有助于降低高钙血症和转移性钙化的发生率,适用于高钙血症、血管钙化及高血磷需用含钙的磷结合剂患者。目前常用腹膜透析液的配方见表 4-6、表 4-7、表 4-8。

表 4-6 腹膜透析液的基本成分

成分	浓度
葡萄糖	1.5～4.25 g/L
钠离子	132～141 mmol/L
氯离子	95～102 mmol/L
钙离子	1.25～1.75 mmol/L
镁离子	0.25～0.75 mmol/L
醋酸/乳酸根/碳酸氢根	35～40 mmol/L

注:渗透压为 346～485 mOsm/L,pH 为 5.0～7.0。

表 4-7 Dianeal 腹膜透析液(100 mL)

	成分					离子浓度(mEq/L)					渗透压(mOsm/L)	pH
	葡萄糖	氯化钠	乳酸钠	氯化钙	氯化镁	钠	钙	镁	氯化物	乳酸盐		
含 1.5%的葡萄糖	1.5 g	538 mg	448 mg	25.7 mg	5.08 mg	132	1.75	0.5	96	40	346	5.2
含 2.5%的葡萄糖	2.5 g	538 mg	448 mg	25.7 mg	5.08 mg	132	1.75	0.5	96	40	346	5.2
含 4.25%的葡萄糖	4.25 g	538 mg	448 mg	25.7 mg	5.08 mg	132	1.75	0.5	96	40	346	5.2

表 4-8 Extraneal 腹膜透析液(100 mL,pH5.5)

成分	质量	离子	渗透压(mOsm/L)
腹膜透析药	7.5 g	钠离子	133
氯化钠	540 mg	氯离子	96
乳酸钠	450 mg	钙离子	1.75
氯化钙	25.7 mg	镁离子	0.25
氯化镁	5.1 mg	乳酸根	40

(四)腹膜透析液其他成分的加入

商品腹膜透析液内一般不需要、也不主张加入药物或其他成分,只有在病情需要时且严格无菌操作下慎重加入其他成分。

1.肝素

肝素主要用来防止腹膜透析液中蛋白凝固堵塞管路及肠粘连的发生。慢性维持性腹膜透析时一般不加肝素。但在发生腹膜炎时,可加适量肝素,直至腹膜炎得到控制。

2.抗生素

发生细菌性腹膜炎时应根据细菌的种类及药敏试验选用适当的抗生素加入腹膜透析液中,根据病情变化随时调整剂量。

3.胰岛素

对糖尿病患者可于腹膜透液中加入适量胰岛素以控制血糖。在CAPD患者的腹膜透析液内加入的胰岛素量为皮下注射量的2～3倍,应使空腹血糖低于7.8 mmol/L(140 mg/dL)或餐后1 h血糖低于11.1 mmol/L(200 mg/dL)。应严密监测血糖水平并随时调整剂量。注意腹膜透析袋及腹膜透析管道均可吸附胰岛素。

4.其他

如合并腹痛,可在腹膜透析液内加入适量利多卡因。如有蛋白凝块,可加入适量尿激酶。为提高溶质的清除率可加入适量血管扩张药物。

(五)常用维持腹膜透析液渗透性的物质

1.葡萄糖

葡萄糖是目前腹膜透析液常用的渗透剂之一,也是腹膜透析超滤的主要动力。透析液中葡萄糖含量一般为1.5%、2.5%或4.25%。增加透析液中葡萄糖浓度,可提高透析液的渗透压,增加超滤能力。

2.葡聚糖

葡萄糖聚合体溶液可增加腹膜超滤效率及肌酐清除率,延长CAPD患者的生存期。可用葡聚糖腹膜透析液替换高渗葡萄糖腹膜透析液做夜间交换,亦可将其用于进行自动化腹膜透析患者的长时间留腹。葡聚糖腹膜透析液对糖尿病患者更为有益。

3.氨基酸

在伴有营养不良的CAPD患者的腹膜透析液中加合适的氨基酸成分,可能改善CAPD患者的蛋白质营养状态,但可引起血BUN水平上升及酸中毒。

六、处方及调整

腹膜透析的方式及剂量应个体化。根据患者的残余肾功能及腹膜转运特性调整透析处方,确保充分透析,提高患者的生存率和生活质量。

(一)调整腹膜透析处方的必备指标

影响腹膜透析充分性的因素包括腹膜转运特性、体表面积、残余肾功能及透析方式。调整处方必备指标包括腹膜平衡试验值、体表面积、残余肾功能及透析方式。

1.腹膜平衡试验(peritoneal equilibration test,PET)

(1)标准PET的操作。

标准PET的基本原理:在一定条件下,计算腹膜透析液浓度和其与血液中肌酐浓度之比、其与葡萄糖浓度之比，确定患者的腹膜溶质转运类型。

其测定方法如下。①标本采集：在进行 PET 的前夜应行标准 CAPD 治疗，夜间腹膜透析液在腹腔内停留 8～12 h。让患者取坐位，在 20 min 内完全引流出前夜的留腹液，并测定其容量。然后患者取仰卧位，将加温至 37 ℃的 2 L 2.5%的葡萄糖透析液以每 2 min 400 mL 的速度准确地在 10 min 内全部灌入腹腔。在灌入过程中，为保证腹膜透析液完全混合，每灌入 400 mL 透析液，患者需左右翻转、变换体位。在腹膜透析液留腹 0 h、2 h 和 4 h 时收集透析液标本，在腹膜透析液留腹 2 h 时抽取血标本。腹膜透析液留腹 4 h 后，让患者取坐位，20 min 内排空腹腔内的透析液，并测定引流液量。②标本检测：测定透析液及血液中肌酐和葡萄糖的浓度。在测定腹膜透析液的肌酐浓度时，由于受透析液内葡萄糖的干扰，最好采用肌酐矫正因子进行矫正。矫正肌酐浓度(mg/dL)＝肌酐浓度(mg/dL)－葡萄糖浓度(mg/dL)×矫正因子。③PET 的计算和结果评估：计算 0 h、2 h、4 h 透析液与血液中肌酐的浓度比值，计算 2 h、4 h 与 0 h 透析液与葡萄糖浓度的比值。根据 PET 结果，将腹膜转运特性分为以下 4 类：高转运、高平均转运、低平均转运和低转运。

在患者基础腹膜转运特性确定后，如需再测定患者腹膜转运特性有无改变，可采用快速 PET。其操作方法与标准 PET 相似，只需在透析液留腹 4 h 时留取透析液和血标本，分别测定腹膜透析液和血液中肌酐浓度的比值、和葡萄糖浓度的比值。此外，应精确测量透析液的排出量。

(2)PET 值与透析方式的选择：高转运患者适合短时透析，如 NIPD、DAPD、NTPD。高平均转运患者，适合 CCPD 或标准 CAPD。低平均转运患者初期可行 CCPD 或标准 CAPD，当残余肾功能丧失时，宜行大剂量 CAPD。低转运患者宜行大剂量 CAPD 或血液透析。

(3)动态观察 PET 的临床意义：在腹透初期，腹膜转运功能会有轻微变化，然后趋向平衡。因此基础 PET 的测定应在腹透开始 2～4 周进行。此后每 6 个月重复 1 次，动态观察 PET 的变化，有助于纠正透析过程中出现的各种问题。建议应在患者处于平稳状态或腹膜炎痊愈 1 个月后做 PET 检测。若出现透析不充分、营养不良，则需寻找下列原因：①伴发疾病。②是否有残余肾功能减退。③摄入评估。然后根据残余肾功能及腹膜转运特性调整处方。

(4)PET 值与处方调整：为长期腹膜透析患者选择透析方式应以腹膜转运特性为依据，应根据患者的腹膜转运特性、体表面积、体重及残余肾功能来决定达到最后目标剂量所需的透析引流量。

(5)应用 PET 调整处方的注意事项。①对培训期透析液排出量高或低的患者可考虑提前进行腹膜平衡试验，以确定其腹膜转运特性为高转运还是低转运。②对高转运患者可通过增加透析液交换次数和缩短透析液存留时间，来达到最大的超滤量。③对低转运和低平均转运患者可通过增加最大的灌入剂量来提高清除率。④对低转运和低平均转运患者采用 APD 方式透析时，应增加总的夜间治疗时间，增加透析液的存留时间，增加白天透析液存留和/或次日交换，增加灌注量。

2.残余肾功能(RRF)

定期评估残余肾功能，根据残余肾功能调整透析处方，使患者达到充分透析。

(1)残余肾功能下降常见于原发病因、透析液渗透压负荷、高血压、炎症和肾毒性药物等。

(2)残余肾功能下降与透析方案调整：当透析患者的尿量减少或无尿时，应增加透析剂量及透析次数，以弥补经尿液中所排出的清除量。

(二)调整处方

调整透析处方的必备因素包括 24 h 透析液总量、每次交换量、腹膜透析液留腹时间、交换次数及透析液的葡萄糖浓度。

1.透析剂量

透析剂量包括 24 h 总灌注量和每次交换的灌注量。目前临床上使用较多的透析剂量为 6～8 L/d,但腹透患者的透析剂量与透析方式、残余肾功能、体表面积、机体代谢状态及腹膜转运状态等密切相关。所以选择个体化的透析剂量在临床实践中有十分重要的意义。

2.每个周期透析液留腹时间

根据透析方式(如 IPD 30 min 至 1 h,CAPD 4～8 h),透析是否充分,超滤量等因素来决定每个周期透析液留腹时间。

3.交换次数

根据透析方式(如 IPD 每天 10～20 次,CAPD 一般每天交换 3～5 次),超滤效果和透析充分性等因素决定交换次数。

4.葡萄糖浓度

目前常用透析液中葡萄糖浓度为 1.5%、2.5%和 4.25%,超滤量的多少与透析液含糖量、透析周期的长短、透析液入量的多少及腹膜超滤效能等因素有关。

(三)处方调整步骤

在开始腹膜透析时,应首先对患者的临床状态、体表面积及残余肾功能进行评估,制订初步的透析方案。透析 2～4 周进行腹膜平衡试验,同时进行透析充分性评估,如达到治疗目标,按原方案继续透析,如未达到治疗目标,可根据调整处方的变量更改透析方案,直至达到治疗目标。处方调整步骤见图 4-6。

七、充分性评估及保障

(一)腹膜透析充分性的定义

腹膜透析充分性一般指:①透析后患者身心安泰、食欲良好、体重增加、体力恢复,慢性并发症减少或消失,尿毒症毒素被充分清除。②透析剂量足够或透析剂量满意,目前公认目标最小透析剂量标准为 CAPD 每周 Kt/V>1.7,肌酐清除率超过 50 L/(W·1.73 m^2)BSA。③达到一定透析剂量时患者死亡率和发病率不会升高,再增加剂量,死亡率和发病率也不会下降,低于此剂量则死亡率和发病率均会升高。临床上不能采用单一指标评估透析充分性,应根据临床表现、溶质清除率和水钠清除状况综合评估。

(二)评估指标

1.临床状态

观察有无尿毒症毒素和水钠潴留所导致的相关临床表现或生化异常,评估血压和容量控制情况、酸碱平衡状态、脂质代谢、心血管危险因素、营养状态、钙与磷的代谢、骨稳态、炎症状态等。

2.溶质清除

指标包括小分子和中分子溶质清除情况,其中尿素清除分数(Kt/V)是评估透析充分性的重要定量指标。

3.水钠清除

容量控制是腹膜透析的重要目标,应对患者的容量状态进行监测:包括临床有无高血压、水肿、心功能不全等水钠潴留表现。多频生物电阻抗分析可就患者的容量状态、营养状态等提供更多信息。原则上超滤量应根据患者的尿量和液体摄入量。一般无尿患者每天的超滤量应超过 1 000 mL。

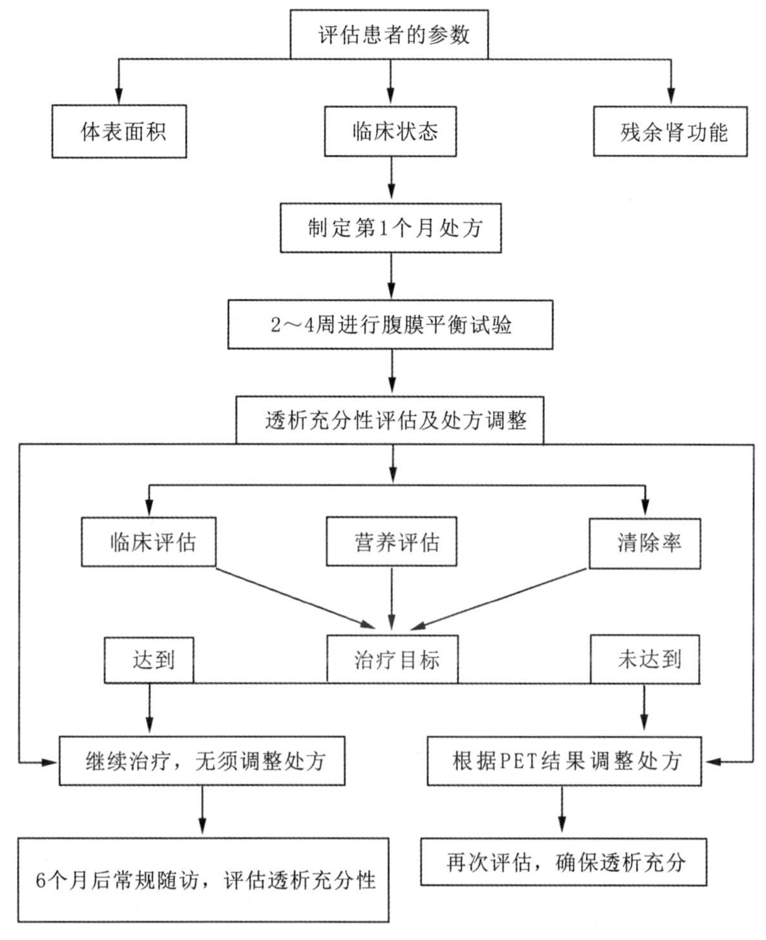

图 4-6 腹膜透析处方调整程序

(三)透析充分标准

1.临床状态

(1)食欲尚可，无恶心、呕吐、失眠及明显乏力等毒素潴留症状。

(2)处于正常容量状态，无容量依赖性高血压、心力衰竭、肺水肿及外周水肿表现。

(3)营养状况良好，血清蛋白浓度不低于 35 g/L，SGA 正常，无明显贫血。

(4)无明显代谢性酸中毒和电解质紊乱的表现。

2.溶质清除

小分子溶质清除应达到最低目标值：CAPD 患者每周的总尿素清除分数应在 1.7 以上。应注意即使小分子溶质清除达到最低目标值，如有症状或体征，也应考虑透析不充分。

3.透析充分性标准计算

透析充分性常以残肾尿素清除率(Kt)与腹膜尿素清除率(Kt)之和表示。

(1)腹膜 Kt(mL/min)＝(透析液尿素氮/血尿素氮)×24 h 透析液排出量。

其中，透析液排出量单位为 mL；血和透析液尿素的单位为 μmol/L 或 mg/dL。

(2)总 Kt/V=(残肾 Kt+腹膜 Kt)×7/V，以实际体表面积除以 1.73 来矫正计算结果。

V=2.447−0.095 16A+0.170 4H+0.336 2W(男性)

V=−2.097+0.106 9H+0.246 6W(女性)

其中 A 为年龄，单位为岁；H 为身高，单位为 cm；W 为体重，指理想体重，单位为 kg。

(四)保证透析充分性的措施

1.定期评估

出现透析不充分时应仔细寻找导致透析不充分的可能原因，如患者透析依从性差、透析处方不当或透析处方未个体化、对体内的水评估不当或出现有机械性并发症(如透析引流不充分或透析液渗漏)。

2.定期监测

在腹膜透析时，残余肾功能包括清除小分子溶质，而且在保持液体平衡、磷的控制及清除中分子毒素中也发挥了重要作用。此外，残余肾功能与透析患者的血管钙化以及心肌肥厚有关。残余肾功能是影响腹膜透析患者透析充分性的重要因素，应特别注意透析时残余肾功能的保护。一旦出现残余肾功能改变，应相应调整透析处方。透析开始后 6 个月内，建议每月测定 1 次残肾尿素清除分数和肌酐清除率；6 个月后每 2 个月测定 1 次，直到残肾 Kt/V<0.1。

3.腹膜转运特性评估和腹膜保护

腹膜转运特性存在个体差异，而且透析过程中腹膜转运特性呈动态变化，因此应根据患者的腹膜转运特性，确定个体化透析处方或调整透析剂量，以达到最佳透析效果。透析开始后 2～4 周应行 PET 试验，将 PET 值作为患者的基础值，以后每 6 个月复查 1 次 PET；如临床怀疑腹膜功能改变，应及时复查 PET；有腹膜炎，应在炎症控制 1 个月以后才行 PET 检查。通常临床使用标准 PET 或快速 PET，如出现超滤功能异常，可使用 4.25%的腹膜透析液代替 2.5%的腹膜透析液进行腹膜平衡试验，以评估腹膜超滤能力(modified PET)。

4.个体化透析处方

应根据患者的残余肾功能、腹膜转运特性、体重及饮食等情况，制订个体化透析方案，并根据患者的残余肾功能和腹膜转运特性调整透析剂量。在确定或调整透析方案时，应选用适当葡萄糖浓度的透析液，增加钠水清除率以保证患者处于正常容量状态。

八、并发症及处理

(一)导管出口处及隧道感染

导管出口处感染是指导管出口处有脓性分泌物和/或红肿，病原微生物培养可为阳性或阴性。皮下隧道感染是指皮下导管隧道出现红肿和疼痛，病原微生物培养可为阳性或阴性。

1.常见原因

(1)导管出口方向未向下。

(2)皮下隧道太短，涤纶套外露。

(3)导管周围渗漏或血肿。

(4)导管经常牵拉可减慢皮肤隧道口及隧道愈合过程。

(5)污染或未注意局部卫生。

(6)全身性因素，如营养不良、糖尿病、长期使用肾上腺糖皮质激素。

2.处理

(1)局部处理:首先最好行局部涂片和病原菌培养,培养结果出来前应先行经验性治疗,给予口服抗生素治疗。培养有结果后再根据培养的致病菌选用敏感的抗生素。

(2)全身用药:感染严重时应静脉给予敏感抗生素。

(3)对经局部处理及全身用药 2 周,感染难以控制者,应考虑拔除导管或消除皮下袖套。

3.预防

(1)外涤纶套与皮肤出口处距离应为 2 cm,出口处方向最好向下。

(2)术后妥善固定导管,避免过多牵拉,加强导管维护。

(3)定期清洗出口处皮肤,保持其清洁、干燥。

(4)在隧道口愈合期及感染期避免盆浴及游泳。

(5)如果患者鼻部携带有金黄色葡萄球菌,于鼻腔涂用抗生素软膏。

(二)腹膜透析相关感染性腹膜炎

1.常见原因

(1)接触污染:包括透析液交换时污染、碘伏帽重复使用、透析液袋破损及透析管或连接导管破损或脱落。

(2)皮肤出口处和隧道感染。

(3)腹泻或接受肠镜检查。

(4)其他原因有牙科手术、静脉留置针、腹膜透析内导管生物膜形成、子宫手术等。

2.危险因素

高龄、糖尿病、残余肾功能减退、低清蛋白血症及营养不良、长期使用肾上腺糖皮质激素以及使用生物不相容性透析液等均为腹膜透析相关感染性腹膜炎的危险因素。

3.病原菌

常见的病原微生物为凝固酶阴性葡萄糖球菌、金黄色葡萄球菌、链球菌,革兰氏阴性菌有逐渐增多的趋势。真菌性腹膜炎和分枝杆菌腹膜炎临床上相对少见。感染途径不同,病原菌不同。

4.临床表现及诊断

临床表现如下。①透析液混浊伴或不伴腹痛。②透析液常规白细胞计数>100/μL;多核细胞占比>50%。③病原微生物阳性。满足其中 2 条或 2 条以上则可诊断。

5.处理

(1)早期诊断:一旦出现腹膜透析液混浊,无论有无腹痛,应怀疑腹膜炎。及时留取第一袋混浊透析液送检,检查内容包括细胞计数和分类、革兰氏染色和病原学培养。

(2)一旦考虑为腹膜透析相关性腹膜炎,留取标本后即应开始经验性抗感染治疗。如腹水混浊明显或疼痛剧烈,可采用数袋 1.5%的腹膜透析液冲洗腹腔。

(3)初始治疗可经验用药。应联合使用抗生素,选用覆盖革兰氏阴性菌和革兰氏阳性菌的抗生素。如有发热等全身症状,应同时局部用药和静脉用药,静脉用药应选择对残余肾功能影响较小的药物。对一般病原菌用抗生素疗程为 2 周左右,对金黄色葡萄球菌、铜绿假单胞菌及肠球菌等疗程为 3 周。

(4)腹水感染时为避免纤维蛋白凝块形成,可在腹膜透析液中加入适量肝素。

(5)一旦诊断为真菌性腹膜炎,则应拔除导管,使用抗真菌药物。

(6)对结核性腹膜炎一般采取四联疗法。局部和全身用药相结合。对治疗无效者拔除导管并继续抗结核治疗。

6.预防

(1)持续改进质量。教育患者采用正确的无菌技术:洗手、戴口罩、不可触碰无菌部位等。监督患者的操作技术并进行再培训:集中注意力、保持换液桌面的清洁、换液时光线要充足等。建立标准的规程,寻找腹膜炎发生的原因并进行相应改进。

(2)预防出口处和隧道感染。

(3)加强腹膜透析患者的教育和培训。内容包括腹膜透析的环境要求、透析管的护理、卫生常识、腹膜透析液质量的检查、无菌操作的训练、腹腔感染的观察与处理等。

(4)纠正营养不良。充分透析,加强营养,注意残余肾功能保护等。

(三)腹膜透析导管功能障碍

1.常见原因

(1)血块、纤维蛋白凝块、脂肪球阻塞,大网膜包裹,腹膜粘连形成小套袋包裹腹透管。

(2)导管受压扭曲。

(3)导管尖端移位。

(4)功能性引流障碍(患者便秘或膀胱充盈等)。

2.临床表现

导管功能障碍主要表现为透析注入或引流单向障碍,也可表现为注入和引流双向障碍。根据导管功能障碍出现时间可分为导管立即功能障碍和导管迟发功能障碍,前者为手术过程中出现的引流障碍,后者为磨合期后开始 CAPD 或在治疗任何时候出现的注入或引流障碍。

3.预防与处理

(1)导管立即功能障碍多与透析导管置入位置不当、开放小切口手术、经皮穿刺或套管针技术难有关,腹腔镜和床旁 X 线检查有助于确定原因。变换透析导管置入位置并再次评估导管功能。

(2)当透出液含血性物、纤维块时,应预防性使用肝素(500~1 000 U/L)。出现功能障碍可使用尿激酶封管。

(3)若无效,属于不可逆性阻塞,或可能为大网膜缠绕,均需重新置管。

(4)如为功能性引流障碍,应适当活动,给予轻泻剂,以生理盐水灌肠刺激肠道运动后,引流即通畅。

(四)透析液渗漏

1.常见原因

(1)植管手术中腹膜荷包结扎得不严密。

(2)腹膜存在先天性或后天性缺陷。

(3)腹膜透析液注入腹腔后导致腹内压升高。

2.临床表现

腹膜结构完整性被破坏后透析液漏出到腹腔以外的部位(胸腔、腹壁或会阴部)。根据发生时间可分为早期渗漏(术后 30 d 内)和晚期渗漏(术后 30 d 后)。临床表现与透析液渗漏部位有关。

(1)胸腔积液:双侧,右侧多见。少量积液可无症状,量大者可出现呼吸困难。取平卧位或使用高渗透析液时症状加重。

(2)管周渗漏:出口处潮湿、肿胀。

(3)会阴部和腹壁渗漏:腹壁肿胀。男性患者的阴囊肿大,女性患者的阴唇肿胀。

3.检查方法

(1)体格检查:有胸腔积液体征,管周渗漏时出口处潮湿、肿胀,会阴部和腹壁渗漏在取站立位时明显。

(2)可对管周渗漏者行局部B超检查。

(3)CT造影扫描。

(4)腹腔内注入锝标记聚合清蛋白后有肺闪烁现象以及胸腔积液葡萄糖浓度升高有助于胸腹膜裂隙的诊断。

4.预防与处理

(1)术前评估:多次手术、慢性腹水、多次妊娠、肥胖、有皮质类固醇使用史、甲状腺功能减退、多囊肾、慢性肺病、腹壁薄弱等患者容易出现。

(2)直视手术时发生率低。

(3)于腹中线旁正中切口,荷包缝合妥帖,仔细缝合腹直肌前鞘。术后10~14 d开始透析,如期间需要紧急透析,则采用仰卧位、小剂量,减少腹腔压力。

(4)透析液渗漏后感染率升高,应使用抗生素。

(5)对胸腔积液有明显症状者可胸腔穿刺放液。

(6)对手术修复、临时性血液透析、低透析液量CAPD及APD无效者改行血液透析。

(7)早期渗漏时可停止透析2周,如不能控制,以CT确定渗漏部位,手术修复。

(五)疝

1.常见原因

(1)多次手术、慢性腹水、多次妊娠、肥胖、有皮质类固醇使用史、甲状腺功能减退、慢性肺病、营养不良等导致腹壁薄弱。

(2)腹膜透析时腹内压升高,取站立位、用大容量透析液以及使用高渗透析液时更为明显。

(3)腹正中切口。

2.临床表现

(1)轻者仅见腹壁局部肿块。

(2)重者可出现肠梗阻或肠坏死。

(3)少数患者可并发腹膜炎。

3.处理与预防

(1)术前仔细评估有无导致腹壁薄弱危险的因素,有无疝病史。

(2)如出现疝,特别注意观察有无肠梗阻或肠坏死表现。

(3)如透析前有疝,在腹透置管前手术修复疝。

(4)术后取仰卧位、容量递增至少2周,或使用APD。

(5)尽可能手术修复。

(六)出血性并发症

1.常见原因

(1)有凝血功能障碍,使用抗凝药。

(2)术中不慎损伤腹壁动脉及其分支。

(3)女性月经期血液反流至腹腔。

2.临床表现

其与出血部位有关,可出现腹壁血肿、出口处出血及血性透析液。

3.预防与处理

(1)术前评估凝血状态和预防凝血。

(2)手术时避免损伤腹壁血管。

(3)做小切口,仔细止血,切口不宜靠外。

(4)出现血性腹水,用0.5～1 L冷生理盐水或腹膜透析液冲洗。

(5)伤口或出口处出血,要压迫止血。

(6)如大出血,需外科手术处理。

(七)腹膜衰竭

1.常见原因

腹膜衰竭与多次腹膜炎或长期使用生物不相容性透析液导致腹膜结构和功能异常有关。

2.临床表现

(1)Ⅰ型腹膜衰竭:腹膜对小分子溶质转运有障碍。

(2)Ⅱ型腹膜衰竭:腹膜对水及溶质转运均有障碍。

(3)Ⅲ型腹膜衰竭:由腹腔淋巴吸收增多所致。

3.预防与处理

(1)防治腹膜炎,使用生物相容性透析液。尽量少用高糖透析液,为增加超滤可加用艾考糊精透析液。

(2)将腹膜透析方式改为短存留,夜间不保留透析液,但需兼顾溶质清除。

(3)休息4周,暂时给予血液透析。

(4)无效者改行血液透析。

(八)蛋白质和能量摄入不足

1.常见原因

(1)透析不充分,毒性产物潴留,使蛋白质和热量摄入量减少。

(2)代谢性酸中毒、感染(包括腹膜炎)等导致高分解代谢状态。

(3)伴随疾病,如糖尿病、心力衰竭、慢性炎症、恶性肿瘤、肝脏疾病等,可使CAPD患者的蛋白质和能量摄入量减少。

(4)透析液中蛋白质、氨基酸和微量元素丢失。

(5)残余肾功能减退。

2.营养状态评估方法

(1)评估血清蛋白(Alb)和前清蛋白(Pre-A),如Alb<35 g/L或Pre-A<30 mg/dL,应注意存在营养不良。

(2)评估每天蛋白摄入(DPI),一般建议DPI达每天1.2 g/kg。

(3)采用主观综合性营养评估法(四项七分模式。四项:体重、厌食、皮下脂肪、肌肉重量;七分:1～2分为严重营养不良,3～5分为轻重度营养不良,6～7分为营养正常)。

(4)人体测量。

3.预防与处理

(1)加强透析,注意小分子溶质清除特别是水钠平衡。应根据患者的残余肾功能及腹膜转运特性设计个体化透析处方。

(2)注意保护残余肾功能,避免使用肾损害药物。

(3)防治可能导致营养不良的并发症,如感染、代谢性酸中毒等。

(4)心理干预,增强患者成功透析的信心。

(5)每 6 个月进行 1 次营养评估,做个体化营养指导。

九、患者管理与培训

(一)植管前宣教与培训

主要内容包括透析目的、开始透析时机、透析方式的选择(血液透析/腹膜透析/肾移植的方法介绍、血液透析、腹膜透析、肾移植的优点与缺点)等。

(二)植管后宣教与培训

主要内容包括正常肾脏的结构与功能、尿毒症的临床表现及其后果、腹膜透析的治疗原理、腹膜透析的具体操作步骤及要点、无菌操作概念、腹膜透析导管护理、液体平衡的监测和保持、腹透患者的饮食指导、居家透析的条件、意外事件的处理等。

(三)患者随访期宣教与培训

主要内容包括简单介绍透析相关的并发症及预防方法、定期操作的再培训、针对随访中出现问题的再培训、组织活动、交流腹透经验、提高生活质量等。

(张建红)

第七节　连续性动静脉血液滤过、透析

一、连续性动静脉血液滤过(CAVH)

CAVH 已广泛应用于重症监护室中急性肾衰竭伴多脏器衰竭的急救。

(一)方法

临时建立血管通路,目前多用颈内静脉或股静脉连续性静脉-静脉血液滤过(CVVH)。经动脉引入一个小型高效能、低阻力的滤过器,依赖血液在滤器内跨膜压差,每分钟可超滤 5～10 mL 血浆,然后血液经滤过器静脉端回输到体内,如此 24 h 不断进行超滤,每天可清除 7～14 L 水分,既防治了体液潴留,又保证了治疗计划(包括全静脉内营养)的实施。回补液常用静脉端补液(后稀释法)。

1.滤器

目前有美国 Amicon 公司 Diafilter20 和 30、瑞典金宝公司 FH55 和费森尤斯公司 F8 等。不使用血泵时,应把滤器置于与患者的心脏或床面等高位置。CVVH 需用血泵驱动,保证血流量和静水压。

2.置换液

由于 CVVH 的每天超滤量多为 7～10 L,故需补充液体。补液成分因患者而异,常需每天

调整。原则上补充的电解质应接近细胞外液成分，此外尚需补充碱基。目前虽然有市售商品，但仍需进行若干变动以符合患者的要求。输入置换液的方法可以是经滤器前端（动脉端）管路输入（前稀释）或经滤器后端（静脉端）管路输入（后稀释法）。临床上多采用后稀释法，从静脉端输入置换液。

3.肝素的应用

对无活动性出血病例，对滤器与血路管道应先用含肝素的生理盐水（1 万 U/2 L）冲洗、预冲。滤过开始后经动脉端补充 10 U/(kg・h)或每小时 5 mg 以维持滤器静脉端试管法凝血时间在 30～45 min，对有出血倾向及有活动性出血病例应严格掌握肝素的用量，防止创面和腔道出血。有条件者应使用枸橼酸抗凝。

（二）影响滤过率的因素

主要的影响因素为跨膜压，其次为血流量等因素。影响净跨膜压的因素如下。

1.静水压

滤器内静水压远较平均动脉压力低，为 4.0～5.3 kPa（30～40 mmHg），其压力降低与否受血管通路种类、穿刺针内径、管道长度以及滤器内阻力和静脉压等影响。

2.滤液侧压力

当滤器位置高于滤液收集袋时，滤液侧有由势能引起的相对压力差，该压力差是产生超滤的主要因素，其大小取决于滤液收集袋与滤器之间的垂直距离，每相距 1 cm，可产生 0.1 kPa（0.7 mmHg）压力差，若相距 40 cm，则有 4.0 kPa（30 mmHg）压力差。理论上跨膜压等于静水压和滤液侧相对压力差之和。

3.胶体渗透压

为抵消跨膜压的反作用力，即胶体渗透压愈高，跨膜压愈低。由于超滤结果滤器出口端血浆蛋白浓度常较入口端为高，该部位胶体渗透压常等于跨膜压，使胶体跨膜压为零，导致滤过停止，使用血泵可增加血流量，提高静水压。

（三）适应证

（1）处于任何原因引起的急性肾衰竭少尿期。

（2）急性肾衰竭伴多脏器衰竭，如肺弥散功能障碍伴循环衰竭。

（3）体液过多，如心脏手术后，心肌梗死急性期，败血症，对强心、利尿无效的泵衰竭，容量负荷的心力衰竭和急性肺水肿。

（4）严重电解质紊乱、酸碱平衡失调，特别是高钠、低钠、代谢性酸中毒。

（四）优点与缺点

主要优点为：①方法简便，不需要透析装置，可在 20 min 内投入急救。②滤器的生物相容性好，低氧血症较轻，适于多脏器衰竭治疗。③持续低流率地替代肾小球滤过，维持体液容量及其成分相对稳定，对心血管功能的影响小，在血压偏低时仍可缓慢超滤。④对高分解状态可施行静脉内高营养疗法。

缺点是滤器内凝血，清除血氮质能力有限，故近年又发展了连续性动静脉血液滤过透析。

二、连续性动静脉血液滤过透析

为弥补 CVVH 清除血氮质不足而设计，连续性静脉血液滤过透析（continuous venous-venous hemofiltration and dialysis，CVVHD）在 CVVH 的同时施行弥散透析。CVVHD 与一般

血液透析的不同之处在于透析液量仅为常规透析的3%,不需要人工肾供液装置,故亦可用于床旁急救。透析液可用腹膜透析液经调整后替代,每小时用1 L,故透析液量近17 mL/min,清除率为22～27 mL/min。若每小时用2 L透析液,则透析液流量增至34 mL/min,加上超滤10～16 mL/min,则每分钟清除率达44～50 mL/min,故CVVHD除具有CVVH的优点外,尚能增加溶质清除率。近年来CVVHD已用于治疗重危急性肾衰竭伴高分解状态。

三、日间连续性静脉静脉血液滤过透析

CVVHD已被全球公认为治疗急性肾衰竭,特别是伴多脏器衰竭和需要全静脉营养患者较为有效的方法,但这种方法有3个缺点。①需要连续24 h治疗和监护。②需要连续24 h补充肝素和出血、凝血监护。③需要24 h调整水、电解质和酸碱平衡。为了克服上述缺点,有学者采用DTCVVHD方法,即在日间进行8～12 hCVVHD,每天超滤量为6～8 L。这样可满足全静脉营养补液的需要,且调节电解质及酸碱平衡较为方便,需要肝素量少,对相对稳定急性肾衰竭,需要全静脉营养的病例较为合适。若因透析时间缩短清除氮质少,可采取增加每小时透析液量的方法增加清除率,如每小时用2 L透析液,在人力紧张、患者病情许可时,其不失为明智之举。

四、连续性高通量透析

伴高分解代谢的ARF患者,尿素清除率需达30 L/d以上才能较好地控制氮质血症。全身炎症反应综合征常引起急性肾衰竭和多系统脏器功能衰竭,这些患者血浆中存在大量化学递质、血管活性物质及细胞因子(肿瘤坏死因子、白细胞介素等),通过血液净化清除上述物质,可能有助于控制病情发展。采用高通量、筛选系数大的合成膜血滤器进行血液净化治疗,增加对流清除溶质,可能达到这一目的。CHFD首先由Ronco提出,该系统包括连续性血液透析和一个透析液容量控制系统,采用高通量血滤器,10 L碳酸氢盐透析液以100 mL/min的速度再循环。超滤过程由速度不同的两个泵控制,第一个泵输送已加温的透析液,第二个泵调节透析液流出量和控制超滤。透析4 h左右,透析袋中的尿素和肌酐浓度与血浆中二者的浓度达到平衡,此时更换透析液继续CHFD。该系统的尿素清除率可达60 L/d,菊粉清除率可达36 L/d。如连续进行治疗,周Kt/V指数很容易达到7～10,可很好控制氮质水平。有研究显示清除炎症递质可减轻全身炎症反应综合征,降低病死率。

五、高容量血液滤过(HVHF)

在连续血液滤过治疗中,增加滤过量,使每天滤过量达到50 L以上,称为HVHF。据报道如此大量的滤过可降低全身炎症反应综合征患者的血浆炎症递质和细胞因子水平,改善败血症患者的血流动力学参数,但此举是否能改善这类患者的预后,仍有待证实。HVHF有两种方法。①使用CVVH,使滤过量维持3～4 L/h。②夜间用CVVH维持,白天以6 L/h滤过,滤过总量＞60 L/d。要求应用高通量滤器,面积为1.6～2.2 m^2。

(张学光)

第八节　特殊患者的血液透析

一、儿童患者的血液透析

(一)概述

相对于成人患者的血液透析而言,儿童患者的血液透析发展得比较晚。儿童处于生长发育阶段,其肾脏生理和血管通路的特殊性给血液透析带来一定的难度,血液透析对儿童的营养、代谢及心理也产生很大影响,所以透析过程中的护理工作显得尤为重要。

(二)儿童血液净化的生理特点

儿童体内的电解质和成人相近,所以透析液、置换液的配方与成人相似。儿童的血容量约占体重的8%(新生儿,100 mL/kg;体重<20 kg者,80 mL/kg;体重>20 kg者,70 mL/kg)。体外循环最大量≤8 mL/kg,所以应选择血室容量小的透析管路和低顺应性的透析器。透析器表面积一般不能超过儿童的体表面积,一般根据其体重选择合适的透析器(表4-9)。对儿童的血液透析血流量按3～8 mL/(kg·min)计算,透析器和血液管道总容量若超过患儿循环血量的15%,容易出现低血压。对血流动力学不稳定及5岁以下患儿,应首选腹膜透析治疗。

表4-9　儿童的体重与透析器膜面积的配比

体重(kg)	透析器膜面积(m^3)
<20	0.1～0.4
20～30	0.4～0.6
30～40	0.6～1.0
>40	>1.0

(三)儿童血液透析技术

1.适应证

(1)紧急透析指征:①少尿或无尿2 d以上。②出现尿毒症症状,尤其是神经精神症状。③严重水钠潴留或有充血性心力衰竭、肺水肿和脑水肿。④血BUN水平>35.7 mmol/L(100 mg/dL)或BUN水平的增加速度每天>9 mmol/L(25.2 mg/dL),血肌酐水平>620 μmol/L(7 mg/dL)。⑤有难以纠正的酸中毒。⑥高钾血症:血钾水平>6.5 mmol/L。⑦急性中毒:根据不同的毒物和药物采用不同的血液净化方法。⑧代谢紊乱:如高钙血症、高尿酸血症、代谢性碱中毒、乳酸性酸中毒、高渗性昏迷。

(2)慢性肾衰竭小儿透析指征:K/DOQI指南中关于儿童CRF开始透析的指征如下。

肾小球滤过率(GFR)<15 mL/(min·1.73 m^2),可以应用Schwartz公式或收集尿液计算GFR。

患儿肌酐清除率(Ccr)虽未降至15 mL/(min·1.73 m^2),但出现以下并发症,应开始透析(透析开始前确定药物和饮食治疗对患儿无效):①顽固的细胞外液超负荷;②高钾血症;③代谢性酸中毒;④高磷血症;⑤高钙或低钙血症;⑥贫血;⑦神经系统异常;⑧不能解释的日常生活障碍或生活质量下降;⑨胸膜炎或心包炎;⑩消化系统症状(恶心、呕吐、腹泻、胃十二指肠炎);⑪体重下降或营养不良;⑫高血压。

2.禁忌证

血液透析无绝对禁忌证,但对于血容量不稳定和低血压的患儿,建议应用腹膜透析。据南美洲和加拿大统计,约65%的儿童应用腹膜透析。欧洲建议5岁以下儿童应用腹膜透析。美国K/DOQI指南建议10 kg以下小儿应用腹膜透析。

以下情况下应该慎用血液透析。

(1)有严重低血压或休克。

(2)有严重出血或出血倾向。

(3)严重心肺功能不全。

(4)严重感染,如有败血症或血源性传染病。

(5)患儿精神异常,不能合作,家属不同意透析。

3.儿童的血管通路

对于儿童患者来说,血管通路的建立是血液净化的难点之一。小儿的血管细小,术中合作不好,术后难以护理。建立有效的血管通路是血液透析成功的关键。

儿童血液透析的血管通路分为临时性血管通路、长期(半永久性)血管通路及永久性血管通路。

(1)临时性血管通路:主要适用于紧急透析或需要紧急透析但动静脉内瘘未成熟的儿童。①直接穿刺法:要求血管条件好,对动脉血管纤细的儿童不常选用。②中心静脉置管:常用,可选择颈内静脉、股静脉和锁骨下静脉。

(2)长期(半永久性)血管通路:适用于需要长期进行血液透析治疗的患儿。主要采用隧道式涤纶套导管,一般首选颈内静脉和锁骨下静脉。通过一个皮下隧道将导管置入中心静脉内,并将涤纶套固定于皮下,形成一个物理屏障,阻止细菌侵入,可以保留使用2年左右。

临时性和半永久性导管汇总见表4-10。

表4-10 临时性(不带套囊)和半永久性(带套囊)导管汇总

导管	直径	长度	适用人群
临时性	7Fr	10、15、20、30 cm	新生儿、婴儿
	9Fr	10、12、15、20 cm	幼儿
	9Fr	12、15、20 cm	幼儿
	11.5Fr	12、15、20 cm	学龄期儿童、成人
	8Fr	9 cm	新生儿、婴儿
	10Fr	12 cm	学龄期儿童
	11.5Fr	13.5、16、19.5 cm	青少年、成人
	11.5Fr	24 cm	青少年、成人
半永久性	8Fr	18、24 cm	婴儿、幼儿
	12.5Fr	28 cm	青少年、成人
	4.5 mm(扁椭圆形)	28 cm	婴儿、幼儿
	5.5 mm(扁椭圆形)	36、40 cm	学龄期儿童、成人
	11.5Fr	12、15、23 cm	学龄期儿童、成人

(3)永久性血管通路：即动静脉造瘘，选择相对较年长、对疼痛耐受力高的患儿。最好在血液透析前2～6个月做好内瘘，一般2个月可以成熟。每次穿刺前可局部应用麻醉药，以降低患儿的疼痛感。置管的技术要求及护理要点与成人的相同。

4.血管通路的护理

动静脉内瘘的护理与成人的相同。中心静脉导管是儿童的生命线，做好导管护理尤为重要。

(1)在中心静脉导管出口处换药。①准备皮肤消毒液、无菌棉签、无菌敷料。②打开中心静脉置管处敷料，观察周围皮肤的情况。③用无菌棉签蘸取皮肤消毒液，以导管出口处为中心，环形擦拭数次(擦拭范围大于敷料)，用棉签擦干皮肤消毒液或待干。④使用消毒液或生理盐水(根据说明书提示)擦拭导管，贴上无菌敷料。如置管处皮肤红肿，可将百多邦薄薄地涂于出口处。⑤保持敷料干燥、整洁，敷料污染时立即换药。

(2)中心静脉导管上、下机护理：参照相关资料护理。

5.儿童血液透析的设备要求

透析器和透析管路：儿童血液透析并发症的发生与透析器的面积、顺应性及管路内血液的容积有着密切的关系。儿童的血容量约为80 mL/kg，透析器及透析管路内的血容量不应超过患儿循环血量的10%。如透析器面积过大，透析管路内的总容量过大，容易产生循环血量不足导致的低血压；超滤受到限制、透析不充分时，患儿可发生高血压、肺水肿；高效透析器容易使患儿发生失衡综合征。因此，应使用小预冲量、低顺应性、高清除率、高超滤系数的透析器。透析器的面积应根据患儿的体重来选择，体重<20 kg者，可使用0.2～0.4 m^2的透析器；体重为20～30 kg者，可使用0.4～0.8 m^2的透析器；体重为30～40 kg者，可使用0.8～1.0 m^2的透析器；体重>40 kg者，可选用成人透析器。小儿血液管路容量为13～77 mL。儿童常用的透析器见表4-11。

表4-11 儿童用透析器(供参考)

型号	面积	血容量
UT500	0.5 m^2	约35 mL
UT700	0.7 m^2	约45 mL
UT1100	1.1 m^2	约65 mL
F4HPS	0.8 m^2	约51 mL
F5HPS	1.0 m^2	约63 mL
FX5	1.0 m^2	约53 mL
14L	1.4 m^2	约81 mL

6.儿童血液透析技术要求

(1)透析液流量：一般为500 mL/min，临床上婴幼儿的透析液流量为250～300 mL/min。目前市场上的血液透析机的透析液流量一般调整范围为300～700 mL/min，默认最低值为300 mL/min。婴幼儿需要更低的透析液流量时，需要工程师进行机器内部数值的调整。

(2)超滤量：每小时不超过体重的2%，总超滤量一般不超过体重的5%，对急性肾损伤者超滤量不超过0.2 mL/(kg·min)，婴幼儿的超滤量少于体重的3%。

(3)透析时间：长期维持透析每次3～4 h。患儿的第一次透析时间一般为1.5～2 h，不能超过3 h，以后逐渐过渡至3～4 h。

(4)透析次数:对于残余肾功能较好的患儿,刚开始透析,一周 2 次。随着残余肾功能的丧失,需要进行每周 3 次的透析。

(5)血流量:国内一般将血流量控制在 3~8 mL/(kg·min)。其中,维持性透析患儿的血流量为 6~8 mL/(kg·min);对初始透析患儿,为防止透析失衡综合征发生,血流量可以略低,一般为 3~5 mL/(kg·min)。

(6)抗凝剂的应用:①使用常规肝素抗凝,剂量为成人的一半。常用量:首剂量为 25~50 U/kg,维持量为 10~25 U/(kg·h),透析结束前 30 min 停用。②对于有出血倾向、高血压的患儿可使用低分子肝素抗凝。用法:透析前在患儿静脉端一次给予低分子肝素 30~50 U/kg,该药具有较强的抗凝效果,透析期间不需要追加。③对有出血倾向者,减少肝素用量或使用无肝素透析。血液透析过程中可每隔 15~30 min 用生理盐水冲管 1 次,观察透析器及管路是否有凝血征象。④注意对肝素化后出血倾向的观察,如牙龈出血、皮肤黏膜出血、大便出血、血尿,特别注意防止磕碰和擦伤。

7.儿童血液透析并发症

(1)急性并发症:与成人的急性并发症基本相同,以低血压、失衡综合征较为常见。

低血压:患儿在血液透析过程中,发生低血压较普遍,呈多发性,偶尔为持续性,发生率为 10%~50%。主要原因:患儿的体表面积小,血液短时间内进入透析器和透析管路;无尿患儿及依从性差的青少年患者透析间期摄入过多液体、食物,加之超滤过多、过快,导致外周循环血量骤减,引起低血压;儿童的血压较成人的低,并且从正常值到低血压的范围更窄。儿童的血压急剧下降没有明显的先兆,而且对低血压临床表现不敏感,加之患儿的表达能力弱,所以在血液透析治疗过程要严密观察血压、心率、神志的变化。

低血压护理:①限制小儿体外循环血量,使其低于 8 mL/kg,根据患儿的体重采用小面积透析器及儿童专用管路。对小婴儿、有低血压倾向、重度贫血或有出血倾向的患儿,可以改用新鲜全血作为预冲液。②控制超滤量和超滤速度:超滤脱水量不超过体重 5%,控制血流量为 3~5 mL/(kg·min),正确评价患儿的干体重,严重水负荷状态时,在有血容量监测的情况下,除水量可达体重的 10%。③透析中进行在线血容量监测。④采用钠曲线或序贯透析。⑤适当进行低温透析。⑥合理使用降压药和镇静剂。一旦发生低血压,立即给予患儿去枕平卧位,给氧,减少或降低超滤率至最小超滤率,减慢血流量,立即回输生理盐水、高渗葡萄糖溶液、清蛋白或血浆等,纠正低血压。持续低血压的患者可以根据医嘱使用升压药,如处理无效,应立即停止透析。对于反复低血压患儿,建议行腹膜透析治疗。

失衡综合征:儿童的失衡综合征较成人的更常见,所以设定最初几次的治疗血流量和透析时间、透析器的膜面积都是非常重要的。首次透析时间一般为 1.5~2 h,初始治疗选用低顺应性的透析器。为防止透析过程中渗透压下降,可在血液透析治疗时选择 20%的甘露醇(0.5~1 g/kg)静脉给药。

(2)远期的并发症:包括高血压、贫血、肾性骨营养不良、生长发育迟缓和精神心理障碍等。

高血压:对于慢性肾衰竭的儿童,高血压增加了心血管疾病的发生率。血液透析患儿出现高血压是透析中液体消除不充分和对钠、液体限制不佳的结果。因此,应做好对患儿父母的教育,嘱其在家密切监测患儿的血压,合理控制患儿的饮食以及合理使用抗高血压药物。

贫血:行血液透析的儿童较成人更容易发生贫血,根据患儿的贫血情况合理使用促红细胞生成素。儿童血液透析回路中的血液丢失是铁缺乏的原因之一,所以长期口服补充铁剂是很有必要的。

肾性骨营养不良：患儿的肾性骨营养不良大部分能够通过调整血清钙、磷、碳酸氢盐水平及改善甲状旁腺素、碱性磷酸酶水平来预防和治疗。使用活性维生素 D，通过饮食或口服磷结合剂控制高磷血症。

生长发育迟缓：营养不良是慢性肾衰竭患儿生长迟缓的主要原因，包括性成熟延迟、精神情绪障碍。引起这些问题的主要原因为营养摄入不足、酸碱平衡失调、电解质紊乱及生长激素、胰岛素拮抗状态等。应用重组人生长激素，改善生长发育迟缓，直至肾脏移植。

精神心理障碍：血液透析患儿由于疾病因素，长期需要依赖机器生存，不能正常玩耍、学习和生活；同时每次治疗时穿刺的痛苦及透析过程中的不适使患儿对血液透析的恐惧加深，易出现精神抑郁、情绪低落等，以致在治疗中出现抵触行为。合理的安抚和触摸、给患儿讲故事、与家属联合宣教、提高医务人员的透析技术可提高治疗的依从性，缓解患儿的恐惧、紧张心理。鼓励患儿参加适量的体育锻炼，以增加进食量、改善睡眠，提高生活质量。

二、糖尿病患者的血液透析

(一)概述

随着人们生活水平的提高，以糖尿病为原发病的终末期肾衰竭的发病率逐年上升。糖尿病肾病是糖尿病的重要并发症之一，在欧美国家糖尿病肾病终末期占肾衰竭终末期的 40%～50%，居首位。糖尿病肾病发展到尿毒症时大多伴有视网膜病变、神经病变、胃肠道疾患、周围血管病变、冠状动脉粥样硬化性心脏病以及持续性的糖代谢紊乱，以致患者在接受透析治疗中极易出现心血管并发症，给动静脉内瘘的制作、穿刺及保养都带来一定的难度。因此，提高糖尿病肾病患者的透析质量、减少透析并发症、提高生存率是严峻考验。

糖尿病肾病患者的病情发展迅速，四肢血管的粥样硬化使建立血液透析动静脉内瘘较困难或内瘘术后栓塞的发生率高，为了保护动静脉内瘘，促进其成熟，建议对非糖尿病肾病患者更早地建立动静脉血管通路。在糖尿病肾衰竭患者的 Ccr＜20 mL/min 时，就可以建立动静脉内瘘。为了减少窃血综合征，一般首选端-侧吻合，端-端吻合次之。国外使用 Gore-Tex 人造血管做内瘘的报道较多，糖尿病肾衰竭患者行人造血管搭桥术后 1 年继续使用率达 81%以上。对需要紧急血液透析者可以建立临时深静脉置管。

(二)透析指征

糖尿病是因胰岛素分泌绝对或相对缺乏，引起糖、蛋白质、脂肪以及水、电解质代谢紊乱的一种以高血糖为主要表现的疾病，可分为胰岛素依赖型和非胰岛素依赖型。糖尿病肾病是全身性疾病的一部分，当其进入晚期肾衰竭阶段时，往往伴有其他系统的严重并发症。患者由于尿液中蛋白质丢失以及因糖尿病导致的蛋白质合成障碍，存在低蛋白血症，血肌酐水平与疾病的严重程度往往不符。此类患者由于蛋白质缺乏及肾功能减退，促红细胞生成素生成减少，其贫血、水钠潴留及全身中毒等症状均较非糖尿病肾病患者明显。当血肌酐水平＞325/μmol/L，其进展异常迅速，因此不少学者认为糖尿病肾衰竭者较非糖尿病肾衰竭者应更早地接受透析治疗。

透析指征：①当存在严重代谢性酸中毒、水钠潴留、胃肠道反应、心力衰竭、高钾血症时，应于血肌酐水平为 440 μmol/L 左右时开始透析；若一般情况尚可，无严重并发症，应于血肌酐水平为 528 μmol/L 时接受治疗。②发生糖尿病肾病时由于蛋白质合成障碍，肌肉体积总量下降，血肌酐水平往往不能反映疾病的严重程度，当 Ccr＜15 mL/min 或 Ccr＜20 mL/min 时接受治疗可改善预后。

(三)并发症及处理要点

糖尿病血液透析患者的护理与非糖尿病血液透析患者大致相同。由于原发病不同,在透析过程中或透析间期的并发症略有不同。

从事血液透析的护士应了解每一位患者的原发病,针对患者的不同特点采用积极、有效的护理措施,对患者接受治疗过程中的并发症能做到早发现、早预防、正确诊断、早处理。

1.低血压

临床观察表明,与非糖尿病肾衰竭患者相比,糖尿病肾衰竭患者在血液透析中的急性、慢性并发症和病死率均增加,透析过程中低血压的发生率增加了20%,同时恶心、呕吐的发生率也多出了300%。低血压还可以伴随心绞痛和心肌梗死而突然发生,或作为隐匿性心肌梗死的表现。

(1)原因:首先,心肌收缩力下降是导致透析中经常性低血压的主要因素,与左心室顺应性和充盈下降为特征的舒张功能有关,该功能与缺血性心肌病和糖尿病心肌病相关。其次,糖尿病肾衰竭患者发生自主神经病变,导致血压调节功能减退,从而引发症状性低血压,其发生率可达20%~50%。另外,患者在透析过程中,血糖水平下降、血浆渗透压降低可导致低血压;饮食控制不好,体重增长过多,导致单位时间内超滤过多,可致低血压;使用无糖透析液透析,刺激糖原异生和分解,造成负氮平衡,高血压患者透析前服用降压药等也是引起低血压的原因。

(2)处理要点:①合理选择个性化的治疗模式,包括采用碳酸氢盐透析液,使用钠曲线模式,控制超滤速度,采用序贯透析,合理使用促红细胞生成素,使患者的血细胞比容维持在30%或以上,适当降低透析液的温度。②定时巡视,密切观察患者有无神志恍惚、脉搏细速、皮肤湿冷、出冷汗、面色苍白。如有异常,紧急情况下应立即停止超滤,减慢血流量,迅速输入生理盐水,同时通知医师。③密切观察患者的血压、脉搏,脉压<4.0 kPa(30 mmHg)说明循环血量不足;注意患者脉搏力度与节律的变化,如有心律不齐、脉率加快且无力等低血压的先兆,应及时处理。④对于糖尿病患者在透析过程中出现的低血压,应区分是何种原因,可以通过患者体重增长的情况、超滤量的设定情况及低血压的出现时间来判断,通过血糖仪测量可确诊是否为低血糖。一般情况下,低血糖引起的低血压出现在透析开始后的1~2 h,输入生理盐水不易缓解,静脉推注高渗糖水可立即缓解;体重增长过多、单位时间内水分超滤过多导致循环血量不足引起的低血压,一般发生于透析结束前1 h左右,通过补充生理盐水、减少超滤量可迅速缓解。⑤合理服用降压药,鼓励患者在透析过程中进行腿部收缩练习以改善静脉回流。⑥加强与患者的沟通,及时了解患者有无不适,教育患者有任何不适应都应告知护士。

2.高血钾

(1)原因:透析间期,糖尿病肾病患者因胰岛素缺乏和抵抗、醛固酮不足以及高血糖时细胞内、外液体转移,更易发生高血钾。

(2)处理要点:①加强对患者的健康宣教,特别是新患者的宣教工作,告知患者饮食及胰岛素治疗的重要性,要求患者严格做好饮食控制,每天根据血糖浓度调整胰岛素的剂量,按时完成胰岛素治疗,定期查糖化血红蛋白,了解胰岛素治疗的效果。②告知患者如出现口角、四肢发麻,应警惕高血钾,立即来医院进行紧急治疗。

3.高血压

(1)原因:患者由于全身血管病变,其高血压的发生率较非糖尿病患者高,而且此类患者的高血压多为容量依赖型高血压。据统计,糖尿病血液透析患者中约50%需要抗高血压药物治疗,而非糖尿病血透患者只有27.7%需要抗高血压药物。

(2)处理要点:①严格控制透析间期体重的增长。糖尿病患者在透析间期有体重增长过多的趋势已得到普遍认同,糖尿病患者比非糖尿病患者在透析间期体重增加30%～50%。②正确评估患者的干体重。③加强透析管理,使患者做到透析充分。④对服用降压药的患者,应告诉患者透析当日避免服用降压药。⑤对服用血管紧张素转换酶抑制剂或血管紧张素受体拮抗剂的患者,应警惕高血钾的发生。⑥降压治疗的同时,应防止降压幅度过大导致的低血压。

4.感染与营养不良

(1)原因:患糖尿病性胃瘫的患者进食差,血糖控制不良,导致糖原异生、肌肉分解、蛋白质合成障碍以及透析液和尿液中蛋白质丢失,使患者更易发生营养不良,伤口愈合延迟,易发生感染。长期高血糖引起周围血管硬化,此类患者的血管条件较非糖尿病患者差,而且穿刺后血管的修复也较为缓慢,易引起穿刺失败、血肿、动静脉内瘘闭塞和感染。

(2)处理要点:①严格执行无菌操作。②血液透析当日要求患者将穿刺部位洗净,穿刺时应进行严格消毒,防止感染。③糖尿病患者的伤口愈合较慢,血管条件较差,为防止动静脉内瘘伤口裂开而大出血,可适当延长拆线时间。④要求患者做好个人卫生,勤洗澡、勤更衣,饭前、饭后漱口,防止皮肤及口腔感染。⑤季节变换时应注意冷暖,防止上呼吸道感染,避免到拥挤的公共场所。⑥加强营养摄入,少尿、无尿的患者应控制水分、钠盐及钾的摄入。

5.视网膜病变

糖尿病视网膜病变的发病率达5%以上,严重者可导致失明,活动极为不便。应给予患者生活上细致的照顾,如帮患者喂饭,透析结束后护送患者出病房。同时加强与患者的沟通,发现患者有各种心理问题时,给予开导,帮助患者树立战胜疾病的信心,以良好的状态接受治疗。以往有学者认为血液透析会加速糖尿病患者视网膜病变,现在的观点是血液透析和腹膜透析的糖尿病患者视网膜病变的进展情况无差异。曾经有人认为血液透析开始后,应用肝素可导致失明,目前已被否定。高血压和血糖控制得好,失明会明显减少。

6.外周血管病

(1)原因:糖尿病患者中出现糖尿病足溃疡者约占4%,血糖控制得不佳、外周血管神经病变是糖尿病患者截肢的主要危险因素。

(2)预防性处理:注意保持足部清洁、干燥;经常检查脚趾、趾甲、足底和脚趾间的折痕处;穿舒适、宽松的鞋、袜;如长期卧床,应使用保护足跟的袜套;使用热水袋应注意水温,避免烫伤;冬季注意足部保暖,修剪趾甲时应注意避免受伤、感染;如受伤,应及时救治。

除了做好上述并发症的护理外,还应指导患者加强饮食控制和严格进行胰岛素治疗,告知患者饮食及胰岛素治疗对于预防和减少并发症的重要作用。①糖尿病透析患者大多伴有高三酰甘油血症,故应限制单糖及饱和脂肪酸的摄入,同时要增加纤维素的摄入,纤维素可降低患者餐后2 h的血糖浓度及不饱和脂肪酸的浓度。早餐、午餐、晚餐热量的分配依次为1/5、2/5、2/5或1/3、1/3、1/3。提倡食用粗制米、面和适量杂粮,忌食葡萄糖、蔗糖、蜜糖及其制品,忌食动物脂肪,少食胆固醇含量高的食物(动物内脏、海鲜等),鼓励伴有糖尿病性胃轻瘫的患者少食多餐。②胰岛素治疗中,应指导患者使用血糖测定仪测定指端末梢血葡萄糖水平,通常每天至少1次,一般2～3次。根据测得的结果调整胰岛素的剂量。定期测量糖化血红蛋白,了解胰岛素治疗的效果。指导患者注射胰岛素的正确方法,包括注射时间、部位、注意点及药物的不良反应。饮食、胰岛素的治疗及护理贯穿于糖尿病血液透析患者治疗的始终,极为重要,是提高患者生活质量、透析质量和降低透析并发症的发生率的关键。

三、老年患者的血液透析

据报道，老年血液透析患者占总血液透析患者的50%～60%。老年患者往往都伴有心血管等系统的疾病，故透析中容易出现低血压、高血压、脑血管意外、感染、心律失常、营养不良、恶性肿瘤、肾性骨病、猝死等并发症。

（一）老年患者的生理特点

1.营养不良

主要原因：代谢功能障碍，摄入量减少，吸收降低；牙齿缺损，胃肠功能低下，消化、吸收缓慢；血液透析后，对透析不耐受，导致透析不充分；伴有糖尿病、胃肠道等慢性病；透析中蛋白质丢失；药物引起一些不良反应，患者厌食，蛋白质的摄入量不足等。

2.机体的免疫功能下降

患者长期营养不良造成机体的免疫功能下降，呼吸系统、泌尿系统的感染率上升，恶性肿瘤的发生率增加。如有上呼吸道感染诱发肺炎、高热、败血症等，会使营养不良的状况变得更为严重。如此恶性循环，使患者死亡的危险性大为增加。

3.慢性病并发症增加

糖尿病、骨质疏松、呼吸系统疾病、胃肠道疾病、心血管疾病是老年患者的常见病。由于血液透析时血流动力学改变，患者的急性透析并发症增多，如低血压、高血压、心律失常、心绞痛、脑血管意外。

4.性格缺陷

对于维持性血液透析老年患者而言，透析治疗是一种终身的替代治疗。老年患者受到疾病折磨，交流、沟通减少，动脉硬化等，导致性格缺陷，常常表现为依从性降低，如不按时血液透析、不遵从医务人员医嘱、不控制水分、蛋白质的摄入量不足。

5.行动不便，思维迟钝

血液透析过程是一个医患互动的过程，患者在血液透析过程中出现不适症状时，应立即告知医护人员。但由于老年患者思维迟钝、反应木讷，往往出现症状时，已经病情严重。行动不便、思维迟钝使患者的自我护理能力下降，影响了治疗，增加了护理风险。

在透析前6～8周应给慢性肾衰竭老年透析患者做内瘘术，使动静脉内瘘有充分的成熟时间。如需紧急透析而动静脉内瘘尚未建立，可以通过建立临时血管通路进行透析，如经皮静脉插管或直接进行血管穿刺。对于血管条件较差者，可以考虑用带涤纶套深静脉置管。对于老年患者建立血管通路的原则是尽早建立动静脉内瘘，给予充分的内瘘成熟时间；避免低血压和低血容量所致的动静脉内瘘闭塞；根据实验室指标及医嘱合理给予抗血小板凝聚的药物，以预防血栓形成。

（二）老年患者血液透析的特点

1.透析机及透析器

老年患者因疾病的特殊性，在透析中极易发生低血压、肌肉痉挛等不适，应尽量安排超滤稳定、有调钠功能的机型；对伴有心功能不全、持续性低血压者，应减少大面积、高通量透析器的使用。

2.血流量

对不伴有慢性病的老年患者，建议血流量根据其年龄、体重，控制在200～250 mL/min；对伴有心血管系统疾病、肺心病、持续性低血压者，血流量应控制在150～180 mL/min。流量过快可加重患者的心脏负担，引起心律失常和心动过速等。

3.透析液浓度

根据患者在透析中存在的不同问题，调节钠浓度。对于高血压患者，可适当调低钠浓度，一般控制在138～142 mmol/L；对于低血压、在透析中易出现肌肉痉挛的患者可适当调高钠浓度，一般控制在142～148 mmol/L。

4.透析液温度

透析液温度一般控制在36 ℃～37 ℃。对于持续性低血压患者，应将透析液温度调到35.5 ℃～36.5 ℃。低温透析可以使患者的外周血管收缩，避免加重低血压。对发热患者也可适当降低透析液温度。对于血压正常或较高但在透析中易引起肌肉痉挛的患者，可将透析液温度适当调高，控制在37 ℃～37.5 ℃，以减少透析中肌肉痉挛的发生率。

5.超滤量

老年患者的心血管系统不稳定，短时间大量脱水会影响血管内容量的再充盈，而冠状动脉灌注不足易诱发心绞痛、低血压等。因此，应该根据患者体重的增长情况设定超滤量。当患者透析间期体重的增长超过了干体重的4%，则应根据患者以往的透析资料，决定超滤量，一般超滤率控制在500 mL以内，再根据患者透析中的情况和透析结束前1 h的血压，适当地增/减超滤量。对于个别水肿严重或伴有腹水或胸腔积液的患者，可以通过序贯透析来降低透析对患者心血管系统造成的影响，并有助于水分排出。

6.每周透析次数和时间

因年纪较大，患者一般不耐受长达6 h的透析，可安排每周透析3次，每次4 h。

(三)并发症及处理

老年血液透析患者的急性并发症及远期并发症与常规透析患者的并发症基本相同，但由于有年龄及疾病的特殊性，更易发生心血管系统疾病、透析失衡综合征、感染、营养不良、脑血管意外、肾性骨病及肿瘤等。

1.透析失衡综合征

其多见于首次进行血液透析的患者，是在透析过程中或透析后24 h内发生的以神经系统症状为主的一系列综合征，如头痛、失眠、恶心、呕吐和血压升高。初次血液透析的患者应缩短血液透析时间，加强诱导透析，逐步过渡到常规透析剂量；血流量不宜过快，一般控制在150～180 mL/min；若患者在透析中出现上述症状，在无糖尿病的情况下，可以静脉推注高渗糖水。

2.心血管系统并发症

心血管系统并发症是60岁以上的老年血液透析患者的常见并发症，也是常见的致死原因之一。老年患者多患有缺血性心脏病、高血压和心脏传导系统病变等，导致心脏储备功能减弱；血液透析中体外循环破坏了血流动力学的稳定性，增加了心脏的负担；因透析发生的低血压、体液及电解质急剧变化、动静脉内瘘形成也是形成老年血液透析患者心血管系统并发症的诱因。

(1)低血压：老年患者机体的耐受力下降，又大多伴有心血管系统慢性病，在透析过程中极易发生低血压，应根据产生的原因认真分析，采取相应的防治措施。

患者如在透析一开始就出现血压下降，可能与伴有心血管系统疾病或体外循环建立、血流量过大、患者不能耐受有关。通过减慢血流量、减缓超滤、增加预冲液量或使用新鲜血液预冲管道等方法减轻患者的不适，使患者顺利完成血液透析。

如在透析过程中或在透析结束前突然出现血压下降、打哈欠、恶心、呕吐、出冷汗、胸闷或伴有下肢肌肉痉挛,可能与患者透析间期体重增长过多,以致在透析时超滤量过多、速度过快有关,或由透析中进食过多所引起,应立即减慢血流量,减慢或停止超滤水分,补充生理盐水,待症状缓解后继续透析,但要注意控制补液量,避免补液过多造成透析结束时体内仍有过多水分,诱发急性左心衰竭。对于在透析中经常出现低血压、肌肉痉挛的患者,可以通过适当调高透析液钠浓度,使患者能顺利地完成透析治疗。做好饮食宣教工作,让患者知道因饮食控制不佳而导致在透析过程中出现各种并发症的危险性,使患者自觉遵守饮食常规,同时鼓励患者避免在透析过程中过多进食。

(2)心绞痛:由于体外循环建立,患者可出现暂时的冠状动脉供血不足,在透析过程中突然出现胸骨后疼痛、胸闷,心电图检查可见 ST 段压低、T 波平坦或倒置,应立即减慢血流量及超滤或停止超滤、吸氧,并通知医师。根据医嘱给予硝酸甘油舌下含服,情况好转后继续透析,如症状不缓解,应停止透析治疗。

(3)心律失常:在透析过程中,患者感觉心慌、胸闷,出现心动过速、心律不齐,严重者可以出现室性或房性心律失常。立即减慢血流量及超滤或停止超滤,针对病因给予抗心律失常的药物、给氧,严重者应停止透析。

(4)高血压:患者饮食控制欠佳,摄入过多水、钠;患者过于紧张;有肾素依赖型高血压;透析液浓度过高;超滤不足;有失衡综合征;降压药被透出或存在药物因素(如促红素的使用)等。

加强宣教工作,使患者了解饮食限制的重要性,严格控制水、钠的摄入;每次透析都能完成透析处方;鼓励患者在透析间期按时服药,使原有的高血压能得到有效控制;改变透析方式,如进行血液滤过治疗;检查透析液的浓度是否过高;对在透析中有严重高血压的患者可以使用药物加以控制。

(5)心力衰竭:患者突发呼吸困难,不能平卧,心率加快,血压升高,在排除高血钾的情况下,可以先给患者实行单纯超滤后再改为血液透析,这样可以减轻心脏负担。让患者取半坐卧位,吸氧,必要时用 50%的乙醇湿化吸氧。可以通过积极控制贫血、平时注意充分超滤、定期检查胸片以了解心胸比例,警惕体重减轻引起的水分超滤不足等,预防心力衰竭。

3.感染

老年患者由于疾病及年龄因素,免疫力低下,加上营养不良,易发生感染性疾病,特别是呼吸系统、泌尿系统感染及结核。老年血液透析患者感染的发生率仅次于心血管并发症。因此,应鼓励患者平时注意合理、均衡的饮食,进行适度的锻炼,注意在季节变换时及时增/减衣服,避免去人多的地方,防止上呼吸道感染。一旦发生感染应立即就医,按时服药,使感染能够得到有效控制。在透析过程中,应注意严格遵守无菌技术操作原则,防止医源性感染。

4.营养不良

长期血液透析的老年患者大多合并其他慢性疾病,由于消化吸收能力减弱,对蛋白质的吸收和利用能力降低,更易发生营养不良。很多患者独居,不愿给儿女带来负担,所以缺乏照顾,加上疾病因素,使其精力有限,不能做到饮食多元化;或因缺乏营养知识,蛋白质、能量摄入减少,以致发生营养不良。

5.脑血管意外

老年患者由于高血压、高血脂,脑动脉硬化的发生率较高,反复使用肝素后,在动脉硬化的基础上,更易发生脑出血。患者往往表现为持续头痛、无法解释的痴呆、神志改变,严重者出现偏瘫甚至死亡。脑动脉硬化、降压幅度过大可能诱发脑循环障碍，脑血栓形成，引起脑梗死。

因此，应鼓励高血压患者在透析间期严格做好自身防护，定期测量血压，按时、按量服药，严格控制水分的摄入量，注意劳逸结合，避免过度疲劳。对严重高血压患者，应避免短时间内降压幅度过大。对已出现脑血管意外的患者，避免搬动，在透析中严格控制血流量及超滤量，严密观察生命体征。因病情需要进行无肝素透析的患者应注意血流量、静脉压、跨膜压的变化，防止体外凝血。

6.肿瘤

老年血液透析患者因免疫功能低下，恶性肿瘤的发生率是正常人的 3～5 倍，且预后差。对于患有恶性肿瘤的患者，做好心理护理极为重要。在透析过程中更要给予无微不至的关怀，密切观察病情，尽量减少急性并发症的发生。

透析过程中一旦出现不适，会导致患者紧张不安，医护人员若能准确、快速、沉稳地做出处理，缓解患者的不适，既能减轻患者的痛苦，又能增加患者的信任感，提高患者在治疗过程中的依从性，改善患者的透析质量和生活质量。

随着血液透析技术的不断成熟，年龄不再是血液透析前要考虑的首要因素，但如何提高老年患者的透析质量及生活质量仍然是需要继续探讨的问题。

四、妊娠合并血液透析

行维持血液透析的终末期肾衰竭(ESRD)患者因各种内环境紊乱和毒素等因素的影响存在多种并发症，降低了妊娠成功率。通常不建议 ESRD 患者和透析患者妊娠。目前随着透析技术的发展和人类重组促红细胞生成素(EPO)的应用，这些患者的妊娠成功率得到了明显改善。

(一)妊娠患者的生理特点

1.高血压

高血压是严重的妊娠并发症，发生于 80%的妊娠期透析患者，血压控制不良将对孕妇造成极大危害。与非妊娠的透析患者一样，治疗妊娠期透析患者高血压的首要步骤是保证足够的透析超滤，避免水钠潴留。但要记住，如果是先兆子痫造成的高血压，低血容量将加重器官的低灌注。

2.贫血

ESRD 患者妊娠后几乎都发生贫血或贫血加重。妊娠期血浆容量可增加 3～4 L，在妊娠前 3 个月正常妇女的红细胞数量就会增加，可不发生贫血，而在妊娠期 ESRD 妇女的红细胞数却不能相应增加，所以出现贫血或贫血加重。妊娠透析患者血红蛋白水平常降至 60 g/L，血细胞比容降低明显，对母亲及胎儿均有害，故应积极纠正贫血。

3.营养不良

长期频繁透析使营养物质大量丢失，加上孕妇对营养物质的需求量增加，极易造成营养不良。应注意改善患者对蛋白质、氨基酸、可溶性维生素及电解质的补充和摄取。

4.感染

感染是维持性透析患者常见并发症之一，透析患者在妊娠期面临感染的危险。据文献报道，有 40%的患者出现尿路感染，部分患者合并腹膜炎，导致胎儿早产或死亡。

(二)妊娠患者血液透析的特点

1.透析时间

对于妊娠的女性患者,延长透析时间或强化透析可减少早产和提高出生体重,提高胎儿的存活率。一旦妊娠诊断确定,每周透析时间要延长到 20 h 以上,透析前 BUN 应低于 17.85 mmol/L (50 mg/dL)。研究发现,每周透析时间超过 20 h,胎儿存活率较高;透析时间与胎儿的出生体重呈正相关。

2.透析频率

据报道,增加透析频率对妊娠患者及胎儿均有很大好处。①每周透析次数增加至 4～6 次,可更好地控制液体和血压,透析间期体重增加减少、单次透析超滤量减少、每次透析超滤<1.5 kg可避免低血压和胎儿窘迫。②降低因胎盘缺血而自然流产的风险。③母体血压的变化小也减轻了胎盘血液灌注的变化。④增加透析频率可放宽对液体和饮食摄入的控制,以适应孕妇的生理需要。⑤增加透析次数可避免羊水过多而导致的早产。

3.透析液

个体化的透析液是妊娠期患者透析中的重点。①调整透析液的钾浓度。由于透析频率增加,妊娠期食欲减退、恶心、呕吐等,防止发生低血钾成为关键。应将钾浓度调整为 3～4 mmol/L。②由于妊娠期生理上存在呼吸性碱中毒,正常母体碳酸氢盐的浓度为 18～20 mmol/L,透析患者的肾脏缺乏代偿能力,每周透析 4～6 次又可能导致代谢性碱中毒,所以应将透析液的碳酸氢盐浓度调整至 25 mmol/L。③妊娠过程中胎儿要从母体获取钙,透析液的钙浓度为 1.5 mmol/L 比较合适。

4.透析器

由于每周透析 4～6 次,不需要过多超滤,通常使用低通量、小面积、生物相容性较好的透析器。但在应用透析器及管路前必须规范预冲,防止出现变态反应。

5.抗凝剂

由于妊娠患者的透析频率增加或每天透析,应适当减少抗凝剂的用量,但妊娠患者常处于高凝状态,抗凝剂用量不足又可增加体外循环凝血的风险,目前尚无明确的指南建议抗凝剂的用量。有文献报道,用无肝素或小剂量肝素透析或低分子肝素抗凝可防止出血和早产。

(三)并发症的护理

做透析的妊娠患者的急性并发症与常规透析患者的并发症基本相同,但前者更易发生失衡综合征、低血压、高血压、钙磷失衡。

1.失衡综合征

注意有无头痛、恶心、呕吐、烦躁、血压升高等,严重者会出现抽搐、嗜睡、昏迷,甚至死亡。要做好预防措施,如减少透析时间、增加透析次数、使用小面积透析器、减慢血流量。如发生失衡,需尽快处理或提前结束透析,以确保孕妇和胎儿安全。

2.低血压

干体重难以估计,在透析中超滤过多极易引起低血压。患者可出冷汗、心慌、恶心、呕吐、脸色苍白、脉搏细速,严重者可出现晕厥、意识障碍。应立即停止超滤,补充生理盐水至不适症状缓解。如症状不能缓解,应结束透析治疗。

3.高血压

高血压既是血液透析的并发症,也是妊娠的并发症。患有妊娠高血压综合征的患者更要注意控制血压。患者应在安静、光线较暗的透析室进行治疗，有条件的可给予独立的透析室。透析中要注意患者的主诉，如出现头痛、胸闷等症状，要高度警惕子痫发生，也可根据医嘱静脉使用硫酸镁。

4.钙磷失衡

ESRD患者存在不同程度的肾性骨病。血液透析也难以纠正钙磷紊乱，患者常出现低钙、高磷。胎盘可以将25-OH-D_3转化为1,25-$(OH)_2$-D_3，应每3个月检查25-OH-D_3水平1次，25-OH-D_3不足者要补充。妊娠过程中胎儿要从母体获取30 g钙，孕妇平均每天需摄取1 500～2 000 mg钙。母体高钙可导致胎儿低钙和高磷，影响胎儿骨骼的发育，需要每周检测钙、磷水平。

五、传染病患者的血液透析

随着血液净化技术在医疗中的广泛应用，某些传染性疾病患者(如乙型肝炎、丙型肝炎、梅毒、艾滋病患者)需要进行血液透析治疗。这类患者既是传染源，也是医院感染的易感者，在医院感染预防与控制方面存在着特殊性。

血液透析患者常见的传染性病原包括以下几种。①细菌：革兰氏染色阳性球菌、革兰氏染色阴性杆菌、结核分枝杆菌。②病毒：乙型肝炎病毒(HBV)、丙型肝炎病毒(HCV)、人类免疫缺陷病毒(HIV)。③其他：梅毒螺旋体(TP)。

(一)传染性疾病在血液透析患者中的流行过程及特点

1.传染源

传染源为患者、隐性感染者、病原携带者和受感染的动物。

2.传播途径

(1)乙型肝炎的主要传播途径有母婴传播、医源性传播(输血和血制品、污染的医疗器械)、破损皮肤和黏膜传播及性接触传播。我国是乙型肝炎高发区，未感染过乙型肝炎及未接种过乙型肝炎疫苗者均易感，特别是HBsAg阳性者的家属、反复输血及血制品者(如血友病患者)、血液透析者、有多个性伴侣者、静脉药瘾者、接触血液的医务工作者等。HBeAg阳性者或HBV-DNA阳性者的传染性较强。

(2)丙型肝炎的主要传播途径有血源性传播、医源性传播(输血和血制品、污染的医疗器械)、破损皮肤和黏膜传播；也可见母婴传播和接触传播，但不是主要传播途径。人类对HCV普遍易感。在血液透析环境中血液污染的潜在危险较高，短期存活的HCV可能更易引起感染。HCV感染持续状态会成为巨大的传染源。

(3)肺结核主要经飞沫传播。患者咳嗽、打喷嚏时，结核菌可经飞沫直接感染与患者距离近者；若患者随地吐痰，痰液干燥后结核菌随尘埃飞扬，可远距离播散。人群普遍易感，感染者的免疫力低下时易发病。我国的结核病疫情严重，表现为高感染率、高患病率、高病死率及高耐药率。

(4)梅毒的主要传播途径有性接触传播、母婴传播、生活密切接触传播、医源性传播(输血和血制品)和通过器物间接传播，患者为唯一的感染源。成年男女普遍易感，全国发病率呈增长趋势。梅毒螺旋体在人体外不易生存，对热和干燥敏感；耐寒力强，在0 ℃冰箱中可存活48 h。

(5)HIV主要传播途径有性接触传播、母婴传播、血液传播，人群普遍易感。成人高危人群包括静脉注射吸毒者、同性恋者、性滥交或卖淫嫖娼者、血友病患者或经常输血和血制品者、器官移植者、非法采供血者、意外暴露者。患者主要为40岁以下的青壮年。在室温下，液体环境中的

HIV 可以存活 15 日，被 HIV 污染的物品至少在 3 日内有传染性。含有 HIV 的离体血液可以造成感染。HIV 对热敏感，56 ℃、30 min 能灭活；一般消毒剂均能使 HIV 灭活。

(6)大肠埃希菌通过粪口途径传染，很多病例与吃了未煮熟或污染的牛肉和猪肉、游泳、喝了被污染的水、吃了被污染的蔬菜有关。大肠埃希菌能产生毒力很强的志贺毒素，进入血液，引起毒血症，病变在肾时可导致溶血性尿毒症(HUS)。家禽和家畜为主要感染源，7～9 月份为流行高峰，世界性分布。

(7)耐甲氧西林金黄色葡萄球菌(MRSA)感染多发生于免疫缺陷者、大面积烧伤者、大手术后患者、长期住院患者及老年患者。MRSA 极易导致感染的流行和暴发，治疗困难，病死率高。MRSA 主要通过医护人员的手，在患者、医护人员间播散。另外，衣物、敷料等物品可携带 MRSA，促进 MRSA 在医院内流行。患者一旦感染或携带 MRSA，MRSA 可存在于患者身上达数月之久。

血源传播性疾病在医院内传播途径有输血、透析器复用、血液透析机污染、血管通路污染等。

3.易感因素

患者自身的免疫缺陷状态、透析的持续时间、血液透析中心收治了传染性疾病患者、对感染患者未行有效隔离等都是影响患者易感性的重要因素。

(二)传染性疾病患者血液透析时的处置

1.经血液及体液传播传染性疾病的血液透析患者的处置

(1)处理原则：透析室所有工作人员应严格执行“防止通过血液及体液传播病原体感染的全面防控措施”的基本原则，包括：①每次治疗后，给器械、仪器及环境表面清洁及消毒。②避免在患者之间使用共同物品。③勤洗手及使用抛弃式手套。④使用护目镜、面罩、口罩及衣罩。⑤建议乙型肝炎病毒阳性患者在独立的区域、及时用独立机器进行透析。⑥建议丙型肝炎患者在独立的区域进行透析。⑦隔离：对病毒性肝炎患者在标准预防的基础上，还应采用隔离和预防措施。

(2)感染的控制：①建立健全医院感染防控措施、消毒隔离制度、医疗废物处置制度。②进行医院感染相关知识、管理制度和有关法律知识的培训。③建立合理的血液净化流程，各级人员熟练掌握专业知识及有关消毒、隔离、防止感染的知识，提高保护自己、保护患者、减少环境污染的意识。④环境布局要合理，对医护人员严格按划分区域进行管理；设置隔离透析治疗专区或专间，如不能分设乙型肝炎、丙型肝炎、梅毒等不同传染病患者隔离透析专区或专间，则指引梅毒患者、HIV 携带者或艾滋病患者到指定的传染病医院或开设专区的医院进行透析治疗。⑤加强室内通风换气、空气消毒，建立完整的空气处理系统，治疗期间持续净化空气。每月清洗室内空调，每月 1 次空气培养。⑥工作人员管理：培训医务人员，落实和执行各项消毒隔离技术，做好标准预防，定期检查和指导；如不慎被污染锐器刺伤，要立即处理伤口，同时向医院感染管理科上报，按照原卫生部《医务人员执业暴露防护工作指导原则(试行)》的要求进行登记、评估、监测并指导用药。⑦根据消毒隔离规范，做好医疗用品、医疗垃圾的处理和环境、物品的消毒。⑧做好患者及陪同者的管理。血液透析室是一个特殊治疗场所，应尽量减少人员进出，严格家属陪护制度，防止交叉感染。⑨做好透析用水、透析液的监测和管理。

(3)透析前护理：评估患者的病情和心理问题，进行耐心、细致的解释和沟通，减少患者的焦虑和恐惧。介绍疾病相关知识和隔离措施、预后等，增强患者康复的信心。注意保护患者的隐私，取得患者的信任。提供有效的健康教育和隔离措施，帮助患者配合医护人员进行治疗。

(4)透析中护理:对于具有传染性的患者,需在专门区域或地区进行治疗;除了常规治疗外,需由专门医务人员进行疗护,同时需严格遵守消毒隔离规范,防止交叉感染。治疗中仍应进行心理干预,特别是当患者身处特别治疗区或感觉孤独、自卑时,护士应及时与患者沟通、交流,并加强观察。

(5)透析后护理:①指导患者在家里采取相应的隔离措施,不共用剃须刀、指甲钳、牙刷等用品;应把被患者的血液污染的床单和衣物浸泡在漂白剂里 30 min 后再洗;培养良好的卫生习惯,勤洗手、勤擦身;使用分餐的餐具后将其煮沸或浸泡消毒。②休息和活动:急性期应增加休息,病情稳定时可适当锻炼,以不疲劳为度。③饮食宜高热量、富含维生素,注意饮食卫生和营养均衡搭配,禁烟、酒。长期服用抗病毒药物的患者应注意减少脂肪的摄入量。④按要求服药,遵守服药剂量和时间,忌滥用药物。注意观察药物的不良反应,定期化验。⑤正确对待疾病,保持心情平和,避免焦虑、愤怒等不良情绪。⑥注意观察牙龈出血、皮肤瘀斑、鼻腔出血、便血、呕血等情况。如有伤口,需妥善包扎处理,不要让自己的血液、体液污染物品。

2.患结核病的血液透析患者的处置

血液透析患者如果出现不明原因的发热、不能解释的高血钙、体重减轻、恶心、肝大、淋巴肿大及不明原因的肺部浸润、胸腔积水、腹水等症状,须积极评估结核病的可能性。据报道,透析患者的结核病表现差异大,有一半以上的患者是肺外结核,早期诊断困难。

(1)处理原则:当血液透析患者确定或怀疑有结核病时,可以采取相对隔离措施,早期明确诊断。肺外结核一般不会传染,除非患者合并有肺结核。肺外结核如有开口的结节,其结核菌浓度很高,所以在标准预防的基础上,采用对飞沫、空气传播的隔离措施,并建议患者住在有特别设计的通气系统的病房。

(2)感染的控制:告诉患者结核病的传播途径以及他们被隔离的原因,教育患者即使是在隔离房间内打喷嚏或咳嗽时也要用纸巾盖住口、鼻,然后将纸放入密闭容器内及时焚烧,以防止飞沫散入空气中。严禁随地吐痰,床旁可放置有盖痰杯,每天消毒处理。保持病室通风、空气新鲜、清洁、安静,每天 2 次紫外线消毒,对地面湿式清扫。

(3)护理:①应把疑似开放性结核的血液透析患者安置在相对独立的隔离房间治疗。如果不能做到,可给结核患者戴外科口罩,并将患者置于下风处。工作人员进入该治疗区都需要戴 N95 以上的口罩。②小心处理呼吸道分泌物,避免传染给其他人员。在患者的痰杯内加入等量浓度为 500 mg/L 的含氯消毒剂,浸泡 1 h 后弃去。接触痰液后须用流动水彻底清洗双手。③根据患者不同的心理特点做好心理护理;指导患者养成良好的卫生习惯;强调用药规律、全程、合理;嘱患者适当锻炼,增加抵抗力;保证营养供给。

3.耐甲氧西林金黄色葡萄球菌(MRSA)感染合并血液透析患者的处置

建议 MRSA 感染合并血液透析的患者在传染病医院接受治疗,如条件不允许,可以采用单独隔离,专门护理。

(1)采用接触、飞沫传播的隔离与预防措施。护理患者时戴帽子、口罩、手套等,有皮肤破损者需戴双层手套;整理及更换床单、被褥时穿隔离衣;对患者使用的物品及呕吐物、分泌物等予以消毒。

(2)进行留置导管及静脉输液等操作时,必须严格执行无菌操作及手消毒制度。

(3)病室内湿式清扫,更换被褥时勿抖动,避免尘埃飞扬,以减少感染的机会。

(4)医护人员带菌时应积极治疗,避免直接接触患者,以防引起院内感染。

(5)健康教育:向患者讲解疾病的传播途径及预防方法,嘱其注意保持皮肤清洁、完好,有皮肤破损时及时消毒、包扎,出现皮肤或全身感染症状时应及时就医。

4.肠出血性腹泻伴溶血性尿毒症(HUS)的血液透析患者的处置

肠出血性腹泻伴 HUS 常见致病菌为大肠埃希菌 O157:H7,见于儿童,起病急骤,伴有腹泻前驱症状,肾脏损害重于脑部病变,需及早进行透析支持治疗。护理措施如下。

(1)隔离:在标准预防的基础上,采用接触传播的隔离与预防措施。医务人员应加强手消毒,对患者接触的物品、餐具、病室物品表面以及呕吐物、排泄物予以消毒。

(2)因该类患者多为儿童,故血液透析时应加强护理和病情观察。①注意透析中腹痛的性质、部位和程度;观察大便的次数、性状、颜色和量,并及时记录;保持水与电解质平衡。②注意观察神志变化,观察尿液的颜色和量,记录出入量。③注意观察患者的面色、眼睑结膜、口腔黏膜、甲床的变化,观察皮肤、黏膜有无瘀点、瘀斑和出血点。④监测生命体征。⑤腹泻、腹痛、呕吐时,进行对症护理。⑥健康教育:向患者宣教疾病的病因、传播途径、消毒隔离知识。

(彭胜强)

第九节 血液滤过

一、血液滤过的发展史与现状

血液滤过(hemofiltmtion,HF)最早是在单纯超滤(ultrafiltration,UF)技术的基础上发展起来的。Brull 和 Geiger 首次用火棉胶膜对动物进行了超滤试验,并观察到超滤液中电解质、葡萄糖、非蛋白氮的浓度与血浆中的浓度是相同的。1955 年,Alwall 对水肿患者使用单纯超滤方法进行了成功的治疗。现代 HF 治疗方法的研究始于 1967 年,1972 年首次应用于临床,1976 年 9 月,在德国疗养胜地 Bmunkge 召开的第一次 HF 讨论会上,一组德国专家介绍了这种疗法的优点,如能改善贫血、神经病变、脂质代谢及控制血压。今天,全自动的血液滤过机已能精确地控制出入量的平衡,使 HF 成为一项安全、成熟的常规治疗模式,大量的临床报道证实了 HF 在清除中分子毒素和维持血流动力学稳定性方面的优越性能。随着对中分子毒素引起透析并发症的进一步认识,学者寻找更符合生理的治疗方式、开发新的滤过膜、增加治疗中的对流。

二、血液滤过原理

(一)血液滤过的基本概念

血液滤过是通过对流清除尿毒素,所以它较血液透析(hemodialysis,HD)更接近人体的生理过程。其工作原理是模拟肾小球的滤过和肾小管的重吸收作用。在血液滤过时,血浆、水和溶质的转运与人体的肾小球滤过相似,当血液引入滤过器循环时,在滤过器膜内形成正压,而膜外又被施加一定的负压,由此形成了跨膜压,使水分依赖跨膜压而被超滤。当水通过膜大量移动时,会拖拉水中的溶质同时移动,这种伴有水流动的溶质转运(“溶质性拖曳”现象)称为对流,凡小于滤过膜截留分子量(通常为 4 万～6 万)的溶质均可随水分的超滤以对流的方式被清除,血液滤过同时模拟肾小管的重吸收过程将新鲜的含正常电解质成分和浓度的置换液输入体内,以纠正患者的水、电解质、酸碱失衡。

(二)影响血液滤过效果的因素

血液滤过清除溶质的有效性取决于水和溶质的转运速率,而转运速率又取决于血流量、滤过器面积、滤过膜筛选系数、超滤系数和每次治疗时的置换液总量,与患者的血细胞比容、血清蛋白浓度也有关。血液滤过清除溶质的原理与血液透析不同,血液透析时小分子物质(如肌酐、尿素氮)的清除依靠扩散,通过半透膜扩散的量取决于物质的浓度梯度及物质转运面积系数(mass transfer area coefficient,MTAC)。因此,血液透析比血液滤过有更高的小分子物质清除率,而血液滤过对中分子物质的清除率高于血液透析。血液透析滤过(hemodiafiltration,HDF)是将透析与滤过合二为一,弥补了两者之不足,实现了一次治疗中既通过弥散高效清除小分子物质,又通过对流高效清除中分子物质,治疗的效果更加理想。这是近年来临床上对维持性血液透析患者推荐的高效、短时的血液净化治疗模式。

(三)血液滤过装置

1.血液滤过器

血液滤过器的膜性能是决定 HF、HDF 治疗效果的关键部分,血液滤过膜应有大孔径、高通量,具有很高的超滤系数和通透性。现在临床使用的材质多为高分子合成膜,呈不对称结构,有支持层和滤过层,前者保持膜的机械稳定性,后者保证其良好的通透性,既有利于对流,又能进行弥散。然而用于 HF 或 HDF 的血液滤过器的超滤系数(KUF)必须达到不低于 50 mL/(h·mmHg)的标准,并具有以下特点:①生物相容性好,无毒性;②理化性质稳定;③截留分子量通常小于 60×10^3,能截留血清蛋白;④具有清除并吸附中分子毒素的能力;⑤能截留内毒素。

目前常用于 HF 和 HDF 的滤过膜见表 4-12。

表 4-12 常见血液滤过膜

	材料	产品名
聚丙烯腈	polyacrylonitrile(PAN)	Rhone-Pulence,asahi
聚酰胺	polyamide(PA)	Gambro
聚甲基丙烯酸甲酯	polymethylmethacylate(PMMA)	Toray
聚砜	polysulfone(PS)	Amicon
聚碳酸酯	polycarbonate(PC)	Gambro

2.血液滤过机

血液滤过机除了与血液透析机具有相同的动脉压、静脉压、跨膜压、空气监测等监护装置外,还增设了置换液泵和液体平衡加温装置。新型的血液滤过机均可根据需要选择血液滤过或血液透析滤过的治疗模式。这两种治疗模式运作时的最大区别在于前者不用透析液,后者则需应用透析液。两者在治疗时都要超滤大量液体并同时补充相应量的置换液,故对液体平衡要求特别高。在治疗时液体置换过量或不足,均可快速导致危及患者生命的容量性循环衰竭,所以确保滤出液与置换液进出平衡是安全治疗的重要环节。

血液滤过机的液体平衡系统有两种类型:一种是重量平衡,另一种是容量平衡。重量平衡法一般使用电子称重系统(置换液为挂袋式),保证输入置换液的重量等于滤出液的重量(另外设定超滤量)。容量平衡法采用平衡腔原理。平衡腔是控制液体进出平衡的系统,它是一个容积固定的空腔,由一张隔膜将室内的置换液和滤出液分隔在两个互不交通的腔室内,当隔膜移向置换液的一侧时,置换液腔室的容积被压缩,迫使一定量的置换液进入患者体内;与此同时,滤出液腔室的容积等量增加，迫使等量的滤出液从滤过器进入该侧的腔室以保持隔膜两边的容量平衡，同时从患者体内超滤出的液体流经测量室以累加超滤量，如此往复运动，在平衡中达到预设的超滤目标。现在大多数血液滤过、血液透析滤过的机器以容量平衡取代了重量平衡。以重量平衡法控制液体平衡，通常用于连续性肾脏替代治疗(CCRT)的床旁机。

3.置换液

血液滤过和血液透析滤过时，由于大量血浆中的溶质和水被滤出，所以必须补充相当量的与正常细胞外液相似的置换液，常用配方见表4-13。血液滤过中通常的超滤量为70～200 mL/min，置换液补充量为每次16～50 mL 。输入速度极快，因而对溶液的质量要求很高，必须保证其无菌，无致热原，浓度可以变化，无有机物，且价格低廉。置换液的质量是提高血液滤过疗效、减少并发症、改善患者长期预后的重要因素。在早年，血液滤过或血液透析滤过均使用商业生产的袋装灌注液，价格昂贵，操作烦琐，体积大，最大的不足是缓冲液为乳酸盐或醋酸盐溶液，无碳酸氢盐置换液，患者对其耐受差。为提高置换液的质量，减少操作中的污染，现在临床上应用较为普遍的在线式血液滤过机，已实现了可即时生成大量洁净、无致热原、低成本且更符合生理的碳酸氢盐置换液，这种装置亦便于透析液及置换液处方的个体化。

表4-13 血液滤过置换液常用配方

电解质(mmol/L)						渗透压(mmol/L)
Na^+	K^+	Cl^-	Ca^{2+}	Mg^{2+}	$NaHCO_3$	
135～135	2.0～3.0	103～110	1.25～1.75	0.5～0.75	30～34	286～300

在线生成置换液是超纯水与成品浓缩液(A液)和B粉(筒装)通过比例泵系统配制成的液体。然后其流经机器内置的有双聚合膜、聚砜膜或聚酰胺膜的超净滤器(也称细菌滤过器)，一部分作为透析液进入血液滤过器，完成透析弥散功能，另一部分分流至机器内置的第二个超净滤器，使置换液在输入体内之前，经过双重滤过，滤除内毒素。各类液体标准等级见表4-14，透析用水化学污染物可接受水平见表4-15。机器内置的超净滤器可耐受每天消毒，以保证在线生成的置换液不被微生物污染，达到最大安全程度。机器内置超净滤器的使用寿限见产品说明书，如超限使用，可能会导致置换液不纯引起的感染。

表4-14 各类液体灭菌等级

	浓缩液	反渗水	超纯级	灭菌级	置换液
细菌(cfu/mL)	<1 000	<100	<1	0	0
内霉素(EU/mL)	<1	<0.05	<0.03	<0.03	<0.03

注：以上为AAMI血液透析系统的美国国家标准。

表4-15 透析用水化学污染物最高允许浓度

	污染物及其浓度(mg/L)							
	铝	氯胺	游离氯	铜	氟化物	硝酸盐	硫酸盐	锌
欧洲药典	0.01	0	0	0	0.2	2.0	50.0	0.1
中国标准	0.01	0.1	0.5	0.1	0.2	2.0	100.0	0.1

三、血液滤过和血液透析滤过的方法

(一)血管通路

血液滤过、血液透析滤过的血管通路与血液透析相同，可以应用动静脉内瘘或中心静脉留置导管,但血流量要求较血液透析高,一般需 250～350 mL/min 的血流量才能达到理想的治疗效果。

(二)置换液补充

可在血液滤过器前或滤过器后输入置换液,方法不同,对可清除物质的清除率及置换液的需求量不一样。

1.前稀释置换法

于滤过器前的动脉端输入置换液,其优点是血液在进入滤器前已被稀释,故血流阻力小,不易在滤过膜上形成蛋白覆盖层,可减少抗凝剂用量,但溶质清除率低于后稀释,要达到与后稀释相等的清除率需消耗更多的置换液。无抗凝剂或小剂量肝素抗凝治疗时,建议选择前稀释置换法。

2.后稀释置换法

于滤过器后静脉端输入置换液。临床上最常用的是后稀释,其优点是清除率高,可减少置换液的用量,节省治疗费用。有文献报道,后稀释 HDF 应用较高的置换量,对中分子毒素的清除率远胜于高流量透析,当置换液输入 100 mL/min 时,β_2 微球蛋白的清除率可以是高流量透析的 2 倍,对骨钙素(分子量 5 800)和肌红蛋白(分子量 17 200)等中大分子也能充分清除,对磷的清除亦优于传统的血液透析,而尿素的清除率则与高流量透析大致相当。后稀释的缺点是滤过器内水分大量被超滤后致血液浓缩,易在滤过器膜上形成覆盖物,因此后稀释时,总超滤与血流比应低于 30%,肝素用量也较前稀释多。为提高每次治疗的清除效果,常规治疗患者通常可选择后稀释置换法。若为无抗凝剂或小剂量肝素治疗或有高凝倾向,不宜选择此法。

3.混合稀释置换法

这是一种较完善的稀释方法。为了最大限度地发挥 HF、HDF 前稀释或后稀释的治疗优点,避免两者之缺点,欧洲一些血液净化中心提倡将置换液分别在前、后稀释的位置同步输入,这样既具有前稀释抗凝剂用量少的优点,又具有后稀释清除率高的优点,不失为一种优化稀释治疗方法。

(三)置换液补充计算方法

血液滤过和血液透析滤过清除溶质的效果还取决于置换液量。临床上应用后稀释血液滤过一次,置换液量一般在 20～30 L。为达到尿素清除指数＞1.2 的标准,超滤量应为体重的 58%;也有研究发现,置换液量为体重的 45%～50%是比较合适的。

也可根据尿素动力学计算,由于患者的蛋白质摄入量不同,产生的尿素氮数量亦不同,其计算公式如下:

每周交换量(L)＝每天蛋白质摄入量(g)×0.12×7/0.7(g/L)

式中,0.12 为每克蛋白质代谢所产生的尿素氮的质量(g),7 为每周天数,0.7 为滤过液中平均尿素氮浓度。分 2～3 次在血液滤过治疗时给予计算出的每周置换液量。

按此公式计算时未计残余肾功能,若患者有一定的残余肾功能,则所需置换液量可相应减少,按 1 mL 置换液等于 1 mL 肾小球滤过液的尿素清除率计算,假如患者残余肾功能为 5 mL/min,则一日清除率为 7.2 L,故可减少 7.2 L 的置换液。

对前稀释血液滤过量的估计尚无统一的方法。一般建议每次治疗的置换量不低于 50 L,或者每次前稀释总滤液量与干体重的比值为 1.3∶1 以上,此时能得到良好的清除效果,所以应用“前稀释总滤液量/干体重”这个指标可以更加方便地制订充分的治疗剂量。

四、血液滤过和血液透析滤过的临床应用

血液滤过(HF)和血液透析滤过(HDF)与血液透析(HD)相比,至少有两方面的优点,即血流动力学稳定、能清除中大分子物质。

(一)血流动力学稳定

患者的心血管系统对 HF 的耐受性优于 HD。HF 的脱水是等渗性脱水,水与溶质同时排出,体内渗透压变化小。HF 时血细胞比容等变化较小,不像 HD 时体内渗透压变化大、对血压的影响也大。另外,HF 能选择性地保留 Na^+,HF 大量脱水时,血浆蛋白浓度相对提高,按照多南平衡选择性地保留 Na^+,使 Na^+ 在细胞外液中维持较高水平,细胞外液的高张状态使组织和细胞内水分移至细胞外,以保持渗透压的恒定,即使在全身水分明显减少的情况下,也能保持细胞外液的容量,从而使血压稳定。HF 治疗后血浆去甲肾上腺素水平明显升高,交感神经兴奋性增加,而 HD 治疗后即使发生低血压,血浆去甲肾上腺素水平也无变化。在 HD 中约 5%的患者容易发生难治性高血压,即所谓肾素依赖型高血压,而用 HF 治疗可降低其发生率。

(二)清除大中分子物质

HF 能有效地清除 HD 所不能清除的大中分子毒素,如甲状旁腺素、炎症介质、细胞因子、β_2微球蛋白。有研究显示,在两组血液透析患者分别接受 HDF 和低流量 HD 治疗 3 个月以后,HDF 组治疗前微球蛋白的水平要比低通透量 HD 组有明显的下降,并在超过两年的研究期间,这种差异始终保持着。无论是前稀释还是后稀释 HDF,当置换液量<60 mL/min 时,β_2微球蛋白水平的下降率要比采用同样的膜对 HD 的清除率高(HDF 为 72.2%,HD 为 49.7%)。

大量的临床资料及研究证明,HF、HDF 可改善心血管的稳定性,改善神经系统症状,增进食欲,减少与透析相关的淀粉样变,清除甲状旁腺素,缓解继发性甲状旁腺功能亢进症,改善促红细胞生成素生成,纠正贫血。因此,HF 或 HDF 除了适用于急性、慢性肾衰竭患者外,更适用于有下列情况的慢性维持性血液透析患者。

(1)高血压患者:无论是对容量依赖型还是肾素依赖型高血压,血液滤过都能较好地控制。对于前者,HF 较 HD 能清除更多的液体而不发生循环衰竭。对非容量依赖型高血压或对降压药物有抵抗的高血压,应用 HF 治疗更有利于血压的控制。

(2)低血压患者:血液透析中发生低血压的原因很多,老年患者对血液透析的耐受性差,心肌病变、自主神经功能紊乱、糖尿病等患者易发生低血压,HF 治疗能改善低血压症状。

(3)适用于有明显的中分子毒素积聚而致神经病变、视力模糊、听力下降、皮肤瘙痒者。

(4)与透析相关的体腔内积液或腹水发生率为 5%～37%,可能原因是:①水钠潴留;②腹壁毛细血管通透性增加;③细菌、结核分枝杆菌或真菌感染;④低蛋白血症、心包炎、充血性心力衰竭等。HD 很难使积液、腹水吸收或消失,HF 则有助吸收。

(5)适用于肝性脑病患者。

(6)适用于药物中毒患者。

(7)高磷血症患者:HDF 对磷的清除远比 HD 有效,能比较好地控制高磷血症。

(8)多脏器功能障碍患者,特别是伴有急性呼吸窘迫综合征(ARDS)、低氧血症者等。

五、血液滤过和血液透析滤过的并发症

血液透析中所有可能出现的并发症,稍有疏漏都有可能在血液滤过中发生。

(一)常见技术并发症

(1)低血流量。

(2)治疗中 TMP 快速升高。

(3)置换液的成分错误。

(4)液体平衡误差。

(5)置换液被污染导致热原反应。

(6)凝血。

(7)破膜漏血。

(二)丢失综合征

HF 或 HDF 在超滤大量水分、清除中分子毒素的同时,也将一些分子量小但是有益的成分清除,如每次滤过可丢失约 6 g 氨基酸(分子量仅为 140)、约 10 g 蛋白质,患者应在饮食中补足。现在也有厂家通过对透析器膜孔进行技术改良,使透析器的膜孔分布更高、更均等,这种新型的透析器不仅提高了膜对中分子物质的清除效果,还能最大限度地减少蛋白质丢失,改善了治疗效果和预后。另有报道,在 HDF 中维生素 C 可下降 45%±14%,其中 25%～40%是被对流所清除的;在 HDF 过程中抗氧化剂的丢失与大量高度氧化的标记物同时出现,这是一个潜在的问题。

(三)其他

HF 对小分子物质清除不理想,应交替用 HF 与 HD 治疗。

(张学光)

第十节 血液灌流

血液灌流(hemoperfusion,HP)技术是指将患者的血液引到体外,经过灌流器,通过吸附的方法来清除人体内源性和外源性的毒性物质,达到净化血液的一种治疗方法。

目前常用灌流器的吸附材料为活性炭和树脂(合成高分子材料)。以活性炭为吸附剂的灌流器的特点是吸附速度快、吸附容量高、吸附选择性低,但活性炭与血液接触会引起血液有形成分的破坏,同时炭的微颗粒脱落,有引起微血管栓塞的危险。随着科学技术的进步,活性炭灌流器得以改良,用半透膜材料将活性炭进行包裹,防止炭微颗粒脱落。以树脂为吸附剂的灌流器对有机物具有较大的吸附能力,选择性高,性能稳定,已应用于多学科和多种疾病的治疗,具有特异性及先进性。

联合应用灌流技术与其他血液净化方法,血液灌流与连续性肾脏替代疗法(CRRT)、血液透析或血液透析滤过联合可形成不同的杂合式血液净化方法。

一、适应证

(一)急性药物或毒物中毒

当药物或毒物中毒时,利用血液透析也能清除毒物,但仅适用水溶性、不与蛋白质或血浆其他成分结合的物质,且对分子量较大的毒物无效。对大部分毒物或药物,血液灌流效果比血液透析的效果好。

(1)巴比妥类:包括苯巴比妥、异戊巴比妥、司可巴比妥、甲基巴比妥、硫喷妥钠。

(2)非巴比妥催眠镇静药类:包括地西泮、甲丙氨酯、格鲁米特、硝西泮、氯氮、水合氯醛、异丙嗪、奥沙西泮。

(3)抗精神失常药:包括奋乃静、氯丙嗪、氯普噻吨、阿米替林、硫利达嗪、三氟拉嗪、丙米嗪。

(4)解热镇静药:包括阿司匹林、对乙酰氨基酚、非那西丁、秋水仙碱。

(5)心血管药:包括地高辛、洋地黄毒苷、奎尼丁、普鲁卡因胺。

(6)除草剂、杀虫剂:包括氯丹、敌草快、百草枯、有机磷类、有机氯类、氟乙酰胺。

(7)食物中毒:如青鱼胆中毒、毒蕈中毒。

(8)其他:包括士的宁、茶碱、奎宁、苯妥英钠、三氯乙烯。

(二)尿毒症

血液灌流可以清除很多与尿毒症有关的物质,如肌酐、尿酸,且中分子物质的清除率比血液透析好,但不能清除水分和电解质,因此不能单独用来治疗尿毒症。对尿毒症伴有难治性高血压、顽固性瘙痒等疗效显著。

(三)肝衰竭

对肝衰竭患者血中的芳香族氨基酸、硫醇有机酸酚类和中分子代谢药物有显著的吸附作用,对重症肝炎伴有肝性脑病、高胆红素血症有较好治疗效果。

(四)严重感染

这种情况包括脓毒症或系统性炎症综合征。

(五)其他疾病

其他疾病包括银屑病或其他自身免疫疾病、肿瘤、甲状腺危象等。

二、操作方法

(一)操作前准备

1.灌流器准备

选择合适的灌流器(灌流器型号具有不同功能),使用前阅读说明书,检查包装及有效期。

2.建立血管通路

对紧急灌流治疗的患者常规选用临时性血管通路,首选深静脉置管(股静脉或颈内静脉)。若维持性血液透析患者需血液灌流联合治疗,则应用其血液透析时的血管通路。

3.机器准备

根据原治疗中心的设备,可选用 CRRT 机器、血液透析机或血液灌流机。

4.治疗物品的准备

准备配套的循环管路、生理盐水、肝素、5%的葡萄糖注射液、抗凝剂、穿刺针等。

5.抢救物品和药物的准备

准备心电监护设备、抢救车、除颤仪等。

(二)操作程序

注意仔细阅读产品说明书,不同的产品有不同的预冲要求。

1.预冲

(1)预冲方法一:将灌流器静脉端向上垂直固定在支架上,血路管分别连接灌流器的动脉端和静脉端，用肝素生理盐水(500 mL 生理盐水含 2 500 U 肝素)从血路管动脉端、灌流器、静脉端依次排出，流速为 200～300 mL/min，预冲肝素生理盐水总量为 2 000～5 000 mL(根据说明书要求)。预冲时轻拍和转动灌流器，排出气泡，排出微小炭粒，保证灌流器充分湿化、肝素化、无气泡。

(2)预冲方法二：将灌流器静脉端向上垂直固定在支架上，血路管分别连接灌流器的动脉端和静脉端，先用 500 mL 5%的葡萄糖充满血路管和灌流器(使其糖化)，再用肝素生理盐水(500 mL 生理盐水含 2 500 U 肝素)预冲，流速为 200～300 mL/min，预冲肝素生理盐水总量为 2 000～5 000 mL(根据说明书要求)。预冲时轻拍和转动灌流器，排出气泡，排出微小炭粒，保证灌流器充分湿化、肝素化、无气泡。糖化的目的：使灌流器吸附糖的能力饱和，防止治疗时灌流器吸附人体血液中葡萄糖而导致低血糖。

(3)预冲方法三：将灌流器静脉端向上垂直固定在支架上，血路管分别连接灌流器的动脉端和静脉端，用肝素生理盐水(500 mL 生理盐水含 2 500 U 肝素)从血路管动脉端、灌流器、静脉端预冲，流速为 200～300 mL/min，预冲肝素生理盐水总量为 2 000 mL；再用 500 mL 生理盐水＋12 500 U 肝素的溶液冲洗 300 mL。如果联合应用血液灌流和血液透析，接上透析器(透析器已用生理盐水预冲)，将灌流器置于透析器前，再进行 20 min 闭路循环(根据说明书)。预冲时轻拍和转动灌流器，排出气泡，排出微小炭粒，保证灌流器充分湿化、肝素化、无气泡。

(4)预冲方法四：打开灌流器上端的帽盖，用无菌针筒，消除针头，抽取 100～200 mg (12 500～25 000 U)肝素，加入灌流器内。加入肝素时缓慢注入，回抽相应量的空气，盖上帽，上下颠倒 10 次，使肝素液与树脂充分融合，置于治疗盘中 30 min 以上。如果联合应用血液灌流和血液透析，先将血路管和透析器预冲好，再将灌流器置于透析器前。用 3 000 mL 生理盐水、200 mL/min的血泵流速进行冲洗后，连接患者。

2.抗凝

由于树脂和活性炭具有吸附作用，接受灌流治疗的患者病情也有不同，故应根据患者的血红蛋白、凝血状况等合理应用抗凝剂。在护理操作中，除了准确根据医嘱给予抗凝剂外，同时要注意必须在引血治疗前 3～5 min 静脉注射首剂抗凝剂，使其充分体内肝素化。

3.治疗前护理评估

(1)判断患者的神志状况，监测生命体征。

(2)对烦躁、昏迷、神志不清等患者应加强安全护理，防止其坠床，必要时进行约束。

(3)做好抢救的各种准备工作。

(4)评估患者有无出血情况；对糖尿病患者还应评估进食情况，防止低血糖发生。

4.建立体外循环

从动脉端引血，血流量为 50～100 mL/min，灌流器静脉端向上，动脉端朝下。如患者的血压、心率平稳，可将血流量逐渐增加到 150～200 mL/min。

5.治疗时间

灌流器中吸附材料的吸附能力与饱和度决定了每次灌流的时间。一般吸附剂对溶质的吸附在 2～3 h 达到饱和。因此，临床需要可每间隔 2 h 更换 1 次灌流器，但一次治疗不超过 6 h。对于部分脂溶性的药物或毒物，在一次治疗后很可能会有脂肪组织中的相关物质释放入血的情况，可根据不同物质的特性间隔一定的时间后再次灌流治疗。

6.治疗结束

灌流结束，根据灌流器的成分，选择空气或生理盐水回血(根据临床经验和生产厂家建议，近年来对炭罐选择空气回血、对树脂罐选择生理盐水回血为宜)，血泵速度为 100 mL/min，严密监测，严防空气进入血液。如果联合应用血液灌流和血液透析，2 h 后卸除灌流器，继续透析治疗。

（张学光）

第十一节 血浆置换

血浆置换是指通过有效的分离、置换方法迅速地选择性从循环血液中消除病理血浆或血浆中的病理成分(如自身抗体、免疫复合物、副蛋白、高黏度物质、与蛋白质结合的毒物)，同时将细胞成分和等量的血浆替代品回输患者体内，从而治疗使用一般方法治疗无效的多种疾病的血液净化疗法。

自开展血浆置换疗法以来，常规应用两种分离技术，即离心式血浆分离和膜式血浆分离。随着血液净化技术的不断发展，离心式血浆分离已逐步被膜式血浆分离所替代。临床上膜式血浆分离又分为非选择性血浆置换与选择性血浆置换。

一、临床应用

(一)适应证

目前血浆置换的诊疗范畴已扩展至神经系统疾病、结缔组织病、血液病、肾病、代谢性疾病、肝脏疾病、急性中毒等 200 多种疾病，其主要适应证如下。

1.作为首选方法的疾病或综合征

这类疾病或综合征包括冷球蛋白血症、抗肾小球基底膜病、吉兰-巴雷综合征、高黏滞综合征、栓塞性血小板减少性紫癜、纯合子家族性高胆固醇血症、重症肌无力、药物过量(如洋地黄中毒)、与蛋白质结合的物质中毒、新生儿溶血、自身免疫性血友病甲。

2.作为辅助疗法的疾病或综合征

这类疾病或综合征包括急进性肾小球肾炎、抗中性粒细胞胞浆抗体阳性的系统性血管炎、累及肾脏的多发性骨髓瘤、系统性红斑狼疮(尤其是狼疮性脑病)。

(二)治疗技术及要求

1.血浆置换的频度

一般置换间隔时间为 1～2 d，连续 3～5 次。

2.血浆置换的容量

为了进行合适的血浆置换，需要对正常人的血浆容量进行估算，可按以下公式计算：

$$PV=(1-HCT)(B+C\times W)$$

式中，PV 为血浆容量；HCT 为血细胞比容；W 为干体重；B：男性为 1 530，女性为 864；C：男性为 41，女性为 47.2。

例如，一个 60 kg 的男性患者，HCT 为 0.40，则 PV＝(1－0.40)(1 530＋41×60)。如血细胞比容正常(0.45)，则血浆容积大致为 40 mL/kg。

3.置换液的种类

置换液包括晶体液和胶体液。血浆置换时应用的晶体液为林格液(富含各种电解质)，补充量为丢失血浆量的1/3～1/2,500～1 000 mL。胶体液包括血浆代用品和血浆制品。血浆代用品包括右旋糖酐-70、右旋糖酐-40、羟乙基淀粉(706羟甲淀粉),补充量为丢失血浆量的1/3～1/2;血浆制品有5%的清蛋白和新鲜冰冻血浆。一般含有血浆或血清蛋白成分的液体占补充液40%～50%。原则上补充置换液时采用"先晶后胶"的顺序,即先补充电解质溶液或血浆代用品,再补充蛋白质溶液,目的是使补充的蛋白质尽可能少丢失。

4.置换液补充方式

血浆置换时必须选择后稀释法。

5.置换液补充原则

等量置换,即丢弃多少血浆,补充多少血浆;保持血浆胶体渗透压正常;维持水、电解质平衡;如应用的胶体液为4%～5%的清蛋白溶液,必须补充凝血因子;为防止补体和免疫球蛋白的丢失,可补充免疫球蛋白;应用血浆时应注意减少病毒感染的机会;置换液必须无毒性、无组织蓄积。

6.抗凝剂

可使用肝素或枸橼酸钠作为抗凝剂。肝素的用量为常规血液透析的1.5～2.0倍。对于无出血倾向的患者,一般首剂量为40～60 U/kg,维持量为1 000 U/h,但必须根据患者的个体差异来调整。对枸橼酸钠一般采用ACD-A配方,即含22 g/L枸橼酸钠和0.73 g/L枸橼酸,其用量为血流速度(mL/min)的1/25～1/15。为防止低血钙,可补充葡萄糖酸钙。

二、常见血浆置换术

(一)非选择性血浆置换

1.原理

用血浆分离器一次性分离血细胞与血浆,将分离出来的血浆成分全部消除,再置换与消除量相等的新鲜血浆或清蛋白溶液。

2.适应证

适应证为重症肝炎、严重的肝功能不全、血栓性血小板减少性紫癜、多发性骨髓瘤、手术后肝功能不全、急性炎症性多神经炎、多发性硬化症等。

3.护理评估

(1)对患者的体重、生命体征、神志、原发病、治疗依从性进行评估,并做好相应干预措施。准确的体重有助于确定患者血浆置换的总量;对患者依从性的评估,有利于提升患者对治疗的信心和配合程度;评估可能的并发症以确定干预措施。

(2)对设备、器材、药物等进行评估,做好充分准备;对血浆、清蛋白等做好存放和保管。

(3)确认相关的生化检查(凝血指标)、操作过程、治疗参数。

(4)对血管通路及血液流量进行评估,确认静脉回路畅通,以免静脉压增高而引起血浆分离器破膜或再循环。

4.操作准备

(1)物品准备:配套血路管、血浆分离器、2 000 mL生理盐水、血浆分离机器、心电监护仪等。

(2)药品及置换液准备。

置换液:原则上根据患者的基础疾病制订置换液成分,如对肝功能损害严重、低蛋白血症患者应适当提高患者胶体渗透压,提高清蛋白成分;对血栓性血小板减少性紫癜患者除了常规血浆置换外，可适当补充新鲜血小板；对严重肝功能损害患者在血浆置换以后可适当补充凝血因子、纤维蛋白原等。

置换液(以患者置换血浆 3 000 mL 为例)主要有两种配方：①清蛋白 60 g、右旋糖酐-40 1 000 mL、706 羟甲淀粉 500 mL、平衡液 1 000 mL、5%或 10%的葡萄糖 500 mL(注：将清蛋白根据医嘱稀释于 500 mL 5%或 10%的葡萄糖溶液)。②新鲜血浆 1 000 mL、706 羟甲淀粉 500 mL、右旋糖酐-40 500 mL、平衡液 500 mL、5%或 10%的葡萄糖 500 mL。对以上配方可根据患者病情或需要做适当调整。

抗凝剂：由于血浆置换患者大多为高危患者，故在抗凝剂的选择上首选低分子肝素。

葡萄糖酸钙：非选择性血浆置换时，在输入大量新鲜血浆的同时，枸橼酸钠也被输入体内，枸橼酸钠可以与体内钙离子结合，造成低血钙，患者出现抽搐，故可适当补充葡萄糖酸钙。

激素：由于血浆置换时输入了大剂量的异体蛋白，患者在接受治疗过程中可能出现变态反应。

(3)建立血管通路：采用深静脉留置导管或内瘘，动脉血流量应达到 150 mL/min。静脉回路必须畅通，采用双腔留置导管时注意防止再循环。

5.操作过程及护理

血浆置换是一种特殊的血液净化方法，操作治疗时应有一个独立的空间，并有专职护士对患者进行管理和监护。术前向患者和家属做好心理护理和治疗风险意识培训，取得患者的积极配合。

(1)打开总电源，打开血浆分离机电源，开机并自检。

(2)连接血路管、血浆分离器，建立通路循环。

(3)阅读说明书，按血浆分离器说明书上的预冲方法，进行管路及血浆分离器的预冲。预冲的血流量一般为 100～150 mL/min，预冲液体量为 1 500～2 000 mL。向 500 mL 生理盐水加入 2 500 U(20 mg)肝素，使血浆分离器和管路肝素化。

(4)设定各项治疗参数：每分钟血流量、每小时血浆分离量、置换总量、肝素量、治疗时间等。

(5)建立血管通路，静脉端注入抗凝剂(等待 3～5 min，充分体内肝素化)，建立血循环，引血时血流量应低于 100 mL/min。运转 5～10 min 患者无反应，加大血流量至 100～150 mL/min；启动弃浆泵及输液泵。要求保持进出液量平衡，可将弃浆泵及输液泵流量调节至 25～40 mL/min。

(6)观察血浆分离器及弃浆颜色，判断有无破膜现象发生。一旦出现破膜，立即更换血浆分离器。

(7)治疗过程中严密监测生命体征；随时观察跨膜压、静脉压、动脉压变化，防止破膜；观察变态反应及低钙反应；观察电解质及容量平衡。

(8)及时记录数据；及时处理各类并发症。

(9)下机前评估：患者的生命体征、标本采集、抗凝剂、治疗目标值。

(10)书写记录，转运患者，交班；整理物品；处理好医疗废弃物。

(二)选择性血浆置换

1.原理

选择性血浆置换也称为双重血浆置换。由血浆分离器分离血细胞和血浆，再将分离出的血浆引入血浆成分分离器(原则上按照分子量的大小选择血浆成分分离器，如胆红素分离器、血脂分离器)，能通过血浆成分分离器的小分子物质与清蛋白随血细胞回输入体内，大分子物质被滞留而弃去。根据弃去血浆量补充相应的清蛋白溶液，清蛋白的相对分子质量为69 000，当致病物质分子量为清蛋白分子量10倍以上时，可采用选择性血浆置换。

2.适应证

适应证为多发性骨髓瘤、原发性巨球蛋白血症、家族性难治性高脂血症、难治性类风湿关节炎、系统性红斑狼疮、血栓性血小板减少性紫癜、重症肌无力、多发性硬化症、多发性神经炎及移植前后的抗体消除等。

3.护理评估

护理评估与非选择性血浆置换相同。

4.操作准备

(1)物品准备：配套血路管、血浆分离机、血浆分离器、血浆成分分离器、心电监护仪等。

(2)药品和置换液准备：生理盐水4 000 mL、清蛋白溶液30 g(备用，根据丢弃量补充所需清蛋白)、激素等。

(3)血管通路：与非选择性血浆置换相同。

(4)抗凝剂应用：与非选择性血浆置换相同。

5.操作过程与护理

(1)打开总电源，打开血浆分离机电源，开机并自检。

(2)连接血路管、血浆分离器及血浆成分分离器，建立通路循环。

(3)按照说明书要求预冲血浆分离器、成分分离器及管路。预冲流量为100～150 mL/min，预冲液量为2 500～3 000 mL。最后在1 000 mL生理盐水中加入2 500 U(40 mg)肝素，使血浆分离器、血浆成分分离器和血路管肝素化。

(4)设定各项治疗参数：血流量(mL/min)、血浆分离量(mL/h)、成分分离器流量(mL/h)、血浆置换总量、肝素量、治疗时间等。

(5)建立血管通路，注入抗凝剂，建立血循环，引血时建议血流量<100 mL/min。运转5～10 min患者无不适反应，治疗血流量增至120～150 mL/min，启动血浆泵、弃浆泵及返浆泵。

(6)操作中严密监测动脉压、静脉压、跨膜压的变化，以防压力增大，引起破膜。

(7)观察血浆分离器、成分分离器及弃浆颜色，判断有无破膜发生。一旦发生破膜，及时更换。

(8)选择性血浆分离，根据患者体重和病情决定血浆置换总量，根据分子大小决定弃浆量，一次选择性血浆置换会丢弃含有大分子蛋白的血浆100～500 mL。

(9)治疗过程中严密监测血压、体温、脉搏、呼吸频率，随时观察跨膜压、静脉压、动脉压变化，防止破膜，观察电解质及容量平衡。

(10)及时记录数据，及时处理各类并发症。

(11)达到治疗目标值，下机。

(12)完成护理记录，向患者所在病房交班，合理转运危重患者，整理物品，处理医疗废弃物。

三、并发症

血浆置换的并发症与常规血液净化的并发症、血管通路的相关并发症、抗凝的并发症相同。与血浆置换特别相关的并发症如下。

(一)变态反应

新鲜冰冻血浆含有凝血因子、补体和清蛋白,但由于其成分复杂,常可诱发变态反应。据文献报道,变态反应发生率为0～12%。补充血液制品前,静脉给予5～10 mg地塞米松或20 mL 10%的葡萄糖酸钙并选择合适的置换液是预防和减少过敏的关键。

治疗过程中要严密观察,出现皮肤瘙痒、皮疹、寒战、高热时不可随意搔抓皮肤,应及时给予激素、抗组胺药或钙剂,可摩擦皮肤以缓解瘙痒。治疗前认真执行"三查七对",核对血型,血浆输入速度不宜过快。

(二)低血压

引起低血压的主要原因:置换液补充过缓,有效血容量减少;应用血制品引起变态反应;补充晶体溶液时,血浆胶体渗透压下降。血浆置换中应注意血浆等量置换,即血浆出量应与置换液输入量保持相等。当患者的血压下降时可先输入胶体溶液,血压稳定时再输入晶体溶液。要维持水、电解质的平衡,保持血浆胶体渗透压稳定。当患者出现低血压时可延长血浆置换时间,血流量应控制在50～80 mL/min,血浆流速相应减低,血浆出量与输入的血浆和液体量保持平衡。

(三)低血钙

新鲜血浆含有枸橼酸钠,过多、过快输入新鲜血浆容易导致低血钙,患者会出现口麻、腿麻及小腿肌肉痉挛等低血钙症状,严重时发生心律失常。治疗前应常规静脉注射10 mL 10%的葡萄糖酸钙,注意控制枸橼酸钠的输入速度,出现低钙反应时及时补充钙剂。

(四)出血

严密观察皮肤及黏膜、消化道等有无出血点,进行医疗护理操作时,动作轻柔、娴熟,熟练掌握静脉穿刺技巧,避免反复穿刺而加重出血。一旦发生出血,立即通知医师采取措施,必要时用鱼精蛋白中和肝素,用无菌纱布加压包扎穿刺点,并观察血小板的变化。

(五)感染

当置换液含有致热原、血管通路发生感染、操作不严谨时,患者会出现感染、发热等。血浆置换是一种特殊的血液净化疗法,必须严格无菌操作,应把患者置于单间进行治疗,要求治疗室清洁,操作前紫外线照射30 min,家属及无关人员不得进入治疗场所。操作人员必须认真洗手,戴口罩、帽子,配置置换液时需认真核对、检查、消毒,同时做到现配现用。

(六)破膜

血浆分离的滤器因为制作工艺而受到血流量及跨膜压的限制,如置换时血流量过大或置换量增大,往往会导致破膜。故应注意血流量在100～150 mL/min,每小时分离血浆<1 000 mL,跨膜压控制于6.7 kPa(50 mmHg)。预冲分离器时注意不要用血管钳敲打,防止破膜。

四、选择性血浆分离和非选择性血浆分离的比较

(一)非选择性血浆分离

1.优点

可补充凝血因子(使用新鲜冰冻血浆时),排出含有致病物质的全部血浆成分。

2.缺点

因使用他人的血浆,有感染的可能性;因混入微小凝聚物,有产生相应不良反应的可能。必须选用新鲜血浆或清蛋白溶液。

(二)选择性血浆分离

1.优点

对患者血浆容量的改变较小、特异性高,故所用置换量少,约为常规血浆置换量的 1/4,有时甚至可完全不用。这既节省了开支,又减少了感染并发症的发生机会。选择性血浆分离法不但可选择使用不同孔径的血浆成分分离器,而且可根据血浆中致病介质的分子量,选择不同的膜滤过器治疗不同的疾病,可应用 0.02~0.04 μm 孔径的滤膜治疗冷球蛋白血症、家族性高胆固醇血症等。

2.缺点

因利用分子量大小进行分离(根据膜孔的不同分离),故可能会除去一些有用的蛋白质。

(马　瑞)

第十二节　免疫吸附

蛋白 A 免疫吸附是一种最近几年发展起来的新型血液净化方式,是由亲和层析技术发展而来的,是生物亲和分离在血液净化领域的应用。蛋白 A 免疫吸附技术可以治疗传统方法难以奏效的疾病,已经在多个国家进行了大量临床试验,其有效性和安全性已经得到了证实。

一、原理

蛋白 A 免疫吸附是利用基因重组蛋白 AFc 区段的生物亲和吸附反应原理,将生物活性物质基因重组蛋白 A 用共价耦合的方式固定在特定的载体上(一般为琼脂凝胶),制成吸附柱,当血浆流经吸附柱时,选择性或特异性地有效吸附和消除血液中的过量抗体(主要是 IgG)和免疫复合物,清除患者血液中的致病因子,从而达到净化血液、缓解病情的目的。

二、工作过程

蛋白 A 免疫吸附技术利用膜式血浆分离器将血液分离后,血液从回路侧回入体内;血浆则从端盖的一头通过吸附柱进行处理。吸附柱中的蛋白 A 与血浆中致病性抗体(特别是 IgG 类抗体)及其免疫复合物结合,当吸附柱上的抗体饱和时,将吸附柱的 pH 降至 2.3~2.5,蛋白 A 与所结合抗体解离,抗体被洗脱清除,当 pH 恢复至 7.0 时,蛋白 A 又恢复吸附能力,这样可不断循环吸附特异性致病性抗体,将通过吸附的血浆回输人体,从而达到治疗疾病的目的。

三、临床应用

蛋白 A 免疫吸附疗法临床应用广泛,且疗效确切,主要用于治疗自身免疫系统疾病和神经系统疾病,消除体内某些特定的物质。其适应证如下。

(一)自身免疫疾病

(1)系统性红斑狼疮(SLE)是最常见的结缔组织病,用吸附柱能大量清除抗 DNA 抗体、抗磷脂抗体等。

(2)患者有类风湿关节炎(RA)或重度风湿性关节炎。

(二)器官移植

(1)移植前:做高群体反应抗体(panel reactive antibody,PRA)和交叉配型试验(CDC);移植失败后再次移植。

(2)移植后:急性体液免疫性排斥,强化 IA 联合抗排斥药物,可使排斥反应逆转。

(三)血液系统疾病

(1)患者有血栓性血小板减少性紫癜(TTP)、特发性血小板减少性紫癜(ITP)。

(2)患者有伴有免疫复合物的过敏性紫癜。

(四)肾病

(1)患者有抗 GBM 抗体综合征。

(2)患者有新月体肾炎。

(五)皮肤病

(1)患者有天疱疮、类天疱疮。

(2)患者有皮肌炎。

(3)患者有结节性多动脉炎。

(六)其他

(1)患者有扩张性心肌病。

(2)患者有透析相关性 β_2 微球蛋白淀粉样变。

(3)伴有抗精子抗体的不孕症。

四、操作及流程

(一)物品准备

(1)准备配套机器及循环管路、血浆分离器、吸附柱、废液袋、pH 计或精密 pH 试纸等。检查各种物品的外包装及有效期。

(2)药物准备:包括抗凝剂、洗脱液、平衡液、保存液、生理盐水、葡萄糖酸钙、地塞米松等。

(3)监护抢救物品:包括氧气设备、心电监护、血压表、定时器等。

(二)患者准备及评估

(1)向患者解释免疫吸附的方法和意义,指导患者调整心理状态,消除紧张、焦虑情绪,从而对治疗充满信心,积极配合医务人员做好治疗的准备。

(2)术前做好相关检查:血型、凝血全套、免疫全套、抗体、血电解质、肾功能、肝功能等。

(3)吸附治疗当日测量体温、脉搏、呼吸、血压及体重,必要时可连接心电监护系统和供氧设备。

(4)建立血管通路:免疫吸附前应评估患者的血管通路。由于免疫吸附治疗时血液流量要求在 80~120 mL/min,故主要选择四肢大静脉穿刺,以便血液抽吸和回输畅通。患者的血管条件不佳时,治疗前应建立临时性血管通路,如在股静脉、锁骨下静脉或中心静脉留置导管,以保证 2~4 周的免疫吸附治疗。

(5)签署知情同意书。

(三)操作方法

蛋白 A 免疫吸附治疗分单柱免疫吸附和双柱免疫吸附治疗。

1.单柱免疫吸附治疗法

由于蛋白A免疫吸附包括了血浆分离及血浆吸附两个过程,故在治疗前必须先做好血浆分离部分的连接与预冲。

(1)连接与预冲:①连接循环管路和血浆分离器,用1 000 mL生理盐水从动脉端进行预冲。②排出蛋白A免疫吸附柱内的保存液(具有防腐消毒作用),并连接相应管路。将2 000 mL生理盐水从吸附柱的入口处注入,进行预冲。③用1 000 mL生理盐水加上2 500 U肝素,分别将血浆分离部分的循环管路及免疫吸附部分的循环管路进行再预冲。④根据机器提示,将血浆分离、免疫吸附两部分进行有效连接。如将连续肾脏替代疗法所用的机器用于免疫吸附时,必须将所有的连接部分、监护部分进行检查和测试后再应用,以确保患者安全。

(2)患者的连接:①建立血管通路。②注入抗凝剂。③连接血浆置换部分。④设置血液流量和置换血浆流量,全血以90～120 mL/min的速度流经血浆分离器分浆;血液有形成分通过血浆分离器回输入体内。⑤分离后的血浆由蛋白A免疫吸附柱进行吸附,血浆流量为25～35 mL/min;吸附10～12 min后(血浆流量250～420 mL),停止血浆分离,用50 mL生理盐水将血浆回输体内。⑥夹闭血浆泵,将吸附后的血浆通路转至废液通道,然后打开洗脱泵,用甘氨酸洗脱液洗脱吸附柱黏附的蛋白质和抗体,用pH计或精密pH试纸于废液出口处进行测试,当pH≤2.3时,洗脱过程完成。⑦夹闭洗脱泵,打开平衡泵,用平衡液对吸附柱进行平衡,用pH计或精密pH试纸于废液出口处进行测试,当pH≥7时,平衡过程完成,吸附柱再生。⑧用50～100 mL生理盐水置换出平衡液。⑨夹闭再生泵,将废液通道转至血浆通路,打开血浆泵,开始下一循环治疗。⑩常规治疗量是患者血浆容量的2～3倍。

(3)回血:常规治疗量完成后,应进行回血。①留取血液标本。②连接生理盐水,将蛋白A免疫吸附柱内的血浆回输患者。③卸下免疫吸附柱,做消毒贮存处理。④按常规将血浆分离器内的血液回输患者体内。

(4)吸附柱的消毒和保存:每次吸附治疗结束时,将血浆回输给患者,然后对吸附柱进行洗脱、平衡,再应用贮存液(含0.1%叠氮化钠的磷酸盐缓冲液,pH为7.4)冲洗、注满吸附柱,将管路两端进行密闭连接,置于无菌袋内,于1 ℃～10 ℃下冷藏保存(注明患者的姓名、床号、使用次数、消毒日期、消毒液名称、操作者的姓名)。为防止污染,在整个准备、治疗和后处理操作中,应注意保持无菌。

2.双柱免疫吸附治疗法

顾名思义,双柱蛋白A免疫吸附治疗是在血浆置换后有两个蛋白A免疫吸附柱。当第一个蛋白A免疫吸附柱进行血浆吸附时(包括吸附、回输、洗脱、平衡、再生),第二个吸附柱冲洗完毕,两个柱的工作状态开始自动转换。当第一个吸附柱吸附抗体饱和后(约10 min),第二个柱开始吸附血浆而第一个柱进行再生。方法:由酸液泵和缓冲液泵自动混合两种液体(酸和缓冲剂,预先配制好),形成一种有pH梯度(2.2～7.0)的液体,进入该柱,蛋白A吸附柱上的抗体遇酸后脱落,随即被缓冲液冲走,进入吸附废液袋内并弃去;当吸附柱内pH恢复到7.0时,第二个柱又饱和,两个柱的工作状态又转换(每10 min转换一次)。被吸附过的血浆(不含抗体血浆或再生血浆)进入血浆袋内,并通过泵回输患者体内。整个治疗过程均由电脑控制,达到事先设定的血浆循环总量和要排出的IgG总量。

(马　瑞)

第十三节 分子吸附再循环系统

人工肝作为独立于其他人工器官而存在的历史并不长。人工肝的研究始于 20 世纪 50 年代。1956 年，Sonentino 证明了新鲜肝组织匀浆能代谢酮体、巴比妥和氨，首次提出了人工肝的概念。1993 年由德国罗斯托克大学内科系两位博士 Stange 和 Mitzner 研制出了分子吸附再循环系统(molecular adsorbent recirculating system，MARS)，到 2000 年应用于临床，2001 年，我国亦开展了此项新技术。MARS 是一种新的人工肝支持系统，它不同于既往的血液透析、血浆置换和生物人工肝支持系统，可以选择性地有效清除体内代谢毒素，对急性、慢性肝衰竭及其并发症有显著疗效。

一、原理

MARS 技术应用现有的透析技术，模拟肝脏解毒过程，通过 MARS 膜(模拟肝细胞膜)和清蛋白透析(模拟肝脏解毒过程)技术，实现了选择性地有效清除体内代谢毒素的目的。

二、工作过程

患者血液首先经 MARS 透析膜(MARS FLUX 透析器)与膜外 20%的清蛋白循环液进行交换。MARS 膜有模拟清蛋白结合位点，可与血浆中的清蛋白竞争性结合毒素，而循环液的清蛋白浓度远高于血浆(50～80 倍)，这样循环液中的清蛋白又竞争性地结合被 MARS 吸附的毒素，从而达到清除毒素(如间接胆红素和游离脂肪酸等)的作用。之后含有毒素的清蛋白循环液再经过一个透析器(diaFLUX 透析器)进行透析，清除小分子的水溶性毒素(如尿酸、尿素、肌酐、氨)。清蛋白循环液再分别经过活性炭吸附柱(diaMARS AC250)和阴离子交换吸附柱(diaMARS IE250)，以清除大分子毒素及与清蛋白结合的毒素。这些再生的清蛋白循环液再次与血液进行透析交换，如此循环治疗，以达到清除患者体内毒素的目的。

三、临床应用

(一)治疗目的

(1)有效清除蛋白结合毒素和水溶性毒素。

(2)纠正水、电解质、酸碱平衡紊乱。

(二)适应证

(1)慢性肝病失代偿：①并发进行性黄疸；②并发肝性脑病；③并发肾衰竭。

(2)急性肝衰竭。

(3)肝移植术后移植肝功能障碍。

(4)肝脏手术后肝衰竭。

(5)继发性肝衰竭或多脏器功能衰竭(源于低氧血症或低灌注、ARDS、脓毒血症)。

(6)对药物引起的肝衰竭效果尤为突出。

(7)胆汁淤积引起的顽固性瘙痒。

(三)禁忌证

MARS 用于抢救生命的紧急治疗时,没有绝对禁忌证;当用于选择性治疗时,以下被认为是相对禁忌证:①弥散性血管内凝血(DIC)前兆;②严重脓毒血症和脓毒症休克(抗生素治疗无效);③急性溶血(常规治疗无效);④血流动力不稳定。

四、治疗机制

(一)改善患者的临床症状

MARS 治疗能改善患者的精神状态、增加肝脏解毒和合成功能,改善血流动力循环状态和肾功能,增加血钠水平,降低肝性脑病的严重程度,增加患者的平均动脉压,这可能与其增加了血管外周阻力有关。

(二)清除体内的一氧化氮

MARS 治疗改善了肝硬化患者的血流动力循环状态,有利于降低门脉压,改善肾脏血流量,纠正肝肾综合征。清蛋白循环显著增加了血清蛋白池的结合能力,对于清除患者体内总胆汁酸及改善腹水、肝肾综合征有很大益处。

(三)改善肝细胞的生存环境和功能

MARS 治疗后,患者肝细胞合成功能改善,血浆抗凝血酶水平、凝血酶原活性、Ⅶ因子水平、胆碱酯酶水平明显升高,患者的毒血症状明显减轻。

(四)清除有害物质

MARS 通过清除胆红素、胆盐和胆汁酸而改善肝、肾功能,清除氨、尿素、肌酐等水溶性物质,清除血液中醛固酮、肾素和其他血管活性物质。

(五)MARS 与常规血液透析清除能力的比较

连续 MARS 治疗 6 h 后,清除患者血液中胆红素、胆汁酸及短、中链脂肪酸的能力显著高于血液透析,可提高支链氨基酸与芳香族氨基酸的比例。

五、操作方法

(一)物品准备

1.主机

MARS 分子吸附循环装置是全自动新型人工肝系统,该系统采用血液体外循环,配以特殊材料,构成 MARS 分子吸附循环系统,利用特制的 MARS 膜清除特异性肝毒素(清蛋白结合毒素)和水溶性毒素的同时,保留人体有用而必需的物质和蛋白质。

2.材料

MARS FLUX、diaFLUX、IE250 和 AC250。

(1)MARS FLUX 是仿生物膜,膜的厚度只有普通透析膜的 1/500~1/100,膜的总面积为 2.4 m^2。灌注液为 20%的清蛋白,用于吸附血液中的毒素。

(2)diaFLUX 为特殊的低通透量透析膜,膜的总面积为 1.8 m^2。

(3)IE250 为阴离子树脂吸附罐,阴离子交换树脂用量为 250 g,用于吸附蛋白透析液中携带的胆红素等毒素。AC250 为活性炭吸附罐,活性炭用量为 250 g,用于吸附蛋白透析液中携带的毒素。IE250 和 AC250 的作用是清除清蛋白透析液中的毒素,使清蛋白透析液可以重复使用,从而节省清蛋白的用量。

3.透析液

MARS 治疗时透析时间长，常规透析液钾浓度为 2.0 mmol/L 时容易引起低血钾，可将透析液的钾浓度调至 3.0～4.0 mmol/L。清蛋白循环液的浓度为 20%，容量为 600 mL。

4.其他

准备所需的各种抢救药品及物品、心电监护仪、氧气及凝血时间监测仪。

(二)血管通路

采用深静脉(颈内静脉或股静脉)留置导管，血流量能够达到 200 mL/min。MARS 治疗的血流量应与清蛋白流量相同，一般为 150 mL/min。

(三)连接与参数设置

1.预冲与灌注

根据显示屏提示，安装、冲洗 MARS 管路。先预冲血液透析机管路和 diaFLUX 透析器，再预冲 MARS 管路和 MARS FLUX 透析器，排净管路内气体；正确连接活性炭吸附柱、透析器(diaFLUX 透析器)及阴离子交换吸附柱。用 3 800 mL 生理盐水(其中有 1 000 mL 的肝素生理盐水)对 MARS 的血液循环系统、清蛋白循环系统和透析循环系统进行预冲，排尽空气，使每一个系统得到充分循环，预冲时间约为 60 min。充分的预冲可以提高交换面积，防止首次使用综合征发生，减少残血、凝血，降低并发症。

灌注 600 mL 20%的清蛋白，灌注流速为 50 mL/min，避免管路中产生气泡，同时防止蛋白质丢失。灌注完毕，清蛋白闭路循环 40 min 至 1 h，目的是使清蛋白与树脂、活性炭吸附罐充分亲和，增加吸附罐对毒素的吸附能力。

2.核对和连机

(1)根据医嘱设置各项治疗参数，并确认各项范围均正常。

(2)协助患者取舒适、安全卧位，吸氧，连接心电监护仪。读取基础生命体征数值。

(3)建立血管通路，连接血液透析管路到导管动脉端，开泵引血至静脉壶。停血泵，连接血液透析管路静脉端至导管静脉端，开血泵，建立循环。

(4)选择“MARS 治疗”键，进入治疗程序。

(5)监测术中各项指标并记录，观察患者病情，及时消除报警。术中监测患者活化凝血时间各指标及电解质。

(6)血流量为 150 mL/min，清蛋白循环液(20%～25%)流量为 150 mL/min；透析液流量为 500 mL/min，若选用连续肾脏替代治疗装置，透析液流量则为 100～150 mL/min；治疗时间为每次 6～8 h，个别病例可达每次 24 h。

(四)抗凝剂的应用

MARS 治疗的抗凝技术很重要，个体化的抗凝技术是决定治疗能否顺利进行的关键。如因肝功能损害使患者肝脏合成凝血酶原减少，产生凝血功能障碍，应用抗凝剂应谨慎。根据是否有出血现象及监测活化凝血时间(ACT)等综合指标，选择无肝素治疗、小剂量的低分子肝素或小剂量肝素抗凝。若 ACT>150 s，应用抗凝剂时应特别注意，防止出血。

六、术后宣教

(1)MARS 治疗主要是支持肝脏的解毒功能和改善肝脏的合成功能，不能使肝细胞再生，但可以为肝细胞再生赢得时间。由于抗凝剂的应用，治疗中和治疗后容易出血，术后肝性脑病的危险仍然存在，故需严密监测凝血指标，并做积极的保肝治疗，防止出血。

(2)做好饮食指导。MARS 治疗后患者乏力、恶心、呕吐、腹胀等症状会明显缓解，食欲增加。饮食应以适量蛋白质、碳水化合物和丰富的维生素为基本原则，选择少渣软食，避免食用粗糙、坚硬、油炸和辛辣食物，以免损伤胃肠道或食管黏膜，诱发消化道出血。

(3)指导患者保持安静、乐观、稳定的情绪，避免精神紧张、抑郁。

(4)指导患者或家属识别出血先兆，生活细节中应注重防止出血，如不穿过紧衣服、用软毛牙刷刷牙、保持大便通畅、打喷嚏不要用力、进食时速度慢且少食多餐等，以消除诱因，避免或减少出血。

(5)指导患者及家属做好留置导管的护理，保持导管周围的清洁，防止导管脱落。观察伤口有无渗血、渗液。对股静脉留置导管者，避免髋关节弯曲，防止导管扭曲。

(马　瑞)

第十四节　连续性肾脏替代疗法

连续性肾脏替代疗法(continuous renal replace treatment，CRRT)是采用每天连续 24 h 或接近24 h的一种连续性血液净化疗法，它主要利用弥散和/或对流的原理，将患者血液中蓄积的毒素排到体外，并维持水、电解质及酸碱平衡，以达到替代受损肾功能的效果。CRRT 可以简易理解为床旁的连续性血液净化(continuous blood purification，CBP)治疗。自 1983 年 Lauer 首先将 CRRT 运用于重症监护室(intensive care unit，ICU)的急性肾衰竭(acute renal failure，ARF)患者后，该技术得以不断深入研究及发展，目前应用范围更超出了肾脏替代治疗的范围，扩展到各种临床上常见危重患者的急救。CRRT 技术的问世，为危重患者的治疗探索了一条新的途径，从而改善了危重患者的预后，也提高了肾功能恢复率及患者生存率。

一、应用指征

(一)肾脏疾病

(1)急性肾损伤伴有心力衰竭、肺水肿、脑水肿、严重电解质紊乱、外科手术后严重感染等。

(2)慢性肾衰竭(chronic renal failure，CRF)合并急性肺水肿、心力衰竭、尿毒症脑病、血流动力学不稳定等。

(二)非肾脏疾病

这类疾病包括多脏器功能障碍综合征(multiple organ dysfunction syndrome，MODS)，全身炎症反应综合征(systemic inflammatory response syndrome，SIRS)，急性呼吸窘迫综合征(acute respiratory distress syndrome，ARDS)，急性坏死性胰腺炎，挤压综合征(横纹肌溶解综合征)，乳酸性酸中毒，药物或毒物中毒等。

二、技术特点及潜在优势

(1)有良好的血流动力学特性，血浆的渗透浓度变化较小。

(2)能较好地控制氮质血症、电解质和酸碱平衡。

(3)能高效地清除液体。

(4)能够清除中大分子物质、炎性介质、内毒素、细胞因子、花生四烯酸等。

(5)促进营养吸收和静脉药物(如升压药、血管收缩剂)治疗。

(6)对颅内压影响较小。

(7)简易,可在床边进行。

三、常用技术及原理

(一)连续性动脉-静脉血液滤过(CAVH)

CAVH 是利用人体动静脉之间所产生的压力差作为体外循环驱动力,以对流的原理清除体内各种物质、水和电解质。它根据原发病治疗的需要补充置换液,通过超滤降低血中溶质的浓度并调控机体容量平衡。CAVH 在模拟肾小球的功能上比血液透析(HD)更接近于肾小球滤过生理。

(二)连续性静脉-静脉血液滤过(CVVH)

CVVH 清除溶质的原理与 CAVH 相同,不同之处是采用中心静脉(股静脉、颈内静脉或锁骨下静脉)留置单针双腔导管建立血管通路。借助血泵驱动血液循环,临床根据需要采用前稀释或后稀释法输入置换液。由于 CVVH 加用血泵可使操作步骤标准化,深静脉留置导管安全性高,故 CVVH 已经逐渐取代 CAVH。

(三)连续性动脉-静脉及静脉-静脉血液透析(CAVHD/CVVHD)

CAVHD 及 CVVHD 溶质转运主要依赖于弥散及少量对流。当透析液流量为 150 mL/min(此量小于血流量)时,可使透析液中全部小分子溶质呈饱和状态,从而使血浆中的溶质经过弥散机制被清除。CVVHD 的原理与 CAVHD 的原理相同,区别在于 CVVHD 采用静脉-静脉建立血管通路,用血泵驱动血液。

(四)连续性动脉-静脉及静脉-静脉血液透析滤过(CAVHDF/CVVHDF)

CAVHDF 及 CVVHDF 是在 CAVH 及 CVVH 的基础上发展起来的,加做透析以弥补 CAVH、CVVH 对氮质清除不足的缺点。CAVHDF、CVVHDF 的溶质转运机制是对流加弥散,不仅增加了小分子物质的清除率,还能有效清除中大分子物质。

(五)缓慢连续性超滤(SCUF)

SCUF 主要是以对流的方式清除溶质和水分。它不补充置换液,也不用透析液,对溶质清除不理想,不能使肌酐保持在可以接受的水平,有时需要加用透析治疗。

(六)连续性高流量透析(CHFD)

CHFD 应用高通量血滤器,不用置换液,逆向输入透析液。CHFD 包括连续性血液透析系统和一个透析液容量控制系统。它由两个泵控制超滤过程,一个泵输送已加温的透析液,另一个泵调节透析液流出量和控制超滤。

(七)高容量血液滤过(HVHF)

持续进行 CVVH,每天输入 50 L 置换液,应用高通量滤器,面积达 1.6～2.2 m^2,则称为 HVHF。

(八)连续性血浆滤过吸附(CPFA)

用血浆分离器连续分离血浆,分离出的血浆进入包裹的炭或树脂吸附装置,进行大分子毒素的吸附,净化后的血浆经静脉通路返回体内,无须补充置换液。治疗特点为可以特异性地针对某一种物质进行吸附清除，可选择性地消除炎性介质、细胞因子、内毒素和活化的补体，临床上主要用于消除内毒素和促炎症介质。

四、操作前准备

（一）环境准备

应在一个相对独立的环境中进行治疗（大多数危重患者由于病情原因，在重症监护室或危重患者治疗室接受治疗），对地面、桌面可用含氯消毒液擦洗，限制与本治疗无关的人员进入治疗场所。

（二）操作者准备

操作者应按卫生学要求着装，洗手，戴口罩、帽子。

（三）物品准备

1.药品准备

准备抗凝剂、各类抢救药物、配制置换液所需的药物（如生理盐水、碳酸氢钠、葡萄糖、10％的葡萄糖酸钙、硫酸镁）。

2.CRRT 物品

CRRT 物品包括 CRRT 机器、配套血路管、血滤器（根据治疗方式选用血滤器或透析器）治疗包等。选择 CRRT 滤器时需要考虑治疗方法的不同，如 CVVHD 时可选用高效透析器，CVVH、CVVHDF 时则通常选用血滤器，采用其他特殊方法时选用相应的滤器。此外，选择滤器时还需要考虑到滤器膜对溶质的清除率、膜的生物相容性和滤器表面积大小等因素。一个良好的血滤器除有出色的生物相容性和出色的溶质清除率外，还可吸附细胞因子及其他脓毒血症相关介质（如血小板活化因子、肿瘤坏死因子），并能承受长时间的治疗而较少出现凝血现象。与此同时，还应考虑到血滤器的饱和时间，及时更换，以免耽搁治疗效果。

3.抢救器械

抢救器械包括氧气装置、心电监护、吸引器、抢救车、人工呼吸机，必要时配备除颤仪等。

（四）建立血管通路

CRRT 常用的血管通路为临时性血管通路，常见于股静脉、颈内静脉或锁骨下静脉留置导管。

（五）置换液准备与配制

临床上常用的置换液主要分为两大类，一类为乳酸盐置换液（商品），另一类为碳酸氢盐置换液（临床自行配制）。

CRRT 的置换液成分需因人而异。置换液的电解质原则上应接近人体细胞外液成分，根据需要调整钠和碱基成分（表 4-16）。碱基常用碳酸氢钠、乳酸盐和醋酸盐，MODS 及败血症伴乳酸酸中毒或合并肝功能障碍者不宜使用乳酸盐，大量输入醋酸盐也会引起血流动力学不稳定。因此，近年来大多推荐用碳酸氢盐为缓冲剂。

表 4-16　CRRT 的置换液成分

成分	浓度
Na^+	135～145 mmol/L
K^+	0～4 mmol/L

续表

成分	浓度
Ca^{2+}	1.25～1.75 mmol/L
Mg^{2-}	0.25～0.5 mmol/L
Cl^{-}	100～120 mmol/L
HCO_3^-	30～38 mmol/L
葡萄糖	视患者血糖情况和热量需求而定
pH	7.1～7.3

配制置换液的注意点如下。

(1)建议在静脉输液配制中心(PIVA)配制置换液,如无此设施,应在治疗室内进行置换液的配制。操作前室内紫外线照射 30 min,用含氯消毒液擦洗操作台面等。

(2)严格无菌操作,配制置换液前先洗手,戴帽子、口罩。

(3)严格执行“三查七对”,配制前应双人核对药物。配制时注意各种药物剂量的准确,配制后应在置换液袋外做好相应标识,双人核对并签名。

(4)碳酸氢钠置换液应现冲现配。

(5)必要时检测置换液的电解质浓度。

(六)治疗前患者的护理评估

(1)了解患者的原发病及目前病情,了解各项生化指标、生命体征和并发症,包括尿量、血压、心率、心律、呼吸、神志、动脉血气分析、电解质、肌酐、尿素、酸碱度、是否有出血现象或倾向等。

(2)了解治疗方案,选择合适的血液净化器材及抗凝剂。

(3)了解患者监护设备的应用情况,如心电监护仪、呼吸机、动态血压监测。

(4)评估血管通路、患者对治疗的耐受性、治疗过程安全性、并发症和危险因素,并做好相应的护理干预。

五、操作方法与护理

(一)开机

连接电源,开机,对机器进行安全性能检测。

(二)安装和预冲

连接、安装管路(按照机器说明书提示和说明)、透析器或血滤器,进行预冲。推荐密闭式循环,严格准确的预冲和密闭循环可有效防止首次使用综合征,减少凝血和残血的发生。

(三)设置治疗参数

根据医嘱选择治疗模式,设定治疗参数。对低血压患者暂时不设置超滤量,待患者上机平稳后再根据血压情况缓慢设置。

(四)连接患者

(1)在颈内或锁骨下静脉留置导管,建议协助患者戴口罩;对股静脉留置导管者,注意隐私部位的保护。

(2)消除留置导管外部的包裹敷料,初步消毒。

(3)戴无菌手套,取无菌治疗巾,将其铺于按处。

(4)先分离动脉端的肝素帽(注意:动脉夹子必须在关闭状态),用消毒棉球或棉签给导管口消毒(建议使用含低浓度乙醇成分的消毒剂),包括内侧、外侧、横截面,用含有生理盐水的无菌注射器抽出导管内的封管液及可能形成的血凝块(注意:导管口应有空针保护,不敞开)。

(5)遵医嘱静脉端注入抗凝剂(对大多数危重患者在CRRT治疗过程中不使用抗凝剂)。

(6)将血泵速度调到50～100 mL/min,取下动脉端的空针,连接动脉血路,打开夹子,启动血泵,放预冲液、引血(如患者有低血压,则根据情况保留预冲液)。

(7)引血至静脉壶,停泵,夹闭透析管路静脉端,将其连接于血管通路静脉端(注意排出空气),打开夹子,妥善固定管路,开启血泵。

(8)再次检查循环管路连接是否紧密,有无脱落、漏水、漏血等。

(9)根据医嘱选择前稀释或后稀释,设定每小时置换液量。

(10)核对患者的透析处方,并做到双人核对、签名。

(11)严密监测患者生命体征后,逐渐调整血流量(根据患者心脏功能及治疗方式制订血液流量,150～300 mL/min),机器进入治疗状态,记录血液净化治疗记录单。

(12)清理用物,整理床单位,洗手。

(五)治疗过程的监测及护理

(1)严密观察体温、心率、心律、血压、呼吸、血氧饱和度、中心静脉压、每小时尿量等;严密观察患者的神志和意识,当患者出现神志改变、烦躁等时,应做好安全性约束;严密观察血液净化技术的并发症,如首次使用综合征。

(2)根据患者的病情随时监测(对平稳患者可每30 min监测1次),记录各治疗参数,如静脉压、动脉压、跨膜压、超滤速度、超滤量、置换液速度,及时发现和处理各种异常情况并观察疗效。

(3)正确采集各类标本,密切监测血电解质及肝、肾功能及动脉血气等的变化,发现异常及时根据医嘱进行调整。

(4)在CRRT治疗过程中,出血是常见的并发症之一,应用抗凝剂应严格按照医嘱,剂量准确;应用无抗凝剂治疗时可采用前稀释法。严密观察跨膜压、动脉压、静脉压的变化,观察滤器的颜色,必要时使用生理盐水冲洗管路和滤器,以防止管路和滤器凝血。在治疗过程中观察患者静脉穿刺处有无渗血,观察皮肤黏膜及创面的渗血和渗液有无增加,观察引流液的量和颜色等。

(5)患者安全管理及设备运转的监测:治疗途中严密观察CRRT设备的运转和报警,及时排除故障;随时检查管路有无扭曲、受压、脱落、堵塞,检查各连接口及滤器衔接是否正常,保持管路的通畅。

(6)患者液体平衡的管理:严密监测患者的每小时尿量、创面渗血和渗液情况、各种引流量、静脉高营养量、抗生素用量、胃肠减压量,正确计算置换液进出量,保证进出平衡,并根据以上情况正确设定及时调整超滤量。

(7)血管通路的管理:维持血管通路的通畅是保证CRRT有效运转的最基本要求。治疗期间保证血管管路固定、通畅,无脱落,无打折,无贴壁,无漏血;应保持置管口局部敷料清洁、干燥,潮湿、污染时及时换药,以减少感染机会;注意观察局部有无渗血、渗液、红肿;动脉端血流有微细气泡现象,可能是静脉导管内口紧贴血管壁所致,这时应调整患者的体位或导管位置,同时快速松动一下动脉管路连接口,可有效改善导管吸壁现象。

(8)置换液补充方法。①前稀释法:置换液在滤器前输入,称为前稀释(由动脉端输入)。前稀释法血流阻力小,滤过率稳定,残余血量少,不易形成蛋白覆盖层;因为置换液量大(6～9 L/h),可降低血液黏稠度，减少滤器内凝血。②后稀释法：置换液在滤器后输入，称为后稀释（由静脉端输入）。后稀释法清除率较高，但容易发生凝血，因此超滤速度不能超过血流速度的30%。

(9)置换液的温度设置：对置换液的温度应根据实际情况进行设置，一般为36.5 ℃～37.5 ℃。CRRT设备通常都有加温装置，但该装置的加热速度有时不能与置换液的补充速度相匹配，难以保证置换液的温度始终接近患者的体温。因此，患者在治疗过程中常会感到寒冷，此时应特别注意给患者的肢体保暖。但实际上，CRRT对血流动力学的益处很大程度上取决于这种冷热效应，长时间采用CRRT将导致患者的热量减少，但同时又可以减少发热、感染以及炎症反应引起的体温变化。

六、常见并发症

(一)低血压

由于接受CRRT治疗的患者大多合并多脏器功能障碍，病情危重，生命体征不稳定，CRRT治疗前或治疗过程中出现低血压较为常见，故应密切观察生命体征，利用桡动脉测定即时血压。

(1)对低血压患者，上机时从动脉端缓慢引血，血流速度为50～80 mL/min，不放预冲液（对于无抗凝剂患者，将预冲液换成无肝素盐水，必要时可用羟甲淀粉、血浆或新鲜血预冲）。

(2)上机成功、血压稳定后逐渐增加血流量至150～300 mL/min，增加超滤量。术中通过调整脱水量及升压药的速度，使血压保持在安全范围。

(3)治疗过程出现低血压，可采取头低位，停止超滤，补充生理盐水，补充置换液或遵医嘱使用清蛋白等。如血压好转，则逐步恢复超滤，同时观察血压的变化。

(二)凝血

接受CRRT治疗的危重患者，存在出血或潜在出血的危险，治疗过程大多采用无抗凝剂或小剂量小分子肝素抗凝。由于治疗时间长，容易发生体外凝血，而凝血是CRRT治疗失败的重要原因之一。

(1)充分预冲滤器和循环管路，可减少凝血的发生。

(2)采用“肝素吸附法”预冲滤器及管路，即用稀肝素盐水浸泡滤器及管路（对出血或出血倾向患者引血前必须去掉肝素盐水液），再开始CRRT治疗，这样可有效抗凝。

(3)对置换液采用前稀释可有效抗凝，或间隔15～30 min从动脉端输入100～200 mL生理盐水，使血液在进入滤器前加以稀释，以增加滤器的效率及溶质的清除率，并且通过降低血液黏滞度、增加血流量及静水压而增加滤器的使用寿命和早期识别滤器有无凝血倾向。

(4)无抗凝剂治疗要保持充足的血流量，保持血管通路通畅，在患者血流动力学稳定、心功能允许的情况下可加大血流量。

(5)避免泵前输入高营养液、脂肪乳剂、血制品等。

(6)严密监测静脉压、跨膜压、滤器前压及波动范围，仔细观察滤器盖端上的血液分布是否均匀，滤器的纤维颜色有无变深或呈条索状，滤出液是否通畅，静脉壶的滤网有无凝血块等，通过这些措施及时发现是否发生凝血，以便及早处理。

(三)感染

由于行CRRT治疗的患者病情危重，机体抵抗力低下，加之各种侵入性的检查、治疗，容易引起感染。感染是危重患者死亡的主要原因之一，在CRRT治疗时严格执行无菌技术是防止发生感染和交叉感染的一项重要措施，任何一个环节都不能违反无菌操作规程。

(1)环境的管理:治疗过程中限制与治疗无关的人员入室,入室时需戴帽子、口罩、鞋套;用消毒液擦洗地面、桌面,室内每天 2 次紫外线消毒。

(2)做好留置导管的护理:操作时严格无菌,保持穿刺点敷料清洁、干燥,局部有渗血、渗液、红肿时应及时换药。

(3)配制和更换置换液必须注意无菌操作,置换液要做到现冲现配。

(4)及时合理应用抗生素:CRRT 治疗会导致抗生素的浓度下降,所以应根据药代动力学,以及抗生素的分子量选择应用时间及剂量,以使抗生素达到有效浓度。

(5)做好患者的基础护理,如口腔护理、压疮护理、呼吸道护理、引流管护理。

(四)出血

接受 CRRT 治疗的危重患者的原发病与手术、创伤、肝功能衰竭、凝血功能障碍等有关,往往伴有出血或潜在出血的现象。CRRT 治疗过程中抗凝剂的应用使出血危险明显增加或加重出血,所以对此类患者应加强护理。

(1)注意观察创口、牙龈等出血,注意观察皮肤黏膜的颜色,有无瘀斑及出血点。

(2)注意引流液、痰液、大小便的颜色,并做好记录。

(3)注意血压及神志的变化,注意颅内出血的危险。

(4)严格抗凝剂的应用,发现出血倾向时根据医嘱及时调整抗凝剂用量或使用无肝素技术,以避免出现由此引起的严重并发症。

(五)心律失常

患者在治疗过程中可因心脏病变、电解质紊乱、酸碱平衡紊乱或血容量改变引起低氧血症、低血压,诱发心律失常。轻者仅有心慌、胸闷、低血压的临床表现,重者则可能发生猝死。因此,在治疗过程中如遇心律失常应积极治疗原发病,控制血流量,给予氧气吸入并加强心理护理,缓解患者的紧张情绪。

七、下机操作

(一)物品准备

接受 CRRT 治疗的患者大多采用临时性血管通路。准备物品有治疗盘、含 20 mL 生理盐水的注射器1 支、与导管相应容量的已配制肝素溶液 2 支(2 mL 注射器)、无菌纱布、肝素帽 2 个、无菌手套 1 双、生理盐水 500 mL、医疗废弃物盛物筒。

(二)患者准备

建议在颈内静脉、锁骨下静脉留置导管患者接受治疗时戴口罩或把头侧向一边。股静脉留置导管患者应注意保护隐私部位。

(三)工作人员准备

洗手,戴口罩、帽子。

(四)下机前评估

(1)确认治疗参数已经达到医嘱要求。

(2)测血压、脉搏、呼吸、心率、心律、体温等。

(3)确认患者的所有生化标本已经采集和送检。

(五)下机操作

(1)调整血流量至 50～100 mL/min,关闭血泵,动脉端连接生理盐水或置换液,夹闭、断开动脉管路和导管。

(2)开启血泵，翻转滤器(或透析器)，使静脉端朝上，并观察其全身情况。

(3)观察滤器(或透析器)和循环管路中的残血状况，可用双手轻搓滤器(或透析器)，以促进残血排出。

(4)待静脉管路内的液体为淡粉红色或接近无色时关闭血泵(必须在监测血压以后)，夹闭、断开静脉管路和静脉导管。

(5)处理医疗废弃物，清洁并消毒机器。

(6)准确总结出入水量，对治疗过程进行小结。根据患者的病情做好患者的安全转运，对相关科室进行书面和床边交班。

(7)关机，关电源。

八、CRRT的展望

传统的肾脏替代方式主要包括HD,CRRT和腹膜透析(peritoneal dialysis,PD)。CRRT作为一种较新的技术，在抢救急危重症患者中已经发挥了其独特的优势。CRRT与血液透析相比，主要优势是改善心血管稳定性、维持脑灌注、有效控制高分解代谢、维持水电解质和酸碱平衡，为营养支持创造条件。对重症急性肾损伤伴有血流动力学不稳定、脑水肿、高分解代谢和严重液体负荷者，应首选CRRT。

近年来，杂合肾脏替代治疗(hybrid renal replacement therapy,HRRT)受到了越来越多的关注，尽管其尚无明确定义，但临床应用已较为广泛。目前，狭义的HRRT是指介于HD和CRRT之间的持续低效透析方式，广义的HRRT则是将血液透析和血浆置换、免疫吸附等血液净化模式相结合的治疗方法。HRRT主要适用于各类疾病合并急性肾损伤，其预后(生存率)有待进一步观察。

随着血液净化技术的进步与开展，无论CRRT还是HRRT，都对专科护理人员的技术水平提出了更高的要求。我们要在实际应用过程中不断总结经验，提升护理水平，在保证治疗顺利进行的同时，提高危重患者的生存率。

(彭胜强)

第十五节 血管通路技术

血管通路对终末期肾衰竭患者是至关重要的，建立一条有效的血管通路是血液透析顺利进行的前提。临床上将血管通路分为两大类：临时性血管通路(深静脉留置导管)和永久性血管通路(动静脉内瘘和移植血管内瘘)。在慢性肾衰竭早期应积极鼓励患者建立动静脉内瘘，这样可减少临时性血管通路发生各种并发症的危险。

一、临时性血管通路

(一)经典临时性血管通路

经典临时性血管通路包括直接动脉穿刺、临时性的中心静脉留置导管(包括股静脉、颈内静脉、锁骨下静脉)。

临时性血管通路的适应证:①急性肾损伤患者需要紧急血液透析。②终末期肾病患者内瘘未成熟或未建立血管通路前出现各种危及生命的并发症,如高钾血症、急性左心衰竭、严重酸中毒,需紧急血液透析。③动静脉内瘘失功能、血栓形成、流量不足、感染等。④其他疾病需行血液净化治疗,如血液灌流、免疫吸附、CRRT、血浆置换。⑤腹膜透析患者出现紧急并发症,需血液透析治疗。

1.直接动脉穿刺

临床常选择桡动脉、足背动脉、肱动脉。

(1)穿刺技术:①穿刺前可先局部用利多卡因,皮下少量注射,以减轻疼痛、减少血管收缩。②充分暴露血管,摸清血管走向。③动脉穿刺针可选用较细、有侧孔的针(常规穿刺针为16号,动脉穿刺时可选用14号,以减少血管损伤),先进针于皮下,摸到明显搏动后再沿血管壁进入血管。④见有冲击力的回血和搏动,固定针翼。

(2)护理要点:①穿刺时尽量做到一针见血,如穿刺不成功,反复穿刺容易引起血肿。②刚开始血液透析时血流量欠佳,大多由血管痉挛所致,只要穿刺到位,血流量会逐渐改善。③透析结束注意压迫,防止血肿和出血。穿刺点应先指压30 min,然后用纱球压迫30 min,再用弹力绷带包扎2~4 h。④宣教和自我护理:注意观察局部穿刺点有无出血、血肿,如有出血,即刻采用指压法;出现血肿当日冷敷,次日开始热敷或用多磺酸黏多糖乳膏按摩;局部保持清洁,防止感染;不建议穿刺侧肢体提重物、负重;建议对穿刺部位6~12 h进行无菌包扎,不宜包扎得过紧,注意肢体的温度改变;穿刺前建议用温水清洗穿刺部位。

通过直接动脉穿刺进行血液透析是有争议的。绝大多数学者不主张选用动脉穿刺,特别是桡动脉和肱动脉是动静脉内瘘手术首选的血管,反复穿刺造成动脉血管狭窄,影响内瘘的成功及血液流量,会对手术产生影响。

2.颈内静脉留置导管

对于熟练掌握置管技术的操作者,颈内静脉是首选的途径。

(1)患者准备:①术前介绍置管的重要性,以取得配合。②身体状况许可的条件下,先洗头、清洁皮肤。③体位:患者取仰卧位,头部略转向左侧(一般选右侧穿刺),肩下可放置一块软垫,使头后仰。

(2)穿刺技术:以胸锁乳突肌的胸骨头、锁骨头和锁骨构成的三角形顶点为穿刺点,触到颈内动脉搏动后,向内推开颈内动脉,在局麻下用$6\frac{1}{2}$号针头探测到静脉血后,再用连接5 mL注射器的16号套管针,对着同侧乳头方向与皮肤呈45°向后、稍向外缓慢进针,边进针边抽回血。刺入静脉后见回血,固定好穿刺针,嘱患者不要深吸气或咳嗽,卸下针筒,快速放入导引钢丝,退出穿刺针,用扩张管扩张皮下隧道后置入颈内静脉留置导管,抽出钢丝。见回血通畅时分别注入肝素生理盐水(临床上常用500 mL生理盐水+20 mg肝素),夹闭管道。此时颈内静脉内有负压,应注意不要将夹子打开,防止空气进入体内。当患者出现容量负荷过多时,静脉压力升高,血液会回流。缝针固定留置导管,覆盖无菌纱布。

(3)优点:操作较锁骨下静脉置管容易,狭窄发生率低,可留置3~4周,血流量较好。缺点:头颈部运动可受限,往往影响患者的美观。

3.股静脉留置导管

股静脉留置导管是最简单、安全的方法，但是容易出现贴壁现象，导致血流量欠佳和感染，适合于卧床患者。

(1)患者准备：①术前介绍置管的重要性，以取得配合。②清洁局部皮肤，并备皮。③体位：患者取仰卧位，膝关节弯曲，大腿外旋、外展，穿刺侧臀部垫高，充分显露股三角。④注意隐私部位的保护。

(2)穿刺技术：以髂前上棘与耻骨结节连线的中、内 1/3 交界点下方 2 cm 处、股动脉内侧 0.5～1.0 cm 为穿刺点。左手压迫股动脉，局麻后用 $6\frac{1}{2}$号穿刺针探测到静脉血后再用连接 5 mL注射器的 16 号套管针与皮肤呈 30°～40°刺入，针尖向内、向后，朝心脏方向，以免穿入股动脉或穿破股静脉。穿刺时右手针筒可呈负压状，见到强有力的回血后卸下针筒，快速放入导引钢丝，退出穿刺针，用扩张管扩张皮下隧道后置入股静脉留置导管，抽出钢丝。见回血通畅时注入肝素生理盐水，夹闭管道。缝针固定留置导管，覆盖无菌纱布。

(3)优点：操作容易，方法简便，尤其是心力衰竭患者呼吸困难不能平卧时，应首选股静脉。缺点：由于解剖位置特殊，较颈内静脉留置导管容易感染，血流量较差，血栓发生率较高；股静脉置管会给患者行动带来不便。

4.锁骨下静脉留置导管

锁骨下静脉留置导管操作难度和风险较大，易出现血胸、气胸等并发症。

(1)患者准备：①术前介绍置管的重要性，以取得配合。②身体状况许可条件下，先洗头、清洁皮肤。③体位：让患者平卧于 30°～40°倾斜台面，垫高肩胛，使其头偏向对侧，将穿刺侧上肢外展 45°、后伸 30°，以向后牵拉锁骨。

(2)穿刺技术：以锁骨中、内 1/3 交界处、锁骨下方 1 cm 为穿刺点。在局麻下进针，与胸骨纵轴呈 45°、胸壁呈 25°，指向胸锁关节，针尖不可过度向上、向后，以免伤及胸膜。穿刺方法与颈内静脉置管相同。

(3)优点：不影响患者行动及美观，可留置 3～4 周，血流量较好。缺点：置管技术要求较高，易发生血胸、气胸并发症，血栓和狭窄的发生率也较高。

(二)带涤纶套深静脉留置导管

经典临时性中心静脉留置导管简便、易于掌握，但保留时间短、并发症多。而一些需长期透析的患者因曾实施多次动静脉内瘘术或人造血管搭桥术，无法再用动静脉内瘘作为血管通路。因此，具有涤纶套的双腔留置导管就应运而生，临床上也称永久性(或半永久性)留置导管。

带涤纶套深静脉留置导管的适应证：①动静脉内瘘尚未成熟而需立即血液透析的患者。②一小部分生命期有限的尿毒症患者。③无法建立动静脉瘘管且不能进行肾移植的患者。④有严重动脉血管病的患者。⑤低血压而不能维持透析时血流量的患者。⑥心功能不全不能耐受动静脉内瘘的患者。

1.材料特性

外源性材料进入血液可导致血小板黏附、聚集于导管表面，形成纤维蛋白鞘和凝血块，从而激活体内凝血机制。其中，导管的材料和硬度是两个重要因素。目前学者认为，最佳的导管材料是聚氨酯，尤其以聚矽氧烷生物材料较好。目前最常用的是带涤纶毡套的双腔导管，也有使用两根单腔导管进行透析的。近年来，临床上又出现了几种改良的导管，如抗生素(药物)外涂层和肝素外涂层的导管,可以减少导管感染的概率和预防导管外纤维蛋白鞘的形成。

2.体位

患者取仰卧位,将颈部置于正中位。

3.穿刺技术

置管可以在手术室或放射介入室进行。以右胸锁乳突肌内缘环状软骨水平、颈内动脉搏动最显著之右侧旁开 0.8 cm 处作为穿刺点。常规消毒铺巾后,局麻穿刺处及皮下隧道处,穿刺针与皮肤呈 30°～45°,针头朝向同侧乳头方向,探及静脉后将导丝从穿刺针芯送入,固定导丝,在导丝出口处做一个 1.5 cm 长的皮肤切口,然后在同侧锁骨下 3～4 cm 做长约 1 cm 的皮肤切口,用隧道针在切口间做一皮下隧道,把双腔管从锁骨下隧道口放入,从另一个隧道口拉出,管壁涤纶套距离出口 2 cm,从导丝处放入扩张器,扩张后把双腔管套在导丝外置入颈内静脉,边送边撤去双腔管外硬质层,拔出导丝。抽吸通畅,注入管腔相同容积的肝素钠封管液,用肝素帽封管,缝合皮下隧道口(上口),覆盖无菌敷料,10 d 左右拆除缝线。

4.特点

(1)手术相对简单,一般术后即可使用,不需要成熟期。

(2)每次血液透析时不需要静脉穿刺,减少了患者的痛苦。

(3)不影响血流动力学特性,适用于心脏功能较差的患者。

(4)与临时置管相比较,留置时间长,而且涤纶套与皮下组织黏合,降低了感染的发生率,并使导管固定合理,减少了因牵拉等外界因素造成的导管移位和滑脱。

(三)深静脉留置导管护理流程

1.换药

(1)物品准备:一次性无菌换药包(内含一次性换药碗、无菌棉球、无菌纱布、一次性镊子等)、无菌手套、无菌贴膜、消毒液、胶布。

(2)患者准备:患者平卧,把头侧向一侧,暴露导管穿刺部位皮肤。建议患者戴口罩。

(3)工作人员准备:洗手、戴口罩、帽子。

(4)核对:患者姓名、性别、年龄、透析号、床号、透析时间、治疗模式。

(5)换药过程:①取下覆盖导管出口处的敷料和导管口的纱布。②评估导管出口处有无红肿,局部有无渗血、渗液现象,导管周围皮肤有无破溃,导管有无脱出及破损情况。③用快速洗手液洗手。④打开无菌换药包,倒入消毒液,戴无菌手套。⑤以导管入口处为中心,用消毒剂由内向外进行皮肤消毒,消毒范围直径＞10 cm。清除导管入口处血垢,对正、反面各清除两遍。⑥导管消毒:用消毒剂给导管的软管部分及动静脉外露部分消毒,同时要彻底清除导管表面血迹及污迹,切忌反复涂擦。⑦在导管入口处覆盖 2～3 块无菌纱布或贴膜,并给予妥善固定。

2.上机

(1)物品准备:一次性无菌上机包(内含一次性换药碗、无菌棉球、无菌纱布、一次性镊子等)、无菌手套、消毒液、无菌治疗盘(无菌注射器、抗凝剂)。

(2)工作人员准备:洗手,戴口罩、帽子。

(3)上机护理操作:①将无菌治疗巾铺于穿刺处。②分离动脉端的肝素帽(注意:动脉夹子必须在关闭状态),用消毒棉球给导管横截面和导管螺纹口消毒,连接无菌注射器,抽出导管内的封管液及可能形成的血凝块(2～3 mL);注意纱布,观察是否有血凝块;导管口套上注射器。③分离静脉端的肝素帽(注意:静脉夹子必须在关闭状态),用消毒棉球给导管横截面和导管螺纹口消毒，连接无菌注射器，抽出导管内的封管液及可能形成的血凝块(2～3 mL)；注意纱布，观察是否有血凝块；导管口套上注射器。④在静脉端注入抗凝剂(遵医嘱)。⑤取下动脉端的注射器，连接动脉血路管，打开夹子。⑥调整血液流量，使其不超过 100 mL/min，开泵，引血。⑦引血至静脉壶，停泵，夹闭静脉端管路，连接于静脉端(注意排出空气)，打开夹子。⑧开泵，调整治疗参数。⑨留置导管连接处用无菌纱布或治疗巾包裹，妥善固定。

3.下机

留置导管下机护理操作可采用一人边回血边封管的方法；也可两人协作，一人回血，一人封管。

(1)物品准备：一次性无菌下机包(内含一次性换药碗、无菌棉球、无菌纱布、一次性镊子等)、无菌手套、消毒液、无菌治疗盘(含 20 mL 生理盐水的注射器 2 支、肝素封管液 2 支)、肝素帽 2 个、500 mL 生理盐水。

(2)工作人员准备：洗手，戴口罩、帽子。

(3)下机护理操作：①评估患者的生命体征及治疗参数是否完成。选择回血状态，血液流量≤100 mL/min，动脉端连接生理盐水，将管路内血液缓慢回输入患者体内。②戴无菌手套，用消毒棉球给动脉端导管横截面和螺纹口消毒，用脉冲式方法在动脉端侧注入 20 mL 生理盐水(将注射器留于导管)，夹闭动脉端夹子。③回血完毕，停泵，夹闭管路静脉端与导管夹子后断离，给静脉端导管横截面和导管螺纹口消毒，用脉冲式方法在静脉端侧注入 20 mL 生理盐水(将注射器留于导管)，夹闭静脉端夹子。④在导管动脉、静脉端侧注入导管相应容量的肝素(视患者的凝血功能而定肝素浓度)，夹闭夹子，连接无菌肝素帽。⑤导管口用无菌敷料包裹，妥善固定。

4.并发症及护理

常见并发症有导管感染、血流不畅、出血。

(1)导管感染具体如下。

常见原因：①深静脉留置导管感染分为导管出口部感染、隧道感染和血液扩散性感染或导管相关性菌血症。②感染的局部危险因素包括患者皮肤完整性受损和个人卫生习惯差、使用不透气敷料、伤口出汗、鼻腔及皮肤葡萄球菌定植等；感染的全身危险因素包括导管使用和管理不当。③感染的其他因素包括出口周围渗血、血液流量不畅或处理血液流量不畅过程中导管的反复开放及导管留置时间过长、创伤性重建手术(如取栓)等。另外，导管留置部位不同，感染发生率也不同，如股静脉置管的感染发生率较锁骨下静脉及颈内静脉置管的感染发生率高。

临床表现。①导管出口部位感染：导管出口处或周围皮肤红、肿、热，并有脓性分泌物。②隧道感染：皮下隧道肿胀，轻轻按压出口处可见脓性分泌物。③血液扩散性感染：血透开始15 min 至 1 h，出现畏寒、发热。

护理评估：①透析前、透析中和透析后观察患者的体温变化，注意有无发冷、发热、寒战等症状。②观察穿刺伤口、隧道出口处有否红、肿或渗出物。③评估患者的自我护理及卫生习惯。

干预：①给导管周围皮肤常规消毒，更换无菌敷料，一般用消毒剂由内向外消毒，直径>10 cm，并清除局部的血垢，覆盖透气性较好的伤口敷料，妥善固定。②换药过程中应观察穿刺部位有无早期感染迹象，若导管不完全滑脱或感染，应拔除而不应推入；管腔不能暴露于空气中，操作中取下肝素帽应立即接上注射器。③告知患者应养成良好的卫生习惯，注意鼻腔护理，勤换内衣，保持伤口敷料清洁、干燥。建议操作时患者戴口罩或把头侧向一边。④工作人员规范洗手可使感染率下降，导管护理时应遵循无菌操作原则。

护理：①轻微的创口感染不合并菌血症和/或隧道感染时，局部定时消毒、更换敷料，给予局部抗生素治疗或口服抗生素，一般炎症即可消退。②隧道感染时临床上必须使用有效抗生素2～3周，严重者要拔管，在其他部位重新置管或给新隧道换管。③血液扩散性感染时应予以拔管，并留取外周血标本和导管血标本，进行细菌培养和药物敏感试验。可先给予经验性抗生素静脉治疗，对血培养阳性者根据药物敏感试验结果选用抗生素，抗生素疗程至少3周。

(2)导管血流不畅具体如下。

常见原因：留置导管使用时间过长，患者呈高凝状态，抗凝剂用量不足，导管扭曲、移位，导管周围纤维蛋白鞘形成，静脉狭窄，血栓形成等。

临床表现：血液透析开始抽吸不畅，血液透析过程中血流不畅或血液流量下降。

护理评估：①血液透析过程不能达到理想的血液流速。②抽吸导管过程中，导管有“吸力”，出现不畅。③推注通畅，回抽有阻力。

预防和护理：①每次血液透析后准确的肝素封管可以最大限度地减少血栓形成。②变换体位或变换导管位置，可改善血液流量。③抽吸过程中出现血流不畅，切忌强行向导管内推注液体，以免血凝块脱落而引起栓塞。④血栓形成或纤维蛋白鞘形成时可采用尿激酶溶栓法。方法：3～5 mL生理盐水＋5万～15万单位尿激酶，利用“负压吸引方法”缓慢注入留置导管，保留15～20 min，回抽出被溶解的纤维蛋白或血凝块。若一次无效，可重复进行(注意：尿激酶溶栓法应在医师指导下进行，患者无高血压、无出血倾向方可使用)，如反复溶栓无效，可使用100 mL生理盐水＋25万单位尿激酶，导管内维持滴注7 d，每天4～6 h。如溶栓仍无效，则拔管。⑤当出现抽吸不畅时，建议血液透析结束时应用尿激酶加肝素封管。

(3)导管出血的具体情况如下。

常见原因和临床表现：①穿刺经过不顺利，血管因反复穿刺而损伤，穿刺处局部出现血肿。②尿毒症患者由于造血功能障碍，红细胞和血小板数大多低于正常值，加之血液透析过程中应用抗凝剂等，留置导管伤口处出现渗血、皮下瘀血及血肿。③留置导管时间太长，造成出血和渗血。

护理评估：①上机前进行换药时，观察导管局部有无出血倾向，如瘀斑、血肿、渗血、出血。②了解患者有否贫血、凝血功能障碍。③评估患者对留置导管自我护理的认知度。④透析前、后检查导管的位置、伤口，并做好宣教。

预防和护理：①穿刺过程中如误穿动脉或反复穿刺，应充分按压，防止穿刺点出血；沿皮肤血管穿刺点进行有效按压，再用冰袋冷敷；如需立即透析，应减少或避免使用抗凝剂。②严重贫血及红细胞和血小板较低的患者，血液透析过程中少用或慎用抗凝剂，视病情可采用小剂量或无抗凝剂透析。③妥善固定导管，告知患者注意留置导管的自我护理，减少穿刺部位的活动，减少牵拉，预防导管滑出。④每次透析应严格检查患者的导管固定、导管位置、导管出口的皮肤等，及时发现问题并解决。⑤穿刺部位出现血肿时，先指压、冷敷，待无继续出血时，再行血液透析，并严格观察抗凝剂使用后的出血并发症。⑥对长期留置导管的患者应加强观察和护理，防止导管滑脱，引起出血。⑦局部血肿较大难以压迫或症状严重时，可让患者平卧，拔管、止血，并严密观察。

自我护理及宣教：①留置导管期间养成良好的个人卫生习惯，保持局部干燥、清洁。如需淋浴，一定要将留置导管及皮肤出口处用伤口敷料密封，以免淋湿后感染，如穿刺处出现红、肿、热、痛症状，应立即就诊，以防感染扩散。②除股静脉留置导管者不宜过多起床活动外，其余患者活动均不受限制，但也不宜剧烈活动，以防留置导管滑脱；还要提醒患者，尽量穿对襟上衣，以免脱衣服时将留置导管拔出。一旦滑脱，应压迫止血并立即就诊。③血液透析患者的深静脉留置导管，一般不宜做他用，如抽血、输液。

二、自体动静脉内瘘

1943年，Koiff发明透析疗法时采用了直接穿刺血管的方法进行血液透析，但是经过几次穿刺后已无浅表的可供穿刺的血管，所以患者无法进行长期的血液透析。1960年，Shields开创了动静脉外瘘技术，Seribner和Quinton等人不断进行改进，使动静脉外瘘技术更为完善。由于动静脉外瘘技术的应用，使一些慢性肾衰竭患者能够进行较长时间的血液透析，同时也推动了血液透析技术的发展。1966年，Cimino和Brescia应用显微外科技术建立了动静脉内瘘技术，真正解决了慢性肾衰竭患者的永久性透析问题。

动静脉内瘘是指动脉、静脉在皮下吻合建立的血管通道，包括自体动静脉内瘘和移植动静脉内瘘。前者是利用自身动脉、静脉血管直接吻合制成的内瘘，后者是在动脉、静脉间插入一段移植血管制成的内瘘。一个理想的血管通路能够为血液透析提供足够的血流量，而且使用时间长，并发症少。相对而言，动静脉内瘘是一种安全且能长久使用的永久性通路，适用于维持性血液透析患者。

（一）造瘘手术

1.术前评估

（1）全身状态评估：应对患者的心、肺、肝等重要脏器的功能和循环血流动力学状态进行充分评估；检查血常规、出血与凝血指标，以便评估患者的凝血功能。

（2）血管条件评估：选择的静脉直径≥2.5 mm，静脉通路无节段性狭窄或梗阻；选择的动脉直径≥2 mm，两上肢的动脉压差不超过2.7 kPa（20 mmHg）。如患者置有心脏起搏器、有胸部手术应避免选择同侧上肢部位。有报道，同侧颈内静脉或锁骨下静脉较长时间留置导管可能影响自体动静脉内瘘的血液流量。

2.手术策略

（1）原则：先上肢，后下肢；先非惯用侧手臂，后惯用侧手臂；先肢体远心端，后近心端；先自体血管，后移植血管。

（2）常见部位。①腕部：桡动脉-头静脉（首选）、桡动脉-贵要静脉、尺动脉-贵要静脉、尺动脉-头静脉。②肘部：肱动脉-贵要静脉、肱动脉-头静脉、肱动脉-肘正中静脉（亦称高位动静脉内瘘）。其他部位内瘘（如踝部、大腿部内瘘）很少被采用。

（3）吻合方式：端-侧吻合法（首选）、端-端吻合法、侧-侧吻合法。

3.手术护理

内瘘被视为长期血液透析患者的生命线，建立一个成功的血管通路，使之得以长期使用，必须依靠医患双方的共同努力和重视。在疾病早期就应保护患者上肢血管，早期建立动静脉内瘘。

（1）术前心理护理：术前向患者说明造瘘的目的、意义以及该手术对治疗有何帮助，消除患者焦虑不安、紧张恐惧的心理。告诉患者造瘘只是一个小手术，不必紧张，并告知患者一些基本的手术方法及造瘘时可能会出现的一些不适（如疼痛），让患者做好心理准备，积极配合，坦然面对手术。

（2）术前宣教及护理：①嘱咐患者保护好造瘘侧手臂，切勿在造瘘侧手臂进行动脉、静脉穿刺，以利于手术顺利进行。②平时注意保持造瘘侧手臂皮肤的清洁，切勿抓伤、碰伤皮肤，以防术后感染。③内瘘术前不宜使用肝素等抗凝剂，以防术中或术后出血。④术前用肥皂水彻底清洗造瘘侧手臂，剪短指甲，剃去毛发。

(3)术后护理及宣教：内瘘术后的护理对之后的使用及内瘘寿命极其重要。

动静脉内瘘成形后，将患者内瘘侧肢体抬高至水平以上 30°，以利于静脉血液回流，减少内瘘侧手臂的肿胀。

术后 24 h 内密切观察内瘘通畅及全身情况，观察以下各项指标。①患者的心率、心律、呼吸是否有改变，询问患者是否有胸闷、心悸。②内瘘侧手臂手指的末梢血管充盈情况，注意手指有无麻木、发冷、疼痛、缺血等。③内瘘吻合口处有无血肿，局部有无渗血。④内瘘血管通畅情况，触摸内瘘静脉端血管有无震颤或用听诊器听诊有无血管杂音，如触摸不到或听不到杂音，应检查是否局部敷料包扎得过紧，以致吻合口及静脉侧受压。

更换敷料时要严格执行无菌操作；包扎时敷料不宜过多、过紧，以能触摸到震颤为度。

禁止在造瘘侧手臂测血压、静脉注射、输液、抽血等。

术后患者的宣教：①告知患者保持造瘘侧手臂的清洁，保持敷料清洁、干燥，防止敷料潮湿，以免引起伤口感染。②防止造瘘侧手臂受压，造瘘侧手臂的衣袖要宽松，睡眠时避免侧卧于造瘘一侧；造瘘侧手臂不持重物，不佩戴过紧饰物。③教会患者自行判断内瘘是否通畅的方法，每天触摸内瘘静脉处有无震颤，如扪及震颤则表示内瘘通畅。反之，则应及时向医护人员报告。④术后 2～3 d 伤口无渗血，可指导患者进行早期功能锻炼，如握拳、松拳、指端活动。⑤术后 2 周即可指导患者进行正规功能锻炼，以促进内瘘早期成熟。用内瘘侧手臂捏橡皮健身球 3～4 次/天，时间逐渐加长，如刚开始时每次 2～5 min，以后每次 10～15 min；也可用健侧手指轻轻压住内瘘侧手臂的上端，使静脉血管适度扩张充盈，每天 2～3 次，时间逐渐加长至每次 10～15 min。经过锻炼，血管充盈度不够，可指导患者在内瘘侧手臂的上端(静脉上端)用止血带压迫，并轻轻甩臂，以提高血管充盈度。如有局部肿胀，应指导患者抬高肢体并热敷，以促进回流。⑥内瘘成熟前，若患者的病情突然加重，如高钾血症、急性心力衰竭、严重酸中毒、血肌酐指标升高，急需紧急血液透析，不宜过早使用内瘘，可采用临时性血管通路过渡。⑦内瘘的成熟取决于患者血管的条件、手术情况及术后患者的配合情况。一般应静脉呈动脉化(血管壁增厚，显露清晰，突出于皮肤表面，有明显动脉震颤或搏动)，内瘘直径增粗，能保证成功的穿刺及提供足够的血流量。成熟时间一般为 6～8 周，最好在成形术后 3～4 个月再使用。

4.穿刺技术要点

熟练、正确的穿刺技术是保护好内瘘，使内瘘能够长期使用的必要条件。

(1)穿刺点的选择：①动脉穿刺点与吻合口的距离为 3 cm 以上，穿刺方向可向心亦可离心。据报道，新内瘘穿刺动脉距离吻合口远，采用离心方向穿刺会降低血肿的发生率。②静脉穿刺点与动脉穿刺点要间隔 8 cm 以上，针尖朝向心方向穿刺。③避免穿刺于同一条血管上，以减少血液再循环。

(2)穿刺方法的选择：目前常用的穿刺方法有绳梯样穿刺法、扣眼穿刺法、区域穿刺法(纽扣式)。

绳梯样穿刺：这是一种最经典的穿刺方法。优点：可使整条动脉化的静脉血管平均受用，血管粗细均匀。穿刺要点：穿刺部位要轮流更换，切忌定点穿刺；可沿着内瘘的走向，上下交替进行穿刺；每个穿刺点相距 0.5～1 cm；绳梯样穿刺避免了定点穿刺造成的血管壁受损、弹性减弱、硬节和瘢痕形成等缺点。

扣眼穿刺：近几年有学者认为扣眼穿刺法可减少动静脉内瘘并发症，可有效减轻患者的疼痛,操作简便。扣眼穿刺法包括两个步骤:首先建立扣眼隧道,然后使用钝针进行穿刺。建立扣眼隧道的方法有专人法、图钉法和留置针法。①专人法应用最广,但此方法对人员的专一化要求给护理人员排班带来不便。专人法的要点是“三同”,即由同一名护士、以相同的穿刺角度和深度行 6～10 次穿刺后形成扣眼隧道,然后再使用钝针进行穿刺。隧道形成之后,其他的穿刺者也需要完全遵循隧道形成者的手法,否则将无法使钝针顺利进入隧道。②图钉法不需要专人操作,但因图钉价格昂贵,其使用范围受到一定限制。③留置针法建立扣眼隧道简单、易于操作,不需要反复穿刺,对人力安排没有特殊要求。此法把两根聚氨酯套管留置在血管内,皮下通道和血管通道在同一条直线上,7～10 d 隧道形成,钝针可顺利进入血管,从而提高钝针穿刺的成功率。应用扣眼穿刺前需对患者进行严格的评估,对于卫生状况较差、自理能力较差的糖尿病患者、皮肤过敏患者等需谨慎。在建立扣眼隧道期,必须做好患者宣教,告诫清洁卫生的重要性。对从事体力工作的患者,应谨慎采用图钉法和留置针法。

区域穿刺:也称定点穿刺,即在一个固定点或区域内反复穿刺,临床上往往会出现受用过多造成的血管壁受损,血管弹性减弱,局部出现硬节或瘢痕形成,周围皮肤松弛或弹性下降,容易渗血,形成动脉瘤,而未受用的血管则出现狭窄。因此不推荐采用。

(3)新瘘穿刺护理及管理:①使用新的动静脉内瘘前由资深护士评估,确认动静脉内瘘已经成熟。②首次穿刺应由资深护士执行。③对于新内瘘的第一次穿刺,动脉穿刺点的选择应远离吻合口,离吻合口越近,血流冲力越大,容易发生血肿。可暂时选择在肘正中静脉或贵要静脉离心方向穿刺,做动脉引血,而静脉穿刺则选择下肢静脉,待内瘘条件进一步成熟时,再将动脉穿刺点往下移。采用上述方法,动脉发生血肿的概率就会减小。

(二)穿刺操作

动静脉内瘘穿刺技术是保证患者接受有效治疗的基础,正确、合理的穿刺技术直接关系到患者动静脉内瘘并发症的发生率和长期使用时间。

1.物品准备

(1)准备动静脉内瘘穿刺包(治疗巾、胶布、无菌创可贴、消毒棉球、纱布、手套)。

(2)选择合适的动静脉内瘘穿刺针,常规穿刺针为 16～17 号,如果要达到高的血流量则需要选择粗的针头,如 14～15 号。

(3)准备稀释肝素溶液(500 mL 生理盐水含肝素 10 mg)、抗凝剂。

(4)准备压脉带或止血带。

(5)准备皮肤消毒液(安尔碘或其他消毒液)。

2.工作人员准备

洗手,戴口罩、帽子。

3.患者准备

穿刺前用肥皂液和流动清水清洗穿刺部位,暴露穿刺部位。

4.内瘘评估

(1)望诊:检查有无感染、血肿、皮疹、狭窄等。

(2)触诊:触摸动静脉内瘘是否通畅,检查震颤的强弱,摸清血管走向。

(3)听诊:对血管条件较差、通过触诊无法判断动静脉内瘘情况的患者,可使用听诊器听诊血管杂音和走向;对 U 形的移植血管,通过听诊辨别动脉端、静脉端。

(4)认证:选择穿刺部位和穿刺点。

5.操作方法

(1)确定穿刺部位,消毒动、静脉穿刺点各一遍。消毒范围:以穿刺点为中心,半径为5～6 cm的区域;消毒时间:自然待干。

(2)戴手套,将治疗巾铺于准备穿刺侧肢体下。

(3)用稀释肝素生理盐水预冲穿刺针。

(4)使用止血带。

(5)再次给动脉端或静脉端消毒(方法同上)。

(6)穿刺内瘘动脉血管:可以沿向心方向,也可以沿离心方向,离吻合口3 cm,针尖斜面向上穿刺动脉血管。确认穿刺成功,放松止血带,进行固定。一般先横向固定针翼,针尖部用消毒敷贴或无菌纱布保护。

(7)扎止血带,再次消毒动脉或静脉端(方法同上)。

(8)穿刺内瘘静脉血管:穿刺点可选择内瘘血管的静脉端或其他外周静脉;向心方向,针尖斜面向上穿刺静脉端。确认穿刺成功,放松止血带,进行固定(固定方法与动脉端的固定方法相同)。

(9)检查动脉、静脉穿刺通畅情况,询问患者有无出血。确定穿刺成功,按医嘱从静脉端给予抗凝剂。

(10)整理物品,填写穿刺记录。

注意:①须达到消毒液等待时间(自然干燥)。②引血前须达到肝素化时间(3～5 min)。③建议穿刺顺序可先动脉端,再静脉端;如临床需要也可先静脉端、再动脉端。④必须在动脉、静脉穿刺结束后从静脉端推注抗凝剂。

(三)止血(拔针)技术

1.物品准备

准备无菌纱布2块或无菌敷贴2张、弹力绷带2根。

2.工作人员准备

洗手,戴口罩、戴手套。

3.操作方法

(1)透析结束,进入回血状态。

(2)撕开动脉端固定胶布,以左手固定穿刺针,用无菌纱布或无菌敷贴保护穿刺点(如有污染,先消毒)。

(3)将左手示指和中指(也可用弹力绷带)轻压于纱布上,用右手水平沿方向将针拔出的同时,用左手加力下压,按压力度要适中,以不渗血但能扪及动静脉内瘘震颤为标准。

(4)静脉穿刺针拔针方法与动脉穿刺针的拔针方法相同,按压的力度可轻于动脉端。

(5)压迫15～30 min,不出血、渗血,可松开弹力绷带。

(6)建议:①根据患者的个体因素,如抗凝剂的应用、血红蛋白、血小板,观察并计算患者的凝血时间,从而摸索动静脉内瘘止血时间,防止动静脉内瘘过度受压或出血。②指导有能力的患者自行指压动静脉内瘘,减少应用弹力绷带止血引起的动静脉内瘘的过度扩张和血栓形成。③可采用密闭式回血,回血完毕后,分别拔出动脉、静脉穿刺针,减少操作者的忙乱及针刺伤的发生率。

4.效果评价

(1)止血压迫点准确,无血肿、无渗血。

(2)压迫力度适中,既不出血,又能扪及动静脉内瘘震颤。

(3)止血成功,指导患者注意事项。

(四)自我护理

正确、良好的日常护理是动静脉内瘘能够长期使用的一个重要前提。护士应指导患者正确地进行动静脉内瘘的自我护理,降低并发症的发生率,使动静脉内瘘得以有效、长期的使用。

(1)通过宣教和交流,使患者了解动静脉内瘘对其生命的重要性,使患者在主观上重视,积极配合。

(2)日常生活中保持动静脉内瘘侧手臂的皮肤清洁。透析前用肥皂水将造瘘侧手臂彻底清洗干净。

(3)透析结束当日穿刺部位避免接触水,并用无菌敷料覆盖 4 h 以上,以防感染。如果穿刺处发生血肿,可压迫止血,并用冰袋冷敷;24 h 以后可热敷,可配合喜疗妥按摩消肿。动静脉内瘘处如有硬结,可在医护人员指导下进行动静脉按摩、热敷等。

(4)造瘘侧手臂不能受压,衣袖要宽松,不能佩戴过紧饰物。夜间睡觉不要将造瘘侧手臂垫于枕后,尽量避免侧卧于造瘘侧手臂一侧。避免用造瘘侧手臂持重物。

(5)不能在造瘘侧手臂测血压、输液、静脉注射、抽血等。

(6)每 6 h 左右触摸动静脉内瘘吻合口或用听诊器听诊血管杂音;如果震颤、杂音消失,局部有触痛或疼痛,应去医院就诊。

(7)避免造瘘侧手臂外伤,建议佩戴护腕,以免引起出血。护腕的松紧应适度,不能过紧压迫而导致内瘘闭塞。有动脉瘤的患者,应采用弹性绷带加以保护,避免继续扩张及意外破裂。

(五)常见并发症及护理

1.内瘘出血

(1)常见原因。①技术原因:手术血管结扎不全;内瘘穿刺失败;拔除穿刺针时未准确压到止血点;长期区域或定点穿刺,皮肤松弛,造成穿刺处出血、渗血、皮下血肿。②治疗原因:应用抗凝剂后,患者出现凝血功能障碍等。③其他原因:动脉瘤破裂、动静脉内瘘感染及外伤引起出血。

(2)护理干预:①使用新的动静脉内瘘应得到护士长或高年资护士的认可,选择合适的穿刺点和穿刺方法,并做好记录。②提高穿刺水平,避免定点穿刺,建议绳梯样或扣眼穿刺,每次穿刺后记录穿刺点,以便更好地选择适当的穿刺点。③因尿毒症患者常有贫血和凝血功能障碍,应密切观察伤口渗血情况;局部动脉瘤、瘘口周围感染,应医护评估后再进行穿刺;透析过程中应密切观察穿刺处有无渗血、穿刺针固定有无松动,发现情况及时处理。④透析结束,拔除穿刺针后,用无菌纱布和弹性绷带压迫止血 10～30 min(建议指导有一定自理能力的患者自行指压),可减少因弹性绷带压迫而造成的血管损伤。⑤如出现皮下血肿,应充分止血、局部冷敷,24 h 后热敷或 50%的硫酸镁湿敷。⑥指导患者对动静脉内瘘进行自我护理,提高患者对血管维护的信心。⑦对神志不清或配合较差的患者,加强安全护理干预。

(3)拔除穿刺针后出血的护理:①确定出血部位,判断出血的原因是压迫力度不够还是压迫点出现偏差。②当发生动脉穿刺点渗血时,先压迫吻合口上方血管,阻断血流,暴露穿刺点,更换创可贴与无菌纱布,重新指压穿刺点,按压力度要适中,以不渗血但能扪及动静脉内瘘震颤为标准。③当发生静脉穿刺点渗血时,暴露穿刺点,更换创可贴与无菌纱布,重新指压或使用弹力绷带压迫，原则上静脉点的弹力绷带应松于动脉点。④当发生动脉、静脉穿刺点周围皮下血肿时，往往无法准确地判断出血点，此时必须改为指压，最好用3个手指压迫，以扩大压迫范围，确认止血成功后方可松开。

2.内瘘感染

(1)临床表现：动静脉内瘘局部红、肿、热、痛，全身表现可见发热、寒战，严重者可发生败血症。

(2)常见原因：①内瘘穿刺前穿刺点周围皮肤消毒不规范，穿刺针污染。②患者的卫生习惯不佳，透析结束后使穿刺点过早接触水或用不洁之手搔抓，引起皮肤感染。③内瘘周围皮肤过敏，发生皮肤破损、溃烂，引起皮肤感染。④局部血肿后形成感染。

(3)护理干预：①动静脉瘘术后，保持术侧肢体清洁，避免潮湿，不要随意消除包扎敷料，勿抓挠吻合口处。②透析前要求患者用肥皂水清洗穿刺部位皮肤，保持手臂清洁、干燥。沐浴最好在下次透析前进行，并在穿刺部位贴防水创可贴保护。平时要保持内衣干净。③穿刺时应严格无菌操作，消毒范围要广，穿刺成功后用无菌创可贴覆盖穿刺点，做到“一人一单一巾”，防止医源性感染。④透析结束后当日穿刺处避免接触水，告知患者切勿抓挠穿刺处。发现穿刺点有轻度发红和局部硬结时，应禁止在该部位进行穿刺，并遵医嘱用药，防止感染发生。⑤加强对患者的卫生宣教，提高患者自我管理和自我护理的水平。

(4)发生感染后的处理方法：①评估感染情况，为轻度感染，可继续使用内瘘，但必须避开感染部位穿刺；感染严重时，应停止使用内瘘，改为临时性血管通路，同时按医嘱使用抗生素。②轻度感染可表现为局部血管变硬，皮肤外观有轻度的红肿，患者的体温正常，此时应加强对局部血管的消毒和护理，告知患者注意卫生，按医嘱口服或静脉滴注抗生素。③重度感染可表现为内瘘处较为严重的红、肿、热、痛或周围有脓性分泌物，波及范围广，患者可有发热、寒战，严重者血培养呈阳性，此时必须改用临时性血管通路。

3.内瘘血栓形成

(1)临床表现：动静脉内瘘部分血栓形成时表现为血流量不足，内瘘血管处搏动、震颤及杂音减弱，部分患者主诉吻合口周围疼痛；血管完全栓塞时，搏动、震颤及杂音完全消失，此时吻合口处血管可变硬，弹性消失。

(2)常见原因。①早期栓塞原因：患者的血管条件较差，如高龄、糖尿病患者，术中血管内膜损伤、吻合时动静脉对位不良、血管扭曲成角、术后渗血行补针缝合。②患者因素：静脉纤维化、静脉狭窄、血管内膜增生肥厚；血液黏稠度高，属于高凝状态；动脉硬化、高血脂；应用大剂量促红细胞生成素。③其他原因：过早使用内瘘、反复定点穿刺、压迫止血时间过长及各种原因引起低血压、局部感染或静脉炎症。

(3)护理干预：①术后包扎伤口的敷料不宜过多，压力不宜过大，以能扪及内瘘震颤或听到血管杂音为宜；护士每天3～4次检查内瘘是否通畅。②衣袖宜宽松，术侧避免受力；严禁在术侧肢体进行测量血压、输液、抽血及注射等操作。③术后避免各种血管收缩因素的刺激，如寒冷、大量出汗、低血压、疼痛、压迫，特别是糖尿病患者在季节变换时应注意保暖。④避免过早使用内瘘，动静脉内瘘的成熟一般在术后6～8周，老年人、糖尿病患者及血管条件差者适当延长时间。⑤宣教患者透析间期体重增加控制在干体重的3%～5%，超滤不可过多；密切监测血压，及时纠正低血压。⑥科学、合理、个性化地制订穿刺计划，建议绳梯样或扣眼穿刺，力求一针见血。⑦透析结束时，压迫止血时间不宜太长，避免血管受压时间太长引起局部血栓形成(建议根据患者的个体差异摸索止血时间),压迫力度以不出血且能扪及震颤为宜。⑧正确服用降压药,及时了解血压变化;定期监测血脂,控制饱和脂肪酸和含有胆固醇食物的摄入,减轻血管粥样硬化,防止血液黏稠度升高;有高凝状态时,根据医师指导合理应用抗凝药等。

(4)处理方法:①判断血栓形成的程度,早期表现为搏动、震颤及杂音减弱,血液流量不足;如果血栓形成时间较长,动静脉内瘘搏动、震颤及杂音则完全消失,血液颜色变黑。②当发现动静脉内瘘搏动、震颤及杂音减弱时,应立即测血压。若血压偏低,寻找低血压原因,血容量不足时应及时纠正;出现心源性低血压时应及时纠正心功能;若血压正常,可用喜疗妥轻轻按摩吻合口并给予热敷。当血管搏动、震颤及杂音增强时可全身肝素化行透析治疗,如无效,按医嘱给予尿激酶,将25万~50万单位尿激酶溶于20 mL生理盐水中,在吻合口缓慢注射(进行局部溶栓,需在医师指导下应用),并轻轻按摩。③当发现动静脉内瘘搏动、震颤及杂音完全消失时,首先询问患者,了解阻塞时间,若阻塞时间<12 h,可在医师指导下进行溶栓治疗。④经皮血管成形术(percutaneous transluminal angioplasty,PTA)治疗动静脉内瘘血栓形成与药物溶栓法比较,具有操作简单、创伤小、再通率高、不良反应少、并发症低的优点;透析患者出现内瘘闭塞后72 h以内均能施行PTA治疗,而药物溶栓法则必须在12 h以内,故PTA切实延长了内瘘的使用寿命,减少了患者的痛苦,有较高的临床应用价值。

4.动脉瘤

(1)临床表现:表现为动静脉内瘘血管过度扩张或呈瘤状。

(2)常见原因:①内瘘手术后没有经过系统锻炼,过早使用,静脉壁太薄。②穿刺点离吻合口过近,血流冲力过大。③反复在同一部位定点穿刺,局部皮肤变薄,血管瘤变大。

(3)处理方法:①内瘘手术后7~10 d指导患者循序渐进地进行锻炼,使血管充分扩张,同时使静脉血管弹性增强,减少血管瘤的产生。②动静脉内瘘的成熟期为术后6~8周,如患者为老年人、糖尿病患者及血管条件差者,适当延长时间,静脉充分动脉化后方可使用。首次使用内瘘,需有经验的护士长或高年资护士进行规范评估后,选择穿刺时间、穿刺方法及穿刺点。③首次使用内瘘应注意穿刺成功率,防止出现血肿、出血;动脉端穿刺点应远离吻合口,减少血肿和出血的发生。④有计划地更换穿刺点,防止血管壁因使用过多而受损,弹性减弱,血管壁变薄,形成血管瘤。平时可用弹性绷带或护腕轻轻压迫、保护,避免继续穿刺;当血管瘤增大、自发出血、穿刺位置受限或有破裂的危险时可手术处理。

(4)预防护理:透析前避开动脉瘤处穿刺,结束时给予护腕压迫保护;增加心脏负担,有破裂危险时,手术治疗。

三、人造血管移植内瘘

由于患者的血管条件差(如静脉纤细、短缺、闭塞)和多次直接动静脉内瘘吻合术后,自身血管无法再利用,可选用自身、异体及人造血管搭桥造瘘。常见的有自身血管移植、同种异体血管移植、异种血管移植和人造血管移植。

下面着重介绍人造血管内瘘技术及护理。人造血管具有生物相容性好、长期通畅率高、血流量大、口径和长度可任选、能反复穿刺及使用时间长等优点;缺点为价格贵、手术难度高及术后易发生血清性水肿(血清肿)。

常用的人造血管材料有聚四氟乙烯(E-PTEE)和聚醚-氨基甲酸酯(PEU)。PTEE柔软、多孔、易于穿刺及处理,抗感染性能优于涤纶,所以为目前应用最广泛的移植物假体。最常见的假体规格是内径 6 mm、孔间距 10～30 μm。

(一)血管移植部位和手术方法

1.部位

首选非惯用侧上肢前臂,然后依次为惯用侧上肢前臂,非惯用侧上肢上臂、惯用侧上肢上臂及下肢大腿。

2.手术方法

(1)直桥式吻合(直桥式 J 形):配对动脉、静脉为前臂桡动脉与头静脉、贵要静脉或正中静脉。直桥式对动脉、静脉距离大或远端静脉纤细者较适合。移植血管两端通常与动脉、静脉做端侧吻合或端端吻合。

(2)襻式吻合(襻式 U 形):配对动脉、静脉为桡动脉根部与贵要静脉、正中静脉或头静脉;上臂肱动脉与贵要静脉、头静脉、肱动脉或腋静脉;腋动脉与腋静脉。移植血管通过 U 形皮下隧道,两端分别与所选的动脉、静脉做端-侧或端-端吻合。现临床上大多应用襻式吻合。

(二)术前评估

(1)准备搭桥的动脉必须有足够的内径(≥3.0 mm),保证血流量至少为 300 mL/min。通过术前和术中仔细检查(包括物理检查、超声、血管造影和术中观察)确定血管内径。

(2)准备搭桥的静脉流出道内径≥4.0 mm,以减少回流阻力,并保证近心端通畅无阻。检查方法包括物理检查、静脉造影、Fogarty 导管法和输液试验等。

(3)对患者病情进行评估,对于既往有上肢深静脉留置导管史(如锁骨下静脉、颈内静脉)的患者,须了解置管时间、方法并排除该静脉狭窄;对有胸部、腋下(如乳腺癌的根治术)等手术的患者,应排除人造血管内瘘术后引起的回流受阻。

(三)手术前后护理

1.术前准备及宣教

详见自体动静脉内瘘相应内容。

2.术后护理及宣教

(1)术后抬高患肢;保持伤口干燥、整洁,不要随意消除包扎敷料,以防止伤口感染;若发现患者渗血不止、疼痛难忍,应及时通知医师,并有效止血、合理使用抗生素。

(2)术后早期,患者应尽量穿袖口宽松的内衣(如将冬天的内衣、毛衣袖子用拉链缝合,既保暖又不影响治疗)。如出现局部肿胀,可能为血清肿(血浆通过多孔的 PTEE 移植物渗出),应促进其消退;局部红肿明显时,可用 50%的乙醇湿敷。

(3)包扎伤口的敷料不宜太多太厚,压力不宜过大,以能扪及瘘管震颤或听到血管杂音为宜,并避免其他外来压力,如测血压、挂重物或戴过紧的饰物。造瘘侧血管严禁用于输液或抽血。

(4)造瘘肢体术后 5～7 d 可适当做握拳动作或腕关节运动,以促进血液流动,防止血栓形成。若患者是高凝状态者,应遵医嘱服用抗凝剂。

(5)注意检查人造血管的功能状态,教会患者判断瘘管是否通畅的方法,即用非手术侧手触摸手术侧静脉处,若扪及震颤或听到血管杂音,则提示通畅。如无震颤、搏动及血管杂音减轻或消失,或出现辐射性搏动,应立即通知医师,以进一步确定是否有人造血管闭塞。

(6)术后 2 周内常有明显的血清肿,4 周后才能与周围组织愈合。如操作不当,容易引起感染,一旦感染就得将移植血管全部切除,故不建议在 2 周之前使用内瘘。建议手术后 2～3 周,由资深护士长或资深护士评估后再使用。如过早使用,发生隧道内出血,易形成血肿及假性动脉瘤。所以掌握好合适的使用时间,对患者人造血管使用寿命的延长是十分重要的。如患者病情严重,需行紧急透析,在无明显血清肿和局部红肿的情况下可使用。

(7)指导患者养成良好的个人卫生习惯,保持手臂清洁。血液透析后应保持穿刺部位干净,当日避免接触水,用无菌敷料覆盖 6～8 h,防止感染。

(四)穿刺技术

人造内瘘血管不同于自体动静脉内瘘血管,其损伤后需要周围组织参与修复,且修复时间长,故对操作者要求比较高。

1.穿刺前准备

(1)患者准备:洗手,清洁人造血管侧手臂,暴露穿刺部位。

(2)评估患者的血管:查看前次记录或穿刺记录表;望诊,观察局部有无血肿、瘀斑、红肿等;听诊或触摸血管,了解通畅和深浅度;明确血流方向,选择准确穿刺点。

(3)物品准备、护士准备:见自体动静脉内瘘穿刺。

(4)明确血流方向:对襻形的人造血管在穿刺前应先听诊,杂音强的一侧为动脉,杂音弱的一侧为静脉;穿刺后压力大的一侧为动脉,反之为静脉。压迫人造血管的中点,检测受压点两边血管内的脉搏、震颤,强者为动脉,弱者为静脉。

(5)合理使用血管:由于人造血管比较昂贵,修复比较慢,使用寿命有限,动脉穿刺可应用人造血管,静脉穿刺使用自身血管。据国外报道,对人造血管内瘘进行系统管理,每次治疗时对血管穿刺点有明确标识,可降低穿刺的失误率,提高穿刺成功率,延长血管的使用寿命。

2.穿刺要点

(1)严格的无菌操作:戴无菌手套,给皮肤消毒,铺无菌治疗巾,进针前再次给皮肤消毒,消毒范围以穿刺点为中心,直径＞8 cm。

(2)穿刺针的方向:动脉穿刺的方向可以顺血流也可逆血流,静脉穿刺顺血流方向即向心方向,使重复循环降至最少。由于人造血管的修复得较慢,动脉穿刺可用人造血管,静脉穿刺用周围血管,减少了再循环,从某种意义上讲,人造血管的寿命也延长了。

(3)穿刺角度:穿刺角度为 40°～45°比较合适,可使人造血管穿刺部位形成“皮片”效应,这种效应可于拔出穿刺针时发挥类似瓣膜的功能,以减少穿刺点的出血。进针角度越大,越容易留下圆形的穿刺孔,不产生“皮片”效应,对人造血管的损伤增大;而贴近皮肤平行进针,则会损伤人造血管外壁。

(4)穿刺针的斜面:有的学者认为穿刺针的斜面朝上损伤小,但根据另一些学者的经验,斜面朝下损伤较小,主要是穿刺针的切割面与皮肤形成一体,减少了损伤。

(5)穿刺针的旋转:有报道称穿刺人造血管时,可使针头斜面朝下,然后再将针头旋转为斜面朝上。根据学者的经验,穿刺时原则上针头斜面朝下,只要血流量好,可以不再旋转针头,以减少损伤。如发现血流量不好,可适当旋转针头。虽然旋转针头可以保护血管后壁不受针尖损伤,但是会牵拉穿刺点,造成穿刺点渗血,旋转针头也可使血管内膜受损。

(6)穿刺点的选择:轮流替换穿刺点是非常重要的,切忌定点穿刺。对于人造血管的管理应制订显示穿刺点及穿刺日期的图表,这将有助于穿刺点的合理使用,避免在同部位重复穿刺。沿着人造血管的平行轴每一个穿刺点相距 0.5～1 cm,动静脉穿刺点间的距离应在 6 cm 以上,距吻合口处约 3 cm 的位置不能穿刺。

(7)穿刺成功的标志:给皮肤严格消毒后,戴无菌手套,选择穿刺点后,沿皮肤平行进针,进血管前提高穿刺角度至40°～45°,突破血管后平行推入针头。有明显的突破感,回血通畅。如有回血但流量不佳,可能针头进入人造血管的夹层,也有可能针头斜面贴在血管壁上或者穿透了人造血管。

注意:早期穿刺,由于患者的手臂肿胀,血管显露不清晰,可用柔和的压力推开水肿,摸清血管方向后,再将针头推入血管。将针头推入血管时,必须注意进针的角度及手腕的力量,以防止损伤人造血管后壁或刺入血管夹层内。利用皮肤张力保持针的位置,加以固定,减少管腔后壁损伤。

3.止血方法

临床上常见的止血方法是指导患者自己指压。此方法对人造血管的创伤最小,止血效果最好。指压方法是指在拔针的同时在皮肤穿刺点上方0.2～0.3 cm处进行指压(此处正好为血管进针点),压迫的力量为既能保持穿刺点两端有搏动或震颤,又能控制出血,以免压力过大导致人造血管闭塞。压力过小会引起皮下出血或血管穿刺处假性动脉瘤的形成。应做到起针和按压动作协调,以减少血管的损伤。如患者不能自行压迫,则由医护人员协助压迫。压迫时间一般为15～25 min,为了防止血栓形成而采用抗凝治疗,应注意延长止血时间。必须注意:人造血管内瘘止血,不能采用传统的压脉带压迫止血。

(五)并发症的护理

人造血管内瘘的并发症与自体动静脉内瘘的并发症基本相同,常见并发症为感染、血栓形成、出血和血肿(详见自体动静脉内瘘的并发症)。最常见的并发症为血栓形成,血清肿仅见于人造血管内瘘。

1.血栓形成

早期血栓形成与外科手术操作技术有关(3个月内),晚期主要与血管内膜增生性狭窄有关。血栓形成干预和护理要点如下。

(1)人造血管的穿刺有它的独特性,穿刺技术要求高。为了提高人造血管的使用寿命,希望穿刺者是一名资深的、穿刺技能优秀的护士。

(2)宣教患者自我保护,如每天触摸震颤,血红蛋白浓度不要太高,定期随访抗凝指标(凝血酶原时间、APTT),可根据医嘱服用华法林、双嘧达莫、阿司匹林等抗凝剂,注意个人卫生,保持局部清洁,防止感染。

(3)人造血管手臂不提重物,不受压,不用绷带压迫,不测血压等。特别是不要将造瘘侧手垫于头下或侧睡于造瘘侧。

(4)局部出现血肿时,应立即冷敷,并以喜疗妥按摩,第二天再行热敷。

(5)对透析中容易发生低血压的患者注意控制水分,及时调整干体重,或调整透析方法,发现低血压时应及时平卧或补充容量。

(6)发现血管杂音偏低或消失,应立即到医院处理。

2.血清肿

血清肿是指血清性积液形成的局限性肿物,主要发生于人造血管吻合口处。其中襻式移植的发生率可高达90%以上,表现为移植血管周围弥漫性肿胀。血清肿多在术后1～3 d出现,持续数周,可自行消退,但也有许多患者持续数月或数年。对出现血清肿的患者一般无须做特殊处理,可在术后尽量抬高术侧肢体。对消退较慢的患者,可采用红外线灯照射,每天2～3次,每次20～30 min。术后1周内肝素化血液透析可加重血清肿,此时应选择无肝素透析或低分子肝素透析。对于较大、长期不消退的血清肿,可行手术清除。

(彭胜强)

第五章

原发性肾小球疾病

第一节　原发性肾病综合征

一、原发性肾病综合征的诊断

(一)肾病综合征的概念及分类

肾病综合征(nephrotic syndrome,NS)是指各种原因导致的大量蛋白尿(>3.5 g/d)、低清蛋白血症(<30 g/L)、水肿和/或高脂血症。其中大量蛋白尿和低清蛋白血症是诊断的必备条件,具备这两条再加水肿和/或高脂血症肾病综合征,诊断即可成立。

肾病综合征可分为原发性、继发性和遗传性三大类(也有学者将遗传性肾病综合征归入继发性肾病综合征)。继发性肾病综合征很常见,在我国常由糖尿病肾病、狼疮性肾炎、乙型肝炎病毒相关性肾炎、过敏性紫癜性肾炎、恶性肿瘤相关性肾小球病、肾淀粉样变性和汞等重金属中毒引起。遗传性肾病综合征并不多见,在婴幼儿中主要见于先天性肾病综合征(芬兰型及非芬兰型),此外,少数 Alport 综合征患者也能呈现肾病综合征。

(二)原发性肾病综合征的诊断及鉴别诊断

原发性肾病综合征是原发性肾小球疾病最常见的临床表现。符合肾病综合征诊断标准,并能排除各种病因的继发性肾病综合征和遗传性疾病所致肾病综合征,方可诊断原发性肾病综合征。

如下要点能帮助鉴别原发性与继发性肾病综合征。

1.临床表现

应参考患者的年龄、性别及临床表现特点,有针对性地排除继发性肾病综合征,例如,对儿童应重点排除乙型肝炎病毒相关性肾炎及过敏性紫癜肾炎所致肾病综合征;对老年患者则应着重排除淀粉样变性肾病、糖尿病肾病及恶性肿瘤相关性肾小球病所致肾病综合征;对女性,尤其中青年女患者需排除狼疮性肾炎;对于使用不合格的美白或祛斑美容护肤品,病理诊断为肾小球微小病变病(minimal change disease,MCD)或膜性肾病(membranous nephropathy,MN)的年轻女性肾病综合征患者,应注意排除汞中毒。认真进行系统性疾病的有关检查,而且必要时进行肾穿刺病理活检可资鉴别。

2.病理表现

原发性肾病综合征的主要病理类型为MN(常见于中老年患者)、MCD(常见于儿童及部分老年患者)及局灶节段性肾小球硬化(focal segmental glomerular sclerosis,FSGS),另外,某些增生性肾小球肾炎(如IgA肾病、系膜增生性肾炎、膜增生性肾炎、新月体肾炎)也能呈现肾病综合征的表现。各种继发性肾小球疾病的病理表现在多数情况下与这些原发性肾小球疾病病理表现不同,再结合临床表现进行分析,鉴别并不困难。

近年,利用免疫疾病理技术鉴别原发性(或称特发性)MN与继发性MN(在我国常见于狼疮性MN、乙型肝炎病毒相关性MN、恶性肿瘤相关性MN及汞中毒相关性MN等)已有较大进展。现在学者认为,原发性MN是自身免疫疾病,其中抗足细胞表面的磷脂酶A2受体(phospholipase A2 rreceptor,PLA2R)抗体是重要的自身抗体之一,它主要以IgG4的形式存在,但是外源性抗原及非肾自身抗原诱发机体免疫反应导致的继发性MN却并非如此。基于上述认识,现在已用抗IgG亚类(包括IgG1、IgG2、IgG3和IgG4)抗体及抗PLA2R抗体对肾组织进行免疫荧光或免疫组化检查,来帮助鉴别原发性MN、继发性MN。

国内外研究显示,原发性MN患者肾小球毛细血管壁上沉积的IgG亚类主要是IgG4,并常伴PLA2R沉积;而狼疮性MN及乙型肝炎病毒相关性MN、肾小球毛细血管壁上沉积的IgG主要是IgG1、IgG2或IgG3,且不伴PLA2R沉积;恶性肿瘤相关性MN及汞中毒相关性MN毛细血管壁上沉积的IgG亚类也非以IgG4为主,关于有无PLA2R沉积,目前尚无研究报道。不过,并非所有检测结果都如此,文献报道原发性MN患者肾小球毛细血管壁上以IgG4亚类沉积为主者占81%～100%,有PLA2R沉积者占69%～96%,所以仍有部分原发性MN患者可呈阴性结果,另外阳性结果也与继发性MN存在一定交叉。为此对IgG亚类及PLA2R的免疫疾病理检查结果仍然需要再进行综合分析,才能判断它们在鉴别原发性MN、继发性MN上的意义。

3.实验室检查

近年来,研究还发现一些原发性肾小球疾病病理类型的血清标志物,它们在一定程度上对鉴别原发性与继发性肾病综合征也有帮助。

(1)血清PLA2R抗体:美国Beck等研究显示70%的原发性MN患者血清中含有抗PLA2R抗体,而狼疮性肾炎、乙型肝炎病毒相关性肾炎等继发性MN患者的血清中无此抗体,显示此抗体对于原发性MN具有较高的特异性。此后,欧洲及中国的研究显示,原发性MN患者的血清PLA2R抗体滴度还与病情活动度相关,病情缓解后抗体滴度降低或消失,复发时滴度再升高。不过,在原发性MN患者中,此血清抗体的阳性率为57%～82%,所以阴性结果仍不能排除原发性MN。

(2)可溶性尿激酶受体(soluble urokinase receptor,suPAR):Wei等检测了78例原发性FSGS、25例MCD、16例MN、7例先兆子痫和22例正常人血清中suPAR的浓度,结果发现原发性FSGS患者的血清suPAR浓度明显高于正常对照和其他肾小球疾病的患者,提示suPAR可能是原发性FSGS的血清学标志物。Huang等的研究基本支持Wei的看法,同时发现随着FSGS病情缓解,血清suPAR水平也明显降低,但是他们并不认为此检查能鉴别原发性FSGS及继发性FSGS。为此,今后还需要更多的研究来进一步验证。就目前已发表的资料看,约2/3的原发性FSGS患者的血清suPAR抗体阳性,但是其检测结果与其他肾小球疾病仍有一定重叠,对于这些在分析试验结果时应该注意。

二、原发性肾病综合征的治疗原则、进展与展望

(一)治疗原则

原发性肾病综合征的治疗原则主要有以下内容。①主要治疗药物:原发性肾病综合征的主要治疗药物是糖皮质激素和/或免疫抑制剂,但是具体应用时一定要有区别地制订个体化治疗方案。原发性肾病综合征的不同病理类型在药物治疗反应、肾损害进展速度及肾病综合征缓解后的复发上都存在很大差别,所以,首先应根据病理类型及病变程度来有区别地实施治疗;另外,还需要参考患者的年龄和体重、有无激素及免疫抑制剂使用禁忌证、是否有生育需求,采取不同的用药方案。有区别地个体化地制订激素和/或免疫抑制剂的治疗方案,是治疗现代原发性肾病综合征的重要原则。②对症治疗:水肿(严重时伴腹水及胸腔积液)是肾病综合征患者的常见症状,利尿治疗是主要的对症治疗手段。利尿要适度,以每天体重下降 0.5~1.0 kg 为妥。如果利尿过猛可导致电解质紊乱与血栓栓塞及肾前性急性肾损害(acute kidney injury,AKI)。③防治并发症:加强对感染、血栓栓塞、蛋白质缺乏、脂代谢紊乱及 AKI 等并发症的预防与治疗。④保护肾功能:要努力防治疾病本身及治疗措施不当导致的肾功能恶化。

(二)具体治疗药物及措施

1.免疫抑制治疗

(1)糖皮质激素:对免疫反应多个环节都有抑制作用。能抑制巨噬细胞对抗原的吞噬和处理;抑制淋巴细胞 DNA 合成和有丝分裂,破坏淋巴细胞,使外周淋巴细胞数量减少;抑制辅助性 T 细胞和 B 细胞,使抗体生成减少;抑制细胞因子如 IL-2 等生成,减轻效应期的免疫性炎症反应等。激素于 20 世纪 50 年代初开始应用于原发性肾病综合征治疗,至今仍是最常用的免疫抑制治疗药物。

我国在原发性肾病综合征治疗中激素的使用原则如下。①起始足量:常用药物为泼尼松(或泼尼松龙),每天 1 mg/kg(最高剂量 60 mg/d),早晨顿服,口服 8~12 周,必要时可延长至 16 周(主要适用于 FSGS 患者);②缓慢减药:足量治疗后每 2~3 周减原用量的 10%左右,当减至 20 mg/d左右肾病综合征易反复,应更缓慢减量;③长期维持:最后以最小有效剂量(10 mg/d 左右)再维持半年或更长时间,以后再缓慢减量至停药。这种缓慢减药和维持治疗方法可以巩固疗效、减少肾病综合征复发,更值得注意的是这种缓慢减药方法是预防肾上腺皮质功能不全或危象的较为有效方法。激素是治疗原发性肾病综合征的"王牌",但是不良反应也很多,包括感染、消化道出血及溃疡穿孔、高血压、水钠潴留、血糖水平升高、血钾水平降低、股骨头坏死、骨质疏松、精神兴奋、产生库欣综合征及肾上腺皮质功能不全等,使用时应密切监测。

(2)环磷酰胺:该药是烷化剂类免疫抑制剂。它破坏 DNA 的结构和功能,抑制细胞分裂和增殖,对 T 细胞和 B 细胞均有细胞毒性作用。由于 B 细胞生长周期长,故该药对 B 细胞影响大。该药是临床上治疗原发性肾病综合征最常用的细胞毒类药物,可以口服,也可以静脉注射,口服与静脉治疗疗效相似,因此治疗原发性肾病综合征最常使用的方法是口服。具体用法为每天 2 mg/kg(常用 100 mg/d),分 2~3 次服用,总量为 6~12 g。用药时需注意适当多饮水及避免睡前服药,并应对药物的各种不良反应进行监测及处理。常见的药物不良反应有骨髓抑制、出血性膀胱炎、肝损伤、胃肠道反应、脱发与性腺抑制(可能造成不育)。

(3)环孢素 A:是由真菌代谢产物提取得到的 11 个氨基酸组成的环状多肽,可以人工合成。能选择性抑制 T 辅助细胞及 T 细胞毒效应细胞,选择性抑制 T 辅助性细胞合成 IL-2,从而发挥

免疫抑制作用。不影响骨髓的正常造血功能，对B细胞、粒细胞及巨噬细胞影响小。该药已作为MN的一线用药，以及难治性MCD和FSGS的二线用药。常用量为每天3～5 mg/kg，分两次空腹口服，服药期间需监测药物谷浓度并使其维持在100～200 ng/mL。近年来，有研究显示用小剂量环孢素A(每天1～2 mg/kg)治疗同样有效。该药起效较快，在服药1个月后可见到病情缓解趋势，3～6个月后可以缓慢减量，总疗程为1～2年，对于某些难治性并对环孢素A依赖的病例，可采用小剂量(每天1～1.5 mg/kg)维持相当长时间(数年)。若治疗6个月仍未见效果，再继续应用患者获得缓解的机会不大，建议停用。当联合应用环孢素A与激素时，激素起始剂量常减半，如泼尼松或泼尼松龙每天0.5 mg/kg。环孢素A的常见不良反应包括急性及慢性肾损害、肝毒性、高血压、高尿酸血症、多毛及牙龈增生等，其中造成肾损害的原因较多(如肾前性因素所致AKI、慢性肾间质纤维化所致慢性肾功能不全)，且有时此损害发生比较隐匿，值得关注。当血肌酐(Scr)较基础值增长超过30%，不管是否已超过正常值，都应减少原药量的25%～50%或停药。

(4)他克莫司：又称FK-506，与红霉素的结构相似，为大环内酯类药物。其对免疫系统的作用与环孢素A相似，两者同为钙调神经磷酸酶抑制剂，但其免疫抑制作用强，属于高效新型免疫抑制剂。其主要抑制IL-2、IL-3和干扰素γ等淋巴因子的活化和IL-2受体的表达，对B细胞和巨噬细胞的影响较小。主要不良反应是糖尿病、肾损害、肝损害、高钾血症、腹泻和手颤。腹泻可以致使该药的血药浓度升高，又可以是一种不良反应，需要引起临床医师关注。该药物昂贵，是治疗原发性肾病综合征的二线用药。常用量为每天0.05～0.10 mg/kg，分两次空腹服用。服药物期间需监测药物谷浓度并使其维持在5～10 ng/mL，治疗疗程与环孢素A相似。

(5)吗替麦考酚酯：商品名为骁悉。在体内代谢为吗替麦考酚酸，后者为次黄嘌呤单核苷酸脱氢酶抑制剂，抑制鸟嘌呤核苷酸的从头合成途径，选择性抑制T、B淋巴细胞，通过抑制免疫反应而发挥治疗作用。诱导期常用量为1.5～2.0 g/d，分2次空腹服用，共用3～6个月，维持期常用量为0.5～1.0 g/d，维持6～12个月。该药对部分难治性肾病综合征有效，但缺乏随机对照试验(RCT)的研究证据。该药物昂贵，由于缺乏RCT证据，现不作为原发性肾病综合征的一线药物，仅适用于一线药物无效的难治性病例。主要不良反应是胃肠道反应(腹胀和腹泻)、感染、骨髓抑制(白细胞计数减少及贫血)及肝损害。特别值得注意的是，免疫功能低下患者应用吗替麦考酚酯，可出现卡氏肺孢子虫肺炎、腺病毒或巨细胞病毒等严重感染，甚至威胁生命。

(6)来氟米特：商品名为爱诺华，是一种有效的治疗类风湿关节炎的免疫抑制剂，在国内其适应证还扩大到治疗系统性红斑狼疮。此药通过抑制二氢乳清酸脱氢酶活性，阻断嘧啶核苷酸的生物合成，从而达到抑制淋巴细胞增殖的目的。国外尚无使用来氟米特治疗原发性肾病综合征的报道。国内小样本针对IgA肾病合并肾病综合征的临床观察显示，激素联合来氟米特的疗效与激素联合吗替麦考酚酯的疗效相似，但是，后者本身在IgA肾病治疗中的作用就不肯定，因此，这个研究结果不值得推荐。新近一项使用来氟米特治疗16例难治性成人MCD的研究显示，来氟米特对这部分患者有效，并可以减少激素剂量。由于缺乏RCT研究证据，指南并不推荐用来氟米特治疗原发性肾病综合征。治疗类风湿关节炎等病的剂量为10～20 mg/d，共用6个月，以后缓慢减量，总疗程为1.0～1.5年。主要不良反应为肝损害、感染和过敏，国外尚有肺间质纤维化的报道。

2.利尿消肿治疗

如果患者存在有效循环血容量不足，则应在适当扩容治疗后再用利尿剂治疗；如果没有有效循环血容量不足，则可直接应用利尿剂。

(1)用利尿剂治疗：对轻度水肿者可用噻嗪类利尿剂联合保钾利尿剂口服治疗，中度、重度水肿伴或不伴体腔积液者，应选用襻利尿剂静脉给药治疗(此时肠道黏膜水肿，会影响口服药吸收)。宜使襻利尿剂从静脉输液小壶滴入，达到负荷量(如呋塞米 20～40 mg，使髓襻的药物浓度迅速达到利尿阈值)，然后再持续泵注维持量(如呋塞米 5～10 mg/h，以维持髓襻的药物浓度始终在利尿阈值上)，如此才能获得最佳利尿效果。每天呋塞米的使用总量不超过 200 mg。“弹丸”式给药间期髓襻药物浓度常达不到利尿阈值，此时会出现“利尿后钠潴留”(髓襻对钠的重吸收增强，出现“反跳”)，致使襻利尿剂的疗效变差。另外，现在还提倡襻利尿剂与作用于远端肾小管及集合管的口服利尿药(前者如氢氯噻嗪，后者如螺内酯及阿米洛利)联合治疗，因为应用襻利尿剂后，远端肾单位对钠的重吸收会代偿增强，使襻利尿剂的利尿效果减弱，用远端肾单位利尿剂即能克服这一缺点。

(2)扩容治疗：对于合并有效血容量不足的患者，可静脉输注胶体液，提高血浆胶体渗透压扩容，从而改善肾脏血流灌注，提高利尿剂的疗效。临床常静脉输注血浆代用品右旋糖酐来进行扩容治疗，应用时需注意：①用含糖而不用含钠的制剂，以免氯化钠影响利尿疗效。②应用相对分子质量为 20～40 kDa 的制剂(即右旋糖酐-40)，以获得扩容及渗透性利尿双重疗效。③用药不宜过频，剂量不宜过大。一般而言，可以一周输注 2 次，每次输注 250 mL，短期应用，而且如无利尿效果就应及时停药。盲目大量、频繁地用药可能造成肾损害(病理显示近端肾小管严重空泡变性，呈“肠管样”，化验显示血清肌酐水平升高，原来激素治疗敏感者变成激素抵抗，出现利尿剂抵抗)。④当尿量<400 mL/d 时禁用，此时药物易滞留并堵塞肾小管，诱发急性肾衰竭。

人血制剂(血浆及清蛋白)来之不易，而且难以完全避免变态反应及血源性感染，因此在一般情况下不提倡用人血制剂来扩容利尿。只有当患者尿量<400 mL/d，又必须进行扩容治疗时，才选用血浆或清蛋白。

(3)利尿治疗疗效不好的常见原因如下：①对有效血容量不足的患者，没有事先静脉输注胶体液扩容，肾脏处于缺血状态，对襻利尿剂反应差；滥用胶体液(包括血浆制品及血浆代用品)导致严重肾小管损伤(即前述的肾小管呈“肠管样”严重空泡变性)时，肾小管对襻利尿剂可完全失去反应，常需数月时间，肾小管上皮细胞再生并功能恢复正常后，才能重新获得利尿效果。②呋塞米的血浆蛋白(主要为清蛋白)结合率高达 91%～97%。低清蛋白血症可使其血中游离态浓度升高，肝脏对其降解加速；另外，结合态的呋塞米又能随清蛋白从尿排到体外。因此，低清蛋白血症可使呋塞米的有效血浓度降低及作用时间缩短，故而利尿效果下降。③没有按前述要求规范使用襻利尿剂，尤其值得注意的是对中重度肾病综合征患者仍旧口服给药，肠黏膜水肿致使药物吸收差；间断静脉“弹丸”式给药，造成给药间期“利尿后钠潴留”；患者不配合服用作用于远端肾单位的利尿药，削弱了襻利尿剂的疗效。④肾病综合征患者必须严格限盐(摄取食盐 2～3 g/d)，而医师及患者忽视限盐的现象在临床上十分普遍，不严格限盐，上述药物的利尿效果会显著减弱。临床上，对于少数利尿效果极差的难治性重度水肿患者，可采用血液净化技术进行超滤脱水治疗。

3.血管紧张素Ⅱ拮抗剂治疗

大量蛋白尿是肾病综合征最核心的问题，由它引发肾病综合征的其他临床表现(低蛋白血症、高脂血症、水肿和体腔积液)和各种并发症。此外，持续性大量蛋白尿可导致肾小球高滤过，增加肾小管蛋白重吸收，加速肾小球硬化，加重肾小管损伤及肾间质纤维化，影响疾病预后。因此减少尿蛋白在肾病综合征治疗中十分重要。

近年来，常用血管紧张素转化酶抑制剂（ACEI）或血管紧张素 AT1 受体阻断剂（ARB）作为减少肾病综合征患者尿蛋白的辅助治疗。研究证实，ACEI 或 ARB 除具有降压作用外，还有确切的减少尿蛋白排泄（可减少 30%）和延缓肾损害进展的作用。其独立于降压的肾脏保护作用机制包括：①对肾小球血流动力学的调节作用。此类药物既扩张入球小动脉，又扩张出球小动脉，但是后一种作用强于前一种作用，故能使肾小球内高压、高灌注和高滤过降低，从而减少尿蛋白排泄，保护肾脏。②非血流动力学的肾脏保护效应。此类药能改善肾小球滤过膜选择通透性，改善足细胞功能，减少细胞外基质蓄积，故能减少尿蛋白排泄，延缓肾小球硬化及肾间质纤维化。因此，对于具有高血压或无高血压的原发性肾病综合征患者均宜用 ACEI 或 ARB 治疗，前者能获得降血压及降压依赖性肾脏保护作用，而后者可以获得非降压依赖性肾脏保护效应。

应用 ACEI 或 ARB 应注意如下事项：①肾病综合征患者在循环容量不足（包括利尿、脱水造成的血容量不足及肾病综合征本身导致的有效血容量不足）情况下，应避免应用或慎用这类药物，以免诱发 AKI。②肾功能不全和/或尿量较少的患者服用这类药物，尤其与保钾利尿剂（螺内酯等）联合使用时，要监测血钾浓度，谨防高钾血症发生。③对激素及免疫抑制剂治疗敏感的患者（如 MCD 患者）的蛋白尿能很快消失，无必要也不建议服用这类药物。④不推荐联合使用 ACEI 和 ARB。

三、不同病理类型的治疗方案

（一）MN

应争取将肾病综合征治疗缓解或者部分缓解，无法达到时，则以减轻症状、减少尿蛋白排泄、延缓肾损害进展及防治并发症作为治疗的重点。MN 患者尤应注意防治血栓栓塞并发症。

对该病不提倡单独使用激素治疗；推荐使用足量激素（如泼尼松或泼尼松龙初始剂量为每天 1 mg/kg）联合细胞毒类药物（环磷酰胺）治疗，或较小剂量激素（如泼尼松或泼尼松龙初始剂量为每天 0.5 mg/kg）联合环孢素 A 或他克莫司治疗；对激素相对禁忌或不能耐受者，也可以单独使用环孢素 A 或他克莫司治疗。对于使用激素联合环磷酰胺治疗无效的病例可以换用激素联合环孢素 A 或他克莫司治疗；对于治疗缓解后复发病例，可以重新使用原方案治疗。

2012 年 KDIGO 制定的《肾小球肾炎临床实践指南》推荐对 MN 所致肾病综合征患者应用激素及免疫抑制剂治疗，适应证如下：①尿蛋白持续超过4 g/d，或是较基线上升超过 50%，经抗高血压和抗蛋白尿治疗 6 个月未见下降（1B 级证据）；②出现严重的、致残的或威胁生命的肾病综合征相关症状（1C 级证据）；③诊断 MN 后的 6～12 个月内 Scr 上升≥30%，能除外其他原因引起的肾功能恶化（2C 级证据）。而出现以下情况建议不用激素及免疫抑制剂治疗：①Scr 持续 >3.5 mg/dL（>309 μmol/L）或估算肾小球滤过率（eGFR）<30 mL/（min · 1.73 m^2）；②超声检查肾脏体积明显缩小（如长径<8 cm）；③合并严重的或潜在致命的感染。

（二）微小病变肾病

应力争治疗后将肾病综合征缓解。该病所致肾病综合征对激素治疗十分敏感，治疗后肾病综合征常能完全缓解，但是缓解后肾病综合征较易复发，而且多次复发即可能转型为 FSGS，必须注意。

对于初治病例推荐单独使用激素治疗；对于多次复发或激素依赖的病例，可选用激素与环磷酰胺联合治疗；对于担心环磷酰胺影响生育者或者经激素联合环磷酰胺治疗后无效或仍然复发者，可选用较小剂量激素(如泼尼松或泼尼松龙初始剂量为每天 0.5 mg/kg)与环孢素 A 或他克莫司联合治疗,或单独使用环孢素 A 或他克莫司治疗;对于环磷酰胺、环孢素 A 或他克莫司等都无效或不能耐受的病例,可改用吗替麦考酚酯治疗。对于激素抵抗型患者需重复肾活检,以排除 FSGS。

(三)局灶节段性肾小球硬化

应争取治疗后将肾病综合征缓解或部分缓解,但是无法获得上述疗效时,则应改变目标,将减轻症状、减少尿蛋白排泄、延缓肾损害进展及防治并发症作为治疗重点。既往学者认为该病的治疗效果差,但是,近年来的系列研究显示约有 50%的患者应用激素治疗仍然有效,但显效较慢。其中,顶端型 FSGS 的疗效与 MCD 相似。

目前,推荐使用足量激素治疗,如果肾病综合征未缓解,可持续足量服用 4 个月,完全缓解后逐渐减量至维持剂量,再服用 0.5～1.0 年;对于激素抵抗或激素依赖病例可以选用较小剂量激素(如泼尼松或泼尼松龙初始剂量为每天 0.5 mg/kg)与环孢素 A 或他克莫司联合治疗,有效病例环孢素 A可在减量至每天 1.0～1.5 mg/kg 后,维持服用 1～2 年。激素相对禁忌或不能耐受者,也可以单独使用环孢素 A 或他克莫司治疗。不过对 Scr 升高及有较明显肾间质的患者,使用环孢素 A 或他克莫司要谨慎。应用细胞毒性药物(如环磷酰胺)、吗替麦考酚酯治疗该病目前缺乏循证医学证据。

(四)系膜增生性肾炎

非 IgA 肾病的系膜增生性肾炎在西方国家较少见,而我国病例远较西方国家多。该病所致肾病综合征的治疗方案,要根据肾小球系膜的病变程度,尤其是系膜基质增多程度来决定。轻度系膜增生性肾炎所致肾病综合征的治疗目标及方案与 MCD 相同,且疗效及转归与 MCD 也十分相似;而对重度系膜增生性肾炎所致肾病综合征可参考原发性 FSGS 的治疗方案治疗。

(五)膜增生性肾炎

原发性膜增生性肾炎较少见,疗效很差。目前并无循证医学证据基础上的有效治疗方案可被推荐,临床上可以试用激素加环磷酰胺治疗,无效者还可试用较小量糖皮质激素加吗替麦考酚酯治疗。如果治疗无效,则应停用上述治疗。

(六)IgA 肾病

约 1/4 的 IgA 肾病患者可出现大量蛋白尿(>3.5 g/d),而他们中仅约 1/2 的患者呈现肾病综合征。现在学者认为,部分呈现肾病综合征的 IgA 肾病实际为 IgA 肾病与 MCD 的重叠(免疫荧光表现符合 IgA 肾病,而光镜及电镜表现支持 MCD),这部分患者可参照 MCD 的治疗方案进行治疗,而且疗效及转归也与 MCD 十分相似;而另一部分患者是 IgA 肾病本身导致肾病综合征(免疫荧光表现符合 IgA 肾病,光镜及电镜表现为增生性肾小球肾炎或 FSGS),这部分患者似可参照相应的增生性肾小球肾炎及 FSGS 的治疗方案进行治疗。

应当指出的是,上述多数治疗建议是来自西方国家的临床研究总结,值得从中借鉴,但是是否完全符合中国情况,还必须通过我们自己的实践来进一步验证及总结,不应该盲目地应用。上述治疗方案是依据疾病的普遍性面对群体制订的,而在临床实践中患者的情况多种多样,必须具体问题具体分析,个体化地治疗。

四、难治性肾病综合征的治疗

(一)难治性肾病综合征的概念

目前,尚无被公认的难治性肾病综合征的定义。一般学者认为,难治性肾病综合征包括激素抵抗性、激素依赖性及频繁复发性原发性肾病综合征。激素抵抗性肾病综合征是指用激素规范化治疗 8 周(FSGS 病例需 16 周)仍无效者;激素依赖性肾病综合征是指激素治疗缓解,在激素撤减过程中或停药后 14 d 内肾病综合征复发者;频繁复发性肾病综合征是指经治疗缓解后半年内复发≥2 次,或 1 年内复发≥3 次者。由于病程较长,难治性肾病综合征患者的病情往往比较复杂,临床上治疗十分棘手。

(二)难治性肾病综合征的常见原因

遇见难治性肾病综合征时,应仔细寻找原因。可能存在如下原因。

1.诊断错误

医师误将一些继发性肾病(如淀粉样变性肾病)和特殊的原发性肾病(如脂蛋白肾病、纤维样肾小球病)当成了普通原发性肾小球疾病,应用激素治疗,当然不能取得满意疗效。

2.激素治疗不规范

激素治疗不规范包括:①对重症肾病综合征患者仍然以口服激素来治疗,由于肠黏膜水肿,药物吸收差,激素血浓度低影响疗效。②未遵守“足量、慢减、长期维持”的用药原则,例如,初始剂量为不足、“阶梯式”加量或减药及停药过早、过快,都会降低激素疗效。③忽视药物间的相互作用,例如,卡马西平和利福平等药能使泼尼松龙的体内排泄速度加快,血药浓度降低过快,影响激素治疗效果。

3.静脉输注胶体液不当

前文讲过,过频输注血浆制品或血浆代用品导致肾小管严重损伤(肾小管呈“肠管样”严重空泡变性)时,不但患者对利尿剂完全失去反应,而且原本激素敏感的病例(如 MCD)也可能变成激素抵抗。

4.肾病理的影响

激素抵抗性肾病综合征常见于膜增生性肾炎及部分 FSGS 和 MN;频繁复发性肾病综合征常见于 MCD 及轻度系膜增生性肾炎(包括 IgA 肾病及非 IgA 肾病),而它们多次复发后也容易变成激素依赖性肾病综合征,甚至转换成 FSGS,变为激素抵抗。

5.并发症的影响

肾病综合征患者存在感染、肾静脉血栓、蛋白营养不良等并发症时,激素疗效均会降低。年轻患者服激素后常起痤疮,痤疮上的“脓头”就能显著影响激素疗效,需要注意。

6.遗传因素

近 10 余年研究发现,5%～20%的激素抵抗性肾病综合征患者的肾小球足细胞存在某些基因突变,它们包括导致 nephrin 异常的 *NPHS1* 基因突变、导致 podocin 异常的 *NPHS2* 基因突变、导致 CD2 相关蛋白异常的 *CD2AP* 基因突变、导致细胞骨架蛋白 α-辅肌动蛋白 4 异常的 *ACTIN4* 基因突变以及导致 WT-1 蛋白异常的 *WT-1* 基因突变等。

(三)难治性肾病综合征的治疗对策

难治性肾病综合征的病因比较复杂,有的病因如基因突变难以克服,但多数病因仍有可能改变,从而改善肾病综合征难治状态。对难治性肾病综合征的治疗重点在于明确肾病诊断,寻找可逆因素,合理、规范地用药。现将相应的治疗措施分述如下。

1.明确肾病诊断

临床上常见的误诊原因为:①未做肾穿刺病理检查;②进行了肾穿刺活检,但是对肾组织未做电镜检查(如漏诊纤维样肾小球病)及必要的特殊组化染色(如刚果红染色诊断淀粉样变病)和免疫组化染色检查(如载脂蛋白 ApoE 抗体染色诊断脂蛋白肾病);③病理医师与临床医师沟通不够,没有常规进行临床-病理讨论。所以,凡遇难治性肾病综合征,都应仔细核查有无病理诊断不当或错误的可能,必要时应重复肾活检,进行全面的病理检查及临床-病理讨论,以最终明确疾病诊断。

2.寻找及纠正可逆因素

某些导致肾病综合征难治的因素是可逆的,积极寻找及纠正这些可逆因素,就可能改变“难治”状态。①规范化应用激素和免疫抑制剂:对于激素使用不当的 MCD 患者,在调整激素用量和/或改变给药途径后,就能使部分激素“抵抗”患者变为激素有效。对 MN 患者应避免单用激素治疗,从开始就应以激素联合环磷酰胺或环孢素 A 治疗。对多次复发的 MCD 也应以激素联合环磷酰胺或环孢素 A 治疗。总之,治疗规范化极重要。②合理输注胶体液:应正确应用血浆代用品或血浆制剂扩容,避免滥用导致严重肾小管损伤,而一旦发生,就应及时停用胶体液,等待受损肾小管恢复(常需数月),只有肾小管恢复正常后激素才能重新起效。③纠正肾病综合征并发症:前文已述,感染、肾静脉血栓、蛋白营养不良等并发症都可能影响激素的疗效,应尽力纠正。

3.治疗无效病例的处置

尽管已采取上述措施,仍然有部分难治性肾病综合征患者的病情不能缓解,尤其是肾病理类型差(如膜增生性肾炎和部分 MN 及 FSGS)和存在某些基因突变者。对这些患者应该停止激素及免疫抑制剂治疗,而采取 ACEI 或 ARB 治疗及中药治疗,以期减少尿蛋白排泄及延缓肾损害进展。大量蛋白尿本身就是肾病进展的危险因素,因此,对这些患者而言,能适量减少尿蛋白就是成功,就可能对延缓肾损害进展有利。而盲目地继续应用激素及免疫抑制剂,不但不能获得疗效,反而可能诱发严重感染等并发症,危及生命。

五、对现有治疗的评价及展望

综上所述,实施有区别的个体化治疗是治疗原发性肾病综合征的重要原则及灵魂所在。首先应根据肾病综合征患者的病理类型及病变程度,其次要考虑患者的年龄和体重、有无用药禁忌证、有无生育需求及个人用药意愿,来有区别地个体化地制订治疗方案。现在国内肾穿刺病理检查已逐渐推广,这就为实施有区别的个体化的治疗、加强治疗效果奠定了良好基础。

激素及免疫抑制剂用于原发性肾病综合征治疗已经 60 余年,积累了丰富经验。新的药物及制剂不断涌现,尤其环磷酰胺、环孢素 A、他克莫司、吗替麦可酚酯等免疫抑制剂先后问世,也为有区别地进行个体化治疗提供了更多有效手段。

尽管原发性肾病综合征的治疗取得了很大进展,但是,治疗药物至今仍局限于激素及某些免疫抑制剂。用这样的治疗措施,不少病理类型和病变程度较重的患者仍不能获得良好的治疗效果,一些治疗有效的患者也不能避免停药后的疾病复发,而且激素及免疫抑制剂都有不良反应,有些不良反应甚至可以致残或导致死亡。所以开发新的治疗措施及药物,提高疗效,减少治疗不良反应仍是亟待进行的工作,且任重而道远。

继续深入研究阐明不同类型肾小球疾病的发病机制,进而针对机制的不同环节寻求相应干预措施,是开发新药的重要途径。例如,近年已发现肾小球足细胞上的 PLA2R 能参与特发性 MN 发病,而 suPAR 作为血清中的一种通透因子也能参与 FSGS 致病,如果今后针对它们能够发掘出有效的干预方法及治疗药物,即可能显著提高这些疾病的疗效。最近已有使用利妥昔单抗(抗 CD20 分子的单克隆抗体)治疗特发性 MN 成功的报道,经过利妥昔单抗治疗后,患者的血清抗 PLA2R 抗体消失,MN 获得缓解,而且不良反应少。

治疗措施和药物的疗效及安全性需要用高质量的临床 RCT 试验进行验证。但是在治疗原发性肾病综合征方面我国的 RCT 试验很少,所以我国肾病学界应该联手改变这一状态,以自己国家的多中心 RCT 试验资料,来指导医疗实践。

六、原发性肾病综合征的常见并发症

原发性肾病综合征的常见并发症包括感染、血栓和栓塞、急性肾损伤、高脂血症及蛋白质代谢紊乱等。这些并发症的发生都与肾病综合征的核心病变——大量蛋白尿和低清蛋白血症具有内在联系。这些并发症常使患者的病情复杂化,影响治疗效果,甚至危及生命,因此,对它们的诊断及防治也是原发性肾病综合征治疗中非常重要的一部分。

(一)感染

感染是原发性肾病综合征的常见并发症,也是导致患者死亡的重要原因之一。随着医学的进展,现在感染导致患者死亡的已显著减少,但在临床实践中它仍是需要医师警惕和面对的重要问题。特别是对应用激素及免疫抑制剂治疗的患者,感染常会影响治疗效果和整体预后,处理不好仍会危及生命。

原发性肾病综合征患者感染的发生主要与以下因素有关:①大量蛋白尿导致免疫球蛋白及部分补体成分从尿液丢失,如出现非选择性蛋白尿时大量 IgG 及补体 B 因子丢失,导致患者免疫功能受损。②使用激素和/或免疫抑制剂治疗导致患者免疫功能低下。③长期大量蛋白尿导致机体营养不良,抵抗力降低。④严重皮下水肿乃至破溃,细菌容易侵入引起局部软组织感染;大量腹水容易发生自发性腹膜炎。它们严重时都能诱发败血症。

常见的感染为呼吸道感染、皮肤感染、肠道感染、尿路感染和自发性腹膜炎,病原微生物有细菌(包括结核菌)、真菌、病毒、支原体和卡氏肺孢子虫等。

有关预测原发性肾病综合征患者发生感染的临床研究还很缺乏。一项儿科临床观察显示,若患儿血清蛋白水平<15 g/L,其发生感染的相对危险度(relative risk,RR)是高于此值患儿的9.8 倍,因此尽快使肾病综合征缓解是预防感染发生的关键。一项日本的临床研究表明,成人肾病综合征患者感染的发生率为 19%,其危险因素是血清 IgG 水平<6 g/L(RR=6.7),Scr 水平>176.8 μmol/L (2 mg/dL)(RR=5.3)。对于血清 IgG 水平<600 mg/dL 的患者,每 4 周静脉输注丙种球蛋白 10~15 g,可以明显地预防感染发生。

需要注意,正在用激素及免疫抑制剂治疗的患者,其发生感染时临床表现可能不典型,患者可无明显发热,若出现白细胞计数升高及轻度核左移也容易被误认为是激素引起的,因此对这些患者更应提高警惕,应定期主动排查感染,包括一些少见部位的感染(如肛周脓肿)。

感染的预防措施包括:①注意口腔护理,可以使用抑制细菌及真菌的漱口液定时含漱,这对使用强化免疫抑制治疗(如甲泼尼龙冲击治疗)的患者尤为重要。对于严重皮下水肿致皮褶破溃渗液的患者,需要加强皮肤护理,防治细菌侵入。②使用激素及免疫抑制剂时,要严格规范适应证、药量及疗程,并注意监测外周血淋巴细胞及 $CD4^+$ 淋巴细胞总数的变化,当淋巴细胞计数<600/μL和/或 $CD4^+$ 淋巴细胞计数<200/μL 时,可以给予复方磺胺甲硝唑(即复方新诺明)预防卡氏肺孢子虫感染,具体用法为每周两次,每次两片(每片含磺胺甲硝唑 400 mg 和甲氧苄啶 80 mg)。③对于血清 IgG 水平<6 g/L 或反复发生感染的患者,可以静脉输注丙种球蛋白来增强体液免疫;对于淋巴细胞计数<600/μL 和/或 $CD4^+$ 淋巴细胞计数<200/μL 的患者,可以肌

内注射或静脉输注胸腺素来改善细胞免疫。④对于反复发生感染者,还可请中医辨证施治,以中药调理来预防感染。虽然在临床实践中,我们发现中药调理能够发挥预防感染的作用,但是,目前还缺乏循证医学证据的支持。

需要指出的是,若使用激素及免疫抑制剂,患者发生了严重感染,可以将这些药物尽快减量或者暂时停用,因为它们对控制感染不利,而且合并感染时它们治疗 NS 的疗效也不佳。但是,对某些重症感染(如卡氏肺包虫肺炎)却不宜停用激素,因为激素能减轻间质性肺炎,改善缺氧状态,降低病死率。

(二)血栓和栓塞

肾病综合征合并血栓、栓塞的发生率为 10%~42%,常见肾静脉血栓、其他部位深静脉血栓和肺栓塞。动脉血栓较为少见。血栓和栓塞的发生率与肾病综合征的严重程度、肾小球疾病的种类有关,但检测手段的敏感性也影响该病的发现。

1.发病机制

肾病综合征易并发血栓、栓塞主要与血小板活化、凝血及纤溶异常、血液黏稠度升高相关。临床观察发现:①肾病综合征患者血小板功能常亢进,甚至数量增加,患者的血清血栓素(TXA2)及血管假性血友病因子(vWF)增加,可促使血小板聚集、黏附功能增强并被激活。②低清蛋白血症刺激肝脏合成蛋白,导致血中大分子的凝血因子Ⅰ、Ⅱ、Ⅴ、Ⅶ、Ⅷ、Ⅹ浓度升高;而内源性抗凝物质(凝血酶Ⅲ及蛋白 C、S)因相对分子质量小随尿丢失导致血浓度降低。③纤溶酶原相对分子质量较小,随尿排出,血清浓度降低,而纤溶酶原激活物抑制物 PAI-1 及纤溶酶抑制物 α_2-巨球蛋白血浓度升高。上述变化导致血栓易于形成而不易被溶解。④肾病综合征患者的有效血容量不足,血液浓缩及出现高脂血症等,致使血液黏稠度升高,也是导致血栓发生的危险因素。此外,不适当地大量利尿以及使用激素治疗也能增加血栓形成的风险。

肾小球疾病的病理类型也与血栓、栓塞并发症有关:MN 的发生率最高,为 29%~60%,明显高于 MCD 和 FSGS(分别为 24.1%和 18.8%),MN 合并血栓的风险是 IgA 肾病的 10.8 倍,并易发生有临床症状的急性静脉主干血栓(如肾静脉、肺血管主干血栓),原因至今未明。

研究认为,能预测肾病综合征患者血栓、栓塞并发症风险的指标为:①血清蛋白水平<20 g/L,新近发现 MN 患者血清蛋白水平<28 g/L,血栓栓塞风险即明显升高;②病理类型为 MN;③有效血容量明显不足。

2.临床表现与影像学检查

血栓、栓塞并发症的临床表现可能非常不明显,以肾静脉血栓为例,多数分支小血栓并没有临床症状。因此,要对肾病综合征患者认真、细致地观察,必要时及时做影像学检查,以减少漏诊。患者的双侧肢体水肿不对称,提示水肿较重的一侧肢体有深静脉血栓可能;腰痛、明显血尿、B 超发现一侧或双侧肾肿大以及不明原因的 AKI,提示肾静脉血栓;胸闷、气短、咯血和胸痛提示肺栓塞。

在肾静脉血栓的诊断方面,多普勒超声有助于发现肾静脉主干血栓,具有方便、经济和无损伤的优点,但是敏感性低,而且检查的准确性较大程度地依赖操作者的技术水平。CT 及磁共振肾静脉成像有较好的诊断价值,而选择性肾静脉造影仍是诊断的"金标准"。在肺栓塞诊断上,核素肺通气/灌注扫描是较为敏感、特异的无创性诊断手段。CT 及磁共振肺血管成像及超声心动图也可为诊断提供帮助,后者可发现肺动脉高压力、右心室和/或右心房扩大等征象。肺动脉造影是诊断肺栓塞的"金标准",发现栓塞后还可以局部溶栓。上述血管成像检查均需要使用造影剂(包括用于X线检查的碘造影剂及用于磁共振检查的钆造影剂),故应谨防造影剂肾损害,尤其是对已有肾损害的患者。

3.预防与治疗

关于原发性肾病综合征并发血栓、栓塞的防治的随机对照试验,至今没有严格的临床研究报道,目前的防治方案主要来自对小样本的临床观察。

(1)血栓、栓塞并发症的预防:公认的观点是,肾病综合征患者均应服用抗血小板药物,而当血清蛋白水平<20 g/L时即开始抗凝治疗。对于MN患者抗凝指征应适当放宽一些。Lionaki等研究显示,MN患者的血清蛋白水平≤28 g/L,深静脉血栓形成的风险是血清蛋白水平>28 g/L者的2.5倍,血清蛋白每降低10 g/L,深静脉血栓的风险增加到原来的2倍,因此,目前有学者建议MN患者血清蛋白水平<28 g/L,即应给予预防性抗凝治疗。常采用皮下注射肝素或低分子肝素或口服华法林。口服华法林时应将凝血酶原时间的国际标准化比率(INR)控制在1.5~2.0,华法林与多种药物能起相互反应,影响(增强或减弱)抗凝效果,用药时需要注意。

(2)血栓、栓塞并发症的治疗:血栓及栓塞并发症一旦发生,应尽快采用如下治疗方法。

溶栓治疗:对于引起急性肾衰竭的急性肾静脉主干大血栓,或导致收缩压下降至低于12.0 kPa(90 mmHg)的急性肺栓塞,均应考虑进行溶栓治疗。既往常用尿激酶进行溶栓,最适剂量并未确定,可考虑用6万~20万单位稀释后缓慢静脉滴注,每天1次,10~14 d 1个疗程;现在也可采用重组人组织型纤溶酶原激活剂治疗,它能选择性地与血栓表面的纤维蛋白结合,纤溶效力强,用量为50 mg或100 mg,开始时在1~2 min静脉推注1/10的剂量,把剩余9/10的剂量稀释后缓慢静脉滴注,2 h滴完。使用重组人组织型纤溶酶原激活剂要监测血清纤维蛋白原浓度,避免浓度过低引起出血。国内多中心研究结果显示,用50 mg的疗效与用100 mg的疗效相似,而前者的出血风险明显降低。

抗凝治疗:一般而言,原发性肾病综合征患者出现血栓、栓塞并发症后要持续抗凝治疗半年,若肾病综合征不缓解且血清蛋白水平仍低于20 g/L,还应延长抗凝时间,否则血栓、栓塞并发症容易复发。用口服华法林进行治疗时,由于华法林起效慢,故需在开始服用的3~5 d,与肝素或低分子肝素皮下注射重叠,直至INR>2.0后才停用肝素或低分子肝素。在整个服用华法林期间都一定要监测INR,控制INR在2.0~2.5。若使用重组人组织型纤溶酶原激活进行溶栓治疗,则需等血清纤维蛋白原浓度回复正常后,才开始抗凝治疗。

(三)急性肾损伤

由原发性肾病综合征引起的AKI主要有如下2种:①有效血容量不足导致的肾前性AKI,常只出现轻度、中度氮质血症。②机制尚不清楚的特发性AKI,常呈现急性肾衰竭。对于肾小球疾病本身(如新月体性肾小球肾炎)引起的AKI、治疗药物诱发的AKI(如药物过敏所致急性间质性肾炎或肾毒性药物所致急性肾小管坏死),以及肾病综合征并发症(如急性肾静脉主干血栓)所致AKI,均不在此讨论。

1.急性肾前性氮质血症

严重的低清蛋白血症导致血浆胶体渗透压下降,水分渗漏至皮下及体腔,致使有效循环容量不足,肾灌注减少,而诱发急性肾前性氮质血症。临床上出现血红蛋白增多、体位性心率及血压变化(体位迅速变动如从卧到坐或从坐到站时,患者心率加快、血压下降,严重时出现直立性低血压,乃至虚脱),BUN水平与Scr水平升高,但是BUN水平的升高幅度更大(两者均以mg/dL为单位时,BUN与Scr之比值>20∶1,这是由于肾脏灌注不足时,原尿少,在肾小管中流速慢,其中 BUN 被较多地重吸收入血)。急性肾前性氮质血症者应该用胶体液扩容,然后利尿,扩容利尿后肾功能能很快恢复正常。盲目增加襻利尿剂剂量,不但不能获得利尿效果,反而可能造成肾素-血管紧张素系统及交感神经系统兴奋,进一步损害肾功能。而且,这类患者不能用 ACEI 或 ARB 类药物,它们也会加重肾前性氮质血症。

2.特发性急性肾衰竭

特发性 ARF 最常见于复发性 MCD,也可有时见于其他病理类型,机制不清。某些病例可能与大量尿蛋白形成管型堵塞肾小管和/或肾间质水肿压迫肾小管相关。患者的临床特点是年龄较大(有文献报道平均年龄为 58 岁),尿蛋白量大(常大于 10 g/d),血清蛋白水平低(常小于 20 g/L),常在肾病综合征复发时出现 AKI(经常为少尿性急性肾衰竭)。对特发性 ARF 要用排除法进行诊断,即必须一一排除各种病因所致 ARF 后才能诊断。对特发性 ARF 的治疗措施包括:①积极治疗基础肾病。由于绝大多数患者的基础肾病是 MCD,故应选用甲泼尼龙冲击治疗(每次 0.5～1.0 g,稀释后静脉滴注,每天或隔天 1 次,3 次为 1 个疗程),以使 MCD 尽快缓解,患者尿液增多冲刷掉肾小管中管型,使肾功能恢复。②进行血液净化治疗。血液净化不但能清除尿毒素,纠正水、电解质、酸碱平衡紊乱,维持生命,赢得治疗时间;而且还能通过超滤脱水,使患者达到干体重,减轻肾间质水肿,促进肾功能恢复。③口服或输注碳酸氢钠。这可碱化尿液,防止肾小管中蛋白凝固成管型,并可纠正肾衰竭时的代谢性酸中毒。经上述有效治疗后大多数患者的肾功能可完全恢复正常,但往往需要较长的恢复时间(4～8 周)。必须注意,此 AKI 并非由有效血容量不足引起,盲目输注胶体液不但不能使 AKI 改善,反而可能引起急性肺水肿。

(四)脂肪代谢紊乱

高脂血症是肾病综合征的表现之一。统计表明约有 80%的患者存在高胆固醇血症、高低密度脂蛋白血症及不同程度的高三酰甘油血症。高脂血症不仅可以进一步损伤肾脏,还可使心脑血管并发症增加,因此,合理、有效地控制血脂,也是原发性肾病综合征治疗的重要组成部分。

肾病综合征合并高脂血症的机制尚未完全阐明。已有的研究资料提示:高胆固醇血症发生的主要原因是发生肾病综合征时肝脏脂蛋白合成增加(大量蛋白尿致使肝脏合成蛋白增加,合成入血的脂蛋白因相对分子质量大,不能通过肾滤过排出,导致血浓度升高),而高三酰甘油血症发生的主要原因是体内降解减少(发生肾病综合征时脂蛋白脂酶从尿中丢失,使其在活性下降,导致三酰甘油的降解减少)。

对于激素治疗反应良好的肾病综合征病理类型(如 MCD),不要急于应用降脂药,肾病综合征缓解后数月内血脂往往能自行恢复正常,这样可使患者避免发生不必要的药物不良反应及增加医疗花费。若应用激素及免疫抑制剂治疗,肾病综合征不能在短期内缓解甚至无效时(如某些 MN 患者),则应给予降脂药物治疗。以高胆固醇血症为主要表现者,应选用羟甲基戊二酰辅酶 A(HMG-CoA)还原酶抑制剂,即他汀类药物,每晚睡前服用,服药期间要注意肝及肌肉损害(严重者可出现横纹肌溶解)的不良反应。以高三酰甘油血症为主要表现者,应选用纤维酸衍生物类药,即贝特类药物,用药期间注意监测肝功能。另外,所有高脂血症患者均应限制脂肪类食物的摄入量,高三酰甘油血症患者还应避免糖类摄入得过多。

(五)甲状腺功能减退

相当一部分原发性肾病综合征患者的血清甲状腺素水平低下,这是由于与甲状腺素结合的甲状腺结合球蛋白(相对分子质量 60 kDa)从尿液中大量丢失。观察表明,约 50%的患者血中的总 T_3 及总 T_4 下降,但是游离 T_3(FT_3),游离 T_4(FT_4)及促甲状腺素(TSH)正常。患者处于轻度的低代谢状态，这可能有利于肾病综合征患者的良性调整，避免过度能量消耗，因此不需要干预。

不过个别患者可出现甲状腺功能减退症的表现，以致本来激素敏感的病理类型使用激素治疗不能获得预期效果。这时需要仔细监测患者的甲状腺功能，若 FT_3、FT_4 水平下降，特别是 TSH 水平升高，在认真排除其他病因导致的甲状腺功能减退症后，可给予小剂量甲状腺素治疗(左甲状腺素 25～50 μg/d)，常能改善患者的一般状况及对激素的敏感性。虽然这种治疗方法尚缺乏随机对照试验证据，但在临床实践中具有一定效果。这种经验治疗方法还有待于今后进一步的临床试验验证。

(张建红)

第二节 IgA 肾病

IgA 肾病是一组以系膜区 IgA 沉积为特征的肾小球肾炎，1968 年由法国病理学家 Berger 和 Hinglais 最先报道，目前已成为全球最常见的原发性肾小球疾病。我国最早于 1984 年由北京协和医院与北京医科大学第一医院联合报道了一组 40 例 IgA 肾病。此后，国内各中心对该病的报道日益增多，研究百花齐放。本节将针对 IgA 肾病的一些重要而值得探索的问题加以讨论。

一、IgA 肾病的流行病学特点与发病机制

(一)流行病学特点

1.广泛性与异质性

IgA 肾病为全世界范围内最常见的原发肾小球疾病。各个年龄段都能发病，但高峰在 20～40 岁。北美和西欧的调查显示男、女患者的比例为 2∶1，而亚太地区男、女患者的比例为 1∶1。IgA 肾病的发病率存在着明显的地域差异，亚洲地区的发病率明显高于其他地区的发病率。美国的人口调查显示 IgA 肾病的年发病率为 1/100 000，儿童的年发病率为 0.5/100 000。中国的一项13 519 例肾活检资料显示，IgA 肾病在原发肾小球疾病中所占比例高达 45%。此外，在无肾病临床表现的人群中，于肾小球系膜区能发现 IgA 沉积者也占 3%～16%。

以上数据提示了 IgA 肾病的广泛性与异质性。首先，IgA 肾病发病的地域性及发病人群的构成存在明显差异。这些差异可能与遗传、环境因素相关，也可能与各地选择肾活检的指征不同有关。日本和新加坡选择尿检异常(如镜下血尿)的患者常规进行肾穿刺病理检查，因此 IgA 肾病的发生率即可能偏高；而美国主要选择蛋白尿>1.0 g/d 的患者进行肾穿刺，则其 IgA 肾病的发生率即可能偏低。其次，IgA 肾病的发病存在明显的个体差异性。肾病理检查发现系膜区 IgA 沉积却无肾炎表现的个体并不少。同样为系膜区 IgA 沉积，有的患者出现肾炎，有的患者却无症状，原因并不清楚。欲回答这个问题必须对发病机制有更透彻的理解，IgA 于肾小球沉积的过程与免疫复合物造成的肾损伤过程可能是分别独立调控的环节，基因的多态性的研究或许能解释这些表型差异。最后，不同地域患者、不同个体的临床表现及治疗反应的差异势必会影响治疗决策，为此目前国际上尚无统一的治疗指南。2012 年，改善全球肾病预后组织(Kidney

Disease:Improving Global Outcomes,KDIGO)发布了《肾小球肾炎临床实践指南》,其中对IgA肾病治疗的建议几乎都来自较低级别证据。那么,IgA肾病高发的亚洲地区及我国是否应对此做出贡献?

2.病程迁延,认识过程曲折

早期观点是IgA肾病是一种良性过程疾病,预后良好。随着研究深入及随访期延长,现已明确其中相当一部分患者的病程呈进展性,高达50%的患者能在20~25年逐渐进入终末期肾病(ESRD),这就提示对IgA肾病积极进行治疗、控制疾病进展很重要。

(二)发病机制

1.免疫介导炎症的发病机制

(1)黏膜免疫反应与异常IgA1产生:大量研究表明IgA肾病的启动与血清中出现过量的异常IgA1(铰链区O-糖链末端半乳糖缺失,对肾小球系膜组织有特殊亲和力)密切相关。这些异常IgA1在循环中蓄积到一定程度,并沉积于肾小球系膜区,才可能引发IgA肾病。目前关于致病性IgA1的来源主要有两种观点,均与黏膜免疫反应相关。其一,从临床表现来看,肉眼血尿往往发生于黏膜感染(如上呼吸道、胃肠道或泌尿系统感染)之后,提示IgA1的发生与黏膜免疫相关,推测肾小球系膜区沉积的IgA1可能来源于黏膜免疫系统。其二,IgA肾病患者过多的IgA1可能来源于骨髓免疫活性细胞。Julian等提出"黏膜-骨髓轴"观点,认为血清水平异常升高的IgA并非由黏膜产生,而是由黏膜内抗原特定的淋巴细胞或抗原递呈细胞进入骨髓腔,诱导骨髓B细胞增加IgG1分泌所致。所以,血中异常IgA1的来源目前尚未明确,这些IgA1可能来源于免疫系统的某一个部位,也可能是整个免疫系统失调的结果。

以上发病机制的认识开阔了治疗思路,即减少黏膜感染,控制黏膜免疫反应,有可能减少IgA肾病的发病率及复发率。对患有慢性扁桃体炎并反复发作的患者,择机摘除扁桃体有可能减少黏膜免疫反应,降低血中异常IgA1和循环免疫复合物水平,从而减少肉眼血尿发作和尿蛋白。

(2)免疫复合物形成与异常IgA1的致病性:异常IgA1沉积于肾小球系膜区的具体机制尚未完全清楚,可能通过与系膜细胞抗原(包括种植的外源性抗原)或细胞上受体结合而沉积。大量研究证实免疫复合物中的异常IgA1与系膜细胞结合后,即能激活系膜细胞,促进其增殖、释放细胞因子和合成系膜基质,诱发肾小球肾炎;而非免疫复合物状态的异常IgA1并不能触发上述致肾炎反应。上述含异常IgA1的免疫复合物形成过程能被多种因素调控,包括补体成分C3b及巨噬细胞和中性粒细胞上的IgA Fc受体(CD89)的可溶形式。

以上过程说明系膜区的异常IgA1沉积与肾炎发病并无必然相关性,其致肾炎作用在一定程度上取决于免疫复合物形成及其后续效应。此观点可能也解释了为何有人系膜区有IgA沉积却无肾炎表现。

(3)受体缺陷与异常IgA1清除障碍:现在学者认为肝脏可能是清除异常IgA的主要场所。研究发现,与清除异常IgA1免疫复合物相关的受体有肝细胞上的去唾液酸糖蛋白受体(ASGPR)及肝脏Kupffer细胞上的IgA Fc受体(FcαRI,即CD89),如果这些受体数量减少或功能异常,就能导致异常IgA1免疫复合物清除受阻,这也与IgA肾病发病相关。

肝硬化患者能产生一种病理表现与IgA肾病十分相似的肾小球疾病,被称为"肝硬化性肾小球疾病",其发病机制之一即可能与异常IgA1清除障碍相关。

(4)多种途径级联反应致肾脏损伤:正如前所述,含有异常IgA1的免疫复合物沉积于系膜,将触发炎症反应致肾脏损害。从系膜细胞活化、增殖，释放前炎症及前纤维化细胞因子，合成及分泌细胞外基质开始，通过多种途径的级联放大反应使肾损害逐渐加重。受累细胞从系膜细胞扩展到足细胞、肾小管上皮细胞、肾间质成纤维细胞等肾脏固有细胞及循环炎症细胞；病变性质从炎症反应逐渐进展成肾小球硬化及肾间质纤维化等不可逆病变，最终疾病发展为ESRD。

免疫-炎症损伤的级联反应概念能为治疗理念提出新思路。2013年，Coppo等人认为应该对IgA肾病早期进行免疫抑制治疗，这可能会改善肾病的长期预后。他们认为IgAN的治疗存在“遗产效应”，若在疾病早期阻断一些免疫发病机制的级联放大反应，即可能留下持久记忆，获得长时期疗效。这一观点大大强调了早期免疫抑制治疗的重要性。

综上所述，随着基础研究的逐步深入，IgA肾病的发病机制已越来越清晰，但是遗憾的是，至今仍无基于IgA肾病发病机制的特异性治疗方法，当前治疗多在减轻免疫疾病理损伤的下游环节，今后应力争改变这一现状。

2.基因相关的遗传发病机制

遗传因素一定程度上影响着IgA肾病发生。在不同的种族群体中，血清糖基化异常的IgA1水平显现出不同的遗传特性。约75%的IgA肾病患者的血清异常IgA1水平超过正常对照的第90百分位，而其一级亲属中也有30%～40%的成员的血清异常IgA1水平升高，不过，这些亲属多数并不发病，提示还有其他决定发病的关键因素。

家族性IgA肾病的病例支持发病的遗传机制及基因相关性。多数病例来自美国和欧洲的白种人，少数来自日本，中国香港也有相关报道。2004年，北京大学第一医院对777例IgA肾病患者进行了家族调查，发现8.7%的患者具有阳性家族史，其中1.3%已肯定为家族性IgA肾病，而另外7.4%为可疑家族性IgA肾病，为此学者认为在中国IgA肾病也并不少见。

目前对于IgA肾病发病的遗传因素的研究主要集中于*HLA*基因多态性、T细胞受体基因多态性、肾素-血管紧张素系统基因多态性、细胞因子基因多态性及子宫珠蛋白基因多态性。IgA肾病可能是一种复杂的多基因性疾病，遗传因素在其发生发展中起了多大作用，尚有待进一步的研究。

二、IgA肾病的临床-病理表现与诊断

（一）IgA肾病的临床表现分类

1.无症状性血尿、伴或不伴轻度蛋白尿

患者表现为无症状性血尿，伴或不伴轻度蛋白尿（尿蛋白少于1 g/d），肾功能正常。我国一项试验对表现为单纯镜下血尿的IgA肾病患者随访12年，结果显示14%的镜下血尿消失，但是约1/3患者出现蛋白尿（尿蛋白超过1 g/d）或者肾小球滤过率（GFR）下降。这个结果也提示对表现无症状性血尿伴或不伴轻度蛋白尿的IgA肾病患者，一定要长期随访，因为其中部分患者随后可能出现病变进展。

2.反复发作肉眼血尿

多于上呼吸道感染（细菌性扁桃体炎或病毒性上呼吸道感染）后3 d内发病，出现全程肉眼血尿，儿童和青少年（80%～90%）中的该临床表现较成人（30%～40%）中多见，多无伴随症状，少数患者有排尿不适或胁腹痛等。一般学者认为肉眼血尿程度与疾病严重程度无关。患者在肉眼血尿消失后，常遗留下无症状性血尿、伴或不伴轻度蛋白尿。

3.慢性肾炎综合征

常表现为镜下血尿、不同程度的蛋白尿(常>1.0 g/d,但少于大量蛋白尿),而且随病情进展常出现高血压、轻度水肿及肾功能损害。这组 IgA 肾病患者的疾病具有慢性进展性质。

4.肾病综合征

表现为肾病综合征的 IgA 肾病患者并不少见。对这类患者首先要做肾组织的电镜检查,看 IgA 肾病是否合并微小病变病,如果是,则疾病治疗及转归均与微小病变病相似。但是,另一部分肾病综合征患者常伴高血压和/或肾功能减退,肾病理常为 Lee 氏分级Ⅲ～Ⅴ级,这类 IgA 肾病治疗较困难,预后较差。

5.急性肾损伤

IgA 肾病在如下几种情况下可以出现急性肾损害(AKI)。①急进性肾炎:临床呈现血尿、蛋白尿、水肿及高血压等表现,肾功能迅速恶化,很快出现少尿或无尿,肾组织病理检查为新月体肾炎。IgA 肾病导致的急进性肾炎还经常伴随肾病综合征。②急性肾小管损害:往往由肉眼血尿引起,可能与红细胞管型阻塞肾小管及红细胞破裂释放二价铁离子致氧化应激反应损伤肾小管相关。常为一过性轻度 AKI。③恶性高血压:IgA 肾病患者的高血压控制不佳时,较容易转换成恶性高血压,伴随出现 AKI,严重时出现急性肾衰竭(ARF)。

上述各种类型 IgA 肾病患者的血尿均为变形红细胞血尿或变形红细胞为主的混合型血尿。

(二)IgA 肾病的病理特点、病理分级及对其评价

1.IgA 肾病的病理特点

(1)免疫荧光(或免疫组化)表现:免疫疾病理检查可发现明显的 IgA 和 C3 于系膜区或系膜及毛细血管壁沉积,也可合并较弱的 IgG 和/或 IgM 沉积,但 C1q 和 C4 的沉积少见。有时在小血管壁可以见到 C3 颗粒沉积,这种情况多见于合并高血压的患者。

(2)光学显微镜下表现:光镜下 IgA 肾病最常见的病理改变是局灶或弥漫性系膜细胞增生及系膜基质增多,因此常见的病理类型是局灶增生性肾炎及系膜增生性肾炎,有时也能见到新月体肾炎或膜增生性肾炎,伴或不伴节段性肾小球硬化。肾小球病变重者常伴肾小管间质病变,包括不同程度的肾间质炎症细胞浸润,肾间质纤维化及肾小管萎缩。IgA 肾病的肾脏小动脉壁常增厚(不伴高血压也增厚)。

(3)电子显微镜下表现:电镜下可见不同程度的系膜细胞增生和系膜基质增多,常见大块高密度电子致密物于系膜区或系膜区及内皮下沉积。这些电子致密物的沉积部位与免疫荧光下免疫沉积物的沉积部位一致。肾小球基底膜正常。

所以,对于 IgA 肾病诊断来说,免疫荧光(或免疫组化)表现是特征性表现,不做此检查即无法诊断 IgA 肾病;电镜检查若能在系膜区(或系膜区及内皮下)见到大块高密度电子致密物,对诊断也有提示意义。而光镜检查无特异表现。

2.IgA 肾病的病理分级

(1)Lee 氏和 Hass 氏分级:目前临床常用的 IgA 肾病病理分级为 Lee 氏和 Hass 氏分级。这两个分级系统简便、实用,对判断疾病预后具有较好作用。

(2)牛津分型:国际 IgA 肾病组织与肾病理学会联合建立的国际协作组织于 2009 年提出了一项具有良好重复性和预后预测作用的新型 IgA 肾病病理分型——牛津分型。

牛津分型应用了 4 个能独立影响疾病预后的病理指标,并详细制定了评分标准。这些指标包括:系膜细胞增生(评分 M0 及 M1)、节段性硬化或粘连(评分 S0 及 S1)、内皮细胞增生(评分

E0 及 E1)、肾小管萎缩/肾间质纤维化(评分 T0、T1 及 T2)。牛津分型的最终病理报道,除需详细给出上述 4 个指标的评分外,还要用附加报道形式给出肾小球个数及一些其他定量病理指标(如细胞及纤维新月体比例、纤维素样坏死比例、肾小球球性硬化比例),以更好地了解肾脏急性和慢性病变情况。

牛津分型的制定过程比以往任何分级标准都严谨及科学,而且聚集了国际肾病学家及病理学家的共同智慧。但是,牛津分型也存在一定的局限性,例如,新月体病变对肾病预后的影响分析较少,且其研究设计没有考虑到不同地区治疗方案的差异性,亚洲的治疗总体较积极(用激素及免疫抑制剂治疗者较多),因此牛津分型在亚洲的应用尚待进一步验证。

综上可见,病理分级(或分型)的提出需要兼顾指标全面、可重复性好及临床实用(包括操作简便、指导治疗及判断预后效力强)等方面,任何病理分级(或分型)的可行性都需要经过大量临床实践来检验。

(三)诊断方法、诊断标准及鉴别诊断

1.肾活检指征及意义

IgA 肾病是一种依赖于免疫疾病理学检查才可确诊的肾小球疾病。但是目前国内外进行肾活检的指征差别很大,欧美国家大多主张对持续性蛋白尿水平>1.0 g/d的患者进行肾活检,而在日本对于尿检异常(包括单纯性镜下血尿)的患者均建议常规做肾活检。学者认为,掌握肾活检指征太紧有可能漏掉一些需要积极治疗的患者,而且目前肾穿刺活检技术十分成熟,安全性高,故肾活检指征不宜掌握过紧。确有这样一部分 IgA 肾病患者,临床表现很轻,尿蛋白水平<1.0 g/d,但是病理检查却显示中度以上肾损害(Lee 氏分级Ⅲ级以上),通过肾活检及时发现这些患者并给予干预治疗很重要。所以,正确掌握肾活检指征,正确分析和评价肾组织病理检查结果,对指导临床合理治疗具有重要意义。

2.IgA 肾病的诊断标准

IgA 肾病是一个肾小球疾病的免疫疾病理诊断。免疫荧光(或免疫组化)检查见 IgA 或 IgA 为主的免疫球蛋白伴补体 C3 呈颗粒状,于肾小球系膜区或系膜及毛细血管壁沉积,并能从临床排除过敏性紫癜肾炎、肝硬化性肾小球疾病、强直性脊柱炎肾损害及银屑病肾损害等继发性 IgA 肾病,诊断即能成立。

3.鉴别诊断

IgA 肾病应注意与以下疾病鉴别。

(1)以血尿为主要表现者:需要与薄基膜病及 Alport 综合征等遗传性肾小球疾病区别。薄基膜病患者常呈单纯性镜下血尿,肾功能长期保持正常;Alport 综合征患者除血尿及蛋白尿外,肾功能常随年龄增长而逐渐减退直至进入 ESRD,而且还常伴眼、耳病变。肾活检病理检查是鉴别的关键,薄基膜病及 Alport 综合征均无 IgA 肾病的免疫疾病理表现,而电镜检查却能见到各自特殊的肾小球基底膜病变。

(2)以肾病综合征为主要表现者:需要与非 IgA 肾病的系膜增生性肾炎区别。两者都常见于青少年,肾病综合征的表现相似。假如患者的血清 IgA 水平升高和/或血尿显著(包括肉眼血尿),则较支持 IgA 肾病。鉴别的关键是肾活检免疫疾病理检查,IgA 肾病以 IgA 沉积为主,而非 IgA 肾病常以 IgM 或 IgG 沉积为主,沉积于系膜区或系膜及毛细血管壁。

(3)以急进性肾炎为主要表现者:少数 IgA 肾病患者临床上呈现急进性肾炎综合征,病理呈现新月体性肾炎,他们的肾病实际为 IgA 肾病导致的Ⅱ型急进性肾炎。这种急进性肾炎应与抗肾小球基底膜抗体或抗中性粒细胞胞质抗体导致的Ⅰ型或Ⅲ型急进性肾炎区别。血清抗体检验及肾组织免疫疾病理检查是准确进行鉴别的关键。

三、IgA 肾病的预后评估及治疗选择

(一)疾病活动性及预后的评估指标及其意义

1.疾病预后评价指标

(1)蛋白尿及血压控制:蛋白尿和高血压的控制会影响肾功能的减退速率及肾病预后。Le等通过多变量分析显示,与肾衰竭关系最密切的因素为时间平均尿蛋白水平(time-average proteinuria,TA-UP)及时间平均动脉压水平(time-average mean arterial blood pressure,TA-MAP)。计算方法为求6个月内每次随访时的尿蛋白量及血压的算术平均值,再计算整个随访期间所有算术平均值的均值。

(2)肾功能状态:起病或病程中出现的肾功能异常与不良预后相关,表现为GFR水平下降,血清肌酐水平上升。日本一项针对2 270名IgA肾病患者7年随访的研究发现,起病时血清肌酐水平与达到ESRD的比例成正相关。

(3)病理学参数:病理分级的预后评价意义已被许多研究证实。系膜增生、内皮增生、新月体形成、肾小球硬化、肾小管萎缩及间质纤维化的程度与肾功能下降速率及肾脏存活率密切相关。重度病理分级患者预后不良。

(4)其他因素:肥胖IgA肾病患者的肾脏预后更差,体重指数(BMI)超过25 kg/m^2的患者的蛋白尿增多,病理严重度及ESRD风险均显著增大。此外,低蛋白血症、高尿酸血症也是肾脏不良结局的独立危险因素。

2.治疗方案选择的依据

只有对疾病病情及预后进行全面评估才可能制订合理的治疗方案。应根据患者的年龄、临床表现(如尿蛋白、血压、肾功能及其下降速率)及病理分级来综合评估病情,分析各种治疗的可能疗效及不良反应,最后选定治疗方案。而且,在治疗过程中还应根据疗效及不良反应来实时对治疗进行调整。

(二)治疗方案选择的共识及争议

1.非免疫抑制治疗

(1)拮抗血管紧张素Ⅱ药物:目前血管紧张素转化酶抑制剂(ACEI)或血管紧张素AT1受体阻滞剂(ARB)已被用作IgA肾病治疗的第一线药物。研究表明,ACEI/ARB不仅具有降血压作用,还有减少蛋白尿及延缓肾损害进展的肾脏保护效应。ACEI/ARB类药物的肾脏保护效应并不完全依赖于血压降低,因此ACEI/ARB类药物也能用于血压正常的IgA肾病蛋白尿患者的治疗。2012年,KDIGO制定的《肾小球肾炎临床实践指南》,推荐对尿蛋白水平>1 g/d的IgA肾病患者长期用ACEI或ARB治疗(证据强度1B),并建议对尿蛋白水平0.5~1 g/d的IgA肾病患者也用ACEI或ARB治疗(证据强度2D)。指南还建议,只要患者能耐受,ACEI/ARB的剂量可逐渐增加,以使尿蛋白降至1 g/d以下(证据强度2C)。

将ACEI/ARB类药物用于肾功能不全患者需慎重,应评估患者的药物耐受性并密切监测药物不良反应。服用ACEI/ARB类药物之初,患者的血清肌酐水平可能出现轻度上升(较基线水平上升<30%),这是由药物扩张出球小动脉引起的。长远来看,出球小动脉扩张使肾小球内高压、高灌注及高滤过降低,对肾脏起保护效应,因此不应停药。但是,用药后如果出现血清肌酐水

平明显上升(超过了基线水平的30%～35%),则必须马上停药。多数情况下,血清肌酐水平异常升高是肾脏有效血容量不足引起的,故应及时评估患者的血容量状态,寻找肾脏有效血容量不足的原因,加以纠正。除急性肾损害外,高钾血症也是ACEI/ARB类药物治疗的严重不良反应,尤其易发生在肾功能不全,需要高度警惕。

还需要强调,根据大量随机对照临床试验的观察结果,近年来国内外的高血压治疗指南均不提倡联合应用ACEI和ARB。指南明确指出:在治疗高血压方面两药联用不能肯定增强疗效,却能增加严重不良反应;而在肾脏保护效应上,也无足够证据支持两药联合治疗。2013年发表的西班牙PRONEDI试验结果及美国VANEPHRON-D试验结果均显示,联用ACEI和ARB,与单药治疗相比,在减少2型糖尿病肾损害患者的尿蛋白排泄及延缓肾功能损害进展上并无任何优势。而在VANEPHRON-D试验中,两药联用组的高钾血症及急性肾损害不良反应却显著增加,以致试验被迫提前终止。

(2)深海鱼油:深海鱼油富含的n-3(ω-3)多聚不饱和脂肪酸,理论上讲可通过竞争性抑制花生四烯酸,减少前列腺素、血栓素和白三烯的产生,从而减少肾小球和肾间质的炎症反应,发挥肾脏保护作用。几项大型随机对照试验显示,深海鱼油治疗对IgA肾病患者具有肾功能保护作用,但是荟萃分析却未获得治疗有益的结论。因此,深海鱼油的肾脏保护效应还需要进一步研究验证。鉴于深海鱼油治疗十分安全,而且对防治心血管疾病肯定有益,所以2012年KDIGO制定的《肾小球肾炎临床实践指南》建议,给尿蛋白持续多于1 g/d的IgA肾病患者深海鱼油治疗(证据强度2D)。

(3)扁桃体切除:扁桃体是产生异常IgA1的主要部位之一。很多IgA肾病患者都伴有慢性扁桃体炎,而且扁桃体感染可导致肉眼血尿发作,所以择机进行扁桃体切除就被某些学者推荐作为治疗IgA肾病的一个手段,被认为可以降低患者血清IgA水平和循环免疫复合物水平,使肉眼血尿发作及尿蛋白排泄减少,甚至可能对肾功能具有长期保护作用。

近期日本一项针对肾移植后复发IgA肾病患者的小规模研究表明,扁桃体切除术组降低尿蛋白作用显著(从880 mg/d降到280 mg/d),而未行手术组则无明显变化。日本另外一项针对原发性IgA肾病的研究也显示,扁桃体切除联合免疫抑制剂治疗,在诱导蛋白尿缓解和/或减轻血尿上效果均较单用免疫抑制剂治疗优越。不过上面两个研究均为非随机研究,且样本量较小,因此存在一定局限性。Wang等人经荟萃分析也认为,扁桃体切除术联合激素和肾素-血管紧张素系统(RAS)阻断治疗,对有轻中度蛋白尿且肾功能尚佳的IgA肾病患者具有长远保护肾功能的效应。

但是,2012年KDIGO制定的《肾小球肾炎临床实践指南》认为,扁桃体切除术常与其他治疗(特别是免疫抑制剂)联合应用,所以难以判断扁桃体切除术的具体作用,而且也有临床研究并未发现扁桃体切除术对改善IgA肾病病情有益。所以,该指南不建议用扁桃体切除术治疗IgA肾病(证据强度2C),认为还需要更多的随机对照试验进行验证。不过,学者认为如果扁桃体炎与肉眼血尿发作具有明确关系时,仍可考虑择机进行扁桃体切除。

(4)抗血小板药物:抗血小板药物曾被广泛应用于IgA肾病的治疗,并有小样本临床试验显示双嘧达莫治疗IgA肾病有益,但是许多抗血小板治疗都联用了激素和免疫抑制治疗,故其确切作用难以判断。2012年KDIGO制定的《肾小球肾炎临床实践指南》不建议使用抗血小板药物治疗IgA肾病(证据强度2C)。

2.免疫抑制治疗

(1)单用糖皮质激素治疗:2012 年 KDIGO 的《肾小球肾炎临床实践指南》建议,对 IgA 肾病患者用 ACEI/ARB 充分治疗 3～6 个月,尿蛋白仍未降至 1 g/d 以下,而患者的肾功能仍相对良好(GFR＞50 mL/min)时,应考虑给予 6 个月的激素治疗(证据强度 2C)。多数随机试验证实,6 个月的激素治疗能减少尿蛋白排泄,降低肾衰竭风险。

不过,Hogg 等人进行的试验采用非足量激素相对长疗程治疗,随访 2 年,未见获益。Katafuchi 等人开展的低剂量激素治疗,虽然治疗后患者的尿蛋白有所减少,但是最终疾病发展为 ESRD 的患者比例并无改善。这两项试验结果均提示中小剂量的激素治疗对 IgA 肾病可能无效。Lv 等进行文献回顾分析也发现,在肾脏保护效应上,大剂量、短疗程的激素治疗方案的效果比小剂量、长疗程的治疗方案的效果更佳。

在以上研究中,激素相关的不良反应较少,即使是采用激素冲击治疗,3 个月内使用甲泼尼龙达到 9 g,不良反应也较少。但是,既往的骨科文献认为使用甲泼尼龙超过 2 g,无菌性骨坏死的发生率就会上升;Lv 等经文献复习也认为激素治疗会增加不良反应(如糖尿病或糖耐量异常、高血压、消化道出血、Cushing 样体貌、头痛、体重增加、失眠),因此仍应注意。

(2)激素联合环磷酰胺或硫唑嘌呤治疗:许多回顾性研究和病例总结(多数来自亚洲)报道,给蛋白尿＞1 g/d 和/或 GFR 水平下降和/或具有高血压的 IgA 肾病高危患者采用激素联合环磷酰胺或硫唑嘌呤治疗,病情能明显改善。但是,其中不少研究存在选择病例及观察的偏倚,因此说服力不强。

近年有几篇文献报道了联合应用激素及上述免疫抑制剂治疗 IgA 肾病的前瞻随机对照试验结果,多数试验都显示此联合治疗有效。两项同一组日本研究人员的研究显示,给肾病理改变较重和/或蛋白尿显著而 GFR 水平正常的 IgA 肾病患儿进行激素、硫唑嘌呤、抗凝剂及抗血小板制剂的联合治疗,能获得较高的蛋白尿缓解率,并且延缓了肾小球硬化的进展,这种方法在改善疾病长期预后上具有优势。2002 年,Ballardie 等人报道的一项小型随机临床试验,用激素联合环磷酰胺续以硫唑嘌呤进行治疗,结果联合治疗组的 5 年存活率为 72%,而对照组的 5 年存活率仅为 6%。但是,2010 年,Pozzi 等的一项随机对照试验却获得了阴性结果。此试验中入组患者为血清肌酐水平低于 176.8 μmol/L(2 mg/dL)、蛋白尿水平高于 1 g/d 的 IgA 肾病患者,分别接受激素或激素联合硫唑嘌呤治疗,经过平均 4.9 年的随访,两组结局无显著性差异。

总的来说,联合治疗组的不良反应较单药治疗组多,包括激素不良反应及免疫抑制剂的不良反应(骨髓抑制等),而且两者联用时更容易出现严重感染(各种微生物感染,包括卡氏肺孢子菌及病毒感染等),必须高度重视。因此,在治疗 IgA 肾病时,一定要认真评估疗效与风险,权衡利弊后再做出决策。

2012 年 KDIGO 制定的《肾小球肾炎临床实践指南》建议,除非 IgA 肾病为新月体肾炎,否则不应用激素联合环磷酰胺或硫唑嘌呤来治疗(证据强度 2D);IgA 肾病患者的 GFR 水平＜30 mL/(min·1.73 m^2)时,若非新月体肾炎,不用免疫抑制剂治疗(证据强度 2C)。多数试验中,激素联合环磷酰胺或硫唑嘌呤治疗的对象均非 IgA 肾病新月体肾炎患者,可是治疗对改善病情有效,所以将激素联合免疫抑制剂治疗仅限于 IgA 肾病新月体肾炎导致的肾功能迅速减退患者,是否有必要,很值得研究。

(3)其他免疫抑制剂的应用。

吗替麦考酚酯:中国、比利时以及美国的几项随机对照试验研究了对高危 IgA 肾病患者使用吗替麦考酚酯(MMF)治疗的疗效。中国的研究指出,在使用ACEI的基础上使用MMF(2 g/d),有明确降低尿蛋白水平及稳定肾功能的作用。另外一项中文发表的研究也显示MMF治疗能够降低尿蛋白水平,12个月内尿蛋白量由1.0～1.5 g/d降至0.50～0.75 g/d,比大剂量口服泼尼松更有益。比利时和美国在白种人中所做的研究(与前述中国研究的设计相似)均认为MMF治疗对尿蛋白无效。此外,Xu等进行荟萃分析,也认为MMF在降低尿蛋白水平方面并没有显著效益。所以MMF治疗IgA肾病的疗效目前仍无定论,造成这种结果差异的原因可能与种族、MMF剂量或者其他尚未认识到的影响因素相关,基于此,2012年KDIGO制定的《肾小球肾炎临床实践指南》并不建议应用MMF治疗IgA肾病(证据强度2C)。

值得注意的是,如果将MMF用于治疗肾功能不全的IgA肾病患者,必须高度警惕卡氏肺孢子菌肺炎等严重感染,以前国内已有使用MMF治疗IgA肾病导致卡氏肺孢子菌肺炎,患者死亡的案例。

雷公藤多苷:雷公藤为传统中药,曾长期用于治疗自身免疫疾病,其免疫抑制作用已得到大量临床试验证实。雷公藤多苷是从雷公藤中提取出来的有效成分。Chen等经荟萃分析认为,应用雷公藤多苷治疗IgA肾病,其降低尿蛋白水平的作用肯定。但是国内多数临床研究的证据级别都较低,因此推广雷公藤多苷的临床应用受到限制。此外,还需注意此药的毒副作用,如性腺抑制(男性不育及女性月经紊乱、闭经等)、骨髓抑制、肝损害及胃肠道反应。

其他药物:环孢素A用于IgA肾病治疗的相关试验很少,而且该药具有较大的肾毒性,有可能加重肾间质纤维化,目前不推荐在IgA肾病治疗中应用该药。来氟米特能通过抑制酪氨酸激酶和二氢乳清酸脱氢酶而抑制T细胞和B细胞的活化增殖,发挥免疫抑制作用,临床已用其治疗类风湿关节炎及系统性红斑狼疮。国内也有少数用其治疗IgA肾病的报道,但是证据级别均较低,其确切疗效尚待观察。

3.对IgA肾病慢性肾功能不全患者进行免疫抑制治疗的争议

几乎所有的随机对照研究均未纳入GFR<30 mL/min的患者,GFR为30～50 mL/min的患者也只有少数入组。对这部分患者用不用免疫抑制治疗,若用应该何时用、如何用均存在争议。

有学者认为,即使IgA肾病患者已出现慢性肾功能不全,一些依然活跃的免疫或非免疫因素仍可能作为促进疾病进展因素发挥不良效应,所以可以应用激素及免疫抑制剂进行干预治疗。一项病例分析报道,对平均GFR为22 mL/min的IgA肾病患者,用大剂量环磷酰胺或激素冲击续以MMF治疗,患者仍然获益。另外,Takahito等的研究显示,给GFR<60 mL/min的IgA肾病患者激素治疗,在改善临床指标上较单纯支持治疗效果好,但是对改善肾病长期预后无效。

对于进展性IgA肾病患者,如果血清肌酐水平>221 μmol/L(2.5 mg/dL),至今无足够证据表明免疫抑制治疗仍然有效。有时这种血肌酐阈值被称为“一去不返的拐点”,因此选择合适的治疗时机相当关键。该阈值仍有待进一步研究确证。

综上所述,对于GFR为30～50 mL/min的IgA肾病患者,是否能用免疫抑制治疗目前尚无定论;但是对GFR<30 mL/min的患者,不宜进行免疫抑制治疗。

(陈　丽)

第三节 特发性膜性肾病

膜性肾病是以肾小球基底膜上皮细胞下免疫复合物沉积伴肾小球基底膜弥漫增厚为特征的一组疾病，病因未明者称为特发性膜性肾病。

一、病因与发病机制

（一）病因

1.特发性膜性肾病

病因不详。

2.继发性膜性肾病

（1）药物及重金属：青霉胺、硫普罗宁、非甾体抗炎药、卡托普利、金制剂、铋、汞等。

（2）感染：乙型肝炎病毒、丙型肝炎病毒、梅毒、HIV、幽门螺杆菌等。

（3）自身免疫疾病：系统性红斑狼疮、混合性结缔组织病、自身免疫性甲状腺炎、干燥综合征等。

（4）肿瘤：肺癌、乳腺癌、胃肠道肿瘤及淋巴瘤等。

（二）发病机制

下面主要介绍特发性膜性肾病，该病的发病机制不明，该病多被认为是与免疫机制有关的主动过程，上皮侧原位免疫复合物形成及膜攻击复合物 C5b-9 的形成是局部组织损伤的原因。

二、临床表现、诊断与鉴别诊断

（一）临床表现

特发性膜性肾病起病隐袭，水肿逐渐加重，80％的患者表现为肾病综合征，其余为无症状蛋白尿。20％～55％的患者有镜下血尿，肉眼血尿罕见（多见于肾静脉血栓形成或伴新月体肾炎）。20％～40％的患者伴有高血压。起病时大多数患者的肾功能正常，但有 5％～10％的患者有肾功能不全，部分患者可于多年后逐步进展为慢性肾衰竭。膜性肾病较突出的并发症为血栓、栓塞，常见的为下肢静脉血栓、肾静脉血栓及肺栓塞。

（二）诊断

1.病理特点

（1）光镜特点：早期肾小球大致正常，随着病程的进展，肾小球体积增大，毛细血管襻可略显扩张、僵硬，可见基底膜空泡样改变，上皮细胞下可见细小的嗜复红蛋白沉积，一般无细胞增殖及细胞浸润。病变明显时可见基底膜增厚，钉突形成。晚期可见基底膜明显增厚，毛细血管襻受到挤压闭塞，系膜基质增多，肾小球硬化。肾小管上皮细胞可见到透明滴，泡沫细胞在间质也较常出现，病变严重者可见到肾小管萎缩、间质纤维化和炎症细胞浸润。

（2）免疫荧光：以 IgG、C3 为主沿基底膜呈颗粒状、弥漫性沉积，部分患者可有 IgM 和 IgA 沉积。

2.电镜特点及分期

依病程的发展和电子致密物的沉积情况，可将膜性肾病分为 4 期。

(1)Ⅰ期:基底膜空泡变性,轻微增厚,电镜下可见上皮下有少量电子致密物沉积,足细胞足突广泛融合。

(2)Ⅱ期:基底膜弥漫增厚,高碘酸乌洛托品银(periodic acid-sliver methena mine,PASM)染色显示增厚的基底膜呈钉突状结构,上皮下可见较大电子致密物沉积,基底膜呈钉突状增厚(图 5-1)。

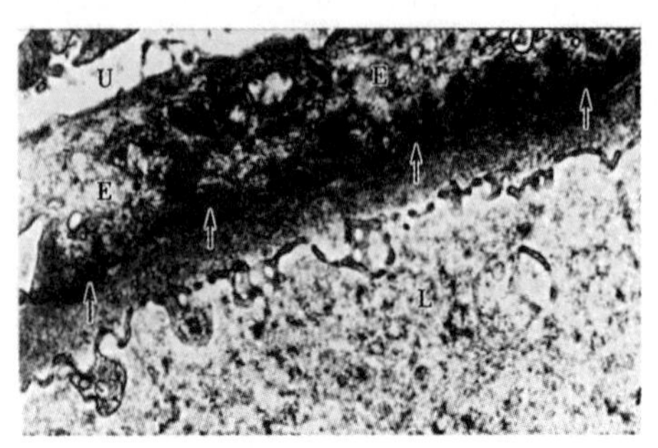

U:尿囊;E:电子致密物;L:毛细血管腔。

图 5-1 膜性肾病Ⅱ期电镜图

(3)Ⅲ期:基底膜高度增厚,电子致密物被增生的基底膜包绕,可见多数电子致密物沉积于基底膜内。

(4)Ⅳ期:基底膜内电子致密物逐渐被吸收,出现电子透亮区,基底膜高度增厚,光镜下可见基底膜呈“链条状”。

(三)鉴别诊断

病理诊断为膜性肾病后,应首先排除继发因素,才可诊断为特发性膜性肾病。

1.膜型狼疮性肾炎

膜型狼疮性肾炎常见于女性,有系统性红斑狼疮的多系统损害的表现,免疫荧光表现为“满堂亮”现象,一般 C1q 阳性较突出。

2.乙型肝炎病毒相关性肾炎

该病可有乙型肝炎的临床表现和血清学异常,免疫荧光多为“满堂亮”,在肾组织中能够检测出乙型肝炎病毒抗原。

3.肿瘤相关性膜性肾病

肿瘤相关性膜性肾病见于各种恶性实体瘤及淋巴瘤,病理上与特发性膜性肾病相似,多发生于老年人。

三、治疗原则

对尿蛋白定量<3.5 g/24 h 的患者,不主张用大剂量激素与免疫抑制剂治疗,应严格控制血压,给予 ACEI 或 ARB 类药物,减少蛋白尿,并长期随访,监测肾功能的变化。对尿蛋白定量为 3.5～6 g/24 h 的患者,应严格控制血压,给予 ACEI 类药物,密切观察 6 个月,对病情无好转者,则主张用糖皮质激素与免疫抑制剂联合治疗。对尿蛋白定量>6 g/24 h 的患者以及尿蛋白定量为 3.5～6 g/24 h 但肾病综合征突出或肾功能不全的患者,应给予免疫抑制剂治疗,首选泼尼松 40～60 mg/d 联合环磷酰胺,如果效果不佳,可联合使用小剂量 CsA 或 MMF 治疗。

(陈　丽)

第四节 急性肾小球肾炎

急性肾小球肾炎简称“急性肾炎”，是一种常见的原发性肾小球疾病。该病大多呈急性起病，临床表现为血尿、蛋白尿、高血压、水肿、少尿及氮质血症。因其表现为一组临床综合征，故又称为“急性肾炎综合征”。急性肾小球肾炎常于多种致病微生物感染(尤其是链球菌感染)之后发病，但也有部分患者由其他微生物感染，如葡萄球菌、肺炎链球菌、伤寒杆菌、梅毒、病毒、原虫及真菌感染。通常临床所指急性肾小球肾炎即链球菌感染后肾小球肾炎，本节也以此为重点阐述。

一、发病机制与临床表现

(一)发病机制

该病发病与抗原抗体介导的免疫损伤密切相关。机体被链球菌感染后，其菌体内某些有关抗原与相应的特异抗体于循环中形成抗原-抗体复合物，随血流抵达肾脏，沉积于肾小球而致病。但也可能是链球菌抗原中某些带有正电荷的成分通过与肾小球基底膜(GBM)上带有负电荷的硫酸类肝素残基作用，先植于GBM，然后通过原位复合物方式而致病。补体被激活后，炎症细胞浸润，导致肾小球免疫疾病理损伤而致病。肾小球毛细血管的免疫性炎症使毛细血管腔变窄，甚至闭塞，并损害肾小球滤过膜。可出现血尿、蛋白尿及管型尿等，并使肾小球滤过率下降。因而对多种溶质(包括含氮代谢产物、无机盐)的排泄减少，而发生水钠潴留，继而引起细胞外液容量增加。因此，临床上有水肿、尿少、全身循环充血状态、呼吸困难、肝大、静脉压升高等表现。该病引发的高血压目前被认为是血容量增加所致，也可能与肾素-血管紧张素-醛固酮系统活力增强有关。

该病急性期表现为弥漫性毛细血管内增生性肾小球肾炎、肾小球增大，并含有细胞成分，内皮细胞肿胀，系膜细胞浸润。电镜下可见上皮下沉淀物呈驼峰状。免疫荧光检查可见弥漫的呈颗粒状的毛细血管襻或系膜区的IgG、C3和备解素的免疫沉着，偶有少量IgM和C4。

(二)临床表现

急性肾小球肾炎可发生于各年龄组，但多见于儿童及青少年。该病起病较急，病情轻重不一，多数病例病前有链球菌感染史。感染灶多见于上呼吸道及皮肤，如扁桃体炎、咽炎、气管炎、鼻窦炎。在上述前驱感染后，有1～3周无症状的间歇期。间歇期后，即急性起病，首发症状多为水肿和血尿。重者可发生急性肾衰竭。

1.全身症状

发病时症状轻重不一，患者常有头痛、食欲减退、恶心、呕吐、腰困、疲乏无力。部分患者先驱感染没有控制，可有发热、咽喉疼痛、咳嗽，体温一般在38 ℃上下。发热多见于儿童。

2.水肿、少尿

水肿、少尿常为该病的首发症状，占患者的80%～90%。轻者仅晨起眼睑水肿，或伴有双下肢轻度可凹性水肿，面色较苍白。重者可延及全身，体重增加。水肿出现的部位主要取决于两个因素，即重力作用和局部组织张力。儿童的皮肤及皮下组织较紧密，则水肿的凹陷性不十分明显。另外，水肿的程度还与钠盐的摄入量有密切关系。钠盐的摄入量多则水肿加重，严重者可有胸腔积液、腹水。

3.血尿

几乎全部患者有肾小球源性血尿，是该病常见的初起症状。尿浑浊，为棕红色。血尿一般数天内消失，也可持续 1～2 周转为镜下血尿。经治疗镜下血尿多在 6 个月内完全消失。也可因劳累、紧张、感染而反复出现镜下血尿，也有持续 1～2 年才完全消失的。

4.蛋白尿

多数患者有不同程度的蛋白尿，以清蛋白为主。极少数患者表现为肾病综合征。蛋白尿持续存在提示病情迁延或有转为慢性肾炎的可能。

5.高血压

大部分患者可出现一过性轻度、中度高血压。收缩压、舒张压均升高，往往与血尿、水肿同时存在，一般持续 2～3 周，多随水肿消退而降至正常。原因与水钠潴留、血容量扩张有关。经利尿消肿血压下降，少数患者可出现重度高血压，并可并发高血压脑病、心力衰竭或视网膜病变，出现充血性心力衰竭、肺水肿等。

6.肾功能异常

少数患者可出现少尿(尿量＜400 mL/24 h)，肾功能一过性受损，表现为轻度氮质血症。于 1～2 周尿量增加，肾功能于利尿后数日可逐渐恢复，仅有极少数患者可表现为急性肾衰竭。

二、诊断与鉴别诊断

(一)诊断

1.前驱感染史

一般起病前有呼吸道或皮肤感染，也可能有其他部位感染。

2.尿常规及沉渣检查

(1)血尿：为急性肾炎的重要表现，肉眼血尿或镜下血尿中红细胞多为严重变形红细胞。因为红细胞通过病变毛细血管壁和流经肾小管过程中，因渗透压改变而变形。此外，还可见红细胞管型，表示肾小球有出血渗出性炎症，这是急性肾炎的重要特点。

(2)管型尿：尿沉渣中常见有肾小管上皮细胞、白细胞，偶有白细胞管型及大量透明和颗粒管型，一般无蜡样管型及宽大管型，如果出现此类管型，提示原肾炎急性加重或有全身系统性疾病，如红斑狼疮或血管炎。

(3)尿蛋白：通常为＋～＋＋，24 h 蛋白总量＜3.0 g，尿蛋白多属于非选择性。

(4)尿少与水肿：该病急性发作期 24 h 尿量一般为 1 000 mL 以下，并伴有面部及下肢轻度水肿。

3.血常规检查

白细胞计数可正常或增加，与原感染性是否继续存在有关。急性期血沉常变快，一般为 30～60 mm/h。常见轻度贫血，其与血容量增大、血液稀释有关，于利尿消肿后即可恢复，但也有少数患者有微血管溶血性贫血。

4.肾功能及血生化检查

急性期肾小球滤过率(GFR)呈不同程度的下降，但肾血浆流量常可正常。因此滤过分数常下降。与肾小球功能受累相比，肾小管功能相对良好，肾浓缩功能多保持正常。临床常见一过性氮质血症，血中尿素氮、肌酐水平轻度升高，尿钠和尿钙排出减少，不限进水的患者可有轻度稀释性低钠血症。此外，还可出现高血钾和代谢性酸中毒症。

5.有关链球菌感染的细胞学和血清学检查

链球菌感染后，机体对菌体成分及其产物相应的抗体，如抗链球菌溶血素O抗体(ASO)，其阳性率可达50%～80%，常借助检测此抗体以证实前期的链球菌感染。通常在链球菌感染后2～3周出现，3～5周滴度达高峰，半年内可恢复正常，75%的患者1年内转阴。在判断所测结果时应注意，ASO滴度升高仅表示近期内曾有链球菌感染，与急性肾炎发病的可能性及病情的严重性不直接相关。经有效抗生素治疗者其阳性率降低，皮肤感染者的阳性率也低。另外，起病早期部分患者的循环免疫复合物及血清冷球蛋白可呈阳性，但应注意病毒所致急性肾炎者的前驱期可能短，一般为3～5 d，以血尿为主要表现，C3水平不降低，ASO水平不升高，预后好。

除个别病例外，肾炎病程早期，血总补体及C3水平均明显下降，6～8周可恢复正常，此规律性变化为急性肾炎的典型表现。血清补体水平的下降程度与急性肾炎病情的轻重无明显相关性，但低补体血症持续8周以上，应考虑有其他类型肾炎的可能，如膜增生性肾炎、冷球蛋白血症或狼疮性肾炎。

6.血浆蛋白和脂质测定

有少数本证患者的血清蛋白水平常轻度降低，这是水钠潴留，血容量增加和血液稀释造成的，并不是由尿蛋白丢失而致，经利尿消肿后可恢复正常。有少数患者伴有α_2、β脂蛋白水平升高。

7.其他检查

如少尿一周以上或进行性尿量减少伴肾功能恶化，病程超过两个月而无好转趋势，有急性肾炎综合征伴肾病综合征，应考虑进行肾活检以明确诊断，指导治疗。

8.非典型病例的临床诊断

最轻的亚临床病例可无水肿、高血压和肉眼血尿，仅于链球菌感染后或与急性肾炎患者紧密接触，行尿常规检查而发现镜下血尿，甚或尿检也正常，仅血中C3水平呈典型的规律性改变，即急性期明显降低，而6～8周恢复正常。此类患者如行肾活检可呈典型的毛细血管内增生及特征性驼峰病变。

(二)鉴别诊断

1.发热性尿蛋白

急性感染发热患者，可出现蛋白尿、管型及镜下血尿，极易与不典型或轻度急性肾炎患者相混淆，但前者无潜伏期，无水肿和高血压，热退后尿常规迅速恢复正常。

2.急进性肾炎

起病初其与急性肾炎很难区别。该病在数日或数周内出现进行性肾功能不全，少尿或无尿可帮助鉴别。必要时需采用肾穿刺病理检查，如表现为新月体肾炎可资鉴别诊断。

3.慢性肾炎急性发作

大多数慢性肾炎往往隐匿起病，急性发作常继发于感染后。前驱期往往较短，1～2 d即出现水肿、少尿、氮质血症等，严重者伴有贫血、高血压，肾功能持续损害，常常可伴有夜尿增多，尿比重常低。

4.IgA肾病

IgA肾病以反复发作性血尿为主要表现。ASO、C3水平往往正常。肾活检可以明确诊断。

5.膜性肾炎

膜性肾炎常以急性肾炎样起病,但蛋白尿常常明显,血清补体持续下降多于8周。该病恢复不及急性肾炎明显,必要时做肾穿刺活检以明确诊断。

6.急性肾盂肾炎或尿路感染

尿常规检查,常有白细胞、脓细胞和红细胞,患者有明显的尿路刺激症状和畏寒发热,补体水平正常,中段尿培养可确诊。

7.继发性肾炎

其包括过敏性紫癜性肾炎,狼疮性肾炎,乙型肝炎病毒相关性肾炎等。该类肾炎的原发病症状明显,不难诊断。

8.并发症

(1)循环充血状态:因水钠潴留,血容量扩大,循环负荷过重,乃至表现循环充血性心力衰竭甚至肺水肿,这与病情的轻重和治疗情况相关。临床表现为气急、不能平卧、胸闷、咳嗽、肺底湿啰音、肝大且有压痛、心率快、奔马律等左右心衰竭症状。这是血容量扩大所致,而与真正心肌泵衰竭不同,且强心剂效果不佳,而利尿剂的应用常助其缓解。

(2)高血压脑病:是指血压急剧升高时(尤其是舒张压)伴发的中枢神经系统症状,一般多见于儿童。一般学者认为在高血压的基础上,脑部小血管痉挛,导致脑缺氧、脑水肿而形成高血压脑病。但也有人认为当血压急剧升高时,脑血管原具备的自动舒缩功能失调或失控,脑血管高度充血脑水肿而致。此外,急性肾炎时,水钠潴留也在发病中起一定作用。此并发症多发生在急性肾炎起病后1～2周。起病较急,临床表现为剧烈头痛,频繁恶心、呕吐,继之出现视力障碍,眼花,复视,出现暂时性黑蒙,并有嗜睡或烦躁。如不及时治疗,则发生惊厥、昏迷,少数患者暂时偏瘫、失语,严重时发生脑疝。神经系统多无局限性体征,浅反射及腱反射可减弱或消失,眼底检查常见视网膜小动脉痉挛,有时可见视盘水肿,脑脊液清亮,压力和蛋白正常或略高。当高血压伴视力障碍、惊厥、昏迷中的一项,即可诊断。

(3)急性肾衰竭:急性肾炎患者中,有相当一部分病例有程度不一的氮质血症,但真正进展为急性肾衰竭者仅为极少数。由于防治及时,前两类并发症已大为减少,但对合并急性肾衰竭尚无有效防止措施,急性肾衰竭已成为急性肾炎患者死亡的主要原因。临床表现为少尿或无尿,血尿素氮、肌酐水平升高,高血钾,代谢性酸中毒等尿毒症改变。在此情况下应及时血液透析,采用肾替代疗法(按急性肾衰竭治疗)。如经治疗少尿或无尿3～5 d或1周,此后尿量逐渐增加,症状消失,肾功能可逐渐恢复。

(三)诊断标准

(1)起病较急,病情轻重不一,多见于青少年、儿童。

(2)患者有上呼吸道及皮肤等感染史,多在感染后1～4周发病。

(3)血尿(肉眼或镜下血尿)、蛋白尿、管型(颗粒管型和细胞管型)多见。

(4)患者水肿,轻者晨起双眼睑水肿,重者可有双下肢及全身水肿。

(5)患者有短暂氮质血症、轻中度高血压。B超显示双肾的形态、大小正常。

三、治疗

该病的治疗以休息及对症治疗为主,纠正水钠潴留,纠正血循环容量负荷重,抗高血压,防治急性期并发症,保护肾功能,如急性肾衰竭,可行透析治疗。因该病属于自限性疾病,一般不适宜应用糖皮质激素及细胞毒性药物。

(一)一般治疗

急性期应卧床休息2～3周,待肉眼血尿消失,水肿消退及血压恢复正常,然后逐渐增加室内活动量,3～6个月内应避免较重的体力劳动。如活动后尿改变加重,应再次卧床休息。在急性期选择低钠饮食,每天摄入3 g以下食盐,保证充足的热量。肾功能正常者不需要限制蛋白质的摄入量,适当补充优质蛋白质。有氮质血症者应限制蛋白质的摄入量,以减轻肾脏负担。水肿重、尿少者除限盐外还应限制水的摄入量。

(二)感染灶的治疗

对有咽部、牙周、鼻窦、气管、皮肤感染灶者应给予青霉素治疗1～2周。对青霉素过敏者可用大环内酯类抗生素。若有反复发作的慢性扁桃体炎,病证迁延6个月以上,尿中仍有异常且可能与扁桃体病灶有关,待病情稳定后(尿蛋白少于+),尿沉渣计数少于10个/HP,可考虑做扁桃体切除术,术前、术后需用2～3周青霉素。

(三)抗凝治疗

根据发病机制,有肾小球内凝血的主要病理改变,主要为纤维素沉积及血小板聚集,因此,在临床治疗时用抗凝降纤疗法,这有助于肾炎的缓解和恢复,具体方法如下。

1.肝素

按成人每天总量5 000～10 000 U加入250 mL5%的葡萄糖注射液,静脉滴注,每天1次,10～14 d为1个疗程,间隔3～5 d,再行下1个疗程,共用2～3个疗程。

2.丹红注射液

成人用量为20～40 mL,将其加入5%的葡萄糖注射液中。用法、疗程与肝素相同,对小儿酌减。或选择其他活血化瘀的中成药注射剂,如血塞通、舒血通、川芎、丹参注射剂。

3.尿激酶

成人的用量为5万～10万单位/天。将其加入250 mL5%的葡萄糖注射液中。用法、疗程与丹红注射液相同,对小儿酌减。注意不要同时应用肝素与尿激酶。

4.双嘧达莫

成人的用量为50～100 mg,每天3次,口服,可连服8～12周。小儿酌情服用。

(四)利尿消肿

急性肾炎的主要生理病理变化为钠潴留,细胞外液量增加导致临床上水肿、高血压、循环负荷过重及致心肾功能不全等并发症。应用利尿药不仅能达到消肿利尿的作用,还有助于防治并发症。

1.轻度水肿

颜面部及双下肢轻度水肿(无胸腔积液、腹水者),常用噻嗪类利尿药。例如,氢氯噻嗪,成人每次25～50 mg,1～2次/日,口服。此类利尿药作用于远端肾小管。当GFR为25 mL/min时,常不能产生利尿效果,此时可用襻利尿剂。

2.中度水肿

伴有肾功能损害及少量胸腔积液或腹水者,先用噻嗪类利尿药,氢氯噻嗪每次25～50 mg,1～2次/日。但当GFR为25 mL/min时,可加用襻利尿剂,例如,呋塞米每次20～40 mg,1～3次/日,如口服效差,可肌内注射或静脉给药,30 min起效,但作用短暂,仅4～6 h,可重复应用。此两种药在肾小球滤过功能严重受损、肌酐清除率为5～10 mL/min时,仍有利尿作用,应注意应用大剂量时可致听力及肾脏严重损害。对急性肾炎患者一般不用汞利尿剂、保钾利尿剂及渗透性利尿剂。

3.重度水肿

当每天尿量<400 mL 时，有大量胸腔积液、腹水，伴肾功能不全甚至急性肾衰竭、高血压、心力衰竭并发症，立即应用大剂量强利尿剂，如呋塞米 60～120 mg，缓慢静脉推注，但剂量不能超过 1 000 mg/d。因剂量过大，并不能增强利尿效果，反而使不良反应明显增加，导致不可逆性耳聋。应用后如利尿效果仍不理想，则应考虑血液净化疗法，如血液透析，腹膜透析，而不应冒风险应用过大剂量的利尿药。此外，还可应用血管解痉药(如多巴胺)以达到利尿目的。

注意：不宜应用其他利尿药，例如，汞利尿药对肾实质有损害，渗透性利尿药(如甘露醇)可增加血容量，加重心脑血管负荷而发生意外，还有诱发急性肾衰竭的潜在危险。保钾利尿药可致血钾水平升高，尿少时不宜使用。对高尿酸血症患者，应慎用利尿药。

(五)降压治疗

血压不超过 18.7/12.0 kPa(140/90 mmHg)者可暂缓治疗，严密观察。若经休息、限水、限盐、利尿治疗，血压仍高，应给予降压药。可根据高血压的程度，起病缓急，首选一种和小剂量使用。

1.钙通道阻滞剂

该类药物如硝苯地平、尼群地平。该类药物可通过阻断钙离子进入细胞而干扰血管平滑肌的兴奋-收缩偶联，降低外阻血管阻力而使血压下降，并能较好地维持心、脑、肾的血流量。口服或舌下含服均吸收良好，每次 10 mg，2～3 次/日，用药后 20 min 血压下降，1～2 h 作用达高峰，持续 4～6 h。按说明书服用控释片、缓释片，与β受体阻滞剂合用可提高疗效，并可减轻硝苯地平引起的心率加快。

2.血管紧张素转化酶抑制剂

该类药物通过抑制血管紧张素转换酶的活性，而抑制血管紧张素扩张小动脉，适用于肾素-血管紧张素-醛固酮介导的高血压，也可应用于合并心力衰竭的患者。常用药物如卡托普利，口服 25 mg，15 min 起效，服用盐酸贝那普利 5～10 mg，每天 1 次，对肾素依赖性高血压的效果更好。

3.α_1受体阻滞剂

该类药物如哌唑嗪，具有血管扩张作用，能减轻心脏前后负荷。宜从小剂量开始逐渐加量，不良反应有直立性低血压、眩晕或乏力等。

4.硝普钠

硝普钠用于严重高血压患者，用量为 1～3 μg/(kg·min)，持续静脉滴注，数秒内即起作用。将其溶于 200～500 mL 5%的葡萄糖注射液中，静脉滴注，先从小剂量开始，依血压调整滴速。此药物的优点是作用快、疗效高、毒性小，既作用于小动脉阻力血管，又作用于静脉的血容量血管，能降低外周阻力，而不引起静脉回流增加，故可适用于心力衰竭患者。

(六)严重并发症的治疗

1.急性循环充血性状态和急性充血性心力衰竭的治疗

当急性肾炎患者出现胸闷、心悸、肺底啰音、心界扩大等症状时，心排血量并不降低，射血指数并不减少，与心力衰竭的病理生理基础不同，而处于水钠潴留、血容量增加所致淤血状态。此时嘱患者要绝对卧床休息，严格限制钠、水的摄入量，同时应用强利尿药。硝普钠或酚妥拉明多能使症状缓解。发生心力衰竭时,可适当应用地高辛或毒毛花苷 K。对危重患者可采用轮流束缚上肢、下肢或静脉放血,每次 150～300 mL,以减轻心脏负荷和肺淤血。当保守治疗无效时,可采用血透脱水治疗。

2.高血压脑病治疗

出现高血压脑病时,应首选硝普钠,将 5 mg 硝普钠加入 100 mL 10%的葡萄糖注射液中,静脉滴注,以 4 滴/分开始。用药时应监测血压,每 5～10 min 测 1 次血压。根据血压的变化情况调节滴速,最大 15 滴/分,为 1～2 μg/(kg・min),每天总剂量<100 μg/kg。用药后如患者的高血压脑病缓解,神志好转,停止抽搐,则应改用其他降压药维持血压。因高血压脑病可致生命危险,故应快速降压,争分夺秒。硝普钠起效快,半衰期短,1～2 min 可显效,停药 1～10 min 作用可消失,无药物依赖性。但应注意硝普钠可产生硫氰酸盐代谢产物,故静脉用药浓度应低,滴速应慢,应用时间要短(<48 h),并应严密监测血压,如降压过度,可使有效循环血容量过低,而致肾血流量降低,灌注不足,引起肾功能损害。应用硝普钠抢救急性肾炎高血压危象,疗效可靠,而且不良反应小。

当高血压伴有脑水肿时,宜采用强利尿药及脱水药以降低颅脑压力。降颅压和脱水治疗可应用 20%的甘露醇,每次 5 mL/kg,静脉注射或静脉快速滴注,视病情 4～8 h1 次。呋塞米每次 1 mg/kg,静脉滴注,每 6～8 h1 次。地塞米松 0.3～0.5 mg/kg(或 5～10 mg/次,每 6～8 h 1 次)。如有惊厥注意对症止痉。对持续抽搐的成人可用地西泮,每次 0.3 mg/kg,总量为 10～15 mg,静脉给药,并可辅助吸氧等。

3.透析治疗

该病有以下两种情况时可采用透析治疗。

(1)有少尿性急性肾衰竭,特别是有高血钾存在时。

(2)严重水钠潴留引起急性左心衰竭,应及时给予透析治疗,以帮助患者度过急性期。由于该病具有自愈倾向,肾功能多可逐渐恢复,一般不需要长期维持透析。

临床应注意在治疗该病时,不宜应用糖皮质激素及非甾体抗炎药和山莨菪碱类药物治疗。该病大多预后良好,部分病例可在数月内自愈。老年患者有持续性高血压、大量蛋白尿或肾功能损害,预后较差。肾组织增生病变重,伴有较多新月体形成者预后较差。

(陈　丽)

第五节　急进性肾小球肾炎

急进性肾小球肾炎简称急进性肾炎(rapidly progressive glomer-ulonephritis,RPGN),是一种较少见的肾小球疾病。特征是在血尿、蛋白尿、高血压和水肿等肾炎综合征表现基础上,肾功能迅速下降,数周内进入肾衰竭,伴随出现少尿(尿量<400 mL/d)或无尿(尿量<100 mL/d)。此病的病理类型为新月体性肾炎。

1914 年,德国学者 Frenz 提出肾炎的分类,把血压高、肾功能差和进展快的肾炎称为“亚急性肾炎”(该病的雏形)。1942 年,英国学者 Ellis 对 600 例肾炎患者的临床和病理进行了回顾性分析,提出了“快速性肾炎”概念(该病的基本型)。1962 年,学者发现部分 RPGN 患者的抗肾小球基底膜(GBM)抗体阳性,1982 年,又发现部分患者抗中性粒细胞胞质抗体(ANCA)阳性,证实该病是一组病因不同但具有共同临床和病理特征的肾小球疾病。1988 年,Couser 依据免疫疾病理学特点对 RPGN 进行分型,被称为 Couser 分型(经典分型),该病被分为抗 GBM 抗体型、免疫复合物型及肾小球无抗体沉积型(推测与细胞免疫或小血管炎相关),这是现代 RPGN 的基本分型。这种分型使 RPGN 的诊断标准统一,便于临床研究。

国外报道在肾小球疾病肾活检病例中,RPGN 占 2%~5%,国内两个大样本原发性肾小球疾病病理报道,占 1.6%~3.0%。在儿童肾活检病例中,该病所占比例<1%。由于并非所有 RPGN 患者都有机会接受肾活检,而且对于部分病情危重风险大的患者医师也不愿做肾活检,所以 RPGN 的实际患病率很可能被低估。

一、表现、诊断及鉴别诊断

(一)病理表现

确诊 RPGN 必须进行肾活检病理检查,如前所述,只有病理诊断新月体肾炎,RPGN 才能成立。光学显微镜下见到 50%以上的肾小球具有大新月体(占据肾小囊切面 50%以上的面积),即可诊断新月体肾炎。依据新月体组成成分的不同,又可进一步将其分为细胞新月体、细胞纤维新月体和纤维新月体。细胞新月体是活动性病变,病变具有可逆性,及时进行治疗,此新月体有可能消散;而纤维新月体为慢性化病变,已不可逆转。

免疫荧光检查可进一步对 RPGN 进行分型。Ⅰ型(抗 GBM 抗体型):IgG 和 C3 沿肾小球毛细血管壁呈线状沉积,有时也沿肾小管基底膜沉积。Ⅱ型(免疫复合物型):免疫球蛋白及 C3 于肾小球系膜区及毛细血管壁呈颗粒状沉积。Ⅲ型(寡免疫复合物型):免疫球蛋白和补体均为阴性,或非特异微弱沉积。

以免疫疾病理为基础的上述 3 种类型新月体肾炎,在光镜及电镜检查上也各有特点。Ⅰ型 RPGN 多为一次性突然发病,因此光镜下新月体种类(指细胞性、细胞纤维性或纤维性)较均一,疾病早期有时还能见到毛细血管襻节段性纤维素样坏死;电镜下无电子致密物沉积,常见基底膜断裂。Ⅱ型 RPGN 的特点是光镜下肾小球毛细血管内细胞(指系膜细胞及内皮细胞)增生明显,纤维素样坏死较少见;电镜下可见肾小球内皮下及系膜区电子致密物沉积。Ⅲ型 RPGN 常反复发作,因此光镜下新月体种类常多样化,细胞性、细胞纤维性及纤维性新月体混合存在,而且疾病早期肾小球毛细血管襻纤维素样坏死常见;电镜下无电子致密物沉积。另外,各型 RPGN 早期肾间质均呈弥漫性水肿,伴单个核细胞(淋巴及单核细胞)及不同程度的多形核细胞浸润,肾小管上皮细胞空泡及颗粒变性;疾病后期肾间质纤维化伴肾小管萎缩;Ⅲ型 RPGN 有时还能见到肾脏小动脉壁纤维素样坏死。

曾有学者将血清 ANCA 检测与上述免疫疾病理检查结果结合起来对 RPGN 进行新的分型,分为如下 5 型:新Ⅰ型及Ⅱ型与原Ⅰ型及Ⅱ型相同,新Ⅲ型为原Ⅲ型中血清 ANCA 阳性者(约占原Ⅲ型病例的 80%),Ⅳ型为原Ⅰ型中血清 ANCA 同时阳性者(约占原Ⅰ型病例的 30%),Ⅴ型为原Ⅲ型中血清 ANCA 阴性者(约占原Ⅲ型病例的 20%)。以后临床实践发现原Ⅱ型中也有血清 ANCA 阳性者,但是它未被纳入新分型。

(二)临床表现

该病的基本临床表现如下。①可发生于各年龄段及不同性别:北京大学第一医院的资料显示Ⅰ型 RPGN(包括合并肺出血的 Goodpasture 综合征)以男性患者为主,具有青年(20~39 岁,占40.3%)及老年(60~79岁,占24.4%)2个发病高峰。而Ⅱ型多见于中青年和女性,Ⅲ型多见于中老年和男性。②起病方式不一,病情急剧恶化:可隐匿起病或急性起病,呈现急性肾炎综合征(有镜下血尿或肉眼血尿、蛋白尿、水肿及高血压),但在疾病的某一阶段病情会急剧恶化,血清肌酐水平于数周内迅速升高,出现少尿或无尿,进入肾衰竭。而急性肾炎起病急,多在数天内达到疾病顶峰,数周内缓解,可与该病鉴别。③伴或不伴肾病综合征:Ⅰ型很少伴随肾病综合征,Ⅱ型及Ⅲ型肾病综合征常见。随肾功能恶化常出现中度贫血。④疾病复发:Ⅰ型很少复发,Ⅲ型(尤其由ANCA引起者)很易复发。

下列实验室检查有助于RPGN各型的鉴别。①血清抗GBM抗体:Ⅰ型RPGN患者全部阳性。②血清ANCA:约80%的Ⅲ型RPGN患者为阳性,提示小血管炎致病。③血清免疫复合物增多及补体C3水平下降:仅见于少数Ⅱ型RPGN患者,诊断意义远不如抗GBM抗体及ANCA。

(三)诊断及鉴别诊断

该病的疗效和预后与能否及时诊断密切相关,而及时诊断依赖于医师对该病的早期识别能力和做包括肾活检在内的检查。临床上呈现急性肾炎综合征表现(血尿、蛋白尿、水肿和高血压),数周内病情未见缓解(急性肾炎在2~3周内就会自发利尿,随之疾病缓解),Scr水平反而开始升高,就要想到该病的可能。不要等肾功能继续恶化至出现少尿或无尿(出现少尿或无尿才开始治疗,疗效将很差),而应在Scr水平升高之初,就及时给患者进行肾活检、病理检查。肾活检是诊断该病最重要的检查手段,因为只有病理诊断新月体肾炎,临床才能确诊RPGN;肾活检还能指导制订治疗方案(分型不同,治疗方案不同)和判断预后(活动性病变为主,预后较好,慢性化病变为主,预后差)。无条件做肾活检的医院应尽快将患者转往能做肾活检的上级医院,越快越好。

RPGN确诊后,还应根据是否合并系统性疾病(如系统性红斑狼疮、过敏性紫癜等)来区分原发性RPGN及继发性RPGN;并根据肾组织免疫疾病理检查及血清相关抗体(抗GBM抗体、ANCA)检验来对原发性RPGN进行分型。

二、急进性肾炎发病机制的研究现状及进展

(一)发病机制概述

对RPGN发病机制的研究始于动物模型试验。1934年Masugi的抗肾抗体肾炎模型(用异种动物抗肾皮质血清建立的兔、大鼠抗肾抗体肾炎模型)、1962年Steblay的抗GBM肾炎模型(用羊自身抗GBM抗体建立的羊抗GBM肾炎模型)及1967年Lerner的Goodpasture综合征动物模型(用注入异种抗GBM抗体的方法在松鼠猴体内制作出的肺出血-肾炎综合征模型)都确立抗GBM抗体在该病中的致病作用。随着Couser免疫疾病理分类法在临床的应用,对该病发病机制的研究从Ⅰ型(抗GBM型)逐渐扩展至Ⅱ型(免疫复合型)和Ⅲ型(寡免疫沉积物型)。研究水平也由早期的整体、器官水平转向细胞水平(单核巨噬细胞、T淋巴细胞、B淋巴细胞、肾小球固有细胞等),目前更深入到分子水平(生长因子、细胞因子、黏附分子等),但是对该病的确切发病机制尚未明确。

RPGN在病因学和病理学上有一个显著的特征,即多病因却拥有一个基本的病理类型。这表明该病起始阶段有多种途径致病,最终可能会有一个共同的环节导致肾小球内新月体形成。研究表明肾小球毛细血管壁损伤(基底膜断裂)是启动新月体形成的关键环节。基底膜断裂(裂孔)使单核巨噬细胞进入肾小囊囊腔,纤维蛋白于囊腔聚集,刺激囊壁壁层上皮细胞增生,而形成

新月体。进入囊腔中的单核巨噬细胞在新月体形成过程中起着主导作用，具有释放多种细胞因子，刺激壁层上皮细胞增生，激活凝血系统和诱导纤维蛋白沉积等多种作用。新月体最初以细胞成分为主(除单核巨噬细胞及壁层上皮细胞外，近年证实脏层上皮细胞，即足细胞，也是细胞新月体的一个组成成分)，随之为细胞纤维性新月体，最终变为纤维性新月体。新月体纤维化也与肾小囊囊壁断裂密切相关，囊壁断裂可使肾间质的成纤维细胞进入囊腔，产生Ⅰ型和Ⅲ型胶原(间质胶原)，促进新月体纤维化。

肾小球毛细血管壁损伤(GBM 断裂)的确切机制不明确，主要有如下解释。

1.体液免疫

抗 GBM 抗体(IgG)直接攻击 GBM 的Ⅳ胶原蛋白 α3 链引发的Ⅱ型(细胞毒型)变态反应和循环或原位免疫复合物沉积在肾小球毛细血管壁或系膜区引发的Ⅲ型(免疫复合物型)变态反应，均可激活补体、吸引中性粒细胞及激活巨噬细胞释放蛋白水解酶，造成 GBM 损伤和断裂。20 世纪 60 年代至 20 世纪 90 年代体液免疫一直是该病发病机制研究的重点，在Ⅰ型和Ⅱ型 RPGN 中也都证实了体液免疫的主导作用。

2.细胞免疫

体液免疫的特征是免疫复合物存在。1979 年，Stilmant 和 Couser 等报道了 16 例原发性 RPGN 患者的肾小球并无免疫沉积物，对体液免疫在这些患者中的致病作用提出了质疑。1988 年，Couser 对 RPGN 进行疾病分型时，直接提出第 3 种类型，即“肾小球无抗体沉积型”，它的发病机制可能与细胞免疫或小血管炎相关。1999 年，Cunningham 在 15 例Ⅲ型患者肾活检标本的肾小球中，观察到活化的 T 细胞、单核巨噬细胞和组织因子，获得了细胞免疫在本型肾炎发病中起重要作用的证据。由 T 细胞介导的细胞免疫主要通过细胞毒性 T 细胞($CD4^-$，$CD8^+$)的直接杀伤作用和迟发型超敏反应 T 细胞($CD4^+$，$CD8^-$)释放各种细胞因子、活化单核巨噬细胞的作用，而导致毛细血管壁损伤。

3.炎症细胞

中性粒细胞可通过补体系统活性成分(C3a、C5a)的化学趋化作用、F_C受体及 C3b 受体介导的免疫黏附作用及毛细血管内皮细胞损伤释放的细胞因子(如白细胞黏附因子)，而趋化到并聚集于毛细血管壁受损处，释放蛋白溶解酶、活性氧和炎性介质，损伤毛细血管壁。

新月体内有大量的单核巨噬细胞，其浸润与化学趋化因子、黏附因子及骨桥蛋白相关。巨噬细胞既是免疫效应细胞，也是炎症效应细胞。它可通过自身杀伤作用破坏毛细血管壁，也可通过产生大量活性氧、蛋白溶解酶及分泌细胞因子而损伤毛细血管壁；它还能刺激壁层上皮细胞增生及纤维蛋白沉积，从而促进新月体形成。

4.炎性介质

在该病中 T 细胞、单核巨噬细胞、中性粒细胞、肾小球系膜细胞、上皮细胞及内皮细胞均可释放各自的炎性介质，它们在 RPGN 的发病中起着重要作用。涉及该病的炎症介质包括补体成分(C3a、C5a、膜攻击复合体 C5b-9 等)，白细胞介素(IL-1、IL-2、IL-4、IL-6、IL-8)，生长因子(转化生长因子 TGFβ、血小板源生长因子 PDGF、成纤维细胞生长因子 FGF 等)，肿瘤坏死因子(TNFα)，干扰素(IFNβ、IFNγ)，细胞黏附分子(细胞间黏附分子 ICAM、血管细胞黏附分子 VCAM)及趋化因子，活性氧(O_2^-、H_2O_2、·OH、次卤酸)，一氧化氮(NO)，花生四烯酸环氧化酶代谢产物(前列腺素 PGE_2、PGF_2、PGI_2 及血栓素 TXA_2)和酯氧化酶代谢产物(白三烯 LTC4、LTD4)，血小板活化因子(PAF)等。炎性介质具有网络性、多效性和多源性，作用时间短，作用局限，多通过相应受体发挥致病效应。

综上所述，在 RPGN 的发病机制中，致肾小球毛细血管壁损伤（GBM 断裂）的过程，既有免疫机制（包括细胞免疫及体液免疫）也有炎性机制参与。今后继续对各种炎性介质的致病作用进行深入研究，将有助于从分子水平阐明该病的发病机制，也能为该病的治疗提供新的思路。

（二）发病机制研究的进展

近年，对 RPGN 发病机制的研究有很大进展，下面将着重对抗 GBM 抗体及 ANCA 致病机制的某些研究进展做简介。

1.抗肾小球基底膜抗体新月体肾炎

（1）抗原位点：为 GBM 与肺泡基底膜中的胶原Ⅳ分子，由 α3、α4 和 α5 链构成，呈三股螺旋排列，其终端膨大呈球形非胶原区（NC1 区），两个胶原Ⅳ分子的终端球形非胶原区头对头地相互交联形成六聚体结构。原来已知抗 GBM 抗体的靶抗原为胶原Ⅳα3 链的 NC1 区，即 α3（Ⅳ）NC1，它有两个抗原决定簇，被称为 E_A 及 E_B；而近年来学者发现胶原Ⅳα5 链的 NC1 区，即 α5（Ⅳ）NC1，也是抗 GBM 抗体的靶抗原，同样可以引起抗 GBM 病。

在正常的六聚体结构中，两个头对头交联的 α3（Ⅳ）NC1 形成双聚体，抗原决定簇隐藏于其中，不暴露，故不会诱发抗 GBM 抗体。在某些外界因素作用下（如震波碎石，呼吸道吸入烃、有机溶剂或香烟），此双聚体被解离成单体，隐藏的抗原决定簇暴露，即可诱发自身免疫形成抗 GBM 抗体。

（2）抗体滴度与抗体亲和力：抗 GBM 抗体主要为 IgG1 亚型（91%），其次是 IgG4 亚型（73%），IgG4 亚型并不能从经典或旁路途径激活补体，因此在该病中的致病效应尚不明确。北京大学第一医院所进行的研究已显示，抗 GBM 抗体亲和力和滴度与病情及预后密切相关。2005 年，他们报道抗 GBM 抗体亲和力与肾小球新月体数量相关，抗体亲和力越高，含新月体的肾小球就越多，肾损害越重。2009 年，他们又报道，循环中抗 E_A 和/或 E_B 抗体滴度与疾病的严重程度和疾病的最终结局相关，抗体滴度高，诊断时的血清肌酐水平及少尿发生率高，最终进入终末肾衰竭或死亡者多。此外，北京大学第一医院还在少数正常人的血清中检测出 GBM 抗体，但此天然抗体的亲和力和滴度均低，且主要为 IgG2 亚型及 IgG4 亚型，这种天然抗体与致病抗体之间的关系值得深入研究。

（3）细胞免疫：动物实验模型研究已显示，在缺乏抗 GBM 抗体的条件下，将致敏的 T 细胞注射到小鼠或大鼠体内，小鼠或大鼠均会出现无免疫球蛋白沉积的新月体肾炎。α3（Ⅳ）NC1 中的多肽序列——pCol（28－40）多肽或与 pCol（28－40）多肽序列类似的细菌多肽片段均能使 T 细胞致敏。

动物实验还显示，$CD4^+$ T 细胞，特别是 Th1 和 Th17 细胞，是致新月体肾炎的重要反应细胞；近年来，$CD8^+$ T 细胞也被证实为另一种重要反应细胞。给 WKY 大鼠腹腔注射抗 CD8 单克隆抗体能有效地预防和治疗抗 GBM 病，减少肾小球内抗 GBM 抗体沉积及新月体形成。对抗 GBM 病患者的研究还显示，$CD4^+$ 和 $CD25^+$ 调节 T 细胞能在疾病头 3 个月内出现，从而抑制 $CD4^+$ T 细胞及 $CD8^+$ T 细胞的致病效应。

（4）遗传因素：对抗 GBM 病遗传背景的研究已显示，该病与主要组织相容性复合物（MHC）Ⅱ类分子基因具有很强的正性或负性联系。1997 年，Fisher 等在西方人群中已发现 *HLA-DRB1* 15* 及 *HLA-DRB1* 04* 基因与抗 GBM 病的易感性密切相关，近年来，关于日本及中国人群的研究也获得了同样结论。而 *HLA-DRB1* 0701* 及 *HLA-DRB1* 0101* 却与抗 GBM 病易感性呈负性相关。

2.抗中性粒细胞胞质抗体相关性新月体肾炎

(1)抗体作用:近年来学者对 ANCA 的产生及其致病机制了解得较清楚。感染释放的肿瘤坏死因子 α(TNF-α)及白细胞介素 1(IL-1)等前炎症细胞因子,能激发中性粒细胞,使其胞质内的髓过氧化物酶(MPO)及蛋白酶 3(PR3)转移至胞膜,刺激 ANCA 产生。ANCA 的$(Fab)_2$段与细胞膜表面表达的上述靶抗原结合,而 Fc 段又与其他中性粒细胞表面的 Fc 受体结合,致使中性粒细胞激活。激活的中性粒细胞能高表达黏附分子,促其黏附于血管内皮细胞,还能释放活性氧及蛋白酶(包括 PR3),损伤内皮细胞,导致血管炎发生。

(2)补体作用:补体系统在该病中的作用近来才被阐明。现已知中性粒细胞活化过程中释放的某些物质能促进旁路途径的 C3 转化酶 C3bBb 形成,从而激活补体系统,形成膜攻击复合体 C5b-9,杀伤血管内皮细胞;而且,补体活化产物 C3a 和 C5a 还能趋化更多的中性粒细胞聚集到炎症局部,进一步扩大炎症效应。

(3)遗传因素:对 ANCA 相关小血管炎候选基因的研究很多。对 MHCⅡ类分子基因的研究显示,*HLA-DPBA* 0401* 与肉芽肿性多血管炎(原称韦格纳肉芽肿)的易感性强相关,而 *HLA-DR4* 及*HLA-DR6* 与各种 ANCA 相关小血管炎的易感性均相关。

此外,学者还发现不少基因与 ANCA 相关小血管炎的易感性相关,这些基因编码的蛋白能参与免疫及炎症反应,如 CTLA4(其编码蛋白能抑制 T 细胞功能),*PTPN22*(其编码蛋白具有活化B 细胞功能),*IL-2RA*(此基因编码高亲和力的白细胞介素-2 受体),*AAT Z* 等位基因(α-抗胰蛋白酶能抑制 PR3 活性,减轻 PR3 所致内皮损伤。编码 α-抗胰蛋白酶的基因具有高度多态性,其中 *AAT Z* 等位基因编码的 α-抗胰蛋白酶活性低,抑制 PR3 能力弱)。

总之,对 RPGN 发病机制的研究(尤其是免疫反应及遗传基因方面的研究)的进展很快,应该密切关注。

三、急进性肾炎的治疗

(一)治疗现状

随着发病机制研究的深入和治疗手段的进步,RPGN 的短期预后较以往已有明显改善。Ⅰ型RPGN 患者的 1 年存活率已达 70%～80%,肾脏 1 年存活率达 25%,而出现严重肾功能损害的Ⅲ型 RPGN 患者 1 年缓解率可达 57%,44%的已进行透析治疗的患者可脱离透析。但要获得长期预后的改善,还需要进行更多研究。

由于该病是免疫介导性炎症疾病,所以主要治疗仍是免疫抑制治疗。临床治疗分为诱导缓解治疗和维持缓解治疗两个阶段,前者又包括强化治疗(如血浆置换治疗、免疫吸附治疗及甲泼尼龙冲击治疗)及基础治疗(用糖皮质激素、环磷酰胺或其他免疫抑制剂治疗)。

(二)各型急进性肾炎的治疗方案

1.抗肾小球基底膜型(Ⅰ型)急进性肾炎

该病相对少见,且发病急、病情重、进展快,因此很难进行前瞻性随机对照临床试验。目前的治疗方案主要来自小样本的治疗经验总结。此病的主要治疗方案为血浆置换(或免疫吸附)、用糖皮质激素(包括大剂量甲泼尼龙冲击及泼尼松口服治疗)及免疫抑制剂(首选环磷酰胺)治疗,以迅速清除体内致病抗体和炎性介质,并阻止致病抗体再合成。

2012 年 KDIGO 制订的《肾小球疾病临床实践指南》对于抗 GBM 型 RPGN 推荐的治疗意见及建议如下。

推荐：除就诊时已依赖透析及肾活检显示100%新月体的患者外，所有抗GBM型RPGN患者均应接受血浆置换、环磷酰胺和糖皮质激素治疗（证据强度1B）。临床资料显示，就诊时已依赖透析及肾活检显示85%～100%肾小球新月体的患者上述治疗已不可能恢复肾功能，而往往需要长期维持性肾脏替代治疗。

建议：该病一旦确诊就应立即开始治疗。甚至高度怀疑该病在等待确诊期间，即应开始大剂量糖皮质激素及血浆置换治疗（无证据等级）。

推荐：抗GBM新月体肾炎不用免疫抑制剂做维持治疗（1C）。

药物及血浆置换的具体应用方案如下。

应用糖皮质激素。第0～2周：甲泼尼龙500～1 000 mg/d，连续3 d静脉滴注，此后口服泼尼松，1 mg/(kg·d)，最大剂量为80 mg/d(国内最大剂量常为60 mg/d)。第2～4周：0.6 mg/(kg·d)；第4～8周：0.4 mg/(kg·d)；第8～10周：30 mg/d；第10～11周：25 mg/d；第11～12周：20 mg/d；第12～13周：17.5 mg/d；第13～14周：15 mg/d；第14～15周：12.5 mg/d；第15～16周：10 mg/d；第16周：标准体重＜70 kg者的剂量为7.5 mg/d，标准体重≥70 kg者的剂量为10 mg/d，服用6个月后停药。

环磷酰胺：2 mg/(kg·d)，口服，3个月。

血浆置换：每天用5%的人血白蛋白置换4 L血浆，共14 d，或直至抗GBM抗体转阴。对有肺出血或近期进行手术（包括肾活检）的患者，可在置换结束时给予150～300 mL新鲜冰冻血浆。学者认为，可根据病情调整血浆置换量（如每次2 L）、置换频度（如隔天1次）及置换液（如用较多的新鲜冰冻血浆）。有条件时，还可以应用免疫吸附治疗。此外，国内不少单位应用双重血浆置换，它也能有效清除抗GBM抗体，在血清蛋白及新鲜冰冻血浆缺乏时也可考虑应用。队列对照研究表明，用血浆置换联合激素及免疫抑制剂治疗能提高患者的存活率。

英国（71例，2001年报道）和中国（176例，2011年报道）两个较大样本的回顾性研究显示，早期确诊、早期治疗是提高疗效的关键。影响预后的因素有抗GBM抗体水平、血肌酐水平及是否出现少尿或无尿等。

2.寡免疫复合物型（Ⅲ型）急进性肾炎

10余年来，许多前瞻性多中心的随机对照临床研究已对该病的治疗积累了宝贵经验。该病的治疗分为诱导缓解治疗和维持缓解治疗两个阶段。2012年KDIGO制定的《肾小球疾病临床实践指南》对于ANCA相关性RPGN治疗的推荐意见及建议如下。

(1)诱导期治疗。推荐：①用环磷酰胺及糖皮质激素做初始治疗（证据强度1A）。②对禁用环磷酰胺的患者，可改为利妥昔单抗及糖皮质激素治疗（证据强度1B）。③对已进行透析或血肌酐水平上升迅速的患者，需同时进行血浆置换治疗（证据强度1C）。建议：①对出现弥漫肺泡出血的患者，宜同时进行血浆置换治疗（证据强度2C）。②ANCA小血管炎与抗GBM肾小球肾炎并存时，宜同时进行血浆置换治疗（证据强度2D）。

药物及血浆置换的具体应用方案如下。

环磷酰胺：①静脉滴注方案为0.75 g/m^2，每3～4周静脉滴注1次；对年龄＞60岁或肾小球滤过率＜20 mL/(min·1.73 m^2)的患者，减量为0.5 g/m^2。②口服方案为1.5～2 mg/(kg·d)，对年龄＞60岁或肾小球滤过率＜20 mL/(min·1.73 m^2)的患者，应减少剂量。应用环磷酰胺治疗时，均需维持外周血白细胞计数＞3×10^9/L。

糖皮质激素：甲泼尼龙500 mg/d，连续3 d静脉滴注；泼尼松1 mg/(kg·d)，口服，最大剂量为 60 mg/d，连续服用 4 周。3～4 个月逐渐减量。

血浆置换：每次置换血浆量为 60 mL/kg，两周内置换 7 次；如有弥漫性肺出血，则每天置换 1 次，出血停止后改为隔天置换 1 次，总共 7～10 次；如果合并抗 GBM 抗体，则每天置换 1 次，共 14 次或至抗 GBM 抗体转阴。

已有几个随机对照临床试验比较了利妥昔单抗与环磷酰胺治疗 ANCA 相关小血管炎的疗效及不良反应，两药均与糖皮质激素联合应用，结果相似，而利妥昔单抗昂贵。

当患者不能耐受环磷酰胺时，吗替麦考酚酯是一种备选的药物。小样本前瞻队列研究（17 例）和随机对照研究（35 例）显示，吗替麦考酚酯在诱导 ANCA 相关小血管炎缓解方面的疗效与环磷酰胺的疗效相近。

（2）维持期治疗：对诱导治疗后病情已缓解的患者，推荐进行维持治疗，建议至少治疗 18 个月；对于已经依赖透析的患者或无肾外疾病表现的患者，不做维持治疗。

维持治疗的药物如下：①推荐用硫唑嘌呤，1～2 mg/(kg·d)，口服（证据强度 1B）；②对硫唑嘌呤过敏或不耐受的患者，建议改用吗替麦考酚酯，口服，剂量为 1 g，每天 2 次（证据强度 2C）（国内常用剂量为 0.5 g，每天 2 次）；③对前两种药均不耐受且肾小球滤过率≥60 mL/(min·1.73 m^2)的患者，建议用甲氨蝶呤治疗，口服剂量为每周 0.3 mg/kg，最大剂量为每周 25 mg（证据强度 1C）。④对有上呼吸道疾病的患者，建议辅以复方甲硝唑口服治疗（证据强度 2B）。⑤不推荐用依那西普（为肿瘤坏死因子 α 拮抗剂）做辅助治疗（证据强度 1A）。

除上述指南推荐及建议的药物外，临床上还有用他克莫司或来氟米特进行维持治疗的报道。

ANCA 小血管炎有较高的复发率，有报道其 1 年复发率为 34%，5 年复发率为 70%。维持期治疗是为了减少疾病的复发，但是目前的维持治疗方案是否确能达到上述目的仍缺乏充足证据，而且长期维持性治疗是否会潜在地增加肿瘤及感染的风险也需要关注。已经启动的为期 4 年的 REMAIN 研究有可能为此提供新的循证证据。

3.免疫复合物型（Ⅱ型）急进性肾炎

对Ⅱ型 RPGN（如 IgA 肾病新月体肾炎）可参照Ⅲ型 RPGN 的治疗方案进行治疗，即用甲泼尼龙冲击做强化治疗，并以口服泼尼松及环磷酰胺做基础治疗。对环磷酰胺不耐受者，也可以考虑换用其他免疫抑制剂。

总之，在治疗 RPGN 时，一定要根据疾病的类型及患者的具体情况（年龄、体表面积、有无相对禁忌证等）来个体化地制订治疗方案，而且在实施治疗过程中还要根据情况实时调整方案。另外，一定要熟悉并密切监测各种药物及治疗措施的不良反应，尤其要警惕各种病原体导致的严重感染，避免“过度治疗”。最后，对已发生急性肾衰竭的患者，要及时进行血液净化治疗，以维持机体内环境平衡，赢得治疗时间。

（赵　佳）

第六节　慢性肾小球肾炎

慢性肾小球肾炎简称慢性肾炎（CGN），是指以尿蛋白、血尿、高血压、水肿为基本临床特点的一组肾小球疾病。起病方式不同，病理类型及病程不一，临床表现多样化。大部分患者的病情隐匿、迁延，病变缓慢进展，可有不同程度的肾功能损害，最终将发展为慢性肾衰竭。部分患者的病变可呈急性加重和进展。由于本组疾病的病理类型及病期不同，主要临床表现各不相同，疾病表现呈多样化，治疗较困难，预后也相对较差。

一、病因病机与临床表现

（一）病因病机

1.发病原因

慢性肾炎是一组多病因的慢性肾小球病变为主的肾小球疾病，大多数患者的病因不十分明确。但临床免疫疾病理和实验室的资料说明，慢性肾炎的发病原因与免疫机制关系密切，与链球菌感染无明确关系，15%～20%是从急性肾小球肾炎转变而来，大部分慢性肾炎患者无急性肾炎病史，可能是由各种细菌、病毒、原虫、感染等因素诱导自身抗原耐受的丧失，炎症介质因子及非免疫机制等引起该病，而并非直接的免疫反应病因。感染因素以及其后的刺激导致免疫复合物在肾小球内沉积，提示体液免疫反应是慢性肾小球肾炎损伤的主要原因。在肾小球内及肾小球外引起针对靶抗原的、有细胞参与的免疫反应，单核巨噬细胞在诱发疾病中具有重要作用。

2.病理机制

（1）免疫机制的反应：主要发生在肾小球内，有较多的组织损伤介质被激活，有生长因子及补体产生趋化因子，引起白细胞募集。C_{5b-9}攻击肾小球细胞，纤维素沉积，甚至形成新月体。炎症介质的刺激使肾炎进入慢性期，随着许多氧化物及蛋白酶的产生，发生细胞增殖，表型转化，细胞外基质积聚，引起肾小球硬化和永久性肾功能损害。

（2）非免疫机制的参与：主要参与肾小球肾炎的慢性进展，如有效过滤面积减少，残余肾小球滤过率升高，肾缺血，各种因子细胞释放以及肾小管中蛋白质成分增多造成的毒性作用，均可加重肾小球硬化和慢性肾间质纤维化。

（3）慢性肾炎的病理特点：是由两侧肾脏弥漫性肾小球病变和多种病理类型引起的。因长期的反复发作，呈慢性肾炎过程，肾小球毛细血管逐渐破坏，纤维组织增生，肾小球纤维化，淋巴细胞浸润，玻璃样变，随之可导致肾小管肾间质继发性病变。后期肾皮质变薄，肾脏体积缩小，形成终末期固缩肾。在肾硬化的肾小球间有时可见肥大的肾小球。病理类型有系膜增生性肾炎、膜性肾病、系膜毛细血管性肾炎、局灶性节段性肾小球硬化、增生硬化型肾小球肾炎。

（二）临床表现

慢性肾炎可发生于任何年龄和性别。多数患者起病缓慢、隐匿。临床以蛋白尿、血尿、高血压、水肿为基本特征，常有不同程度的肾功能损害。由于各种因素影响，病情时轻时重，反复发作，逐渐地发展为慢性肾衰竭。

发病初期、早期，患者可表现乏力、劳倦、腰部隐痛、刺痛或困重、食欲减退，水肿可有可无，有水肿也不严重，部分患者可无明显的临床症状。蛋白尿持续存在，通常在非肾病综合征范围，有不同程度的肾小球源性血尿及管型，多呈镜下血尿，肉眼血尿少见。血压可正常或轻度升高。肾功能正常或轻度损伤，肌酐清除率下降，或有轻度氮质血症表现，可持续数年或数十年。肾功能逐渐恶化并出现相应的临床表现，如贫血、血压升高、酸中毒，最终进展为尿毒症。

有部分慢性肾炎患者可以高血压为突出或首先发现，特别是舒张压持续性以中等以上的程度上升，可有眼底出血、渗血，甚则视盘水肿。如果未控制血压，肾功能恶化较快。未经治疗，多数患者的肾功能呈慢性渐进性损害，预后较差。当患者有感染、过度疲劳、精神压力过大或使用肾毒性药物等因素，常可使病情呈急性发作或急骤恶化，经及时治疗或驱除病因后病情可有一定程度的缓解，但也可能因此而进入不可逆的肾衰竭阶段。肾功能损害的程度和发展快慢主要与病理类型相关，同时也与合理治疗和认真的调护等因素关系密切。

二、分类与辅助检查

（一）分类

慢性肾炎的临床表现多样，个体差异较大，中青年发病率高，易误诊。有蛋白尿（一般尿蛋白水平为1～3 g/24 h）、血尿、管型尿、水肿及高血压，病史1年以上，无论有无肾损害，均应考虑此病。在排除继发性肾小球肾炎及遗传性肾小球肾病后，临床上可诊断为慢性肾炎。根据临床表现，可把慢性肾炎分为以下5型。

1.普通型

该类型较为常见，病程迁延，病情相对稳定，多表现为轻度至中度水肿，高血压和肾功能损害。尿蛋白定性＋～＋＋＋，镜下呈肾小球源性血尿和管型尿等。病理改变以IgA肾病、非IgA系膜增生性肾炎（即局灶系膜增生性）较常见，也可见于局灶性节段性肾小球硬化早期和膜增生性肾炎等。

2.肾病性大量蛋白尿型

除具有普通型的表现外，部分患者可表现肾病性大量蛋白尿，病理分型以微小病变型肾病、膜增生性肾炎、局灶性肾小球硬化等多见。

3.高血压型

除上述表现外，以持续性中度血压升高为主，特别是舒张压持续升高，常伴有眼底视网膜动脉细窄、迂曲和动静脉交叉压迫现象，少数可有絮状物或出血。病理常以局灶节段性肾小球硬化和弥漫性增生为多见，或晚期多有肾小球硬化表现。

4.混合型

混合型临床上既有肾病型表现，同时又有高血压型表现，多伴有不同程度的肾功能减退征象。病理改变可为局灶性节段性肾小球硬化和晚期弥漫性增生性肾小球肾炎等。

5.急性发作型

在病情相对稳定或持续进展过程中，由于各种微生物感染、过度疲劳或精神打击等因素，较短的潜伏期（一般2～7 d）后，而出现类似急性肾炎的临床表现，经治疗和休息等调治后，可恢复原先水平，或病情恶化，逐渐发展至尿毒症，或反复多次发作后，肾功能急剧减退而出现尿毒症的一系列临床表现。病理改变为弥漫性增生，在肾小球硬化基础上出现新月体和/或明显间质性肾炎。

（二）辅助检查

1.尿液检查

尿异常是慢性肾炎的基本特点和标志，蛋白尿是诊断慢性肾炎的主要依据。尿蛋白水平一般为1～3 g/24 h。尿沉渣可见颗粒管型和透明管型，多数可有肾小球源性镜下血尿，少数患者可有间发性肉眼血尿。

2.肾功能检查

多数慢性肾炎患者可有不同程度的肾小球滤过率（GFR）下降，早期表现为肌酐清除率下降，其后血肌酐、尿素氮水平升高，可伴不同程度的肾小管功能减退，如近端肾小管尿浓缩功能减退和/或近端小管重吸收功能下降。

3.影像学检查

B超检查早期可显示肾实质回声粗乱，晚期可有肾体积缩小等改变。

4.病理检查

肾活检有助于明确诊断，如无特殊禁忌证，医院有条件，应对所有慢性肾炎患者进行肾活检。肾活检有助于慢性肾炎与继发性肾小球疾病的鉴别诊断。另外，可以明确肾小球病变的组织学类型和病理损害程度及活动性，从而指导合理的治疗，延缓慢性肾损害的进展。

三、鉴别诊断与诊断标准

(一)鉴别诊断

1.继发性肾小球疾病

该类疾病如狼疮性肾炎、过敏性紫癜性肾炎、乙型肝炎相关性肾损害。可依据相应的系统表现及特异性实验室检查来鉴别。

2.遗传性肾病

Alport综合征常起病于青少年、儿童。多在10岁之前起病，患者有眼(圆锥形或球形晶状体)、耳(神经性耳聋)、肾形态异常，并有阳性家族史(多为性连锁显性遗传、常染色体显性遗传及常染色体隐性遗传)。

3.其他原发性肾小球疾病

(1)隐匿性肾小球肾炎：主要表现为无症状性血尿和/或蛋白尿，无水肿，高血压和肾功能减退。

(2)感染后急性肾炎：有前驱感染，需鉴别以急性发作起病的慢性肾炎与此病，二者的潜伏期不同，血清C3水平的动态变化有助于鉴别。另外，疾病的转归不同，慢性肾炎无自愈倾向，呈慢性进展，可资鉴别。

4.原发性高血压肾损害

先有较长期的高血压，然后出现肾损害，临床上近端肾小管功能损伤较肾小球功能损伤早，尿改变轻微，仅有少量蛋白尿，常有高血压的其他靶器官并发症。

(二)诊断标准

参照中华内科杂志编委会肾病专业组1992年安徽太平会议拟定的标准。

(1)起病缓慢，病情迁延，临床表现可轻可重，或时轻时重，随着病情发展，可有肾功能减退、贫血、电解质紊乱等情况。

(2)可有水肿、高血压、蛋白尿、血尿及管型尿等表现中的一种或数种。临床表现多种多样，有时伴有肾病综合征或重度高血压。

(3)病程中可有急性发作，常由呼吸道及其他感染诱发，发作时有时类似急性肾炎之表现。有些病例可自动缓解，有些病例的病情加重。

四、治疗

早期应该针对慢性肾小球肾炎的病理类型给予治疗，抑制免疫介导的炎症，抑制细胞增生，减轻肾脏硬化；并应以防止或延缓肾功能进行性损害及恶化、改善临床症状及防治合并症为主要目的。强调综合整体调治，可采取下列综合措施。

(一)一般治疗

1.动静结合,以静和休息为主

避免劳累及精神压力过大。因前面所列因素可加重肾功能负荷及加重高血压、水肿和使尿检异常,这在治疗恢复过程中非常重要。

2.饮食调节

(1)蛋白质的摄入:慢性肾炎患者应根据肾功能减退程度决定蛋白质的摄入量。轻度肾功能减退者的蛋白质摄入量应为0.6 g/(kg·d),以优质蛋白为主,适当辅以α-酮酸或必需氨基酸,可适当增加碳水化合物的摄入量,以满足机体的能量需要,防止负氮平衡。如患者的肾功能正常,可适当增加蛋白质的摄入量,一般不超过1.0 g/(kg·d),以免加重肾小球高滤过等所致的肾小球硬化。慢性肾炎、肾功能损害患者,如长期限制蛋白质的摄入量,势必导致必需氨基酸缺乏。因此,补充α-酮酸是必要的。α-酮酸含有多种必需氨基酸,摄入后经过转氨基作用形成相应的氨基酸,可使机体既获取必需氨基酸,又减少了不必要的氨基,还提供了一定量的钙。对肾性高磷酸盐血症和继发性甲状旁腺功能亢进起到良好的作用。

(2)盐的摄入:有高血压和水肿的慢性肾炎,盐的摄入量一般控制在3 g/d以下。

(3)脂肪的摄入:高脂血症是促进肾脏病变加重的独立的危险因素,尤其是有大量蛋白尿的慢性肾炎患者脂质代谢紊乱而出现的高脂血症。应限制脂肪的摄入量,限制含有大量饱和酸和脂肪酸的动物脂肪更为重要。

(二)药物治疗

1.积极控制高血压

高血压是加速肾小球硬化、促进肾功能恶化的重要危险因素,为此积极控制高血压是十分重要的环节。控制高血压可防止肾功能减退,或使已经受损的肾功能有所改善,并可防止心血管的合并症,改善近期预后,具体治疗原则如下。

(1)力争达到目标值,如尿蛋白<1 g/d的患者,要把血压控制在17.3/10.7 kPa(130/80 mmHg)左右;尿蛋白≥1.0 g/d的患者的血压应控制在16.7/10.0 kPa(125/75 mmHg)以下水平。

(2)降压速度不能过快,使血压平稳下降。

(3)先以一种药物(小剂量)开始,必要时联合用药,直至血压控制满意。

(4)优选具有肾保护作用、能减缓肾功能恶化的降压药物。

(5)降压药物的选择:首选血管紧张素转换酶抑制剂(ACEI)、血管紧张素Ⅱ受体拮抗剂(ARB),其次是长效钙通道阻滞剂(CCB)、β受体阻滞剂、血管扩张剂、利尿剂等。由于ACEI与ARB除具有降压作用外,还有减少尿蛋白和延缓肾功能恶化、保护肾的功能,应优先选用。

在肾功能不全患者应用ACEI或ARB时,应注意防止高血钾和血肌酐水平升高。但血肌酐水平>264 μmol/L时,务必在严密检测下谨慎应用,尤其注意监测肾功能和血钾。

2.严密控制蛋白尿

蛋白尿是慢性肾损害进程中的独立危险因素,是肾功能渐进性恶化的不利条件,控制蛋白尿可延缓疾病的进展。尿蛋白导致肾损害的机制有以下几点。

(1)导致肾小管上皮细胞重吸收蛋白过多而致细胞溶酶体破裂,释放溶酶体酶和补体引起组织损伤。

(2)肾小管上皮细胞摄取过多的清蛋白和脂肪酸,导致脂质合成和释放,引起细胞浸润,并释放组织因子造成组织损伤。

(3)肾小管本身产生的 Tamm-Horsfall 蛋白与滤液中蛋白相互作用,阻塞肾小管。

(4)尿中补体成分增加,特别是 C_{5b-9} 膜攻击复合物激活近曲小管上皮的补体替代途径。

(5)肾小管蛋白质产氨增多,活化的氨基化 C3 相应地产生。

(6)尿中转铁蛋白释放铁离子,产生游离-OH 损伤肾小管。

以上因素导致小管分泌内皮素,引起间质缺氧,产生致纤维因子。

控制蛋白尿药物的选择:ACEI 与 ARB 具有降低尿蛋白水平的作用,这种减少尿蛋白的作用并不依赖其降压的作用。因此,对于非肾病综合征范围内的蛋白尿可使用 ACEI 和/或 ARB 治疗。因用这类药物减少蛋白尿与剂量相关,所以其用药剂量,常需要高于降压所需剂量,但应预防低血压发生。例如,依那普利 20～30 mg/d 和/或氯沙坦 100～150 mg/d,才可发挥较好的降低尿蛋白水平和肾脏保护作用。

3.糖皮质激素和细胞毒类药物的应用

由于慢性肾炎是多种因素引起的综合征表现,其病因、病理类型、病情变化、临床表现、肾功能损害程度等差异很大,故是否应用皮质激素、细胞毒类药物,应根据临床表现和病理类型不同,综合分析,确定是否应用。

(1)对有大量蛋白尿伴或不伴肾功能轻度损害者,可考虑应用糖皮质激素,一般应用泼尼松 1 mg/(kg・d),治疗过程中严密观察血压和肾功能,一旦有肾功能损害,应酌情撤减。

(2)对肾功能进行性减退者,不宜继续使用常规的口服糖皮质激素治疗。

(3)根据病理检查结果,如以活动性病变为主,细胞增生,炎症细胞浸润,伴有大量蛋白尿,则应用激素及细胞毒类积极治疗。泼尼松 1 mg(/kg・d),环磷酰胺 2 mg(/kg・d)。若病理检查结果为以慢性病变为主(肾小管萎缩,间质纤维化),则不考虑用皮质激素等免疫抑制剂治疗。如果病理检查结果表现为活动性病变和慢性病变并存,肾功能已有轻度损害(Scr＜256 μmol/L),伴有大量蛋白尿,也可考虑用皮质激素与细胞毒类药物的治疗(剂量同上),并可加用雷公藤总苷 60 mg/d,分 3 次服用。需密切观察肾功能的变化。

4.用抗凝药和血小板解聚药治疗

抗凝药和血小板解聚药有一定的稳定肾功能、减轻肾病理损伤、延缓肾病进展的作用。即使无高凝状态和各种病理类型表现,也可常规较长时间配合激素及细胞毒性药物使用,或单独应用此类药物。常用药物如下。

(1)低分子肝素:该药的抗凝活性在于与抗凝血酶Ⅲ的结合后肝素链上的五聚糖抑制剂凝血酶和凝血因子Ⅹa,结果抗栓效果优于抗凝作用,生物利用度高,出血倾向少,半衰期比普通肝素长,常用剂量为 5 000 U/d,腹壁皮下注射或静脉滴注,一般 7～10 d 为 1 个疗程。根据临床表现和检验凝血系列,无出血倾向,可连续应用 2～3 个疗程。

(2)双嘧达莫:此为血小板解聚药,用量为 200～300 mg/d,分 3 次口服,每月为 1 个疗程,可连续服用 3～6 个月。

(3)阿司匹林:50～150 mg/d,每天 1 次,无出血倾向者可连续服用 6 个月以上。

(4)盐酸噻氯匹定 250～500 mg/d。西洛他唑 50～200 mg/d。

(5)华法林:4～20 mg/d,分 2 次服用,根据凝血酶原时间,以 1 mg 为阶梯调整剂量。使用华法林期间应定期检验凝血酶原时间(至少 4 周 1 次),防止出血,应严密观察。

对于以上抗凝、溶栓、解聚血小板、扩张血管的中药、西药制剂,在应用时可选择 1～4 种。应注意有出血倾向者或有过敏等不良反应者忌用或慎用这些药物,并要随时观察凝血酶时间。

5.降脂药物治疗

肾病并发脂质代谢紊乱,可加重肾功能的损害,并引起细胞凋亡,导致组织损伤。因此,当肾病并发脂质异常时,特别是低密度脂蛋白异常,应引起重视进而调节。他汀类药物不仅可以降血脂,更重要的是可以抑制炎症细胞与肾固有细胞合成炎症因子,抑制单核细胞趋化蛋白和黏附分子的产生,减轻肾组织的损伤和纤维化。

6.避免加重肾损害的因素

在慢性肾炎的治疗恢复过程中,应积极预防感染、低血容量、腹水、水电解质和酸碱平衡紊乱。避免过度劳累、妊娠和应用肾毒性药物,解除心理压力,如血尿酸水平升高,应积极治疗。

(彭红英)

第七节　隐匿性肾小球肾炎

隐匿性肾小球肾炎简称“隐匿性肾炎”,一般指在体检或偶然情况下,尿常规检查发现尿异常。其特点是平常没什么症状,不易被发现;患者无水肿、高血压、肾功损害等症状,而仅表现为无症状性蛋白尿或无症状性肾小球性血尿,或二者均有,但以一种表现更为突出。

一、病因病机与临床表现

(一)病因病机

该病有不同病因和不同的发病机制,由多种病理类型的原发性肾小球疾病所致,可能为链球菌、其他球菌、某些杆菌或病毒所引起的免疫反应而致肾脏损害。其病理改变多较轻微,有轻微性的肾小球病变、轻度系膜增生性肾小球肾炎及局灶性节段性肾小球肾炎等病理类型。根据免疫疾病理表现,又可将系膜增生性肾小球肾炎分为 IgA 肾病和非 IgA 系膜增生性肾小球肾炎。

(二)临床表现

1.无症状性血尿

此型无症状性血尿以持续性肾小球源性镜下血尿和/或反复发作的肉眼血尿为共同临床表现。发病者多为青少年,无临床症状和体征。多在尿检验时发现镜下肾小球源性血尿,呈持续性和反复发作性。部分患者在剧烈活动、感染发热的情况下,可出现一过性肉眼血尿,并于短时间内迅速消失。根据临床表现也通常称为“单纯性血尿症”或“无症状血尿症”,也有称为“隐匿性肾炎血尿症”。

患者临床无水肿、高血压、蛋白尿及肾功能损害表现,血常规、血沉、凝血机制等无异常,尿细菌培养为阴性。部分 IgA 肾病患者的血清 IgA 水平可升高,其他免疫球蛋白正常;影像学检查,肾、肾盂、输尿管、膀胱下尿路等均正常。

实验室检查:离心尿经高倍镜检查,不少于 3 个红细胞为镜下血尿。100 mL 尿液中有 0.5 mL 血或红细胞多于 $5\times10^9/L$ 称为肉眼血尿。在相差显微镜下观察,红细胞表现为多种形态的异常红细胞,对肾小球疾病有重要的诊断价值,变形红细胞的多样性与肾小球病变的严重性相关。镜检发现红细胞管型更能说明为肾小球源性血尿。

2.无症状性蛋白尿

无症状性蛋白尿多见于青年男性，主要表现为持续性蛋白尿，24 h 尿蛋白定量一般在2.0 g以下，以清蛋白为主，无水肿、高血压，且肾功能正常，血液生化及影像学检查均无异常表现，少数患者有轻度腰酸的表现。

无症状性蛋白尿有不同类型的肾小球轻微病理改变而致，如膜性肾病、系膜增生性肾炎、微小病变型肾病、局灶性节段性肾小球硬化、IgA 肾病早期。无症状性蛋白尿常可持续多年，一般预后相对良好。

实验室检查：多次检查尿蛋白呈持续性阳性，+～+++，24 h 尿蛋白定量常在 2.0 g 以下，多是中小分子蛋白尿，以清蛋白为主要成分，则为肾小球疾病所致蛋白尿。如果蛋白尿中有 IgG 成分，则为非选择性蛋白尿，其他生化检查及影像学检查均正常。

3.无症状性血尿和蛋白尿

持续性血尿和蛋白尿同时存在，24 h 蛋白尿定量一般为 1.0～2.0 g，血尿常是镜下肾小球源性血尿。这类患者的肾病可能是非静止的进展性肾小球疾病，通常较单纯性血尿和单纯性蛋白尿预后较重。在发病初期、中期，其他临床症状和影像学检查、生化检查与前两种类型相同。此类型容易被忽视、漏诊，发现后应引起重视，积极观察、治疗。

二、诊断、鉴别诊断与诊断标准

(一)诊断与鉴别诊断

因隐匿性肾小球肾炎的临床症状和体征表现均不明显，常被漏诊和误诊。当发现患者有单纯性蛋白尿和单纯性血尿或二者同时存在时，应排除其他类型的原发性和继发性肾病和其他原因引起的血尿、蛋白尿，或者尽量做病理检查以明确诊断。仍有少数单纯血尿患者的肾组织正常，难以得出正确结论。

1.无症状性血尿的诊断和鉴别诊断

(1)诊断：血尿需持续多次尿沉渣镜检确诊。隐血定性检查只能作为初步筛查，因单纯性隐血阳性者在饮食、药物等因素影响下也可出现阳性(如过多食用猪肝、菠菜、铁制剂)。

无症状血尿多见于青少年，多见于男性，大多在体检时或偶然间发现。临床常无其他表现，而表现为单纯性血尿，以持续性镜下血尿为主，无管型，偶见反复肉眼血尿。

(2)鉴别诊断：鉴别诊断肾小球源性和非肾小球源性血尿。肾小球源性血尿表现为红细胞形态、容积、分布曲线异常，异常红细胞多数常呈棘形、肿胀型、皱缩型、破碎红细胞，占 60%以上。正常红细胞可占总数的 20%以上。如果是非肾小球源性血尿，红细胞呈正常形态而无变异的红细胞。

应辨别是原发性肾小球疾病血尿还是继发性肾小球疾病血尿。最常见的引起原发性肾小球单纯性血尿的疾病有 IgA 肾病，其次为非 IgA 肾小球疾病，如系膜增生性肾小球肾炎、局灶性节段硬化性肾小球肾炎，继发性的如过敏性紫癜性肾损、红斑狼疮肾损。

如非肾小球源性单纯性正常红细胞尿，应进一步诊断：青年剧烈运动后血尿为一过性，休息后消失；青年妇女服用含雌激素避孕药，可产生腰痛血尿综合征，停用药后血尿可消失。还应排除无症状性泌尿系统结石、肿瘤等泌尿外科疾病。

2.无症状性蛋白尿的诊断和鉴别诊断

无症状性蛋白尿多见于青年男性，呈持续性蛋白尿，通常 24 h 蛋白定量在 2.0 g 以下，以清蛋白为主，无水肿、高血压、肾功能损害等表现，血液生化检查无异常表现，一般可持续多年，预后相对良好。

病理变化可能是不同类型的肾小球疾病引起的，如膜性肾病、系膜增生性肾炎、微小病变性肾炎、IgA 肾病的早期、局灶性节段性肾小球硬化症。以上类型的肾小球疾病多表现为轻微病理改变。

如 24 h 尿蛋白增加至 3.5 g 以上，或出现血尿，应引起重视和积极治疗，有条件者进行肾病理检查。

单纯性血尿或蛋白尿有时在一定的诱因下（如过度疲劳、情绪激动、发热、受风寒、咽炎、扁桃体炎），经数小时或 2～3 d 可出现肉眼血尿或蛋白尿增多，经调治，一周内肉眼血尿可消失，尿蛋白量可下降，或到原来水平。

3.无症状性血尿和蛋白尿的诊断及鉴别诊断

无症状性血尿和蛋白尿可发生于多种原发性肾小球疾病，如肾小球轻微病变、轻度系膜增生性肾炎、局灶性节段性肾小球肾炎及 IgA 肾病，甚至某些膜性肾病早期。如果疾病缓慢进展而出现水肿、高血压及生化检查异常，则不可诊断为隐匿性肾小球肾炎。也有可能在患者就诊时，已是某些肾小球疾病的恢复期，有可能随着时间而自我缓解。

如果血尿和蛋白尿同时较长时间存在，需排除是否有大量血尿造成的假性蛋白尿，应排除泌尿系统肿瘤、无症状性结石、畸形肾血管等造成的局部出血。因大量红细胞伴血浆成分进入尿液，当泌尿道出血多于 2 mL 时，可出现尿蛋白阳性，为假性蛋白尿。另外，如泌尿道感染或有结核，炎症渗出导致血尿和蛋白尿，不过泌尿系统感染引发的血尿、蛋白尿常伴有白细胞，或细菌培养呈阳性，同时有尿道刺激症状，并不难鉴别，而且经抗菌治疗血尿和蛋白尿在短期内可消失。

（二）诊断标准

参照 1992 年 6 月原发性肾小球疾病分型与治疗及诊断标准专题洽谈会制定的标准。

（1）无急性、慢性肾炎或其他肾病病史，肾功能基本正常。

（2）无明显临床症状、体征，而表现为单纯性蛋白尿和/或肾小球源性血尿。

（3）可排除非肾小球血尿或功能性血尿。

（4）以轻度蛋白尿为主者，持续尿蛋白定量＜1.0 g/24 h（或 2.0 g/24 h），可称为单纯性蛋白尿。

（5）以持续性或间断性镜下血尿为主者无其他异常，以相差显微镜检查，尿细胞以异形为主，亦称为单纯性血尿，只有确定肾小球性蛋白尿和/或血尿，且患者无水肿、高血压及肾功能减退时才能考虑该病的诊断。必要时需肾活检确诊。

三、治疗

对隐匿性肾小球肾炎目前尚无有效的药物，但在患病过程中应注意监测随访，1 年以上无变化，可暂时不给予治疗，继续观察。如果尿液改变，尿蛋白渐增至 2.0 g 以上者，或红细胞持续高于 20 个/HP，可考虑进行治疗，方案如下。

（一）一般治疗

患者以调养为主，勿感冒、劳累，勿用肾毒性药物；如有扁桃体炎应早期摘除，如有鼻窦炎、牙周炎、牙髓炎等慢性感染灶时应彻底清除；起居、工作要规律；心情舒畅，防过度劳倦熬夜；忌辛辣刺激食物，戒烟酒等；免剧烈运动。

(二)药物治疗

如单纯性蛋白尿患者的尿蛋白<1.0 g/24 h或有轻度镜下红细胞尿,进行药物治疗。

1.综合用药治疗

可应用雷公藤总苷,每天60 mg,分3次口服;双嘧达莫150 mg/d,分3次口服;维生素C每次0.5 g,每天3次,口服;依那普利5～10 mg,每天2次,口服;百令胶囊4粒,每天3次,口服。联合应用上述药6个月,每月为1个疗程,如蛋白尿、血尿消失,再持续服用6个疗程以上,以巩固治疗,预防复发。

2.糖皮质激素治疗

泼尼松龙1 mg/(kg・d),以初始剂量治疗8周后,每2～3周撤减原用量的10%,减至最小有效剂量20 mg时,维持8～12周,然后渐以每周2.5 mg的剂量撤减至结束。

3.环磷酰胺治疗

与激素联合用可减少反复率,而对蛋白尿和血尿有疗效,剂量为100 mg/d或2 mg/(kg・d),分2～3次口服,或隔天静脉滴注200 mg,累计量达6～8 g,停药。应用时注意中毒性肝炎、出血性膀胱炎、性腺抑制等不良反应。

4.血管紧张素转换酶抑制剂和血管紧张素Ⅱ受体拮抗剂的应用

从小剂量开始,适应后,渐渐增加用量。应用依那普利、氯沙坦钾等。

隐匿性肾炎病理改变属于肾小球系膜轻中度弥漫性或局灶性增生病变,但总的来说经过调护,不论是持续性蛋白尿还是持续性血尿,病情都可在数年内处于稳定状态,且保持较好的肾功能。但也有少数患者在较长的病程中,因感染、过度劳倦、精神刺激、寒冷刺激等影响,突然病情加重,迁延不愈而进入肾功能不全期,水肿、高血压、大量蛋白尿或肉眼血尿等随之表现出来。其病理类型多见于肾小球基底膜、系膜增生或局灶性肾小球硬化,对此种情况应重视,进行积极治疗和调护。

目前,最新针对隐匿性肾炎的研究发现,并非过去大多数认为的"隐匿性肾炎不治疗也可以"。隐匿性肾炎已经有病理损伤,且肾脏开始纤维化,如隐匿肾炎得不到很好的控制和治疗,则在某些诱发因素的影响下,可发展为尿毒症,为此,应积极调治。

(董玉娟)

第八节 局灶节段性肾小球硬化

1957年,原发性局灶节段性肾小球硬化(focal segmental glomerulosclerosis,FSGS)由Rich首先描述。病理检查可见部分肾小球出现节段性瘢痕,临床上以大量蛋白尿及肾病综合征(NS)为突出表现。

FSGS在儿童和成人的原发性肾小球疾病中占7%～35%。近年来,FSGS的发病率有逐年升高的趋势。过去20年里,美国儿童和成人FSGS的发病率为原来的2～3倍,可能的原因是近年来医师除了重视经典型FSGS病理改变外,还注意到了许多FSGS的变异型,FSGS检出率提高了。此外,随着非洲裔美国人经济地位的提高,保健意识的增强,就诊人数明显增加,而非洲裔人群FSGS的发病率很高,从而导致美国FSGS发病率上升。中山大学附属一院的资料也显示,在我国南方地区，10 多年来，FSGS 的发病率也有逐步升高的趋势。另外，原发病为 FSGS、接受肾移植的终末肾病患者，移植肾时 FSGS 的发生率也较高。

与微小病变肾病相比，FSGS 患者临床上除表现大量蛋白尿及 NS 外，还常出现血尿、高血压及肾功能损害，对激素治疗常不敏感，常进行性发展至终末期肾病。

一、发病机制研究现状

FSGS 的发病机制目前还不完全清楚。FSGS 的肾小球节段性病变主要是细胞外基质蓄积构成的瘢痕。这种节段性硬化病变的产生，目前被认为与遗传因素、循环因子、病毒感染、足细胞损伤、血流动力学改变、细胞外基质合成与降解失衡、细胞因子介导免疫损伤、高脂血症和脂质过氧化以及细胞凋亡等密切相关。

(一)遗传因素

大量的资料显示 FSGS 的发病具有明显的种族差异和家族聚集性。美国的资料显示，黑种人肾病患者中 FSGS 的发病率是白种人的 2～3 倍(50%～60% *vs*. 20%～25%)。FSGS 是南非和非洲裔美国人 NS 最常见的病理类型，而在我国广东地区仅占成人 NS 的 7%左右。上述资料显示 FSGS 的发病具有明显的种族差异。

FSGS 的发病还与不同种族中人类白细胞抗原(HLA)等位基因出现的频率有关，已有报道，北美洲 FSGS 患者中 *HLA-DR4* 出现的频率显著增大，而有 *HLA-DR4* 表型的成年人发生 FSGS 的概率较高，提示具有该等位基因者较易发生 FSGS。西班牙裔儿童 FSGS 的发生与 *HLA-DR8* 相关，德国裔 FSGS 患儿 FSGS 的发生则与 *HLA-DR3* 和 *DR7* 相关。而吸食海洛因的 FSGS 患者 *HLA-B53* 出现的频率高。

FSGS 还呈现家族聚集性的特点，但 FSGS 的遗传特性尚不清楚，常染色体显性和隐性遗传都有报道。在一项对 18 个家族 45 个成员经肾活检证实为 FSGS 的病例研究中发现，FSGS 的家族遗传聚集性特征为常染色体显性遗传，伴随的 *HLA* 等位基因包括 *HLA-DR4*、*HLA-B12*、*HLA-DR8* 和 *HLA-DR5*。遗传性 FSGS 家族进行连锁分析发现，可疑基因定位在 *19q13* 上。

最近对家族性 FSGS 病例的研究发现，肾小球滤过屏障中足细胞蛋白具有突出的重要性。例如，*ACTN4* 基因(编码足细胞上 α-辅肌动蛋白 4，具有交联肌动蛋白微丝功能)变异可能引起家族性常染色体显性遗传 FSGS；*NPHS1* 基因(编码足细胞上 nephrin 蛋白)变异能导致芬兰型先天性 NS(呈常染色体隐性遗传疾病)；*NPHS2* 基因(编码足细胞上 podocin 蛋白)变异能导致家族性常染色体隐性遗传性 FSGS(患者在儿童期开始出现蛋白尿，而后很快进展至终末期肾病，肾移植后很少复发)。家族性 FSGS 的 *NPHS2* 变异常由该基因发生无意义密码子、错义、移码或终止密码早熟导致。另外，*NPHS2* 基因变异也能发生于散发 FSGS 病例。最近，还发现 *TRPC6* 基因(编码足细胞的一种钙离子内流通道)变异、*CD2AP* 基因(编码足细胞上 CD2 相关蛋白)变异或 *PLCE1* 基因(编码足细胞上磷脂酶 Cε)变异也与家族性 FSGS 发病相关。但是，大部分的研究资料显示，这些基因型变异与临床表现和免疫抑制治疗的反应性没有明显的关联性。

近期美国学者采用混合连锁不平衡全基因组扫描的方法，发现在美国黑种人中 *MYH9* 可能是主要的遗传易感基因。随后采用的小样本全基因组关联分析研究发现，22 号染色体包括 *APOL1* 和 *MYH9* 基因的一段 60kb 区域可能与 FSGS 的发病密切相关。有趣的是，*APOL1* 变异可以使非洲人免受引起昏睡病的锥虫(布氏锥虫罗得西亚亚种)感染，但是可导致美国黑种人易患 FSGS，进一步提示遗传因素在 FSGS 的发病过程中起着重要的作用。

(二)循环因子

对循环因子的重视和研究多来自肾移植的临床观察和治疗。Savin 等的研究发现,与正常对照者相比,33 名肾移植后再发 FSGS 患者的肾脏对清蛋白有更高的通透性。经血浆置换治疗后,其中 6 例患者的尿蛋白显著减少,因而推测 FSGS 患者体内可能存在某些因子导致 FSGS 发生。随后 Sharma 等从 FSGS 患者的血清中提取了一种具有在短时间内显著增强肾小球基底膜(GBM)通透性的肾小球滤过因子,称之为循环因子或渗透因子。体外研究证实,肾移植 FSGS 复发患者的血清相对于未复发者可明显增强 GBM 的清蛋白的通透性。部分复发的 FSGS 患者接受血浆置换治疗后,GBM 的通透性降低,尿蛋白明显减少,因此多数学者认为,循环因子或渗透因子与移植肾 FSGS 的复发有关。而在非移植的 NS 患者中,仅发现少数患者(如激素抵抗的先天性 NS 患者)经血浆置换治疗可减少蛋白尿和稳定肾脏功能。因此,对大多数 FSGS 患者而言,尽管血浆置换治疗后循环因子可减少,但蛋白尿没有改善。为此学者一直在探索循环中是否存在致病因子。迄今学者对循环因子究竟为何物还不清楚,对循环因子在原发性 FSGS 发病机制中的重要性仍所知甚少。

2011 年,Reiser 等发现在 2/3 的原发性 FSGS 患者体内血清可溶性尿激酶受体(suPAR)水平升高。在肾移植术前血清中较高浓度的 suPAR 预示着移植术后复发的可能性比较大。循环中 suPAR 可激活足细胞 β3 整合素,造成足细胞足突融合消失、大量蛋白尿。在 3 种小鼠模型实验中提示 suPAR 可以造成蛋白尿和肾脏 FSGS 发生,提示 suPAR-足细胞 β_3 整合素在 FSGS 发生机制中具有重要作用,降低 su-PAR 浓度可能防止 FSGS 的发生。2012 年,该研究组又发表了验证研究的结果,显示在两组被纳入原发性 FSGS 的临床研究(PodoNet 和 FSGS CT Study)的患者中,84.3%的成人患者和 55.3%的儿童患者的血清 suPAR 水平均升高。目前,有关 suPAR 在 FSGS 患者血液中的表达及对长期预后的预示作用的验证工作正在进行,而且中和或清除 su-PAR 可作为对 FSGS 的潜在治疗手段。

(三)病毒感染

艾滋病病毒(HIV)是导致 FSGS 的常见病毒之一。有研究发现,HIV-1 病毒感染是儿童期 HIV 相关肾病的直接原因,并在很大程度上影响到肾小球及肾小管上皮细胞的生长和分化,单核细胞局部浸润和细胞因子高表达,从而导致肾小球硬化。HIV 相关的 FSGS 在病理改变上与原发性塌陷型 FSGS 相似,前者内皮细胞中有管网状包涵体形成,而后者没有。

另外,细小病毒 B19 在 FSGS 中的可能致病作用近来也备受关注。在镰状细胞贫血合并 FSGS 的 NS 患者的肾组织中,细小病毒 B19 mRNA 表达增高,尤其在塌陷型 FSGS 患者中表达更高,提示该病毒可能参与 FSGS 致病。另有报道,与其他病理类型的肾病患者比较,原发性塌陷型 FSGS 患者的肾组织更易找到细小病毒 B19。Moudgil 等在 78%的原发性 FSGS 患者的肾活检组织中检测到细小病毒组 B19,这些研究都提示细小病毒 B19 可能参与原发性塌陷型 FSGS 的发生和发展。

(四)足细胞损伤

近年来,足细胞损伤在 FSGS 发病机制中的作用已为多数学者所重视。在大鼠残肾动物模型中,残余肾毛细血管襻扩大可导致足细胞发生代偿性胞体增大,同时细胞周期蛋白依赖性激酶-1(CDK-1)及其抑制剂 p27 和 p57 表达减少。随着病程进展,足细胞胞体增大失代偿并出现退行性变,变得扁平,滤过液进入胞体下空间,足细胞胞浆隆起,并进一步与 GBM 剥离,GBM 裸露,并与壁层上皮细胞发生粘连,最终在襻粘连区出现透明样变,形成节段性硬化。足细胞黏附表型的改变(如分泌整合素 α3 显著减少)也参与了上述病理损伤过程。上述病理变化过程可能是足细胞病变导致肾小球发生节段性硬化的主要途径之一。

在人类 FSGS 中,足细胞损伤导致 FSGS 发生的机制目前还不清楚。最近的研究发现在足细胞上表达与裂隙膜相关的分子(如 CD2 激活蛋白、α-辅肌动蛋白 4、podocin 和 nephrin 蛋白以及血管紧张素Ⅱ的 AT1 受体)都与 FSGS 的发病机制有关。研究发现,尽管微小病变肾病和膜性肾病的发病与足细胞的损伤密切相关,但是这些病理类型足细胞的标志蛋白仍然存在,而塌陷型 FSGS 和 HIV 相关 FSGS 患者的足细胞的正常标志蛋白消失,提示在这些疾病中足突细胞表型改变起了重要作用。另外,在 FSGS 中,有部分患者会出现足细胞增殖,这可能是细胞周期蛋白依赖性激酶抑制剂 p27 和 p57 表达下调的结果。足突的消失可能是氧自由基和脂质过氧化酶堆积过度所导致的。

最近有研究发现,在动物模型中高表达 miR-193a 可引起广泛足突融合消失,导致 FSGS 样病理改变,其机制是 miR-193a 可下调转录因子 WT1 表达,进而下调其靶基因 *PODXL*(编码足细胞上 podocalyxin 蛋白)及 *NPHS1*(编码足细胞上 ncphrin 蛋白)表达。podocalyxin 与 nephrin 均为足细胞重要的骨架蛋白,其表达减少势必影响足细胞骨架结构稳定性,导致足突融合消失,引起大量蛋白尿。

(五)其他因素

导致 FSGS 发病的因素较多,包括血流动力学改变、细胞外基质合成与降解失衡、细胞因子介导免疫损伤、高脂血症和脂质过氧化以及细胞凋亡等。

此外,在肾单位数量显著减少的情况下,容易出现 FSGS 的病理改变,如孤立肾损害、先天性肾单位减少、反流性肾病、局灶肾皮质坏死、单侧肾切除。其可能的机制是,随着肾单位的丢失,剩余肾单位出现代偿性肥大和高压,这种代偿性改变会导致肾脏上皮细胞和内皮细胞的损伤,并最终导致肾脏的节段性硬化。

尽管 FSGS 的发病机制目前还不完全清楚,但已有的研究显示,FSGS 可能是多因素共同作用的结果。不同的致病因素可能通过不同的途径导致 FSGS。各致病因素可单独或联合参与 FSGS 的发生、发展过程。

二、分型的演变

(一)对疾病认识和分型的演变

局灶性肾小球病变是指病变仅累及部分肾小球而不是全部肾小球,节段性肾小球病变是指病变仅累及肾小球毛细血管襻的部分节段,而非全球性病变。

自 1957 年 Rich 首先描述以肾小球节段性瘢痕和透明样变为特征的原发性 FSGS 以来,学者发现 FSGS 在病理上有很多复杂的病理改变特征,包括系膜基质增加、透明样变、系膜区 IgM 沉积、系膜细胞增生、泡沫细胞形成、足细胞增生肥大等。因此,有关 FSGS 的病理分型有许多分歧和争议,它大致经历了如下演变过程。

经典型 FSGS(classic FSGS):即 1957 年 Rich 描述的原发性 FSGS。病变肾小球局灶分布于皮髓质交界处,节段性瘢痕靠近肾小球血管极,常伴透明样变。

变异性 FSGS:1980 年后学者陆续发现了几种不同于经典型 FSGS 的亚型,它们被统称为变异性 FSGS,包括:①周缘型 FSGS(peripheral FSGS),硬化部位出现于毛细血管襻周缘部位。②顶端型 FSGS(tip FSGS),硬化部位位于肾小球尿极。此型由 Howie 及 Brewer 于 1984 年最先报道。③系膜增生型 FSGS(mesangial hypercellular FSGS),肾小球弥漫系膜细胞增生伴节段硬化。④细胞型 FSGS(cellular FSGS),部分肾小球呈球性或节段性足细胞增生、肥大,伴内皮细胞增生,白细胞浸润及核碎。此型由 Schwartz 和 Lewis 于 1985 年最先报道。⑤塌陷型 FSGS(collapsing FSGS),肾小球毛细血管塌陷闭塞,伴足细胞增生、肥大。

2000 年,在我国肾活检病理诊断研讨会上,我国病理学家也制定了中国 FSGS 的病理诊断及分型标准,包括了上述 6 个类型(经典型被称为门部型,其他 5 个类型命名与前面所述相同)。

2004 年,国际肾病理学会(IRPS)组织国际知名专家综合分析了近 20 年的 FSGS 临床和病理资料,然后提出了具有权威性的国际新 FSGS 分型方案,此方案将 FSGS 分为门周型、细胞型、顶端型、塌陷型和非特殊型(表 5-1)。其中,门周型与上述经典型相当,细胞型、顶端型及塌陷型与上述各相应变异型类似,但是新设了非特殊型(not otherwise specified FSGS,即 NOS FSGS),取消了上述变异型中的周缘型(有学者认为它是门部型进展的结果)及系膜细胞增生型(有学者认为它是系膜增生性肾炎基础上继发的 FSGS)。下文将对此新分型做详细介绍。

表 5-1 原发性 FSGS 的病理分型及诊断要点(IRPS,2004)

类型	病变部位	分布	玻璃样变	粘连	足细胞增生肥大	肾小球肥大	系膜细胞增生	小动脉透明样变
门周型	门周	节段	++/−	+++/−	−/+	+++/−	−/+	++/−
细胞型	任何部位	节段	−/+	−/+	++/−	−/+	−/+	−/+
顶端型	尿极	节段	+/−	+++/−	++/−	−/+	−/+	−/+
塌陷型	任何部位	节段或球性	−/+	−/+	+++/−	−/+	−/+	−/+
非特殊型	任何部位	节段	+/−	++/−	−/+	+/−	−/+	+/−

(二)2004 年国际肾病理学会的病理分型

1.光学显微镜检查

目前 FSGS 诊断及分型主要依靠光学显微镜检查。

(1)门周型 FSGS:该型必须同时满足以下 2 项标准才能诊断。①至少 1 个肾小球的门周部位(即血管极处)出现透明样变,伴或不伴硬化;②50%以上呈现节段病变的肾小球必须有门周硬化和/或透明样变。常伴小动脉透明样变,并有时与肾小球门周透明样变相连。少见足细胞增生和肥大,硬化部位有时可见泡沫细胞。肾小球肥大和球囊粘连很常见,一般不伴系膜细胞增生。须排除细胞型、顶端型和塌陷型才能诊断该型。

该型 FSGS 通常见于原发性 FSGS,也常见于由肾单位丧失或肾小球高压继发的 FSGS,如肥胖、发绀型先天性心脏病、反流性肾病、肾缺如、肾发育不良、先天性肾单位减少伴代偿肥大、慢性肾病晚期肾单位毁坏。门周 FSGS 在成人中更常见。

(2)细胞型 FSGS:该型至少见 1 个肾小球毛细血管内细胞增多,并至少累及 25%的毛细血管襻,导致毛细血管管腔堵塞。此病变可发生于肾小球的任何节段,包括门周或周缘毛细血管襻。毛细血管内细胞主要为泡沫细胞、巨噬细胞及内皮细胞,有时也有中性粒细胞及淋巴细胞,偶见这些细胞凋亡,形成核固缩和核碎裂。有时可见基底膜下透亮区,但是节段性透明样变或硬化却不常见。偶见毛细血管内纤维蛋白沉积,但不伴肾小球基底膜断裂。有或无球囊粘连。损伤部位常见足细胞增生和肥大。肾小球肥大和系膜细胞增生却不常见。其他肾小球可呈节段性和/或全球性肾小球硬化。需排除顶端型和塌陷型才能诊断该型。

与门周型FSGS相比，细胞型FSGS在黑种人中多见，大量蛋白尿显著(>10 g/d，细胞型FSGS中占44%～67%，而在门周型中只占4%～11%)，呈现NS。细胞型FSGS常只存在于临床发病早期，患者很易进展至终末期肾病。

(3)顶端型FSGS：该型至少见1个肾小球顶部(即尿极处，靠近近端肾小管的起始部)节段病变，常为毛细血管襻与肾小囊粘连，或足细胞与壁层上皮细胞或肾小管上皮细胞融合。有时病变毛细血管襻会嵌入肾小管。常见毛细血管内细胞增多(累及50%以下的毛细血管襻)或硬化(累及25%以下的毛细血管襻)。损伤部位常见足细胞增生和肥大。常见泡沫细胞，也可见透明样变。有时可见肾小球肥大、系膜细胞增生和小动脉透明样变。虽然病变开始在外周，但是肾小球中心部位也能受累。需排除塌陷型才能诊断该型。

临床研究发现，该型FSGS的临床表现与微小病变相似，对激素治疗反应好，及时治疗预后佳。

(4)塌陷型FSGS：该型至少见1个肾小球毛细血管壁塌陷，伴足细胞增生和肥大，病变可呈节段性或全球性，前者可出现在门周或周缘毛细血管襻。增生和肥大的足细胞可充满肾小囊腔，并可见胞浆蛋白滴及空泡样变。足细胞充满肾小囊腔时可形成“假新月体”。早期球囊粘连和透明样变不常见，系膜细胞增生、肾小球肥大、小动脉透明样变也不常见。其他肾小球可出现各型FSGS的节段性病变(常见硬化、毛细血管内细胞增多、顶端病变等)和/或球性硬化。

20世纪80年代初，有学者观察到HIV相关性肾病伴发塌陷型FSGS，此后注意到一些原发性FSGS患者也有相似的组织学改变，但这些患者的内皮细胞内无管网状包涵体。塌陷型FSGS患者的肾小管间质损害往往比较严重。肾小管上皮细胞内含大的吞噬小体，小管内有蛋白管型，管腔局部膨胀。间质中有大量的单核细胞浸润。治疗效果是各FSGS类型中最差的病理类型。

(5)非特殊类型FSGS：是指不能将其归为其他4种类型的FSGS病变。须排除门周型、细胞型、顶端型和塌陷型才能诊断该型。肾小球节段性(门周或周缘毛细血管襻)细胞外基质增多，毛细血管腔闭塞，伴节段性毛细血管壁塌陷。球囊粘连及透明样变常见。泡沫细胞也常见。足细胞增生和肥大少见。系膜细胞增生、肾小球肥大、小动脉透明样变也能见到。该型最常见，随着疾病的进展，其他4种病理类型均可进展为该型。

2.免疫荧光检查

FSGS的免疫荧光常表现为IgM、C3在肾小球节段硬化部位呈团块状沉积。无硬化的肾小球通常无免疫球蛋白及补体沉积，不过有时系膜区仍可见较弱的IgM、C3沉积，而IgG、IgA沉积罕见。由于FSGS病变呈局灶节段性分布，肾穿刺标本若无此病变肾小球，则免疫荧光检查也可全部呈阴性。

足细胞胞浆内有时可见清蛋白和其他免疫球蛋白(尤其是IgA和IgG)，这是足细胞吸收蛋白所导致的。同样，近端肾小管上皮细胞的胞浆内也可见清蛋白和免疫球蛋白，是肾小管重吸收的结果。

3.电子显微镜检查

在电子显微镜下观察FSGS的超微结构，常可见足细胞肥大、细胞器增多、微绒毛变性及胞浆内吞噬空泡和脂肪滴。肥大的足细胞呈圆形，平滑地黏附在肾小球基底膜上，足突消失。在硬化节段处可看到足细胞剥离，裸露的肾小球基底膜和剥离的足细胞间有板层状的新生膜样物质沉积。光镜下基本正常的肾小球也能呈现不同程度的足突消失，由此可见，在电镜超微结构下

FSGS 的足细胞病变是球性的。在足突消失区域通常可观察到裂孔隔膜消失和细胞骨架微丝与肾小球基底膜平行排列。节段硬化病变处可见肾小球基底膜皱缩,最终导致肾小球毛细血管腔狭窄或闭塞。通常肾小球内并无提示免疫复合物的电子致密沉积物,但是需注意的是,有时血浆物质沉积也可呈现电子致密物,会被误认为是免疫复合物,此时需结合光学显微镜和免疫荧光显微镜观察加以鉴别。

塌陷型 FSGS 的主要超微结构的观察在于判定有无上皮的管网状包涵体。90%以上的 HIV 感染并发塌陷型 FSGS 患者有上皮的管网状包涵体,在原发性塌陷型 FSGS 和吸毒所致塌陷型 FSGS 患者中只不到 10%有上皮的管网状包涵体。此外,上皮的管网状包涵体在狼疮性肾炎患者和 α-干扰素治疗的患者中也很常见。

三、治疗原则

与微小病变肾病相比,FSGS 常表现为大量蛋白尿、血尿、高血压、肾功能损害、对激素治疗不敏感,及疾病持续进行性进展等特点。其中蛋白尿的程度和血清肌酐水平与预后密切相关。有资料显示,尿蛋白水平≥3 g/d 的原发性 FSGS 患者约 50%在 5～10 年发展至终末期肾病;而尿蛋白水平>10 g/d 的患者进展更快,5 年内全都进展至终末期肾病。相比之下,非 NS 范畴蛋白尿的患者预后就较好,追踪 10 年仅 20%的患者进展至终末期肾病。另一组资料显示,就诊时血清肌酐水平>115 μmol/L(1.3 mg/dL)的患者比肌酐水平小于此值的患者进展至终末期肾病的风险明显增加。因此,临床治疗过程中必须密切观察患者尿蛋白和肾功能的变化,这是判断治疗效果和预后的重要指标。

原发性 FSGS 的治疗目标是达到蛋白尿的完全或部分缓解,减少复发,并维持肾功能稳定,延缓肾功能损害进展。具体包括以下几方面。

(一)治疗前的初始评估

除详细询问病史(包括肾病家族史)、进行体格检查、实验室检查及影像学检查外,患者需经肾活检病理检查确诊 FSGS。2012 年,改善全球肾病预后组织(KDIGO)强调,对原发性 FSGS 成人患者进行治疗前,应对患者进行彻底检查以排除继发性 FSGS,但并无必要常规做遗传学检查。

(二)支持治疗

FSGS 患者的支持治疗包括寻找并清除潜在感染灶、积极控制高血压、进行调脂治疗等。血管紧张素转化酶抑制剂(ACEI)或血管紧张素 AT1 受体阻滞剂(ARB)能通过血压依赖性及非血压依赖性作用机制,来减少蛋白尿及延缓肾损害进展。所以,ACEI 或 ARB 被推荐应用于所有原发性 FSGS 患者的治疗。

(三)FSGS 患者的初始治疗

20 世纪 80 年代以前,原发性 FSGS 的初始治疗一直遵循常规的原发性 NS 的治疗方案:泼尼松 0.5～1.0 mg/(kg·d),连服 4～8 周;然后逐步减量至停药。尽管这个方案对微小病变肾病有效,但是对原发性 FSGS 的疗效并不理想,缓解率不超过 30%,完全缓解率低于 20%。

20 世纪 80 年代以后,一些用激素治疗原发性 FSGS 的队列研究的疗效显著提高,完全缓解率超过 30%。将完全缓解率低于 30%与高于 30%的研究结果做比较,发现两者泼尼松的用量相同,但是治疗持续时间差别极大,低缓解率的激素治疗时间≤2 个月,而高缓解率的激素治疗时间是 5～9 个月。

Pei 等的研究发现，使用足量和长疗程的激素治疗原发性 FSGS，完全缓解率可达到 44％，缓解所需时间的中位数是 3～4 个月。同时，有近一半的患者需加用细胞毒性药物，如环磷酰胺（CTX）或硫唑嘌呤。获得完全缓解的患者的肾功能 15 年内基本稳定，而不能获得缓解的患者的肾功能 5 年、10 年、15 年分别下降了 27％、42％和 49％。对激素治疗抵抗的患者中有 50％在 4 年后血清肌酐水平翻倍。基于上述研究结果，他们推荐呈现 NS 的原发性 FSGS 患者足量激素治疗时间应为 3～4 个月，最长可用到 6 个月。

Ponticelli 等报道激素治疗少于 4 个月的患者的完全缓解率只有 15％，而治疗时间≥4 个月，完全缓解率可高达 61％。其中首次足量激素治疗时间对预后可能起更重要的作用。因为 FSGS 患者经激素治疗 8 周获得完全缓解期的不到 1/3，达到完全缓解所需时间的中位数是 3～4 个月，绝大多数患者需要 5～9 个月。因此，有学者提出成人 FSGS 患者激素抵抗的定义为 1 mg/(kg・d)泼尼松治疗 4 个月无效。

隔天大剂量激素治疗可减少激素的不良反应，但治疗效果欠佳，尤其是对年轻人。Bolton 等观察了 10 名平均年龄为 29 岁的患者，泼尼松 60～120 mg/d，隔天口服，随访 9～12 个月，结果没有一例获得完全缓解。Nagai 等对一组≥60 岁的表现为 NS 的 FSGS 患者进行了观察，隔天顿服泼尼松 1.0～1.6 mg/kg（最大剂量 100 mg），随访 3～5 个月，有 44％的患者获得完全缓解。其可能原因是老年人对激素的清除率下降，血药浓度相对较高和/或激素的效果更持久。

一个回顾性研究比较了足量泼尼松治疗[初始剂量为 1 mg/(kg・d)至少服用 4 个月，然后逐渐减量]与低剂量泼尼松[初始剂量为 0.5 mg/(kg・d)]联合环孢素 A[CsA，初始剂量为 3 mg/(kg・d)，逐渐减量至 50 mg/d]或硫唑嘌呤治疗[初始剂量为 2 mg/(kg・d)，逐渐减量至 0.5 mg/(kg・d)]。低剂量泼尼松主要用于合并肥胖、骨病或轻度糖尿病的患者。平均治疗 20 个月。结果显示：足量泼尼松治疗的缓解率为 63％，低剂量泼尼松联合硫唑嘌呤治疗的缓解率为 80％；低剂量泼尼松联合 CsA 治疗的缓解率为 86％。这提示对足量长疗程激素可能不耐受的患者，改用低剂量激素联合免疫抑制剂治疗同样有效。

2012 年，KDIGO 指南建议的对 FSGS 患者 NS 的治疗方案如下：足量激素如泼尼松 1 mg/(kg・d)，治疗至少 4 周，如果 NS 未缓解且患者能耐受，则可继续足量用药达 4 个月，NS 完全缓解后，再用半年以上时间缓慢减量。对激素相对禁忌或不能耐受的患者，可选用钙调神经磷酸酶抑制剂（包括 CsA 及他克莫司）。此建议可供参考。

（四）FSGS 复发患者的治疗

既往的研究资料证实，FSGS 患者治疗后缓解期越久，其复发率越低。缓解期长达 10 年甚至更久的患者预后好，很少复发。大多数（＞75％）复发的 FSGS 患者经合理治疗能仍能获得缓解。

2012 年，KDIGO 指南建议，FSGS 患者 NS 复发的治疗与成人微小病变肾病复发的治疗相同。具体如下：口服 CTX 2～2.5 mg/(kg・d)，共 8 周；对使用 CTX 后仍复发或希望保留生育能力的患者，建议使用钙调神经磷酸酶抑制剂，如 CsA 3～5 mg/(kg・d)或他克莫司 0.05～0.10 mg/(kg・d)，分次口服，共 1～2 年；对不能耐受糖皮质激素、CTX 和钙调神经磷酸酶抑制剂的患者，可以使用吗替麦考酚酯（MMF），每次 0.75～1.00 g，每天 2 次，共 1～2 年。此指南建议可供参考。

环磷酰胺：研究发现 CTX 与激素联用可使 30％～60％的 NS 患者完全缓解，降低复发率，并可减少激素用量及其不良反应。近年来多项研究认为 CTX 的疗效往往与患者本身对激素的敏感程度相关，用于频繁复发及激素依赖的 FSGS 常有效，而对激素抵抗型的疗效有限。

环孢素 A：CsA 的疗效也取决于患者对激素治疗的敏感程度。在激素治疗敏感的患者中，应用 CsA 治疗后获得完全缓解、部分缓解和无效的患者比例分别为 73%、7%和 20%。应用 CsA 治疗原发性 FSGS 的多中心前瞻性随机对照研究显示，CsA 治疗 FSGS 的缓解率明显优于单用激素治疗或 CTX 治疗。尽管 CsA 在复发的 FSGS 患者的治疗中显示出良好的疗效，但其治疗的最大问题仍是停药后复发。Ponticelli 等比较了激素加 CTX 2.5 mg/(kg · d)和激素加 CsA 5～6 mg/(kg · d)治疗的疗效，随访 2 年，CsA 治疗组的复发率是 75%，而 CTX 治疗组的复发率是 37%。因此，在获得良好治疗效果的同时，减少或避免 FSGS 复发是临床医师需要解决的问题。

他克莫司：目前已有多项关于他克莫司治疗 FSGS 的临床研究，提示他克莫司联合激素治疗儿童及成人 FSGS 都可诱导 NS 缓解，在短期内可减少蛋白尿，延缓肾病进展。有研究表明他克莫司与 CTX 在诱导 FSGS 缓解以及预后方面无明显差异，但他克莫司联合激素治疗可以有效控制难治性 NS。目前国内应用他克莫司治疗原发性 FSGS 的推荐剂量为 0.05～0.10 mg/(kg · d)，维持血清谷浓度在 5～10 ng/mL。

吗替麦考酚酯：MMF 是近十余年来用于治疗原发性 NS 的新型抗代谢类免疫抑制剂。有报道用 MMF 治疗难治性 FSGS 能增加 NS 的缓解率、降低复发率、减少不良反应，但多为小样本研究，治疗效果亦不一致。有限的临床数据显示 MMF 能使对激素和 CsA 抵抗的 FSGS 患者得到部分和全部缓解。有研究表明在 CsA 抵抗型 FSGS 患者中，联合应用 CsA 和 MMF 治疗 12 个月能使部分患者的蛋白尿减少，但未能阻止肾功能恶化。目前还不清楚 MMF 停药后的复发率。

(五)激素抵抗患者的治疗

2012 年 KDIGO 指南建议，对激素抵抗型 FSGS 患者采用 CsA 治疗，CsA 3～5 mg/(kg · d)，分次服用，疗程≥4 个月。如果获得了部分或完全缓解，则继续 CsA 治疗≥12 个月，然后逐渐减量。若患者对 CsA 不能耐受，则应用 MMF 与大剂量地塞米松联合治疗。此建议也可供参考。

已有的临床研究结果发现，应用 CsA 治疗成人和儿童激素抵抗的 FSGS 有较高的缓解率，并对患者的肾功能有保护作用。约有 48%的激素抵抗型 FSGS 患者能获得缓解，儿童患者的疗效比成人好。低剂量泼尼松和 CsA 联合治疗能增加激素抵抗型 FSGS 患者的缓解率。目前使临床医师困惑的最大问题仍然是 CsA 减量或停药后的复发。Cattran 等发现 60%的患者于停药 1 年后复发，而 Ponticelli 等则发现 75%的患者 1 年后复发。因此，在取得较好疗效的同时减少 NS 的复发是亟待解决的重要问题。

对激素抵抗的 FSGS 儿童患者，有报道采用大剂量甲泼尼龙冲击加烷化剂治疗缓解率可达 60%以上，但更多的临床研究并没能支持上述结论。相反在唯一的一个评价 CTX 对激素抵抗 FSGS 患儿疗效的前瞻性随机试验中，泼尼松(40 mg/m^2，隔天口服共 12 个月)加与不加 CTX [2.5 mg/(kg · d)，治疗 90 d]的完全和部分缓解率并无统计学差别(分别为 56%和 50%)。因而对激素抵抗的 FSGS 患者(尤其是儿童患者)加用细胞毒性药物的作用似乎并不太大。

近年来，有一些小标本的研究结果显示，用 MMF 或他克莫司治疗激素抵抗的 FSGS 患者取得较好的疗效，能较好地减少蛋白尿和延缓肾功能的恶化，且不良反应轻微，但仍需增大样本数，继续观察验证。

(六)其他治疗及展望

利妥昔单抗是抗 CD20 抗原的单克隆抗体。它与 B 淋巴细胞表面的 CD20 抗原结合后，能通过补体依赖性细胞毒作用及抗体依赖细胞的细胞毒作用，而导致 B 细胞溶解。此药原用于抵抗性 B 淋巴细胞型非霍奇金淋巴瘤的治疗，但是它也能作为免疫抑制剂治疗某些难治性免疫介导性疾病，包括难治性 FSGS。迄今，用利妥昔单抗治疗 FSGS 的临床试验病例数都很少，初步观察显示它能提高 FSGS 的缓解率，对激素有效患者的治疗效果较好，但对激素抵抗患者的治疗效果较差。其确切疗效尚需多中心前瞻性随机对照试验验证。

鉴于循环因子很可能是移植肾 FSGS 的重要致病因素，FSGS 患者肾移植前和移植后复发时都可进行血浆置换或免疫吸附治疗。而原发性 FSGS 患者血浆置换的疗效欠佳，一般不推荐采用。

另外，近年对家族性 FSGS 的认识在逐渐深入，*NPHS2* 基因突变甚至还能见于散发性 FSGS 病例，对这些病例用激素及免疫抑制剂的疗效均差。所以如何从 FSGS 患者中筛选出这些基因变异病例，是临床医师的一个重要任务，这可避免对这些患者盲目应用激素及免疫抑制剂来治疗，甚至引起严重不良反应。

目前还有一些新治疗药物正在研究中。①半乳糖：有研究认为循环因子与肾小球血管内皮表面糖萼中的糖起反应，而导致血管通透性增加，因此口服或静脉投给半乳糖即可能拮抗循环因子的这一致病作用。初步临床观察显示，此药单独应用或与免疫抑制剂联合应用都能减少尿蛋白的排泄量。进一步评估其疗效的临床试验正在进行中。②吡非尼酮：为抗纤维化制剂，动物试验显示它能拮抗肺及肾纤维化。少数临床试验已观察了它对原发性 FSGS 及移植肾 FSGS 的疗效，发现它能显著延缓肾小球滤过率下降。进一步评估其疗效的临床试验也在进行中。③脱氧精胍菌素衍生物：能调节 T 细胞功能，发挥免疫抑制作用。动物试验用 LF15-0195 治疗 Buff/Mna 大鼠的自发性 FSGS 及移植肾 FSGS 均显示出良好效果，能使尿蛋白含量正常，肾损害减轻。但是这类药物尚未进入临床试验。

FSGS 的预后主要与其临床-病理表现和病理类型有关。进行性发展的危险因素包括血清肌酐水平＞115 μmol/L（1.3 mg/dL）、大量蛋白尿（尿蛋白水平＞3.5g/d）、肾间质纤维化＞20%。在 FSGS 亚型中塌陷型的疗效及预后最差，顶端型的疗效及预后比较好。

（黄晓磊）

第六章
继发性肾小球疾病

第一节　肝硬化性肾损害

肝硬化患者并发肾小球硬化，故称肝硬化性或肝病性肾小球硬化症。肾脏病变中肾小球肾炎也多见。为此，有些学者称该病为“肝硬化性肾小球肾炎”。

一、病因病机

（一）发病原因

肝硬化性肾小球疾病的病因和发病机制尚未完全阐明，但与免疫复合物有关。因在肾小球沉积物中含有显著的IgA，大部分患者的血中IgA水平也升高，部分患者出现冷球蛋白血症及C3水平降低。

（二）发病机制

（1）在正常情况下肠道中有少量的抗原、细菌和毒素，如进入门静脉可被库普弗细胞所吞噬、降解，不诱发全身免疫反应。肝硬化时肝细胞和库普弗细胞的功能出现障碍，不能处理来自肠道的外源性的抗原，肠道局部免疫屏障减弱，促使肠道中食物抗原、细菌和毒素等进入血循环，诱发全身免疫反应。

（2）当肝硬化患者门脉分流受阻，侧支循环开放，肠道分泌的IgA减少，肠道局部黏膜免疫屏障作用减弱，抗原直接进入血循环的机会增多，刺激脾、淋巴结等免疫器官，诱发全身免疫性反应。

（3）肝硬化时肝脏清除循环免疫复合物（如IgA免疫复合物）的功能下降。由于肝硬化循环免疫复合物（CIC）水平升高，或乙醇等有害物质对单核巨噬系统及中性粒细胞的吞噬功能有抑制或封闭作用，血IgA水平及CIC水平可持续升高，沉积在肾小球内，诱导IgA肾病。

（4）肝炎病毒抗原刺激所形成的免疫复合物参与肾小球病变的形成也是原因之一。

总之，由于抗体的免疫功能、生理和代谢紊乱，IgA免疫复合物或多聚IgA生成增多和/或对IgA免疫清除能力降低，加上单核巨噬系统吞噬功能受抑制，最终导致肝硬化患者产生以IgA肾病为主的肾小球损害。

（三）病理改变

大多数病理检查结果显示系膜区IgA沉积，少数为IgG、IgM、C3沉积，系膜基质增宽，系膜区及毛细血管型电子致密物沉积，肾小球硬化。

二、临床表现

75%的以肾小球损伤为主的肝硬化患者呈隐匿性，无明显的肾病临床表现。25%有肾炎或肾病性临床改变以及进行性肾功能不全和轻度高血压。以肾小管损伤为主者多表现为肾小管酸中毒。

（一）尿液分析

可见血尿或蛋白尿。

（二）血清学检查

多数肝硬化肾损表现为多种免疫球蛋白水平升高，血 IgA 水平升高尤为突出。以酒精性肝硬化合并肾脏受累表现为主的 IgA 肾病患者血 IgA 水平升高，50%～70%的该类患者有冷球蛋白血症。肝炎后肝硬化患者可有低滴度抗核抗体，类风湿因子呈阳性。酒精性肝硬化、肝炎肝硬化合并 IgA 肾病者有 20%～60%血 C3 水平下降。肝硬化患者有 20%～50%循环免疫复合物水平升高或呈阳性。

三、诊断与鉴别诊断

（一）诊断

(1)有肝硬化病史，而无肾病病史。

(2)当肝硬化时出现血尿(以镜下血尿为主)、蛋白尿、管型尿，应考虑该病发生。

血清免疫学检查发现有多种免疫球蛋白水平升高，其中 IgA 水平升高尤为明显，C3 水平下降时诊断基本成立。有条件时进一步肾组织活检以确诊。

（二）鉴别诊断

1.与肝性肾小球硬化鉴别

肝硬化相关性 IgA 肾病与肝性肾小球硬化是否为独立的疾病，目前尚不明确，两者可能反映了同一发病机制的两个方面。在肝硬化相关性 IgA 肾病中，多聚 IgA、IgA 复合物的沉积局限于系膜区，而肝性肾小球硬化中，IgM 沉积于系膜区毛细血管襻，并伴有内皮细胞损伤及系膜插入。

2.与 IgA 肾病鉴别

肝硬化性肾损伤与该病的鉴别主要通过排除外肝硬化，该病为继发性 IgA 肾病。

3.膜增生性肾小球肾炎

有慢性肾炎病史，伴低补体血症。组织学特征是肾小球毛细血管基底膜增厚，系膜插入内皮下，形成双轨征。该病无肝硬化病史，可与肝硬化性肾损伤鉴别。

四、诊断标准

（一）病史

有肝硬化病史，而无慢性肾病病史。

（二）尿常规

有蛋白尿、镜下血尿及尿沉渣异常。

(三)血清免疫学检查

可有多种免疫球蛋白水平升高,以血 IgA 水平尤为明显。部分患者可有 C3 水平下降,循环免疫复合物水平升高,血清蛋白水平可降低。严重者的肾小球滤过率和肾血浆流量降低。

(四)病理检查

表现肾小球系膜细胞增生,系膜基质增多,系膜区增宽,局灶分叶状硬化及毛细血管壁呈现双轨征。免疫荧光和免疫组化:在肾小球系膜区,毛细血管壁以 IgA 为主的免疫球蛋白和 C3 沉积。电镜:在肾小球系膜区,内皮细胞及上皮细胞下有颗粒状电子致密物沉积,出现圆形稀疏区。

五、治疗

(一)治疗肝硬化

因为肝硬化是肝硬化肾损害的基础疾病,所以要着眼于治疗肝硬化,延缓肝硬化的恶化,保护肝功能,避免肝毒性因素;防治消化道出血、感染及电解质紊乱;戒酒,避免应用损害肝脏的药物等。

(二)肾损害的治疗

肝硬化患者以肾小球损伤为主,可出现血尿、中等量蛋白尿以及进行性肾功能不全。针对膜增生性肾小球病变者,可应用糖皮质激素治疗,同时用血浆置换治疗,临床症状可明显改善。对于肾衰竭者进行血液透析和对症治疗。对出现肾小管酸中毒的患者,除针对病因治疗外,还需注意及时纠正钾、钙等电解质紊乱。

(杨沁雯)

第二节 肝肾综合征

肝肾综合征(HRS)通常是指严重或急性肝脏疾病导致的功能性肾衰竭,它是肝功能衰竭综合征临床表现之一。该病病变多发生于失代偿肝硬化、重症肝炎、急性重型肝炎和肝癌晚期等严重的肝病患者。40%~80%的晚期肝硬化患者可发生肝肾综合征,病情多呈进行性发展。

一、病因病机

(一)发病原因

肝肾综合征常继发于各种类型的失代偿期肝硬化、突发性肝衰竭、重症病毒性肝炎、妊娠性脂肪肝、原发性和继发性等严重肝病。HRS 是各种肝病终末期的表现,是一种临床危重病。对于肝硬化合并大量腹水患者,HRS 是急性肾前性功能衰竭的一个严重类型。HRS 多由诱因引发,常见的诱因是上消化道大出血、大量放腹水、利尿过度、感染、腹泻、外科手术、应激状态下等,但也有部分患者可在无明显的诱因下发生 HRS。

(二)发病机制

HRS 的发病机制复杂,目前学者认为主要发病机制是严重的肝损害导致肾脏的血流动力学改变。其表现为肾血管收缩和肾内分流致肾血流量(RBF)减少,从而使肾小球滤过率(GFR)下降,引起肾衰竭。

另外，其细胞与分子生物学基础涉及多种生物活性物质，与某些激素紊乱和内毒素存在等因素有关。

1.有效循环血流量减少，肾交感神经张力增大

肾脏的质量为每个 150 g，占体重的 0.5%，血流灌注量占心排血量的 20%，以质量计算，血流灌注量是脑的 7 倍、冠状动脉的 5 倍。肾脏血流灌注的作用除了提供肾组织的营养外，最关键的作用是形成尿液。在有肝硬化腹水时，血容量减少，引起心排血量减少和肾灌注量减少。另外，上消化道出血或大量放腹水，应用大量利尿剂及严重的腹泻均可导致有效循环血容量进一步降低和肾血流量急剧减少。反射性引起交感-肾上腺髓质系统兴奋性增高，使小球动脉收缩。肾素的合成和分泌增多，血中儿茶酚胺浓度升高，肾前列腺素合成减少，血栓 A_2 增加，内毒素增加，肾小球滤过率明显降低，出现急性肾衰竭。

2.内毒素血症

内毒素血症(FTM)是严重肝病患者发生 HRS 的重要因素。在肝硬化患者出现 HRS 时，血中及腹水中内毒素的阳性率非常高。在未出现 HRS 时内毒素的检测大多数为阴性。发生严重肝病时，由于肠道功能紊乱，肠道内革兰氏阳性细菌繁殖太多而产生大量内毒素，肠道对内毒素的吸收明显增加。

在发生肝硬化时，由于肝网状内皮细胞的功能降低，不能彻底灭活从肠道重吸收的内毒素，加上肝细胞的解毒功能降低，这些内毒素可通过肝脏或侧支循环大量进入体循环而出现内毒素血症。如果再合并感染，内毒素血症更加严重。内毒素血症不仅能加重肝损害，还可引起肾内血管特别是入球小动脉强烈收缩，使肾内血流重新分配，肾皮质血流量减少，RBF 及 GFR 降低，导致少尿和氮质血症。

(三)病理改变

多数无明显的形态学改变，部分并发胆汁性肾病、肝性肾小球硬化，偶见肾小管上皮细胞坏死。

二、临床表现

肝肾综合征主要表现在原有肝病的基础上，肝功能进一步恶化，随即出现急性肾衰竭的表现。根据临床特点可分以下 4 期。

(一)氮质血症前期

氮质血症前期指内生肌酐清除率已降低，但血尿素氮和血肌酐水平在正常范围内，尿钠明显减少。

(二)氮质血症

肝功能进一步恶化，黄疸加深，有出血倾向；腹水增多，低钠血症出现；血尿素氮和血肌酐水平已升高；表现为烦躁不安；皮肤及口舌干燥，乏力，嗜睡，脉搏细快，血压偏低，脉压差小。

(三)后期

上述症状更趋严重，并出现恶心，呕吐，精神淡漠和昏睡；血尿素氮和肌酐显著升高，肾小球滤过率明显降低，出现少尿或无尿。

(四)末期

除肝肾衰竭外，多数患者出现肝性脑病和昏迷。

三、实验室检查

(1)尿液检查:蛋白呈阴性或为微量,尿沉渣正常或有少量红细胞、白细胞、透明管型、颗粒管型,比重>1.020,尿渗透压>450 mmol/L,尿渗透压/血渗透压<1.5,尿钠水平<10 mmol/L。

(2)血生化检查:低钠血症,血氯低,BUN 和 Scr 水平升高。

(3)肝功能检查:ALT 水平升高,清蛋白水平降低,胆红素水平升高,胆固醇水平降低,血氨水平升高。

四、诊断与鉴别诊断

(一)诊断

根据病因、病史和临床表现,结合实验室检查结果,HRS 的诊断一般并不难。

(1)有肝脏疾病的证据及肝功能衰竭的表现。

(2)原无肾脏疾病病史(或肾功能正常)。

(3)24 h 尿量<500 mL,持续 2 d 以上,伴 BUN 水平升高。

(二)鉴别诊断

要做 HRS 的鉴别诊断,首先要鉴别 HRS 与单纯肾前性氮质血症,其次要区分 HRS 是功能性的还是器质性的。肾前性因素如严重低血压、大量利尿、失血和大量放腹水,有肾前性因素,在试验性补液后,肾功能可迅速恢复。补液试验在鉴别上尤其重要。

进入器质性肾功能损害的 HRS 虽然在实验指标上与急性肾小管坏死相似,但其病情严重,患者可能进入昏迷期、预后恶劣,鉴别不难。

1.急性肾小管坏死

临床检验,尿钠水平>40 mmol/L,尿肌酐水平与血肌酐水平之比<10,尿渗透压与血渗透压之比<1,尿比重<1.015。尿常规有较多蛋白、细胞管型和颗粒管型。

2.假性肝肾综合征

如毒物中毒、严重败血症或弥散性血管内凝血可同时损害肝和肾,诊为“假性肝肾综合征”,但它并非由重症肝病引起,鉴别不难。

五、诊断标准

采用 1996 年国际腹水俱乐部提出的诊断标准。

(一)主要条件

(1)肾小球滤过率(GFR)降低,血肌酐水平>132.6 μmol/L,或内生肌酐清除率<40 mL/min。

(2)无休克,无细菌感染,无体液丧失,以及应用肾毒性药物的历史。

(3)若停用利尿药,予以 1.5 L 的血浆补液进行扩容,不能使肾功能得到持续性的改善。

(4)24 h 尿蛋白定量<0.5 g,经肾脏超声检查,无实质性或梗阻性疾病的证据。

(二)次要条件

(1)尿量<500 mL/24 h。

(2)尿钠水平<10 mmol/L。血钠水平<130 mmol/L。

(3)尿渗透压大于血渗透压。

(4)尿红细胞计数为每高倍视野<50 个。

凡慢性肝病、肝硬化患者具备上述主要条件,伴或不伴次要条件,可诊断为肝肾综合征。

(三)HRS 的临床分型诊断标准

国际腹水俱乐部 1996 年将 HRS 分为两型。

1.HRSⅠ型

HRSⅠ型是 HRS 的急性型。严重肝病患者迅速发生肾衰竭,并迅速进展。肾功能急剧恶化为其主要特征。其标准为 2 周内 Scr 水平超过原来水平的 2 倍,甚至达到 225 μmol/L 以上,或者肌酐清除率下降超过 50%,或下降至 20 mL/min 以下。HRSⅠ型预后极差,2 周病死率在 80%以上。若肝功能得到恢复,则肾功能自发恢复的可能性也大。HRSⅠ型多见于急性肝功能衰竭,或酒精性肝炎患者,以及肝硬化基础上发生急性失代偿性患者。这些患者常伴有显著的凝血障碍与黄疸。最终死亡的原因多为肝功能衰竭合并肾衰竭,或肝功能衰竭合并内脏出血。

2.HRSⅡ型

HRSⅡ型通常发生于利尿剂抵抗的顽固性腹水患者。肾功能下降相对比较缓慢,恶化过程可能超过数月。一般来说,HRSⅡ型患者的平均存活率时间长于Ⅰ型患者,但预后不好。临床表现 GFR 为中等程度或持续性降低,BUN 与 Scr 水平常分别低于 6.2 mmol/L 和155 μmol/L,常发生于有一定肝功能的患者。

六、治疗

HRS 预后凶险,无特殊治疗法与十分有效的治疗方法。HRS 是一种继发于严重肝病的肾衰竭,因此,改善肝功能是肾功能恢复的关键前提。故治疗肝病及其并发症、改善和恢复肝功能是必要的。

(一)消除急性肾衰竭的诱因

消除诱因对于防治 HRS 的意义重大。目前被公认的诱因包括以下几项,这些诱因可引起低血容量,或促使肾血管收缩,降低肾的流量,加重和明显增加 HRS 的发生率。

(1)上消化道出血,肝癌破裂出血。

(2)大量排放腹水,严重腹泻。

(3)严重并发感染者。

(4)应用肾毒性抗生素和非甾类抗炎药物,大剂量应用利尿剂。

(5)严重电解质紊乱和酸碱失衡。

(二)原发性肝脏疾病的治疗

因为该病患者的肾衰竭为功能性的,故积极治疗肝病和改善肝功能是改善肾功能的前提,要治疗肝硬化、慢性活动性肝炎、重症肝炎、肝癌等。进行抗病毒治疗、免疫调节治疗,促进肝细胞再生,防治肝性脑病,控制感染,保肝,合理应用利尿剂;或在条件允许的情况下,积极采取手术、放疗、化疗、介入治疗等。

(三)对症支持治疗

支持治疗与对症处理有重要价值,停用任何诱发氮质血症及损害肝脏的药物,给予低蛋白、高糖饮食,减少氮质血症及肝性脑病发生。一般 HRS 患者因存在稀释性低钠血症,要限制钠的摄入量。对于长期使用利尿剂的患者,则可适当补充钠盐。同时使用保肝降酶药物。

(四)纠正内毒素血症

发生 HRS 时,内毒素血症可使肾功能进一步恶化,并可直接作用于肾小动脉,引起少尿性、急性肾衰竭,故设法减少肠内毒素生成十分重要。口服新霉素、阿莫西林、甲硝唑等抑制或杀灭肠道内杆菌或厌氧杆菌,服用考来烯胺干扰肠道内毒素的吸收来减轻内毒素血症。在服用抗生素时,也可应用清热解毒中药,每天清洁灌肠和保留灌肠。

(五)扩容治疗

多数学者认为,有效血容量不足是 HRS 的启动因素,故仍主张扩容治疗,包括使用全血、血浆、清蛋白、右旋糖酐、血浆制品,适量输入等渗盐水。该疗法仅对有明显的容量丢失的患者有一定效果。但容量补充过快会出现食管静脉曲张破裂出血、肺水肿等,大量输液也可使腹水增加,从而压迫腔静脉和肾静脉,导致肾的循环障碍等不良反应,故扩容治疗时应严密观察。

(六)血管活性药物的应用

应用具有血管舒张活性的药物,可降低肾血管内阻力,可使肾血浆流量增加。前列腺素(PGs)或前列腺素衍生物、多巴胺、酚妥拉明、山莨菪碱、内皮素-A 受体等制剂有保护肾功能的作用。

(七)纠正水电解质及酸碱平衡

在补充有效血容量的基础上增加尿量及尿钠的排泄量,积极纠正 K^+、Na^+、Cl^-、Mg^{2+} 及酸碱失衡。

(八)替代治疗

近年来血液净化技术高度发展,不但大大推动了肾功能不全的治疗,而且并已成功地应用于重症感染自身免疫疾病、中毒以及严重的心力衰竭等疾病的治疗。血液净化技术的种类繁多,用于 HRS 的主要技术为血液透析与分子吸附再循环系统等。

1.血液透析治疗

当肾衰竭严重,应用改善肾功能措施无效时,需进行血液透析治疗。对肝脏再生无望以及不适合肝移植的 HRS 患者,没有必要进行维持性透析治疗。进行透析的基本特征包括有不能控制的高钾血症、肺水肿、严重的酸中毒和尿毒症、体液过多。血液透析对肝功能可望好转者有一定的疗效,但应注意其出血、低血压等并发症。

2.血液灌注治疗

此法主要治疗肝性脑病患者。作用机制为清除某些致肝性脑病物质。

(九)外科手术治疗

外科手术治疗包括门腔或脾肾静脉吻合术、肝移植术。其中肝移植手术是对晚期肝硬化,尤其是肝肾综合征的最佳治疗方法,可大大提高患者的存活率,提高生存质量。

(杨沁雯)

第三节 妊娠与肾病

妊娠期肾病乃指妊娠期由于母体肾上腺皮质、抗利尿激素的分泌量增加及胎儿生长需要,血流量增加,水钠潴留,肾负荷加重,引起的肾功能变化。如原有肾脏疾病,妊娠可使病情加重。妊娠并发的肾脏损害严重可以危及母亲和胎儿的生命。

妊娠诱发的肾脏病变如妊娠高血压综合征(简称妊高征)、肾盂肾炎、妊娠期急性肾衰竭、产后特发性急性肾衰竭,需引起产科重视。

一、病因病机

(一)病因病机

1.免疫系统

近年来很多学者认为,妊娠高血压综合征是一种免疫疾病。因胚胎相当于一种异物,妊娠成功依赖于胎儿与母体间的平衡,如这种平衡一旦失调,即可发生排斥反应,从而引起一系列的血管内皮细胞病变,从而发生妊高征。引起免疫失衡的因素有以下几点。

(1)妊高征与人类的细胞抗原(HLA)的相关性:有学者研究母胎间 HLA 抗原相容性越高,越容易发生妊高征。因此妊高征与 HLA 的相关性有待进一步研究。

(2)细胞免疫的变化:妊高征时 T 抑制细胞(TS)减少和 T 辅助细胞(TH)增加,TH 与 TS 数量的比值上升及 TS 淋巴细胞功能降低可能与胎儿-母体免疫平衡失调、防护反应减弱、排斥反应有所增强有关。

(3)免疫复合物的影响:发生妊高征时,患者的血清 IgM、IgG 及补体 C3、C4 等免疫复合物浓度明显高于正常孕妇,主要影响了肾脏和胎盘。免疫复合物沉积于肾小球内可致基底膜的通透性增加,大量蛋白尿排出,如沉积于胎盘内而损伤血管,导致子宫胎盘缺血、缺氧。子宫胎盘缺血后,妊娠期子宫、肌层和绒膜合成大量肾素,释放入血循环,引起肾素-血管紧张素-醛固酮系统活性增加,致使小动脉痉挛和钠潴留。另外,子宫前列腺素的前身物质——花生四烯酸的量减少,影响扩血管物质——前列腺素的合成,子宫胎盘血流量减少,胎盘脂质的过氧化作用增加,血管内皮细胞发生过氧化损伤而促发该病。

2.凝血与纤溶平衡失调因素

正常妊娠时,特别在孕晚期即有生理性的高凝状态。抗凝血酶Ⅲ($AT_{Ⅲ}$)是血浆中重要凝血酶抑制物,纤溶结合蛋白(Fn)为网状内皮系统调理素,参与调节血液凝血物质的动态平衡。发生妊高征的患者(特别是先兆子痫等重症患者)的 Fn 值明显升高而 $AT_{Ⅲ}$ 值却明显降低。妊高征患者的纤溶酶原活性抑制因子(PAIs)值的升高与病情的严重程度呈正相关,产后即恢复正常。组织型纤溶酶原激活物(tPA)与 PAIS 是调节纤溶系统生理功能的重要物质。发生妊高征时,tPA 的活性降低,同时可有 PAI 活性增强,在重度妊高征患者多处于高凝、低纤溶状态,从而可有 DIC 的亚临床或临床表现。蛋白 C(PC)是血液中的重要抗凝因子。PC 的活性降低则可加重妊高征患者的高凝状态,从而导致微血栓形成。

3.钙平衡失调因素

缺钙可引起高血压,因为缺钙时可刺激 FTH 分泌。在 PTH 作用下,胞浆内游离钙增多,致血管收缩,子宫胎盘血流灌注减少,过氧化脂质增多。缺钙又可影响到细胞膜的完整性,从而使三磷酸腺苷钙活性受抑,则更加重了血管反应性而出现一系列妊高征的表现。

4.遗传学说

目前学者多认为妊高征为单基因隐性遗传。单基因可能来自母亲、胎儿,也可能由两者的基因共同作用。但临床观察可知有妊高征家族史的孕妇妊高征的发生率明显高于无家族史的孕妇。

(二)妊娠期肾病的基本病理改变

1.妊娠高血压综合征肾病理改变

由于血管升压素Ⅱ和去甲肾上腺素分泌增加，前列腺素 E_1 及 E_2 分泌减少，全身小动脉痉挛，引起血压升高、蛋白尿及水肿；肾血流量和肾小球滤过率下降；伴缺氧时肾小球毛细血管壁的通透性增加。妊娠结束，可好转而不留后遗症。若表现为严重缺血，可产生肾小球和肾小管损害，直至肾皮质坏死。

2.妊娠期肾盂肾炎，肾系病理改变

在妊娠期输尿管平滑肌松弛或子宫压迫可致尿引流不畅，易发生肾盂肾炎，伴有寒战、高热者可宫缩，引起流产或早产。产后尿引流畅通，该病可治愈。产后尿引流不畅，该病易反复发作。若原来患有慢性肾炎，妊娠前病情稳定，妊娠后病情不易恶化。若原有血压高、肾功能减退、蛋白尿增多，妊娠后病情可加重，不宜继续妊娠。

3.妊娠期急性肾衰竭的病理改变

妊娠早期合并严重感染、重度先兆子痫、胎盘早剥、妊娠急性脂肪肝、产后大出血休克均可导致急性肾衰竭。有关资料报道，在产科的妊娠并发肾功能衰竭(ARF)中，有10%～30%病例发生双肾皮质坏死，病情严重者难于恢复。

产后特发性肾衰竭表现为产后突然血压急剧升高、溶血性贫血、出血、血小板减少、蛋白尿及血尿，病死率极高。

二、临床表现

典型的临床表现为妊娠20周后出现高血压、水肿、蛋白尿(呈非选择性蛋白尿)，称为先兆子痫。若伴有抽搐，称为子痫。视网膜病变的程度不同，约1/3的病例表现为肾病综合征，轻者可无症状或有轻度头晕，血压轻度升高，伴水肿或轻微蛋白尿，严重者可出现头痛、眼花、恶心、呕吐，甚至抽搐、昏迷等先兆子痫症状和急性肾衰竭。

(一)高血压表现

血压通常高于17.3/12.0 kPa(130/90 mmHg)，或较基础血压升高，高于4.0/2.0 kPa(30/15 mmHg)。间隔4 h，连续测量2～4次方可诊断。一般舒张压升高最为明显，而收缩压＜21.3 kPa(160 mmHg)。收缩压＞26.7 kPa(200 mmHg)，通常提示先兆子痫合并潜在的慢性高血压。眼底检查有节段性眼底A狭窄及视网膜水肿。

(二)水肿表现

妊高征的水肿为可凹性水肿，多由踝部开始，踝部及小腿有明显凹陷性水肿，休息后不消退，为“＋”，向上延及大腿为“＋＋”，外阴及腹壁水肿为“＋＋＋”，出现全身水肿或有腹水为“＋＋＋＋”。同时应注意水肿不明显者，但孕妇的体重每周增加不低于0.5 kg表示隐性水肿存在。

目前学者认为单纯性有下肢水肿不能作为妊高征的诊断依据，而肿及大腿或经卧床休息6～8 h而水肿未退属于病理情况。

(三)蛋白尿表现

尿蛋白的排泄量可以是500 mg/24 h至肾病综合征水平，患者应每1～2周检查尿蛋白定性和24 h蛋白定量。

(四)辅助检查

1.血液检查

测定血浆黏度、全血黏度及血细胞比容以了解有无血液浓缩。重症患者常伴发电解质紊乱。对于重症患者需及时测定血小板,以了解有无降低。测定凝血酶原时间、纤维蛋白原及抗凝血酶Ⅲ等指标以帮助判断凝血和纤溶之间有无平衡失调。

2.肝肾功能测定

由于肝细胞缺氧,妊高征患者(特别是先兆子痫患者)肝细胞的线粒体释放的谷丙转氨酶水平升高,总胆红素及碱性磷酸酶水平升高。由于肝脏破坏尿酸及肾脏排泄尿酸的功能降低,所以血浆尿酸可有不同程度升高。尿素氮和肌酐的测定可了解肾功能情况,测定二氧化碳结合率可及早发现酸中毒。

3.尿液检查

重点检查尿蛋白,镜检中需注意有无红细胞、白细胞及管型尿。如 24 h 尿蛋白定量<0.5 g,则可认为正常;如 24 h 尿蛋白定量>0.5 g,则应视为病理状态;如尿比重≥1.020,则提示尿液浓缩,此时应结合血液化验结果决定处理方法;如有大量白细胞尿,应视为泌尿系统感染。

三、诊断与鉴别诊断

(一)诊断

根据病史、症状与检查结果,即可做出诊断,关键在于正确估计病情的严重程度、器官损伤情况、有无并发症及凝血功能障碍。

(1)病史:此次妊娠 20 周后有无头痛、眼花及抽搐发生。

(2)判断高血压的严重程度。

(3)是否有持续性蛋白尿。

(4)判断水肿的严重程度。

(二)鉴别诊断

1.妊娠合并原发性高血压

多数在妊娠前或妊娠后 3 个月内发生的高血压属于原发性高血压,而非妊娠高血压综合征。大部分原发性高血压发生于大龄产妇,产后血压维持在较高水平。高血压肾硬化导致蛋白尿,尿蛋白定量<1 g/24 h。而先兆子痫患者在孕 24 周后才有血压升高,产后 2～6 周高血压消失。尿蛋白的量随妊娠时间增长而增加,甚至可达肾病综合征的程度。血尿酸水平高于 327 μmol/L,这是由于肾缺血导致近曲小管钠及继发性尿酸重吸收,钙水平增加。

妊娠性高血压偶尔见于妊娠第 8～9 个月,表现为一过性轻度高血压,不伴蛋白尿,对母体及胎儿影响不大,母体内皮细胞基本不受影响,高血压可在分娩后短时间内消失。一般持续时间为一周,而先兆子痫恢复较慢,需要 3 周左右。

2.妊娠合并慢性肾炎

妊娠前即有慢性肾炎病史,妊娠后继续存在,孕 24 周左右蛋白尿加重,高血压出现或加重,易出现肾功能不全,产后难于好转。

3.子痫与其他疾病的鉴别

应鉴别子痫与癫痫、脑出血、癔症、糖尿病酮症酸中毒或高渗性昏迷、低血糖昏迷等。

四、诊断标准

(一)轻度妊娠高血压综合征

血压＞17.3/12.0 kPa(130/90 mmHg)或较基础血压升高4.0/2.0 kPa(30/15 mmHg),可伴有轻度的蛋白尿及水肿。

(二)中度妊娠高血压综合征

血压＜21.3/14.7 kPa(160/110 mmHg),尿蛋白＋～＋＋,伴有双下肢或面部轻度水肿和轻度头晕。

(三)重度妊娠高血压综合征

重度子痫前期表现血压≥21.3/14.7 kPa(160/110 mmHg),尿蛋白＋＋～＋＋＋,头痛,眼花等。子痫是指在妊高征的基础上发生抽搐。

五、治疗

为防止子痫发生,减少母婴并发症,降低围产儿死亡率,该病只有分娩后才能治愈。如果未经治疗,则易发生先兆子痫与死产、新生儿死亡、严重的先兆子痫、子痫以及孕妇脑出血。治疗目的主要以预防抽搐及其他的合并症,如脑出血感染等,尽量使母婴安全。

(一)一般处理及调护

1.住院监护治疗

当疑似为该病时应立即让患者住院,监护治疗,这样可减少发生子痫的危险性以及因判断失误而造成的不良后果。

2.左侧卧位休息

其优点是可减轻妊娠子宫对主动脉及髂动脉的压迫,可维持正常的子宫动脉灌注量,从而改善胎盘的血流量,减轻下腔静脉受压,使回心血量增加,从而使肾血流量增加,有利于脑血流量改善及脑水肿消退,可防止抽搐。钠排出量增加,尿量增多,可改善宫内胎盘缺氧状态,可使治疗取得更好的效果。

3.钠的摄入

除先兆子痫或有子痫发生外一般不需要低盐饮食。

(二)轻度妊高征的治疗

一般无须绝对卧床休息,应减少重体力劳动,适当增加休息时间。需密切注意观察病情进展情况,无须服用镇静药、利尿药和降压药物,保持心情舒畅,避免过怒、过急和心理压力,选择普通饮食即可。

(三)中重度妊高征的治疗

诊断确立,应立即让患者住院观察。

1.解痉药硫酸镁的应用

硫酸镁注射剂为重度妊高征患者的首选药物,可作用于周围神经肌肉交接处,拮抗钙的释放,并降低乙酰胆碱的浓度,从而解除血管痉挛,降低脑细胞耗氧量,可改善脑细胞的缺氧状态,可以提高孕妇及胎儿血红蛋白对氧的亲和力,改善氧代谢,增加子宫胎盘血流量,改善胎盘-胎儿功能;可降低机体对血管紧张素Ⅱ的敏感性;可使血管内皮细胞合成的前列环素增多,并使血浆内皮素浓度降低,有利于降低血压。首次剂量为10 g静脉滴注,同时肌内注射5 g,以后每4～

6 h肌内注射 5 g,或以后每小时静脉滴注 1 g,总剂量可达 30～40 g。中毒反应表现为首先膝反射消失,继而全身肌张力减退,或呼吸抑制,甚至心脏停搏,应严密观察。

在治疗时,需备用钙剂作为解毒剂,当出现镁中毒时,应立即静脉注射 10 mL 10%的葡萄糖酸钙,钙离子与镁离子争其神经细胞上的同一受体,阻止镁离子进一步结合,从而阻止中毒反应。

2.降压药物的应用

降压药物的应用应兼顾孕妇与胎儿。一般主张在妊娠后期 3 个月中,高血压降至或维持在轻中度水平 18.7～21.3/12.0～14.0 kPa(140～160/90～105 mmHg),这样即可避免孕妇因血压过高而颅内出血和心力衰竭,又不影响胎儿、胎盘血流灌注。

降压药物宜选择不减少胎盘的血流灌注药物,如甲基多巴、肼屈嗪、可乐定、硝苯地平,对上述药物无效的严重高血压患者,可选用硝普钠,此药可引起子宫弛缓而致难产。

3.扩容治疗

低血容量是重度妊高征的主要病理生理变化之一。扩容治疗主要目的是纠正血液浓缩,提高有效循环血容量。扩容治疗的指征为当血细胞比容＞45%,全血黏度＞3.6,血浆黏度＞1.5,尿比重≥1.020 和中心静脉压低于正常值时,可给予右旋糖酐-40、等渗葡萄糖溶液或平衡盐溶液。如血清蛋白水平过低,贫血,则可输注清蛋白、血浆或全血。

(四)妊娠并发急性肾衰竭的治疗

妊娠并发急性肾衰竭(ARF)是危及母婴的高危产科疾病之一。如治疗不当,病死率高达 33.8%。妊娠并发急性肾衰竭呈双峰,多发生于妊娠初 3 个月和末 3 个月。

初期以 10～12 周为高峰,该病主要发生于感染败血症后流产,少数继发于妊娠剧烈呕吐的水盐丢失;后期以 34～40 周为高峰,主要由妊娠高血压综合征的先兆子痫、子痫所致,其次为产科并发症(如胎盘早期剥离、羊水栓塞和大出血)所致,极少为妊娠期急性脂肪肝所致。中期引产也可导致 ARF,应引起重视。

妊娠期并发急性肾衰竭的治疗:首先要注意产科原发性疾病的治疗,同时做到早期预防性透析有助于降低 ARF 的病死率。通过治疗有 20%～40%的患者 1 年内肾功能可逐渐恢复,大部分患者的肾功能不能恢复,或仅有一过性的恢复而进入终末期肾衰。

(五)特发性产后急性肾衰竭的治疗

该病常发生于产后当日至产后 6 周。其特点为发生于健康产妇妊娠过程中和分娩过程顺利、正常。产后数日或数周内发生少尿或无尿性 ARF 伴微血管病性溶血性贫血。

该病的病因不明。发病前可有病毒感染,尚不伴有发热,胎盘碎片滞留,应用麦角胺、催产素等血管收缩剂引起小动脉收缩痉挛,小血管壁损伤,产生微血栓;当红细胞高速通过时发生变形,破坏溶解。

肾的病理改变有两种基本类型:一种改变为肾小球毛细血管内皮细胞肿胀,有微血栓形成,阻塞管腔,发生局限性坏死,与溶血性尿毒症综合征相同;另一种改变主要为小动脉损伤,与恶性肾小球硬化及硬皮病相似,为血栓性微血管病,免疫荧光无特殊所见。部分患者抗血清中存在抗 IgG 和 IgM 抗体,并有低补体血症。

患者发病前有恶心、呕吐、腹泻和流感样症状,继而出现高血压、水肿、微血管病性溶血性贫血,迅速发展至少尿或无尿。肾外表现中枢神经系统症状,如嗜睡、昏迷、癫痫发作、心脏扩大、充血性心力衰竭以及血栓性血小板减少性紫癜,多预后不良。

该病的治疗为早期应用肝素、尿激酶、抗血小板制剂,输注 $AT_{Ⅲ}$ 及血浆置换。积极控制血压和早期透析治疗，可提高生存率。

（六）妊娠合并肾盂肾炎的治疗

妊娠期泌尿系统感染在孕妇中常见，发生率为4%～7%，比非孕妇泌尿系统感染后果严重得多，所以必须及时做出诊断和治疗。孕妇中有无症状性菌尿（ASB）者为2%～7%，ASB引起的有症状性肾盂肾炎的发病率为20%～40%，所以ASB是肾盂肾炎的前提条件。这是因为子宫形态及内分泌生理功能变化引起了尿路系统的改变而致感染。孕妇的激素分泌增加，使泌尿道的肌组织增生肥厚。妊娠子宫增大，压迫输尿管，尤其是造成输尿管迂曲扩张，蠕动减慢及尿流不畅。孕妇尿中含有营养物质，如葡萄糖、氨基酸，均有利于细菌的繁殖、生存。

孕期合并肾盂肾炎的治疗：首先应卧床休息，左右交替侧卧位，以减少妊娠子宫对单侧输尿管及膀胱的压迫；多饮水，稀释尿液，增加尿液的排泄；如有发热，对症降温治疗，及时控制高热；应用抗生素时，预防胎儿神经系统发育障碍。菌尿和尿路感染发生或即使无症状也有使母体及胎儿发病的潜在危险，故应给予治疗，但要遵守既要考虑对母体安全性、又要考虑使胎儿不受影响的原则。

（七）妊娠合并肾病综合征的治疗

绝大多数妊娠期的肾病综合征是妊娠前已患有的肾病综合征，极少数是在妊娠期出现的。妊娠期出现的肾病综合征是一类特殊型的妊娠高血压综合征（也称为妊高征Ⅲ型），是妊高征致死的并发症之一。

其发病机制为妊娠期长时间的生理代偿性肾小球高灌注和高滤过，可造成肾小球器质性损害。当发生妊高征时，胎盘上母体和胎儿连接处可发生异常变态反应。胎盘与肾脏有相同抗原而导致免疫复合物沉积于肾小球，从而引起一系列病理改变。妊娠期的肾病综合征常发生在妊高征的基础上，肾损害表现比一般妊高征明显。另外，妊娠期生理性高凝状态，是病变持续发展和肾功能进行性恶化的重要因素之一。

妊娠并发肾病综合征的治疗原则：应首先根据病情选择性地终止妊娠，终止妊娠后病情即可逐渐缓解，其各项指标多能逐渐恢复。在治疗妊高征的同时治疗肾病综合征，包括解痉、镇静、降压、适当输注清蛋白、降血脂。尽量避免应用利尿剂，一般不主张预防性抗凝治疗。或经上述治疗后，血压仍持续≥21.3/14.7 kPa（160/110 mmHg）或有高度水肿，有大量蛋白尿，或伴有肾功能不全时，应及时终止妊娠。

（杨沁雯）

第七章

肾小管及间质性肾病

第一节　急性肾小管间质性肾炎

对于肾小管间质性肾炎(tubulointerstitial nephritis,TIN)的认识,最早可追溯到1792年。当时有1位患者死于肾衰竭、高血压,有学者在尸体解剖时发现肾间质有明显炎症改变,推测这与饮用船上含铅较高的淡水有关。TIN是由多种病因引起、发病机制各异、以肾小管间质病变为主的一组疾病。按肾病理变化的特点分为以肾间质水肿、炎性细胞浸润为主的急性肾小管间质性肾炎(acute tubulointerstitial nephritis,ATIN)和以肾间质纤维化、肾小管萎缩为主的慢性肾小管间质性肾炎(chronic tubulointerstitial nephritis,CTIN)。文献报道10%～15%的急性肾损伤和25%的慢性肾衰竭分别由急性、慢性TIN引起,因此TIN已日益受到重视。

文献报道,在蛋白尿和/或血尿肾活检的病例中ATIN约占1%,而在急性肾损伤患者进行肾活检的病例中ATIN所占比例为5%～15%。ATIN如能早期诊断、及时治疗,肾功能多可完全恢复或显著改善。因此,重视ATIN的早期诊断和治疗对提高肾脏疾病的整体防治水平具有重要意义。

一、病因及发病机制研究现状

(一)病因

原发性ATIN的主要病因为药物及感染。历史上感染相关性ATIN十分常见,近代由于疫苗及大量抗微生物药物问世,许多感染都已能有效预防和/或迅速控制,所以感染相关性ATIN的患病率已显著下降;近代由于大量新药上市,药物过敏的病例日益增多,它已成为ATIN的首要病因。除此之外,尚有少数病因不明者,被称为“特发性ATIN”,不过其后某些特发性ATIN如肾小管间质性肾炎-葡萄膜炎综合征(tubulointerstitial nephritis and uveitis syndrome,TINU)的病因已基本明确,这些特发性ATIN是自身抗原导致的免疫反应造成的。

(二)发病机制的研究现状

1.药物过敏性ATIN

药物已成为ATIN最常见的病因,免疫反应是其发病的主要机制。大多数研究显示该病主要由细胞免疫引起,但是也有研究在少数病例的肾活检标本中见到抗肾小管基底膜(TBM)抗体沉积，提示体液免疫也可能参与致病。所以患者不同，所用药物不同，发病机制可能有所不同。

(1)细胞免疫反应：有如下证据提示细胞免疫参与药物所致 ATIN 的发病。①肾间质呈现弥漫性淋巴细胞、单核-巨噬细胞和嗜酸性粒细胞浸润；②免疫组化检查显示肾间质浸润细胞以T 细胞为主；③肾间质中出现非干酪性肉芽肿，提示局部存在迟发型超敏反应。

目前学者认为参与药物过敏性 ATIN 发病的主要细胞免疫反应是 T 细胞直接细胞毒反应及抗原特异性迟发型超敏反应。多数药物过敏性 ATIN 的肾间质浸润细胞以 $CD4^+$ 细胞为主，$CD4^+$ 与 $CD8^+$ 数量之比＞1，而西咪替丁和 NSAID 诱发的 ATIN 却以 $CD8^+$ 为主，$CD4^+$ 与 $CD8^+$ 数量之比＜1。药物(半抗原)与肾小管上皮细胞蛋白(载体)结合形成致病抗原，肾小管上皮细胞抗原递呈作用使肾间质浸润 T 细胞(包括 $CD4^+$ 和 $CD8^+$)致敏，当再次遇到此相应抗原时，$CD4^+$ 细胞就可通过Ⅱ类主要组织相容性复合物、$CD8^+$ 细胞通过Ⅰ类主要组织相容性复合物限制性地识别小管上皮细胞，诱发 T 细胞直接细胞毒反应和迟发型超敏反应($CD8^+$ 细胞主要介导前者，而 $CD4^+$ 细胞主要介导后者)，损伤肾小管，导致肾间质炎症(包括非干酪性肉芽肿形成)。

这些活化的 T 细胞还可以合成及释放大量细胞因子，包括 γ 干扰素、白细胞介素-2(IL-2)、白细胞介素-4(IL-4)、肿瘤坏死因子 α(TNFα)。同时细胞毒 T 细胞所产生的粒酶、穿孔素等物质也具有细胞毒作用而损伤肾小管。此外，肾间质中激活的单核-巨噬细胞也能释放蛋白溶解酶、活性氧等物质，加重肾小管间质损伤，并能分泌转化生长因子-β(TGF-β)活化肾间质成纤维细胞，促进细胞外基质合成，导致肾间质病变慢性化。

NSAID 的在引起 ATIN 的同时还可能引起 MCD，MCD 发病也与 T 细胞功能紊乱有关。NSAID 抑制环氧化酶，使前列腺素合成受抑制，花生四烯酸转为白三烯的量增加，白三烯激活 T 细胞。激活的辅助性 T 细胞通过释放细胞因子而使肾小球基膜的通透性增加，引起肾病综合征。

(2)体液免疫反应：药物及其代谢产物可作为半抗原与宿主体内蛋白(即载体，如肾小管上皮细胞蛋白)结合形成致病抗原，然后通过如下体液免疫反应致病。①Ⅰ型超敏反应：部分患者的血清 IgE 水平升高，外周血嗜酸性粒细胞计数增多，出现嗜酸性粒细胞尿，病理显示肾间质嗜酸性粒细胞浸润，提示Ⅰ型超敏反应致病。②Ⅱ型超敏反应：部分患者血中出现抗 TBM 抗体，免疫疾病理显示 TBM 上有 IgG 及 C3 呈线样沉积，提示Ⅱ型超敏反应致病。这主要见于甲氧西林(methicillin，又称新青霉素Ⅰ)所致 ATIN，也可见于苯妥英钠、别嘌呤醇、利福平等致病者。目前学者认为这种抗 TBM 疾病的靶抗原是 3M-1 糖蛋白，由近曲小管分泌，黏附于肾小管基底膜的外表面，相对分子质量为 48 kDa。正常人对此蛋白具有免疫耐受，但是药物半抗原与其结合形成一种新抗原时，免疫耐受即消失，即能诱发抗 TBM 抗体产生，导致 ATIN。此外，从前报道Ⅲ型超敏反应(循环免疫复合物致病)也可能参与药物过敏性 ATIN 发病，其实基本见不到这种病例。

2.感染相关性 ATIN

广义上的感染相关性 ATIN 包括病原微生物直接侵袭肾间质导致的 ATIN，如急性肾盂肾炎。此处所讲的感染相关性 ATIN 仅指感染诱发免疫反应导致的 ATIN。

一般学者认为，感染相关性 ATIN 主要由细胞免疫反应致病，理由如下：①肾组织免疫荧光检查为阴性，不支持体液免疫致病；②肾间质中有大量淋巴细胞和单核细胞浸润；③免疫组化检查显示肾间质中浸润的主要淋巴细胞是 T 细胞。

3.TINU 综合征

TINU 综合征是 ATIN 合并眼色素膜炎的综合征，临床上较少见。1975 年，该病首先由 Dinrin 等报道，迄今报道 300 余例。此综合征的病因及发病机制至今尚不完全明确，但与机体免疫功能紊乱及遗传因素影响相关，简述如下。

(1)细胞免疫：目前较公认的发生机制是细胞免疫致病。其主要依据为：①患者的皮肤试验反应能力降低；②外周血中 T 细胞亚群($CD3^+$、$CD4^+$、$CD8^+$)异常，$CD4^+$ 与 $CD8^+$ 数量的比值降低，$CD56^+$ 的 NK 细胞增多；③肾病理检查可见肾间质中有大量 $CD3^+$、$CD4^+$、$CD8^+$ 淋巴细胞浸润，多数报道以 $CD4^+$ 细胞为主，并长期存在。④在部分患者肾间质中可见非干酪性肉芽肿，提示局部存在迟发型超敏反应。

(2)体液免疫：目前有证据表明，TINU 综合征患者存在体液免疫的异常。其依据为：①患者存在多克隆高丙种球蛋白血症，血 IgG 水平升高明显；②在部分 TINU 综合征患儿的肾组织中检测出抗肾小管上皮细胞抗体成分。Wakaki 等对 1 例 13 岁女孩的肾组织匀浆中的 IgG 纯化后测得 125 kDa 抗体成分，证实其为抗肾小管上皮细胞抗体，并通过免疫组化法明确该抗体存在于皮质区肾小管上皮细胞的胞质中。③少数病例的血清检测出抗核抗体、类风湿因子、抗肾小管及眼色素膜抗体等自身抗体及循环免疫复合物，提示体液免疫异常在部分 TINU 综合征中起作用，TINU 综合征可能是一种自身免疫疾病。

(3)遗传因素：有关单卵双生兄弟、同胞姐妹共患 TINU 综合征以及 TINU 综合征患者母亲患有肉芽肿病的报道，均强烈显示出本症具有遗传倾向。已有报道证实 TINU 综合征与人类白细胞抗原(HLA)有着密切关联，主要集中在 *HLA-DQA1 和 DQB1，以及 DR6*、*DR14* 等等位基因。

二、临床及病理表现、诊断与鉴别诊断

(一)临床表现及辅助检查

1.临床表现

(1)药物过敏性 ATIN：典型表现如下。①用药史：患者发病前均有明确的用药史。20 世纪 80 年代前，青霉素、半合成青霉素、磺胺类等抗菌药物是诱发 ATIN 的主要药物；而 20 世纪 80 年代后，国内外文献报道诱发 ATIN 较多的药物是 NSAID 和头孢菌素类抗生素。②药物过敏表现：常为药物热及药疹(常为小米至豆大斑丘疹或红斑，弥漫对称分布，伴瘙痒)。③肾损害：患者常在用药后一至数天出现尿化验异常和肾小球及肾小管功能损害，少尿性(病情较重者)或非少尿性(病情较轻者)急性肾损伤十分常见。

但是，NSAID 引起的过敏性 ATIN 常有如下独特表现：①虽然有患者在用药后一天至数天出现肾损害，但是有的却可在用药后数周至数月才发病；②临床常无药物过敏的全身表现，如药物热及药疹；③在导致 ATIN 的同时，又能引起 MCD，临床出现肾病综合征。若不了解这些特点，即易导致误诊、漏诊。

(2)感染相关性 ATIN：常首先出现与感染相关的全身表现，而后才呈现尿化验异常、急性肾损伤及肾小管功能异常。既往此类 ATIN 常由细菌感染引起，而现代病毒等微生物引起者更常见。

(3)TINU 综合征：常发生于青少年，女性患者居多。病前常有乏力、食欲减退、体重下降及发热等非特异症状，而后出现肾损害(尿化验异常、急性肾损伤及肾小管功能异常)及眼色素膜炎

(虹膜睫状体炎或全色素膜炎，常两侧同时发生)。少数患者的眼色素膜炎出现在肾损害前，二者多同时出现，或眼色素膜炎出现在肾损害后(一个月到数月)。患者常伴随出现血沉增快、血清C反应蛋白及γ球蛋白水平升高。

2.实验室检查

(1)尿常规化验：常表现为轻度蛋白尿(<1 g/d，以小分子性蛋白尿为主)，镜下血尿(甚至肉眼血尿)，无菌性白细胞尿(早期尚能见嗜酸性粒细胞尿)以及管型尿(包括白细胞管型)。

(2)血常规化验：一般无贫血，偶尔出现轻度贫血。30%～60%的药物过敏性ATIN患者的外周血嗜酸性粒细胞计数增多。

(3)肾小管损伤指标及肾小管功能检查：患者尿N-乙酰-β-D-氨基葡萄糖苷酶(NAG)、γ-谷氨酰转肽酶(γ-GT)及亮氨酸氨基肽酶(LAP)增多，提示肾小管上皮细胞损伤。尿β_2微球蛋白、α_1微球蛋白、维生素A结合蛋白及溶菌酶常增多，提示近端肾小管重吸收功能障碍；尿比重和尿渗透压降低，提示远端肾小管浓缩功能减退。患者有时还能出现肾性尿糖，甚至Fanconi综合征以及肾小管酸中毒。

近年，一些能反映早期急性肾损害的尿生物标记物检验应用于临床，这对早期发现及诊断ATIN很有帮助，如尿中性粒细胞明胶酶相关脂质运载蛋白(neutrophil gelatinase-associated lipocalin，NGAL)检验，尿肾脏损伤分子-1(kidney injury molecule-1，KIM-1)检验以及尿白细胞介素-18(interliukin 18，IL-18)检验。

(4)肾小球功能检查：患者出现急性肾损伤时，血肌酐及尿素氮水平会迅速升高，血清胱抑素C水平也升高。

(5)其他检验：对疑有药物诱发抗TBM抗体的患者，应进行血清抗TBM抗体检测。

3.影像学检查

超声等影像学检查显示ATIN患者的肾脏体积正常或增大，若能排除淀粉样变肾病及糖尿病肾病，肾脏体积增大对提示急性肾损伤很有意义。

4.^{67}镓核素扫描

20世纪70年代末即有报道称ATIN患者肾脏摄取的核素^{67}镓(^{67}Ga)明显增多，因此学者认为^{67}Ga核素扫描有助于ATIN的诊断。但是，在此后的研究中发现^{67}Ga核素扫描诊断ATIN的敏感性仅为58%～68%，特异性也不高。因此，^{67}Ga同位素扫描并不是理想的ATIN检测指标，临床上很少应用。不过，文献报道急性肾小管坏死患者极少出现^{67}Ga核素扫描阳性，因此此检查对鉴别ATIN与急性肾小管坏死仍有一定意义。

(二)病理表现

1.光学显微镜检查

ATIN的主要病理特点是肾间质炎细胞浸润及水肿。药物过敏性ATIN、感染相关性ATIN或TINU综合征患者的肾间质中弥漫浸润的炎细胞均以淋巴细胞(主要是T细胞)及单核细胞为主，常伴不同程度的嗜酸性粒细胞(药物过敏性ATIN最明显)，偶见中性粒细胞。可见肾小管炎(炎细胞趋化至肾小管周围，并侵入肾小管壁及管腔)。此外，在部分药物过敏性ATIN及TINU综合征患者的肾间质中，还可见上皮样细胞肉芽肿。肾小管上皮细胞常呈不同程度的退行性变，可见刷状缘脱落，细胞扁平，甚至出现灶状上皮细胞坏死及再生。肾小球及肾血管正常。

2.电子显微镜检查

该检查无特殊诊断意义。NSAID引起ATIN的同时可伴随出现MCD，此时可见肾小球足细胞足突广泛融合。

3.免疫荧光检查

该检查多呈阴性。但是药物(如甲氧西林)诱发抗 TBM 抗体致病者,能在 TBM 上见到 IgG 及 C3 呈线样沉积。

(三)诊断与鉴别诊断

1.诊断

确诊原发性 ATIN 需要依靠肾组织病理检查,但是在此基础上还必须结合临床表现才能准确地分类。

(1)药物过敏性 ATIN:若有明确用药史,典型药物过敏表现(药疹、药物热、血嗜酸性粒细胞计数增多等),尿检验异常(轻度蛋白尿、血尿、无菌性白细胞尿及管型尿),急性肾损伤及肾小管功能损害(肾性糖尿及低渗透压尿等),一般临床即可诊断药物过敏性 ATIN(当然,能进行肾组织病理检查来确认更好)。如果上述表现不典型(尤其是无全身药物过敏表现,常见于 NSAID 致病者),则必须进行肾穿刺病理检查才能确诊。

(2)感染相关性 ATIN:若有明确感染史,而后出现 ATIN 肾损害表现(轻度尿检验异常、急性肾损伤及肾小管功能损害)即应疑及此病,及时进行肾活检病理检查以确诊。

(3)TINU 综合征:在出现 ATIN 肾损害表现前、后,出现眼色素膜炎(虹膜睫状体炎或全色素膜炎),即应高度疑及此病,及时做肾活检病理检查以确诊。

2.鉴别诊断

应该鉴别 ATIN 与各种能导致急性肾损伤的疾病。与肾小球及肾血管疾病鉴别不难,此处不讨论。只在此讨论如下两种疾病。

(1)药物中毒性急性肾小管坏死:应与药物过敏性 ATIN 区别,尤其是无全身药物过敏表现的 ATIN。两种疾病患者均有用药史,尿常规检验均改变轻微(轻度蛋白尿,有少许红细胞、白细胞及管型),都常出现少尿性或非少尿性急性肾损伤。但是,药物中毒性急性肾小管坏死患者具有明确的肾毒性药物用药史,发病与用药剂量相关,而无药物过敏表现;尿检验无或仅有少许白细胞,无嗜酸性粒细胞;除某些肾毒性中药(如含马兜铃酸的中草药)致病者外,很少出现肾性糖尿等近端肾小管功能损害。上述临床实验室表现可资初步鉴别。此外,正如前面所述,有学者认为 ^{67}Ga 同位素扫描对两者的鉴别也有意义,而肾活检病理检查可以明确将两者区分。

(2)IgG4 相关性 TIN:这是近年才被认识的一个自身免疫疾病。该病能累及多个器官系统,被称为 IgG4 相关性疾病,但是也有约 5%的患者仅表现为 IgG4 相关 TIN,而无全身系统表现。该病仅表现为 TIN 且出现急性肾损伤时,则需要与原发性 ATIN 区别。IgG4 相关 TIN 具有特殊的临床病理表现,例如,血清 IgG4 水平升高,补体 C3 水平下降,肾活检病理检查在肾间质中可见大量 IgG4 阳性浆细胞浸润,并伴随轻重不等的席纹样纤维化等。这些表现均与原发性 ATIN 不同,鉴别并不困难。

三、治疗对策、预后及防治展望

(一)消除病因

早期诊断、消除病因是治疗的关键。对药物过敏性 ATIN 患者及时停用致敏药物、对感染相关性 ATIN 患者有效控制感染都是治疗的关键。许多患者在消除上述病因后病情可自行好转,轻者甚至可以完全恢复。

（二）糖皮质激素治疗

一些较小型的非随机对照临床试验结果显示，糖皮质激素治疗药物过敏性 ATIN 的疗效明显。与单纯停用致敏药物比较，ATIN 的完全缓解率更高，缓解时间缩短；但是，另外一些小型临床试验却未获得上述效果，认为疗效与单纯停用致敏药物相比无异。缺乏高质量大样本的前瞻随机对照临床试验证据，故目前尚难得出确切结论。

根据主张用激素治疗的学者的意见，对药物过敏性 ATIN 患者用激素治疗的指征为：①ATIN 的病情严重，如肾功能急剧恶化，需要透析治疗，和/或病理检查肾间质炎症严重或肉芽肿形成；②停用致敏药后数天肾功能无明显改善。若治疗过晚（往往 ATIN 病期已超过 3 周），病理检查已发现肾间质明显纤维化时，则不宜应用激素。

若拟用糖皮质激素进行治疗，那么激素的起始剂量应为多少，全部疗程应多长，目前也无指南推荐意见或建议。美国经典肾病专著《*The Kidney*（第 9 版）》认为可用泼尼松，以 1 mg/(kg·d) 作起始剂量，口服，3～4 周逐渐减量，再过 3～4 周停药。国内不少单位主张泼尼松的起始剂量宜小，30～40 mg/d 即可，减药、停药方法与前述基本相同。另外，如果应用糖皮质激素正规治疗 4 周无效（这常见于治疗过晚病例），也应停用激素。

关于感染相关性 ATIN 是否也适用糖皮质激素治疗的意见不统一。不少学者主张仅给予抗感染治疗，而不应用激素，尤其在感染未被充分控制时。但是，某些感染相关性 ATIN（如汉坦病毒导致的出血热肾综合征）的病情极重，感染控制后 ATIN 恢复十分缓慢，很可能遗留下慢性肾功能不全。有学者对这种患者应用了激素治疗，并发现对部分病例有促进疾病缓解和减少慢性化结局的疗效，所以他们认为，在特定条件下，对感染相关性 ATIN 在感染控制后仍可考虑激素治疗。

TINU 综合征是一种自身免疫疾病，故必须使用糖皮质激素治疗。对 TINU 综合征应用激素治疗的疗效往往很好，对个别疗效较差者和/或肾间质出现上皮样细胞肉芽肿者，必要时还可加用免疫抑制剂治疗。

（三）免疫抑制剂治疗

对药物过敏性 ATIN 一般不需要使用免疫抑制剂治疗。但是，也有报道认为，若激素治疗 2 周无效，仍可考虑加用免疫抑制剂，如环磷酰胺或吗替麦考酚酯。环磷酰胺的常用量为 1～2 mg/(kg·d)，一般仅用 4～6 周，不宜过久；而文献报道的吗替麦考酚酯的用量为 0.5～1.0 g，每天 2 次，应该服用多久，尚无统一意见。

另外，当药物诱发抗 TBM 抗体致病时，除需用激素及免疫抑制剂积极治疗外，必要时还要配合进行血浆置换治疗。不过自从甲氧西林被弃用，现在已很难遇到抗 TBM 抗体所致 ATIN。

（四）透析治疗

当 ATIN 患者出现急性肾损伤，达到透析指征时，就应及时进行透析，以清除代谢废物，纠正水、电解质及酸碱平衡紊乱，维持生命，赢得治疗时间。

（五）ATIN 的预后

关于药物过敏性 ATIN 的系列研究资料显示，约 64.1％的患者的疾病治疗后能完全缓解，23.4％的患者的疾病能部分缓解，而 12.5％的患者的疾病将进入终末肾衰竭，需依靠肾脏替代治疗维持生命。另一篇文献统计，约 36％的药物过敏性 ATIN 将最终转变成慢性肾病。

影响疾病预后的因素如下。①治疗是否及时：这是影响疾病预后的关键因素。学者认为发病后 3 周未及时停用致敏药物进行治疗者，往往预后差。②年龄：老年患者预后差。③病理检查：肾间质纤维化(常伴肾小管萎缩及肾小管周毛细血管消失)程度重者、出现上皮样细胞肉芽肿者预后差。但是血清肌酐峰值高低、肾间质炎细胞浸润轻重及是否存在肾小管炎与疾病预后无关。

感染相关性 ATIN 的预后与感染是否被及时、有效地控制及肾损害的严重程度密切相关。而 TINU 综合征从总体上讲预后较好，不过疾病(尤其眼色素膜炎)较易复发。

(六)对 ATIN 治疗的思考及期望

正如前面所述，影响药物过敏性 ATIN 预后的首要因素为是否及时停用致敏药物，停药不及时的患者往往预后差。为此早期识别该病，进而及时停用致敏药非常重要。既往在讲述该病的临床表现时，强调发热、皮疹及关节痛“三联征”，这“三联征”的描述最早来自甲氧西林所致 ATIN 的报道，在甲氧西林被弃用后，近年已很少出现(文献报道仅出现于约 10%的患者中)。为此在识别药物过敏性 ATIN 时，对“三联征”不宜过度强调，否则必将导致延误诊断。应该说，对所有用药后出现急性肾损伤及尿检验异常(轻度蛋白尿，伴或不伴血尿及无菌性白细胞尿)的患者，均应及时做肾活检病理检查，看疾病是否为药物过敏性 ATIN。这对于临床无全身过敏表现的 ATIN 患者(常见于 NSAID 致病时)尤为重要。

至今，对药物过敏性 ATIN 是否该用糖皮质激素治疗，看法仍未统一；而对某些感染相关性 ATIN 重症病例，在感染控制后能否应用激素去减轻病情、改善预后，争论更大。即使应用激素治疗，应如何制订治疗方案(药物起始剂量、持续用药时间及停药指征等)也没有一致意见。这主要是由于对上述 ATIN 治疗，一直缺乏高质量的前瞻随机对照临床试验证据。ATIN 的发病率不是很高，正如前面所述，在有血尿和/或蛋白尿、进行肾活检的患者中其所占比例仅为 1%左右，因此欲组织大样本的临床试验去验证某一治疗方案对 ATIN 的疗效，会有一定困难。但是必须去做这项工作，可能需要完成众多医疗单位参与的多中心研究，我们期望在不久的将来能看到这种高质量的临床试验证据。

(陈　丽)

第二节　慢性肾小管间质性肾炎

慢性肾小管间质性肾病(慢性 TIN)是由许多不同因素引起的一种临床综合征，以肾小管萎缩和肾间质纤维化等病变为主要表现。肾小球及血管病变轻微。早期以肾小管功能损害为主，后期表现为慢性进展性肾衰竭。临床上多起病隐匿，疾病早期不出现水肿、高血压、血尿及大量蛋白尿等肾小球损害的特征表现，而突出表现为肾小管功能不全。在发病晚期，则表现为慢性进行性肾衰竭，肾小球滤过率降低。由于该病的病因广泛，表现隐匿，往往发病率没有得到重视。在终末期肾病中，慢性 TIN 引起的肾衰竭占 10%～30%。

一、病因病机与临床表现

(一)病因病机

引起慢性 TIN 的病因很多而较复杂。在我国除常见的慢性肾盂肾炎引起的慢性感染性间质性肾炎外，尿路梗阻反流、药物、免疫疾病、代谢性疾病、血液系统疾病等与本综合征的发病关系非常密切。地区差异、种族、气候、饮食习惯与该病的发生有关。预后与肾功能受损的程度及高血压程度有关，预后不佳主要因为尿毒症及高血压。

1.病因

(1)感染：在慢性 TIN 的发病过程中，感染引起的慢性肾盂肾炎占 79%，其主要由反流性肾病和尿路梗阻合并感染而引起。可引起感染的致病微生物包括细菌、病毒、分枝杆菌及真菌等。

(2)药物和毒素：长期滥用止痛药及某些有肾毒性的抗生素，包括非甾体消炎药、氨基糖苷类抗生素、两性霉素 B、环孢素 A、普卡霉素等。

另外，这方面病因还有部分中药(如关木通、汉防己、马兜铃等含有马兜铃酸的中草药)、重金属(镉、铝、锂、金、铍等)、化学毒物(顺铂、甲醛、乙二醇)和生物毒素(蜂毒、蕈毒、蛇毒、鱼胆毒等)。

(3)免疫疾病：干燥综合征、系统性红斑狼疮、血管炎结节病、慢性异体肾移植排斥反应、冷球蛋白血症等均可引起慢性 TIN。

(4)血液系统疾病：如异常的蛋白血症、淋巴增生性疾病、多发性骨髓瘤、阵发性睡眠性血红蛋白尿，异常蛋白或异常细胞对肾脏直接侵袭，引起慢性 TIN。

(5)代谢性疾病：如尿酸性肾病、低钾性肾病、糖尿病、淀粉样变性病、胱氨酸尿症、高钙血症时肾内钙质沉着，也常出现肾间质病变。

(6)梗阻和反流性肾损害：如尿路阻塞、结石、肿瘤、膀胱输尿管反流。

(7)遗传性疾病：肾髓质囊肿病、肾髓质海绵肾、遗传性多囊肾、遗传性肾炎。

(8)其他：放射性肾炎、高血压肾动脉硬化、动脉粥样栓塞肾病、特发性慢性肾小管间质性肾炎等均可引发慢性 TIN。

2.病机

各种因素引起的慢性 TIN 可致肾间质免疫损伤，肾小管萎缩，间质纤维化，白细胞浸润。

3.病理检查

慢性肾盂肾炎或反流性肾病引起的慢性 TIN 患者的双肾大小不一，表面凹凸不平；常见粗或细的瘢痕，部分与包膜粘连；肾盂肾盏改变可有可无；有细菌感染时，可见肾盂肾盏增厚、扩张。其他病因引起的慢性 TIN 患者的双肾大小相等，体积缩小。

光镜检查：病理特征为小管细胞萎缩，上皮细胞扁平化，小管扩张，间质纤维化；小管间质单核细胞浸润，间质细胞浸润主要由淋巴细胞和单核细胞组成，偶见中性粒细胞、浆细胞及嗜酸性粒细胞，间质水肿、出血。

慢性间质性肾炎患者的肾小球结构在长时间内保持正常，随着病变的进展，肾小球逐渐发生病理性改变，出现球周纤维化、节段性硬化，最终全球硬化。

免疫荧光检查：偶见 C3 或免疫球蛋白沿肾小管基底膜沉积。典型病例呈线型分布，肾小球多呈阴性，偶有系膜区节段性 C3 及 IgM 微弱阳性。

(二)临床表现

慢性肾小管间质性肾炎起病隐匿，也可为急性间质性肾炎延续而来。

1.临床全身表现

慢性 TIN 者在相当长时间内无任何临床症状。患者多在体检时或因其他疾病就医时，发现尿检和肾功能异常、贫血、高血压。当患者出现临床症状时，可表现为原发病的全身症状，也可表现为慢性肾功能不全的非特异症状，如疲倦、乏力、贫血、呕恶、食欲缺乏、夜尿增多、睡眠障碍。

症状的轻重与肾衰的严重程度密切相关。慢性 TIN 患者的贫血发生得相对较早，可能与产生红细胞生长素的间质细胞较早受到破坏有关。

疾病晚期，由于肾小球硬化，患者可出现水肿及高血压。超过 50%的患者可发生高血压，个别患者发生急性肾乳头坏死时，常有寒战、高热、肉眼血尿、腰痛，尿沉渣中可找到坏死的组织碎片。

2.肾功能减退的特点

(1)病变早期不出现水肿、高血压、大量蛋白尿等肾小球病变的特征性表现。

(2)小管间质病变导致的主要表现为小管功能不全，这也是被称为慢性小管间质性肾病，而非慢性小管间质性肾炎的原因。发生慢性 TIN 时，肾小管功能下降与肾小球滤过率下降不成比例。在氮质血症前肾小管功能障碍已发生，其表现为肾小管破坏。

(3)在近端肾小管功能损害时，主要表现为重吸收功能障碍，出现碳酸氢根、糖、尿酸、磷酸盐、氨基酸重吸收减少，排出增多。

(4)远端肾小管功能受损，产生尿酸化功能障碍，造成失盐、低钠、贮钾、酸碱失衡、多尿、夜尿增多，严重时可出现容量不足及高钾血症。

(5)晚期当发生明显的肾小球硬化时，临床上可出现大量蛋白尿、水肿、高血压、血清尿酸水平降低，可能为肾小管功能障碍、尿酸重吸收减少所致。

3.实验室尿检验

主要表现非肾病性蛋白尿、镜下血尿、白细胞尿及糖尿。尿蛋白常为小分子量的肾小管性蛋白尿。

(1)尿常规检查：尿蛋白±～+，比重 1.015 以下，pH>6.5。

(2)尿蛋白定量：不超过 1.5 g/24 h，有低分子蛋白尿。

(3)尿溶菌酶及尿 β_2-微球蛋白增多：如出现大量蛋白尿，则提示肾小球严重受损，预后大多不佳，25%的患者可出现尿糖。有临床资料报道，28%的患者尿细菌培养为阳性。

二、诊断、鉴别诊断与诊断标准

(一)诊断

该病起病隐匿，病因多样，临床表现缺乏特异性，诊断往往不及时，常易被漏诊、误诊。

当出现临床症状时，应尽量早期找到病因，早期做出诊断。该病早期无肾小球损伤的特征表现，当出现肾小管功能障碍时，应考虑该病的可能。如无慢性肾盂肾炎、尿路梗阻、长期应用肾毒性药物、免疫疾病、代谢性疾病等原发性病史，不能明确诊断，进行肾活检以确诊。

早期、中期多表现为夜尿增多、尿比重低、尿沉渣变化较少、常仅有少量细胞、蛋白尿程度较轻。尿蛋白为肾小管性低分子蛋白尿，β_2-微球蛋白增多，蛋白定量一般低于 1.5 g/24 h，肾小球滤过率可正常。但部分患者在就诊时，已有不同程度的肾小球滤过功能障碍等。

辅助检查：进行 B 超、X 线、放射线检查等，可见双肾体积缩小或正常、回声粗乱等表现。

肾活检：主要可见不同程度的间质纤维化、肾小管萎缩、间质弥漫淋巴细胞和单核细胞浸润；部分患者肾小动脉内膜增厚，管腔狭窄，肾小球缺血性皱缩及硬化。

(二)鉴别诊断

1.慢性肾小球肾炎

慢性肾小球肾炎有肾小球损害的特征性表现，如水肿、高血压、肾小球性蛋白尿。慢性 TIN

在疾病早期无肾小球损害特征性表现，而主要表现为肾小管功能不全，如尿量增多、夜尿增多、无水肿。

2.急 TIN

急性 TIN 和慢性 TIN 在病因上有重叠，同一损害也可表现为连续的过程，需根据病史及典型的临床表现来鉴别，必要时行肾活检以确诊。

(三)诊断标准

(1)病史：有慢性肾盂肾炎病史、反流病变及尿路梗阻病史、长期接触肾毒素或用药史。

(2)肾小管损伤：有肾小管功能障碍，尿量增多，夜尿增多。

(3)贫血，乏力，夜眠不安等。

(4)有肾功能损害，但无高血压，水肿，轻度蛋白尿，尿 β_2-微球蛋白增多。

(5)影像学检查：B 超提示双肾大小不一致，回声粗乱，皮质髓质界限不清。

(6)肾活检：呈慢性小管间质纤维化，伴小球硬化。

三、治疗

(一)一般治疗

血压高者积极控制高血压，首选血管紧张素转化酶抑制剂，纠正电解质和酸碱平衡紊乱，尤其注意纠正代谢性酸中毒。出现贫血时，及早应用促红细胞生成素。尿量、夜尿增多容易引起血容量不足，严重时可引起肾小球滤过率下降，此时注意液体的补充。

(二)病因治疗

病因治疗主要指对原发病的治疗以及消除致病因素。

(1)如果该病由药物引起，及时停用相关药物。

(2)接触重金属和有害毒物者及时停止接触。

(3)梗阻者应尽早解除梗阻。

(4)感染引起者选用敏感的抗生素。

如果该病由免疫疾病、造血性疾病、血管性疾病、代谢性疾病引起，则应积极治疗原发病。

(三)替代治疗

当慢性间质性肾病发展至肾衰竭、尿毒症时，应积极尽早进行血液透析治疗。

(刘相军)

第三节 IgG4 相关性肾小管间质性肾炎

一、疾病认识史

IgG4 相关性肾小管间质性肾炎(IgG4-related tubulointerstitial nephritis，IgG4-TIN)是 IgG4 相关性肾病(IgG4-related kidney disease，IgG4-RKD)中最常见的疾病，而 IgG4-RKD 又隶属于 IgG4 相关性疾病(IgG4-related disease，IgG4-RD)。

对 IgG4-RD 的认识起源于自身免疫性胰腺炎(autoimmune pancreatitis，AIP)。1995 年，

Yoshida 等报道了 1 例慢性胰腺炎病例,并复习了文献报道的另 11 例类似病例,认为它是由自身免疫反应引起的,从而建议将此病命名为 AIP。2001 及 2002 年,Hamano 等先后发现 AIP 患者的血清 IgG4 水平升高,病变组织中大量 IgG4 阳性(IgG^{+})浆细胞浸润。而后学者认识到此病不但侵犯胰腺,而且几乎能侵犯机体的每一个脏器,实际是一种系统性疾病,所以,后来这类疾病被统称为 IgG4 相关性系统疾病(IgG4-related systemic disease,2004 年 Kamisawa 等命名)或 IgG4 相关性疾病(2007 年 Zen 等命名)。该病的名称现已获得国际广泛认可。

2004 年,首次有 AIP 患者并发肾脏损害的个案报道,病理表现为肾小管间质肾炎。近年来,陆续有更多 IgG4-RKD 的文献报道。一项横断面研究发现 IgG4-RD 患者中 8.8%具有肾脏损害,并常伴其他脏器损害。另一项研究报道,5.4%的 IgG4-RKD 患者只有肾脏损伤,而无其他脏器受累。

IgG4-RKD 的最常见表现为 IgG4-TIN,但是它也可能呈现为肾小球疾病和/或肾血管疾病。IgG4 相关性肾小球病的主要病理类型是为 MN,除血清 IgG4 水平升高外,IgG4 相关性 MN(IgG4-MN)的临床及病理表现与特发性 MN 相似。但是,Alexander 等发现个别患者的肾小球可伴发节段性系膜及内皮细胞增生,而且肾小球内磷脂酶 A2 受体(PLA2R)免疫荧光染色呈阴性,这些表现又与特发性 MN 不同。IgG4-MN经常与 IgG4-TIN 同时出现,但也可单独存在。文献报道,IgG4 相关性肾小球疾病还可能呈现系膜增生性肾炎、膜增生性肾炎及毛细血管内增生性肾炎。而 IgG4 相关性肾血管疾病较少见,主要为闭塞性静脉炎,近年来报道也有闭塞性动脉炎,它们也常与 IgG4-TIN 并存。

二、发病机制的研究现状及存在问题

(一)发病机制的现有认识

IgG4-TIN 的发病机制还未明确。不少推测来自对 IgG4-RD、特别是 AIP 发病机制的研究,提示多种免疫介导机制引起的炎性-纤维化过程在发病机制中发挥重要作用。

1.自身免疫机制

自身免疫目前被认为是 IgG4-RD 最主要的发病机制,患者的血清出现自身抗体及激素治疗有效都支持这一推断。对 AIP 的研究发现,患者体内有多种针对上皮细胞不同成分(包括乳铁蛋白、碳酸酐酶Ⅱ和Ⅳ、胰蛋白酶原、胰分泌型蛋白酶抑制物)的自身抗体。Yamamoto 等检测了 IgG4-RD 患者免疫复合物中的自身抗原,在所有患者中都检测到一种 13.1 kDa 的蛋白,而在非 IgG4-RD 的对照组患者中没有测到此蛋白,因此推测这种蛋白可能是 IgG4-RD 发病中的一种自身抗原。

2.过敏机制

变态反应可能是 IgG4-TIN 的另一种发病机制。Kamisawa 等报道了 45 例 AIP 患者,其中约半数具有变态反应性疾病(如变应性鼻炎、花粉症、支气管哮喘、过敏性肺炎、异位性皮炎或药物过敏),化验结果显示外周血嗜酸性粒细胞计数增多及血清 IgE 水平升高,因此该学者认为 AIP 发病可能与变态反应相关。Nakashima 等发现 IgG4-TIN 患者肾组织的白细胞介素-4(IL-4)、白细胞介素-10(IL-10)和转化生长因子-β(TGF-β)mRNA 的表达显著增强,而白细胞介素-2(IL-2)、干扰素-γ(IFN-γ)、白细胞介素-17(IL-17)和白细胞介素-6(IL-6)却无表达。学者认为辅助 T 细胞(Th2)的细胞因子(如 IL-4)及调节 T 细胞(Treg)的细胞因子(如 IL-10 和TGF-β)表达上调均支持变态反应致病。

3.遗传因素

对 IgG4-RD 的遗传易感性研究较少。日本学者 Kawa 等的研究提示人白细胞抗原(HLA)分子*DRB1* 0405* 和 *DQB* 0401* 与 AIP 发病有关。韩国学者 Park 等的研究显示 HLA 分子 *DQB1-57* 位点上的天冬氨酸被非天冬氨酸取代与 AIP 复发有关。这些研究主要来自亚洲,且患者均为 AIP 患者,所以此结果未必能推广到不同种族及各种 IgG4-RD 患者。

4.感染因素

感染因素可能是 IgG4-RD 的触发因素。Frulloni 等在 2009 年报道 94%的 AIP 患者体内存在抗幽门螺杆菌纤溶酶原结合蛋白(PBP)的抗体,而 PBP 与人胰腺腺泡细胞中的泛素蛋白连接酶 E3 成分 n 端-识别蛋白 2(UBR2)同源,该学者已用免疫印迹试验证实从患者血清中提取纯化的抗 PBP 抗体能与 UBR2 起交叉免疫反应。Guarneri 等已发现人碳酸酐酶Ⅱ和幽门螺杆菌 α-碳酸酐酶具有高度同源性,这个同源片段含有与 HLA 分子 B1* 0405 的结合基序。这些结果提示在有遗传物质的宿主中幽门螺杆菌感染和 AIP 可能相关。但在 IgG4-RKD 患者中还没有发现感染与发病相关的证据。

(二)发病机制中尚待解决的问题

根据铰链区结构的不同,IgG 可分为 4 个亚类,即 IgG1、IgG2、IgG3 和 IgG4。IgG4 是循环中含量最低的 IgG 亚类,占 IgG 总量的 3%~6%,平均浓度为 0.35~0.51 mg/mL。

IgG4 在结构和功能方面是一个独特的抗体。已知 IgG4 分子具有"半抗体交换"(half-antibody exchange)特性,交换后重组的 IgG4 分子的两个 Fab 臂即可能结合不同的抗原,致使此 IgG4 抗体-抗原复合物不能与补体 C1q 结合,失去激活补体的能力,而且它与免疫效应细胞上 Fc 受体的结合能力也十分低下,所以 IgG4 抗体不像其他 IgG 亚类,它只具有很低的潜在免疫活性。

血 IgG4 水平升高和肾间质中 $IgG4^+$ 浆细胞增多是 IgG4-TIN 的突出表现,但是 IgG4 在此病发病机制中的作用仍不清楚。IgG4 抗体是致病抗体吗? 上述 IgG4 的结构和功能特点很难支持这种观点。

Yamaguchi 等对 IgG4-TIN 患者进行病理检查发现,虽然间质中浸润的浆细胞以 $IgG4^+$ 细胞为主,但是 $IgG1^+$ 及 $IgG3^+$ 细胞也占有较高比例,而且除 IgG4 外,也有 IgG1 和 IgG3 在肾间质及肾小管基底膜(TBM)上沉积,部分病例还有补体 C3 及 C1q 和 C4 沉积。与 IgG4 不同,IgG1 及 IgG3 具有很强的与 C1q 结合的能力,能从经典途径激活补体系统。上述免疫疾病理检查结果提示,IgG4-TIN 可能是由 IgG1 及 IgG3 激活补体系统导致的。假如是这样,那么 IgG4 在此过程中又发挥什么作用仍旧不清。所以,此病的发病机制今后还需深入研究。

三、临床病理表现、诊断与鉴别诊断及思考

(一)临床、实验室及影像学表现

1.肾损害的临床实验室表现

IgG4-TIN 好发于老年男性患者。尿化验可见轻度蛋白尿及镜下血尿。较早出现肾小管损伤表现,如尿 N-乙酰-β-D-葡萄糖苷酶(NAG,肾小管上皮细胞受损标志物)和尿 α1-微球蛋白(经近端肾小管回吸收功能检查)水平升高,其后肾小球滤过率(GFR)下降,血清肌酐水平升高。文献报道,1/2~2/3 的患者在肾穿刺时已出现急性或慢性进展性肾衰竭。当 IgG4-TIN 并发 MN 时,可呈现大量蛋白尿及肾病综合征。

2.免疫血清学检查

约80%的IgG4-TIN患者血清总IgG及IgG4水平升高，出现高γ-球蛋白血症。部分患者还伴随出现血清IgE水平升高及外周血嗜酸性粒细胞计数增多。此外，血清总补体CH50及补体成分C3和/或C4水平也常下降，血清抗核抗体(ANA)及类风湿因子(RF)可呈阳性。但是，需要注意血清IgG4水平升高并不是IgG4-RD的特异性改变，需结合此检验结果与临床、影像学及病理学检查结果，进行综合判断，才能确诊IgG4-RD。

3.肾脏影像学检查

影像学检查能给某些IgG4-TIN的诊断提供重要线索。常用增强计算机断层扫描(CT)或增强磁共振成像(MRI)进行检查，病变常累及双侧肾脏，主要侵犯肾皮质(常分布于皮质浅层)，多发或单发。常表现为斑片状分布的低衰减小结节病灶，为圆形或楔形，有时也表现为低信号强度的肿瘤样大团块。此外，还能见肾脏体积增大、肾盂壁增厚等影像学表现。

4.其他脏器受累表现

80%的IgG4-TIN患者在诊断时或诊断前即已有IgG4-RD的其他脏器损伤，包括AIP、腹膜后纤维化、硬化性胆管炎、涎腺炎、泪腺炎、淋巴结病、肺或肝损害等，并可有发热、关节痛及皮疹等全身表现。但是，也有部分患者仅有肾脏损害，或仅在其后疾病进展中出现其他脏器受累。腹膜后纤维化或输尿管炎性假瘤还可能诱发肾后梗阻性肾衰竭。

(二)病理表现

IgG4-TIN的诊断依赖于肾活检病理及免疫疾病理检查。

1.光学显微镜检查

IgG4-TIN的肾间质病变区域与正常组织分界清晰。炎症区域内可见多灶性或弥漫性分布的大量浆细胞及单个核细胞，并可见数量不等的嗜酸性粒细胞。有时上述细胞浸润肾小管管壁或管腔出现轻度肾小管炎(常为单个核细胞肾小管炎，偶尔有浆细胞或嗜酸性粒细胞肾小管炎)。随病程进展，肾间质逐渐出现纤维化，为膨胀性纤维化(能将彼此相邻的肾小管“挤开”)，呈“席纹样”(或称“蔓藤纹样”)分布，而且纤维束包绕浸润细胞的细胞巢时能构成“鸟眼样”图案。常伴肾小管萎缩，甚至肾小管正常结构消失，此时仅能在六胺银染色(PASM染色)或过碘酸雪夫染色(PAS染色)下见到TBM残片。

在IgG4-TIN的不同疾病阶段，肾间质浸润细胞与纤维化的比例常呈动态变化。①早期：肾间质大量浆细胞及单个核细胞浸润，仅伴轻微纤维化；②中期：肾间质膨胀性纤维化渐进增多，伴程度不等的细胞浸润；③晚期：肾间质呈现寡细胞性纤维化。在同一患者的不同组织标本中，病变新旧程度也常有差异。Raissian等在因肿块行肾切除的两个组织标本中，观察到肿块中央部位纤维化明显而浸润细胞少，可是肿块周边部位浸润细胞多而纤维化轻。

2.免疫荧光或免疫组化检查

可见IgG，有时伴C3、C1q，于TBM及肾小囊壁和/或肾间质中沉积，呈颗粒样，呈节段性或弥漫性分布。κ、λ轻链也常为阳性，且两者的着色强度一致，提示沉积物中抗体是多克隆球蛋白。正如前述，Yamaguchi等还进行了IgG亚类的免疫荧光检查，发现除IgG4外，IgG1及IgG3在上述部位的沉积也十分明显。Raissian等发现，上述TBM上沉积的免疫复合物常见于IgG4-TIN出现膨胀性纤维化时，而早期细胞浸润阶段少见，且不出现于炎症区域外的正常肾组织。

肾间质中大量$IgG4^+$浆细胞浸润是IgG4-TIN的重要病理表现。在排除寡免疫复合物性新月体肾炎后(此病肾间质也可有$IgG4^+$浆细胞浸润)，用肾间质$IgG4^+$浆细胞＞30个/高倍视野为标准诊断 IgG4-TIN，其敏感性达到 100%，特异性可达 92%。另有报道，在 IgG4-TIN 中 IgG 各亚类的染色结果显示，在肾间质浸润的 IgG^+ 浆细胞中，$IgG1^+$、$IgG2^+$、$IgG3^+$ 及 $IgG4^+$ 的浆细胞所占比例分别为 24.3%、4.9%、22.3% 和 49.5%。浆细胞中 $IgG4^+$ 细胞与 IgG^+ 细胞的比率＞40%时，诊断 IgG4-RD 的敏感性和特异性分别是 94.4% 和 85.7%。

3.电子显微镜检查

于 TBM、肾小囊壁及肾间质中可见电子致密物沉积，此电子致密物沉积部位与免疫荧光检查所见免疫沉积物部位相一致。

(三)诊断及鉴别诊断

1.诊断

2011 年，美国公布了 IgG4-TIN 诊断标准，日本肾病学会公布了 IgG4-RKD 诊断标准。两个标准都是依靠免疫血清学检查、肾脏影像学及组织学检查以及肾外器官受累表现来进行诊断的，日本标准还增加了肾损害的实验室检查内容。日本制定的 IgG4-RKD 诊断标准，当然也能适用于 IgG4-TIN 的诊断。

2.鉴别诊断

(1)干燥综合征：即 Sjögren 综合征。此病临床上常呈现涎腺肿大及干燥症状，出现高 γ-球蛋白血症，病理检查显示肾小管间质性肾炎伴单个核细胞和浆细胞浸润，且 TBM 上可出现免疫沉积物，这些特点与 IgG4-TIN 十分相似。但是，如下几个特点可资鉴别：IgG4-TIN 血清抗 SSA/Ro 及 SSB/La 抗体阴性；干燥综合征无血清 IgG4 水平升高，且肾间质中浸润的浆细胞并非 $IgG4^+$ 浆细胞为主。

(2)抗中性粒细胞胞质抗体(ANCA)相关性小血管炎：2010 年 Yamamoto 等报道，Churg-Strauss 综合征(现称嗜酸性粒细胞性肉芽肿性多血管炎)与 IgG4-RD 极相似，患者的血清 IgG4 水平显著升高，肾组织中有大量 $IgG4^+$ 浆细胞浸润；Raissian 等(2010 年)及 Houghton 等(2011 年)报道，ANCA 相关性寡免疫性肾小球肾炎患者的肾组织中也有中到大量 $IgG4^+$ 浆细胞浸润；2012 年及2013 年，Chang 等两次报道，韦格纳肉芽肿(现称为肉芽肿性多血管炎)患者的眼窝/眶周及鼻腔/鼻窦病变组织中有大量 $IgG4^+$ 浆细胞浸润，达到 $IgG4^+$ 浆细胞＞30 个/高倍视野及 $IgG4^+$ 与 IgG^+ 浆细胞的比率＞40%的标准，另有 1 例患者的肾组织中 $IgG4^+$ 浆细胞为 30 个/高倍视野、$IgG4^+$ 与 IgG^+ 浆细胞的比率为 77%。因此，上述学者认为在确诊 IgG4-TIN 或 IgG4-RKD前，应该排除 ANCA 相关性小血管炎。鉴别要点是血清 ANCA 检验是否阳性。

(3)其他疾病：有学者认为还需要鉴别 IgG4-TIN 与狼疮性肾炎及髓外浆细胞瘤。狼疮性肾炎可伴随出现肾间质炎症，肾间质中 $IgG4^+$ 浆细胞增多，TBM 上出现免疫沉积物，故需与 IgG4-TIN 区别，而狼疮性肾炎患者血清狼疮自身抗体呈阳性，肾病变以增殖性肾小球肾炎为主，可资鉴别。髓外浆细胞瘤患者做骨髓活检可确诊浆细胞瘤。

(四)在疾病诊断上需思考的问题

1.血清 IgG4 水平升高的判断标准及其诊断价值

正常人血清 IgG4 含量低，文献报道其正常值范围为 0.35～0.51 mg/mL 或 30～60 mg/dL。IgG4-RD患者血清 IgG4 水平常明显升高，对提示该病具有重要意义。但是，不少非 IgG4-RD 患者的血清 IgG4 水平也升高，包括反复感染、自身免疫疾病(如类风湿关节炎，干燥综合征、系统性硬化及 Churg-Strauss 综合征)、变态反应、淋巴瘤和 Castleman 病等。为此，寻找对诊断 IgG4-RD 具有高敏感性及特异性，能与其他疾病较好鉴别的血清 IgG4 水平的临界值十分重要。

最初用于诊断 AIP 及与鉴别胰腺癌的血清 IgG4 水平的临界值是 135 mg/L，现在它已被推广用于整个 IgG4-RD 的诊断。Masaki 等对其诊断 IgG4-RD 的敏感性和特异性进行了检验，分别达到 97%和 79.6%。2012 年，Yamamoto 等对 418 例患者(IgG4-RD、风湿性疾病、变态反应性疾病和其他疾病)的血 IgG4 水平进行研究后，认为诊断 IgG4-RD 的血清 IgG4 水平的最佳临界值为 144 mg/L，其敏感性和特异性分别达到 95.1%和 90.8%。不过，他们利用相同人群，对临界值 135 mg/L 作为诊断标准的敏感性和特异性也进行了检验，结果也高达 96.1%及 89.9%。用 135 mg/L与 144 mg/L 作为临界值时，两者诊断 IgG4-RD 的敏感性和特异性并无统计学差异，所以学者认为临界值 135 mg/L 仍可应用于 IgG4-RD 的诊断。

尽管用血清 IgG4 水平的临界值来诊断 IgG4-RD 已有较高的敏感性和特异性，但是毕竟仍有假阳性和假阴性存在(假阴性主要出现在早期或局限性 IgG4-RD 病例)，因此有学者已加用血清 IgG4 与 IgG 的比率来帮助诊断。Yamamoto 等发现几乎所有的 IgG4-RD 患者血清 IgG4/IgG 的比率>7%，但是若用此标准进行诊断，也有较大比例的 Churg-Strauss 综合征及 Castleman 病患者呈假阳性。Masaki 等比较了用血清 IgG4 与 IgG 的比率>5%和该比率>10%作临界值诊断 IgG4-RD 的敏感性和特异性，最后选定了>8%做诊断标准，其敏感性及特异性分别达到 95.5%及 87.5%。

上述诊断 IgG4-RD 的血清 IgG4 水平的临界值及血清 IgG4 与 IgG 的比率临界值均来自国外，尚无我国资料。此外，临床上这两个指标如何配合应用，是否像 Masaki 等建议的那样，IgG4 与 IgG 的比率仅用于血清 IgG4 水平未达到临界值的患者，即仅为一个补充手段，这一点也未明确，而且前述的美国、日本的诊断标准也还没将血清IgG4 与 IgG的比率纳入诊断指标。上述问题均有待今后解决。

2.肾组织中 $IgG4^{+}$ 浆细胞增多的判断标准及其诊断价值

肾组织中大量 $IgG4^{+}$ 浆细胞浸润是诊断 IgG4-RKD 的一个重要依据。但是，具体操作时，浸润的 $IgG4^{+}$ 浆细胞要达到多少才有诊断意义必须确定。

目前常用两个检测指标，即高倍视野下 $IgG4^{+}$ 浆细胞的绝对数值及$IgG4^{+}$ 浆细胞与 IgG^{+} 浆细胞的比率。美国 IgG4-TIN 的诊断标准及日本 IgG4-RKD 的诊断标准都规定肾组织中 $IgG4^{+}$ 浆细胞数>10 个/高倍视野即有诊断意义。Raissian 等验证，在排除 ANCA 相关性寡免疫性肾小球肾炎(32%的此病患者可出现假阳性结果)后，用此标准诊断 IgG4-TIN，敏感性及特异性分别达到 100%及 92%。但是，Masaki 等在不排除任何疾病的情况下进行验证，发现其诊断 IgG4-RD 的敏感性虽为 100%，可是特异性仅为 38.1%。说明用 $IgG4^{+}$ 浆细胞数>10 个/高倍视野做诊断标准时，必须小心排除假阳性病例，特别是排除 ANCA 相关性小血管炎(包括寡免疫性肾小球肾炎、Churg-Strauss 综合征及韦格纳肉芽肿)。

另一个指标为肾组织中 $IgG4^{+}$ 浆细胞与 IgG^{+} 浆细胞的比率，日本制定的 IgG4-RKD 诊断标准应用了这一指标，规定其>40%具有诊断意义，而且指出 $IgG4^{+}$ 浆细胞>10 个/高倍视野及 $IgG4^{+}$ 浆细胞与 IgG^{+} 浆细胞的比率>40%这两个指标中达到一个即可。Masaki 等验证该指标诊断 IgG4-RD 的敏感性及特异性，它们分别为 94.40%及 85.7%，说明该指标具有较高诊断价值。但是，美国制定的 IgG4-TIN 诊断标准并未纳入该指标，将其作为诊断指标。

在检测肾组织中的 $IgG4^{+}$ 浆细胞数时要注意：需避开肾间质明显纤维化区域(此区域浸润细胞少)，而挑选浸润细胞密集部位计数，至少应检测 5 个高倍视野下的细胞数，取平均值。

有学者还试用了另外两个组织学指标诊断 IgG4-RD，即肾间质“席纹样”纤维化及闭塞性静脉炎，发现它们的诊断特异性均达100%，但是敏感性却很低，无法用于疾病的诊断。

四、治疗措施与疾病转归

（一）治疗措施

1.糖皮质激素

对激素治疗敏感是IgG4-RD（包括IgG4-TIN在内）的一个特点，用激素治疗后短期内（1个月左右）绝大多数患者的病情（包括血清IgG4和补体C3等免疫血清学指标、影像学指标及肾功能等）即明显好转，甚至对临床已出现肾功能损害、病理已显示较重肾间质纤维化的患者，激素治疗也常有效，能使肾功能不同程度地恢复。但是，目前IgG4-TIN的激素治疗仍无统一方案。文献中，诱导期泼尼松/泼尼松龙的起始剂量从前报道为20～60 mg/d，现在多为30～40 mg/d，关于疾病缓解后的维持期治疗（包括激素剂量及用药持续时间），文献报道不一致。

2010年，日本难治性胰腺炎研究委员会及日本胰腺学会制定了AIP治疗指南，该指南认为糖皮质激素治疗应该是AIP的标准治疗，建议诱导期口服泼尼松龙的起始剂量为0.6 mg/(kg·d)，服2～4个月，然后每1～2周减5 mg日剂量，在2～3个月内渐减至维持剂量2.5～5.0 mg/d。诱导治疗后免疫血清学及影像学指标显著改善的患者，常需维持治疗3年以上。低剂量激素维持治疗对预防疾病复发有利。在IgG4-TIN的治疗方案未制订前，似可参考AIP治疗方案进行治疗。

2.免疫抑制剂

当出现激素抵抗或不耐受或病情复发需要重新开始激素治疗时，为减少激素用量及不良反应，已有小样本临床试验用激素配合免疫抑制剂治疗。另外，也有学者在IgG4-RD治疗缓解后，用硫唑嘌呤或MMF替代激素做维持治疗。

3.利妥昔单克隆抗体

对激素抵抗的IgG4-RD患者用利妥昔单抗（抗B淋巴细胞CD20的单克隆抗体）治疗可能是一种有希望的方法。从2008年起已有用利妥昔单抗治疗IgG4-RD的小样本报道，用利妥昔单抗治疗的患者的病情在1个月内普遍好转，升高的血清IgG4水平迅速下降，顺利地将激素减量至停用。

4.其他

针对IgG4-RD的疾病环节，一些新治疗措施正在开发中，例如：①用蛋白酶体抑制剂硼替佐米抑制浆细胞生长；②用Th2细胞的细胞因子阻滞剂（如白细胞介素-4、白细胞介素-13及其他因子的阻滞剂）抑制B细胞分化；③用抗白细胞介素-5的美泊利单抗抑制嗜酸性粒细胞生长及活化。

（二）疾病转归

AIP具有较高的自发缓解率，一项104例患者的大样本研究报道此自发缓解率高达74%，但是IgG4-TIN是否也容易自发缓解尚不清楚。

虽然糖皮质激素治疗IgG4-RKD常能获得很高缓解率，但是如果激素减、停得过快，则疾病又易复发。Saeki等观察到疾病复发时，已下降的血清IgG4水平会重新升高，而已上升的血清补体水平又会重新下降，提示血清IgG4和补体水平变化可能预测疾病复发，因此IgG4-RKD治疗缓解后仍应严密监测血IgG4和补体水平。现在已知，肾脏疾病多次复发能促进疾病向终末期肾病进展。

此外,2012 年,Yamamoto 等报道,在 106 例 IgG4-RD 患者中,11 例在诊断 IgG4-RD 时或其后追踪期间发生了恶性肿瘤,恶性肿瘤的发生率为 10.4%,较普通人群高。2013 年,Saeki 等报道,在 43 例 IgG4-RKD 患者中,4 例有恶性肿瘤病史,6 例在诊断 IgG4-RKD 后发生了 7 种恶性肿瘤,2 例死于恶性肿瘤。所以,IgG4-RKD 患者需要长时间随访,认真筛查恶性肿瘤发生的可能。IgG4-RD 患者易发生恶性肿瘤的机制不清。

(陈　丽)

第四节　坏死性乳头炎

坏死性乳头炎又称肾乳头坏死,多见于 40 岁以上中老年人,其基本病变是肾脏血循环受损,引起一个或多个肾锥体远端的局限性或弥漫性缺血坏死。根据部位不同,肾乳头坏死分为髓质型和乳头型。髓质型病变表现为最里层肾髓质局灶性坏死,而肾乳头保持存活;乳头型病变则是整个肾乳头和肾小盏毁损。因而,有学者提出,将髓质型病变称为部分性肾乳头坏死,将乳头型病变称为完全性肾乳头坏死。大多数急性肾乳头坏死病变开始时是一个独立的肾乳头坏死性病变,如病变损伤持续进展,则病灶融合形成肾乳头坏死。

一、病因

(一)糖尿病

糖尿病是最常见的相关疾病,占相关疾病总数的 50%～60%。一项静脉肾盂造影的研究显示:在所有接受检查的胰岛素依赖型糖尿病患者中,约 25%有肾乳头坏死。尸体解剖资料显示,糖尿病引起肾乳头坏死的发生率为 3%～7%,而非糖尿病患者肾乳头坏死的发生率仅为 0.2%。

(二)尿路梗阻

我国各地报道不一,尿路梗阻引起的肾乳头坏死占肾乳头坏死所有病因 15%～40%。梗阻是肾乳头坏死常伴症状及发病因素。

(三)肾盂肾炎

严重的肾盂肾炎是肾乳头坏死的常见病因之一,常与糖尿病或尿路梗阻合并存在。

(四)血管炎

血管炎包括坏死性血管炎、韦格纳肉芽肿和移植肾血管炎。目前甚至有学者提出将糖尿病也归于血管炎范畴。

(五)止痛药肾病

滥用镇痛药或超量使用都可引起肾乳头坏死。特别是非甾体抗炎药,如果应用于糖尿病、镰状红细胞病以及某些肝脏疾病,肾乳头坏死的发生率可能大大增加。

(六)其他

其他病因有镰状红细胞病、肾结核、巨球蛋白血症、肾静脉血栓、移植肾排异、肝脏疾病、胰腺炎等。

二、发病机制

肾乳头坏死是一种缺血性坏死,与肾乳头的血液循环特点有关。肾血流量的 85%～90%分布在肾皮质，10%～15%分布在肾髓质，愈靠近肾乳头，血液供应愈少，其血供主要来自肾髓质深部的直小动脉和肾盏的螺旋小动脉。上述各种肾脏病变均可使肾乳头血供受损，导致一个或多个肾锥体远端的局限性或弥漫性缺血坏死，这是肾乳头坏死的基本发病机制。

在多数肾乳头坏死的病例中发现有感染存在。有文献显示 2/3 的肾乳头坏死患者起病表现为畏寒、发热，且尿培养为阳性，故有学者认为肾乳头坏死是急性肾盂肾炎的一部分，或称坏死性肾盂肾炎。

有研究发现，镇痛药引起由细胞色素 P450 系统参与的代谢过程中，生成过多的活性氧成分，同时抑制前列腺素合成，导致乳头缺血性梗死。

缺血、感染、梗阻和其他引起肾乳头坏死的病因(如糖尿病)可同时存在，而且缺血坏死、梗阻和感染可形成恶性循环，在肾乳头坏死发病机制中具有重要作用。

三、病理

该病常累及双侧肾脏，阻塞或感染所致肾乳头坏死者多累及一侧肾脏。大体解剖，病变处肾乳头因缺血和化脓发生坏死，呈黄色或灰红色，坏死可波及整个锥体，部分坏死肾乳头出现缺损、结痂甚至钙化斑。

光镜检查可见肾间质水肿，髓襻和肾小管周围毛细血管基膜增厚，肾乳头上皮细胞、血管内皮细胞和肾间质细胞局灶性坏死，晚期镜下表现为梗死样凝固性坏死，坏死组织和正常组织的分界明显，病灶周围有大量炎性细胞浸润，间质纤维化，坏死中心区域可形成空洞。慢性发展者，可有不同程度的钙化。肾乳头坏死早期坏死区域肿胀、分裂形成窦道，肾盂造影见窦道成弧形。当整个坏死乳头与正常组织分离时，造影可见围绕窦道内坏死组织的环形影，如坏死乳头被吸收或脱落，造影可见正常乳头部位形成“杵状肾盏”。

四、临床表现

该病主要见于中老年人，平均发病年龄为 53 岁。其临床表现取决于坏死累及的部位和范围、受累的乳头数及发展的速度。

(一)轻型

表现为轻度发热、腰痛、血尿，部分患者完全没有临床症状，因其他原因做静脉肾盂造影时，意外发现该病。正常人每侧肾脏平均有 8 个肾锥体，肾脏有较强的储备功能，因此当有 1～2 个肾乳头发生坏死，肾功能可以正常。

(二)重型

急性起病，表现为寒战、高热、肉眼血尿、少尿、腰痛甚至进行性肾功能恶化。此时多合并严重泌尿系感染，如双肾表现为急性广泛肾乳头坏死，临床上多表现为急性肾损伤。如坏死的肾乳头脱落，并阻塞输尿管，可引起肾绞痛和急性尿路梗阻。

五、实验室检查

(一)尿常规

血尿常见，多为肉眼血尿，可有蛋白尿、白细胞尿。

(二)肾功能

重症者多有肾功能不全，病变重者的肾功能呈进行性恶化。

(三)静脉肾盂造影

该检查对肾乳头坏死的诊断有重要价值,但对于合并肾功能不全患者慎用。典型肾乳头坏死X线特征为"环形征",即造影剂进入未完全脱落的坏死肾乳头的周围和/或肾乳头区,可见杵状或斑状充盈点。

(四)B超

可在肾盂或输尿管上段见到脱落的肾乳头组织影,或合并梗阻时有肾盂积水。

(五)组织学检查

发现可疑病例,应收集全部尿液,用滤纸或纱网过滤,寻找肾乳头组织。如尿中排出坏死脱落组织,进行病理检查,如证实为坏死的肾乳头,则可确诊。

六、诊断

存在上述原发病,结合临床,一般不难诊断。其确诊依据:尿沉渣中找到脱落的肾乳头组织,经病理检查证实。如静脉肾盂造影发现环形征和/或肾小盏边缘有虫蚀样改变,有助于诊断。

如临床上出现以下情况,应高度怀疑该病:①重症急性肾盂肾炎或慢性肾盂肾炎急性发作,以肉眼血尿为主,对治疗反应差,肾功能日趋恶化;②糖尿病并发严重的肾盂肾炎,对治疗效果不佳,肾功能进行性衰竭;③尿路梗阻,突发暴发性尿路感染;④长期服用镇静剂或止痛药的患者出现该病的临床表现;⑤血尿和/或腰痛者的尿中有坏死组织排出。

七、鉴别诊断

应鉴别急性肾乳头坏死和急性肾小管坏死等原因所致的急性肾损伤、肾实质囊性病、反流性肾病、肾结核、肾盂肾炎、尿石症引起的肾绞痛。

八、治疗

该病的治疗原则是积极治疗原发基础疾病,消除诱发因素,改善肾脏血流量,减轻症状,促进肾脏组织修复。

(一)原发病的治疗

应尽快消除复杂因素,包括控制血糖、解除尿路梗阻、纠正滥用止痛药。

(二)抗感染治疗

应用有效的抗生素,最好根据药敏试验选择,清除全身或尿路感染。抗生素的使用要足量、足疗程,以根除感染。如无药敏试验结果,可选用对革兰氏阴性杆菌疗效比较好、肾毒性较小的第三代头孢菌素。

(三)增加肾脏血流量

肾乳头坏死的病理基础是以肾乳头为中心的肾髓质血流障碍,因此改善肾脏血流供应,可减轻肾脏损害。一般可选用肝素、尿激酶、右旋糖酐-40及复方丹参注射液。

(四)控制血压

控制血压有助于减缓肾脏疾病的发展。

(五)替代治疗

如为广泛性急性肾乳头坏死,临床表现为急性肾损伤,应给予透析治疗。

(六)其他

对于糖尿病患者,如果不是必须,尽可能避免留置导尿管。对单侧急性肾乳头坏死,如持续大量血尿或引起严重梗阻的个别病例需行肾切除。对变态反应所致者可给予肾上腺皮质激素治疗。

(七)预后

其预后取决于肾乳头坏死的严重程度。原发病的防治,有效的控制感染和及时解除梗阻能明显改善预后。

(陈 丽)

第五节 肾小管酸中毒

一、概念、分类及发病机制研究进展

(一)肾小管酸中毒的概念与分类

肾小管酸中毒(renal tubular acidosis,RTA)是由各种病因导致肾小管转运功能障碍所致的一组疾病。其共同特征为远端肾小管分泌氢离子(H^+)和/或近端肾小管重吸收碳酸氢盐(HCO_3^-)障碍导致的阴离子间隙(anion gap,AG)正常的高血氯性代谢性酸中毒。

对RTA有很多分类方法,例如,根据病变部位分为近端RTA及远端RTA,根据血钾浓度分为高血钾型RTA及低血钾型RTA,根据病因分为原发性RTA和继发性RTA。原发性RTA多与遗传有关,为肾小管先天性功能缺陷,继发性RTA多与某些累及肾小管间质的疾病相关。

目前临床常用的分类是根据病变部位及发病机制进行的分类。RTA被分为如下4型:低血钾型远端RTA(Ⅰ型)、近端RTA(Ⅱ型)、混合型RTA(Ⅲ型)、高血钾型远端RTA(Ⅳ型)。部分RTA患者虽已有肾小管酸化功能障碍,但是临床尚无酸中毒表现,它们被称为不完全性RTA。

(二)肾小管酸中毒的发病机制研究进展

1.肾小管在维持机体酸碱平衡中的作用

肾脏主要通过排酸保碱的方式来维持机体内环境pH的相对恒定。近端肾小管可将大部分滤过的HCO_3^-重吸收,而远端肾小管能将H^+分泌到肾小管管腔,由终尿排出。

研究已经明确,远端肾小管的分泌H^+功能由A型闰细胞完成。在A型闰细胞内,CO_2在碳酸酐酶Ⅱ的作用下与H_2O结合,生成H_2CO_3,而后解离成H^+和HCO_3^-。H^+在闰细胞刷状缘膜上的H^+-ATP酶作用下由细胞内泵入小管腔,在分泌H^+的同时,HCO_3^-也由Cl^--HCO_3^-转运体AE1转运回血液。泌入管腔后的H^+与管腔中的磷酸盐和NH_3结合,生成磷酸二氢根($H_2PO_4^-$)和NH_4^+。此外,皮质集合管细胞的管周侧膜也可以主动摄取NH_4^+,NH_4^+被主动重吸收后解离成为H^+和NH_3,H^+可以作为H^+-ATP酶的底物,而NH_3弥散进入管腔。在动物实验中也发现了一些在A型闰细胞泌酸过程中发挥作用的其他转运因子,例如,在小鼠A型闰细胞的基侧膜发现K^+-Cl^-共转运子KCC4,和Cl^-通道CLC-K2,而Cl^-的外流对维持AE1的功能是必需的。编码这些蛋白的基因突变可以导致小鼠RTA,但其对人类的致病作用尚待进一步研究。

正常情况下，近端肾小管能重吸收80%的肾小球滤过的HCO_3^-，剩余的20%将通过髓襻、远端肾小管及集合管进一步重吸收。此过程依靠刷状缘膜的Na^+-H^+交换体、基底膜的Na^+-HCO_3^-协同转运体和刷状缘膜上及细胞内的碳酸酐酶协同作用来完成。抑制近端小管钠的转运或肾小管液中无钠，都能使近端肾小管对HCO_3^-的重吸收减少约80%。

2.肾小管酸中毒的发病机制及其研究进展

(1)Ⅰ型肾小管酸中毒：又称为低钾性远端RTA，主要由远端肾小管乃至集合管泌H^+异常减少导致，为此体内H^+含量增加，引起酸中毒。目前研究认为其可能的细胞学机制包括：①肾小管上皮细胞H^+泵衰竭，主动分泌的进入管腔的H^+减少(分泌障碍)；②肾小管上皮细胞通透性异常，泌入腔内的H^+又被动扩散至管周液(梯度缺陷)；③基侧膜上的Cl^--HCO_3^-交换障碍；④氢泵的工作状态不能达到最佳，分泌H^+的速率降低(速度障碍)。

近年来研究认为在遗传性Ⅰ型RTA的发展中存在多种基因突变。其中*SLC4A1*基因定位于17q21－22，编码Cl^--HCO_3^-交换体AE 1。*SLC4A1*基因突变引起的Ⅰ型RTA主要表现为常染色体显性遗传，少数为常染色体隐性遗传。已报道的可引起常染色体显性遗传的*SLC4A1*基因突变包括*R589H、R589S、R589C、S613F、R901X*和*G609R*。引起常染色体隐性遗传的*SLC4A1*基因突变包括*G701D、A858D*和*S773P*。此外，*ATP6V1B1*及*ATP6V0A4*的基因突变也能导致Ⅰ型RTA发生。

(2)Ⅱ型肾小管酸中毒：又称为近端RTA，系近端肾小管酸化功能障碍引起，表现为HCO_3^-重吸收障碍。主要机制有：①肾小管上皮细胞管腔侧Na^+-H^+交换障碍，从而影响近端肾小管对HCO_3^-的重吸收；②肾小管上皮细胞基底侧Na^+-HCO_3^-协同转运(从胞内转运入血)障碍；③碳酸酐酶活性异常；④近端小管复合性转运功能缺陷。

研究证实，*SLC4A4*基因的纯合点突变(298S、RS01H、Q29X)能引起遗传性Ⅱ型RTA。对*SLC9A3*基因敲除小鼠的研究提示缺失NHE3活性，这些小鼠同时存在肾脏和肠道对HCO_3^-的重吸收障碍，同时伴随轻度的代谢性酸中毒。但*SLC9A3*基因突变相关的家系研究目前还未见报道。人类*KCNK5*基因定位于6p21，编码TWIK相关酸敏感的2型K^+通道(TWIK-related acid sensitive K^+ channel 2，TASK2)，研究证实*TASK2*基因失活，小鼠会出现Ⅱ型RTA。

(3)Ⅲ型肾小管酸中毒：很少见，是Ⅰ型与Ⅱ型RTA的混合型。

(4)Ⅳ型肾小管酸中毒：又称为高钾性远端RTA，该病的发病机制尚未完全清楚。醛固酮分泌减少或远端肾小管对醛固酮反应减弱，可能起重要致病作用，因此肾小管对Na^+的重吸收及H^+、K^+的排泌受损，导致酸中毒及高钾血症。

二、临床表现和诊断

一般来说，RTA的主要临床表现是AG正常的高血氯性代谢性酸中毒、电解质紊乱(低钾血症或高钾血症、有或无钙磷代谢紊乱)、骨病。

(一)Ⅰ型(低钾性远端)肾小管酸中毒

1.分类及病因

能引起Ⅰ型RTA的病因很多，可分为先天遗传与后天获得。前者与遗传相关，如遗传性椭圆细胞增多症、镰刀细胞贫血、髓质囊性病、肝豆状核变性；后者常继发于各种肾小管-间质疾病，可见于慢性间质性肾炎(梗阻性肾病、止痛药肾病、慢性马兜铃酸肾病、肾移植排斥反应等)、自身免疫疾病(干燥综合征、系统性红斑狼疮、自身免疫性甲状腺炎、原发性高丙种球蛋白血症等)、药物(镇痛剂、两性霉素 B、含马兜铃酸中药等)或毒物(甲苯、棉酚等)肾损害以及与肾钙化有关的疾病(原发性甲状旁腺功能亢进、维生素 D 中毒、特发性尿钙增多症、髓质海绵肾等)。

2.临床表现及辅助检查

Ⅰ型 RTA 的主要表现为 AC 正常的高血氯性代谢性酸中毒、低钾血症及钙磷代谢紊乱、骨病。

(1)AC 正常的高血氯性代谢性酸中毒:化验显示尿液中可滴定酸和/或 NH_4^+ 减少,即尿净排酸减少,尿呈碱性,pH>5.5;血 pH 下降,血清 Cl^- 水平升高。但是 AG 正常,此与其他代谢性酸中毒不同,可资鉴别。酸中毒早期代偿阶段临床上可无症状,而后出现厌食、恶心、呕吐、心悸、气短等表现,严重时出现深大呼吸及神智改变。婴幼儿生长发育迟缓。

(2)低钾血症:管腔内 H^+ 减少,因而 K^+ 替代 H^+ 与 Na^+ 交换,使 K^+ 从尿中大量丢失,造成低钾血症。临床表现如下。①骨骼肌异常:疲乏、软弱、无力,重者肢体软瘫、呼吸肌麻痹;②平滑肌异常:恶心、呕吐、腹胀、便秘,重者吞咽困难、肠麻痹;③心肌异常;心律失常及传导阻滞;④低钾血症肾病:尿浓缩功能差,呈现多尿乃至肾性尿崩症。

(3)钙磷代谢紊乱及骨病:酸中毒能抑制肾小管对钙的重吸收,并使 $1,25\text{-}(OH)_2\text{-}D_3$ 生成减少,因此患者可出现高尿钙、低血钙,进而继发甲状旁腺功能亢进,导致高尿磷、低血磷。临床常出现骨病(成人骨软化症或儿童佝偻病)、肾结石及肾钙化。

3.诊断

临床上出现 AC 正常的高血氯性代谢性酸中毒、低钾血症,化验显示尿中可滴定酸和/或 NH_4^+ 减少,尿 pH>5.5,Ⅰ型 RTA 诊断即成立。如果出现低血钙、低血磷、骨病、肾结石或肾钙化,则更支持诊断。

对于不完全性Ⅰ型 RTA 患者,应进行进一步检查,如氯化铵负荷试验(有肝病者需用氯化钙代替)、尿及血 PCO_2 测定、硫酸钠负荷试验、呋塞米试验,其中,最常做的是氯化铵负荷试验,给予氯化铵后患者尿的 pH>5.5,则有诊断价值。

(二)Ⅱ型(近端)肾小管酸中毒

1.分类及病因

Ⅱ型 RTA 的病因分为先天遗传与后天获得两大类。前者多见于儿童,常见于高胱氨酸尿症、半乳糖血症、糖原储积病、遗传性果糖耐受不良症、肝豆状核变性(即 Wilson 病)、碳酸酐酶缺乏、脑-眼-肾综合征(即 Lowe 综合征)等遗传性疾病。后者常见于成人,继发于各种肾小管-间质损害,包括药物(如乙酰唑胺、过期的四环素、含马兜铃酸中草药)肾损害,毒物肾损害(如铅、镉、汞、铜等重金属中毒),自身免疫疾病肾损害(如干燥综合征、系统性红斑狼疮、自体免疫性肝炎)以及多发性骨髓瘤、维生素 D 缺乏症等肾损害。

2.临床表现及辅助检查

Ⅱ型 RTA 的主要表现为 AC 正常的高氯性代谢性酸中毒及低钾血症。

(1)AC 正常的高氯性代谢性酸中毒:化验显示尿液 HCO_3^- 增多,而可滴定酸及 NH_4^+ 浓度正常,由于远端肾小管的酸化功能正常,故尿 pH 仍可低于 5.5。患者的血 pH 下降,血清 Cl^- 浓度升高,而 AC 正常。

(2)低钾血症:由于尿钾大量丢失,故低钾血症常较Ⅰ型 RTA 严重。

(3)钙磷代谢紊乱及骨病:低钙血症、骨病、尿路结石及肾钙化的发生率远比Ⅰ型RTA低。

Ⅱ型RTA可以单独存在,但是更常为近端肾小管复合性转运功能缺陷——Fanconi综合征的一个组成部分,若为这种情况,会同时出现肾性糖尿、氨基酸尿及磷酸盐尿。

3.诊断

出现AC正常的高血氯性代谢性酸中毒、低钾血症,尿液中HCO_3^-增多,可滴定酸和NH_4^+正常,尿pH<5.5,Ⅱ型RTA诊断即成立。如果同时出现Fanconi综合征(有肾性糖尿、氨基酸尿及磷酸盐尿),则更支持诊断。

对不完全性Ⅱ型RTA应做碳酸氢盐重吸收试验,给予碳酸氢钠后患者尿中HCO_3^-排泄分数>15%即可诊断。

(三)Ⅲ型(混合型)肾小管酸中毒

Ⅲ型RTA较少见。它兼有Ⅰ型及Ⅱ型RTA的表现,被认为是Ⅰ型及Ⅱ型的混合型,但是也有学者认为它不是一个独立的类型,而是Ⅰ型或Ⅱ型的一个亚型。Ⅲ型RTA的远端肾小管酸化功能障碍比Ⅰ型还重,而且尿排出HCO_3^-也多,故其酸中毒程度常比单纯Ⅰ型或Ⅱ型都重,并发症也较多。

(四)Ⅳ型(高钾性远端)肾小管酸中毒

1.分类与病因

Ⅳ型RTA的常见病因包括醛固酮分泌减少和肾小管对醛固酮反应减弱两大类。醛固酮分泌减少可见于以下情况。①醛固酮及糖皮质激素皆缺乏:如原发性慢性肾上腺皮质功能减退症(即Addison病)、双侧肾上腺切除、21-羟化酶缺乏、3β-羟类固醇脱氢酶缺乏;②单纯醛固酮缺乏:如糖尿病肾病或肾小管间质性疾病所致低肾素低醛固酮血症,使用非甾体抗炎药、血管紧张素转化酶抑制剂(ACEI)、血管紧张素AT1受体阻滞剂(ARB)或β受体阻滞剂。肾小管对醛固酮反应减弱可见于假性低醛固酮血症及某些肾小管-间质疾病(如梗阻性肾病、肾移植排异、镰刀细胞贫血肾病、环孢素A肾损害)。

2.临床表现及辅助检查

本型RTA多见于某些轻度、中度肾功能不全的肾病(以糖尿病肾病、梗阻性肾病及慢性间质性肾炎常见)患者,主要临床表现如下。

(1)AG正常的高氯性代谢性酸中毒:远端肾小管有泌H^+障碍,故尿NH_4^+减少,尿pH>5.5;血pH下降,血清Cl^-浓度升高,AC正常。

(2)高钾血症:由于醛固酮分泌减少或肾小管对醛固酮的反应减弱,故使远端肾小管分泌的K^+减少,血K^+浓度升高。高钾血症严重可致心律失常或心肌麻痹,必须警惕。

Ⅳ型RTA患者的代谢性酸中毒及高血钾严重程度与肾功能不全严重度不成比例,提示它们并非主要由肾功能不全引起。

(3)血清醛固酮水平降低或正常:醛固酮分泌减少引起的Ⅳ型RTA患者的血清醛固酮水平降低,而肾小管对醛固酮反应减弱者的血清醛固酮水平可正常。

3.诊断

轻度、中度肾功能不全患者出现AC正常的高氯性代谢性酸中毒及高钾血症,化验显示尿中NH_4^+减少,尿pH>5.5,诊断即可成立。患者的血清醛固酮水平降低或正常。

三、常用诊断试验

(一)不完全性Ⅰ型肾小管酸中毒的诊断试验

疑诊不完全性Ⅰ型 RTA 时,应选择进行下述试验帮助确诊。

1.氯化铵负荷试验

氯化铵负荷试验又称为酸负荷试验,是检查不完全性Ⅰ型 RTA 的最常用方法。试验前 2 d 应停服碱性药,检查方法包括以下几种。①三日法:氯化铵 0.1 g/(kg·d),分 3 次口服,连续 3 d,第 3 d 服完药后每隔 1 h 收集尿液 1 次,共 5 次,用 pH 值测定仪检测尿 pH,若尿 pH>5.5 则有诊断价值。②一日法:氯化铵 0.1 g/(kg·d)在 3~5 h 服完,之后每小时收集尿液 1 次,共 5 次,用 pH 值测定仪检测尿 pH,若 pH>5.5,则为阳性。

对有肝病或患者不能耐受氯化铵(如出现恶心、呕吐)时,可改服氯化钙,1 mmol/(kg·d),试验方法与氯化铵相同。

2.尿及血二氧化碳分压测定

(1)碳酸氢钠负荷试验:试验前 3 d 应停服碱性药物。试验时静脉滴注 7.5%的碳酸氢钠,2~3 mL/min,并每 15~30 min 直立排尿 1 次,测尿 pH 及尿二氧化碳分压(PCO_2),当连续 3 次尿 pH>7.8 时,在两次排尿中间抽血测血 PCO_2。正常人尿 PCO_2 会比血 PCO_2 高 2.7~4.0 kPa (20~30 mmHg),而Ⅰ型 RTA 泌 H^+ 障碍患者的此差值<2.7 kPa(20 mmHg)。

碳酸氢钠碱化尿液时,远端肾小管排泌的 H^+ 与管腔中的 HCO_3^- 反应生成 H_2CO_3。由于远端肾小管缺乏碳酸酐酶,不能使 H_2CO_3 脱水形成 CO_2,逸入胞内,H_2CO_3 需随尿流至较远部位特别是到达肾盂后,才能分解成 CO_2 及 H_2O,此处 CO_2 不能被细胞吸收,所以尿 PCO_2 会明显升高。Ⅰ型 RTA 患者远端肾小管有泌 H^+ 障碍时,管腔内 H^+ 减少,生成的 H_2CO_3 也少,故尿 PCO_2 不升高。

(2)中性磷酸盐负荷试验:试验时先静脉滴注 0.9 mol/L 的 $NaHCO_3$,保持尿 pH 在 6.8 左右。然后以 1~1.5 mL/min 的速度静脉滴入 0.2 mol/L 中性磷酸盐溶液,持续 1~2 h。在开始静脉滴注后第 2、3、4 h 分别留取血及尿标本检测 PCO_2。当尿磷酸盐浓度超过 20 mmol/L 时,正常人尿 PCO_2 会比血 PCO_2 高 3.3 kPa(25 mmHg)或更多,而Ⅰ型 RTA 泌 H^+ 障碍者此差值<3.3 kPa(25 mmHg)。

在中性磷酸盐负荷后,大量 HPO_4^- 到达远端肾小管,与 H^+ 结合生成 $H_2PO_4^-$,后者再与 HCO_3^- 反应生成 CO_2,使尿 PCO_2 升高。Ⅰ型 RTA 患者远端肾小管泌 H^+ 障碍时,$H_2PO_4^-$ 生成少,故尿 PCO_2 不会升高。所以此试验意义与碳酸氢钠负荷试验相似,对确诊泌 H^+ 障碍的不完全性Ⅰ型 RTA 很有意义。

3.硫酸钠试验

试验前 3 d 停服碱性药物。传统方法是先给予低盐饮食(钠摄入量 20 mmol/d)数天,以刺激远端小管对钠重吸收。现在的方法是先给予 1 mg 9α-氟氢可的松,提高对钠的重吸收能力。12 h 后静脉滴注 500 mL 4%的硫酸钠(45~60 min 内滴完),静脉滴注后每小时分别留尿 1 次,共 4 次,用 pH 测定仪测尿 pH。试验结果:正常人尿 pH<5.5,分泌 H^+ 有障碍的Ⅰ型 RTA 患者的尿 pH >5.5。

注射硫酸钠后,远端肾小管腔中 SO_4^{2-} 浓度增加,提高了原尿的负电位,刺激 H^+ 排泌,使尿 pH 下降。Ⅰ型 RTA 患者远端肾小管有泌 H^+ 障碍时,尿 pH 不下降。

4.呋塞米试验

肌内注射 20～40 mg 呋塞米，留取用药前、后 4 h 内的尿液，用 pH 测定仪测尿 pH。正常人尿 pH 应降至 5.5 以下，Ⅰ型 RTA 患者的尿 pH>5.5。

襻利尿剂可使到达远端肾小管的 Cl^- 增加，增加管腔负电位，从而刺激 H^+ 排泌，使尿 pH 下降。与磷酸钠试验相似，Ⅰ型 RTA 远端肾小管发生泌 H^+ 障碍时，尿 pH 不下降。

（二）不完全性Ⅱ型肾小管酸中毒的诊断试验

可做碳酸氢盐重吸收试验，方法如下。①口服法：给酸中毒患者口服 $NaHCO_3$，从 1 mmol/(kg・d)开始，逐渐增加剂量，直至 10 mmol/(kg・d)，酸中毒被纠正后，同时测血和尿的 HCO_3^- 及肌酐浓度，按公式计算尿 HCO_3^- 排泄分数。②静脉滴入法：给酸中毒患者静脉滴注 500～700 mmol/L 的 $NaHCO_3$，速度为 4 mL/min，每隔 30～60 min 收集尿标本 1 次，间隔中间收集血标本，而后检测血和尿的 HCO_3^- 及肌酐浓度，计算尿 HCO_3^- 排泄分数。正常者此排泄分数为零；Ⅱ型 RTA>15%。

四、治疗措施

RTA 的致病病因明确并能治疗的话，应该积极治疗，例如，应用免疫抑制剂治疗自身免疫疾病，停用致病药物，驱除体内重金属毒物。针对各型 RTA 应给予如下治疗。

（一）Ⅰ型肾小管酸中毒

1.纠正酸中毒

应补充碱剂，常用枸橼酸合剂（含枸橼酸、枸橼酸钠及枸橼酸钾），此合剂除能补碱外，尚能减少肾结石及钙化形成（肠道酸度降低会增加钙吸收，但形成的枸橼酸钙溶解度高，易从尿中排出）。为有效纠正酸中毒，有时还需配合服用碳酸氢钠。要分次服用碱性药，尽可能保持昼夜负荷均衡。

2.补充钾盐

Ⅰ型 RTA 患者存在低钾血症时，需要补钾。给碱性药物纠正酸中毒时，更需要补钾，因为酸中毒矫正后尿钾排泄增加且血钾转入胞内可能加重低钾血症。服用枸橼酸钾补钾，而不用氯化钾，以免加重酸中毒。

3.防治肾结石、肾钙化及骨病

服枸橼酸合剂后，尿钙将主要以枸橼酸钙形式排出，其溶解度高，可预防肾结石及钙化。对已发生严重骨病而无肾钙化的患者，可小心应用钙剂及骨化三醇治疗，但应谨防药物过量引起高钙血症。

（二）Ⅱ型肾小管酸中毒

纠正酸中毒及补充钾盐的方法与治疗Ⅰ型 RTA 相似，但是Ⅱ型 RTA 患者丢失的 HCO_3^- 多，单用枸橼酸合剂很难纠正酸中毒，常需配合服用较大剂量碳酸氢钠（6～12 g/d）才能有效。对重症病例尚可配合服用小剂量氢氯噻嗪，以增强近端肾小管 HCO_3^- 重吸收，不过需要警惕氢氯噻嗪可能加重低钾血症。

（三）Ⅳ型肾小管酸中毒

对此型 RTA 的治疗除纠正酸中毒与以上各型相同外，其他治疗存在极大差异。

1.纠正酸中毒

应服用碳酸氢钠，纠正酸中毒也将有助于降低血钾水平。

2.降低高血钾

应进低钾饮食，口服离子交换树脂聚磺苯乙烯以促进粪钾排泄，并口服襻利尿剂呋塞米以促进尿钾排泄。一旦出现严重高血钾（血钾水平＞6.5 mmol/L）应及时进行透析治疗。

3.肾上腺盐皮质激素治疗

可口服 9α-氟氢可的松，低醛固酮血症患者每天服 0.1 mg，而肾小管对醛固酮反应减弱者应每天服 0.3～0.5 mg。服用氟氢可的松时，常配合服用呋塞米以减少其水钠潴留不良反应。

（陈　丽）

第六节　肌红蛋白引起的肾损伤

一、概述

肌红蛋白是横纹肌的一种重要成分，分子量为 18 kD。正常情况下，仅极少量肌红蛋白进入血液，与α_2球蛋白结合，最终被单核巨噬细胞系统代谢。当肌肉损害严重，肌红蛋白大量释放，血浆浓度若超过15 mg/L时，超出血浆蛋白的结合能力，肌红蛋白就从肾小球滤出进入肾小管，可以引起肾小管堵塞和急性肾功能不全。

二、入院评估

（一）病史询问要点

1.临床症状

（1）尿色异常：为大量肌红蛋白从尿液中排泄导致尿色为暗红色，类似肉眼血尿，但此时做尿常规检查会发现尿潜血阳性，但镜下无红细胞。尿色异常一般在出现肌肉损伤后数小时内出现，如肌肉损伤不持续存在，则尿色异常会很快消失。

（2）少尿：为急性肾功能不全的表现。此类患者多表现为少尿性急性肾功能不全，但轻症者不出现明显的少尿。

（3）肌肉症状：物理性因素导致的横纹肌溶解常出现受累肌肉的肿胀、疼痛和压痛。

2.病因寻找

对于肌红蛋白引起的肾损伤病例，应积极寻找引起横纹肌溶解的可能原因，并积极消除病因。横纹肌溶解的常见原因表 7-1。

（二）实验室检查

1.肌红蛋白尿

肌红蛋白尿经常是横纹肌溶解患者就诊的原因，但只有 50％的患者会出现肌红蛋白尿。而且，由于血清中的肌红蛋白很快被清除或代谢，所以肌红蛋白尿经常为一过性表现。肌红蛋白尿从外观上看与常见的肉眼血尿类似，但在做尿常规检查时会出现干化学法监测尿潜血阳性，而镜检看不到红细胞。这是肌红蛋白尿的特点。但应注意，血红蛋白尿也有同样的特点。

表 7-1 横纹肌溶解的常见原因

分类	因素	常见情况
物理因素	外伤和压迫	交通事故、工作意外、自然灾害(如地震)
		严刑拷打、自虐、被虐
		长久保持一个姿势
	肌肉血管堵塞或肌肉灌注下降	血栓形成或栓塞性疾病
		血管痉挛
		休克状态
	过度用力	锻炼
		癫痫发作、破伤风
		精神过度兴奋或精神错乱
		安非他命过量
		哮喘持续状态
	电击伤	高压电流损伤、电烧伤
		心肺复苏(电除颤或复率)
	高温	高温环境
		运动
		败血症、恶性高热
		精神抑制药物恶性综合征
非物理因素	代谢性疾病	McArdLe 病、线粒体呼吸链酶缺陷、肉碱棕榈酰转移酶缺陷、肌腺苷脱氨酶缺陷、磷酸乳糖激酶缺陷
	药物	酒精、抗疟药、秋水仙碱、糖皮质激素、贝特类降脂药、他汀类降脂药、海洛因、异烟肼等
	毒素	蛇毒、昆虫毒素
	感染	局灶性肌肉感染(化脓性肌炎)、败血症导致的肌肉感染
		中毒性休克
		军团菌病、野兔病、流感、HIV 病毒、疱疹病毒、柯萨奇病毒、SARS 病毒
	电解质紊乱	低钾、低钙、低磷
		低钠或高钠
		高渗状态
	内分泌异常	甲状腺功能减退
	多发性肌炎和皮肌炎	糖尿病高渗昏迷和电解质异常

2.肌酸激酶水平升高

肌酸激酶(creatine kinase,CK)有三种亚型:CKMM、CKBB 和 CKMB。其中 96%的 CKMM 存在于横纹肌组织中。所以横纹肌溶解发生数小时后血中 CKMM 水平就会升高,24 h 达高峰,可达每毫升 10 万单位以上。

一般可以使用总 CK 作为监测指标,但应排除外脑部病变和心肌梗死造成的 CK 水平升高,必要时需要检测血中肌红蛋白水平。由于 CKMM 代谢得较慢,不被透析清除,且维持其在血清中的高水平的时间要长于肌红蛋白,因此测定 CKMM 比测定肌红蛋白更易发现是否发生了横纹肌溶解。CKMM 水平在24 h达峰后开始下降,平均每天下降 40%,下降延迟提示横纹肌溶解的病因尚未被消除。

3.血肌红蛋白升高

血肌红蛋白水平升高是横纹肌溶解的特异性表现,但维持时间较短。此外,还应注意,急性心肌梗死时也会出现肌红蛋白水平升高,此时要通过心电图等检查来鉴别。

4.急性肾损伤

横纹肌溶解发生后数小时内可以出现血肌酐水平升高,可能与大量肌肉组织被破坏有关。但如果横纹肌溶解持续存在,大量肌红蛋白堵塞肾小管可以引起急性肾功能不全,表现为少尿或非少尿性急性肾损伤。

5.其他

(1)高钾血症:与大量及细胞内钾离子释放或肾衰竭有关。

(2)低钙血症:与大量钙离子进入肌细胞或肾衰竭有关。

(3)其他:如高尿酸血症、高磷血症。

三、鉴别和诊断

肌红蛋白尿往往是患者就诊的原因,根据血 CKMM、肌红蛋白水平升高以及肌肉损伤的病史,就可以拟诊为肌红蛋白肾损伤。

在诊断过程中应注意以下方面。

(1)干化学法显示尿潜血阳性时,一定要进行显微镜检查,这样可以提高横纹肌溶解的发现率。

(2)尽可能寻找引起横纹肌溶解的原因,一般物理性因素容易被发现,但对于非物理性因素就需要详细地询问病史才能发现。

四、治疗

对于存在肌肉损伤的患者为了避免出现急性肾损伤,应进行补液扩容治疗,保证每小时尿量为200～300 mL。同时可以使用碳酸氢钠等碱性药物,因为碱化尿液可以阻止肌红蛋白在肾小管沉积,还可以在一定程度上纠正代谢性酸中毒。最有效的预防措施是及时消除引起肌溶解的因素。

(陈　丽)

第七节　反流性肾病

反流性肾病(RN)是膀胱-输尿管反流(VUR)和肾内反流引起的肾实质性疾病,为我国较为常见的肾病之一,发病率为 0.1%～10.0%,占终末期肾衰竭的 12%。RN 好发于婴幼儿及儿童,学龄儿童中发病率约为 0.3%;在成人中女性平均发病年龄为 30 岁,男性的平均发病年龄为

27岁，女性患者多于男性患者。男、女患者数量之比为1∶4。

该病起病隐匿，多随尿路感染反复发作而逐渐加重，临床早期多无自觉症状，或仅以反复发作的尿频、重复排尿、排尿困难、遗尿、腰痛为特征，中晚期则以多尿、夜尿、乏力、腰痛，甚至贫血、恶心、呕吐、头晕等为主要表现。

病因与输尿管进入膀胱通道的角度变化、输尿管末端的瓣膜样作用是否健全、输尿管畸形、输尿管囊肿、输尿管遗传性先天异常、神经源性膀胱、妊娠、肾血管病变、免疫损伤、膀胱电灼治疗以及外科输尿管结石摘除术等有关。膀胱-输尿管反流机制是膀胱壁内输尿管斜行段单向性瓣膜作用减弱，原发性者多见于儿童，并有家族性遗传性倾向。其引起肾内反流（IRR）的部位即为以后瘢痕形成的部位。

发病机制可能与尿路感染、尿动力学改变、免疫因素、肾间质血管改变有关。病理变化可见患肾缩小，肾盂肾盏扩张，皮质变薄，肾两极表面可有局灶性瘢痕。光镜下可见肾小管萎缩，肾间质纤维化，有淋巴细胞浸润；晚期可见肾小球局灶性硬化；免疫荧光可见部分肾小球内有IgM、IgG、C_3 沉积；电镜下可见内皮下电子致密物。

一、主要临床表现

（一）尿路感染

尿路感染为该病最常见的临床表现。

（二）蛋白尿

蛋白尿可为反流性肾病的首发症状，但一般在严重瘢痕形成数年后才出现。蛋白尿的出现提示已有肾小球病变，为预后不良的指征。

（三）妊娠高血压

妊娠高血压可为反流性肾病的首发症状。约有4%的严重妊高征患者发生反流性肾病。

（四）夜尿、多尿

夜尿、多尿为肾浓缩功能异常表现。

（五）慢性肾衰竭表现

慢性肾衰竭表现可有贫血、高血压、氮质血症等。一般肾衰竭的发病年龄在35岁以下。单侧性反流性肾病的肾衰竭是由于并发了双侧肾的肾小球病变。

该病的其他症状还有遗尿史、肾结石、镜下或肉眼血尿等。小儿常在4岁以下发病，常以反复发作的尿路感染就诊。

二、主要诊断

诊断要点如下：①有反复发作的尿路感染。②排尿性膀胱造影见有膀胱-输尿管反流（成人有时不存在）。③造影可见肾盂肾盏扩张变形。④肾体积缩小，皮质变薄。⑤有慢性间质性肾炎的特点。

膀胱-输尿管反流临床分期如下（按国际反流研究委员会提议的分级标准）。

Ⅰ级：尿液反流只达到输尿管的下1/3段。

Ⅱ级：尿液反流到输尿管、肾盂及肾盏，但无扩张，肾盂穹隆正常。

Ⅲ级：输尿管轻度或中度扩张和/或扭曲，肾盂中度扩张，但无或仅有轻度肾盂变钝。

Ⅳ级：输尿管中度扩张，肾盂锐角完全消失，但大部分肾盏保持乳头压痕。

Ⅴ级：输尿管严重扩张和扭曲，肾盂肾盏严重扩张，大部分肾盏不能看见乳头压痕。

三、鉴别诊断

应鉴别反流性肾病与以下疾病。

（一）泌尿系统感染

临床多有尿频、尿急、尿痛等尿路刺激症状。如为肾盂肾炎，尿常规除有红细胞、白细胞、脓细胞外，可有尿蛋白，但肾盂造影无尿液反流，无肾盂积水，也无肾功能减退及肾脏瘢痕形成等症状与体征。

（二）梗阻性肾病

严重的梗阻性肾病难以与反流性肾病所致病变相区别，但B超、放射线、CT等检查可发现梗阻性肾病的梗阻病灶，及时摘除肿瘤、消除结石等梗阻原因后，泌尿系统形态可恢复正常。

（三）慢性肾小球肾炎

慢性肾小球肾炎以病程迁延、蛋白尿或伴有水肿、高血压、肾功能不全等为特征，放射核素检查无膀胱-输尿管反流，输尿管及肾盂肾盏扩张，肾盂无瘢痕形成等形态学改变。

四、治疗

（一）治疗原则

反流性肾病的治疗主要是针对膀胱-输尿管反流的治疗、对感染的治疗和对后期肾衰竭的治疗，主要目的是控制尿液反流、消除或控制感染以及预防肾衰竭的进一步发展。原则是早期治疗和综合治疗。

（二）治疗方法

1.预防治疗

（1）主要是指预防感染，对防止肾脏形成新的瘢痕有重要意义。方法是注意个人卫生，多饮水，补入充足水分，避免便秘，定时排空膀胱中的尿液以减轻膀胱内压力及减少膀胱中的残余尿。

（2）对有家族史的婴幼儿应常规检查是否有膀胱-输尿管反流和肾内反流，以便早期治疗。

2.内科治疗

（1）长程低剂量抑菌治疗：每晚睡前排尿后口服单一剂量抗生素。可选用复方新诺明、氧氟沙星、阿莫西林、呋喃妥因、头孢菌素等。例如，复方新诺明1/2片，连续口服6个月，然后第一、第二、第六周做中段尿培养，如复发，则重新开始治疗，疗程为1～2年。至于疗程目前仍未有定论，一般主张儿童用药至青春期或反流消失后一年，成人用药一年以上。

（2）控制高血压：高血压可加重肾病及使肾功能恶化，控制高血压是长期治疗方案的一个重要组成部分。

（3）利用膀胱逼尿肌肌电图结果选择治疗方案：膀胱逼尿肌不稳定，即使为重度反流，经抗菌药物加抗胆碱能药物治疗，反流消失率明显提高。

（4）对晚期患者采用低蛋白饮食疗法，以减缓肾衰竭的进行性发展。

3.外科手术适应证

（1）重度反流尤其是双侧反流，内科保守治疗4年，反流仍持续存在或有进行性肾功能减退或有新瘢痕形成。

（2）反复尿路感染，尤其有发热症状的暴发性感染，经内科治疗4个月反流无改善。

(3)输尿管口呈高尔夫洞穴样改变。

(4)可用手术纠正的先天性异常或尿路梗阻。

实践证明,双侧反流极少会自然消失,故儿童有严重反流,应尽早手术治疗;对成人膀胱-输尿管反流是否手术治疗,目前仍有争议。成人膀胱-输尿管反流除非为重度的、反复发作的肾盂肾炎,经内科治疗无法控制,才考虑手术治疗。如有蛋白尿,一般不宜手术治疗。手术方式除传统抗反流术式外,推荐经内镜下注射聚四氟乙烯(特氟隆)治疗,不良反应小,成功率高,2次治疗有效率可达到95%以上。

五、评述

(一)反流性肾病起病隐匿

多随尿路感染反复发作而逐渐加重,早期治疗预后较好;如不及时治疗和纠正,可发展为慢性肾衰竭,预后不良。早期的诊断"金标准"是排尿性膀胱尿路造影,但无论是对成人还是对学龄儿童,要做到早期诊断一直是比较困难的事情。采用西医方案如能早期预防治疗,尤其是合理的抗感染治疗,常可使相当多的患者恢复,阻止病情发展,但由于长时间的服用抗菌药物(服用单剂量药物1年以上),随着病情的缓解,患者常不能坚持;利用膀胱逼尿肌肌电图结果选择治疗方案是近期使用的方法,对肌电图的需求可能是本方法推广使用的障碍;手术治疗适用于重症、保守治疗效果不佳的患者,是选择顺序排在内科方法之后的一种方法。中医治疗方案类似于西医方案的内科治疗方法,对中期、早期和轻度、中度患者效果较好,辨证分型治疗可以使方案个体化,但长期服用汤剂,无论儿童还是成人都难以坚持,且缺乏循证医学依据。

(二)膀胱-输尿管反流的早期发现和治疗与反流性肾病的预后密切相关

大多数患者(甚至包括反流较重的患者)如得到早期治疗,预后较好;如不能得到及时的治疗与纠正,随着蛋白尿的出现,预后不佳。研究表明,反流性肾病的预后与蛋白尿、局灶阶段硬化和进行性肾功能减退有密切关系。蛋白尿的程度与有无肾小球损伤(即肾小球损伤的程度)有明显的关系。进行性肾小球硬化是反流性肾病慢性肾衰竭发生的最主要的决定因素。

(陈　丽)

第八节　低血钾性肾病

机体长期缺钾,可造成低血钾性肾病。

一、病因

常见的病因如下。①胃肠道过度丢失钾离子:腹泻、呕吐、过度通便(服缓泻剂)等;②尿中丢失大量钾:包括肾小管酸中毒和其他慢性肾疾病;③大量使用糖皮质激素;如激素治疗、Cushing病和原发性醛固酮增多症;④原因不明:如使用某些减肥药及利尿剂(氢氯噻嗪)。低钾血症长期持续,引起低钾肾病。

二、病理

随着机体缺钾，肾组织含钾量减少，肾乳头及髓质内钾的减少更明显。引起近端、远端肾小管细胞内的大空泡变性，髓襻基膜增厚，集合管发生显著变化，显示上皮细胞肿胀，空泡形成，变性坏死。有些病例亦可见肾间质纤维化。肾小球及血管一般无损害。在罕见的情况下，严重的长期缺钾，有可能引起固缩肾。

三、临床表现

患者肾小管逆流倍增机制被破坏，肾出现离子交换障碍，肾髓质间液不能成为高渗液；集合管对水的通透性降低，损坏钠泵，影响水的重吸收，且远端肾小管对抗利尿激素的反应降低及肾内前列腺素合成增加，从而表现为肌无力、周期性四肢麻痹、烦渴、多尿、低比重尿、明显夜尿增多等，甚至可发生肾性尿崩症。间质损害可引起肾小管酸化尿功能障碍。该病常伴发肾盂肾炎，晚期病变患者偶尔可发生肾衰竭。

四、实验室检查

如果原发性醛固酮增多症患者血钾水平低，血钠水平高，代谢性碱中毒，尿比重低，尿呈中性或碱性，醛固酮分泌增多，导致水钠潴留，体液容量扩张而抑制肾素-血管紧张素系统，所以患者的尿中醛固酮增多，血浆肾素活性低且对缺钠的反应迟钝等。

五、治疗及预后

对确诊为低血钾性肾病的患者，应给予积极的补钾治疗，患者的症状可望在短期内改善。在治疗的过程中需要注意的是，患者由于长期多尿，有低血钾性肾病，尿钙、尿镁、尿磷排出增多，甲状旁腺激素（PTH）的合成需要镁的参与，所以低血镁使 PTH 分泌减少，使血钙浓度下降。如果没有及时补充钙剂、镁剂、磷剂，可造成低血钙抽搐的发生。所以在治疗的过程中，要同时监测患者血钙、血镁、血磷的情况，并随时补充。

早期病变是可逆的，一般纠正缺钾后数月，肾功能可改善或恢复。在晚期肾间质瘢痕形成，则病变不能恢复。

（彭胜强）

第九节　特发性高钙尿症

一、概述

1953 年，Albright 首先报道一组原因不明的肾结石伴血钙水平正常而尿钙排泄量增加的患者，将该病命名为特发性高钙尿症（idiopathic hypercalciuria，IH）。

二、病因和发病机制

该病是一种X连锁隐性遗传病伴原发性Fanconi综合征，主要由编码氯离子通道的*CLCN5*基因突变引起。*CLCN5*基因位于人类染色体Xp11，22区，编码肾小管上皮细胞膜的氯离子通道蛋白CLC-5。CLC-5与细胞重吸收小相对分子质量蛋白质形成内吞囊泡有关。*CLCN5*基因突变，使氯离子通道CLC-5结构异常，Cl^-跨囊泡膜内流受阻，囊泡酸化出现障碍，影响蛋白质重吸收，出现相对分子质量小的尿蛋白。同时，囊泡不能酸化也影响细胞膜表面受体再循环，进而引起多种物质转运异常。该病患者产生高尿钙的原因可能是以下几个方面。

(1)空肠转运吸收的钙量增加，抑制甲状旁腺分泌功能，使肾小球超滤负荷增加，而肾小管重吸收的钙量减少，引起尿钙增多。吸收的钙由尿中排出，所以血钙水平不升高。此外，肠道钙吸收增加尚可见于乳类食品和钙摄入得过多以及维生素D过多等。

(2)由肾小管重吸收钙缺陷引起。管腔膜上参与钙离子转运的蛋白通道出现再循环障碍或肾小管对某种调节蛋白的重吸收减少，使原尿中钙的重吸收降低，引起尿钙水平增加，血钙水平减少。血钙水平降低刺激甲状旁腺分泌PTH增加，同时维生素D活性产物合成增多，均可使血钙保持正常水平。

肾小管对磷的重吸收减少，肾性失磷引起继发性低血磷，反馈作用使血$1,25\text{-}(OH)_2\text{-}D_3$增加，使空肠对钙的吸收增加，可滤过钙增多，进一步加重了尿钙排泄。

肾小管对钙的重吸收减少和肠道对钙的再吸收增加导致高尿钙的发生机制如图7-1所示。

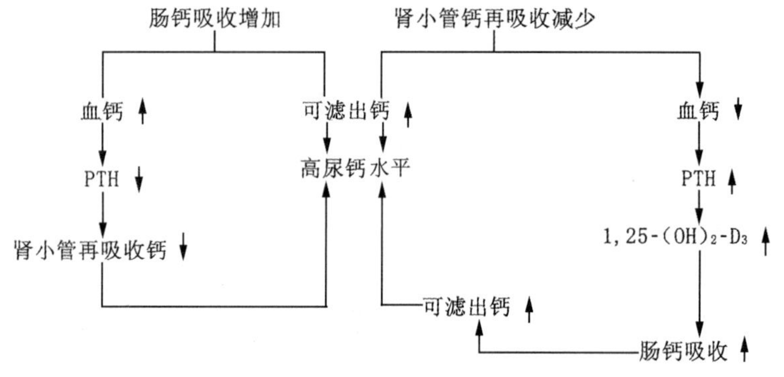

图7-1　高尿钙的发病机制

三、临床表现

目前学者认为，Dent病、特发性高钙尿症、X连锁隐性遗传性低血磷性佝偻病和X连锁隐性肾钙化都是一种疾病(即X连锁原发性Fanconi综合征)的不同表现形式。该病多见于中年女性，男性患者的病情重，女性的较轻。发病年龄为35～60岁，轻者可无症状。约50%的患者发生肾结石、血尿甚至肾绞痛。平日尿中可见大量钙结晶，尿蛋白电泳显示不同程度的蛋白尿(尿蛋白的相对分子质量低)。晚期可有烦渴多饮、多尿、肾钙化及进行性肾衰竭。由于长期负钙平衡及继发性甲旁亢，可发生关节痛、骨质疏松、骨折、畸形和佝偻病等。

四、诊断

尿钙水平高而血钙水平正常是该病诊断的重要依据。若钙结石、骨质疏松或软骨病的原因不明，均应排除该病。实验室检查包括如下几个方面。

(1)尿 Ca 与 Cr 的比值为 0.18～0.25(正常值小于 0.12)。

(2)24 h 尿钙定量大于 0.1 mmol/kg 或女性的该值大于等于 250 mg，男性的该值大于等于 300 mg(正常小于 4 mg/kg)。

(3)尿中出现低相对分子质量蛋白质(尿蛋白的相对分子质量低)如清蛋白、β_2-微球蛋白和 α_1-微球蛋白。24 h 尿蛋白定量在 0.5～2.0 g(儿童患者的该值小于等于 1 g/d)。

(4)低钙饮食试验：限制钙摄入量为 300 mg/d，3 d 后做 24 h 尿钙定量，结果仍高于正常者为阳性。

(5)钙耐量试验：低钙、低磷饮食 3 d 后，第 4 d 静脉滴注钙剂 15 mg/kg，将钙剂置于 1 000 mL 生理盐水中，5 h 内滴完。滴完开始留 24 h 尿，3 h 后取血，查血、尿钙和尿磷浓度。如果尿钙排出量减去基础尿钙后，仍超过滴入钙量的 50%，给钙后 4～12 h 尿磷排出量较 0～4 h 降低 20%，则为阳性。

五、鉴别诊断

(一)伴血钙升高

应鉴别该病与维生素 D 中毒、钙制剂治疗、甲状旁腺功能亢进、婴儿特发性高钙血症(Williams 综合征)、结节病、恶性肿瘤如骨髓瘤等。

(二)伴血钙正常

应鉴别该病与其他原因所致的 Fanconi 综合征、抗 ADH 综合征、肾小管酸中毒和髓质海绵肾等。

六、治疗

(一)低钙饮食

每天钙的摄入量应小于 400 mg，多饮水以稀释尿液，减少结石发生。

(二)磷酸纤维素钠

该药能与肠内钙结合，减少钙吸收，对肠道吸收钙增加而引起的高尿钙更有效。用量：每次 5 g，每天 3 次。

(三)噻嗪类利尿剂

使用氢氯噻嗪从小剂量开始，用量为 25～75 mg/d。该药可能对肾小管上皮细胞钙钠转运产生竞争和制约，同时可激活 Ca^{2+}-ATP 酶，增加钾离子的重吸收量，使尿钙排泄减少。用药期间应监测 24 h 尿钙排量，注意药物不良反应。

(四)前列腺素抑制剂

这类药包括吲哚美辛、对乙酰氨基水杨酸和舒林酸等。这类药物通过减少 PG 合成，降低 1,25-$(OH)_2$-D_3 活性，使尿钙排出减少。

(五)双膦酸盐

羟乙膦酸钠和阿仑膦酸钠等可减少肠道中钙的吸收。

(彭胜强)

第八章

血管性肾病

第一节　溶血性尿毒症综合征

一、发病机制

溶血性尿毒症综合征(hemolytic uremic syndrome,HUS)属于经典的血栓性微血管病(thrombotic microangiopathy,TMA)之一,最早于1955年由Gasser等人报道,临床上主要表现为微血管病性溶血性贫血、血小板减少及急性肾损伤三联征。病因涉及基因异常、病原体侵袭及药物损害等。目前对其发病机制的研究主要涉及以下几个方面。

(一)细菌感染

1.大肠埃希菌(产志贺毒素菌株)

腹泻相关HUS(D+HUS)由产志贺毒素(Shiga toxin,Stx)的细菌引起,主要是大肠埃希菌O157:H7(60%)或其他产Stx的细菌(40%)。志贺毒素分为两种,即志贺毒素1(Stx1)(以O157:H7为主)和志贺毒素2(Stx2)(如2011年在欧洲引起流行性HUS的O104:H4)。上述细菌通过粪口途径引起肠道感染,临床表现为腹泻。细菌黏附在肠道黏膜表面,分泌Stx。Stx一旦通过损伤肠黏膜进入血液循环,可以迅速与血液循环中的中性粒细胞结合,到达损伤的靶器官,由于肾小球内皮细胞能高表达Stx受体,故肾脏受累常较突出。

Stx引起血管内皮细胞损伤是D+HUS发病的中心环节,其具体机制如下:Stx由1个亚单位A以及5个亚单位B组成。亚单位A与细菌的细胞毒作用相关,其解离后从高尔基体转移到内质网并进一步剪切为亚单位A1和A2。亚单位A1通过与60 s的核糖体亚单位结合而抑制蛋白质合成从而发挥其细胞毒效应。亚单位B可以与细胞膜上特异的神经酰胺三己糖(globotriaosylceramide,Gb3)糖脂受体相结合。该毒素与细胞膜受体结合后可以进入细胞内,使细胞表达各种炎性因子,如白介素-1(IL-1)和肿瘤坏死因子-α(TNF-α)。这些因子可以上调内皮细胞的糖鞘脂Gb3受体,从而使内皮细胞更易与Stx结合。随后发生的不同靶器官的微血管损伤则引起不同的临床表现:与肠道黏膜血管网内皮细胞结合则引起出血性结肠炎,与血管内皮细胞结合则引起溶血及血小板减少,与肾脏微血管内皮细胞结合则引起急性肾损伤等。内皮细胞损伤后,内皮下基质暴露,凝血系统及补体系统被激活,进一步造成炎症反应、血小板黏附聚集及纤维素沉积。红细胞通过受损的毛细血管时易发生机械损伤，进而发生溶解。受损的内皮细胞由于失去正常的抗凝功能，最终导致微血栓形成。

2.侵袭性肺炎链球菌

侵袭性肺炎链球菌相关的 HUS 的主要发病机制为 Thomsen-Friedenreich 抗原（TF 抗原）暴露。在生理状态下，TF 抗原存在于人体红细胞、血小板及肾小球内皮细胞的表面，并被 N-乙酰神经氨酸覆盖。如患者感染了产神经氨酸酶的肺炎链球菌，细菌分泌的神经氨酸酶可以分解细胞表面的 N-乙酰神经氨酸，使 TF 抗原暴露。TF 抗原暴露后，机体会产生针对 TF 抗原的自身抗体，引发免疫反应，造成红细胞、血小板及肾小球内皮细胞的损伤，最终导致 HUS 的发生。

（二）补体调节分子异常

补体系统是人类天然免疫系统的重要组成成分，补体活化后可识别并清除外源微生物、机体凋亡组织及免疫复合物。机体还存在抑制补体活化的调节蛋白，从而避免了补体过度激活而导致对机体自身的损伤。如果补体调节蛋白的功能出现异常，则会导致相关疾病。

在生理情况下，血管内皮细胞可以通过多种补体调节蛋白来避免补体介导的损伤，如 H 因子（CFH）、I 因子（CFI）、膜辅助蛋白（MCP）。当上述因子出现异常（如基因突变或机体产生针对补体调节蛋白的自身抗体）或补体活化分子基因突变后功能增强（即不再受补体调节蛋白的调节作用）时，均可引起补体在内皮细胞表面过度激活，从而引起内皮细胞损伤，导致 HUS。由于肾脏对补体活化异常敏感，故此类患者的肾脏受累突出。下面就常见补体调节蛋白或相关因子功能异常所致 HUS 的机制做出详述。

1.H 因子

CFH 是血清中浓度高的补体调节蛋白之一，由 20 个独立的能折叠的结构域组成，这些结构域称为单一致重复片段（SCRs）。CFH 基因位于 1q32，是 1 213 个氨基酸残基组成的 150 kDa 的糖蛋白，主要由肝脏合成，肾脏的系膜细胞、足细胞、血小板、外周血单个核细胞、视网膜色素上皮细胞、神经胶质细胞、成纤维细胞、内皮细胞等也有部分表达。CFH 能够与多个配体相互作用，这些配体如 C_{3b}、肝素、C 反应蛋白（CRP）。目前已知 CFH 有 3 个与 C_{3b} 结合的位点，分别位于 SCR1-4、11-14 和 19～20；3 个与肝素结合的位点，分别位于 SCR7、13 和 20；3 个与 CRP 结合的位点，分别位于 7～8、11～13 和 16～20。CFH 在补体旁路途径活化的早期起着重要的调节作用，一方面可以作为 CFI 的辅助因子降解 C_{3b}，转化成 iC_{3b}；另一方面可以通过与 B 因子的裂解产物 Bb 竞争性结合 C_{3b} 使 C_3 转化酶生成减少，同时加速已形成的 C_3 转化酶的降解。

30%～50%的非典型的溶血性尿毒症综合征（aHUS）患者存在 CFH 水平降低或 CFH 缺如，目前学者认为主要原因包括 CFH 基因纯合/杂合缺陷或存在抗 CFH 的自身抗体。纯合突变时血清 CFH 缺乏，通常在正常水平的 10%以下，患者可表现为散发 aHUS 或有家族史，通常在婴幼儿期发病。杂合缺陷的患者的血清补体水平正常或接近正常，CFH 水平为正常水平的 50%左右。CFH 的基因突变主要发生于 SCR19-20，多为单个氨基酸的突变，使 CFH 与相应配体及内皮细胞的结合能力下降，从而引起临床病变。另外，6%～10%的 aHUS 患者中存在抗 CFH 的自身抗体。目前学者认为抗 CFH 自身抗体的主要结合位点也在 SCR 19～20，研究提示其可能是通过降低 CFH 与 C_{3b}、肝素及与细胞结合的能力而致病。

2.I 因子

CFI 是另一种由肝脏合成的补体调节因子，由重链与轻链组成，主要在循环(液相)中发挥作用。其生物学功能是通过降解 C_{3b} 及 C_{4b} 而抑制 C_3 转化酶的形成，从而抑制补体的激活。CFI 生物学功能的发挥依赖于与其他辅助因子如 CFH、C_4 结合蛋白(C_4BP)及 MCP 的相互作用。

CFI 的基因编码位于 4 号染色体长臂 2 区 5 带。CFI 基因缺陷外显率较低，故大多为散发病例而非家族遗传。CFI 基因缺陷时，补体活化不受控制，其结果类似于 CFH 基因缺陷，最终会导致 TMA 的发生。

3.膜辅助蛋白

MCP 又称 CD46，是一类广泛表达于细胞表面的跨膜补体调节因子。除红细胞外，MCP 几乎表达于体内的所有细胞。其生物学功能为辅助 CFI 降解沉积于细胞表面的 C_{3b} 和 C_{4b}。其编码基因毗邻 CFH 编码基因，基本结构单位也为 SCR 结构域。

与 CFH 基因突变相似，MCP 基因缺陷可导致其表达量减少、与 C_{3b} 的结合能力降低及 CFI 辅助活性降低，引起补体在细胞表面的过度激活从而致病。MCP 基因缺陷能以常染色体显性遗传或常染色体隐性遗传方式遗传。但单纯 MCP 基因缺陷并不一定致病，携带 MCP 缺陷基因者的病情也较轻，这可能与其他因素的参与有关。

4.B 因子

B 因子(CFB)是补体旁路激活途径的固有成分之一，具有旁路途径转化酶的酶切位点。aHUS 患者中 B 因子基因突变的报道较少。研究认为 CFB 突变可增加 C_{3b}B 的合成或使 C_{3b}Bb 不易被促衰变因子或 CFH 降解，故可使酶的活性增强，使更多补体成分沉积于肾小球内皮细胞而致病。

5.其他补体相关因子

有报道称血栓调节蛋白(thrombomodulin，TM)的基因缺陷可引发 aHUS。TM 是一种普遍存在于内皮细胞表面的糖蛋白，具有抗凝、抗炎和细胞保护等多重作用。其可在补体辅助因子(CFH 和 C_4BP)存在的条件下辅助 CFI 降解 C_{3b}，还可激活羧肽酶原 B，加速过敏毒素 C_{3a} 和 C_{5a} 的降解。TM 还可以激活蛋白 C，从而发挥其抗凝及促纤溶的作用。TM 基因缺陷可影响其与配体的结合，从而影响其对补体的调节功能而导致血栓形成。

二、分类

根据病因学及临床特征等的不同，可将 HUS 分为两大类：一类是典型 HUS，也称腹泻相关型 HUS(D+ HUS)，另一类为无腹泻的 HUS(D-HUS)，也称不典型溶血性尿毒症综合征(aHUS)。

近年来也有学者提出应根据不同的发病机制对 HUS 进行分类。例如，病因明确者可分为细菌感染、补体系统异常等；疾病相关者可分为肿瘤、移植、妊娠、自身免疫疾病所致等，可能更有助于临床的诊治。

三、表现

(一)临床表现

HUS主要表现为微血管病性溶血、血小板减少和急性肾损伤,肾受累常较为严重,而不同类型的HUS又各具特点。

1.D^+ HUS

D^+ HUS多见于儿童,常先有前驱腹泻症状,后发生急性肾损伤。有文献报道,其总体发病率为每年2.1/10万人,小于5岁的儿童发病率最高达每年6.1/10万,而50~59岁成人发病率最低为每年0.5/10万人。

(1)前驱症状:近90%的患者有前驱症状,大多为胃肠炎表现,如腹痛、腹泻、呕吐及食欲缺乏,伴中度发热。腹泻严重者可有脓血便,类似溃疡性结肠炎,少数病例以呼吸道感染为前驱症状。前驱期可持续数天至数周,其后常有一段无症状间歇期。

(2)贫血及血小板减少:常在前驱期后5~10 d(也有长至数周)突然发病,以微血管病溶血所致贫血及血小板减少所致出血为突出表现。患者常表现为面色苍白、黄疸(占15%~30%)、皮肤黏膜出血(皮肤出血点、瘀斑甚至血肿)、呕血、便血及血尿,部分重症患者还可出现贫血相关性心力衰竭。患者的肝、脾常增大。

(3)急性肾衰竭:与贫血几乎同时发生。患者的肾功能急剧恶化,出现水、电解质平衡紊乱和酸中毒,严重时进展至少尿或无尿。常伴发高血压。

此外,部分患者还可以出现中枢神经系统症状,如头痛、嗜睡、性格异常、抽搐、昏迷及共济失调。

2.aHUS

与D^+ HUS相比,aHUS患者更好发于成人。虽无腹泻症状,但也常伴其他胃肠道表现。患者迅速出现少尿或无尿性急性肾衰竭及恶性高血压,其中,约50%的患者可进展至终末期肾病(ESRD)。儿童中最为常见的aHUS为产神经氨酸酶肺炎链球菌感染相关的HUS,临床可表现为肺炎和脑脊髓膜炎,严重者发生呼吸窘迫综合征和败血症。应注意的是该组患者的临床表现常可因血浆疗法而加重,需要警惕。

值得一提的是,随着现代遗传学及免疫学技术的发展,近年在aHUS中又分出一个亚类,名为DEAP-HUS,该类患者存在CFH相关蛋白1和3基因的缺失并存在血清抗CFH的自身抗体。该类型好发于年轻人,男、女患者的比例相近。患者可有较为突出的非腹泻的胃肠道症状。

(二)实验室检查

微血管溶血性贫血和血小板减少是HUS实验室检查的标志性特点,特别是血小板数即使在正常范围,若呈进行性下降趋势,临床意义也很大。HUS患者的贫血一般较为严重,为微血管病性溶血,外周血涂片可见到多于2%的破碎红细胞。而发生微血管病性溶血时,血管内溶血的指标呈阳性,如血清乳酸脱氢酶(LDH)水平上升,血和尿游离血红蛋白水平升高及血清结合珠蛋白水平降低。血管内、外溶血共有的表现呈阳性,如血清总胆红素及间接胆红素水平升高,外周血网织红细胞水平升高。抗人球蛋白试验(Coomb'stest)为阴性,但在系统性红斑狼疮和侵袭性肺炎链球菌感染引起的HUS中可能为阳性。需要特别指出的有以下两点。①外周血涂片寻找破碎红细胞的比例非常重要,正常值小于0.5%,若比例为0.5%~2.0%,则要高度怀疑微血管溶血,如比例>2%,则基本可以确诊。但由于该检查的准确性较大程度依赖于实验室技术人员的检测水平，故各个实验室的可靠性差异较大。为此，国际血液病破碎红细胞标准化工作组(ICSH)于 2012 年制定了最新的关于判断外周血破碎红细胞的标准诊断流程，可供参考。②LDH水平升高对发现 HUS 最敏感，但特异性不强，其升高并不只见于 HUS，在一些其他疾病(如心肌梗死、横纹肌溶解综合征、肿瘤)中也可以见到，故需要结合患者的实际状态进行判断。

D^+ HUS 患者常有外周血白细胞数升高伴核左移，但 aHUS 患者的白细胞数多正常。多数患者的凝血酶原时间(PT)，部分凝血活酶时间(APTT)，Ⅴ因子、Ⅷ因子和纤维蛋白原的浓度都在正常范围。部分患者存在纤维蛋白降解产物升高和凝血酶时间(TT)延长。

HUS 患者肾脏受累的临床表现与其肾病理受损的部位有关，如累及肾小球时，则突出表现为血尿、蛋白尿，严重时出现大量蛋白尿及血肌酐水平升高；如以肾血管受累为主，则尿中的有形成分不明显，临床上多表现为恶性高血压及血肌酐水平升高等。严重的血小板减少可导致非变形红细胞血尿。

其他实验室检查包括大便培养(大肠埃希菌或志贺痢疾杆菌)、Stx 检测或通过聚合酶链式反应(PCR)检测 Stx 的基因、痰培养、血浆补体成分及调节蛋白水平的测定(包括 C_3、C_4、CFB、CFH、CFI、外周血单核细胞表面 MCP 的表达)、补体基因筛查等。但部分检查较为复杂，价格昂贵，尚不能广泛应用于临床。

(三)肾病理表现

肾活检病理在明确 TMA 诊断、协助提示病因、与其他疾病鉴别、指导治疗及判断患者长期预后方面有很大帮助。

导致 TMA 的中心环节是血管内皮细胞损伤，其后出现了一系列病变。

1.肾小球

光镜检查急性期肾小球的病理表现：依据肾小动脉的损伤程度，可见程度不等、发病各异的毛细血管襻缺血性皱缩；肾小球毛细血管内皮细胞增生、肿胀；节段性毛细腔内微血栓形成；因基底膜内疏松层增宽而出现基底膜不规则增厚，并可出现假双轨征；因节段性系膜溶解，可出现毛细血管瘤样扩张；在病变慢性期可出现系膜基质增生导致系膜增宽，系膜细胞可不同程度地插入，毛细血管内皮细胞和系膜细胞产生的基底膜样物质导致肾小球毛细血管襻真双轨征样改变。在 HUS 的终末期，肾小球硬化和缺血性硬化，部分呈现膜增殖性肾炎样改变。

免疫荧光检查对 HUS 病变无决定性诊断价值，有时在肾小球内出现非特异性 IgM 弱阳性，纤维蛋白强弱不等的阳性，有微血栓形成时更明显。

电镜检查对 HUS 病变的诊断，有一定意义。急性期最常见的病变是肾小球毛细血管基底膜内疏松层增宽，内皮细胞肿胀，有时可见血栓形成。

2.肾脏小动脉

光镜检查显示急性期小动脉的病变在 D^- HUS 患者中更常见。在疾病早期，肾脏小动脉表现为内皮细胞肿胀，内膜水肿，进而黏液变性，节段性血栓形成。在慢性期随着疾病进展，受累小动脉内膜进一步增厚，纤维和胶原纤维增生，以血管腔为中心呈同心圆状排列，或称葱皮状增生。原来的血栓逐渐机化。

免疫荧光检查对小动脉病变无决定意义，特别是在慢性期。

电镜下可见急性期小动脉内皮细胞的病变和肾小球内皮细胞病变类似，急性期血管基底膜内疏松层增宽。慢性期可见内膜胶原纤维增生。

3.肾小管和肾间质

HUS 的肾小管和肾间质均为肾血管和肾小球病变的继发性病变。肾小管上皮细胞多少不等的刷状缘脱落、萎缩，肾间质水肿及轻重不等的淋巴和单核细胞浸润及纤维化。

四、诊断

图 8-1 是对临床疑诊 TMA(包括 HUS 和 TTP)患者的诊断流程。

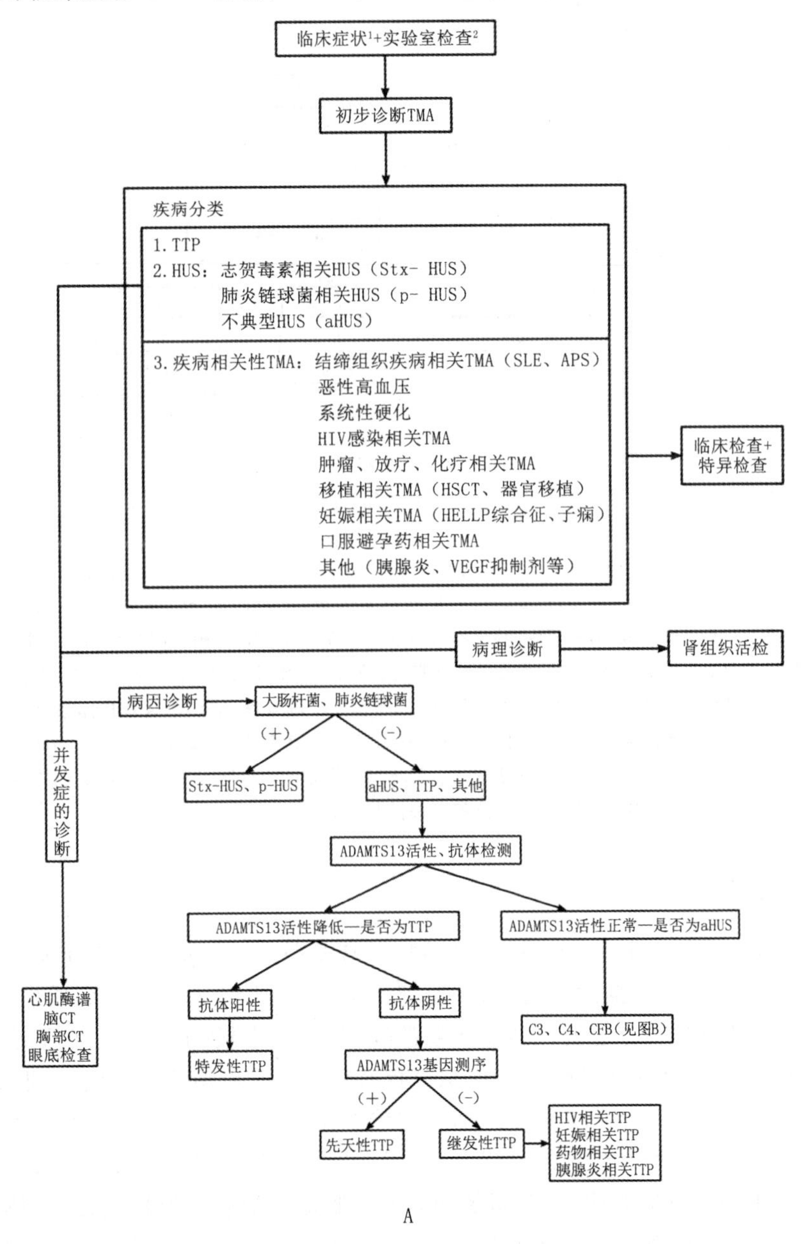

A

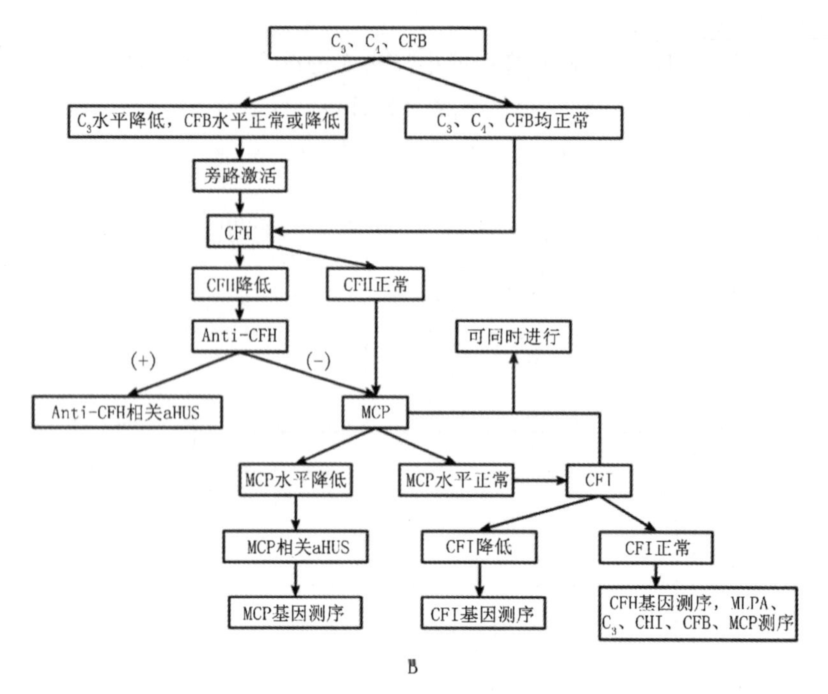

图 8-1　TMA(包括 HUS 和 TTP)的诊断流程

注：(1)临床症状：①儿童常见 HUS，成人常见 TTP；②神经系统症状：头痛、嗜睡、意识模糊、局灶性神经损害、抽搐、昏迷；③贫血、出血症状：紫癜、黏膜出血、月经增多等；④肾功能损害症状(主要是 HUS)：血尿、蛋白尿、急肾衰竭；⑤有胃肠道、上呼吸道或其他前驱感染症状；⑥非特异症状：发热、乏力、苍白、肌痛、关节痛。(2)实验室检查：①常规检查：血常规(血小板重度减少(10～30)×10^9/L 和贫血 HB 80～100 g/L)、尿常规、粪常规、肝功、肾功、感染筛查等。②外周血涂片见破碎红细胞比例>1%，网织红细胞计数升高，骨髓巨细胞减少，凝血功能正常，Coombs 实验为阴性，在 SLE 或 p-HUS 中可为阳性，做其他溶血筛查，非结合胆红素水平升高，LDH 水平升高，查网织红细胞计数、血清珠蛋白水平、血尿游离血红蛋白水平。TMA：血栓性微血管病；HUS：溶血性尿毒症综合征；SLE：系统性红斑狼疮；APS：抗磷脂抗体综合征；HIV：人获得性免疫缺陷病毒；HSCT：造血干细胞移植；VEGF：血管内皮生长因子；Stx：志贺毒素；TTP：血栓性血小板减少性紫癜；CT：计算机断层扫描；CFB：补体 B 因子；C_3：补体第 3 成分；C_4：补体第 4 成分；CFH：补体 H 因子；Anti-CFH：抗补体 H 因子抗体；MCP：膜辅助蛋白；CFI：补体 I 因子；MLPI：多重连接依赖探针扩增术。

五、治疗及预后

经典大肠埃希菌感染引起的 D^+ HUS 的治疗通常遵循急性肾损伤的治疗原则，即以支持治疗为主，最大限度地降低急性期的死亡率，针对容量负荷重、电解质紊乱及氮质血症等及时进行肾脏替代治疗。其他支持治疗主要包括输注悬浮红细胞、血小板(血红蛋白水平小于 60 g/L 是输注悬浮红细胞的指征；在有活动性出血或拟进行有创检查时可输注血小板)。近期研究表明应用促红细胞生成素治疗可能会减少悬浮红细胞的输注量。对于应用抗生素目前尚存在争议，而止泻药物可能会增加中毒性巨结肠的可能，应慎用。目前研究中的新型治疗药物包括针对细菌黏附素、Stx 和其他蛋白抗原的活疫苗、高亲和力的口服毒素受体类似物、表达受体的益生菌、中和毒素的单克隆抗体及针对 Stx 介导的内皮损伤和组织损伤下游效应的小分子生物制剂等。该类疾病患者多数预后较好，肾功能可以完全恢复，仅少数发展至 ESRD。

补体调节蛋白基因突变引起的 aHUS 治疗首选血浆置换(但对 MCP 基因突变者无效)及定期输注血浆治疗；如对因抗补体调节蛋白抗体引起的 aHUS 可选择血浆置换、糖皮质激素和免疫抑制剂治疗，如上述治疗效果差，可考虑使用抗 CD20 单克隆抗体（利妥昔单抗）及抗 C_5 单克隆抗体（依库珠单抗）。血浆疗法虽会暂时维持血液学检测指标的正常水平，但无法治疗潜在的病因，故近年来生物制剂，特别是抗 C_5 单抗的使用逐渐受到关注。抗 C_5 单抗自 2007 年成功在全球 40 多个国家被批准用于治疗阵发性睡眠性血红蛋白尿后，现已被美国和欧盟地区批准用于 aHUS 的治疗，特别适用于儿童、血浆置换无效或依赖、肾移植后预防或治疗复发、预后较差的 aHUS 患者。2013 年 6 月，新英格兰医学杂志发表了如下工作：法国巴黎市巴黎第五大学和内克尔医院的 Legendre 博士等人开展了两项前瞻性 2 期试验，纳入年龄不小于 12 岁的 aHUS 患者，受试者接受了为期 26 周的抗 C_5 单抗的治疗，并于扩展期接受了长期治疗。试验一纳入了血小板计数减少伴肾损伤的患者，而存在肾损伤、但在血浆置换或输注期间至少 8 周内的血小板计数下降不超过 25％的患者则进入试验二。试验一中主要终点事件为血小板计数变化，试验二中的主要终点事件则为维持无 TMA 事件发生的状态（血小板计数下降不超过 25％，未给予血浆置换或输注，未开始透析）。研究结果显示，总共有 37 例患者（其中试验一有 17 例，试验二有 20 例）接受了抗 C_5 单抗的治疗，治疗中位时间分别为 64 周和 62 周。抗 C_5 单抗治疗后，患者的血小板计数增加，在试验一中，血小板计数从基线至 26 周时平均增加量为 $73\times10^9/L$（$P<0.001$）。在试验二中，80％的患者维持在无 TMA 事件的状态。抗 C_5 单抗与所有次要终点的显著改善相关，肾小球滤过率表现为持续性、时间依赖性的增加。

在试验一中，5 例患者中有 4 例摆脱透析。对于肾小球滤过率的预估值而言，较早进行抗 C_5 单抗干预可带来更显著的改善。抗 C_5 单抗还与健康相关生活质量改善相关。在整个扩展治疗期内，均未见治疗的累积毒性或严重的感染相关不良事件（包括脑膜炎球菌感染）发生。因此该研究得出结论：抗 C_5 单抗可抑制补体介导的 TMA，并且可使得 aHUS 患者出现时间依赖性的、显著的肾功能改善。aHUS 患者预后多较差，3 年内约 53％的患者死亡或发展至 ESRD。其中 CFH、C_3 和 CFB 基因突变者预后最差，肾移植后复发率很高；MCP 基因突变者预后最好，可自发缓解，理论上肾移植后无复发；CFI 基因突变者预后居中。

（陈 丽）

第二节 血栓性血小板减少性紫癜

血栓性血小板减少性紫癜（thrombotic thrombocytopenic purpura，TTP）属于经典的血栓性微血管病之一，最早于 1924 年由 Moschcowitz 报道，主要表现为血小板减少、微血管性溶血、神经系统症状、急性肾损伤及发热五联征。目前的对其发病机制的研究主要涉及 von Willebrand 因子（vWF）及其剪切酶功能的异常。

一、发病机制研究现状

（一）von Willebrand 因子

1.命名

vWF 的命名最早可以追溯到 1924 年，医师 Erik von Willebrand 接诊并记录了一个凝血功能严重紊乱的 5 岁女患儿，之后这个患儿的凝血功能紊乱被证实为黏附聚集血小板的因子功能缺陷所致，而后这种因子被命名为 vWF，即为血管性血友病因子。

2.结构、合成与分泌

vWF 基因定位于 12 号染色体短臂末端(12p12-pter)，全长 178 kb，包括 52 个外显子和 51 个内含子，转录 9 kb 的 mRNA，编码 2 813 个氨基酸组成的前体蛋白。vWF 是一种大分子黏附糖蛋白，单体分子量为 250 kDa，在内皮细胞、巨核细胞及血小板中合成。vWF 在细胞内质网中合成后，通过分子 C 端形成二硫键聚合成二聚体，转运至高尔基体后，进一步聚合成多聚体，并进行糖基化修饰，修饰完成后一部分持续分泌至血浆，一部分以超大 vWF 多聚体(UL-vWF)的形式贮存于内皮细胞的 Weibel-Palade 小体以及巨核细胞或血小板的 α 颗粒中。当内皮细胞受损、血小板黏附于内皮时，可分泌大量 UL-vWF。UL-vWF 呈线样首先黏附于内皮细胞表面，在血流剪切力的作用下，被 vWF 的剪切酶 ADAMTS13(ADAMTS 是“a disintegrin and metalloprotease with thrombospondin type 1 motif，number 13”的缩写，译为“含 1 型凝血酶敏感蛋白模体的解整合素样金属蛋白酶-13”)自 Tyr1605-Met1606 处切割，形成分子量 500～20 000 kDa 的多聚体。vWF 通常以多聚体的形式在血浆中存在，其多聚化程度对于维持 vWF 的正常生物学活性具有重要意义。成熟的 vWF 上有与凝血Ⅷ因子、内皮下胶原、血小板糖蛋白 Ibα(GPIα)、整合素 αⅡbβⅢ的结合位点，这些结合位点是 vWF 发挥生物学功能的基础。另外，vWF 单体上含有 12 个 N 连接糖基化位点和 10 个 O 连接糖基化位点，糖基化对于 vWF 的合成和分泌具有重要的意义。

3.生物学功能

(1)介导血小板的黏附与聚集，促进血小板血栓形成：vWF 是参与人体内止血与血栓形成中的主要蛋白之一。在正常血循环中，vWF 以多聚体的形式存在，与血小板 GPIα 的结合位点封闭，但与内皮下胶原的结合位点始终暴露。当血管内皮受到损伤，内皮下胶原暴露，包括 vWF 在内的各种黏附分子会在损伤部位聚集，vWF 多聚体黏附于胶原，在血流剪切力的作用下其分子结构展开，GPIα 结合位点暴露，使血小板停留并黏附于损伤局部的内皮下。vWF 与 GPIα 的结合还可以导致血小板与 vWF 结合的其他位点(如 GPⅡb/Ⅲa)大量激活，形成二者相互结合的正反馈，从而在血管损伤局部逐渐形成血小板一级止血。如 vWF 基因突变，则导致其含量不足，或结构松散更易被 ADAMTS13 水解，会出现生理性止血功能不全，引起血管性血友病。vWF 的多聚化程度越高，其黏附血小板和促进血栓形成的功能越强，这可能是由于以多聚体形式存在的 vWF 含有更多配体结合位点，在血流剪切力的作用下更容易发生形态学改变。当血管损伤时，血流中的血小板难以抗拒血流剪切力的作用而停留于血管损伤局部，vWF 为血小板的黏附聚集提供了介质，使生理性止血过程得以顺利进行。然而，若该反应不能得到有效的生理调控，血小板会不断聚集，血管损伤局部便会形成血栓而非生理性止血。ADAMTS13 便是生理止血过程中重要的“刹车”装置之一。

(2)作为Ⅷ因子的载体并稳定Ⅷ因子：Ⅷ因子是内源性凝血途径中重要的凝血因子之一，其主要的生理功能是作为Ⅸa 因子的辅助因子加速Ⅹ因子的激活，构成内源性凝血级联反应中的一环。血浆中的 vWF 与Ⅷ因子以非共价键的形式结合，形成复合物，可稳定Ⅷ因子，延长其半衰期。在生理性止血过程中，血小板血栓形成的同时，内外源性凝血系统同时被激活，最终形成牢固的次级止血。

(二)ADAMTS13

1.发现和命名

1982 年,Moake 等在慢性复发性 TTP 患者血液循环中发现 UL-vWF,第一次提出患者的血浆中可能缺乏降解 vWF 的蛋白酶的假设。1996 年,学者发现 ADAMTS13 为 vWF 的特异性水解酶。ADAMTS13 又称为 vWF 裂解酶,是 ADAMTS 家族成员之一。

2.生物合成与结构

ADAMTS13 主要在肝星状细胞中合成,在血管内皮细胞、巨核细胞或血小板中也有合成,在肾脏足细胞中有微量表达。但近年来研究表明肾小管上皮细胞及内皮细胞亦可合成并释放有活性的 ADAMTS13,调节局部的凝血功能。ADAMTS13 的生理血浆浓度为 0.5～1.0 μg/mL,分子量由于糖基化水平不同而有差异,为 170～195 kDa。ADAMTS13 由 1 427 个氨基酸组成,人类 ADAMTS13 基因位于第 9 号染色体的 q34 位点,模板 DNA 全长 37 kb。ADAMTS13 含多个结构区,其结构自 N 端到 C 端依次为金属蛋白酶结构域、解整合素样结构域、凝血酶敏感蛋白酶-1 重复序列、富含半胱氨酸结构域、间隔区、7 个附加的凝血酶敏感蛋白 1 重复序列及 2 个 CUB 结构域。其中,解整合素样结构域用于剪切多聚及 UL-vWF,其余结构域用于黏附固定 vWF。

3.生物学功能

ADAMTS13 主要的生物学功能为裂解 vWF。在体内,血管损伤时血浆中 vWF 首先通过 A3 区结合到内皮细胞受损后暴露的内皮下胶原,在血流剪切力作用下,vWF 多聚体的折叠结构打开,暴露出 A2 区 ADAMTS-13 的裂解位点,ADAMTS13 通过补体结合区(CUB 结构域)与 vWF 的 A3 区结合,作用于 vWF A2 区 842 酪氨酸、843 甲硫氨酸间的肽键,将 vWF 多聚体裂解为大小不等的小分子肽段,在生理状态下调控 vWF 的结构与功能。ADAMTS13 可作用于刚从细胞中分泌的 UL-vWF,防止 UL-vWF 网罗血小板形成病理性血栓。在血管损伤局部,ADAMTS13 剪切 vWF,防止在生理性止血过程中血管损伤,局部形成血栓。ADAMTS13 的生物学功能依赖二价阳离子(如锌离子、钙离子、钡离子)的参与。

4.vWF、ADAMTS13 与 TTP

TTP 分为先天性(遗传性)TTP 和获得性 TTP,后者根据有无原发病分为特发性 TTP 和继发性 TTP。近年来 TTP 的病因与发病机制已被逐步阐明。

先天性 TTP 也称 Upshan-Schulman 综合征或慢性复发性 TTP,其发病机制是编码 ADAMTS13的基因发生突变,导致ADAMTS13合成、分泌或活性异常,使 ADAMTS13 裂解 VWF 多聚体的能力降低,当血管内皮细胞受到刺激时释放大量的 UL-vWF 多聚体,在微小血管内 UL-vWF 可网罗血浆中的血小板从而导致富含血小板的微血栓形成。目前文献报道的导致遗传性 TTP 的ADAMTS13基因突变有70 余种,约 60%为错义突变,13%为无意义突变,13%为缺失突变,还有一小部分为插入突变或剪辑错误突变。患者的发病年龄不一,发作时间可从新生儿到成年以后,有些可能不发病,具体的发作诱因可能与环境刺激(如感染、腹泻、外伤、手术及妊娠)有关,但机制尚未完全明确。有人提出,遗传性 TTP 表现为不完全的外显性,动物实验证实存在对 ADAMTS13 基因缺陷敏感的修饰性基因,两者的共同作用导致了 TTP 的发生。遗传性 TTP 对血浆输注或血浆置换敏感。

特发性 TTP 的发病机制多为机体产生抗 ADAMTS13 自身抗体,导致 ADAMTS13 活性丧失。抗 ADAMTS13 自身抗体直接结合于 ADAMTS13 酶活性区域,抑制其活性,或形成循环免疫复合物,加速 ADAMTS13 从血液循环中的清除。研究发现富半胱氨酸域/间隔区为抗体所识别的主要靶位，多数患者体内同时检测到针对不同功能域的多个抗体。抗 ADAMTS13 自身抗体主要是 IgG 型，也有 IgA 和 IgM 型，但后两者的临床意义尚不明确。对其 IgG 亚型分布的研究发现约 90%的患者的该类抗体为 IgG_4 亚型，52%的患者的该类抗体为 IgG_1 亚型，50%的患者的该类抗体为 IgG_2 亚型，33%的患者的该类抗体为 IgG_3 亚型。IgG_4 亚型可以单独或与其他亚型同时出现，IgG_4 与 IgG_1 浓度呈负相关，IgG_4 浓度越高提示 TTP 越容易复发。IgG 亚型可作为预测疾病复发的指标，但这一结论尚未得到公认。

继发性 TTP 多与感染、药物、肿瘤、妊娠、自身免疫疾病和造血干细胞移植等原因有关。例如，人类免疫缺陷病毒（HIV）感染可以诱发 TTP，这可能与免疫调节紊乱、病毒本身损伤血管内皮细胞、细胞因子失调等有关。HIV 诱发的 TTP 患者的血浆ADAMTS13活性下降，并可以出现抗 ADAMTS13 抗体，抗病毒及血浆置换是有效的治疗方法，但其预后主要取决于艾滋病的严重程度而非 TTP 本身。抗血小板药物氯吡格雷和噻氯匹定均可以引起继发性 TTP，这类患者的血浆 ADAMTS13 活性往往下降，可以出现抗 ADAMTS13 抗体，血浆置换疗效好，疾病缓解后 ADAMTS13 活性能够恢复正常。骨髓移植引发 TTP 的机制与移植前、后放疗、化疗药物损伤血管内皮细胞及移植物抗宿主病等因素有关，这类患者的血浆 ADAMTS13 的活性正常，vWF 多聚体结构正常，可能与 vWF 的大量释放超过了 ADAMTS13 的降解能力有关，故血浆置换对移植相关性 TTP 的疗效较差。在妊娠、有恶性肿瘤以及有自身免疫疾病时，vWF 的含量可持续升高，可能诱发 TTP。

由此，vWF 与其剪切酶 ADMTS13 的功能失调是导致 TTP 的重要因素。近年来有学者提出，在 TTP 患者中严重的 ADMTS13 缺乏导致大量血小板血栓产生，这可能引起补体激活。Ruiz-Torre 等的研究中包括 4 名先天性 ADAMTS13 严重缺乏的患者和 4 名获得性 ADAMTS13 严重缺乏的患者，发现每一组均有两名患者在疾病急性阶段血清呈现了低水平的 C_3。与健康对照组比较，急性 TTP 出现更多 C_3 和末端补体复合体（$C_{5b\text{-}9}$）在微血管内皮细胞的沉积，而 C_4 的沉积无差异，提示补体旁路途径的选择性激活。Réti 等的研究提示在急性期 TTP 患者的血清 C_{3a} 与可溶性末端补体复合体（$sC_{5b\text{-}9}$）的水平与健康对照组比较是升高的，在血浆置换后下降，在缓解期则正常。Chapi 等报道了一例获得性严重 ADMTS13 缺乏患者，皮肤活检提示在内皮细胞有 C_{3d}、C_{4d} 和 $C_{5b\text{-}9}$ 的沉积。以上均提示在 TTP 的发病中有补体激活的参与，但如何被激活，其机制目前尚不清楚。

5.ADAMST13 的监测在 TTP 诊断中的意义

如前面所述，由于 ADAMTS13 在 TTP 的发病中占有重要地位，其相关检测在 TTP 的临床诊断、治疗及预后判断中十分重要。目前 ADMTS13 的实验室检测方法主要涉及以下几方面。

（1）ADAMTS13 的活性测定：作为血浆中裂解 vWF 的主要蛋白酶，ADAMTS13 的活性可以直接反映其功能状态。检测其活性的实验基本原理如下。血浆 ADAMTS13 在尿素或盐酸胍等变性剂的作用下，裂解作为底物的 vWF 分子，然后通过一系列方法检测裂解后的 vWF 片段的大小或数量，间接计算 ADAMTS13 活性。方法有十二烷基磺酸钠（SDS）琼脂糖凝胶电泳、十二烷基磺酸钠聚丙烯酰胺（SDSPAGE）凝胶电泳、放射自显影检测、胶原结合酶联免疫吸附试验测定、瑞斯托霉素辅因子检测、荧光共振能量转移等。对 vWF 可以采用血浆内纯化或者重组等。目前，使用患者内源性 vWF 的胶原结合试验由于耗时较短，应用最为广泛。研究表明，ADAMTS13活性严重下降的 TTP 患者疾病复发的风险更高（约 30%），而不伴有 ADAMTS13 活性严重下降者的疾病复发风险较低（约 9%）。

(2)抗 ADAMTS13 抗体的检测:经典的方法为将经热灭活的患者血浆与正常血浆以不同比例混合,间接测定中和抗体的效价,这种方法又称为 ADAMTS13 抑制物的测定。非中和抗体检测可用酶联免疫吸附试验(ELISA)或免疫印迹法进行测定,根据检测目的,可检测 IgG、IgA、IgM 等不同类型,也可以检测 IgG 亚型。ADAMTS13 抗体的检测结果可进一步预测 TTP 患者的预后情况。研究表明,抗体阳性患者有更高的疾病复发风险,高滴度的抗 ADAMTS13 抗体往往预示患者对血浆置换治疗的反应不良、疾病难治或早期死亡风险较高等。

(3)ADAMTS13 的基因分析:对疑诊为先天性 TTP 的患者可做基因分析,主要利用聚合酶链反应(PCR)后测序的方法。ADAMTS13的基因位于 9 号染色体长臂 3 区 4 带,包含 29 个外显子,基因全长37 kb。用 PCR 方法扩增所有的外显子以及内含子-外显子结合区,然后进行 DNA 测序以确定基因变异。目前,已报道了超过 70 个突变和 30 个单核苷酸多态性位点。其中,大多数功能性的突变或单核苷酸多态性位点通过影响 ADAMTS13 的分泌功能致病,极个别变化直接影响了其水解功能,如 P475S 和 Q449X。

综上所述,血管壁发生损伤时,血小板黏附于损伤局部是生理性止血的关键环节,vWF 介导血小板黏附与聚集,在生理性止血过程中起着启动和加速的作用,而 ADAMTS13 作为 vWF 的裂解酶,维持着止血与血栓形成间的生理性平衡。作为生理性止血过程中的两个重要的因子,vWF 与 ADAMTS13 间的功能失调在 TTP 的发病机制中占有重要的地位。ADAMTS13 相关指标的实验室检测,在 TTP 的诊断、治疗和判断预后中非常重要,故建立快速、可靠的实验室检测方法是临床工作的需要。

二、疾病表现

(一)临床表现

临床上 TTP 多见于 10～40 岁女性患者,起病急骤,进展迅速,主要表现如下。①红细胞受机械性损伤而破碎引起微血管病性溶血,出现不同程度的贫血、溶血性黄疸或伴有脾大。②血小板消耗性减少引起皮肤、黏膜和内脏广泛出血,严重者可有颅内出血。③神经精神症状的临床表现多样,初期多为一过性,但可反复发作。患者可有程度不同的意识障碍、紊乱、头痛、眩晕、惊厥、言语不清、知觉障碍、精神错乱、嗜睡甚至昏迷。部分患者可出现脑神经麻痹、轻瘫或偏瘫,可能与脑内微循环中血栓的不断形成有关,但一般可在 48 h 内缓解。④肾血管广泛受累可导致肾损害,表现为蛋白尿、镜下血尿和管型尿。重者可发生急性肾衰竭。⑤发热可见于病程的不同时期,热型无一定的规律,其原因不明,可能与下列因素有关:溶血产物释放,下丘脑体温调节功能紊乱,组织坏死,抗原抗体反应使巨噬细胞,粒细胞受损并释放出内源性致热原。以上五项临床表现如共存,则常称为 TTP“五联征”。有时还能有其他器官受累表现,如心肌、肺、腹腔内脏器微血管受累,均可引起相应的症状。

(二)实验室检查

1.血常规检查

血红蛋白含量下降,伴网织红细胞计数增多;血小板计数会出现不同程度的减少,常达(10～50)$\times 10^9$/L 水平;白细胞计数可升高;外周血涂片中可见破碎红细胞、幼稚红细胞及巨大血小板。

2.出凝血功能检查

出血时间延长,血块收缩不良,血清纤维蛋白原减少及 D-二聚体增多。

3.溶血指标

血清乳酸脱氢酶(LDH)水平升高,与临床病情相关;游离血红蛋白增加;结合珠蛋白减少;出现以间接胆红素水平升高为主的高胆红素血症,尿胆原增多;抗人球蛋白试验呈阴性。

4.骨髓象

表现为增生性骨髓象,粒细胞系统正常,红细胞系统增生,巨核细胞正常或增生,呈成熟障碍。

5.尿常规与肾功能

TTP 患者肾脏受累的实验室检查结果异常与其肾脏受累的部位有关。肾小球受累时呈现变形红细胞血尿及蛋白尿,严重时出现大量蛋白尿及血肌酐水平升高;若以肾血管受累为主,则尿中的有形成分不明显,临床上常出现恶性高血压及血肌酐水平升高。严重的血小板减少可导致非变形红细胞血尿。

6.病因学检查

(1)ADAMTS13 活性分析:在正常人群中血浆 ADAMTS13 的活性为 50%～78%,先天性 TTP 患者血浆 ADAMTS13 缺乏或活性严重降低(活性＜5%),继发性 TTP 患者血浆 ADAMTS13 活性可正常或轻度降低(活性＜50%)。

(2)抗 ADAMTS13 自身抗体检测:有 44%～94%的获得性 TTP 患者血浆中可检测到抑制血浆ADAMTS13 活性的 IgG 型自身抗体。

三、诊断及体会

以下是诊断 TTP 过程中应该注意的事项。

目前,临床医师对于 TTP 的临床表现尚缺乏全面了解,片面强调现病史及局部症状、体征,忽视必要的病因学检查,且不能全面、综合地分析检查结果,这是导致误诊和该病患者死亡的一个原因。接诊医师有时仅满足于对某一症状的发现,询问病史不全面,体检不详细,或仅针对本专科进行相关检查,而不能发现其他的阳性体征,对疾病的诊断缺乏纵观全过程的意识。该病的初始症状多不典型,患者可因不同的首发症状而就诊于临床各科。首诊时入住血液科的患者并不多,很多患者初始分别就诊于神经内科、肾内科、消化科或急诊科等。如部分入院时初步诊断为特发性血小板减少性紫癜,接诊医师只是注意到血小板计数减少,而没有将其与贫血结合起来,究其原因,对同时引起血小板计数减少和贫血的疾病认识不够。对于患者血小板计数下降,有的医师在第一时间即输注血小板,从而可能加重血小板聚集和微血管血栓,使病情恶化。若有头痛、恶心、呕吐、肢体瘫痪或失语等临床表现,易误诊为脑炎、脑梗死。

另外,对临床上具有典型“五联征”表现的 TTP 患者容易确诊,但在部分患者中,“五联征”并不典型。有资料显示,在发病早期或其他症状还没有出现时,血清 LDH 的水平就已经明显上升,这对于早期 TTP 的诊断具有重要价值。对于血小板计数减少的患者,应同时观察血涂片并进行骨髓检查,畸形和破碎红细胞数量增多是提示微血管病性溶血的有力佐证,具有较高的诊断价值。故医师在 TTP 的诊断过程中不应过于强调“五联征”的特异性。在临床上,如出现血小板计数减少、贫血、发热、神经精神症状、肾功能损害等不能单纯以原发病解释的症状,应高度警惕 TTP 的可能,第一时间进行外周血涂片检查和 LDH 检查,综合分析实验室检查结果,如有条件应进一步检测血浆 ADAMTS13 活性,这有助于与其他疾病的鉴别。

临床上有下列情况者应警惕 TTP 的可能性,需仔细进行排查。①怀疑弥散性血管内凝血

(DIC)而实验室检查显示凝血酶原时间(PT)、部分活化凝血活酶时间(APTT)、纤维蛋白原和纤维蛋白降解产物(FDP)正常,3P 试验呈阴性。②怀疑血小板减少性紫癜,但合并不能以出血解释的神经系统症状。③怀疑 Evan 综合征(呈现原发性血小板减少性紫癜及自身免疫性溶血性贫血),但血涂片显示较多破碎红细胞(破碎红细胞的比例>2%),Coomb 试验呈阴性。④有神经系统症状,但合并贫血、血小板减少。⑤怀疑系统性红斑狼疮的血液和神经系统改变,而狼疮自身抗体系列等免疫指标检查呈阴性。⑥有突发神经系统症状伴贫血、出血倾向。

四、治疗与预后

(一)治疗

1.血浆置换

血浆置换为治疗 TTP 患者首选的方法。血浆置换的机制是纠正 ADAMTS13 的缺乏,消除导致内皮细胞损伤和血小板聚集的不利因子和自身抗体。血浆置换的原则是早期、足量、优质、联合,只要患者有明显的血小板减少与微血管病性溶血性贫血,不能用其他的疾病解释时,即可开始使用。在开始治疗的前两天,每天置换 1.5 个血浆容量(约 60 mL/kg),以后每天置换 1 个血浆容量(约 40 mL/kg)直至血小板计数正常和溶血消失。如治疗有效(一般在 1～2 周内)则血清 LDH 水平下降,血小板增多,神经系统症状恢复。有学者认为,通常在血清 LDH 水平下降至 400 U/L 时,即可停止血浆置换。血浆置换疗法中不应用冷沉淀物,以免大量 vWF 因子触发血管内血小板聚集而加重疾病。

2.血浆输注

对于无条件进行血浆置换者或为先天性 TTP 患者,可行血浆输注以补充 ADAMTS13。因本法可使患者的 ADAMTS13 水平一过性上升,故也可被视为一种替代疗法。对慢性复发性 TTP 或维持性血液透析血小板持续减少的 TTP 患者,每 2～3 周预防性的输注血浆可以缓解症状及预防严重并发症。对其他可维持正常或轻度异常的血小板计数的患者,仅需在病情急性加重时输注血浆,推荐剂量为 20～40 mL/(kg · d),并注意输入液体量的平衡。单纯血浆输注的疗效不如血浆置换,多与糖皮质激素、静脉免疫球蛋白输注、环孢素等联合使用。

3.糖皮质激素及免疫抑制剂

获得性 TTP 被认为是一种自身免疫疾病,因此可应用免疫调节疗法。但大部分学者认为,单独使用这类药物对 TTP 患者的治疗效果并不满意,多推荐在血浆置换治疗的同时配合糖皮质激素和/或免疫抑制剂。起初始剂量为多为泼尼松 60～80 mg/d,必要时可增至 100～200 mg/d;也有学者推荐甲泼尼龙(200 mg/d)或地塞米松(10～15 mg/d),静脉输注 3～5 d 过渡至泼尼松 1.0 mg/(kg · d),但疗程尚不详。免疫抑制剂主要适用于难治性和复发性 TTP 患者,常用的药物有长春新碱、环孢素、环磷酰胺、硫唑嘌呤等。其中,长春新碱能够改变血小板膜蛋白受体,阻止 vWF 多聚体与血小板的结合,抑制血小板聚集,另外它还有免疫调节作用,防止体内 IgG 型抗体对内皮细胞的损伤,故较为常用,剂量为每周静脉注射 1 次,每次 1～2 mg,连用 4 周。

4.脾切除

本法消除了扣押和破坏血小板和红细胞的场所,也消除了 vWF 片段产生的部位,对部分难治 TTP 患者有效。

5.输注血小板

由于本法可能加重血小板聚集和微血管血栓,使病情恶化,故除非出现致命性出血或颅内出血,在 TTP 患者中血小板输注血小板是禁忌的。

6.新型疗法

(1)利妥昔单克隆抗体:为针对 B 淋巴细胞表面 CD20 的单克隆抗体。理论上讲,利妥昔单抗可以清除产生抗 ADAMTS13 抑制性抗体的 B 细胞以及递呈抗原至活化 T 细胞的 B 细胞。在应用利妥昔单抗治疗后,外周血中 B 细胞需 6～12 个月才逐渐恢复。有研究发现利妥昔单抗可用于治疗难治性或多次复发的 TTP 患者,会使 ADAMTS13 活性升高或抗 ADAMTS13 的抗体滴度下降,但应用利妥昔单抗尚不能维持病情长期缓解。大多数报道所推荐的剂量为每周 375 mg/m^2,疗程为 2～8 周。

(2)补充 ADAMTS13:给予患者补充源自血浆纯化的 ADAMTS13 或克隆 ADAMTS13 基因获得的功能性 ADAMTS13 重组蛋白。虽然本法仍处于研究阶段,但从理论上讲,对于先天性 TTP 患者,采用重组 ADAMTSl3 进行替代治疗应该具有较好的前景。

(二)预后

在 20 世纪 60 年代急性 TTP 患者的死亡率近 100%。死亡原因以中枢神经系统出血或血栓性病变为主,其次为肾衰竭。但目前由于诊断水平提高、支持治疗方法改进和及时应用血浆疗法,该病患者的生存率已达 90%。另外,随着急性 TTP 患者生存率的提高及随访时间的延长,有学者发现部分患者可以在病情完全缓解后复发,但需鉴别这种情况与急性 TTP 未达到完全缓解而再次发作,后者多与停止治疗过早有关。复发性 TTP 常在首次发作完全缓解 4 周以后出现,少数可在数月或数年后出现,虽然每次发作时适时治疗常有效,且部分患者还有自发缓解趋势,但是复发性 TTP 患者的长期预后仍较差。ADAMTTS13 活性的水平是一个比较理想的判断预后的指标,如果患者在病情缓解时 ADAMTS13 活性仍然低下,有 60%的比例将复发;若病情缓解时ADAMTS13活性正常,则复发率仅为 19%。继发性 TTP 患者的预后通常与其原发病控制与否有关。

(陈　丽)

第三节　肾实质性高血压

肾实质性高血压是由各种肾实质疾病引起的高血压,占全部高血压的 2.5%～5.0%。其发病率仅次于原发性高血压,其在继发性高血压中居首位。2007 年,欧洲高血压学会的数据显示 50%～70%的慢性肾病(CKD)患者合并高血压。2012 年,我国 CKD 流行病学调查资料显示,60.5%的肾小球滤过率(GFR)<60 mL/(min・1.73 m^2)的患者具有高血压,61.2%的呈现清蛋白尿的患者具有高血压。

肾实质性高血压易引起心、脑血管并发症。文献报道,CKD 合并高血压患者的心血管不良事件发生率为 40.6%,而正常血压的 CKD 患者心血管不良事件的发生率仅为 13.3%,故高血压在 CKD 患者心血管并发症中无疑扮演着重要角色。另外,肾实质性高血压也能促进 CKD 进展,导致终末期肾病(ESRD)。所以,对肾实质性高血压应早期实施干预,将血压控制达标,保护靶器官。

一、病因及发病机制

（一）病因

肾实质性高血压在不同 CKD 中的发病率有所不同。一般来说，肾小球疾病及多囊肾的高血压发病率高于慢性间质性肾炎；而在肾小球疾病中，呈增殖性和/或硬化性病变者高血压的发病率较高，临床上肾功能损害重者的高血压发病率较高。

（二）发病机制

1.细胞外液过多

透析前患者因 GFR 下降，存在显著的水钠潴留，细胞外液增加，从而引起高血压。多项研究发现，在大多数接受维持性血液透析患者中，细胞外液增多是引起高血压的重要原因。调整透析超滤量以及限制膳食中钠的摄入量可以控制血压。通过血液透析来控制细胞外液容量从而达到液体平衡可以有效控制血压。法国 Tassin 透析中心给患者每周血液透析 3 次，每次 8 h，在透析后几个月内，患者平均动脉压下降至 13.0 kPa(98 mmHg)，仅有不足 5%的患者需要多种药物治疗。这种有效的降压方式要求患者透析后达到干体重，并在透析间期体重不增加得过多。法国 Tassin 透析中心的死亡率远低于美国透析中心，这与其较良好的血压达标率是密不可分的。容量超负荷常见于腹膜透析患者，系残余肾功能丧失、腹膜超滤失败及患者依从性差而造成的。当这些患者从腹膜透析改为血液透析时，随着多余容量的清除，体重和血压在 3 个月内会显著下降。

2.肾素-血管紧张素-醛固酮系统活化

肾实质疾病缺血可激活肾素-血管紧张素-醛固酮系统（RAAS），血管紧张素Ⅱ（血管紧张素Ⅱ）不仅与血管壁上 AT_1 受体（AT_1R）结合，发挥缩血管作用，还能与近端、远端肾小管及集合管上 AT_1R 结合，增加钠离子（Na^+）重吸收，从而增加血容量，加重高血压。

3.交感神经系统活化

交感神经系统活化在肾实质性高血压发病过程中起着重要作用。激活的交感神经系统释放去甲肾上腺素等介质，刺激血管收缩，增加血管阻力，导致高血压；并直接增加近端肾小管对 Na^+ 的重吸收，增加血容量，加重高血压。

此外，交感神经还能与 RAAS 相互作用，活化的交感神经能刺激血管紧张素Ⅱ合成，而血管紧张素Ⅱ又能增强外周和中枢交感神经活性。

4.内皮素合成增加

内皮素是 1988 年分离获得的一种血管活性肽。它能通过自分泌、旁分泌或内分泌作用参与肾实质性高血压形成。肾实质疾病时，内皮素水平升高，进而与其血管平滑肌上 A 型受体（ETAR）结合，导致肾及外周血管收缩，增加血管阻力，造成肾实质性高血压。

5.内源性类洋地黄物质

1980 年，Curber 等报道盐负荷狗的血浆提取物能抑制钠泵，并能与地高辛抗体发生交叉反应，因此该因子被称为内源性类洋地黄物质，实际上就是内源性毒毛花苷。肾实质疾病导致水钠潴留细胞外容量增大，能反馈刺激下丘脑组织释放毒毛花苷。循环中增多的毒毛花苷抑制血管平滑肌细胞钠泵，使细胞内外 Na^+ 与 K^+ 交换减少，胞内 Na^+ 浓度升高，Na^+ 依赖性钙离子（Ca^{2+}）流出减弱，胞内 Ca^{2+} 增加，从而刺激血管平滑肌收缩，增高血管阻力，诱发高血压。

6.一氧化氮生成减少

内皮细胞中的氧化亚氮合成酶(NOS)能催化 *L*-精氨酸生成一氧化氮(NO)。NO 可拮抗血管收缩因子,舒张血管平滑肌,减少外周血管阻力;NO 还参与肾脏压力-排钠效应,减少肾小管 Na^+、水重吸收,降低血容量。而肾实质疾病能导致血管内皮受损,NOS 活性下降,NO 产生减少,从而出现血管收缩及水钠潴留,发生高血压。

7.花生四烯酸代谢紊乱

前列腺素控制血压的主要部位在阻力性小动脉和肾脏。前列腺素 E_2(PGE_2)和前列环素(PGI_2)能舒张小动脉,降低外周血管阻力,从而降低血压;PGE_2 能与其髓襻升支粗段上的受体 EP_3 结合,抑制 Na^+ 重吸收,PGI_2 也具类似作用,故能减少水钠潴留,降低血压。发生肾实质性疾病时花生四烯酸代谢紊乱,PGE_2 及 PGI_2 生成减少,从而引起高血压。

二、诊断与鉴别诊断

(一)血压的测量

准确的血压测量对于高血压的诊断、治疗意义重大,血压测量方式有诊室血压(OBP)、家庭血压(HBP)、24 h 动态血压监测(ABPM)。高血压的诊断及分级一直沿用 OBP 的测量。2013 年,欧洲高血压学会及欧洲心脏病学会(ESH/ESC)制定的高血压指南强调诊室外血压监测(HBP 和 ABPM)的重要性。相较于 OBP,HBP 更能反映患者真实的血压情况,避免白大衣高血压等效应。20 世纪 80 年代,ABPM 开始被应用于临床,为临床医师提供了平均血压、血压昼夜节律、血压变异度(BPV)、动态动脉僵硬度(AASI)等指标资料,有助于鉴别白大衣高血压、隐匿性高血压、阵发性高血压、顽固性高血压、夜间高血压、高血压晨峰及降压药物导致的低血压等,为临床诊断血压异常、判断高血压的程度、指导合理降压治疗及判断疗效提供了更为科学的依据,若与颈动脉内-中膜厚度(IMT)及脉搏波传导速度(PWV)等检查结合,还能有效地评估血管病变情况,为靶器官损害提供预警作用。所以,临床上现提倡“三位一体”的血压测量方式,即 OBP、HBP 及 ABPM 联合起来评估 CKD 患者的血压状态。2013 年 ESH/ESC 高血压指南就有关诊室和诊室外高血压的定义做出了明确规定,详见表 8-1。

(二)高血压的分级

2010 年中国高血压防治指南及 2013 年 ESH/ESC 高血压管理指南制定的高血压定义和分级标准已分别列于表 8-2 及表 8-3。二者的主要区别在血压“正常”与“正常高限”的划分上。目前国内主要应用 2010 年的中国高血压分级标准。

表 8-1　2013 年 ESH/ESC 指南的诊室和诊室外高血压定义

类别	收缩压	条件	舒张压
诊室血压	≥140	和/或	≥90
日间(或清醒状态)动态血压	≥135	和/或	≥85
夜间(或睡眠状态)动态血压	≥120	和/或	≥70
24 h 动态血压	≥130	和/或	≥80
家庭血压	≥135	和/或	≥85

注:血压单位为 mmHg,1 mmHg=0.133 kPa。

表 8-2 2010 年中国高血压防治指南标准

类别	收缩压	条件	舒张压
正常	<120	和	<80
正常高限	120～139	和/或	80～89
高血压	≥140	和/或	≥90
高血压 1 级	140～159	和/或	90～99
高血压 2 级	160～179	和/或	100～109
高血压 3 级	≥180	和/或	≥110
单纯收缩期高血压	≥140	和	<90

注：表中血压为诊室血压，单位是 mmHg，1 mmHg=0.133 kPa。若收缩压和舒张压分属不同等级则以较高等级为准。

表 8-3 2013 年 ESH/ESC 高血压管理指南标准

类别	收缩压	条件	舒张压
最优	<120	和	<80
正常	120～129	和/或	80～84
正常高限	130～139	和/或	85～89
高血压 1 级	140～159	和/或	90～99
高血压 2 级	160～179	和/或	100～109
高血压 3 级	≥180	和/或	≥110
单纯收缩期高血压	≥140	和	<90

注：表中血压为诊室血压，单位是 mmHg，1 mmHg=0.133 kPa。

肾实质疾病患者出现高血压，在排除原发性及其他继发性高血压后，即可诊断肾实质高血压。

(三)鉴别诊断

肾实质性高血压具有如下特点。①易于进展为恶性高血压，即血压迅速升高，舒张压超过 17.3 kPa(130 mmHg)，伴眼底出血、渗出和/或视盘水肿。②心血管并发症的发生率高。美国肾病数据系统(USRDS)报道 CKD 患者的心血管疾病(CVD)患病率高于非 CKD 患者，且随着 CKD 分期递增，CVD 的患病率亦显著增加。血清肌酐(Scr)水平是预测肾实质性高血压患者心血管事件的一个重要指标。国内外流调资料显示，ESRD 患者近一半死于 CVD 并发症。③加速肾损害进展及肾衰竭发生。发生肾实质疾病时肾小球入球小动脉呈舒张状态，系统高血压易传入肾小球，引起肾小球内高压力、高灌注及高滤过(即"三高")，加速残存肾小球硬化；长期高血压亦会导致肾小动脉硬化，小动脉管壁增厚，管腔变窄，进一步加重肾小球缺血，最终导致肾小球缺血性硬化。综上所述，肾实质性高血压患者病情常较重，预后较差。

应鉴别肾实质性高血压与如下疾病。

1.高血压性肾硬化症

鉴别肾实质性高血压与高血压性肾硬化症，了解病史资料很重要。是高血压在先还是肾病在先，对鉴别诊断起关键作用。高血压性肾硬化症的诊断要点包括：①多见于中年以上人群，患者可有高血压家族史。②出现肾损害以前已有 10 年左右持续性高血压。③病情进展缓慢，肾小管功能损害(尿浓缩功能减退，夜尿增多)早于肾小球功能损害。④尿改变轻微(尿蛋白少，尿镜检有形成分少)。⑤常伴随高血压视网膜病变以及心、脑血管并发症。临床诊断困难时可行肾穿刺病理检查来鉴别。高血压性肾硬化症的主要病理变化为肾小动脉硬化(弓状动脉及小叶间动脉肌内膜增厚及入球小动脉玻璃样变)及肾小球缺血性皱缩及硬化,与肾实质疾病病理改变有明显区别。

2.肾血管性高血压

绝大多数的肾血管性高血压由肾动脉粥样硬化狭窄引起。它可同时导致患侧肾脏缺血性肾病及对侧肾脏高血压肾硬化症,从而出现肾功能损害。肾血管性高血压常有如下特点:①由肾动脉粥样硬化引起者常发生于老年人及绝经期后妇女,并常伴心、脑及外周动脉粥样硬化表现。②血压常很高,不用血管紧张素转化酶抑制剂(ACEI)或血管紧张素 AT_1 受体拮抗剂(ARB)常难控制,而 ACEI 或 ARB 用量稍大又易造成血压剧降,出现急性肾损害。③出现缺血性肾脏损害时,其表现与高血压肾硬化症相似,尿改变轻微,肾小管功能损害早于肾小球损害,进展较缓慢。④由于两侧肾动脉病变常轻重不一,因此影像学检查可见双肾的大小常不一致,核素检查可见双肾的肾功能常不一致。⑤上腹部和/或腰背部有时可闻及血管杂音。高度疑诊时可行选择性肾动脉造影来确诊。

3.其他继发性高血压

其他继发性高血压包括各种内分泌疾病导致的高血压,如皮质醇增多症、嗜铬细胞瘤及原发性醛固酮增多症。它们都有各自的内分泌疾病表现,而无肾脏损害,鉴别并不困难。

另外,也需鉴别肾实质性高血压与主动脉缩窄。主动脉缩窄或为先天性,或由多发性大动脉炎引起,较少见。临床表现为上肢血压高而下肢血压不高或降低;腹主动脉、股动脉和其他下肢动脉搏动减弱或不能触及;肩胛间区、胸骨旁、腋部可有侧支循环的动脉搏动、杂音和震颤。主动脉血管造影可以确诊。

三、治疗

积极治疗肾实质性高血压对于减少心脑血管并发症、延缓肾功能进展及降低死亡率都具有重要意义。一体化的治疗不仅包括生活方式的干预,还注重降压药物的选择、联用,以使血压达到降压目标值。

(一)降压目标值:变迁及思考

1.CKD 高血压的降压目标值

对肾实质性高血压的降压目的在于降低尿蛋白排泄量、延缓肾功能进展及预防心血管事件发生,最终降低全因死亡率。不同指南对 CKD 高血压患者降压目标值的推荐并不一样,而且在不断调整。最初的降压目标值来自 1997 年美国“肾病膳食改良研究”(MDRD 研究)获得的结果,该研究显示:尿蛋白水平>1 g/d 的 CKD 患者,宜将血压控制在 16.6/10.0 kPa(125/75 mmHg)以下;而尿蛋白水平<1 g/d 的患者,宜将血压控制在 17.3/10.6 kPa(130/80 mmHg)以下。这一目标值已被写入世界卫生组织及国际高血压学会(WHO/ISH)1999 年制定的高血压指南。

但是,2003 年美国高血压国家联合委员会公布的第 7 次报道(JNC7)并没有根据患者尿蛋白量进行分层,而将高血压的降压目标统一定 17.3/10.7 kPa(130/80 mmHg)以下;2004 年美国肾脏基金会(NKF)所属“肾病预后质量倡议”组织(K/DOQI)发布的 CKD 高血压指南,也推荐糖尿病及非糖尿病的 CKD 高血压患者应将血压降到 17.3/10.7 kPa(130/80 mmHg)以下;2007 年ESH/ESC 高血压指南也推荐,伴有脑卒中、心肌梗死、糖尿病、肾功能不全或蛋白尿的高危/极高危高血压患者应将血压降至 17.3/10.7 kPa(130/80 mmHg)以下。2010 年中国高血压防治指南同样建议,合并 CKD 的高血压患者可将血压控制至 17.3/10.7 kPa(130/80 mmHg)以下。这些指南都没有再推荐把血压降至 16.6/10.0 kPa(125/75 mmHg)以下。

2012 年国际改善全球肾病预后组织(KDIGO)制定的 CKD 高血压指南建议,对于糖尿病及非糖尿病的 CKD 患者,尿清蛋白排泄率＜30 mg/d 时,降压目标值为 18.7/12.0 kPa(140/90 mmHg)以下;而尿清蛋白排泄率＞30 mg/d 时,降压目标值为 17.3/10.7 kPa(130/80 mmHg)以下。2013 年的 ESH/ESC 新版高血压指南推荐,CKD、糖尿病、心脑血管疾病患者的降压目标值均为 18.7/12.0 kPa(140/90 mmHg)以下,不过当 CKD 患者出现明显蛋白尿时仍宜将收缩压降至 17.3 kPa(130 mmHg)以下。2014 年,美国的 JNC8 认为没有证据显示,将 CKD 患者的血压降至17.3 kPa(130 mmHg)以下会比降到 18.7/12.0 kPa(140/90 mmHg)以下更加获益,因此该指南就只推荐将 CKD 患者的血压降至 18.7/12.0 kPa(140/90 mmHg)以下。所以,最新的欧美国家的高血压指南,又有调高降压目标值的趋势。

上述指南的建议都可供临床实践参考,但是 2012 年 KDIGO 在 CKD 高血压指南中提出的降压目标值可能对我国的参考意义更大。

2.老年 CKD 高血压患者的降压目标值

针对老年高血压患者的血压波动大,“晨峰”现象多,易出现直立性低血压,并常伴发冠心病、心力衰竭和脑血管疾病等特点,指南均强调,老年人的降压目标值不能与年轻人的相同。但是目前并没有针对老年 CKD 高血压患者降压目标值的循证研究,所以只能从一般老年高血压患者降压目标值的研究中获得启示。

2008 年,日本进行的一项关于老年患者血压控制靶目标值的随机对照试验(JATOS 研究)发现:降压目标值控制在 18.1～18.2 kPa(136～137 mmHg)的患者与控制于 18.9～19.3 kPa(142～145 mmHg)的患者比较并无更多收益。2009 年 ESH/ESC 指南再评价指出,将老年高血压患者的降压目标值定为收缩压降至 18.6 kPa(140 mmHg)以下,并没有循证医学依据,不支持这种推荐。2008 年,国际多中心完成的 HYVET 研究显示,80 岁以上的老年高血压患者将血压控制在 20.0/10.7 kPa(150/80 mmHg)水平就能获益。2010 年中国高血压指南建议,65 岁以上的老年患者宜将收缩压控制至 20.0 kPa(150 mmHg)以下,若能耐受还可以进一步降低,低于 18.6 kPa(140 mmHg),但是 80 岁以上的患者将血压降至 18.6 kPa(140 mmHg)以下能否更多获益尚不清楚。2013 年的 ESH/ESC 高血压指南与我国指南十分相似,前者推荐应治疗收缩压≥21.3 kPa(160 mmHg)的老年患者。将收缩压降到 18.6～20.0 kPa(140～150 mmHg)水平,而年龄小于 80 岁且能很好地耐受的患者还可考虑将血压降至 18.6 kPa(140 mmHg)以下。对于老年高血压患者,所有指南都强调个体化制订治疗方案及降压目标非常重要,降压不宜过快,一定要避免将血压降得过低或诱发直立性低血压,以免诱发严重心、脑血管事件。

从上面介绍的各家指南来看,2010 年我国高血压指南及 2013 年 ESH/ESC 高血压指南建议的降压目标值可能更有参考价值。

3.过度降压与 J 形曲线现象

1987 年,Cruickshank 等提出高血压患者在降压治疗中可能出现 J 形曲线现象,即随着高血压下降心血管疾病患者的死亡率也下降,但是血压降到一定程度后若继续降低,则心血管疾病患者的死亡率反而上升。J 形曲线的观点在理论上能成立,但是多年来在积极倡导和鼓励降压治疗的背景下并未被充分重视。

ESH/ESC 指南对 J 形曲线的阐述最多，但是在他们不同时期的指南，表明的观点仍有所差异。2007 年的 ESH/ESC 指南写道，某些事后分析已怀疑血压下降程度与患者死亡率之间存在 J 形曲线，此 J 形曲线现象仅发生在血压下降至远低于目标值时。2009 年，ESH/ESC 发表的指南再评述对此做了更清楚的阐述。此指南再评述讲到，基于某些临床试验及事后分析，近年来过度热情的积极降压似乎已有收敛，目前尽管证据尚弱，但已有试验提示当血压降达 16.6/10.0 kPa (125/75 mmHg)以下时，已很难进一步获得器官保护效益，却可能诱发 J 形曲线现象。可是 2013 年的 ESH/ESC 公布的新指南在阐述 J 形曲线现象上的观点似乎没有 1999 年那么明朗。此指南讲到，从病理生理角度可以看出现 J 形曲线现象的存在是可能的，但是欲用临床试验去提供证据相当困难，迄今的临床试验有的支持，有的否定 J 形曲线现象，而且各试验获得的曲线"低谷值"(血压低于此值危险性即增加)更是差别甚大。因此，指南提出在出现 J 形曲线现象上，减少患者的基础危险因素比过度降压更重要，今后需要设计更为合理的试验去进行进一步研究。

不同的高危患者对降压的耐受性确实可能不同。已有临床试验显示，冠心病患者若将血压降至 8.0 kPa(60 mmHg)以下有可能增加心肌梗死及全因死亡的风险；而并无证据显示慢性脑卒中患者将收缩压降至 16.0 kPa(120 mmHg)以下能更多地获益。在临床治疗 CKD 合并心、脑血管病变的高血压患者时，上述资料可供参考。

(二)降压药物的合理应用

1.第一线降压药物

1999 年以前的高血压治疗指南均推荐将 ACEI、ARB、钙通道阻滞剂(CCB)、β 受体阻滞剂、α 受体阻滞剂及利尿剂作为降压治疗的第一线用药；2003 年后，ESH/ESC 高血压治疗指南及美国 JNC7 只推荐将 ACEI、ARB、CCB、β 受体阻滞剂及利尿剂作为第一线用药；而 2006 年英国国家卫生与临床优化研究院(NICE)制定的高血压指南及 2014 年美国的 JNC8 却只推荐将 ACEI、ARB、CCB 及利尿剂作为第一线用药。

据美国 JNC8 的介绍，不再推荐 α 受体阻滞剂作为第一线降压药物的主要原因是，ALHHAT 研究显示与利尿剂相比，α 受体阻滞剂治疗组患者发生脑卒中及复合心血管疾病的风险显著增加；不再推荐 β 受体阻滞剂作为第一线降压药物的主要原因是，LIFE 研究显示与 ARB 相比，β 受体阻滞剂治疗组患者达到心血管病死亡、脑卒中及心肌梗死原发复合终点的比例显著增大。

但是，要强调的是未被推荐作为第一线降压药的药物临床上可用，在第一线药物联合治疗效果不佳时，仍可配合第一线降压药应用。

2.降压药物的联合应用

对肾实质性高血压降压达标比较困难，因此联合用药相较于单一用药显然更受推崇。Corrao 等的一项调查表明，与单一用药相比，联合用药血压控制得好，心血管事件发生率低，不良反应少，并且患者的失随访率也显著下降。Wald 等纳入了 42 项临床研究的荟萃分析显示，两药联用与增加单一用药的药物剂量相比具有更为优异的降压效果。因此，2007 年的 ESH/ESC 高血压指南推荐，对于较重(≥2 级)的高血压患者或合并心脑血管疾病、肾病或糖尿病的高危和极高危高血压患者，从治疗开始即采用药物联合治疗。2014 年，美国的 JNC8 虽然没有推荐在治疗之初即联合用药，但是强调药物联合治疗的重要性。

那么应该如何进行药物联合治疗呢？两药或多药联用时，作用机制应具有互补性，降压效应能叠加，而且不良反应能抵消或减轻。近年的国内、国外高血压指南在治疗 CKD 高血压时，都一致推荐 ACEI 或 ARB 作为联合用药的基石药物，这与它们有显著的器官保护效应相关。指南还推荐 ACEI 或 ARB 应首先与利尿剂和/或 CCB 联合治疗，疗效不佳时再加用其他降压药物。ACEI 或 ARB 与噻嗪类利尿剂联用时，后者激活 RAAS 的不良效应能被 ACEI 或 ARB 抵消，而利尿剂排钠又能增强 ACEI 或 ARB 降血压的疗效；ACEI 或 ARB 与二氢吡啶类 CCB 联用时，前者通过拮抗血管紧张素Ⅱ作用扩张血管，后者通过阻滞血管平滑肌细胞的钙离子流入使血管扩张，两药协同能显著增强降压效果。

但是，利尿剂与 β 受体阻滞剂联合应用有新发糖尿病的可能，必须警惕。另外，2013 年 ESH/ ESC 高血压指南及 2014 年的美国 JNC8 都已明确提出不主张 ACEI 与 ARB 联合应用，如此联用虽可能增强降低尿蛋白效果，但却会增加急性肾衰竭等严重不良反应。

3.肾功能不全对降压药的药代动力学的影响

对于经肾排泄的降压药物，需参考肾的功能状态调整用药，包括减少每次剂量或延长给药时间。具体应用时可以查阅药物学或肾病学的相关书籍或手册，这里拟对这 4 种第一线降压药的用药调整做出简述。①ACEI 类：仅福辛普利是经肝、肾通道排泄，而且肾功能损害时，肝脏排泄会代偿性增多，所以只有 GFR＜10 mL/min 时才需适当减量，而其他所有 ACEI 都是以肾脏排泄为主，它们都需要在肾功能损害的较早时期减量。②ARB 类：都是经肝、肾通道排泄，且以肝脏排泄为主，故肾功能损害时无须调节用药。③CCB 类：均以肾外清除为主，肾功能损害时无须调节用药。④利尿剂：当血清肌酐(Scr)水平＞159 μmmL/L(1.8 mg/dL)时，噻嗪类利尿剂即失去利尿作用，不应再使用；而氯噻酮是以肾脏排泄为主，肾损害早期即应延长给药时间，GFR＜50 mL/min时即应停用。不能应用上述利尿剂时可改用小剂量襻利尿剂。

4.血液净化对于降压药的药代动力学的影响

肾病进行血液净化治疗时许多药物的药代动力学也会发生改变，因此用药需要调整，尤其是能被血液净化清除的药物，需要在血液净化结束后补充，否则会显著降低药物疗效。

一般而言，药物能否被血液净化清除取决于如下因素。①药物蛋白结合率：药物的分子量较小(一般小于 500 Da，很少大于 1 500 Da)，故游离状态很容易被血液净化清除，但是当它们与分子量较大的血浆蛋白结合后，则很难被清除，因此药物的蛋白结合率是决定其能否被血液净化清除的最重要因素。②药物的表观分布容积(Vd)：代表药物在体内组织分布的广泛程度。不同个体间 Vd 存在差异，Vd≤1 L/kg 时药物易被清除，而 Vd≥2 L/kg 时则清除困难。蛋白结合率原本就较低的高 Vd 药物，若蛋白结合率更低，仍能被血液透析清除，使透析后血药浓度明显下降，但是在两次透析的间期，组织中的高浓度药物又会迅速进入血液，致使血药浓度迅速回升。③血液净化治疗方式：高通量膜及延长透析时间会增强药物清除，连续性肾脏替代治疗(CRRT)对高 Vd 药物的清除效力远较一般透析高。

这里拟对血液净化清除几种常用降压药的情况作出简述。①ACEI 类：仅贝那普利及福辛普利的蛋白结合率高(均达 95%)，不被血液透析清除，无须透析后追加给药，而其他 ACEI 类药物均能被透析清除，需要透析后追加给药。②ARB 类：蛋白结合率均高(厄贝沙坦 90%，缬沙坦 94%～97%，氯沙坦、替米沙坦、奥美沙坦及坎地沙坦均高达 99%)，不能被血液透析清除，无须透析后追加给药。③CCB 类：蛋白结合率也很高(氨氯地平 95%，硝苯地平 97%，贝尼地平＞98%，非洛地平 99%)，不能被血液透析清除，无须透析后追加给药。

(三)维持性血液透析患者的降压治疗：问题与思考

高血压在维持性透析患者中的发生率高达 80%～90%，而且是脑血管疾病、冠心病及充血性心力衰竭的重要危险因素，与疾病不良结局密切相关，因此需要治疗。但是，近年来一些大样本的临床研究结果却显示，不是血压较高，而是血压较低，与血液透析患者的不良结局相关，为此已有学者提出血透高血压患者进行降压治疗到底是有利还是有害的质疑，这说明血液透析患者的高血压治疗，与非透析患者不同，有其特殊性，需要深入研究。

目前至少有如下问题值得考虑。①血透患者的血压判断应以 OBP 还是应以 ABPM 为准，血透患者透析前、后的血压波动常较大，若测量 OBP，那又应以透析前还是透析后血压为准。到目前为止，仅某些临床研究用 ABPM 来观察透析患者的血压变化，而临床上仍在用 OBP 测量血压，既然透析前、后血压波动较大，那么对透析前、后的血压都应关注。②有临床观察显示，血透患者透析前低收缩压及透析后高舒张压能显著增加死亡率，如果正确，那么血透患者透析前应避免过度降压（部分患者需在透析前暂停降压药），而透析后应努力避免高舒张压发生（掌握好脱水程度，透后追加降压药物等）。③血透患者透析前、后的血压应控制到什么程度，这很重要，过高或过低都对靶器官不利，这目标值尚待确定。目前某些研究推荐透析前血压宜降至低于 18.7/12.0 kPa（140/90 mmHg），透析后血压宜降至低于 17.3/10.7 kPa（130/80 mmHg），可供参考。④控制透析患者的高血压同样需要综合治疗，包括改变生活方式、实施透析及服用降压药等。但是需要强调的是，透析干体重达标是有效降压的基础，超滤脱水达到干体重能使 85%～90%的患者的高血压得到控制。不过某些透析患者的降压效果会延迟出现，在脱水至干体重后不能及时见效，需要数周至数月高血压才能被有效控制。⑤应十分注意透析对降压药物的清除（详见前文），对能被清除的降压药一定要在透析后追加给药，否则也可导致透析后血压升高。

2012 年 KDIGO 发布的 CKD 高血压最新指南，仍没有对血液透析患者的高血压治疗提出建议。指南解释这是因为许多问题尚未明确，例如，血透患者的血压应如何测量，血压高低与不良结局到底存在什么联系，相互牵连的影响血压的各种复杂因素又在如何起作用，所以 KDIGO 工作组认为对血透患者的高血压治疗提出指南性意见尚为时过早。由此看来，对维持性血透患者进行合理的降压治疗，还有许多问题需探索。

（四）肾脏去神经支配术：现状与前景

经导管肾脏去神经支配术可作为顽固性高血压治疗的一种备选策略，适用于在生活方式调整和药物治疗后未达到降压目标的耐药顽固性高血压患者。2013 年欧洲心血管学会（ESC）制定的经导管去肾神经支配术专家共识认为满足如下标准的患者适宜接受此治疗。①诊室血压≥21.3 kPa（160 mmHg），糖尿病患者的诊室血压标准为≥20.0 kPa（150 mmHg）。②调整生活方式及足量使用 3 种或更多抗高血压药物（包括利尿剂）治疗无效。③已排除继发性高血压。④通过动态血压检测已排除假性顽固性高血压。⑤GFR≥45 mL/（min·1.73 m^2）。⑥无肾极动脉（指不经肾门而入肾实质的动脉，又称副动脉），无肾动脉狭窄，无肾动脉重建史。肾脏去神经支配术可能通过降低外周阻力、减少肾素释放及改善水钠潴留而达到降压目的，在治疗顽固性高血压方面有良好的应用前景。

CKD 可引起交感神经活化，而交感神经活化又在 CKD 进展中具有重要作用，因此肾脏去神经支配术对 CKD 高血压的治疗可能具有一定益处。尽管目前已有应用此治疗的初步报道，但是其确切疗效及安全性均仍需包含更大样本的临床试验验证。而且，2013 年 ESC 专家共识将继发性高血压作为这一疗法的排除指征，故目前此疗法尚难在治疗 CKD 高血压中推广应用。

（马　瑞）

第四节 肾血管性高血压和缺血性肾病

肾血管性高血压(renovascular hypertension,RVH)是各种病因引起肾动脉狭窄(renal artery stenosis,RAS)或闭塞而发生的继发性高血压,病变可累及肾动脉入口、主干或其主要分支。缺血性肾病(ischemic nephropathy,IN)是由慢性肾动脉狭窄或闭塞导致肾脏缺血,引起肾小球缺血性硬化及继发肾间质纤维化、肾功能缓慢减退的一种疾病。RVH 与 IN 可以并存或独立存在,虽然前者更强调高血压,后者更强调肾功能异常,但它们共同的病理生理学基础是肾动脉狭窄或闭塞导致的肾脏缺血、缺氧。近年来,随着社会老龄化和人均寿命延长,RVH 及 IN 的病因已发生了很大变化,肾动脉粥样硬化性肾动脉狭窄(atherosclerotic renal artery stenosis,ARAS)已成为最常见的病因。正确诊断和治疗 RAS 是处理 RVH 及 IN 的焦点。诊断上,主要应用肾脏彩色多普勒超声、CT 血管造影(CTA)及磁共振血管成像(MRA)等影像学技术进行筛查,并用经皮经腔选择性肾动脉造影确诊;治疗措施主要包括药物治疗、介入及外科手术血管重建治疗,以控制高血压,保护肾功能,减少心脑血管事件及降低全因死亡率。

一、流行病学现状及病因变迁

RVH 是继发性高血压的第二位常见原因,RVH 患者占全部高血压患者的 5%~10%。各种病因引起的一侧或双侧肾动脉及其分支狭窄,引起肾血流量减少及肾缺血,继而激活肾素-血管紧张素-醛固酮系统,导致血压升高、肾功能受损及心、脑血管事件。

(一)RVH 及 IN 的流行病学

近年来,关于 RVH 及 IN 流行病学的研究不断增加,揭示了不同地域人群 RVH 及 IN 的流行病学现状和变化。然而,由于对 RVH 及 IN 的检查手段有特殊性,普通人群的流行病学资料难以获得。初步研究显示,在老年人群中血流动力学提示肾动脉明显狭窄(大于 60%的管腔)者所占比例不小,在 65 岁以上人群中,男性患者高达 5.5%,女性患者为 1.9%。美国一项研究纳入了超过 100 万人,结果显示,65 岁以上人群 ARAS 的患病率为 0.5%,年发病率为 0.39%。

更多的流行病学证据来源于冠状动脉疾病、外周动脉粥样硬化性疾病及脑卒中患者的血管造影资料及尸检资料。根据不同人群的特点,RVH 的患病率从 1%~50%不等。尸检报道显示,不同年龄段 ARAS 的患病率波动在 4%~50%,64 岁以下和 65~74 岁人群 ARAS 的检出率分别是 5%和 18%,而 75 岁以上人群中 ARAS 的检出率高达 42%。国外研究资料显示,具有冠状动脉疾病的患者 ARAS 的发生风险为 55%,而冠状动脉正常的人群这一风险不足 10%。在行外周血管造影的患者中,11%~42%合并有 ARAS。我国的资料显示冠心病、缺血性脑血管病、下肢血管血栓栓塞性疾病患者 ARAS 的患病率分别为 27.9%、30.0%和 40.0%。患有 2 种或 3 种动脉粥样硬化性疾病的患者合并 ARAS 的比例进一步升高。在高血压进行动脉造影的患者中,47%的患者合并不同程度的 ARAS,其中 19.2%的患者狭窄程度>50%,7%的患者狭窄程度>70%和 3.7%的患者同时双侧狭窄。

ARAS 是老年慢性肾病(CKD)患者导致终末期肾病(ESRD)的常见原因之一。有研究显示,具有双侧 ARAS 的患者的肾小球滤过率(GFR)平均每年下降 8 mL/min。来自美国的一个报道显示，在1991—1997年由ARAS导致的ESRD的发生率从2.9/100万上升至6.1/100万，每年增长12.4%，高于糖尿病增长率的8.4%，成为ESRD中增长最快的病因。45岁或以上开始透析的ESRD患者中41%合并ARAS，其中16%的患者双侧狭窄。50岁以上的ESRD患者中有5%～14%来自ARAS。ARAS不仅引起肾功能受损，也是心脑血管疾病的重要危险因素。67%的ARAS患者可能合并冠状动脉疾病，而合并外周血管疾病和脑血管疾病的比例分别为56%和37%，其风险为正常人群的2～4倍。研究显示65岁以上RVH患者发生冠状动脉事件的危险性升高。冠状动脉疾病伴有ARAS的患者死亡率是单纯冠状动脉疾病患者的2倍；其存活率与肾动脉的狭窄程度呈负相关。死于中风患者的尸检结果显示，15%具有ARAS。另外，46%的ARAS患者具有颈动脉粥样硬化疾病，然而，非ARAS人群中这一比例仅为12%。

(二)RVH及IN的病因变迁

RVH及IN的常见病因包括动脉粥样硬化、纤维肌性发育不良和大动脉炎。在西方国家，ARAS一直是导致RVH及IN的首要病因(尤其在老年患者中，占85%～90%)，其次是肾动脉纤维肌性发育不良，而大动脉炎罕见。在我国，早期流行病学资料显示导致RVH及IN的首位病因是大动脉炎，占40%～50%，纤维肌性发育不良约为20%。随着人口老龄化加重和人类寿命延长，我国ARAS的发病率也在不断攀升。近期国内有研究资料显示我国RVH的病因和欧美国家类似，动脉粥样硬化已成为第一位病因(文献报道，20世纪90年代前其仅占28.9%，90年代后其增至71.1%)。此外，RVH的病因还包括肾移植术后动脉吻合口狭窄、肾动脉损伤、肾动脉瘤、肾梗死、肾动静脉瘘等，但是这些疾病都很少见。

1.动脉粥样硬化症

该病多见于50岁以上人群，常累及肾动脉的起始部及近1/3段。约2/3的患者形成偏心性斑块，其余则为环状斑块，造成管腔狭窄。约50%的患者为双侧肾动脉病变。大多数(占80%～85%)患者的肾动脉粥样硬化是全身动脉广泛粥样硬化的一部分，仅15%～20%的患者粥样硬化局限在肾动脉。正如前文所述，现在在西方国家及我国动脉粥样硬化都是导致RVH及IN的第一位病因。

2.纤维肌性发育不良

此病于1938年由Ledbetter等报道首例，直至1965年Hunt等提出了“纤维肌性发育不良”这一术语，此病才逐渐被广泛认识。纤维肌性发育不良主要影响中小动脉，肾动脉受累时病变常发生在中1/3和远1/3段，并可累及分支，导致动脉狭窄和动脉瘤。单侧者以右侧多见。偶尔身体其他部位动脉(如颈动脉)也可出现纤维肌性发育不良病变。此病病理可以分为如下4型。①内膜纤维增生，血管造影显示肾动脉灶性狭窄。②纤维肌性增生，血管造影示肾动脉或其分支光滑狭窄。③中层纤维增生，血管造影显示肾动脉呈“串珠状”(动脉壁形成一串环状狭窄，而狭窄环之间的动脉呈瘤样扩张，故形似“串珠”)。④外膜纤维增生，血管造影显示不规则性狭窄，侧支循环丰富。纤维肌性发育不良一般仅导致RVH，唯严重的内膜纤维增生才可能诱发IN。

纤维肌性发育不良常见于青年患者，女性患者多于男性患者。该病主要影响15～50岁女性。女性患病比例是男性的4倍。在欧美等国家的RAS患者中，纤维肌性发育不良占25%以上，是年轻患者最主要的病因。国内资料的初步统计，在20世纪80年代末期，纤维肌性发育不良占RVH的30%～40%，而目前仅占约10%，依此计算，有症状的纤维肌性发育不良的患病率约为0.4%。

3.大动脉炎

大动脉炎是一种原因不明的自身免疫疾病，主要见于亚洲人种的育龄期妇女，也可见于男性及其他年龄段人群。主要累及主动脉及其主要分支，肺动脉也可受累。此种病变的炎性改变累及动脉壁全层，中层受累最为严重。动脉壁呈弥漫性不规则增厚及纤维化改变。血管造影以多发性狭窄为主，少数可伴节段性扩张或动脉瘤，亦能有血栓形成。临床上大动脉炎既可导致RVH，又能导致IN。

据统计，全球大动脉炎的年平均发病率约为3.3/100万，流行病学资料显示：北美和欧洲成年人群大动脉炎的年发病率分别为2.6/100万和1/100万，而在瑞典、英国和科威特，大动脉炎的年发病率分别为1.2/100万、0.8/100万和2.2/100万。大动脉炎的流行病学具有显著的地域差异，东亚、南亚及拉丁美洲的发病率要高于其他地区，日本大动脉炎的患病率高达40/100万人口。在我国，该病多见于北方寒冷的农村地区，曾一度是年轻患者肾动脉狭窄的首要病因。但目前尚缺乏确切的流行病学资料。

二、诊断技术的发展与展望

（一）RVH及IN诊断技术的发展及现状

RVH及IN的形态学基础是肾动脉管腔狭窄，病理生理学基础是血流动力学改变及肾实质缺血、缺氧，血管成形术治疗能否有效降低RVH，在一定程度上与患侧肾脏释放的肾素水平相关；而能否改善IN预后，主要取决于缺血导致的肾脏纤维化程度。因此想明确RVH及IN诊断并指导临床治疗，单独依靠肾动脉形态学检查并不够，还必须配合进行多种相关检查。目前临床上应用的各项诊断技术详见表8-4。

表8-4 目前临床应用于RAS、RVH及IN诊断的有关检查技术

肾动脉形态学检查	肾功能评估	肾脏纤维化评估	肾静脉肾素水平
多普勒超声检查	肾小球功能检验	超声检查肾脏大小	两侧肾静脉肾素活性
CT血管成像	肾小管功能检验	超声检查血流阻力指数	
磁共振血管成像	核素肾动脉显像		
经皮经腔肾动脉造影			

在上述检查的基础上，近年来又发展出一些新技术，它们正在临床逐步推广。那么对目前的这些检查技术应该如何评价呢？诊断RAS的技术现在已经十分成熟，但是预测血管成形术疗效（包括RVH的降压疗效及IN的延缓肾损害进展疗效）的检查技术还十分不够，尤其是对IN远期疗效的预测。需要今后继续努力。

（二）RVH及IN诊断技术的优势与弊端

1.多普勒超声检查

多普勒超声检查能够显示肾动脉血流情况、肾动脉内径及肾脏形态，从而协助诊断RAS。此项检查的优势：安全、快捷、价廉、非侵入性，并且可动态监测病变进展，因此多普勒超声检查已普遍应用于RAS的一线筛选。弊端如下。①传统多普勒超声对管腔内径及狭窄部位显示较差，它主要通过血流信号来间接反映RAS。②血流信号指标缺乏统一诊断标准，一般学者认为如下指标的诊断价值较大：肾动脉主干峰流速（PSV）≥180 cm/s；肾动脉/主动脉峰流速比（RAR）≥3.5；叶间动脉收缩期血流加速时间（AT）≥0.07 s。③屏气困难、肥胖、肠胀气等因素都会影响检查。

④检查准确度十分依赖于操作者的水平及认真程度，其检查准确度为60%～95%。

近年来此项检查的进展：①超声微泡造影剂的应用增加了显示的清晰度，能更清楚地显示肾动脉形态及肾脏血流状态。②应用多普勒微探头插入肾动脉及其分支做血管内超声检查，能更清楚地显示狭窄病变。③多普勒能量图技术的应用能更好地显示肾脏血流状态，提高诊断的准确性。

2.CT血管成像

CTA是经外周静脉注射碘造影剂，然后连续快速扫描得到腹主动脉、肾动脉主干及分支、副肾动脉等血管的影像，对超过50%的狭窄程度的RAS有较高的敏感性(88%～98%)和特异性(96%～100%)。此项检查的优势：非侵入性，可清晰地显示腹主动脉、肾动脉及其分支、副肾动脉及肾实质等影像。弊端：①使用碘造影剂的剂量比经皮经腔肾动脉造影多，有导致碘过敏及造影剂肾病的风险，故碘过敏患者或血清肌酐(Scr)水平>265 μmol/L(3.0 mg/dL)的患者不宜进行此项检查。②与经皮经腔选择性肾动脉造影的“金指标”相比，对狭窄程度有高估现象。

近年此项检查的进展：①电子束CT(EBCT)血管成像检查能加快扫描速度，更清晰地显像，因此对肾动脉等血管病变的诊断更具有优势。②通过检测两侧肾盂的尿CT衰减率(分别测量两肾的尿CT衰减值，求其比率)，可以敏感地发现具有功能意义的单侧RAS。

3.磁共振血管成像

钆增强MRA能显示腹主动脉、肾动脉主干及分支、副肾动脉等血管影像，清晰度可与CTA媲美，对超过50%的狭窄亦有较高的敏感性和特异性。此项检查的优势：非侵入性，可清晰地显示肾动脉、特别是肾动脉主干影像，因此适用于ARAS检查。弊端：①钆造影剂在肾功能中重度损伤患者有导致肾源性系统纤维化的风险，严重者可以致残、致死。国外文献报道，透析患者应用钆造影剂后1%～6%发生此并发症，因此不推荐给GFR<30 mL/min的患者使用钆造影剂，而GFR<60 mL/min时要慎用，而且要尽可能地减少钆造影剂的剂量。②不适用于体内检查部位附近有金属物质的患者。③对远端肾动脉及其分支狭窄的检查效果较差。④与经皮腔内肾动脉造影相比，对狭窄程度高估。

近年此项检查的进展包括：①非造影剂增强肾动脉MRA检查，适用于肾功能较差的ARAS患者。对肾动脉主干近端RAS的诊断可以与钆造影剂增强MRA媲美，但是总体上其检查效果仍比使用钆造影剂者差，其敏感性为53%～100%，特异性为47%～97%。②肾功能不全不能应用钆造影剂时，改用其他金属离子做MRA造影剂，目前已有使用超顺磁性超微粒氧化铁造影剂ferumoxytol及ferumoxtran-10的报道。③血氧合水平依赖MRI(blood oxygenation level-dependent MRI，BOLD-MRI)的应用，该检查能很好地判断肾实质的缺血、缺氧状态，对预测血管成形术能否改善IN患者的肾功能可能会很有帮助。

4.经皮经腔肾动脉造影

经皮经腔插入导管，先在主动脉的肾动脉开口处注射碘造影剂进行主动脉-肾动脉造影(对防止肾动脉开口处狭窄漏诊很重要)，然后分别插入两侧肾动脉进行选择性肾动脉造影，此检查能清晰地显示RAS部位、范围、程度及侧支循环的建立等情况。此项检查的优势：敏感性和特异性高，被认为是诊断RAS的“金标准”。弊端：①需要使用碘造影剂，所以不能应用于碘过敏者，并且也有导致造影剂肾病风险。②该项检查是有创检查，存在肾动脉穿刺并发症及发生胆固醇结晶栓塞的风险。

近年此项检查的进展包括：①利用导管对狭窄部位前、后的动脉压力进行检测，此压力差对

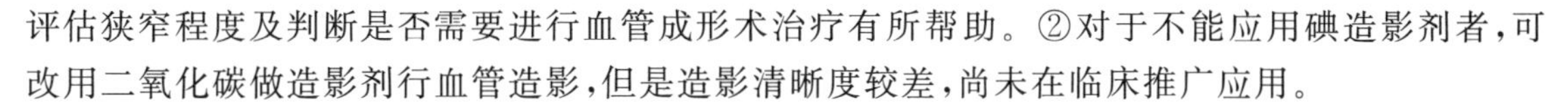

评估狭窄程度及判断是否需要进行血管成形术治疗有所帮助。②对于不能应用碘造影剂者，可改用二氧化碳做造影剂行血管造影，但是造影清晰度较差，尚未在临床推广应用。

5.其他

(1)核素肾动态显像：可用于评估 RAS 患者的分肾肾功能。曾经用卡托普利增强肾闪烁显像检查来诊断 RAS，但由于敏感性及特异性皆低，目前已基本废弃。

(2)肾静脉肾素活性测定：测定分肾肾静脉血肾素活性，对预估介入血管成形术的降压效果具有一定价值。

(三)RVH 及 IN 诊断技术的临床实践指南解读与思考

RAS 的诊断与治疗涉及肾内科、超声科、放射科、介入治疗科、血管外科及其他相关学科，因此 RAS 的诊断和治疗需要规范化。为了提高对 RAS 诊断和治疗的水平，近年来国际上相继发布了多个指南。例如，美国介入放射学会(SIR)于 2002 年发布的《成人肾动脉狭窄诊断和治疗中血管造影术、血管成形术和支架置入术质量提高指南》。该指南分为方法学、定义、适应证、成功率、RVH、心脏紊乱综合征和并发症七个部分，重点是患者筛选、完成手术操作和患者监测。虽然该指南是由美国介入放射学学会组织制定的，但对所有相关领域医师的临床实践与科学研究具有普遍的指导意义。美国心脏病学会基金会(ACCF)和美国心脏协会(AHA)分别于 2005 年和2011 年制定的《外周动脉疾病治疗指南》及《成人外周动脉疾病的执行措施》涵盖下肢外周动脉疾病、肾动脉疾病、肠系膜动脉疾病、腹主动脉及其分支动脉瘤等方面，并在新的《2013 年 ACCF/AHA 外周动脉疾病患者管理指南》中对 2011 年指南建议的部分内容进行了变更。2011 年欧洲心脏病学会(ESC)公布了《外周动脉疾病诊断和治疗指南》，该指南对肾动脉疾病做了系统阐述，为该病的诊断和治疗进一步指明了方向。其他相关指南，如跨大西洋国家多个学会共同制定的《2007 年外周动脉疾病管理共识(第 2 版)》(即 TASCⅡ)和《2011 年德国周围动脉疾病诊断和治疗指南》等也可供参考。

目前国际上发布的有关 RAS 诊断及治疗的主要指南见表 8-5。

表 8-5 国际上已发布的 RAS 诊断及治疗的相关指南

制定指南的学术组织	指南名称	年份
美国介入放射学会(SIR)	成人肾动脉狭窄诊断和治疗中血管造影术、血管成形术和支架植入术质量提高指南	2002
美国心脏病学会基金会(ACCF)和美国心脏协会(AHA)	外周动脉疾病治疗指南	2005
美国心脏病学会基金会(ACCF)和美国心脏协会(AHA)等	成人外周动脉疾病的执行措施	2011
欧洲心脏病学会(ESC)	外周动脉疾病诊断和治疗指南	2011
美国心脏病学会基金会(ACCF)和美国心脏协会(AHA)	外周动脉疾病患者管理指南	2013

下面再就上述指南所述 RAS 诊断的几个问题做出强调。

1.检查技术的选择

2011 年 ESC 指南及 2013 年 ACCF/AHA 指南的推荐一致，即推荐把多普勒超声检查、CTA、MRA 作为 RAS 诊断的筛选检查，推荐地应用经皮经腔肾动脉造影作为确诊检查，而不推荐把核素卡托普利肾扫描、选择性肾静脉肾素测定、血浆肾素测定和卡托普利试验作为RAS诊断的筛选试验。

相对于2013年ACCF/AHA指南,2011年ESC指南以GFR为标准,对MRA及CTA的选择做出了推荐:不推荐把CTA用于GFR<60 mL/min的患者,不推荐把MRA用于GFR<30 mL/min的患者。指南未涉及BOLD-MRI等有希望的新技术,表明这些技术还处于临床探讨阶段,尚未大规模临床使用。

RAS的诊断技术应能为临床治疗措施的选择提供足够的信息,但是目前没有哪一种诊断技术可独自提供这些信息,因此,多种检查联合应用成为必要的选择。

2.提示疾病的线索

各个指南都十分强调临床线索提示RAS的重要性。这些线索包括:①30岁之前或55岁之后出现的高血压。②近期突然持续恶化的高血压。③联合应用3种以上降压药物仍然控制不佳的顽固性高血压。④恶性高血压或伴有重度视网膜病变的高血压。⑤反复发作肺水肿的高血压。⑥应用血管紧张素转化酶抑制剂(ACEI)或血管紧张素AT_1受体阻滞剂(ARB)后血压明显下降、肾功能迅速恶化的高血压。⑦存在难以解释的肾萎缩或双侧肾脏大小不等。⑧伴有腹部或腰部血管杂音的高血压。⑨老年人不明原因的肾功能进行性下降。

三、防治对策的进展和预后

(一)药物治疗的现状和问题

1.降血压控制目标的思考

CKD和高血压互为因果,CKD参与了高血压的形成与发展,而高血压又可导致肾损害进一步恶化,加速ESRD的进程,并诱发心血管事件。因此,高血压的治疗已成为CKD治疗中最重要的一个环节。关于RVH的降压目标值并无指南给出明确意见,可参考CKD高血压的目标值来进行治疗。简而言之,无清蛋白尿(尿蛋白<30 mg/24 h)的CKD非透析患者的血压宜降至不超过18.7/12.0 kPa(140/90 mmHg),而呈清蛋白尿(尿蛋白≥30 mg/24 h)的CKD非透析患者血压宜降至不超过17.3/10.7 kPa(130/80 mmHg)。对于老年患者,要强调个体化地制定降压目标,一定要避免将血压降得过低,以免诱发严重心、脑血管事件。一般而言,老年患者宜将收缩压降到18.6~20.0 kPa(140~150 mmHg)水平,而年龄<80岁的老年患者若能很好地耐受,还可考虑将血压降至18.6 kPa(140 mmHg)以下。

2.降血压药物的应用

治疗RVH的降压药物与治疗肾实质性高血压的药物相同,但是在用药原则上两者有较大差别,在此做简要讨论。

(1)肾素-血管紧张素阻滞剂应用:肾素-血管紧张素阻滞剂包括ACEI和ARB,在治疗肾实质性高血压上它们是基石药物,但是用于RVH治疗时需谨慎。一般学者认为,单侧RAS导致的RVH为肾素依赖性高血压,故应用ACEI或ARB降压效果好,但是一定要从小剂量开始用药,逐渐加量,否则很容易造成血压过度下降及急性肾损害(Scr异常升高,超过用药前基线的30%);而双侧RAS或孤立肾RAS导致的RVH多为容量依赖型高血压,故应用ACEI或ARB疗效常不好,而在肾缺血情况下再扩张出球小动脉,也有诱发急性肾损害可能,故不主张使用。

(2)其他降压药物的应用:钙通道阻滞剂(CCB)被广泛应用于RVH的治疗,当ACEI及ARB禁忌使用时,CCB仍可使用。β受体阻滞剂能通过阻断β肾上腺素能受体而抑制肾素释放,故能在一定程度上降低血浆肾素活性,从而应用于单侧 RAS 的 RVH 治疗。利尿剂用于双侧 RAS 或孤立肾 RAS 治疗,能通过减少血容量而降低血压,但是应用于单侧 RAS 治疗,需注意勿因血容量减少而激活肾素-血管紧张素,加重高血压。β 受体阻滞剂及利尿剂在治疗 RVH 时的降压疗效常有限,故多与其他降压药物联合应用。

(二)血管重建术的选择和并发症防治

1.介入血管重建治疗

自 1978 年 Gruntzig 开创性地将经皮经腔肾血管成形术(PTRA)成功应用于临床以来,介入血管成形术已成为治疗早期 IN 及难治性 RVH 的主要治疗手段。目前临床应用的介入血管成形术主要为 PTRA 及经皮经腔肾血管成形加支架植入术(PTRAS)。与 PTRA 相比,PTRAS 能显著减少术后再狭窄的发生率(尤其是对肾动脉入口处狭窄,而此处狭窄约占 ARAS 的 80%以上),改善远期预后。在一项入选 1 322 例患者的研究分析中,支架植入与单纯 PTRA 相比,技术的成功率更高(分别为 98%和 77%),再狭窄率更低(分别为 17%和 26%),因此现阶段对 ARAS 的治疗,均倾向于用 PTRAS 代替 PTRA。介入血管重建术后尚需长期服用抗血小板药物(如氯吡格雷及阿司匹林),若肾血流明显减少还需应用低分子肝素数天。

介入血管重建术适应证包括:①单侧肾动脉狭窄≥75%。若狭窄程度较轻,可暂时给予药物治疗并观察。②制止或延缓 IN 肾损害进展。要符合下述指标介入血管重建才可能对延缓 IN 进展有益:Scr<265 μmol/L,核素检查患肾 GFR>10 mL/min;患肾长轴>8.0 cm;患肾叶间动脉阻力指数<0.8。③有难治性 RVH。当用多种降压药联合治疗无效,或反复出现肺水肿时可考虑介入血管重建。总之,一定要严格掌握好介入血管重建治疗的适应证。如果 RAS 的程度较轻,或者 RVH 能够被降压药物有效控制,都可暂时不做此治疗;而 IN 病期过晚,估计血管重建已不能改善肾功能,则更不应做此治疗。

禁忌证包括:①严重的腹主动脉瘤累及肾动脉。②大动脉炎致肾动脉闭塞。③肾动脉分支狭窄。④合并出血倾向或其他严重疾病不适于做介入治疗。

并发症包括肾动脉内膜撕裂、肾动脉夹层、血栓形成、穿破血管导致出血及形成假性动脉瘤、胆固醇结晶栓塞、碘造影剂肾损害等。文献报道这些并发症的发生率为 3%~10%。正规、合理的操作能减少上述多数并发症,而使用远端滤网保护装置能避免或减少胆固醇结晶发生。

介入术后再狭窄的问题:PTRA 术后再狭窄的发生率高达 20%~30%,由新生内膜增殖、扩张后的动脉弹性回缩及动脉粥样硬化再发等因素造成。ARAS 所致肾动脉入口处狭窄患者的术后再狭窄的发生率尤其高,因此,目前对 ARAS 的治疗已基本用 PTRAS 取代了 PTRA,而且应用药物洗脱支架、放射性支架还可能进一步降低再狭窄的发生率。Zohringer 等一项多中心非随机的研究共入选 105 例患者,随访 6 个月,发现西罗莫司涂层组与裸支架组比较再狭窄率有所降低,分别为 6.7%和 14.3%,但其有效性仍有待更大规模的临床研究证实。因此,在介入血管成形术后,应给患者定期进行肾脏多普勒超声检查,观察有无再狭窄发生。

介入血管重建治疗效果的争论:既往多项较小规模研究显示,介入治疗后患者的高血压得到有效控制,肾功能有了进一步改善。但是近期几项较大规模的循证医学研究(STAR 研究及 ASTRAL研究等)比较了介入联合药物治疗与单纯药物治疗的效果,结果在降低死亡率、减少心血管事件及延缓肾损害进展上二者并无显著性差别。因此,合理掌握适应证及选择最佳治疗时机对于治疗 RAS 至关重要。其中肾脏残存功能的状况是影响介入治疗疗效和预后的关键,只有在缺血肾脏尚存一定功能的情况下进行介入治疗对延缓肾损害进展才有意义。正如前文所述,新技术 BOLD-MRI 可以较好地判断肾实质的缺血、缺氧状态，应用此技术可能对预估血管成形术能否改善 IN 肾功能有所帮助。

2.手术血管重建术治疗

我国 2009 年制定的"老年粥样硬化性肾动脉狭窄诊治的中国专家共识"认为遇到如下情况，应考虑进行外科血管重建手术。①肾动脉重度狭窄(管径小于 4 mm)或闭塞，或肾动脉解剖学特征不适合行 PTRA 治疗，如肾动脉粥样硬化伴有严重钙化、近肾动脉处有溃疡性及脆性粥样硬化斑块。②多发肾动脉病变。③RAS 病变位于血管分支处或伴发腹主动脉或髂动脉病变。④经 PTRA 介入治疗失败或产生严重并发症时。上述指征可供参考。

可根据情况选择如下方式进行手术。①主动脉-肾动脉旁路重建术：直接对肾动脉同腹主动脉进行旁路手术，具有吻合路途短、不改变正常解剖位置和关系的特点。可以选用自体血管(如大隐静脉)或人工血管(如涤纶血管或膨体聚四氟乙烯人工血管)进行旁路移植。②非解剖位动脉重建手术：主要应用于腹主动脉壁有严重的动脉粥样硬化病变而不适于进行主动脉-肾动脉旁路重建术者。此时可以采用一些特殊的非解剖动脉重建，例如，对右侧肾动脉可以利用肝动脉、胃十二指肠动脉进行重建，而对左侧可以利用脾动脉进行重建。③肾动脉内膜剥脱术：主要用于治疗肾动脉近端动脉粥样硬化病变，如果病变位于血管远端或分叉处，需进行补片成型，防止血管狭窄。④肾动脉狭窄段切除术：适用于肾动脉局限性狭窄，狭窄长度为 1～2 cm 的患者。⑤肾动脉再植术：适用于肾动脉开口处或肾动脉开口水平的腹主动脉内有斑块病变时，切断肾动脉后将远端再植于附近的腹主动脉。⑥自体肾移植术：适用于肾动脉近端和腹主动脉有明显病变的病例，将肾脏切除，冷却灌注后移植于髂窝内，以髂内动脉作为供血动脉。

手术血管重建术是一种有效的治疗手段，手术成功率高，再狭窄率低，但是其改善肾功能和预后的报道差异较大。Steinbach 等报道 222 例手术血管重建术的患者，术后随访 7.4 年，肾功能改善者占 35%，稳定者占 37%，恶化者占 28%。而另有多项研究表明，手术血管重建术后高血压治愈或易于控制者高达 50%～72%，肾功能明显好转或长期保持稳定者高达 72%～93%，继续恶化者仅有 7%～28%。这可能与介入血管重建术疗效的影响因素一样，如果治疗得过晚，肾组织已经广泛纤维化，即使血管重建成功也无法改善肾功能。

血管重建术的缺点是创伤大、风险较大，特别是 ARAS 伴严重心、脑血管疾病者，手术风险明显增加，因此选择进行手术血管重建术治疗时，应该严格掌握适应证。

此外，当病侧肾脏已无功能或几乎无功能，但其所致高血压却难以控制时，还可以考虑做肾切除手术。肾切除的前提条件是对侧肾功能基本正常，或者可以在成功重建后维持功能。肾切除手术可以在腹腔镜下进行，如此可明显减少创伤、并发症。

(三)疾病预后

在自然病程方面，近年来学者发现只有 1.3%～11.1%的 RAS 进展为重度狭窄或闭塞，这表明对于多数 RAS 患者在动态监测病变进展的情况下，控制症状比盲目血管重建治疗更重要，尤其对患 ARAS 甚至合并心、脑血管疾患的老年患者，进行血管重建治疗更需仔细权衡利弊。

2002 年美国 SIR 指南及 2011 年 ESC 指南都强调 RAS 患者的肾功能与死亡风险相关。2011 年的 ESC 指南显示，Scr 水平＜106.1 μmol/L(1.2 mg/dL)、Scr 水平为 106.1～221.0 μmol/L(1.2～2.5 mg/dL)和 Scr 水平≥221 μmol/L(2.5 mg/dL)的患者的 3 年死亡率分别为 5%、11%和 70%。当然除 Scr 水平外，合并的心、脑血管病变对预后也有重要影响。

(马　瑞)

第五节 肾动脉硬化

高血压肾病是导致患者终末期肾病(ESRD)进行透析最常见的原发病之一。无论高血压是原发的或是继发的,肾循环持续暴露于血管腔内高压使得肾动脉出现损伤(玻璃样动脉硬化),从而导致肾功能丧失(肾硬化)。高血压小动脉肾硬化可以分为2种:良性和恶性(或称为加速性)。

一、诊断要点

(一)肾动脉硬化(高血压肾硬化)的诊断线索

(1)存在长期原发性高血压病史,远早于肾病发病(出现蛋白尿)。

(2)肾硬化同时存在全身性高血压导致心肌肥厚,可能合并充血性心力衰竭和脑血管并发症的相关症状,视网膜血管改变(动脉狭窄及火焰状出血)。

(3)患者夜尿增多,容易出现高尿酸血症。

(4)疾病晚期肾功能不全时出现尿毒症相关症状。

(二)肾动脉硬化(高血压肾硬化)的实验室检查

(1)尿检发现镜下血尿和轻度蛋白尿、微量清蛋白尿、β_2-微球蛋白和N-乙酰-D-葡萄糖氨基酶(NAG)排出增加;轻度或中度血清肌酐水平升高,容易出现高尿酸血症。

(2)可以发现输液后尿钠排泄增加。除非肾血流量降低,良性肾硬化的患者可以维持接近正常的GFR。

(三)恶性高血压的诊断线索

(1)大部分发生于以往有高血压的患者,中年男性最多。

(2)首先出现的往往是神经系统症状,表现为头晕、头痛、视物模糊、意识状态改变。此后表现为心源性呼吸困难和肾衰竭。

(四)恶性高血压的实验室检查

(1)表现为血清肌酐水平快速升高,血尿、蛋白尿增多,以及尿沉渣中有红细胞、白细胞、管型。肾病综合征可能存在。

(2)早期由于低钾性代谢性碱中毒引起血浆醛固酮水平升高。

(五)形态学检查

肾脏活检可以明确诊断。

二、治疗原则

针对高血压肾损害的病理生理机制,干预治疗应从三方面着手:①降低血压。②降低传导到肾小血管的压力。③降低局部致组织损伤率,阻断纤维化的细胞/分子途径。

三、治疗策略

(一)控制血压和/或控制蛋白尿,防治CVD并发症

1.ACEI

(1)贝那普利:10～20 mg,口服,每天一次。

(2)福辛普利:10～20 mg,口服,每天一次。

(3)赖诺普利:10～20 mg,口服,每天一次。

(4)培多普利:4～8 mg,口服,每天一次。

(5)雷米普利:5 mg,口服,每天一次。

(6)卡托普利:12.5～25 mg,口服,每天三次。

2.ARB

(1)氯沙坦钾:50～100 mg,口服,每天一次。

(2)缬沙坦胶囊:80～160 mg,口服,每天一次。

(3)厄贝沙坦:150～300 mg,口服,每天一次。

(4)替米沙坦:80 mg,口服,每天一次。

(5)氯沙坦钾/氢氯噻嗪:50 mg/12.5 mg,口服,每天一次。

3.CCB

(1)氨氯地平:5 mg,口服,每天一次。

(2)非洛地平缓释片:5 mg,口服,每天一次。

(3)硝苯地平控释片:30 mg,口服,每天一次。

(4)贝尼地平:4 mg,口服,每天一次。

4.β受体阻滞剂

(1)美托洛尔:25～50 mg,口服,每天两次。

(2)阿罗洛尔:5～10 mg,口服,每天两次。

(3)卡维地洛:12.5 mg,口服,每天两次。

5.利尿剂

(1)氢氯噻嗪:12.5～25 mg,口服,每天一次或每天三次。

(2)呋塞米:20～40 mg,口服,每天一次或每天三次。

(3)螺内酯:20～40 mg,口服,每天一次或每天三次。

6.其他降压药物

盐酸可乐定:75 μg,口服,每天三次。

(二)动脉粥样硬化治疗

应同时采用调节血脂治疗和抗血小板治疗。

四、诊治说明

(1)无论良性还是恶性病变,控制高血压是首要的治疗目标。开始治疗的时间、治疗的有效性以及患者的并发症是影响良性肾硬化病程的关键因素,大多数未治疗的患者出现高血压的肾外并发症。恶性高血压是一种急症,几乎所有死亡原因都是尿毒症。应该进行更多的监测以控制急性肾衰竭导致的神经系统、心脏和其他器官的并发症。但是最根本的治疗是积极、努力、迅速地控制血压,如果成功,则可能逆转大多数患者的所有并发症。

(2)JNC7的血压控制目标为普通人群的血压小于18.7/12.0 kPa(140/90 mmHg),可以减少心血管并发症,而对于合并糖尿病、肾病的患者而言,血压应该小于17.3/10.7 kPa(130/80 mmHg)。2007年欧洲高血压治疗指南则在此基础上提出如果尿蛋白水平大于1 g/d,可以将血压降得更低。K/DOQI针对慢性肾病患者高血压的控制也提出了治疗目标,除了降低血压、延缓肾病进展外，保护心血管也是很重要的一个方面。通常的治疗方法包括生活方式改变、药物治疗等。

(3)健康的生活方式包括低盐饮食(每天钠的摄入量小于等于 2.4 g)、有氧锻炼(每天至少 30 min)、减肥和控制饮酒，除了直接降低血压外，也可以增加降血压药物的敏感性，是控制高血压、减少并发症最基本的方法。改变生活方式后血压不能控制时应考虑加用药物。目前关于控制高血压的治疗指南均更强调降低血压本身的作用。JNC7 推荐对于普通人群各类药物的降低血压的作用相似。但从效益-费用比来看，虽然利尿剂氢氯噻嗪激活肾脏的肾素-血管紧张素-醛固酮系统，仍推荐将其作为药物治疗的首选药物，也是多种药物联合治疗高血压的基础药物。但对于肾病患者来说，JNC7 推荐肾素-血管紧张素-醛固酮系统阻断剂(包括 ACEI 和 ARB)应该作为首选药物使用。ADA 指南和 K/DOQI 指南也明确提出，对于糖尿病肾病患者，ACEI 或 ARB 是首选药物。对于非糖尿病肾病的患者，如果尿蛋白水平/肌酐水平大于 200 mg/g，ACEI 和 ARB 也应该是首选药物。

(4)ACEI 为基础的降压治疗药，此药物可以降低患者进展到终末期肾病的概率和降低死亡率约 22%。ACEI 或 ARB 治疗的另一个优点在于可以更好地控制蛋白尿，ACEI 或 ARB 降低蛋白尿的效果一般是剂量依赖性的，因此当血压和蛋白尿控制不佳时，可以增加 ACEI 或 ARB 至最大剂量。但当 ACEI 或 ARB 剂量改变时，仍应密切监测其在肾功能和血钾方面的不良反应。通常，血清肌酐水平较基础值增加大于 30%时应该减量甚至停药。

(5)对于合并肾病的高血压患者来说，降血压药物的剂量通常较普通人群大。中到大剂量的高血压药物或者联合使用降血压药物非常常见。同样，由于慢性肾病患者的肾脏清除药物的能力可能减退，药物的不良反应可能也比较明显。肾动脉硬化的患者如果使用最大剂量的 ACEI 或 ARB 仍未能控制血压，则应该考虑加用其他降血压药物。通常首先考虑加用利尿剂，普通人群可以选择噻嗪类或襻利尿剂，而慢性肾脏疾病 3～5 期患者则首选襻利尿剂。如联合使用 ACEI 或 ARB 和利尿剂仍不能控制血压，下一步可以根据情况加用 β 受体阻滞药或 CCB，必要时也可以使用 α 受体阻滞药或中枢性降压药物。特别对于已存在心血管疾病的患者，卡维地洛(α、β 受体双通道阻断剂)有比较好的保护心血管的作用，可以更早期地使用。无论选择何种降血压治疗方案，将血压控制于目标范围是最终的目标之一。

(6)对于恶性高血压患者来说，应积极控制血压，但过快地降低血压可能超过肾脏或脑的自身调节范围而产生严重的并发症。因此，在疾病的急性期必须使用静脉降血压药物，应在 12～36 h 逐步降低舒张压至 12.0 kPa(90 mmHg)，病情稳定后加用口服降压药。由于此类患者水钠负荷并没有显著增加，血压升高主要由血管收缩导致，因此以扩血管药物为主。可同时使用 β 受体阻滞剂防止扩血管后心率加快。对于一些药物引起的水钠潴留，可以加用利尿剂。

(马　瑞)

第六节　肾动脉狭窄

肾动脉狭窄是终末期肾病(ESRD)的病因之一，占 5%～8%。其定义是肾动脉主干或其分支狭窄。成人肾动脉狭窄主要由动脉粥样硬化引起，少部分患者由于肾动脉肌纤维发育不良，儿童肾动脉狭窄是由肌纤维发育不良导致的。显著的肾动脉狭窄解剖学定义为肾动脉腔狭窄大于50%。如果狭窄大于75%，血流动力学受到明显的影响，从而进一步导致肾血管性高血压或缺血性肾病。

一、诊断要点

(一)肾动脉狭窄的诊断线索

(1)年龄大于55岁或小于30岁，以前没有高血压史的患者出现高血压，或者原先控制良好的高血压患者的高血压加重，均应该考虑肾动脉狭窄的可能。

(2)其他提示存在肾动脉狭窄的表现，包括在没有使用利尿剂治疗时出现低钾血症和代谢性碱中毒。

(3)有外周血管病的症状和体征，伴有无法解释的进行性肾功能不全。

(4)反复发生肺水肿。双侧肾脏大小不等，体检时发现腹部杂音。

(二)实验室检查

(1)尿液分析可以发现少量蛋白尿。

(2)肾功能检查尿素氮和肌酐水平出现变化。

(3)肾静脉肾素测定和卡托普利肾图彩色多普勒超声检查可以用于检测继发于肾动脉狭窄的肾脏功能异常。

(4)血脂、血管检查了解存在动脉粥样硬化的血管损伤，风湿病检查了解血管炎的可能性，都有助于明确诊断。

(三)影像学检查

(1)传统的血管造影通常是确诊的方法。

(2)螺旋CT血管成像、磁共振血管成像等非创伤的方法日益得到重视。

(四)其他并发症的表现

1.高血压

长期升高的血压可以导致神经系统、心血管系统等的各种临床症状，如高血压脑病、心力衰竭(通常表现为急性左心衰竭)的临床症状。

2.动脉粥样硬化性血管病变

动脉粥样硬化性血管病变包括外周血管病变(如动脉栓塞)，也可以表现为冠状动脉粥样硬化的表现(如心绞痛甚至心肌梗死)，颈或脑动脉损伤可能是脑缺血或者缺血性卒中的主要原因之一。这些疾病相应的临床表现都可能发生。

二、治疗原则

肾动脉狭窄的治疗目标是通过恢复肾脏血流灌注以控制血压和稳定肾功能。关于对于肾动脉狭窄的患者怎样才是最好的治疗存在极大的争论，治疗方案往往需要由肾科医师、血管外科医师以及介入治疗医师共同讨论制定。治疗方案包括经皮腔内肾血管成形术(PTRA)、经皮腔内肾动脉支架安置术(PTRAS)、外科血管成形术和保守药物治疗。

三、治疗策略

(一)药物治疗

1.抗动脉粥样硬化的治疗

(1)调节脂代谢紊乱。

降低胆固醇——他汀类药物(HMG-CoA 还原酮抑制剂):①普伐他汀,20 mg,口服,每晚一次。②阿托伐他汀,10～40 mg,口服,每晚一次。③氟伐他汀,20～40 mg,口服,每晚一次。④辛伐他汀,20～40 mg,口服,每晚一次。

降低三酰甘油——贝特类药物:①非诺贝特,0.05～0.1 g,口服,每天三次。②吉非贝特,0.3～0.6 g,口服(餐前 30 min),每天两次。

降低三酰甘油——烟酸类药物。阿昔莫司:250 mg,口服(餐后),每天两次。

其他类型药物:①ω-脂肪酸,0.9～1.8 g,口服,每天三次。②泛硫乙胺,0.2 g,口服,每天三次。③血脂康,0.6 g,口服,每天一次。

(2)抗血小板药物:①拜阿司匹林肠溶片,100 mg,口服,每晚一次。②氯吡格雷,75 mg,口服,每晚一次。③双嘧达莫,25～50 mg,口服,每天三次(饭前服用)。④噻氯匹定,250 mg,口服,每天两次。

2.抗高血压药物

(1)CCB:①氨氯地平,5 mg,口服,每天一次。②非洛地平缓释片,5 mg,口服,每天一次。③硝苯地平控释片,30 mg,口服,每天一次。④贝尼地平,4 mg,口服,每天一次。

(2)β受体阻滞剂:①美托洛尔,12.5～25 mg,口服,每天两次。②阿罗洛尔,5～10 mg,口服,每天两次。③卡维地洛,12.5 mg,口服,每天两次。

(3)利尿剂:①氢氯噻嗪,12.5～25 mg,口服,每天一次或每天三次。②呋塞米,20～40 mg,口服,每天一次或每天三次。③螺内酯,20～40 mg,口服,每天一次或每天三次。

(4)ACEI:将此类药物和 ARB 应用于存在肾动脉狭窄的患者应非常谨慎,密切观察肾功能的变化。如果短期内血清肌酐水平较基础值升高大于 30%,应停药。①贝那普利(洛汀新),10～20 mg,口服,每天一次。②福辛普利,10～20 mg,口服,每天一次。③赖诺普利,10～20 mg,口服,每天一次。④培多普利,4～8 mg,口服,每天一次。⑤雷米普利,5 mg,口服,每天一次。⑥卡托普利,12.5～25 mg,口服,每天三次。

(5)ARB:①氯沙坦钾,50～100 mg,口服,每天一次。②缬沙坦胶囊,80～160 mg,口服,每天一次。③厄贝沙坦,150～300 mg,口服,每天一次。④替米沙坦,80 mg,口服,每天一次。⑤氯沙坦钾/氢氯噻嗪,50 mg/12.5 mg,口服,每天一次。

(二)非药物治疗

非药物治疗包括 PTRA、PTRAS、外科血管成形术或自体肾移植;如果血压难以控制,也可以考虑行单侧肾切除术。针对肌纤维发育不良导致的肾动脉狭窄,通常药物治疗效果不好,进行非药物治疗有比较强烈的指征。

1.血管成形术和支架术后需要进行抗凝治疗

(1)应用抗血小板药物。

(2)低相对分子质量肝素:①达肝素钠,5 000 U,皮下注射,每天一次,用 7～10 d。②依诺肝素钠,4 000 U,皮下注射,每天一次,用 7～10 d。③那屈肝素钙,4 100 U,皮下注射,每天一次,用 7～10 d。

(3)应用华法林。华法林钠:2.5 mg,口服,每天一次(根据 INR 调整用药剂量)。

2.自体肾移植后常用药物

(1)糖皮质激素:①泼尼松,5～60 mg,口服,每天一次。②甲泼尼松,4～48 mg,口服,每天一次。

(2)钙调蛋白抑制剂:①环孢素,25～100 mg,口服,每天两次。②他克莫司,2～5 mg,口服,每天两次。

(3)吗替麦考酚酯:250～1 000 mg,口服,每天两次。

(4)硫唑嘌呤:50 mg,口服,每天 1～3 次。

四、诊治说明

(1)目前诊断肾动脉狭窄的"金标准"还是肾动脉造影,而缺血性肾病的诊断目前还没有统一的标准。诊断缺血性肾病和肾血管性高血压有很多相似之处,但值得重视的是两者有根本的差异。肾血管性高血压患者往往至少有一个功能正常的肾脏,而缺血性肾病患者的双肾功能都有显著的异常。双侧和单侧肾动脉狭窄引起高血压的发病机制不尽相同,缺血性肾病的发病机制也不清楚,因此影响内科治疗时方案的选择。

(2)大多数肾动脉狭窄是由动脉粥样硬化造成的,单纯的血管扩张术和裸支架置入术后有极高的再狭窄发生率,因此不推荐在动脉粥样硬化导致的肾动脉狭窄患者进行这两种手术。但如果明确存在动脉肌纤维发育不良,那么血管扩张术是非常理想的选择。

(3)对于动脉粥样硬化导致的肾动脉狭窄,调节血脂、使用抗血小板药物阻止斑块发展可能是目前能采取的唯一措施。

(4)关于肾动脉狭窄导致的高血压的治疗,一般医师认为 ACEI 或 ARB 比其他降压药更能有效地控制肾血管性高血压,并且改善了这些患者(包括存在严重动脉粥样硬化的患者)的生存率。但是 ACEI 或 ARB 治疗肾血管性高血压患者往往引起肾小球滤过压降低,导致急性肾功能不全。原先存在肾功能不全、充血性心力衰竭,长期使用利尿剂、血管扩张药和 NSAIDs 治疗是 ACEI 导致肾功能不全的危险因素。约 1/3 的使用 ACEI 或 ARB 治疗的高危患者(双侧肾动脉狭窄或单侧功能肾肾动脉狭窄的患者)出现血清肌酐水平升高,一般于停药后 7 d 肌酐水平恢复到基础水平。只有很少的报道提示 ACEI 导致的肾功能不全是不可逆的,大多数医师认为这种治疗导致的肾功能不全可能不是 ACEI 所致,任何降压治疗都可能引起肾脏低灌注,导致肾衰竭。

(5)对于缺血性肾病几乎没有有效的药物,即使成功地进行了血管成形术,但进行性肾衰竭仍会发生。关于哪些患者应该进行血管成形术,应该使用何种血管成形术,也没有形成共识。很多临床医师不鼓励进行血管成形术,除非患者的双侧肾动脉狭窄且肌酐水平升高。但基础肾功能与患者的死亡率相关。基础血清肌酐水平每升高 88 μmol/L,围手术期、晚期死亡和肾衰竭的危险升高。基础肌酐水平高于 133 μmol/L 是最强烈的独立的预测晚期死亡的因子(RR=5.0)。对于已经存在严重肾衰竭的患者,下列因素提示肾血管成形术可能改善或恢复肾功能:①侧支循环对远端肾动脉床充盈。②血管造影术中可以看见肾盂分泌显影。③肾活检中肾小球和肾间质没有纤维化。④肾的长度大于 9 cm。⑤近期血清肌酐水平升高,血清肌酐水平小于 354 μmol/L。⑥肾内血管阻力指数小于 0.8。⑦使用 ACEI 或 ARB 治疗时 GFR 下降。但这些条件并非绝对。

(6)治疗肾动脉狭窄的患者必须个体化,依据患者的临床特点(如年龄、已有的疾病状态、治疗肾动脉狭窄后改善血压和肾功能的可能性以及侵袭性干预可能带来的危险)进行调整。最根本的治疗目标是保护肾功能。

(汤跃武)

第七节 肾动脉血栓形成和肾动脉栓塞

肾动脉血栓形成和肾动脉栓塞是指肾动脉或其分支内形成血栓以及管腔被血栓栓子或血液中的凝固物所堵塞,导致肾组织缺血,发生缺血性损害(缺血性肾病),出现高血压、肾功能减退或急性肾衰竭等一系列临床表现。

一、病史特点

(1)导致动脉血栓形成的相关疾病:①大血管炎性病变。②代谢性异常。③外伤。④肾病综合征。

(2)栓子形成的原因:①心脏及其瓣膜疾病。②肿瘤栓子。③脂肪栓子。④原因不明。

(3)起病较急,突然发生病侧肾区剧烈疼痛或腹痛、背部剧痛,伴发热、头痛、恶心和呕吐。

(4)双侧肾动脉栓塞或急性单侧肾动脉栓塞、对侧肾动脉发生痉挛时,常迅速发生少尿性急性肾衰竭。

二、体检要点

肾区(或脊肋角压痛)叩击痛以及血压突然升高是其特征。

三、实验室检查

(1)血中性粒细胞增多。

(2)谷草转氨酶在肾梗死后立即升高,3～4 d后可降至正常。

(3)乳酸脱氢酶(LDH)在肾梗死后1～2 d开始升高,1周后恢复正常。

(4)碱性磷酸酶(AKP)在肾梗死后3～5 d达最高水平,4周后恢复正常。

(5)肾功能检查:一侧肾梗死时血肌酐、尿素氮水平一过性升高,也可正常;两侧肾梗死或孤立肾梗死时肾功能进行性恶化,血肌酐、尿素氮水平明显升高,尿量减少。

(6)尿常规化验可见镜下血尿、轻微蛋白尿,伴或不伴白细胞尿,肉眼血尿少见。

(7)彩色多普勒:急性肾动脉栓塞早期肾内还未发生结构性改变,此时主要观察两侧肾动脉血流情况,如见到腹主动脉血流不能灌注到肾动脉或肾内动脉分支无灌注。

(8)放射性核素肾扫描:在腹主动脉显影后,肾脏不显影或部分显影或延迟显影提示肾动脉阻塞。

(9)静脉尿路造影:肾动脉栓塞时造影剂不能进入肾动脉,肾盂不能显影,提示受累肾脏完全无功能。如为肾动脉的分支栓塞,被阻塞的相应部位不显影。

(10)肾动脉造影:为直接诊断肾动脉栓塞的可靠方法。肾动脉造影可分为导管法肾动脉造影和选择性肾动脉造影。后者使用的造影剂少,图像清楚。

(11)数字减影血管造影包括:①静脉数字减影血管造影,此法由静脉注入造影剂,方法简便,但为非选择性,需多次注射造影剂;②动脉数字减影血管造影,此法将动脉导管尖端放到主动脉内肾动脉开口上方再注射造影剂,图像清晰,对比度及分辨率高,造影剂的用量较少,适用于肾衰竭患者。此法为目前动脉造影的首选方法。

(12)螺旋CT及磁共振检查:此两者对肾动脉栓塞的诊断均有一定的辅助价值,可见到肾血管结构和血流状况,故对肾动脉栓塞或狭窄及其相应的肾实质状况的诊断有一定意义,磁共振显像效果更佳。

四、肾病理

肾动脉血栓形成和栓塞导致肾缺血或缺血性坏死,坏死的严重程度、坏死范围与受累肾动脉的部位有关,如一侧肾动脉主干阻塞,则产生一侧肾脏广泛性坏死;肾动脉分支阻塞则该分支相应部位发生缺血性坏死,坏死区呈楔状。肾小球毛细血管瘀血并扩张和出血;肾小管上皮坏死,最后栓塞,坏死区纤维化形成凹陷性瘢痕。肾动脉壁有针样裂缝为粥样硬化栓子所致,在裂缝处可见到针状胆固醇结晶。

五、诊断

(一)诊断依据

(1)患者突然出现剧烈持续性腰痛、腹痛伴恶心、呕吐、发热、血压升高,既往有慢性心脏病尤其是风心病、冠心病、房颤史,或近期有腰腹部钝挫伤、做过动脉造影、有介入治疗史等,应高度怀疑该病。

(2)多普勒超声应作为筛选检查。检查肾动脉的血流、频谱,有无栓子,若有,检查栓子的大小、范围。

(3)多层螺旋CT和磁共振血管成像也可作为筛查手段。

(4)选择性动脉造影是确诊的最佳检查方法。

(二)鉴别诊断

1.急性胰腺炎

(1)突发性上腹或左上腹持续性剧痛或刀割样疼痛,常在饱餐或饮酒后发生,伴有阵发加剧,疼痛可因进食而增强,可波及脐周或全腹。疼痛部位通常在中上腹部,伴恶心、呕吐。

(2)血、尿淀粉酶水平异常升高。

2.急性胆石症

(1)上腹或右上腹剧烈绞痛,可放射至右肩背部,多为进食油腻食物诱发。

(2)常伴有发热、恶心、呕吐、腹胀和食欲下降等,可出现不同程度的黄疸。

(3)B超可以明确诊断。

3.输尿管结石

(1)患侧肾绞痛和有镜下血尿。疼痛可向大腿内侧、睾丸或阴唇放射。

(2)B超和腹平片可明确结石部位。

4.急性肾盂肾炎

(1)腰痛伴发热、寒战,可伴排尿不畅或尿路刺激症状。

(2)血、尿白细胞计数升高。

(3)中段尿培养可见致病菌。

六、治疗

(一)止痛治疗

可选择布桂嗪 50～100 mg、吗啡 5～10 mg 或哌替啶 25～100 mg,肌内或皮下注射。

(二)内科治疗

(1)动脉溶栓疗法:目前医师多主张在发病后 4～6 h 内进行。因新血栓较松、含水量多,溶栓剂易渗入血栓中,促使血栓溶解,血管再通,效果较好。操作方法是在股动脉插管,导管进入病侧肾动脉,从导管中灌注尿激酶(150 万单位)或链激酶(150 万单位)。

(2)静脉溶栓疗法:由静脉注入尿激酶或链激酶,效果不如动脉溶栓。

(3)抗凝疗法:在溶栓疗法后可用低分子肝素和/或华法林,在溶栓或抗凝治疗过程中应密切观察出血情况。

(4)选用 ACEI、血管紧张素Ⅱ受体阻断药、钙通道阻滞剂或 β 受体阻滞剂治疗持续严重高血压。

(5)并发急性肾衰竭时应行血液透析治疗。

(三)外科治疗

(1)采用直接切开动脉取栓术。

(2)采用球囊导管取栓术。

(3)采用金属支架血管成形术。

七、诊疗中注意问题

(1)对于发病已超过 6 h 的患者仍不应轻易放弃溶栓治疗。

(2)急性肾动脉栓塞可出现高血压危象。

(马 瑞)

第八节 肾静脉血栓形成

肾静脉血栓形成是肾静脉主干和/或分支内血栓形成,可为单侧或双侧,左、右侧无明显差别。当双侧肾静脉血栓形成时,常同时有下腔静脉血栓形成。其发病率不等,为 2%～62%。肾移植后肾静脉血栓形成的发病率为 0.3%～3%,婴幼儿的发病率为 0.05%～0.5%。该病起病可急可缓,常与肾病综合征同时存在。

一、病理特点

(一)发病常与以下因素有关

1.高凝状态

(1)出现肾病综合征。

(2)发生结节性多动脉炎。

(3)患者为严重脱水的婴幼儿。

(4)患者为妊娠妇女。

(5)口服避孕药。

2.肾静脉受压

(1)出现胡桃夹现象。

(2)肿瘤压迫。

(3)外伤后血肿。

3.肾静脉血管壁受损

(1)外伤。

(2)肿瘤侵犯。

(二)临床常见表现

1.急性型

(1)全身表现:如寒战、发热,部分患者可出现高血压、恶心、呕吐等。

(2)局部表现:如一过性腰、胁部剧痛或腹痛,肾区叩痛,可伴有肉眼血尿。

(3)肾静脉完全阻塞时出现患侧肾脏肿大,双侧肾脏受累临床可出现少尿型急性肾衰竭。

2.慢性型

(1)常为肾静脉不完全阻塞,多伴有侧支循环的建立。

(2)一般无明显症状,但蛋白尿持续不缓解或加重,肾功能减退。

3.其他部位血栓

可先后或同时发生,如下肢深静脉、肝静脉、门静脉、视网膜静脉血栓,出现相应的临床表现。

4.血栓脱落

血栓脱落常引起肺栓塞,患者出现胸痛、呼吸困难、咯血等症状。

二、体检要点

病肾增大,可有触痛、叩痛。

三、实验室检查

(一)尿液检查

常有镜下血尿、蛋白尿。尿红细胞+～+++、尿蛋白+～+++,24 h尿蛋白定量常增加,24 h尿蛋白定量达2 g/24 h以上者占70%。

(二)肾功能检查

急性肾静脉血栓形成常伴血尿素氮及血清肌酐水平升高,两者分别高于8.6 mmol/L和115 μmol/L,肌酐清除率下降。双侧急性肾静脉血栓形成时甚至出现少尿或急性肾衰竭。

(三)肾小管功能检查

慢性肾静脉血栓形成可出现肾小管功能障碍,表现为肾性糖尿和肾小管酸中毒,尿pH>7,甚至引起Fanconi综合征、低血钾、低血磷、低血钙和高氯性代谢性酸中毒等,但比较少见。一般肾小管功能检查不作为常规检查。

(四)血常规

肾静脉血栓形成时9%～17%的患者发热,血白细胞计数升高;血小板计数增加且活性增强，血小板计数常超过 300×10^9/L；红细胞亦增多。

（五）血小板黏附试验

肾静脉血栓形成时，血小板黏附试验值增大，大于 0.79。

（六）凝血筛选试验

凝血时间、凝血酶时间、凝血酶原时间和活性部分凝血酶原时间均缩短，分别少于 4 min、16 s、11 s 和 25 s。

（七）促凝血及辅助因子

肾静脉血栓形成时凝血因子Ⅷ、Ⅶ、Ⅴ、Ⅱ、Ⅰ的活性升高，凝血因子Ⅷ活性升高超过正常参考值的 2 倍。

（八）纤维蛋白原

纤维蛋白原持续升高，常超过 4 g/L，有高达 10 g/L 者。

（九）抗心磷脂抗体

抗心磷脂抗体是一种自身免疫性抗体，广泛存在于 SLE 等结缔组织疾病中。其存在有导致血栓形成的倾向。有学者对肾病综合征患者抗心磷脂抗体的阳性率及其与肾静脉血栓形成的关系进行了观察，发现抗心磷脂抗体与肾病综合征的高凝状态和肾静脉血栓形成密切相关。

（十）血浆 *D*-二聚体

有研究结果提示，血浆 *D*-二聚体浓度增大与肾病综合征合并肾静脉血栓形成有密切关系。检测这项指标有助于肾静脉血栓形成的诊断，在排除其他部位血栓的情况下，应考虑肾静脉血栓形成。

（十一）B 超及彩色多普勒超声检查

肾静脉血栓形成时（急性期），B 超显示病侧肾脏体积增大，肾实质回声相对减低，皮质、髓质的界限不清，内部形态改变及肾窦同声移位等，并可直接显示肾静脉，发现存在于下腔静脉或肾静脉内的实性血栓回声，还可见阻塞处近端肾静脉扩张。

肾主动脉血栓形成，彩色多普勒超声检查显示肾主动脉远端管腔扩张，栓塞的静脉内血流充盈缺损、紊乱或消失。

肾内小静脉栓塞表现为肾脏增大，肾内血流彩色束变细、减少，测不到静脉血流信号；与之伴行的小动脉收缩期血流流速升高，舒张期血流流速下降甚至缺失。平卧位横切二联声像图有时可显示肾静脉内血栓所在。

（十二）计算机 X 线体层扫描

肾静脉血栓形成时（急性期），大多数病例不需注射造影剂，借助于腹膜后和肾周围脂肪的对比，可显示肾静脉。

注射造影剂后这些血管可显示得更清楚。肾静脉血栓形成时可见增大的肾脏延迟或持续显影，或不能显示肾盂、肾盏，并可见肾静脉内低密度血栓影，肾静脉直径增大。

在肾静脉血栓形成的慢性阶段，受累肾静脉由于血块退缩而变细，这种血块沿近段和中段输尿管平行或围绕肾脏血管而存在。单侧肾静脉血栓形成时，同侧肾脏增大、肾窦和肾周围血肿，可出现肾放射状粗条纹减少，肾实质和肾盂增强，软组织影变弱，有时可发现肾静脉血栓的赘生物。螺旋 CT 使扫描时间缩短，可进行三维图像重建。肾静脉在 CT 图像上为轴向断面图像，呈长条状，注射造影剂后这些血管可显示得更清楚。肾静脉血栓形成时对照增强 CT 可显示伴或不伴扩张的厚壁肾静脉中血栓进入下腔静脉。

(十三)磁共振

磁共振在反映血管方面磁共振优于CT。肾静脉血栓形成时可见肾脏肿大、皮髓界限不清，并能极好地显示肾静脉，能发现肾静脉及下腔静脉内血栓。

(十四)放射性核素扫描

肾静脉血栓形成时可表现为肾影增大，但灌注和吸收功能减弱，乙二烯三胺五乙酸在肾皮质内的滞留时间延长。肾静脉主干血栓形成时，可有近乎无灌注无功能的表现。

以上检查方法简单、无创伤，可作为常规筛选方法，但对发现肾静脉血栓欠特异，仅对显示肾静脉主干大血栓有帮助，对肾静脉分支血栓显示不满意。

(十五)肾静脉造影

肾静脉造影是诊断肾静脉血栓形成的最准确的方法，特异性高，特别是数字减影肾静脉血管造影。

肾静脉有血栓时可见肾静脉管腔内充盈、缺损或管腔截断。血栓在肾静脉主干内未造成管腔完全阻塞时，不规则充盈缺损位于管腔一侧；血栓在各分支内常造成完全性阻断，呈典型杯口状缺损，凸面常指向下腔静脉；远端小分支不显影。

急性肾静脉血栓形成时除病变支外，其余各支因瘀血而增粗，肾外形增大，无侧支循环形成；慢性肾静脉血栓形成时，除病变支特点外，肾外形增大不太明显，常可见到侧支循环形成，表现为精索静脉或卵巢静脉异常增粗。

如果肾静脉栓塞发生突然且完全，静脉肾盂造影可发现肾脏肿大和不显影。有侧支循环代偿、尚未完全栓塞者常表现为肾盂、肾盏被牵拉、扭曲、模糊和由侧支循环的扩张静脉压迫引起输尿管压迹等。

四、肾病理

(1)肾脏外观肿大，颜色为深红。

(2)肾静脉主干及分支可发现血栓，镜下可见肾间质高度水肿，肾小球毛细血管伴瘀血扩张，可有微血栓形成，有时可见中性粒细胞节段性浸润于毛细血管壁。

(3)长期迁延不愈者可出现肾小管萎缩和肾间质纤维化。

五、诊断要点

(1)有引起该病的病因，如肾病综合征。

(2)突发剧烈腰痛，血尿、蛋白尿突然增多，肾功能突然下降。

(3)有肾外栓塞的症状和体征。

(4)下腔静脉造影和选择性肾静脉造影帮助确诊，或CT、MRI、多普勒超声检查辅助诊断。

六、治疗

(一)抗凝治疗

(1)需抗凝3～6个月。

(2)普通肝素：一般将25 mg肝素加生理盐水或5%的葡萄糖盐水溶液中静脉滴注或皮下注射，4～6 h1次，用药期间监测部分凝血酶原时间(APTT)，使其保持在正常值的2倍左右。

(3)低分子肝素：80～120 U/(kg·d)，皮下注射或静脉滴注，连用4周。该药有效、安全。

(4)口服抗凝剂:一般成人华法林的首剂量为15～20 mg,次日剂量为5～10 mg,3 d后改为维持量,每天2.5～5 mg。用药期间需监测INR值,使之维持在2左右。

(二)溶栓治疗

(1)尿激酶:一般把3万～5万单位加入100 mL 5%的葡萄糖溶液,静脉滴注,每天1次,2周为1个疗程。有活动性出血或2个月内发生过脑出血的患者禁用。

(2)重组组织型纤溶酶原激活剂(rt-PA):100 mg,一次性静脉滴注2 h。

(三)抗血小板药物

该类药可防止血栓形成和发展。常用药物有双嘧达莫、阿司匹林。

(四)手术摘除血栓

(1)摘除血栓仅适用于急性肾静脉大血栓保守治疗无效者。

(2)如3～6个月该肾无功能并发生高血压,则应行患侧肾切除。

七、诊疗中注意问题

(1)绝大多数慢性型患者无任何临床表现,应提高警惕。

(2)对出现不对称性下肢水肿、不明原因的血尿、蛋白尿加重或肾功能急剧减退、反复发生肺栓塞的肾病综合征,应高度怀疑该病,及时行影像学检查,以免延误病情。

(3)肾静脉造影为一种比较安全、方便的确诊肾静脉血栓形成的方法,但它是一种有创性检查,费用高,不适合对无症状的高危人群做常规筛查,而对有临床表现,提示可能为急性肾静脉血栓形成、不能解释的快速肾功能恶化或有急性血栓栓塞症状的患者,可进行选择性肾静脉造影。还应注意可能造成的某些严重并发症,如肾静脉血栓脱落引起肺栓塞、脑梗死,造影剂对肾脏造成损害,甚至可致少尿、无尿、肾小管坏死和肾衰竭。因此,必须严格掌握适应证。

(4)造影前后要大量饮水和输液,操作者的动作要轻柔,造影后应常规给予抗凝治疗,并尽可能使用数字减影肾静脉造影,减少肾损害。

(5)溶栓治疗注意事项:①对急性肾静脉血栓予以溶栓,以肾动脉插管局部给药的效果最好,也可以静脉滴注。应用静脉插管给药,很难在血栓处保持高浓度。②早用药:一般在血栓形成后3～4 d给药,溶栓可能成功。③首次用药一般用负荷剂量,以中和体内可能存在的抗体和部分抗纤溶物质。④本疗法为短期突击治疗,急性期一般用药1～3 d,多至1周。⑤治疗结束后应给予抗血小板药物及抗凝药。⑥治疗过程中监测FDP、FIB、APTT、PT等。⑦对高龄、有肝病或原有脑出血、缺血性脑部疾病者应注意用药剂量不宜过多,对无合并症者总的原则是年纪轻者的剂量偏大,年纪大者的剂量偏小。

(6)如能早期诊断,且溶栓治疗有效,预后尚可。如合并肾外栓塞(尤其是肺栓塞)及肾功能受损,则预后较差。

(马　瑞)

第九节　肾静脉受压综合征

左肾静脉受压综合征又称胡桃夹现象(nut cracker phenomenon,NCP),是指左肾静脉

(LRV)在经过腹主动脉与肠系膜上动脉之间的夹角时受到挤压,导致回流受阻,引起左肾静脉高压,以非肾小球源性的血尿和/或蛋白尿、腰肋部疼痛不适等为主要表现的临床综合征。

一、病因及发病机制

解剖上,肠系膜上动脉从腹主动脉发出且与其形成45°～60°的夹角,其间填充着肠系膜脂肪、淋巴结及腹膜等组织,左肾静脉需穿过此夹角,跨越腹主动脉的前方才能注入下腔静脉。

正常情况下,左肾静脉与下腔静脉间的压差<0.1 kPa(1 mmHg),任何原因导致的夹角变小,肾静脉受压、回流受阻,引起肾静脉高压[一般比压力>0.4 kPa(3 mmHg)],则可导致左肾静脉与尿液收集系统之间发生异常交通,出现血尿、蛋白尿等左肾静脉受压的表现。

NCP据初始病因的不同分为前NCP、后NCP及混合性NCP。前NCP是由先天性的肠系膜上动脉起源于腹主动脉时夹角过小,且急剧下降导致左肾静脉高压所致。后NCP则由于腹主动脉向后移位,导致LRV走行于向后移位的腹主动脉与脊柱之间,从而受到挤压,引起LRV高压。混合性NCP时则是LRV前支受压于腹主动脉与肠系膜上动脉(SMA)之间,而后支则被腹主动脉和脊柱挤压。

NCP的发生主要与肠系膜上动脉及左肾静脉异常有关。前者可能与起源异常(如起源位置低或始于腹主动脉侧部)、畸形或有异常分支有关;后者亦有起源和分支异常两种情况。

此外,左肾下垂导致LRV受牵拉,SMA起源处有过多的纤维组织增生包绕也与NCP的发生有关。

二、临床表现

国内报道,该病好发于男性,男、女患者之比为25∶4。该病在青春期好发,与身体发育迅速、体型变化较快有关。在国外该病多见于女性,发病高峰年龄在30～40岁,尤其在身高超过平均值且身体虚弱的人群中更易发生。

主要临床表现为非肾小球源性的血尿和/或蛋白尿、左侧腰肋部疼痛不适等,多在运动、感冒及傍晚时加重。

部分患者可出现盆腔挤压综合征的表现,如痛经、性交不适及性交后疼痛、下腹痛、排尿困难、阴部及下肢血管静脉曲张及情绪异常。

儿童及青春期的患者因直立调节障碍可能出现全身症状,表现为晨起或直立后头晕、头痛,腹部隐痛、胸闷、心慌等,也可出现慢性疲劳综合征的表现。

三、辅助检查

辅助检查包括尿沉渣红细胞形态学检查、静脉尿路造影、膀胱内镜检查、选择性尿细胞学检查、彩色多普勒超声检查、CT或磁共振血管成像检查、肾静脉压和下腔静脉压的测定以及肾活检等。

对于检查方法的选择,应据临床表现来定,当患者有典型的腰腹痛及单侧血尿时,则需直接确定血尿的原因;当患者无血尿或泌尿系统表现时则需要进一步检查以明确有无血管畸形。

(1)彩色多普勒超声是疑有左肾静脉受压综合征患者的首选检查。需在肾门水平和左肾静脉穿越腹主动脉与肠系膜上动脉这两个水平面分别测定LRV横径及其血流速度,国外文献报道当两处所测的LRV横径超过原来的5倍时则应疑诊NCP,其敏感性为78%,特异性可达 100%。

(2)CT 或磁共振血管成像(CTA 或 MRA)也是诊断 NCP 的常用检查技术,两者可具体描述 LRV 及 SMA 和下腔静脉在解剖学上的结构。相比较而言,前者为无创性检查,但具有放射性;后者无放射性且可在不同层面进行扫描,可更加清晰地显示血管的走行及结构。

(3)逆行肾静脉造影联合肾静脉与下腔静脉间压差测定被认为是诊断 NCP 的"金标准"。静脉造影可清晰的显示 LRV 狭窄处,LRV 和下腔静脉间压差正常值为 0～0.1 kPa(0～1 mmHg),当其压差>0.4 kPa(3 mmHg)时,则利于确诊 NCP。

四、诊断

对于反复发作的肉眼血尿或无症状性镜下血尿,伴左侧腰部及腹部疼痛,均应考虑到该病的可能性。可根据具体情况选择相应辅助检查以明确诊断。

NCP 的诊断标准主要有以下几个方面:①膀胱镜检查确诊血尿来源于左侧输尿管开口;②尿中红细胞形态正常(均一型红细胞的比例>80%);③尿 Ca^{2+} 排泄量正常,尿 Ca^{2+} 与 Cr 浓度之比<0.2;④彩色多普勒超声或 CT 等检查显示 LRV 扩张,平卧位时 LRV 扩张段(a)与狭窄段(b)之比>2,脊柱后伸 20 min 后,a/b>3;⑤LRV 与下腔静脉间的压差>0.49 kPa(约 3.7 mmHg);⑥排除高钙血症、肿瘤、结石、感染、畸形等其他原因导致的非肾小球性血尿;⑦必要时行肾穿刺检查,显示肾组织正常或轻微病变。多数学者认为符合前 4 条即可诊断 NCP。

需要指出的是对以血尿和蛋白尿并存的患者,即使影像学检查符合 NCP 的诊断标准,在做出诊断前也应慎重考虑。因血尿与蛋白尿并存的患者常伴有器质性肾小球疾病,故应慎重排除,同时要注意长期随访,密切监测病情的变化。

五、治疗

(一)观察密切

对该病目前尚无特异性的治疗方法。对于单纯性镜下血尿或间断性肉眼血尿的患者,若无明显疼痛且血红蛋白水平正常,可不治疗,密切观察即可。大多数的青春期患者随着年龄的增长,侧支循环建立及 SMA 起始部周围脂肪组织的增加,阻遏程度得以缓解,症状可自行消失。

(二)手术或介入治疗

对于血尿症状严重甚至有贫血倾向,或因血凝块而引起腹痛的患者,可采用手术或介入治疗,解除 LRV 受压,缓解临床症状。

1.手术治疗

手术治疗主要包括 LRV 及 SMA 移位术。前者是在 LRV 注入下腔静脉处切开,修复下腔静脉同时在远离 SMA 处重新将 LRV 吻合于下腔静脉;后者的手术原则与前者相同,也是将 SMA 起源于腹主动脉处切开后吻合于其下方,使之远离 LRV。

血管移位手术可以成功解除 LRV 受压,但可导致出血、血栓及肠麻痹等并发症,临床应注意积极处理。

2.介入治疗

介入治疗即血管内支架置入术,是在局部麻醉条件下,经数字减影血管造影引导,将金属支架置入 LRV 狭窄处,同时将其边缘固定在下腔静脉,从而解除血管狭窄,缓解临床症状。因血管内支架置入可以引起纤维肌细胞增生,而纤维肌细胞增生可能导致血管阻塞,故其长期临床疗效尚待进一步评估，且行支架介入治疗的患者应长期进行抗血小板治疗。

（三）中医治疗

中医学历史悠久，有独特的辨证治疗体系，认为 NCP 导致的血尿属于血证范畴，辨证多为血瘀，血瘀日久化热、灼伤血络导致出血；或瘀血阻络，致使血不循经、溢出脉外，故治疗多以清热凉血、活血止血为原则，多以小蓟饮子和/或四物汤加减治疗。

总之，左肾静脉受压综合征是青春期患者常见的血尿原因，临床上多呈良性经过，随着年龄增长，可以自行缓解。部分严重病例需行手术或介入治疗，但大多预后良好。

（汤跃武）

第十节 先兆子痫肾损害

一、先兆子痫的概念及流行病学状况

（一）概念

先兆子痫的临床特征是既往无高血压和蛋白尿的孕妇在妊娠 20 周后，新发高血压（血压≥18.62/11.97 kPa）、蛋白尿（尿蛋白水平＞0.3 g/d）和水肿。但是先兆子痫患者也可能出现多系统损害，严重时出现子痫（抽搐及神志丧失）及 HELLP 综合征（转氨酶水平升高、溶血、血小板计数减少）。该病的病理学特征是血管内皮损伤及功能异常，故该病已归于血栓性微血管病范畴。

本节将着重讨论先兆子痫的肾损害。

（二）发病率和危险因素

先兆子痫的发病率为 5%～10%。先兆子痫的危险因素有以下几种。①初产妇：70%的先兆子痫患者为初产妇，20 岁以下的初产妇的风险尤大；如果换新的性伴侣，经产妇再次妊娠先兆子痫的发病率也明显增加。②高龄孕妇：35 岁以上高龄孕妇先兆子痫的风险明显增加。Saftlas 等研究发现 34 岁以上女性，年龄每增加一岁，发生先兆子痫的风险即增加 30%。Duckitt 等研究发现 40 岁以上高龄孕妇发生先兆子痫的风险是 35 岁以下孕妇的两倍。③双（多）胎妊娠：有报道双胎妊娠发生先兆子痫的风险与三胎妊娠相似，约为 14%；但也有报道三胎妊娠发生先兆子痫的风险是双胎妊娠的 3 倍。④先兆子痫家族史：具有阳性家族史的孕妇发生先兆子痫的风险为无阳性家族史孕妇的 4 倍。孕妇本人有先兆子痫病史，再次妊娠时发生先兆子痫的风险也显著增大。⑤高血压、慢性肾病孕妇：她们发生先兆子痫的风险是正常孕妇的 5 倍。⑥其他：患肥胖、糖尿病（包括妊娠糖尿病）、结缔组织病、抗心磷脂抗体综合征等病的孕妇及葡萄胎孕妇发生先兆子痫的风险也增大。另外，文献报道黑种人容易发生先兆子痫。

二、先兆子痫的临床病理表现、诊断及鉴别诊断

（一）临床表现

1.高血压

妊娠 20 周后，收缩压≥18.6 kPa（140 mmHg）和/或舒张压≥12.0 kPa（90 mmHg），即能诊断高血压。学者曾认为妊娠 20 周后，收缩压较基线升高超过 4.0 kPa（30 mmHg）和/或舒张压

升高超过 2.0 kPa(15 mmHg)也能诊断高血压,但是后来流行病学资料显示,只要不超过 18.6/12.0 kPa(140/90 mmHg),血压如何波动,疾病的结局都一样,为此已不再用此诊断标准。

诊断先兆子痫需要连续监测血压,间隔时间不得超过 1 周。极少数患者尤其是葡萄胎孕妇,在妊娠 20 周前即可能出现高血压,更需警惕。如果血压持续升高,收缩压持续≥21.3 kPa(160 mmHg)和/或舒张压持续≥14.6 kPa(110 mmHg),提示病情较重,需要积极降压治疗,以防脑血管意外。

2.蛋白尿

蛋白尿常在血压升高之后出现,诊断标准为尿蛋白定量>0.3 g/d,严重时患者可以出现大量蛋白尿(尿蛋白定量≥3.5 g/d)。另外,也可留取任意一次尿标本(最好为晨尿)进行检测,若尿蛋白与肌酐水平的比值>0.3,也能诊断蛋白尿。

蛋白尿是疾病严重程度的指标,是反映孕妇和胎儿预后的独立危险因素。近年来研究发现,部分先兆子痫孕妇产后尿清蛋白的排泄率可持续升高数年,随后她们的心血管疾病的发生率也明显高于阴性对照。不过,微量清蛋白尿在先兆子痫的诊断方面及影响预后方面的确切意义尚需继续研究。

3.水肿

正常妊娠可以出现水肿,休息后消退,休息后不缓解者常为病理性水肿。最初表现为体重明显增加,继之出现面部及双下肢水肿,为可凹性水肿。水肿的严重程度与预后关系不大,有的文献已不再把水肿作为先兆子痫的诊断标准。

4.肾功能不全

与正常孕妇的肾脏有效肾血浆流量和肾小球滤过率(GFR)升高不同,先兆子痫孕妇的这两项指标常下降,GFR 下降达 30%~40%,不过非妊娠妇女的血清肌酐值多在正常范围内。个别患者在出现胎盘早剥等并发症时,可发生急性肾小管坏死,呈现急性肾损伤。

5.高尿酸血症

先兆子痫患者血清尿酸水平常升高,且升高程度与蛋白尿、肾病理改变及孕妇和胎儿死亡密切相关。先兆子痫患者的高尿酸血症主要与肾小球滤过率下降、尿酸清除率减少有关。高尿酸血症可以导致血管损伤和加重高血压。

6.中枢神经系统受累

患者可有头痛、头晕、呕吐、一过性黑蒙、视力模糊等症状。严重者发生抽搐、昏迷,进展成子痫。过去子痫的发生率为 0.05%左右,目前由于产前监护的改进及广泛使用硫酸镁静脉滴注防治,子痫的发生率已明显下降。子痫发生主要与脑水肿有关,其部位在脑后枕叶,磁共振图像类似于可逆性脑后白质综合征表现,严重者可出现颅内出血。

7.HELLP 综合征

先兆子痫患者出现转氨酶水平升高、溶血及血小板计数减少,称为 HELLP 综合征。严重先兆子痫患者 HELLP 综合征的发生率为 10%~20%。HELLP 综合征常常合并胎盘早剥、肝包膜下出血、肾衰竭、早产甚至胎儿及孕妇死亡。

(二)肾病理表现

1.光镜检查

先兆子痫肾损害的特征性病理改变为肾小球内皮细胞增生、肿胀及空泡变性,故此肾小球病变被称为内皮细胞病。每个肾小球毛细血管襻的内皮细胞增生、肿胀程度不同,轻者腔内内皮细胞成双,重者毛细血管腔被增生的内皮细胞堵塞。非特征性肾脏损害还包括不同程度的系膜增生,重者增生的系膜插入基底膜及内皮细胞间,形成类似于Ⅰ型膜增生性肾炎的双轨征病变。也有不少患者伴随出现局灶节段性肾小球硬化(FSGS)。肾小管间质损害一般较轻,但是,正如前文所述,偶尔出现急性肾小管坏死。血管病变主要表现为内皮细胞肿胀及内膜增厚。肾脏的特征性病理改变常在产后 3 个月内消退,但是部分患者在终止妊娠 6 个月后,仍残留肾小球内皮细胞增生肿胀。

原南京军区南京总医院全军肾病研究所总结 19 例先兆子痫肾损害患者临床及病理,发现先兆子痫肾损害患者的肾活检病理主要表现为肾小球内皮细胞增生、肿胀(94.7%),系膜细胞增多、系膜基质增加(89.5%),脏层上皮细胞增生、肿胀(68.4%),周边襻弥漫或节段双轨(78.9%),亦有部分患者表现为肾小球局灶节段硬化(31.6%)。肾小管间质损害一般较轻(但有 FSGS 样损害者较重),血管病变主要表现为小动脉透明变性(36.84%)、内皮肿胀(26.32%)、内膜增厚(26.32%)、弹力层增厚分层(26.32%),严重者的血管壁呈纤维素样坏死(5.26%)(图 8-2)。

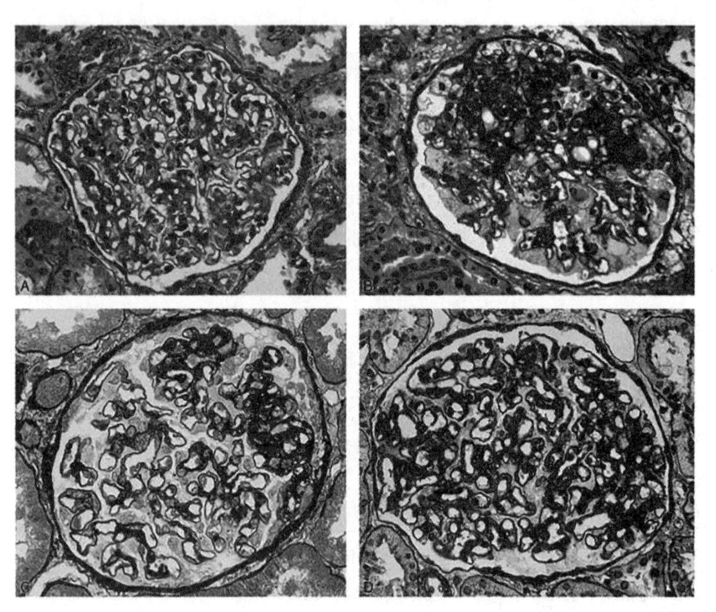

A.肾小球内皮细胞肿胀;B.肾小球节段性肾小球硬化样病变;C.肾小球节段性肾小球硬化样病变伴双轨;D.肾小球弥漫双轨形成。

图 8-2 先兆子痫肾损害的光学显微镜下表现

先兆子痫肾损害患者 FSGS 的形成机制尚未明了。有学者认为两者间有直接因果关系,FSGS 是先兆子痫肾损害的一种特殊表现。Nochy 等研究表明先兆子痫患者的 FSGS 病变与肾小球肥大和系统性高血压密切相关,肾小球肥大与系统性高血压导致肾小球内高压、高灌注及高滤过,促进 FSGS 发生。除上述机制外,FSGS 的形成还可能与先兆子痫患者体内一些血管活性物质释放增多相关,如血管紧张素Ⅱ、内皮素-1(ET-1)、血小板源生长因子(PDGF)、转化生长因子-β(TGF-β1)及血栓素 A(TXA),它们能直接或间接地引起系膜细胞增生及系膜基质增加。此外,脂质过氧化也能激活系膜细胞,加速肾小球硬化的发生和发展。所以 FSGS 的形成过程既有血流动力学因素,也有非血流动力学因素参与。

2.免疫疾病理检查

无免疫球蛋白成分沉积。近年来学者发现有补体片段 C4 可沿肾小球毛细血管壁沉积,C4 能与内皮细胞结合,导致后者增生及损伤。另外,还可能见到Ⅷ相关抗原和纤维素在肾小球毛细血管壁沉积(图 8-3)。

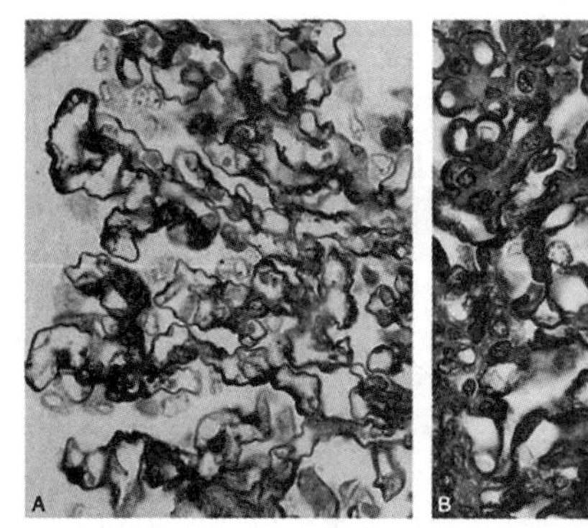
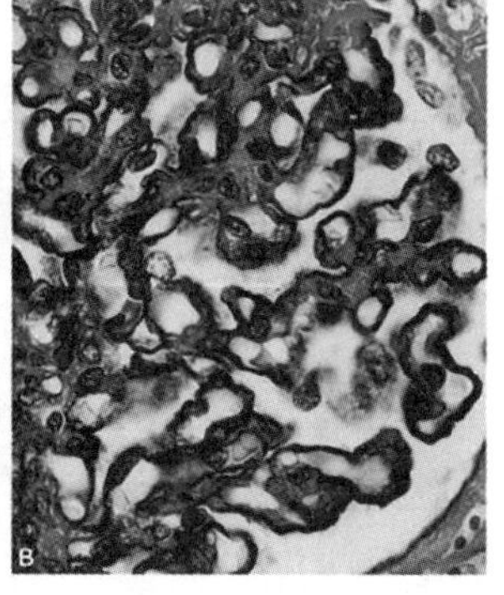

A.Ⅷ因子相关抗原在肾小球毛细血管壁沉积;B.纤维素在肾小球毛细血管壁沉积。

图 8-3 先兆子痫肾损害的肾脏免疫疾病理表现

3.电镜检查

毛细血管内皮细胞增生,明显肿胀,空泡形成(图 8-4A);足突基本正常;系膜细胞增生、基质增多,并可插入内皮细胞与基底膜之间,重时压迫毛细血管腔(图 8-4B)。肾小球基底膜与内皮细胞间可见透明物质沉积,导致内皮细胞与基底膜分离(图 8-4C)。

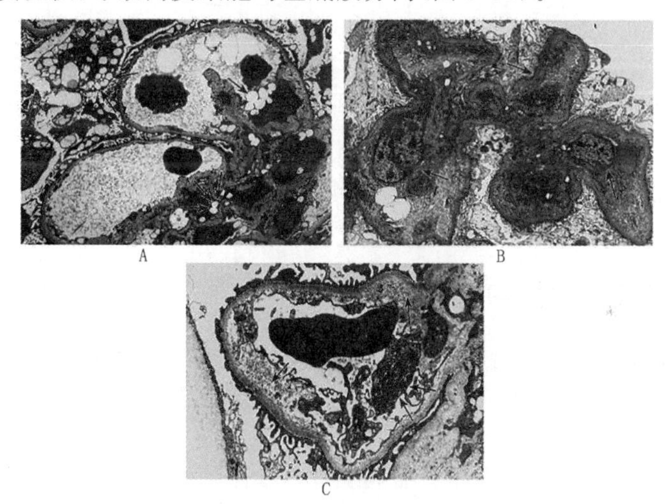

A.内皮细胞、足细胞及系膜细胞胞质中可见大量的脂质空泡(↑);B.系膜基质插入,毛细血管襻受压(↑);C.内皮细胞从基底膜分离,伴纤维状物质沉积(↑)。

图 8-4 先兆子痫肾损害的电子显微镜改变

(三)诊断及鉴别诊断

先兆子痫的诊断多依赖于临床表现。根据孕妇妊娠前无高血压及慢性肾病病史,孕 20 周后出现高血压、蛋白尿、水肿以及血尿酸升高等表现,诊断一般不难。

需鉴别先兆子痫与原发性高血压及妊娠合并慢性肾炎(表 8-6)。

表 8-6 先兆子痫的鉴别诊断

	先兆子痫	原发性高血压	妊娠合并慢性肾炎
发病时间	孕 20 周后	孕 20 周前	孕早期
家族史	有或无先兆子痫家族史	常有高血压家族史	无先兆子痫或高血压家族史
原有疾病	无高血压及肾损害	有高血压	有慢性肾炎

续表

	先兆子痫	原发性高血压	妊娠合并慢性肾炎
年龄、胎次	多为高龄/初产妇	不定	多在30岁以下
临床表现	高血压、蛋白尿、水肿	高血压,可伴轻度蛋白尿,无水肿	有血尿、蛋白尿、水肿、高血压、夜尿增多等
蛋白尿性质	以肾小球性蛋白尿为主,常为非选择性蛋白尿	多为肾小管性蛋白尿	以肾小球性蛋白尿为主,常为非选择性蛋白尿
肾功能	正常或轻度减退,偶可出现急性肾损伤	正常或减退	常减退
血尿酸水平	常升高,肾功能不全时较血Scr、BUN水平升高更明显	与血Scr、BUN水平升高平行	与血Scr、BUN水平升高平行
肝功能	可异常	正常	正常
凝血功能	可异常	正常	正常
眼底	小动脉痉挛,较少出血及渗出	小动脉痉挛,可伴动脉硬化	正常,肾功能不全时可见出血及渗出
肾活检	肾小球内皮细胞病	小动脉硬化症	各种病理类型肾炎
预后	多在产后3个月内恢复,但微量清蛋白尿可存在较久	血压持续升高	尿检异常持续存在

此外,尚需注意妊娠前即有原发性高血压或慢性肾病的孕妇比妊娠前健康者更容易罹患先兆子痫。文献报道原发性高血压孕妇先兆子痫的发生率约为25%,而慢性肾病孕妇先兆子痫的发生率为20%～40%,此时先兆子痫往往危害大,容易发生脑出血及产后大出血,围生期孕妇病死率显著增加。

三、先兆子痫发病机制的研究现状及思索

多数文献认为胎盘滋养层细胞浸润母体血管异常是先兆子痫发病的主要机制。近年来随着分子生物学的进展,对先兆子痫发病机制的研究取得了长足的进展。

(一)异常胎盘形成和胎盘缺血

在正常胎盘形成过程中,胎盘滋养层细胞浸润至母体的螺旋动脉,而后细胞发生表型转换,从表达滋养层细胞黏附分子(如整合素α3/β6、αω/β5及E-钙黏素)转变成表达内皮细胞黏附分子(如整合素α1/β1、αω/β3,血小板源性内皮细胞黏附分子和血管内皮-钙黏素),逐渐取代原有血管内细胞,完成螺旋动脉重铸,使血管从高阻力低容量血管变成了低阻力高容量血管,增加胎盘血容量,从而确保母胎之间物质(营养物质、氧气及代谢废物)交换及胎儿正常发育。

先兆子痫孕妇的胎盘滋养层细胞浸润到母体的螺旋动脉位置较浅,数量少,密度低,故螺旋动脉重铸不全,导致胎盘灌注不足及功能障碍,这一病理现象称为"胎盘浅着床"。到妊娠中晚期此胎盘浅着床所致胎盘缺血、缺氧的危害逐渐显现,刺激胎盘分泌大量活性物质,诱发母亲发生高血压。

(二)循环中促血管生成因子与抗血管生成因子

血管生成是胎盘形成的基本过程之一,在母胎之间建立适当的血管网确保母胎间物质交换十分重要。而血管生成过程将受到促血管生成因子及抗血管生成因子的调节。

主要的促血管生成因子有VEGF及PLGF,后者也是VEGF的家族成员,主要由胎盘生成。VEGF及PLGF都能促血管内皮细胞有丝分裂,在血管生成上发挥重要作用。

主要的抗血管生成因子有可溶性Fms-样酪氨酸激酶1(soluble Fim-like tyrosine kinase 1, sFlt1)及可溶性内皮糖蛋白(soluble endoglin,sEng)。sFlt1 是 PDGF 的可溶性受体(它缺乏胞质区和跨膜区,仅保留配体结合区),能与循环中 VEGF 及 PLGF 结合,从而阻止它们与细胞膜上受体结合,阻断他们的生物学效应;内皮糖蛋白 endoglin 是 TGF-β 的共受体,sEng 能通过拮抗 TGF-β 信号通路而发挥抗血管生成效应。sFlt1 和 sEng 都能由血管内皮细胞及胎盘滋养层细胞分泌,两者在抑制血管生成上具有协同作用。

已发现先兆子痫患者在发病前,循环中 VEGF 及 PLGF 水平即显著下降,而 sFlt1 及 sEng 水平显著升高。如此可导致胎盘血管生成不足,从而诱发先兆子痫。

(三)肾素-血管紧张素系统

胎盘具有完整的肾素-血管紧张素系统(RAS),妊娠时循环 RAS 及胎盘局部 RAS 均会发挥生理效应。已有研究发现,先兆子痫时胎盘组织的肾素、血管紧张素原、血管紧张素转化酶、血管紧张素Ⅱ与 AT1 受体表达均增强,从而导致胎盘血管收缩,影响母胎间物质交换,加重先兆子痫。另外还有研究发现,先兆子痫时 Ang-(1-7)水平明显下降,且绒毛膜中 Mas 受体表达下调,提示它们在平衡血管紧张素Ⅱ-AT1 受体上的作用受损,从而加重胎盘血管收缩。

先兆子痫孕妇循环中存在一种血管紧张素 AT1 受体自身抗体(AT1-AA),它也能参与先兆子痫致病。已知 AT1-AA 能与 AT1 受体结合并激活 AT1 受体,从而激活受体下游的钙调磷酸酶/核因子活性 T 细胞(NFAT)信号,诱导 sFlt1 产生,拮抗胎盘血管生成。另外,AT1-AA 还能刺激滋养层细胞或血管平滑肌细胞产生纤溶酶原激活物抑制剂-1(PAI-1),降低滋养层细胞的侵袭力;激活烟酰胺腺嘌呤二核苷酸磷酸(NADPH)氧化酶,产生活性氧簇(ROS);刺激组织因子(TF)生成,启动外源性凝血途径促进凝血。上述作用均能促使先兆子痫发生。

(四)内皮细胞舒张因子及其抑制剂

既往学者认为 TXA 和前列腺素(PG)平衡发生改变,TXA 增加和 PG(特别是前列环素 PGI_2)减少在先兆子痫发病中起重要作用。近来研究认为内皮素(ET)和血管舒张因子一氧化氮(NO)间平衡发生改变,ET 增加和 NO 减少,在先兆子痫发病过程中起主要作用。他们都与血管内皮损害和/或功能异常密切相关。

内源性内皮细胞 NO 合成酶抑制剂非对称型二甲基精氨酸(ADMA)的血清浓度与血管舒张关系极为密切。Savvidou 等发现孕妇血清中 ADMA 浓度升高,能直接影响 NO 合成,引起内皮细胞功能不全,导致先兆子痫发生。

(五)松弛素

松弛素主要由卵巢黄体产生,妊娠期胎盘产生的人绒毛膜促性腺激素是促进松弛素分泌的主要细胞因子,松弛素能通过内皮素 β 受体-NO 途径发挥强有力的扩血管作用。松弛素是最早发现的生殖激素,但其受体一直未被确定,近年来研究发现它有两个受体,即 LGR7(RXFP1)和 LGR8(RXFP2),二者都为含亮氨酸重复序列的 G 蛋白偶联受体。

国内张哲等对 42 例先兆子痫孕妇及 30 例正常孕妇的血清松弛素浓度进行了检测,发现先兆子痫患者的血浓度显著较正常孕妇低,提示松弛素分泌不足可能参与先兆子痫发病。

先兆子痫的发病机制十分复杂,前面只讨论了部分内容。现在学者认为其发病还有遗传因素,甚至还有免疫因素及炎症因素参与,此处不再讨论,必要时请参阅妇产科专著。

四、先兆子痫肾损害的治疗、预防与预后

(一)治疗原则与具体措施

治疗原则为降压、扩容和/或利尿、镇静、解痉,必要时抗凝,并适时终止妊娠,以防严重并发

症发生。

1.控制高血压

先兆子痫孕妇血压升高达到诊断标准[血压≥18.7/12.0 kPa(140/90 mmHg)]后即可给予药物干预，当收缩压≥21.3 kPa(160 mmHg)或舒张压≥12.0 kPa(90 mmHg)时则必须给予药物，进行降血压治疗。抗高血压常用的一线药物为甲基多巴、拉贝洛尔及氧烯洛尔；一线药物控制血压不理想时，可加用二线药物，如硝苯地平、尼卡地平、肼屈嗪、阿替洛尔、哌唑嗪、可乐定。当血压≥22.6/14.6 kPa(170/110 mmHg)时，需紧急药物治疗以防止孕妇发生卒中或抽搐，常常静脉推注肼屈嗪或拉贝洛尔快速降压，也可以口服或舌下含服硝苯地平来控制血压。但是，先兆子痫孕妇的高血压不宜降得过低，不应降至17.3/10.7 kPa(130/80 mmHg)以下，否则将会减少胎盘血流，对胎儿不利。

在治疗先兆子痫高血压时，禁用ACEI及ARB。若在妊娠中或末3个月服用ACEI或ARB，常可产生严重的胎儿毒性反应，导致胎儿低血压及肾血流减少，从而致使胎儿宫内发育迟缓，肢体挛缩，颅面畸形，肺发育不全及死亡，并可导致早产、新生儿低血压、新生儿无尿和死亡；另外，也需慎用利尿剂，利尿可能加剧先兆子痫患者的低血容量状态。

2.子痫的防治

可给予4 g硫酸镁，静脉缓慢推注(>20 min)，然后以1.5 g/h的速度持续静脉滴注，共6～12 h，可以防治抽搐。抽搐发作时还可以静脉注射10～20 mg地西泮，或肌内注射1 g苯妥英钠，以镇静解痉。

硫酸镁在预防及治疗子痫抽搐发作上的疗效十分肯定，但是应在何时用此药预防抽搐争议很大，部分学者认为应该早期使用，部分学者认为出现神经系统症状时才用，还有学者认为先兆子痫发生抽搐的可能性很小，不需要药物预防，以避免药物不良反应。

3.扩容治疗

先兆子痫患者经常出现循环容量不足、血管收缩及外周阻力增加，为此有学者认为可给这些患者静脉输注胶体液(血浆制品或血浆代用品)进行扩容，认为适当的扩容能减少外周血管阻力，帮助降压，并改善肾脏及胎盘循环。

但是不少临床试验结果显示，扩容治疗虽能改善孕妇的血流动力学指标，却并不能改善孕妇及胎儿的不良结局，而且扩容不当有引起肺水肿及脑水肿的风险，为此是否应对先兆子痫患者进行扩容治疗仍存在不小争议。2012年，中华医学会妇产科学会制定的《妊娠期高血压疾病诊治指南》认为，无严重的液体丢失(如呕吐、腹泻、分娩出血)或高凝状态，则不宜进行扩容治疗。

此外，下列情况下进行合理的扩容治疗不应该存在异议：先兆子痫并发急性高血压时，在静脉滴注抗高血压药前需先补足循环容量；对有肾前性氮质血症、尿量减少的患者，在给襻利尿剂前也要先补足循环容量。如果进行扩容，输液量一定不能过大，并需密切监测中心静脉压变化，以免输液过度诱发急性肺水肿或脑水肿。

4.支持治疗

当血小板计数低于20×10^9/L时，或血小板计数为20×10^9～40×10^9/L，但高血压难以控制，有脑出血风险时，均应输注血小板悬液。如果先兆子痫患者并发溶血尿毒综合征或并发肝损害导致凝血功能障碍，也应输注新鲜冰冻血浆。若患者出现急性肾损伤，还应及时给予血液净化治疗。

5.终止妊娠

对先兆子痫最有效的治疗方法是终止妊娠。经上述措施积极治疗，母胎状况无明显改善，病情持续进展时，即应及时终止妊娠。具体指征为：①孕妇器官功能不全加剧、肝和肾功能恶化、血小板进一步减少以及出现神经系统症状；②有难以控制的高血压；③宫内胎儿生长受限，胎儿发育不全。

6.生物治疗的试验研究及展望

大量研究证实，血清 sFlt-1 及 sEng 水平升高与先兆子痫发病密切相关，因此拮抗这些细胞因子已成为未来治疗的方向。Li 等用 VEGF121 治疗 sFlt1 诱导的大鼠先兆子痫模型，发现应用 VEGF121 后，蛋白尿和高血压明显减轻，且对胎鼠不造成损害，说明 VEGF121 有希望用于先兆子痫治疗。

近年还有学者试用抗 VEGF 的贝伐单抗、酪氨酸激酶抑制剂舒尼替尼及索拉非尼治疗先兆子痫，结果令人失望，使用上述药物后先兆子痫患者的蛋白尿反而增多。

重组人血红素加氧酶 1 具有调节胎盘血管再生和降低氧化应激的作用，因而有可能用于先兆子痫治疗，但目前尚需进一步研究以明确其疗效及不良反应。

（二）预测与预防

1.预测指标

预测对实施预防很重要。正如前面所述，现在已知先兆子痫的许多危险因素，但是迄今为止，尚无任何临床及实验室指标能够准确地预测先兆子痫发生。近年来一些研究显示，血清 sFlt1 及 sEng 水平升高，PLGF 及 VEGF 水平下降，特别是血清 sFlt1/PLGF 比值上升对先兆子痫发生具有一定的预测作用，但尚需进一步研究。

2.预防措施

至于应用药物预防先兆子痫发生，已有如下初步研究。

(1)阿司匹林：对于具有先兆子痫病史的高危孕妇，有学者推荐在妊娠 16 周前预防性使用小剂量阿司匹林，认为它可能通过影响胎盘重塑而预防先兆子痫发生。2001 年，Duley 等对包含 32 000 例孕妇的 42 个随机试验进行了荟萃分析，结果显示阿司匹林确能减少 15％的先兆子痫风险。不过，目前对应用阿司匹林预防先兆子痫仍然存在争议。

(2)钙剂：低钙摄入量能引起血管收缩及高血压，而钙摄入量高的孕妇较少发生先兆子痫，这刺激了补钙预防先兆子痫的研究。2001 年，Atallah 等对包含 6 864 例孕妇的 10 个临床试验进行了荟萃分析，发现给钙摄入量低的孕妇补充钙剂能减少先兆子痫发生，但是对钙摄入量正常的孕妇却无此预防效果。世界卫生组织（WHO）曾对 8 325 例孕妇的补钙情况进行了观察，结果显示钙剂未能预防先兆子痫发生，但能降低先兆子痫并发症的发生率和孕妇病死率。所以补充钙剂的确切效果仍然需要进一步验证。

(3)其他药物：已有学者应用鱼油或抗氧化剂（维生素 C、维生素 E 和别嘌醇）预防先兆子痫发生，均未显示出预防效果。

（三）疾病预后

传统观点认为，分娩后先兆子痫患者的高血压会迅速下降，蛋白尿会在 3 个月内消失，肾病理改变也会逐渐恢复，不留长期后遗症。但是，近年通过对先兆子痫患者随访，发现约 58％的先兆子痫患者产后 2～4 个月及 42％的先兆子痫患者产后 3～5 年仍有微量清蛋白尿，先兆子痫患者的尿清蛋白排泄率比正常对照组高。微量清蛋白尿是血管内皮受损的表现，所以它可能反映了血管内皮病变的持续存在。Ray 等通过长期随访发现先兆子痫患者将来发生心血管事件的概率是正常对照组的 2 倍。此外，Williams 等发现，先兆子痫患者将来发生缺血性心脏病、脑血管意外、外周血管病及静脉血栓栓塞的概率为正常对照组的 2 倍，并认为这与先兆子痫后慢性高血压的发生率高相关。

（汤跃武）

第九章

囊肿性肾病

第一节　单纯性肾囊肿

单纯性肾囊肿是最常见的肾脏良性疾病，发病率在肾脏囊性疾病中居首位，可分为孤立性及多发性，常见于50岁以上成人而罕见于儿童，发病率随年龄的增加而增加。患病者中男性多于女性，男女患者之比约为2∶1。绝大多数为非遗传性疾病，仅极少数为遗传病，可能系常染色体显性遗传。单纯性肾囊肿的发病机制尚不十分明确。囊肿可能是由肾小管憩室发展而来。随年龄增长，远曲小管和集合管憩室增加，所以单纯性肾囊肿的发生率亦随之增加。

一、病理

单纯性囊肿一般为单侧、单发，位于肾下极的皮质内，也有多发或多极性者，双侧发生很少见。囊肿一般孤立，呈球形，囊壁很薄，内衬单层扁平上皮，外观呈淡蓝色，约95%的囊肿含有清亮的琥珀色液体。偶可见囊壁钙化。约5%的囊肿含血性囊液，其中半数囊壁上可能有乳头状癌，应重视。

单纯性肾囊肿好发于肾脏表面，但也可位于深部。当囊肿位于深部时，其囊壁易与肾盂及肾盏的上皮内壁紧连，要将它们分开十分困难，但囊肿并不与肾盂相通。囊肿较大时可压迫邻近肾组织，使肾的外形发生改变。镜检可发现囊壁有重度的纤维变性及玻璃变性，还可见到钙化区域，邻近肾组织也受压发生纤维变性。

二、临床表现

多数囊肿无明显症状，为偶然发现。由于B超及CT的广泛应用，年度健康体检的逐渐普及，单纯性肾囊肿的发现率明显增加。其往往是患者因其他原因而做检查或在体检时被发现。囊肿可引起胃肠道迷走神经症状。囊肿内突然出血可引起急性腰痛。患者亦可出现血尿。囊肿位于肾下极并紧贴输尿管时，可加重肾盂积水，而尿液对肾盂的压迫可引起背痛。这种梗阻还可以使肾脏发生感染。自发性感染在单纯性肾囊肿中罕见，而一旦发生，就难以同肾癌鉴别。感染后可有腰痛和发热。囊肿较大可引起腰背部疼痛，但较少见。个别情况下囊肿压迫邻近血管，造成局部缺血和肾素增加而出现高血压。偶尔还可伴发红细胞增多症。该病不会导致肾功能减退。如伴有血尿和高血压，应全面检查是否伴有肾腺癌，少数情况下良性囊肿的囊壁可发生腺癌。

三、诊断与鉴别诊断

（一）诊断

1.IVU

腹平片表现为肾脏轮廓变形或肾轴改变。IVU表现为界限清楚的无功能的球形肿物，有薄的外壁。肿物可使得一个或多个肾盏和漏斗移位、梗阻或闭塞。正常肾实质伸展到囊壁上，形成鸟嘴征，是良性肾囊肿的表现。当囊肿占据了肾下极，输尿管上段可向脊柱移位。

2.B超

B超对诊断有极大帮助，应作为首选检查方法。B超鉴别囊性和实质性占位病变的准确率可达98%以上。典型的超声表现为内部无回声的空腔，囊壁光滑而边界清楚，回声增强。当这三个标准都存在时，超声诊断良性肾囊肿的准确率为95%。继发感染时囊壁增厚，病变区内有细回声。囊内有血性液体时，回声增强。当囊壁显示不规则回声或有局限性回声增强时，应警惕恶性病变。

3.CT

CT对B超检查不能确定者有价值。典型表现为边界锐利的球形肿物，壁薄而光滑，均质，边缘整齐，CT值低(平扫CT值为－10～＋20)，静脉注射造影剂后不增强。囊肿伴出血或感染时，呈现不均质性，CT值增加。偶见肾实质肿瘤内血管较少，从而易与囊肿相混淆。少数情况下，囊肿壁也可发生肿瘤，因此有必要做更进一步的鉴别诊断检查。

4.MRI

MRI主要用于对碘造影剂过敏或肾功能不全的患者。MRI对明确囊液性质有意义，必要时可选择应用。单纯肾囊肿在T_1加权像上为低信号，在T_2加权像上为高信号。注射Gd-DTPA后MRI显示不增强也是良性肾囊肿的重要特点。

5.放射性核素

放射性核素检查在鉴别囊肿和肿瘤方面没有作用。但锝扫描若确定肿物是无血管的，则病变倾向于良性。

当上述检查对鉴别囊肿及肿瘤仍不明确时，可行B超或CT引导下穿刺。除观察囊液的物理性状外，还应进行细胞学及生化检查。炎性囊肿的囊液颜色暗、混浊，脂肪及蛋白含量中度增加，淀粉酶和LDH水平显著升高，细胞学检查有炎性细胞，囊液培养可确定病原体。囊壁继发肿瘤时，囊液为血性或暗褐色，脂肪及其他成分明显升高，细胞学阳性，肿瘤标志物CA-50水平升高。

（二）鉴别诊断

需鉴别单纯性囊肿与肾癌、多囊肾、肾积水等疾病。

1.肾癌

肾癌呈占位性病变，但易发于深部，从而引起更明显的肾盏弯曲。肾癌患者常有血尿，而有囊肿，则极少发生血尿。当肾实质肿瘤压在腰大肌上面，在腹平片上就看不到肌肉的边缘，而囊肿则依旧可见。出现转移的证据、红细胞增多症、高钙血症及血沉加快都提示为肾癌。若肾静脉发生癌栓，IVU可显示不清甚或不显影。但需注意的是，囊肿壁也有发生癌变的可能。肾癌和单纯性囊肿的超声及CT表现截然不同，易于鉴别。

2.多囊肾

多囊肾几乎均是双侧性的,弥漫的肾盏及肾盂发生扭曲为其影像学特点。单纯性肾囊肿则多为孤立性、单发性。多囊肾往往伴有肾功能损害及高血压,而肾囊肿则多没有此表现。

3.肾积水

肾积水的症状和体征可与单纯性肾囊肿的症状和体征完全一致。发生急性或亚急性肾盂积水,由于肾盂内压升高,常产生更为局限的疼痛,感染易于使其表现复杂化。单纯性囊肿和肾积水的尿路造影表现截然不同:囊肿主要引起肾脏变形,而肾积水则表现为由梗阻所致的肾盏和肾盂的扩张。

四、治疗

单纯性肾囊肿发展缓慢,对肾功能常无明显影响,治疗趋于保守。

(一)定期随诊

如囊肿直径<4 cm,可定期随诊,观察其大小、形态及内部质地的变化。超声为首选方法。无肾实质或肾盂、肾盏明显受压,无感染、恶变、高血压,或上述症状不明显时,即使囊肿较大,亦不主张手术,而采取定期随访。当继发感染时,由于抗生素可穿透囊壁进入囊腔,可先采用抗生素治疗和超声引导下穿刺引流,失败无效时再考虑开放手术。

(二)超声穿刺引流

如囊肿直径>4 cm,可于超声引导下,穿刺引流囊液。也可把 95%的乙醇作为硬化剂,注入囊内,但有可能被吸收而影响肾实质,若发生外溢可引起不良反应。四环素具有硬化和预防感染的作用,不良反应小。B 超引导下经皮穿刺,抽吸囊液后注射硬化剂,虽然仅有暂时性的疗效,复发率可达 30%～78%,但对于高龄患者,仍可作为一种治疗的选择。

(三)手术治疗

有巨大囊肿(直径>8 cm,囊液超过 500 mL),可能需要手术治疗。有条件者可行腹腔镜下囊肿切除术。若证实囊壁癌变或同时伴发肾癌,则应尽快手术治疗。

(四)腹腔镜

随着腹腔镜在泌尿外科的普及,因单纯性肾囊肿而行开放性手术的患者日益减少。而腹腔镜肾囊肿去顶术被公认对患者创伤小、疗效较好,已成为治疗有手术指征的单纯性肾囊肿的“金标准”方法。

(五)活检

若怀疑囊肿有恶性可能,影像学检查不能确诊,应做 B 超引导下穿刺病理活检,甚或手术探查。

单纯性囊肿的治疗需综合考虑囊肿对肾脏和全身的影响,并视囊肿的发展变化而定。大多数囊肿预后较好。

(郭旭红)

第二节 多 囊 肾

多囊肾是一种遗传性疾病,其特点是双侧肾脏有多个囊肿致使肾脏体积增大而功能性肾组织减少。多囊肾一般分为常染色体显性遗传型多囊肾(ADPKD)和常染色体隐性遗传型多囊肾(ARPKD)。

多囊肾的病因是在胚胎发育过程中,肾小管和集合管间连接不良,使尿液排出受阻,形成肾小管潴留性囊肿。绝大多数病变为双侧,肾脏明显增大,布满大小不等的囊肿,囊内液为浅黄色。随着病程的进展,肾实质逐渐受压变薄,最终不能维持正常的肾功能。肾脏受累的特点是肾单位各部包括 Bowman 囊呈囊性扩张。囊肿沿上皮排列,所含囊液来自肾小球滤过液,受肾小管上皮细胞的作用变更。多囊肾的发生及囊肿进行性增大的机制尚不清楚。两种类型的肾脏囊肿在子宫内亦有发现。

一、常染色体显性遗传型多囊肾

ADPKD 是常见的遗传疾病之一,主要表现为多发双侧肾囊性病变。发病率约为1/1 000,其外显率近乎 100%,所有活到 80 岁以上的携带者均显示出该病的某些征象。5%~10%的终末期肾衰是由 ADPKD 导致的。ADPKD 按基因定位不同分为Ⅰ、Ⅱ、Ⅲ型。约 85%的 APDKD 家族中,与疾病相关的 ADPKD1 基因突变定位于 16p 上。它具有两个特异性标志:α 球蛋白复合体及磷酸甘油酸激酶的基因。其余的家族中大多数可发现在 4 号染色体(ADPKD2)上有基因缺陷,有基因缺陷的家族占所有 ADPKD 家族的 5%~10%。ADPKD3 基因型的患者所占比例更少。

(一)临床表现

ADPKD 起初常无症状,但可在患者童年时经超声检查而被发现。随着年龄的增长,囊肿的数目和大小均逐步增加。但多年内进展缓慢,一般在 30~40 岁出现症状,也有的直到尸检时才被发现。患者年轻时,肾脏的功能尚能维持机体需要,无明显症状和体征。囊肿随年龄增长可进行性增大,进一步压迫本已缺乏的肾实质,从而使患者出现肾衰竭。症状常与囊肿的影响有关,主要有腰痛或不适、血尿、腰部肿块及尿路感染。腰痛常由肾和囊肿增大、肾包膜张力增加或牵引肾蒂血管神经引起。20%~30%的患者发生肾结石,常是腰痛的原因。血尿常呈发作性,可为镜下血尿或肉眼血尿,主要原因是囊壁血管牵扯破裂,发作时腰痛常加重。女性患者易发生急性肾盂肾炎,肾实质和肾囊肿均可继发感染。肾功能不全可有尿毒症症状。往往并存慢性感染,并加重肾功能不全进展。临床表现除泌尿系统外,可有心血管及消化等系统的症状。疾病早期即可出现高血压,血压水平可直接影响预后。ADPKD 常合并多种脏器异常。约 33%的患者肝脏也有囊肿,但不影响肝功能。25%~30%的 ADPKD 患者由心脏超声检查可发现瓣膜异常,常见的是二尖瓣脱垂及主动脉反流。虽然多数心脏受累的患者无症状,但心脏损害可逐渐进展,并严重到需要换瓣。伴瓣膜脱垂者可合并脑栓塞,亦可合并感染性心内膜炎。查体时可触及双侧腹部肿物,其为肿大的肾脏。

(二)诊断

早期患者尿常规无异常,中期、晚期可见不同程度的血尿,但红细胞管型不常见,部分患者可出现轻度蛋白尿。如伴结石和感染,也可有脓尿出现。白细胞尿比较多见,不一定意味着尿路感染。由于囊肿破裂或结石移动也可有发作性的明显肉眼血尿。在病程早期即可出现肾浓缩功能受损表现,此表现的出现要早于肾小球滤过率降低。当囊肿数目增多,肾脏增大,肾浓缩功能受损更加明显。最大尿渗透压测量是肾功能受损的敏感指标,与肾功能不全的程度一致。

腹平片显示肾影增大,外形不规则。若囊肿感染或有肾周围炎,肾影及腰大肌影不清晰。IVU 检查具有特征性,表现为有多个囊肿,由此引起肾脏肿大,外形不规则,并且因为囊肿压迫肾盏、漏斗和肾盂,呈蜘蛛状,肾盏扁平而宽,肾盏颈拉长变细,常呈弯曲状。B 超显示双肾有为数众多的液性暗区。CT 显示双肾增大,外形呈分叶状,有多数充满液体的薄壁囊肿。由于囊肿取代功能性组织,故在肝、肾的超声检查和 CT 扫描中可显示典型的“虫蚀”状。在静脉尿路造影未显示典型改变之前,这些检查可作为该病早期诊断的手段。家族史可以协助诊断。应尽量避免尿路器械检查,以免继发感染。

需与该病相鉴别的是尚未造成足够肾实质损害导致尿毒症的单个或多发性囊肿。由于该病有自然史和 100%的显性率,所以必须筛查家族成员。

(三)治疗

该病的治疗应采用对症及支持疗法,主要是控制高血压和预防感染。早期、中期多囊肾患者可采用囊肿去顶减压手术。对肾衰竭终末期患者可考虑长期透析,有条件的晚期多囊肾患者应做同种异体肾移植。

1.对症及支持治疗

无症状患者可以如正常人饮食起居,不必过多地限制活动。肾明显肿大者应注意防止腰、腹部外伤,以免发生肾囊肿破裂。血压高时,应限制钠盐的摄入量,选择降压药物治疗。血管紧张素转换酶抑制剂是首选的降压药物。高血压的控制情况在保护肾功能中能起决定性作用。当有血尿时,首先应减少活动或卧床休息,尽快明确产生血尿的原因,并给予相应治疗。血尿严重,不能控制时,可采用肾动脉栓塞。发生肾实质或囊内感染,应采取积极的抗感染等措施。病原菌以大肠埃希菌、葡萄球菌为主,也有可能为厌氧菌感染。应用广谱抗生素,如青霉素、头孢菌素类、喹诺酮类药物,感染严重时,可以联合用药。若确定为囊内感染,施行 B 超引导下穿刺引流及囊液细菌学检查,确定病原菌,有利于抗生素的选用。多囊肾合并梗阻性结石,难以单独处理结石,由于囊肿的压迫、囊肿的数目多,肾内的通道不如所希望的那样通畅,碎石或内镜取石都有技术上的困难。任何器械操作都可能引起囊肿感染。结石是反复感染的主要原因,使感染不易控制。因此,患者不能自行排出结石,则应考虑手术治疗。

2.囊肿减压术

囊肿减压术曾被较广泛地采用,但关于这种手术能否改善肾功能和延长生命,一直有争论。囊肿减压术保护了余下的正常肾单位,使其免遭挤压和进一步损害,使肾缺血状况有所改善,部分肾单位的功能得到恢复,延缓了疾病的发展。它对表浅而较大的囊肿,尤其伴有顽固性疼痛、进展性高血压或进展性肾功能不全者,疗效不错。其优点为对早期、中期患者有降低血压、减轻疼痛、改善肾功能、提高生命质量、延缓进入肾衰竭终末期等作用。手术效果取决于病例的选择,对无意中发现的无症状者一般不做手术治疗,应定期检查和随访。如病情进展加快、症状明显、肾功能下降、血压持续性升高,应及早施行手术。手术时用冰盐水局部冲洗、降温以减轻灼热对肾脏的损害。对晚期患者减压治疗已无意义,手术可加重肾功能损害。两侧手术间隔时间以3～6 个月为宜。不宜同时处理多囊肝。近年来亦有采用腹腔镜囊肿减压术治疗多囊肾者,由于多囊肾布满大小不等、数目甚多的囊肿和微创手术范围的限制，不能彻底给所有囊肿减压，故不宜常规采用，该方法仅适合处理多囊肾大或较大的囊肿，以改善部分肾功能和症状。

3.透析与移植

患者如进入肾衰竭终末期，应按尿毒症相应的治疗原则处理，透析治疗是必需的。该病的血液透析存活率，以及肾移植后患者和肾的存活率都与非 ADPKD 非糖尿病患者相同。由于肾和肝大，不宜腹膜透析，而应采用血液透析。多囊肾囊壁能产生多量红细胞生成素，患者一般没有贫血，因此血透能维持较长时间，疗效较佳。患者的血细胞比容和血黏度相对较高，易形成血栓，故应采取相应措施避免瘘管堵塞。晚期多囊肾患者适宜时可做同种异体肾移植术。若供肾来自亲属，必须确定供者不是风险患者，最好应用基因诊断技术确定。多囊肾患者同时伴发的疾病有脑动脉瘤、结肠憩室、胰腺囊肿或瘤等，增加了术后处理的困难，影响移植效果。对于是否切除患肾至今仍有分歧。大多数学者认为在以下情况下应考虑肾移植前切除患肾：①有严重的出血或感染。②伴重度高血压。③伴发肾肿瘤。④压迫下腔静脉。⑤有难以控制的疼痛。

4.预后

有无症状及发病年龄对患者的预后有较大关系。女性患者在病程早期并不妨碍妊娠及生育过程，但病程较晚则易并发高血压。约 50%的具有 PKD1 基因突变的患者的疾病在 55～60 岁发展为尿毒症。而非 PKD1 基因突变的要到 70 岁才发生尿毒症。少数 ADPKD 患者在少儿时就出现临床表现，但其父母可能为成年后方才发病的患者。这些预示该病进展较快的因素包括年幼时即诊断、男性、肾脏体积较大、高血压、肝囊肿（女性患者）、肉眼血尿及尿路感染（男性）。如未进行透析或肾移植，患者常死于尿毒症或高血压并发症，约 10%的患者死于动脉瘤破裂引起的颅内出血。多囊肾属于遗传病，患者的子女出生时携带致病基因的可能性为 50%，在其青年期以后宜对其做各种非侵入性检查，包括家属调查及基因诊断，以及早发现风险患者。

二、常染色体隐性遗传型多囊肾

ARPKD 又称婴儿型多囊肾（IPKD），主要发生于婴幼儿，临床上少见，可同时见于兄弟姐妹中（父母则无表现）。多数患儿在出生后不久死亡，极少数较轻类型的患者可存活至儿童期或成年。

（一）分型

ARPKD 是常染色体隐性遗传性疾病，其致病基因位于 6 号染色体。Blyth 和 Ochenden 将 ARPKD 分为围生期型、新生儿型、婴儿型及少年型。ARPKD 常伴发门静脉周围纤维增殖性病变，随着年龄的增长而加重。发病年龄越小肾损害越重，而肝损害则相对越轻。症状出现越晚，发展相应越慢。

（1）围生期型：围生期时已有严重的肾囊性病变，90%的集合管受累，并有少量门静脉周围纤维增殖。患者死亡于围生期。

（2）新生儿型：出生后 1 个月出现症状，肾囊肿病变累及 60%的集合小管，伴轻度门静脉周围纤维增殖。患者几个月后由于肾衰竭而死亡。

（3）婴儿型：出生后 3～6 个月出现症状，肾囊性病变累及 25%的肾小管，表现为双肾肿大，肝脾大伴中度门静脉周围纤维增殖。患者于儿童期因肾衰竭死亡。

（4）少年型：肾损害相对轻微，仅有 10%以下的肾小管发生囊性变，肝门静脉区严重纤维性变。一般患者于 20 岁左右因肝脏并发症、门静脉高压死亡，偶见肾衰竭。

(二)临床表现

临床表现因发病时期及类型而不完全相同。主要病变在肝和肾,表现为不同程度的肾集合管扩张、肝纤维化和胆管扩张。起病极早者,出生时即肝、肾明显肿大,腹部膨胀。肾体积相对巨大,质硬,表面光滑。在新生儿期巨大的肝、肾妨碍横膈活动,造成呼吸困难可致患儿死亡。有时也伴有肺发育不全。肾衰竭也是此阶段死亡的原因。患儿往往死于肾和呼吸联合衰竭。婴儿期除患肾疾病严重程度进展外,常有贫血、肾性胃萎缩和高血压,生长发育不良。6 月龄前确诊者大多数死亡,预后极不佳。患儿存活到学龄期,肝损害明显,门静脉周围纤维化程度增加,可发生门静脉高压症、肝功能不全和食管、胃底静脉曲张明显。继发于门静脉高压的脾肿大和脾功能亢进表现为白细胞、血小板减少和贫血。有时伴有肝内主要胆管扩张(Caroli 征)。

(三)诊断

通过病史、体检及影像学检查,一般能做出诊断。当怀疑 ARPKD 时,应仔细询问三代家族史,家族史应符合常染色体隐性遗传的特点。

B 超显示围生期型子宫内羊水过少,对胎儿和新生儿显像,可见增大的肾脏,肾脏呈均质的高回声,尤其与肝回声比较更明显。正常新生儿肾、肝内回声相同。随患病时间延长,肾功能损害加重,ARPDK 患者的肾脏会缩小,而不是增大。IVU 表现为肾影延迟显像,而肾盏、肾盂、输尿管不显影。

应鉴别该病与双肾积水、多囊性肾发育异常、先天性肝纤维增殖和肾母细胞瘤。双肾积水在儿童期常因肾、输尿管、膀胱或尿道畸形而多见。多囊性肾发育异常不伴有肝病变;先天性肝纤维增殖症无肾病变;而肾母细胞瘤大多为单侧,双侧仅占 5%~10%,肾功能存在,B 超表现为不均质肿块,髓质为低回声。为进一步明确诊断可 CT 证实。

(四)治疗

该病至今无特殊治疗方法,预后极为不良。出现高血压及水肿时应限制钠盐的摄入量,应用降压药、襻利尿剂等。门静脉高压症引起上消化道出血常危及生命。由于患儿常有肾功能不全和感染,不宜施行引流术。由于肾、肝同时损害,血液透析和肾移植往往亦不能达到预期的治疗效果。

(郭旭红)

第三节　肾髓质囊肿性疾病

发生于肾髓质的囊肿性疾病有两种:髓质海绵肾(medullary sponge kidney,MSK)和青少年肾单位肾痨-髓质囊肿病,它们的发病机制和临床表现差别很大。前者由先天性发育异常引起,多在 40~50 岁发病,预后良好,很少发生肾功能不全;后者为遗传性疾病,呈慢性进行性肾功能不全,有不少患者到青少年时期即出现尿毒症。

一、髓质海绵肾

髓质海绵肾是 Beitzke 于 1908 年首先发现的。1939 年,意大利人 Lenarduzzi 在慢性尿路感染患者的静脉肾盂造影片上发现有分布与锥体一致的肾内小管扩张异常。1949 年,Cacchi 和 Ricci 报道了一组类似病例,其中 1 例做了肾切除,根据其在肾剖面锥体呈多孔状或海绵状,解剖病理学及组织学上肾锥体内集合管呈梭形或囊状扩张改变，正式将其命名为髓质海绵肾。髓质海绵肾是以肾锥体部的集合管和乳头管先天性扩张为特征的先天发育性肾髓质囊性病变。

(一)流行病学与病因

相当一部分髓质海绵肾患者没有临床症状，所以无法统计其确切的发病率。文献报道静脉肾盂造影(IVP)检查的患者中，发病率为0.5%～3.5%。Bemstein和Gardner在统计了大量文献后认为髓质海绵肾的发病率为1/20 000～1/5 000。髓质海绵肾无明显性别差异，因为女性结石与感染机会较高，所以在女性中的发现率高于男性，在临床诊断髓质海绵肾患者中女性与男性的比例为1.5∶1～2.5∶1。

目前多数学者认为髓质海绵肾为先天性发育异常，其发病机制为输尿管胚芽上升及分支过程在输尿管形成时中断，引起集合管远端增大、扩张。Stapleton报道了几例家族性髓质海绵肾，其表现为常染色体显性遗传，他认为该病具有遗传性。髓质海绵肾还常与其他遗传性疾病同时发生，如先天性半侧肢体肥大、Ehlers-Danlos综合征、Marfan综合征、Caroli病以及常染色体显性遗传性多囊肾病，也提示该病与遗传因素有关。

(二)组织病理学

髓质海绵肾可涉及一侧或双侧肾脏，以双侧多见，约占70%，单侧或局灶性占30%。每个肾脏有一至数个肾乳头受累，局限于单肾单锥体者非常少见。肾脏大小多正常，合并有囊肿时，外形可增大，边缘光滑。标本切面可见病变局限于肾乳头，肾锥体内囊肿呈多孔状或海绵状，肾集合管呈柱状、囊状扩张。病理上扩张的集合管主要位于肾髓质锥体顶部，靠近肾小盏周围，形成的囊的大小、形态不一，多为0.1～0.8 cm，小的仅见于镜下，最大直径可达1.0 cm。囊壁衬有扁平、柱状或立方形上皮细胞，可与集合管或肾盂相通。囊内含有黄褐色黏稠液体、脱落细胞以及含钙物质。由于集合管扩张、迂曲，尿道引流不畅，该处尿中成石物质浓度显著增大，集合管内可形成海绵肾结石。结石多呈砂粒状，大小不一，形态多样，结石的主要成分是单纯磷酸钙(70%)、草酸钙和磷酸钙混合物(30%)。晚期囊腔可增大，肾锥体也显著增大。并发感染时，肾间质内有程度不一的炎症细胞浸润，肾盏可扭曲、狭窄或梗阻。另外，研究还显示海绵肾结石患者可有尿量减少、高草酸盐尿、尿枸橼酸盐减少及平均24 h尿中钙、枸橼酸、尿酸、镁的排泄减少等现象。

(三)临床表现

很多髓质海绵肾患者的病变局限、轻微或无并发症，可无任何自觉症状。髓质海绵肾患者的发病年龄可以从3周到70岁，但是大多数患者出现临床症状在20岁以后。主要临床症状如下：肾绞痛(50%～60%)；反复发作肾盂肾炎或尿路感染，发生率为20%～30%，女性患者的发生率高于男性；血尿，可为肉眼血尿或镜下血尿，发生率为10%～18%；结石形成，多数(40%～90%)患者伴发单侧或双侧多发细小肾结石，结石若排入输尿管，则可出现急性肾绞痛；有1/3～1/2的患者可以出现高钙血症，并且有少数患者被发现血液中甲状旁腺激素水平升高；肾功能损害，虽然部分髓质海绵肾患者会出现尿酸化功能不良、部分肾小管性酸中毒，以及尿浓缩功能障碍，但只有少数患者因泌尿系统感染恶化而出现肾衰竭；高血压，出现肾盂肾炎的患者可以发生高血压，但临床上比较罕见。

(四)诊断与鉴别诊断

1.诊断

髓质海绵肾的诊断主要依赖于影像学的检查。

(1)超声检查：超声检查经济、简便、无痛、无创，具有一定特征性，可作为普查或长期随访的检查手段。典型超声声像图表现为肾脏大小正常或稍增大，一般无肾盂肾盏积水，肾锥体回声增强，内呈放射状分布、大小不等的无回声区和强回声光点或光团。无回声区为囊状扩张的集合管，强回声光点或光团为多发的钙化及小结石。结石的声影较淡，类似彗星尾，呈扇形或花瓣样分布，后方伴声影，其排列形式具有很强的特征性(图 9-1)。当结石穿透囊壁或由扩大的乳头管进入肾盂时，可在肾盂内见到强回声光点。

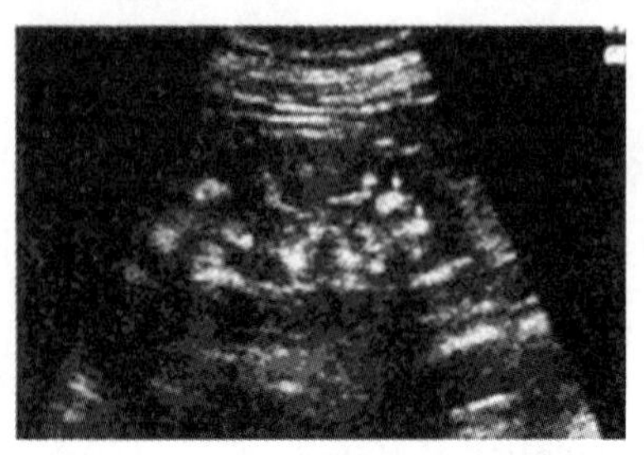

图 9-1　髓质海绵肾 B 超图像

注：超声声像图显示锥体部可见呈密丛状排列的强光点回声，后方伴声影。

(2)腹部平片：髓质海绵肾无结石形成，腹部平片则无阳性发现。当有结石形成时，则出现典型的 X 线表现：肾的轮廓大小可正常或稍扩大，圆形、类圆形或不规则形的结石细小，直径多为 2～5 mm，呈簇状(图 9-2)、放射状或粟粒状分布在肾髓质区，如“绽开的礼花样”。有时个别结石可破入肾盂、肾盏内。

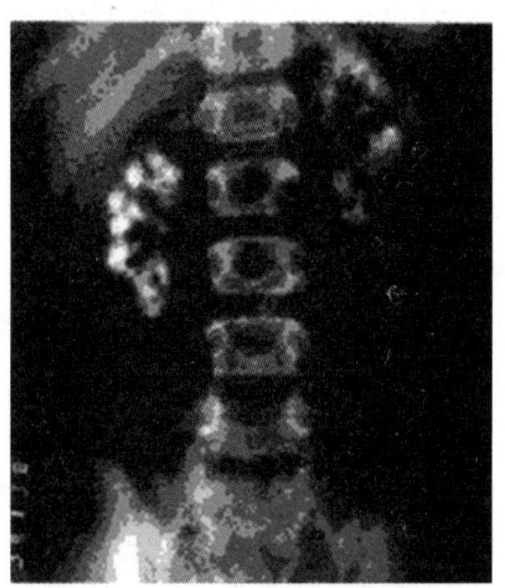

图 9-2　髓质海绵肾腹部平片

注：两肾区大小不等的结石影呈簇状分布。

(3)静脉肾盂造影：静脉肾盂造影具有特征性，常可明确诊断，是诊断髓质海绵肾的首选方法。表现为充盈造影剂的肾小管呈粗条状放射状排列于杯口外侧，锥体内扩张，囊腔呈葡萄串状或蒲扇状，边缘清晰，结石位于其内，囊腔之间可以相通，也可不相通；充盈的肾小盏增宽，杯口扩大，其外侧常可见充盈造影剂的小囊环绕，呈花朵样，结石聚集于其中。扩张的集合管显影比肾盏早，而解压后当肾盂肾盏内造影剂已被排空，扩张的集合管内还可显影一段时间(图 9-3)。

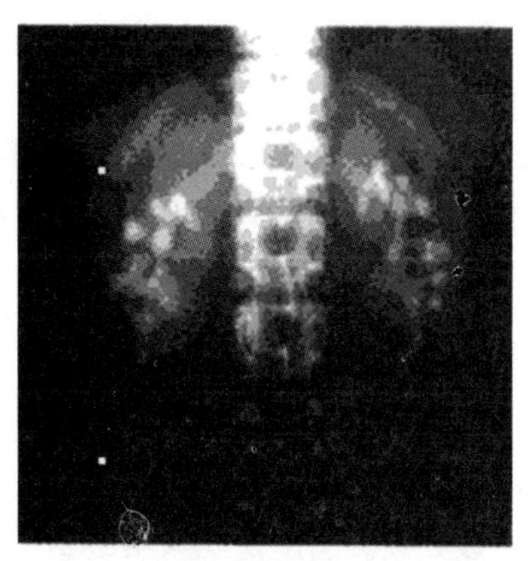

图 9-3 髓质海绵肾静脉肾盂造影

注:扩张的囊腔呈葡萄状分布,内有结石。

(4)CT:平扫可见一个或多个肾锥体内多发小结石,散在或簇集成团,呈花瓣样、扇形分布。增强扫描后可见扩张的集合管内造影剂聚集,造成结石影覆盖或结石影增大的假象,扩张的集合管呈条纹状、刷子状或小束状扩张改变(图 9-4)。集合管内的造影剂排空延迟,其原因是输尿管梗阻,集合管扩张,使造影剂潴留。国内外均有学者发现:CT 能早期发现肾髓质锥体内细小的斑点状结石,并能发现静脉肾盂造影无法显示的肾锥体内扩张的肾集合小管,故认为 CT 有助于髓质海绵肾的早期诊断和并发症的检出。

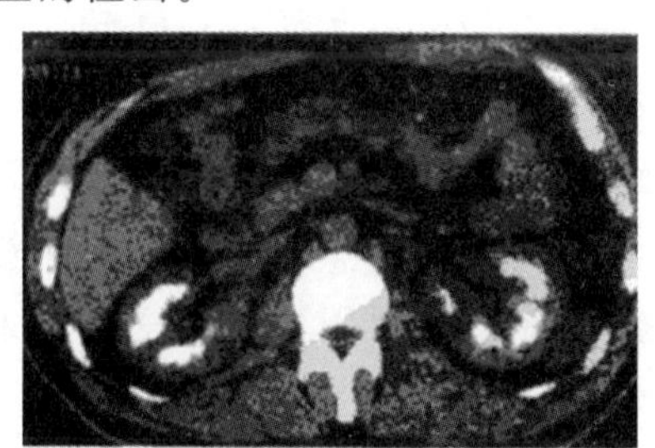

图 9-4 髓质海绵肾 CT 平扫

注:肾锥体内多发结石影,呈扇形分布。

(5)MRI:MRI 检查肾内结石在 T_1WI 或 T_2WI 为无信号的病变,若存在积水,则在 MRU 上出现水的高信号。MRI 对钙化、结石不敏感,而且昂贵,一般不作为常规检查。

2.鉴别诊断

依据典型的影像学表现,诊断髓质海绵肾并不困难,但临床上需要鉴别该病与以下疾病。

(1)肾钙质沉着:见于原发性肾小管酸中毒、甲状旁腺功能亢进、维生素 D 过多症、慢性肾小球肾炎等,表现为肾集合管及其周围弥漫性钙盐沉积,钙化可累及肾皮质。

(2)肾结核:一般为单侧性,坏死空洞和钙化不只局限于肾乳头,范围广且其边缘不规则,多为一侧肾盏局限性虫蚀样破坏,有肾盏颈部狭窄和不规则点状、壳状钙化等其他结核征象。患者多有血尿或脓尿以及结核病史,结合病史及实验室检查不难与之鉴别。

(3)多发肾结石:双侧发病者常有反复发作的结石病史,多发性结石常伴有尿路梗阻及肾盂肾盏积水,结石直径也较大,并且分布没有规律性。静脉肾盂造影检查可以与之鉴别。

(4)肾坏死性乳头炎:是由肾内髓质区缺血或严重感染导致的肾实质损害性改变,常限于肾乳头区，常累及双肾，亦可单侧发病。临床上可出现全身症状，如发热、寒战和泌尿系统感染症状，双侧发病可导致肾衰竭。静脉肾盂造影检查，若乳头未完全脱落，造影剂进入乳头周围，则可见肾盏呈杵状变形。若乳头完全脱落，造影剂进入空洞内，但一般每个锥体只有1～2个无效腔，且边缘不光整，而髓质海绵肾可在同一锥体内有多个扩大的集合管和囊肿。

(5)钙乳性肾囊肿：其囊肿为紧贴肾窦的小囊肿，分布无规律，囊有结石或钙质沉积，后方伴声影，如结石过小可无声影，但会随体位改变而移动，而海绵肾的结石位于髓质乳头部，不会随体位改变而移动。

(五)治疗和预后

髓质海绵肾主要针对并发症进行治疗，无特殊临床症状和并发症时不需特殊治疗，可定期随访，若出现并发症时按不同情况予以处理。当出现泌尿系统感染时应给予有效抗生素。髓质海绵肾患者中特别是合并结石的患者常可发生泌尿系统感染，革兰氏阳性葡萄球菌是主要致病菌，应对患者做尿细菌培养＋药敏试验，根据结果选用有效抗生素，并要对其做长期随访检查。若患者出现结石，应嘱患者多饮水，成人每天至少饮水2 000 mL，控制高钙饮食以减少钙盐沉积。合并高尿钙症的患者应长期服用噻嗪类利尿剂，有结石形成的患者即使没有出现高尿钙症，也可以服用噻嗪类利尿剂，国外有研究证实噻嗪类利尿剂可以有效降低尿钙水平、抑制结石形成和增长。如果噻嗪类利尿剂无效或者有服用禁忌，可以口服磷酸盐类药物。因该病多为双侧受累，对于结石的手术治疗应慎重，对肾内结石体积较大或者反复出现临床症状的患者，可以采用体外冲击波碎石术或者经皮肾镜取石术，开放手术并不是必需的。对单侧病变已引起该侧肾功能严重损害的，在全面仔细检查，证实病变确实单侧性，而对侧肾功能正常时，可行患肾切除。当结石进入肾盂肾盏及输尿管内造成尿路梗阻时，要及时发现，早做处理。特别是较大的输尿管结石对肾功能损害较大，要高度重视，尽早行体外冲击波碎石术、经输尿管镜碎石术或输尿管切开取石术。

1976年Kuiper统计有10%的髓质海绵肾患者因为出现结石、败血症和肾衰竭而发生不良预后，而近年来由于有效抗菌药物不断出现，结石治疗手段更新，预防措施完善，髓质海绵肾患者不良预后的发生率已经明显降低。

二、青少年肾单位肾痨-髓质囊肿病

青少年肾单位肾痨-髓质囊肿病是一组囊性肾病，以肾髓质囊肿形成及隐匿性慢性肾功能不全为特征，临床少见。将这两种病联在一起，主要是因为从病理上不能区分。它们都是遗传性疾病，故有学者统称之为遗传性小管间质肾炎。

(一)流行病学与病因

该病为一种罕见病，全世界仅报道300余例，国内仅十余例。依据遗传方式的不同，分为常染色体显性遗传和常染色体隐性遗传，其中表现为常染色体显性遗传者称为肾单位肾痨(NPH)，儿童期常见；表现为常染色体隐性遗传者称为肾髓质囊性病(MCKD)，多见于成人，包括MCKD1(1q21)和MCKD2(16p13)，出现终末期肾病的年龄分别为62和32岁。自1951年Fanconi首次报道NPH以来，陆续报道的NPH病例显示了临床表型的异质性。根据出现终末期肾病的年龄不同，主要有3种临床表型，即少年型、新生儿型和青年型。少年型最为常见，出现终末期肾病的平均年龄是13岁。新生儿型出现终末期肾病的年龄在5岁以下，通常不到2岁。青年型出现终末期肾病的平均年龄为19岁。

迄今已发现 5 个不同的 NPH 基因，包括 *NPHP 1*(2q13)、*NPHP 2*(9q22)、*NPHP 3*(3q22)、*NPHP 4*(1p36)和 *NPHP 5*(3q21)，编码蛋白分别为 nephrocystin、inversin、nephrocystin-3、nephrocystin-4 和 nephrocystin-5。*NPHP 1*、*NPHP 3*、*NPHP 4* 基因突变见于伴或不伴肾外并发症的少年型和青年型 NPH，其中 30%～60%由 *NPHP 1* 基因突变所致，而 *NPHP 3* 和 *NPHP 4* 突变仅占很小的比例。新生儿型 NPH 的致病基因为 *NPHP 2*。*NPHP 5* 基因突变仅见于合并视网膜病变的肾单位肾痨患者。

（二）组织病理学

该病早期肾组织病变轻微，肾小球仅表现为球周纤维化，或无变化。疾病早期，肾脏中等程度缩小，表面呈不规则细颗粒状，切面见皮质、髓质均变薄，皮髓质界限不清。该处有数目不等(5～50 个)、细小至 2 cm 的圆形薄壁囊肿，内含尿液样液体；晚期类似的囊肿亦可在深部髓质和乳头部见到；大多数皮质亦有细小囊肿(其中 1/4 肉眼看不见)。肾脏活组织检查的病理特点为以肾小管和肾间质病变为主，表现为三联征，即肾小管基膜完整性被破坏，表现为不规则增厚或变薄；小管萎缩和囊性变；肾脏间质细胞浸润和纤维化。显微镜下见到的髓质囊肿为重要特征，定位于远曲小管和髓质集合管(图 9-5)，肾小球有广泛的非特异性玻璃样变，伴基膜增厚及上皮细胞足突融合，并有肾小球周围纤维化(图 9-6)、肾小管萎缩和程度不等的斑片状间质纤维(图 9-7)以及炎细胞浸润(图 9-8)，小管基膜增厚(图 9-9)、分层、皱缩。此外还有非特异的肾小管间质变化，肾小球周围及间质纤维化，肾小球硬化和玻璃样变。免疫荧光阴性。组织学变化与其他原因导致的肾衰表现类似。

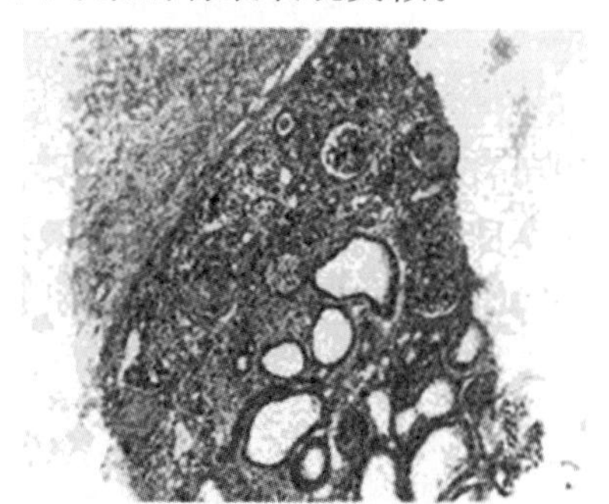

图 9-5　青少年肾单位肾痨-髓质囊肿
(病理切片，HE 染色，10×)

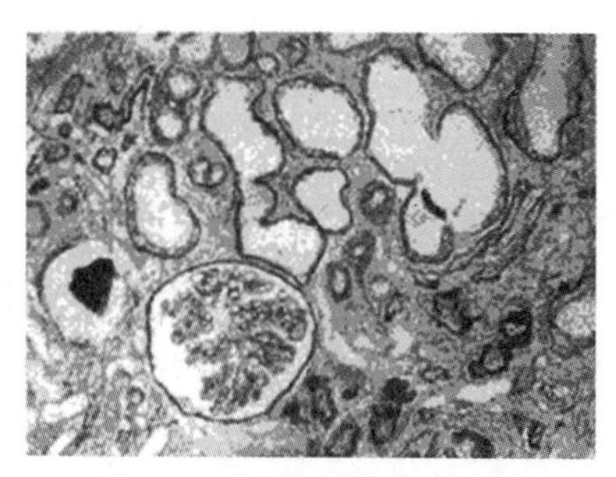

图 9-6　肾小球球周纤维化
(PASM 染色，40×)

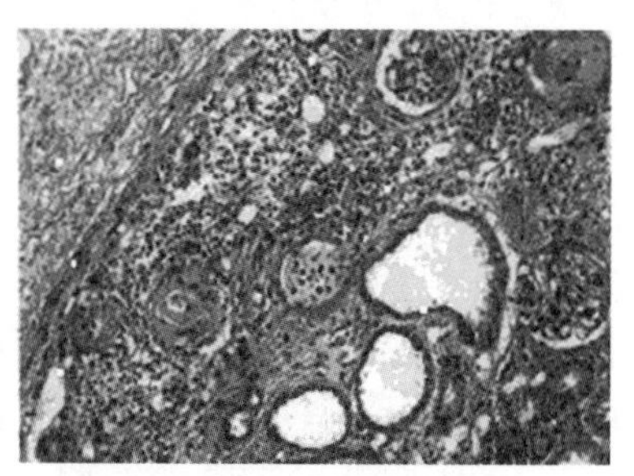

图 9-7　肾小管萎缩和扩张
(PAS 染色，20×)

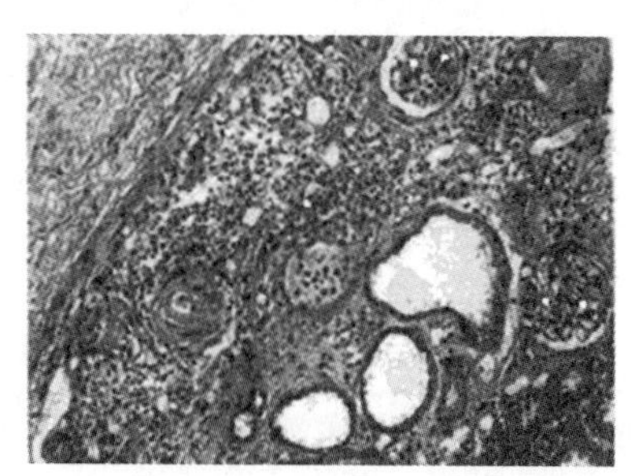

图 9-8　肾间质单核细胞浸润
(HE 染色，20×)

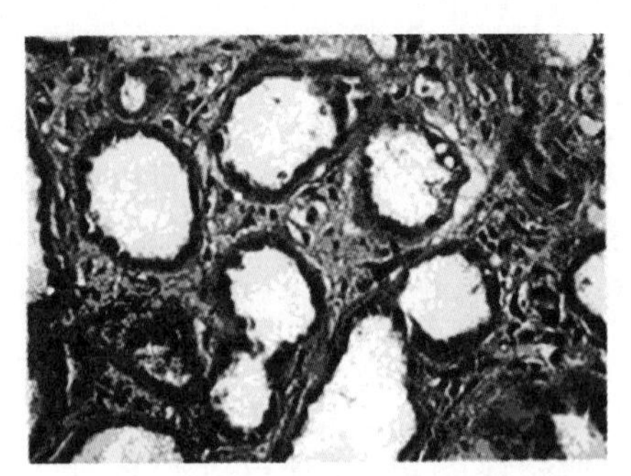

图 9-9　肾小管基膜增厚

（HE 染色，40×）

（三）临床表现

该病属于囊性肾病范畴，但与其他类型的囊性肾病不同。依遗传方式、起病年龄及临床表现分为成人型和儿童型。成人型多发病于成人，为常染色体显性遗传，主要表现为肾脏病变，肾外表现较少。儿童型又称少年性肾单位肾痨，为常染色体隐性遗传，少数患者散发，由于无明显的水肿和高血压，往往延误诊断和治疗。儿童型是儿童终末期肾衰竭的主要原因之一，占10%～25%。该型的发病年龄早，首发症状常为多尿，通常在 6 岁时出现，伴烦渴、遗尿、生长发育迟缓。该病由于肾髓质和肾小管受累，肾浓缩功能及对钠的重吸收功能降低，出现低比重尿，尿中失盐、失钾可致低钠血症、低氯血症及低钾血症；由于肾脏分泌的促红细胞生成素减少，可导致贫血，并且表现较患其他肾病的儿童严重；肾脏 1，25-二羟基维生素 D_3 产生减少，使肠道对钙的吸收减少，血钙水平降低，继而出现继发性甲状旁腺功能亢进，晚期出现肾小球功能减弱，引起氮质血症。部分患儿有肾外表现，包括并发眼、脑、骨骼或肝脏的异常，以色素性视网膜炎较常见，可致失明。

3 种少年性肾单位肾痨的临床表型即少年型、新生儿型和青年型，其临床表现也各具特点。无高血压和蛋白尿的表现是少年型 NPH 的显著特点，新生儿型可有高血压、呼吸衰竭和羊水减少等表现，无蛋白尿和血尿是青年型 NPH 的临床特点。Omran 等对一个 340 人的家系研究发现，大部分青年型患者以贫血就诊。10%～15%的少年型和青年型患者合并肾外表现，最常见的为视网膜营养不良，病情可轻可重，重者早期出现 Leber 黑蒙，轻者表现为轻度视力损害和视网膜色素变性(RP)。合并视网膜病变的肾单位肾痨被称为 Senior-loken 综合征。个别患者也出现其他肾外表现，特别是眼运动不能(Cogan 综合征)、肝纤维化、智力发育迟滞等。

（四）诊断与鉴别诊断

1.诊断

由于该病通常起病隐匿，且症状缺乏特异性，早期诊断相对困难。国外有文献对此进行了一些探讨。从临床症状上看，有学者报道此类疾病早期贫血较重，与肾功能不全的程度不符。也有学者报道夜间规律饮水现象可能为早期诊断提供线索。家族史也可为早期诊断提供很好的线索。对于慢性肾衰竭患儿，应重视对家族史的询问，必要时对家族成员进行尿沉渣检查。对于临床疑似且有家族史的病例，首先需通过绘制家系图确定该病的遗传方式。若遗传特点为代代发病，男、女的发病比率相等，则考虑常染色体显性遗传；若家系中同代多人发病，男、女均有发病，则考虑常染色体隐性遗传，有 NPH 的可能。在实验室检查方面，有学者探讨了影像学技术的早期诊断价值。肾脏 B 超被认为是肾髓质囊性病的一线检查手段，典型特点为肾脏大小正常或稍小，肾实质回声增强，皮髓边界不清，可见多个囊肿。皮髓边界囊肿具有一定的诊断价值。然而，通过对疑似患者的随访发现，囊肿多在疾病晚期出现，早期超声检查通常见不到囊肿。为此 Wise 等探讨了 MRI 的可行性，传统的 MRI 方法不适于肾脏微小病变的检测。但近年来新技术的应用拓展了 MRI 应用的空间，减少了呼吸造成的假象，增加了分辨率。有学者认为，当超声检查得不到确切结论时，MRI 可作为二线检查手段，有可能在疾病的较早期发现囊肿。从肾病理上看，若肾小球病变轻微，肾小管病变严重，具备肾小管病变“三联征”者应高度考虑此病。

尽管国外的文献报道 NPH1 是引起儿童期慢性肾衰竭最常见的遗传性肾脏疾病，且该病的早期诊断对患儿的管理、对其家族成员病情的早期发现和监测以及进一步遗传咨询会有很大帮助，但目前国内对该病尚缺乏足够的重视，教科书上也未强调该病的重要性，文献报道的病例并不是很多，部分病例报道缺乏病理诊断依据。因此，首先要重视该病，对有家族史的慢性肾功能不全患儿，首先应考虑到此病的可能性。

随着基因诊断技术的成熟，国外有学者推荐如下方案，首先通过系谱分析确定疾病的遗传方式，对于临床可疑患儿(表现为多尿、多饮，夜间饮水，继发性遗尿，生长迟缓，贫血，血肌酐水平升高)，首先进行肾脏超声检查。如果肾脏超声表现为肾大小正常，回声增强，皮髓边界不清及囊肿，拟诊为 NPH，应行分子遗传学诊断。如果分子遗传学不能确诊，应行肾病理学检查。

随着 NPH 致病基因的发现，对 NPH 的基因诊断已成为可能。目前国外对 *NPHP 1* 的基因突变分析工作开展得较为深入，对其他类型的 NPH 的基因突变分析工作也在进行中。*NPHP 1* 基因长 83 kb，具有 20 个外显子，其 mRNA 长 415 kb。研究发现，80%的少年型 NPH 患儿存在大片段 *NPHP 1* 基因纯合缺失，一些患儿存在杂合缺失合并点突变。

有学者推荐如下基因诊断方案，首先检测是否存在 *NPHP 1* 基因大片段纯合缺失。若存在大片段纯合缺失，可确诊。若不存在，可通过原位杂交检测有无杂合缺失，通过 DNA 测序检测有无点突变。若存在，可确诊。若为阴性，而临床病理符合 NPH，则考虑其他类型 NPH。

国内尚未开展此病的基因诊断，但对于临床疑似病例，可首先通过临床表现、影像和病理特点判断是否为 NPH-MCKD。有条件时最好进行基因诊断。其中尤其需重视绘制系谱图进行家系分析和肾活组织检查。

2.鉴别诊断

需鉴别该病与以下疾病。

(1)常染色体显性遗传性多囊肾病：肾脏增大，皮质、髓质均有囊肿，并常有肝囊肿、颅内动脉瘤等肾外表现。

(2)髓质海绵肾：一侧或双侧肾内单个或多个锥体内集合管的囊性扩张。罕有引起肾衰竭者，反复血尿伴尿路感染，时有肾绞痛和小结石排出，可有轻度肾浓缩功能减退及高尿钙症。

(3)肾小管酸中毒：虽有类似水电解质紊乱及多饮、多尿，可有肾结石、骨软化、生长发育障碍、酸中毒，但尿呈碱性(或中性)，无氮质血症，尿比重在 1.20 以上。

(4)尿崩症：以烦渴、多饮、多尿、低比重尿为特点，常无其他症状。

(5)原发性甲状旁腺功能亢进症：常由单一甲状旁腺腺瘤引起，主要特征为高血钙症、肾结石、肾钙化症状(如肾绞痛、血尿及进行性肾功能减退)、骨质脱钙表现(如骨质疏松、骨痛)。

(五)治疗和预后

该病无特殊治疗方法，一般可针对水盐失衡和贫血，采用对症支持治疗。针对慢性肾衰竭，行血液透析和肾移植有一定价值。该病预后差，肾衰竭的紧张速度与遗传方式和性别无关，从诊断到透析的平均时间为3～4年。

(郭旭红)

第十章
遗传性和先天性肾病

第一节 Alport 综合征

一、概述

Alport 综合征(Alport syndrome,AS)是以进行性血尿、肾功能不全为主,伴有耳聋和/或眼病变的一种遗传性疾病。其临床特征是进行性肾衰竭、神经性耳聋及眼病变。

AS 的发病率为 1∶(5 000～10 000),在肾小球疾病中约占 2%,在小儿慢性肾衰竭病例中约占 3%,在肾移植病例中约占 2.3%,在终末期肾衰竭患者中约占 5%,在成人肾活检中占 0.3%,而在儿童肾活检中占 1.7%～2.5%。

电镜对此病具有诊断意义。

二、病史特点

(1)该病为遗传性疾病,有三种遗传方式:性连锁显性遗传、常染色体隐性遗传及常染色体显性遗传。

(2)最常见者为性连锁显性遗传,是由位于 X 染色体长臂中部(Xq21.31-q24)的Ⅳ型胶原 α_5 链基因结构异常所致。男性患者的症状较女性患者的症状重,慢性肾衰竭发展快。男性患者的Ⅳ型胶原 α_5 链完全缺如,女性患者仅有局灶性损害。

(3)其余大多数为常染色体隐性遗传。基因变异导致Ⅳ型胶原纤维网结构异常,进而影响肾小球基膜的结构和功能,在此基础上发生进行性肾小球硬化。

(4)多在 10 岁前发病,最早发病者于出生后即呈现血尿。

(5)肾病变:①突出表现为血尿,可为肉眼血尿或镜下血尿,常为首发症状,间断或持续出现,多在非特异性上呼吸道感染、劳累或妊娠后加重。②慢性、进行性肾损害在男性患者中尤为突出,患者常在 20～30 岁进入终末肾衰竭。③女性患者的症状轻,出现得较晚或不发生肾衰竭。但在常染色体显性遗传家系中,男、女患者的病情进展差别较小。

(6)耳病变:①耳病变以高频性神经性耳聋为特征,30%～50%的患者受累。②耳聋多为双侧,也可为单侧。③耳病变多见于男性,多与肾炎并存,但也有单独存在者。

(7)眼部病变:①10%～20%的患者受累。②眼部病变包括斜视、近视、眼球震颤、圆锥形角膜、角膜色素沉着、球形晶体、白内障及眼底病变。③球形晶体及黄斑周边微粒为该病的特异表现。④眼部病变在男性中较在女性中多见。

(8)其他器官病变:①大脑功能障碍,多神经病变,进行性神经性腓骨肌萎缩,有红斑性肢痛病等。②食管肌肥厚,食管、气管支气管及生殖器平滑肌瘤。③抗甲状腺抗体呈阳性,甲状旁腺功能低下,有氨基酸代谢障碍症。

三、体检要点

肾功能代偿时无特殊体征。

四、实验室检查

(1)尿常规:持续红细胞增多(+～+++),可伴有蛋白增多。

(2)血生化:血肌酐、尿素氮含量升高。

五、肾病理

(一)光镜

(1)早期无明显病变。

(2)肾小球可从局灶节段系膜增生逐渐发展至肾小球硬化。

(3)肾间质可从炎症细胞浸润发展至纤维化,并伴肾小管萎缩。

(4)该病常见肾间质泡沫细胞,多出现在肾皮质和肾髓质交界处。

(5)无免疫球蛋白及补体沉积。

(二)电镜

(1)肾小球基膜不规则增厚、扭曲、密度不均匀并撕裂。

(2)部分患者的基膜节段性菲薄。

六、诊断思路

(一)诊断标准

1.1988 年 Flinter 提出的 AS 四条诊断标准

(1)血尿和/或慢性肾衰竭家族史呈阳性。

(2)电镜下有 GBM 典型表现。

(3)有典型的眼部病变:前锥形晶体、黄斑微粒。

(4)有高频感音神经性聋。

以上 4 条中符合 3 条可以诊断。

2.1996 年 Gregory 等人提出的 AS 诊断标准

(1)有肾炎家族史,或先证者的一级亲属或女方的男性亲属有不明原因的血尿。

(2)持续性血尿,无其他遗传性肾病的证据,如薄基膜病、多囊肾或 IgA 肾病。

(3)有双侧 2 000～8 000 Hz 的感音神经性聋,耳聋呈进行性;婴儿早期没有,但多于 30 岁前出现。

(4)COL4An(n=3、4 或 5)基因突变。

(5)免疫荧光学检查显示肾小球和/或皮肤基膜完全或部分不表达 Alport 抗原决定簇。

(6)肾小球基膜的超微结构显示广泛异常，尤其是增厚、变薄和分裂。

(7)眼部病变，包括后囊下白内障和视网膜斑点等。

(8)先证者或至少 2 名家系成员逐渐发展至 ESRD。

(9)有巨血小板减少症或白细胞包涵体。

(10)有食管和/或女性生殖道的弥漫性平滑肌瘤。

Gregory 等人在综合前人研究的基础上提出的诊断 AS 标准：若诊断 AS 家系，直系家庭成员需符合 4 条标准(并非同一人必须具备 4 条标准)，当考虑旁系亲属或仅表现为不明原因血尿、ESRD 或听力障碍的极个别个体时应十分慎重；当判断 AS 家系中家庭成员是否受累时，如果该个体符合相应遗传型，且符合标准(2)～(10)条中的 1 条，可拟诊，符合 2 条便可诊断；对于无家族史的患者的诊断，至少应符合上文中的 4 条标准。

(二)鉴别诊断

1.良性家族性血尿

(1)其为常染色体显性或隐性遗传病。

(2)临床表现为无症状血尿。

(3)肾功能始终正常，不伴耳、眼病变。

(4)电镜下肾小球基膜弥漫变薄并无增厚，可资鉴别。

2.指甲-髌骨综合征

(1)其为常染色体显性遗传病。

(2)有指甲发育不良及骨关节发育不良等临床表现。

(3)无耳聋及眼疾。

(4)肾病变主要表现为电镜下肾小球基膜增厚，呈花斑或虫蛀状，有膜内纤维丝。

七、治疗

(一)药物治疗

药物干预目前对于 AS 尚无特异治疗效果，药物干预的目的在于控制尿蛋白，延缓病程的进展，尽可能延长患者的生存期。

(1)应用血管紧张素转换酶抑制剂，如依那普利 10～20 mg/d。

(2)应用环孢素 A，5 mg/(kg·d)。

(二)其他治疗

其他治疗方法包括基因治疗和肾移植等。

八、诊疗中注意问题

(1)该病为缓慢进展性疾病，多数患者将发展至终末期肾衰竭。

(2)男性、有大量蛋白尿、耳聋严重、眼部病变及肾小球基膜广泛增厚、分层者预后较差。

(马　瑞)

第二节　法布里病

法布里病又称弥漫性躯体血管角质病，是一罕见的性连锁遗传的遗传性鞘糖脂类代谢病。致病基因 *GLA* 位于 X 染色体长臂 22.1 位(Xq22.1)。α-半乳糖苷酶 A(一种溶酶体酶)的缺乏影响了鞘糖脂代谢，导致鞘糖脂在人体许多组织沉积而引起一系列脏器病变。

该病的发病率约为 1∶40 000。男、女均可发病，但男性的症状较女性重。起病多在儿童或青少年时期。临床表现多种多样。肾脏最早表现肾小管功能不全，如尿酸化和浓缩稀释功能障碍(尿崩症、肾小管性酸中毒等)、糖尿、氨基酸尿。蛋白尿在儿童时期即可出现，至 20 多岁已非常常见，可伴血尿、管型，尿中含脂细胞，在偏光显微镜下形似“马耳他十字架”。尿中鞘糖脂含量升高，为正常人的 30～80 倍。20～40 岁出现高血压和肾功能不全，大多在 50 岁左右进展至 ESRD。B 型和 AB 型血患者较其他血型患者发病更早，症状更重。该病可累及神经系统、循环系统等系统，眼等器官，表现皮肤血管角质瘤、肢体疼痛、四肢蚁行感、脑缺血或出血、自主神经功能异常、心脏缺血性改变、心律失常、传导阻滞、高血压、心肌肥厚、二尖瓣脱垂、有角膜旋涡状沉积物等。

肾病理可帮助明确诊断。光镜下可见肾小球上皮细胞、内皮细胞、系膜细胞及肾小管上皮细胞等的体积增大，胞质中充满大量、大小不一的空泡，类似“泡沫细胞”，其在冷冻切片上可为苏丹Ⅲ或油红 O 所染色，而石蜡切片 PAS 染色不能着染。电镜下可见几乎所有肾脏细胞内都含“斑马小体”，伴足突融合。肾小球基膜早期可正常，随病变进展逐渐增厚或塌陷，局灶节段和球性硬化，小管萎缩，间质纤维化。免疫荧光阴性，仅硬化部位可有节段 IgM 沉积。

此外尿、血清、血浆、外周血中性粒细胞或培养的皮肤成纤维细胞、头发毛囊提取液中 α-半乳糖苷酶 A 的浓度测定亦有助于该病的诊断。

解除临床疼痛症状比较容易，但如何阻止肾功能的恶化及心血管疾病的进展，目前缺乏有效手段。主要对症治疗，正规降压治疗对该病有益，血浆置换可消除血中过多鞘甲酯，可在一段时期内改善临床症状。运用从人脾脏或胎盘中提取或基因重组得到的 α-半乳糖苷酶 A 来治疗的方法尚处于研究阶段。对终末期肾衰竭患者行透析或肾移植治疗。

(马　瑞)

第三节　指甲髌骨综合征

指甲髌骨综合征(nail-patella syndrome，NPS)又称遗传性指甲骨关节发育不全、Fong 综合征和 Turner-Keiser 综合征，是一种罕见的以指甲和骨关节发育不良合并肾脏、眼等多脏器受累的遗传性疾病。该病以 AD 遗传方式遗传，相关基因定位于第 9 号染色体长臂 34.3 区(9q34.3)。

该病的发病率为(4.5～22)/100 万，典型临床表现为指甲-骨四联征(指甲发育不良或骨缺如，髌骨发育不全或缺失，髂骨后骨刺，桡骨头和肱骨小头发育不全)。30%～50%的患者合并肾脏病变，表现中度蛋白尿、镜下血尿、高血压、水肿，同时伴肾小管酸化和浓缩稀释功能异常，肾病综合征和进行性肾衰竭偶见。病程呈慢性进展，平均33岁进入ESRD。其他病变包括色素性虹膜炎、青光眼、白内障、虹膜缺失、小角膜、高频感音性耳聋等，心、脑、甲状腺亦可有异常。

肾组织光镜检查无特异性，早期可基本正常，随病程进展常表现局灶节段性肾小球硬化伴小管萎缩、间质纤维化。免疫荧光多为阴性，小球硬化部位可有IgM和补体沉积。电镜可见足突融合，GBM不规则增厚，呈特征性虫蚀状改变。

对于临床症状不典型无法确诊而同时有肾脏改变的患者，肾穿刺活检可明确诊断。骨关节X线摄片、眼科检查、高频电测听等特殊检测亦可有助于诊断。

对该病无特殊治疗方法，主要对症支持治疗。对膝、踝、足畸形行矫形手术矫正，对肾功能不全者行血透、腹透或肾移植。

（马　瑞）

第四节　先天性肾病综合征

先天性肾病综合征(congenital nephrotic syndrome，CNS)严格地指新生儿在初生时即有的肾病综合征，广义上3个月以内的患儿出现肾病综合征的临床表现称为CNS。引起CNS的原因有多种。CNS最多见于遗传性婴儿型肾病，也可见于非遗传性疾病(见表10-1)。

表10-1　CNS的病因分类

分类	具体内容
遗传性病因	(1)遗传性婴儿型肾病包括：①芬兰型CNS；②非芬兰型CNS(弥漫性系膜硬化型或增生硬化型、局灶节段硬化型、突发性膜性肾病、微小病变型等) (2)继发或并发肾外遗传病包括：①指甲髌骨综合征；②Denys-Drash综合征
非遗传性病因	(1)继发于感染性疾病，感染性疾病包括：①先天性梅毒；②先天性弓形体病；③先天性胞质菌病；④先天性巨细胞病毒 (2)环境毒素包括有机汞或无机汞类 (3)继发于Wilms肿瘤 (4)其他包括：①婴儿型SLE；②溶血性尿毒综合征

CNS罕见，因大多发生在芬兰及芬兰人中，又称芬兰型CNS(CNS，Finnish type，CNF)，为常染色体隐性遗传。该病基因可能与基膜的某种成分有关，如肾小球基膜糖蛋白合成障碍使其通透性增大。

病理检查时肉眼见两肾肿大。早期光镜下肾小球正常，特征性变化为近端小管呈囊状扩张。晚期肾小球硬化，肾小管萎缩，系膜基质增加。免疫荧光镜下未见免疫球蛋白与补体成分沉淀。电镜下可见上皮细胞足突融合。非芬兰型CNS的病理改变为弥漫性系膜硬化或增生硬化、局灶节段性硬化，个别为微小病变。

患儿多于出生时及出生后3个月内出现大量蛋白尿、全身水肿、低蛋白血症、难治性腹水。患儿常为低体重出生儿，胎盘大(可达体重的25%以上)。患儿常有生长发育障碍与营养不良，小头、耳位低、鼻梁塌等特殊面容，脐疝，易患抽风、感染与肾静脉血栓形成等合并症。病情呈进行性，约50%的患儿于1岁内死于感染，其余在2岁左右出现肾功能障碍，多于4岁前死于肾衰竭。

对该病无特殊治疗方法，保守治疗不满意，用肾上腺皮质激素与免疫抑制剂易并发感染而致命，应慎用。肾衰时可维持透析，有肾移植成功的报道。国内也有经换血疗法后缓解两年以上的报道。

（马 瑞）

第五节 薄基膜病

薄基膜病亦称家族性良性血尿。20世纪60年代中期，McConville报道了一组持续性血尿患儿，经泌尿系统详尽检查均无异常发现。这组患者均有明确的家族史，随访数月至12年均无肾功能损害，故称之为良性家族性血尿。20世纪70年代初期Rogers等证实其唯一的病理改变是在电子显微镜下观察到弥漫、显著的肾小球基膜(GBM)变薄。近年的一些报道指出仅部分薄基膜病患者有血尿家族史，少数患者以单纯性蛋白尿为临床表现，故而许多肾病学者主张用超微结构病理特征替代"良性家族性血尿"的命名，称之为薄基膜病。

一、病因及发病机制

该病属于常染色体显性遗传。以往报道薄基膜病患者中有阳性血尿家族史者为80%～100%。薄基膜病为单纯性血尿的常见病因。可为家族遗传性或散发性，前者呈常染色体显性遗传，系编码Ⅳ型胶原α_4链的基因突变所致，后者的病因不明。近年，一些报道指出，可证实有阳性家族史的薄基膜病患者仅为40%，尚难肯定是研究者未详尽调查患者的家族史或其他原因所致。日本、中国最近的研究也指出，仅小部分薄基膜病患者有可证实的阳性血尿家族史。无论如何，该病患者阳性家族史的高发生率表明遗传因素可能为重要因素。

该病的发病机制尚未澄清，某些学者认为GBM的发育不完全可能是致病的直接原因。研究证实GBM变薄主要为上皮侧GBM的缺如或减少所致。用免疫荧光方法证实抗GBM抗体可与薄基膜病的GBM相结合，而不与Alport综合征的GBM结合，说明这两种病间有某些本质的区别。最近用抗Goodpasture综合征抗原决定簇(M_2)抗体，也证实了薄基膜病患者的GBM内仍保留Goodpasture综合征的抗原决定簇。Rogers在电镜下观察到数例患者的GBM有穿孔，并否认为人工假象，提示GBM的破损是血尿产生的原因。这一结论需要更多的观察验证。

二、病理

光镜检查没有明确的具有诊断意义的病理指标。以往文献多报道肾小球、肾小管间质常正常。一些研究指出，薄基膜病常有某些非特异性病理变化。所有患者的肾小球系膜呈轻度至中度增生，相对而言，系膜基质增多重于系膜细胞增生。部分患者肾小球动脉有某种程度的透明样变或内膜有斑片样增厚，极个别患者有单个新月体形成，或出现类似系膜毛细血管性肾炎的呈局灶、节段分布的双轨征。一般无局灶性节段性肾小球硬化。肾小管间质可完全正常，也可呈小灶状肾小管萎缩和间质纤维化，但程度一般较轻。间质中通常无明显炎症细胞浸润，也无泡沫细胞存在。免疫荧光通常为阴性，偶尔可见IgM和/或C_3在系膜区或肾小球毛细血管壁呈节段性分布，但强度很弱。电镜检查对于该病的诊断起关键作用。弥漫性 GBM 变薄是该病唯一的或最重要的病理特征。根据 GBM 变薄程度将其可分中度、重度变薄和轻度变薄。部分病例可观察到非特异性的节段性上皮细胞足突融合等变化。所有研究均认为薄基膜病患者的肾小球内（系膜区、毛细血管襻）无电子致密物沉积。

三、实验室检查

尿检查发现血尿和轻度蛋白尿。实验室检查如血补体、血浆蛋白电泳、抗核抗体、血小板计数、出血和凝血时间、尿素氮、肌酐清除率、尿浓缩功能及尿细菌培养（包括结核菌），均无异常发现，泌尿系检查（如膀胱镜、静脉肾盂造影等）也均正常。

四、临床表现

（1）可发生于任何年龄，男、女比例为 1∶(2～3)。

（2）有反复发作性肉眼血尿，多数患者有持续性镜下血尿。

（3）上呼吸道感染期间或感染后，偶尔在剧烈运动后部分患者可呈现肉眼血尿。

（4）约 1/3 的患者有红细胞管型，儿童患者以无症状单纯性血尿为多见，成人患者中 45%～60%合并有轻度蛋白尿，少数患者（女性为主）有腰痛。部分成人患者可有轻度高血压。绝大多数患者的尿红细胞位相检查可见大小不一、多种形态的肾小球源性红细胞。最近也有学者报道少数薄基膜病的患者以轻度蛋白尿为唯一临床表现。

（5）肾脏疾病常用血生化检查结果一般正常，肾功能可长期维持在正常范围。

五、诊断及鉴别诊断

（一）诊断

该病的诊断依赖于肾脏超微结构的观察。该病诊断的主要依据如下：①单纯性血尿或合并有轻度蛋白尿，无肾功能不全表现。②家族中有发作性血尿史。③肾活检免疫荧光阴性，光镜检查正常或轻度异常，电镜下可见到弥漫性 GBM 变薄而无电子致密物沉积。

（二）鉴别诊断

应鉴别该病与下列疾病。

1.Alport 综合征

Alport 综合征一般仅见于青少年，肾功能进行性减退，男性病情重，常合并有神经性耳聋和眼异常，有阳性家族史，肾活检光镜下可有多种不同的表现，肾间质，特别是肾皮质和肾髓质交界处易见泡沫细胞有助于该病的诊断。电镜下 GBM 增厚并呈多层结构，可形成网状，其内包含致密颗粒。部分 Alport 综合征患者的 GBM 厚度不均一，粗细镶嵌。这些临床症状和病理改变有助于鉴别 Alport 综合征与薄基膜病。

2.系膜 IgA 肾病

系膜 IgA 肾病若临床上以血尿为主要表现，应与薄基膜病区别。前者经肾活检免疫荧光试验可见以 IgA 为主的免疫球蛋白在系膜区沉积，电镜下系膜区可见大块电子致密物沉积，这些特点使鉴别系膜 IgA 肾病与薄基膜病并不困难。

3.其他疾病

必须鉴别薄基膜病与外科性血尿、泌尿系统感染、某些以血尿为主要表现的原发性肾小球疾病(如系膜增殖性肾炎、局灶性肾炎、急性链球菌感染后肾炎)及其继发性肾小球疾病(如紫癜肾、狼疮肾),可依据上述各病的临床特点、实验室检查结果和病理改变加以排除。

六、治疗及预后

薄基膜病是一种良性疾病,无须特殊治疗。但应避免感冒和过度疲劳,加强对少数有高血压患者的血压控制,避免不必要的治疗。ACEI 治疗有助于保护肾功能。绝大部分该病患者预后良好,肾功能可长期保持于正常范围。

(马　瑞)

第六节　良性家族性血尿

良性家族性血尿是指临床表现为良性家族性血尿,病理以肾小球基膜弥漫性变薄为特征的遗传性肾病。

一、诊断

(一)临床表现

持续性镜下血尿是该病普遍和典型的临床表现,但也有报道 9%～38%的儿童和成人有发作性的肉眼血尿,并可能与上呼吸道感染或剧烈运动有关。多数报道认为血尿以肾小球性为主,但也有学者报道仅一半患者(55.6%)有肾小球性血尿。除血尿外该病患者还可伴有蛋白尿、高血压。绝大多数该病患者的肾功能正常,因而预后良好,但也有极个别患者出现肾功能不全。该病患者除肾脏表现外,多无其他肾外症状。有些学者报道少数该病患者可有耳聋(约 10%),听力检查显示为高频区听力障碍。但不同于 Alport 综合征,该病患者的耳聋多较轻,不进行性加重。

(二)病理

光镜检查没有特异性的病理变化。但有报道称可见到系膜区轻度扩张和系膜细胞的轻度增生,甚至伴有肾小管和间质的小灶状萎缩和硬化。直接免疫荧光检查结果常为阴性,偶有沿 GBM 少量的 IgG、IgM、IgA 和 C_3 的沉积,或系膜区有微弱的 IgM 沉积、肾小动脉和系膜区极弱的 C_3 沉积。抗 GBM 自身抗体或抗 Goodpasture 抗原的单抗染色正常或轻微减弱。电镜观察到肾小球基膜弥漫性变薄是薄基膜病特征性的病理变化。但在超微病理诊断中应注意以下两点。

1.肾小球基膜的正常厚度因年龄而异

1 岁时平均厚度为 220 nm(100～340 nm),以后随年龄而增长直至 7 岁左右,平均厚度达到 310 nm(180～440 nm);也有些学者报道 1 岁男孩肾小球基膜的平均厚度为 261 nm,女孩的为 220 nm,以后随年龄而增长直至 40 岁。

2.方法学问题

方法学问题有肾组织标本固定、处理过程、测量方法、被测部位的选择等。

多篇研究报道该病患者的肾小球基膜厚度明显低于各自的对照组(186～405 nm)。

(三)诊断与鉴别诊断

临床表现为持续性镜下血尿、有血尿家族史,可以怀疑为该病,但确诊必须经肾活检电镜检查,并测量到肾小球基膜弥漫性变薄。Cosiod 等强调该病的诊断还应注意以下两点。①没有耳聋或肾衰竭家族史;②如果病理检查显示除基膜变薄以外还伴有其他肾小球病变,则患者的第一级亲属中要有镜下血尿者,才可以诊断为该病。该病患者也有可能再患甚至可能更易患其他肾小球疾病,其中较多见的为 IgA 肾病和系膜增生性肾小球肾炎。

二、治疗及预后

尽管该病为遗传性疾病,但其预后好,极少发生肾衰,因而不必进行治疗。

(马　瑞)

第十一章

感染相关性肾病

第一节　感染性心内膜炎肾损害

一、概述

感染性心内膜炎(infective endocarditis,IE)是病原微生物经血行途径感染心瓣膜和/或心内膜引起的炎症,并伴赘生物形成。据调查,IE 的年发病率为 30/100 万～100/100 万人,美国报道该数据为 50/100 万～79/100 万。随着医疗技术发展,在过去几十年里 IE 的诊断及治疗(包药物治疗及外科手术)水平都有很大提高,但是患者的死亡率仍居高不下,文献报道住院期间死亡率为10%～20%,患病第一年死亡率为 30%～40%。导致死亡率高的原因很多,其中肾功能损害是重要因素之一。Buchholtz 等发现内生肌酐清除率每下降 10 mL/min,患者死亡风险比将增加 23.1%。IE 患者的肾损害可由 IE 本身引起(如肾小球肾炎,间质性肾炎,小灶性肾梗死及肾皮质坏死),也可能由 IE 治疗引起(如抗生素肾损害、外科手术并发症),本节将对前者做出讨论。

二、感染性心内膜炎的易感人群及病原体

IE 发病涉及病原微生物与人体之间复杂的相互反应,微生物方面包括其侵入人体血循环能力,黏附于受损内皮及赘生物(内皮受损,其下胶原纤维暴露,致使血小板聚集及纤维蛋白沉积而形成)能力,以及进入赘生物生长繁殖的能力等,而人体方面包括是否存在心脏解剖异常、内膜损伤及免疫功能低下等易感因素。本节不拟讨论 IE 的详细发病机制,只准备在易感人群、病原体及侵入途径方面做出简述,与历史上的 IE 不同,近代它们都发生了很大变化。

(一)易感人群

原有心脏结构异常的患者容易罹患 IE,从前这类患者主要是风湿性瓣膜病,而现在退行性瓣膜病(如二尖瓣脱垂及主动脉瓣病变)患者、先天性心脏病(如主动脉瓣二叶瓣畸形)患者、人工瓣膜及其他人工心内装置(如起搏器)继发 IE 者已显著增加。

随着近代血液透析患者明显增多,长期使用静脉通路及免疫力低下等问题使他们也成为当今 IE 高危人群,其发病率是一般人群 20～60 倍。另外,近代老年人及糖尿病患者明显增多,他

们免疫力低下,也易罹患 IE。

(二)病原体

IE 病原体从前主要是草绿色链球菌,它常在风湿性瓣膜病基础上引起亚急性心内膜炎,但是现在也发生了很大变化。许多研究资料显示,金黄色葡萄球菌 IE 的发病率已显著增加,在西方发达国家中它已是首位致病菌,这可能与近代静脉注射毒品、血管内侵入性医疗操作及血液透析患者增多相关。金黄色葡萄球菌的毒力强,甚至能使原无心脏瓣膜疾病者发生 IE,且此 IE 病情常严重,死亡率高。IE 的第二位致病菌为链球菌,有报道称它是心脏起搏器继发 IE 的最常见病原体,除草绿色链球菌外,牛链球菌感染也在明显增加。链球菌导致的 IE 治愈率较高。IE 的第三位致病菌为肠球菌,肠球菌感染常发生于老年人,尤其在胃肠道、尿路或妇产科侵入性医疗操作后。肠球菌对抗生素常耐药,治疗较困难。尽管在不同国家和地域上述病原体的排列顺序可能不同,而且社区获得性 IE 与医院获得性 IE 的病原体也可能存在差异,但是上述 3 类球菌是 IE 的最主要病原体,占 80%~90%,这并无异议。除此之外,文献报道 5%~10%的 IE 是由革兰氏阴性 HACEK 杆菌组(包括嗜血杆菌属、放线杆菌属、心杆菌属、艾肯杆菌属及金氏杆菌属)致病,不到 1%的 IE 是由真菌致病的。此外,还有一些少见微生物(如立克次体属及巴尔通体属)致病的报道。

(三)微生物侵入途径

微生物只有从身体外周部位侵入,经血循环进入心脏才可能导致 IE。从前草绿色链球菌常从牙科手术伤口进入体内,而现在,静脉注射毒品、导管侵入性操作及血液透析已经变成金黄色葡萄球菌侵入的主要途径,而肠球菌感染则常由胃肠道、尿路或妇产科手术操作引起。

三、感染性心内膜炎的表现及检查

(一)临床表现

1.发热

发热是 IE 的最常见症状,几乎所有患者均发热。急性 IE 患者常打寒战、有高热,而亚急性 IE 可呈弛张热,常伴盗汗、食欲减退、体重下降等非特异性表现。

2.心脏杂音

约 85%的患者可以闻及心脏杂音,主要为瓣膜关闭不全杂音,约 48%的患者可出现新的心脏杂音或杂音性质改变。

3.皮肤、黏膜及视网膜瘀斑

这类表现包括肢体远端皮肤出血、Janeway 损害(手掌及脚掌的出血斑或结节)、Osler 结节(手掌及脚掌的红或紫色痛性结节)、Roth 斑(中心苍白的视网膜出血)等。

4.赘生物脱落栓塞

其可出现在身体任何部位,如右心赘生物脱落造成肺栓塞,左心赘生物脱落致脑及肾栓塞等。

5.其他

患者常见脾大及贫血,亚急性 IE 患者还常见杵状指。

(二)实验室检查

1.血常规

白细胞计数升高或正常,分类核左移;出现正色素正细胞性贫血;血沉增快。

2.血培养

血培养对诊断 IE 及帮助选择敏感抗生素治疗都十分重要。2012 年,英国的 IE 诊断及治疗指南对血培养操作做了许多重要推荐,现摘录如下。

(1)需严格遵守无菌操作规程,避免操作不当以致细菌污染,出现假阳性。

(2)对临床呈慢性或亚急性表现的患者,开始抗生素治疗前,至少应做 3 次血培养,且每次抽血需间隔至少 6 h。

(3)临床怀疑 IE 且有严重脓毒败血症或感染性休克的患者,在开始试验性抗生素治疗前应至少应做 2 次血培养,且两次抽血需间隔 1 h 以上。

(4)由于 IE 的菌血症持续存在,所以如果多次做血培养只有 1 次阳性,做出 IE 诊断需谨慎。

(5)尽量避免从血管导管内抽血做血培养,因为污染风险较大。

(6)在怀疑 IE 前已用抗生素治疗者,若病情稳定,则应停用抗生素,然后做 3 次血培养(常需停抗生素 7～10 d 血培养才为阳性)。

(7)在血培养获得肯定的微生物学诊断后,无必要常规地反复做血培养。

(8)抗生素治疗 7 d 以上患者仍发热,则应重复进行血培养。

部分 IE 患者血细菌培养为阴性。Katsouli 等认为在 48 h 里进行了至少 3 次的需氧菌及厌氧菌培养(培养时间＞1 周)结果皆为阴性才能称为“血培养阴性”。关于这些患者在 IE 患者中占多大比例,不同文献报道并不一样,Hill 等报道占 9%～25%,而且 4%～7%的患者抽血前未用过抗生素;Naber 等报道占 10%～30%;Houpikian 等及 Katsouli 等报道占 2.5%～31.0%。那么应该怎样分析阴性结果呢? 第一,患者在留血标本前用过抗生素是重要原因。Katsouli 等报道 45%～60%的血培养阴性 IE 实际上仍是普通的葡萄球菌或链球菌感染,只不过因为用了抗生素后细菌不生长,做聚合酶链反应(PCR)即可检出其 DNA,证实细菌存在。第二,病原体是真菌。第三,病原体为非细菌、真菌微生物,如立克次体属(引起 Q 热的伯纳特立克次体等)、巴尔通体属(五日热巴尔通体等)及衣原体属(鹦鹉热衣原体等)微生物以及某些难培养(需要特殊培养基或细胞培养系统发现胞内细菌)、生长慢(需培养 3～42 d)的细菌。Houpikian 等报道了法国的一项研究,在血培养阴性的 348 例 IE 疑诊患者中,最后确定 48%为立克次体感染,28%为巴尔通体感染。为了提高病原微生物的检出率,不但应留取血标本,而且应对已行手术的患者留取切除的瓣膜及赘生物标本进行检查;除做一般细菌(包括需氧菌及厌氧菌)培养外,还应做特殊微生物培养。另外,还应做某些特殊微生物的免疫血清学检验来检测其抗体,做免疫组化染色、免疫印迹试验及 PCR 来检测其蛋白质及核酸表达。第四,有学者解释右侧心内膜炎(常由静脉注射毒品、静脉留置导管引起)患者血培养阴性的原因是细菌被肺滤过,但尚缺乏足够证据支持。

3.免疫学检查

可出现单株或多株血清免疫球蛋白水平升高,并导致血清 γ 球蛋白及总球蛋白水平升高。血清类风湿因子及循环免疫复合物常为阳性,甚至血清冷球蛋白(Ⅲ型)也为阳性,血清补体 C3 及 C4 水平下降。上述免疫血清学异常尤其易见于亚急性 IE 及 IE 并发肾小球肾炎患者。

另外,从 1998 年起已有报道,在极少病例亚急性 IE 并发急性肾衰竭(已做肾活检者显示为寡免疫沉积物性新月体肾炎)患者的血清中发现了抗中性粒细胞胞质自身抗体(ANCA)主要是针对蛋白酶 3 的抗中性粒细胞胞质自身抗体(PR3-ANCA),有学者认为这是 IE 患者出现血管炎性肾损害的原因。

(三)影像学检查

1.超声心动检查

超声心动检查对 IE 诊断及病情判断十分重要,它能观察有无瓣膜赘生物(大小和形态)、脓肿、新出现的瓣膜关闭不全及人工瓣膜裂开等表现,帮助诊断 IE 及判断并发症的风险。2012 年英国的 IE 诊断及治疗指南有如下推荐意见。

(1)临床怀疑 IE 即应尽早(最好在 24 h 内)行超声心动检查。

(2)首先选择经胸壁超声心动检查(TTE)。

(3)如果 TTE 或经食管超声心动检查(TEE)皆为阴性,而临床仍怀疑 IE 时,7~10 d 后应重复 TTE 或 TEE。

(4)金黄色葡萄球菌或念珠菌败血症患者均应做超声心动检查(怀疑 IE 时应在 24 h 内检查,否则也应在治疗第 1 周进行检查)。

(5)IE 患者抗生素治疗结束时,应复查 TTE 以评估心脏及瓣膜的形态和功能。

(6)治疗期间并不需要常规反复进行超声心动检查。文献报道,TTE 诊断 IE 的敏感性是 70%~80%,TEE 的敏感性可达 90%~100%。而近年来有报道,TTE 及 TEE 未能发现瓣膜赘生物时,心内超声心动检查(ICE)却能发现,提示 ICE 诊断 IE 的敏感性可能更高。

2.其他检查

如果出现赘生物脱落栓塞,需要及时进行相应检查,如考虑肺栓塞,应进行放射性核素肺通气/灌注扫描、肺 CT 磁共振检查以及肺动脉造影;考虑脑栓塞时做脑 CT 磁共振检查及脑动脉造影等。

四、感染性心内膜炎的诊断标准

1981 年,von Reyn 等以临床表现及微生物学检查为基础制订了最早的 IE 诊断标准;1994 年,美国 Duck 大学医学院 Durack 等对此标准做了修订,加上了重要的超声心动检查资料,这标准被称为 Duck 标准。经过极多的临床研究验证,甚至与病理检查“金指标”对照,用 Duck 标准诊断 IE 的敏感性高达 80%以上,而且特异性及阴性预测价值也高。但是,随着对 IE 认识的深入,尤其是对血培养阴性致病微生物认识的深入以及疾病检查手段的提高(如 TEE 在临床上的广泛应用),Duck 标准显现出一些不足,为此又有学者提出了一些修订建议,其中以 2000 年 Li 等修订的标准最重要。2005 年美国制定的 IE 指南、2009 年欧洲制定的 IE 指南及 2012 年英国制定的 IE 指南都推荐应用 Li 等修订的 Duck 标准(或略做修改)对 IE 进行诊断。

Duck 诊断标准原将“符合 IE,但尚不能满足主要指标条件”的超声心动检查结果定做一条“次要指标”,Li 等认为在 TEE 广泛应用后,超声心动检查水平已显著提高,能清楚地判断是否符合 IE,所以这一“次要指标”已无必要存在,在修订标准中他们已将这一指标删除。另外,2012 年英国制定的 IE 指南还在 Li 等的修订指标中加了一条聚合酶链反应检查,认为“针对细菌 DNA 的宽范围 PCR 阳性”可以作为“次要指标”之一。

上述各个 IE 指南都强调,在推荐应用修订的 Duck 标准时,还必须充分认识它的局限性。最初制订 Duck 标准是为了流行病调查及临床研究,现在把它延伸到指导临床诊疗实践,必有一定局限性;加之,IE 是一种异质性疾病,临床表现多样化,简单地套用一个标准去诊断,必然会出现困难。所以,临床医师必须清楚,修订的 Duck 标准对诊断 IE 很有帮助,但决不能替代临床判断,而且临床判断对某些 IE 患者尤为重要,例如,血培养阴性 IE、累及人工瓣膜或起搏器的 IE

及右心 IE(静脉注射毒品导致者尤甚),Duck 标准在诊断这些患者时敏感性较低。

五、感染性心内膜炎肾损害

(一)概况

Neugarten 等复习文献后认为,抗生素问世前肾小球肾炎是 IE 的一个常见并发症,发生率超过 75%。但是,近代抗生素广泛应用和外科手术日趋推广后,情况已发生明显改变。1984 年,Neugarten 等报道的 107 例 IE 患者的尸检结果,仅发现 22.4%的患者并发肾小球肾炎。

2000 年,Majumdar 等对经肾活检或尸检确诊的 62 例 IE 肾损害病例做了报道,其中 31%是小灶性肾梗死(约一半为脓毒性栓子造成),26%为肾小球肾炎,10%为间质性肾炎,10%为肾皮质坏死。肾梗死及肾皮质坏死仅在尸检时被发现。所以全面地讲,IE 肾损害应包括上面 4 方面病变。

2005 年,国内曾有一篇 IE 合并肾损害的报道,学者对 155 例 IE 患者做了回顾性分析,发现 137 例出现肾损害,占 88.4%。仅对其中 4 例患者做了肾活检病理检查,因此这肾损害性质并不完全清楚,抗生素肾损害未能被完全排除。

(二)发病机制

左心赘生物脱落以及右心赘生物脱落,通过卵圆孔到达左心,随血流移动最后栓塞至肾脏小动脉,即能引起小灶性肾梗死,脓毒性栓子还可能在局部引起小脓肿。肾小球肾炎是通过免疫机制产生的。许多患者的肾小球有免疫球蛋白及补体沉积,甚至还有细菌抗原存在,提示免疫复合物致病;约 50%的 IE 患者伴发Ⅲ型冷球蛋白血症,有时还能在肾小球中发现冷球蛋白,提示冷球蛋白致病。而且,正如前面所述,少数 IE 患者血清 ANCA 呈阳性,病理为寡免疫沉积物性肾炎,故提示血管炎致病。急性间质性肾炎可能由感染引起,但也难完全排除药物过敏所致。肾皮质坏死的发生主要与严重低血压或严重脓毒败血症相关。

(三)临床及实验室表现

IE 肾损害呈多样化表现,与其肾脏病变性质相关。在这里仅做简述。

1.蛋白尿

多数患者有蛋白尿,尿蛋白一般不多,仅少数肾小球肾炎(如新月体肾炎)患者可出现大量蛋白尿乃至肾病综合征。

2.血尿

镜下血尿十分常见,个别患者(如新月体肾炎或肾皮质坏死)也偶尔出现肉眼血尿。要注意尿中红细胞形态,肾小球肾炎及间质性肾炎为变性红细胞血尿,而肾梗死及肾皮质坏死则为均一红细胞血尿。

3.白细胞尿

应做尿微生物学检查(涂片染色及培养),新月体肾炎及间质性肾炎为无菌性白细胞尿,而脓毒性栓子所致肾梗死则能查出致病微生物。

4.肾功能损害

文献报道约 1/3 的 IE 肾损害患者会出现急性肾损害,血清肌酐水平升高,而新月体肾炎或肾皮质坏死还可能导致急性肾衰竭。

5.高血压

高血压常见于增生性肾小球肾炎及肾功能不全患者。

(四)病理表现

肾小球肾炎多并发于亚急性 IE 病例,急性 IE 较少发生。最常见的病理改变为弥漫分布的增生性肾小球肾炎,其中新月体肾炎约占一半,包括免疫复合物性及寡免疫沉积物性新月体肾炎。此外,还可见膜增生性肾小球肾炎及毛细血管内增生性肾小球肾炎等。除此之外,还有局灶节段性增生或增生坏死性肾小球肾炎以及少数膜性肾病的报道。

急性间质性肾炎患者的肾间质可见弥漫性炎细胞(单个核细胞及多形核细胞)浸润;若伴有较多的嗜酸细胞浸润,则需要考虑药物过敏的可能。严重的肾小球肾炎也会伴随肾间质炎细胞浸润,此时莫误认为急性间质性肾炎,有学者认为此时的炎细胞浸润多呈灶状或多灶状分布,严重程度与肾小球病变平行,可资鉴别。

小灶性肾梗死及急性肾皮质坏死常在尸体解剖时才被发现,前者尚可能诱发小脓肿。

(五)影像学表现

临床怀疑出现肾皮质坏死或肾梗死时,可以做肾脏计算机断层扫描(CT)或磁共振成像(MRI)检查,较大病灶有时能被发现。

六、感染性心内膜炎及其肾损害的治疗

(一)抗微生物药物治疗

根除致病微生物是治疗 IE 的关键,而药物治疗是基础。应用抗微生物药物的基本原则如下。

1.血培养检查

在开始抗生素治疗前应先做血培养。2012 年英国 IE 诊疗指南推荐:对临床怀疑 IE 和具有严重脓毒败血症或感染性休克的患者,在开始试验性抗生素治疗前应至少做 2 次血培养,且两次抽血需间隔 1 h 以上;对临床呈慢性或亚急性表现的 IE 患者,开始抗生素治疗前,至少应做 3 次血培养,且每次抽血需间隔至少 6 h。

Lee 等对血培养次数与发现致病菌概率的关系进行了调查,结果显示:24 h 内做 2 次血培养发现致病菌的概率仅为 90%,只有进行 4 次血培养此概率才达到 99%,因此他们认为 24 h 内做 2～3 次血培养不够。

2.抗生素治疗的开始时间与药物选择

留完血培养标本,不等化验结果即应尽早开始抗生素治疗。先做经验性治疗,血培养出现阳性致病菌后,再根据药敏试验进行药物调整。一般而言,抑菌药物治疗的效果差,要选用杀菌药物(它能更好地进入赘生物以消灭细菌),并可联合用药(包括与抑菌药物联用)。另外,人工瓣膜 IE 的治疗方案与自体瓣膜 IE 基本相同,但由葡萄球菌感染引起的人工瓣膜 IE 治疗药物则必须包括利福平(无论药敏试验是否敏感)及庆大霉素。

选择经验性治疗药物时应考虑如下因素。患者为自体瓣膜或人工瓣膜感染,当地 IE 流行病学状态(常见致病菌及其耐药情况),患者是否接受过抗生素治疗。2009 年欧洲制定的 IE 指南推荐:①对自体瓣膜 IE 及换瓣术后至少 12 个月的人工瓣膜 IE,宜选用氨苄西林/舒巴坦或阿莫西林/克拉维酸加庆大霉素;或选用万古霉素加庆大霉素及环丙沙星(尤适用于对 β-内酰胺类抗生素不耐受者)。②对换瓣术后 12 个月以内的人工瓣膜 IE,宜选用万古霉素加庆大霉素及利福平。2012 年,Pierce 等推荐选用万古霉素或氨苄西林/舒巴坦加一种氨基核苷类抗生素,若 IE 为人工瓣膜 IE,还需加利福平。

如果IE患者已并发肾损害在应用抗生素,需注意如下两点:①在有效治疗IE前提下,尽可能选用无肾毒性或肾毒性小的药物,以免药物毒性加重肾损害。②抗生素要根据肾功能调节药量或给药间隔时间,若药物能被血液净化清除,则尽量在血液净化结束后给药;必要时应监测血药浓度(尤其针对万古霉素及氨基核苷类抗生素进行检测)指导合理用药。

3.抗生素治疗疗程

(1)治疗疗程长短:抗生素治疗一定要充分,以根除致病微生物。现代指南均建议:自体瓣膜IE的疗程为2~6周,人工瓣膜IE的疗程要长,至少6周。若在抗生素治疗期间,自体瓣膜IE患者行人工瓣膜置换术,其抗生素要按自体瓣膜IE治疗疗程用药,不应转换成人工瓣膜IE的治疗疗程。

(2)疗程计算方法:进行换瓣手术的患者,无论是自体瓣膜还是人工瓣膜IE,其抗生素治疗的疗程均应从有效用药的第一天计算,而不从手术日计算;但是如果瓣膜细菌培养呈阳性,则一个新的治疗疗程需从手术后重新开始。

4.血细菌培养阴性IE的治疗

首先应按前面所述思路进行全面检查,绝大多数患者最后仍能发现致病微生物,然后针对这些病原体给予相应治疗。

(二)外科手术治疗

合理的抗生素治疗已使IE预后显著改观,但是一些病例仍然需要外科手术治疗,以清除感染组织及进行瓣膜修复或置换,成功的心脏外科手术又进一步提高了患者的生存率。现将2005年美国IE指南、2009年欧洲IE指南及2012年英国IE指南有关进行急诊手术(手术在24 h内进行)、紧急手术(手术在数天内进行)及择期手术(在抗生素治疗1~2周再行手术)的治疗指征介绍如下。

1.心力衰竭

主动脉瓣或二尖瓣IE出现如下情况。

(1)严重的急性瓣膜关闭不全或瓣膜梗阻导致难治性肺水肿或休克(急诊手术)。

(2)形成的瘘进入心腔或心包导致难治性肺水肿或休克(急诊手术)。

(3)严重的急性瓣膜关闭不全或瓣膜梗阻并发持续性心力衰竭或超声心动显示血流动力学不耐受征象(如二尖瓣早关闭或肺动脉高压)(紧急手术)。

(4)严重瓣膜关闭不全,但无心力衰竭(择期手术)。

2.不能控制的感染

(1)局部不能控制的感染包括脓肿、假性动脉瘤、瘘或增大的赘生物(紧急手术)。

(2)使用合适的抗生素治疗10 d以上,患者仍持续发热,且血培养为阳性(紧急手术)。

(3)真菌或对多种药物抵抗的微生物引起感染(紧急或择期手术)。

3.预防栓塞

(1)主动脉瓣或二尖瓣IE的赘生物大于10 mm,尽管已使用合适的抗生素治疗,但仍有一次或多次栓塞事件发生(紧急手术)。

(2)主动脉瓣或二尖瓣IE的赘生物大于10 mm,并发心力衰竭,持续感染或脓肿(紧急手术)。

(3)特大赘生物大于15 mm(紧急手术)。另外,2012年英国IE指南还强调,对累及人工瓣膜及其他心内人工装置的IE要尽早进行外科手术治疗。

是否进行外科手术，需要根据每位患者的具体情况来个体化地决定。但是在临床实践中，及时正确地做出决策并不容易。一项调查资料显示，按指南内容应该进行外科手术治疗的患者中，约42%实际未做，这可能影响疾病预后。调查还发现，能否及时做出进行手术的正确决策往往与医师的专业及经验相关。为克服这一缺点，由心内科专家、感染病专家、微生物专家及心外科专家共同组成一个"ET专家组"，会诊决定手术治疗，是一个很好的解决方法。

(三)感染性心内膜炎并发肾损害治疗上的困惑与思考

在治疗IE肾损害上，如下措施十分重要：①清除病原体，包括抗生素治疗及心脏外科手术治疗，彻底清除病原体是治疗IE的根本措施，对预防及治疗IE肾损害也十分重要。②肾脏替代治疗，当肾损害导致急性肾衰竭时需及时做血液净化治疗，以赢得治疗时间控制IE，改善预后；而如果肾损害已发展成慢性终末期肾衰竭，也需进行维持性血液净化治疗或肾移植维持生命。

但是在IE肾损害的某些方面，尤其对IE并发的肾小球肾炎应该如何治疗却存在不少困惑，前述的几个IE诊治指南也未给出任何明确意见。由于感染诱发机体免疫反应是导致IE相关肾小球肾炎发病的主要机制，所以从理论上讲控制感染及抑制免疫应该是治疗的重要环节。从20世纪80年代起即有学者做了不少努力，进行了多种治疗探索，但是全部都是个案总结，并无足够样本的循证医学观察。

有报道单用抗生素治疗或抗生素及外科手术治疗，在IE病情控制后肾小球肾炎(包括新月体肾炎)也随之好转，甚至获得临床痊愈(血清肌酐水平及尿化验均恢复正常)。有学者也观察到一例IE患者，临床呈现急性肾衰竭，病理表现为新月体性肾炎(2/3的肾小球呈现大细胞新月体伴纤维素沉积)，在早期实施外科手术(清除病灶，置换主动脉瓣及二尖瓣)并给予抗生素治疗后，肾功能及尿化验也逐渐恢复正常。不过，也有不少病例单纯控制感染并不能使肾炎(尤其是新月体肾炎)的病情改善，所以不少医师在控制感染基础上，又加用了各种免疫抑制治疗，包括糖皮质激素、糖皮质激素及细胞毒性药物、糖皮质激素及强化血浆置换治疗等。上述个案的治疗也很成功，也能使新月体肾炎获得显著好转或临床痊愈。

应用免疫抑制治疗从理论上讲合理，但是应该何时开始治疗，选用什么制剂及疗法，治疗疗程应多长并不清楚。由于肾小球肾炎是由IE引起的，所以如果应用免疫抑制治疗不当，尤其在病灶及病原体未清除前即应用，会有加重IE感染的风险；可是，如果应用过晚，肾脏病变已慢性化(包括细胞新月体转变成纤维新月体)，又会达不到治疗效果。所以，如何选择免疫抑制治疗的开始时间尤其重要。

Kannan等复习文献后认为，IE并发的新月体肾小球肾炎与原发性肾小球疾病的新月体肾炎不同，预后相对良好，所以认为对IE并发的肾小球肾炎(包括新月体肾炎)，控制感染(包括抗生素治疗及外科手术治疗)绝对是第一线治疗，感染控制后肾病不随之缓解才加用免疫抑制剂疗。至于单加激素或加激素及免疫抑制剂可参考病情决定，病情较重或治疗偏晚的患者，宜选用激素加免疫抑制剂(如环磷酰胺)治疗；至于IE并发的新月体肾炎是否需要进行血浆置换，有学者认为需要更多临床观察验证。由IE导致的新月体肾炎是免疫复合物致病或血管炎致病，因此似无必要积极应用强化血浆置换治疗。有学者是将其作为第三线治疗(即抗生素治疗及激素治疗无效时应用)，似有一定道理。总之，在治疗IE并发肾炎(包括新月体肾炎)方面还存在很多问题与困惑，需要今后进行进一步研究来解决。

(马　瑞)

第二节　乙型肝炎病毒相关性肾炎

一、概述

(一)乙型肝炎病毒及其慢性感染的概述

乙型肝炎病毒(hepatitis B virus，HBV)是1964年在澳大利亚土著人血清中发现的一种DNA病毒，属于嗜肝DNA病毒科。HBV只侵犯人类和其他灵长类动物。HBV感染者血清中常存在具有传染性的完整病毒颗粒，又称Dane颗粒。Dane颗粒呈球形，直径为42 nm，分为外壳和核心两部分，外壳含乙型肝炎表面抗原(hepatitis B surface antigen，HBsAg)，核心含乙型肝炎核心抗原(hepatitis B core antigen，HBcAg)、环状双股HBV DNA和HBV DNA多聚酶。

HBV基因组长约3.2 kb，为双链、部分环状DNA，由长链及短链组成。长链为负链，为长度固定的闭合环状DNA；短链为正链，为长度可变的半闭合(有一缺口，未完全闭合)环状DNA。HBV DNA负链有4个开放区，分别称为S、C、P及X，能编码全部已知的HBV蛋白质。S区可分为S基因和前S基因。S基因负责编码HBsAg，前S基因负责编码前S1蛋白及前S2蛋白。C区基因包括前C基因和C基因，分别编码乙型肝炎e抗原(hepatitis Be antigen，HBeAg)和HBcAg。HBeAg的功能尚未完全阐明，其对病毒复制并非必要，但与免疫耐受及持续感染有关。P区编码HBV的DNA多聚酶。X区编码一个16.5 kD的蛋白(HBxAg)，具有信号传导、转录激活、DNA修复和抑制蛋白降解等多种功能，X蛋白对病毒复制是重要的，还与肝癌的发生相关。

HBV是在肝细胞内繁殖的。首先，HBV侵入肝细胞后，HBV DNA进入胞核内，在DNA多聚酶作用下，以负链DNA为模板延长正链，修补正链中的缺口，形成共价闭合环状DNA(covalently closed circular DNA，cccDNA)。然后仍在DNA多聚酶作用下，以cccDNA中负链为模板，转录成几种不同长度的mRNA，进入胞质。这些mRNA在胞质中分别编码翻译HBV的各种抗原，而其中的3.5 kD mRNA还能在逆转录酶(即DNA多聚酶)作用下，作为模板，逆转录生成新的HBV DNA。cccDNA半寿(衰)期较长，很难从肝细胞内被彻底清除。

HBV有逆转录的复制过程，故其基因变异率较一般DNA病毒高，容易逃脱宿主的免疫应答清除作用，导致病毒感染持续存在。已发现HBV有9个基因型，即A基因型至I基因型。HBV基因型分布具有一定地域性，在我国以C型和B型为主。HBV基因型与疾病进展有关。与C基因型感染者相比，B基因型感染者较早出现HBeAg血清学转换(即血清出现HBeAb，而HBeAg转阴)，较少进展为慢性肝炎、肝硬化和原发性肝细胞癌。

乙型病毒性肝炎是血源传播性疾病，主要通过血液(如静脉滥用毒品、输血制品和血液透析)、母婴(即垂直传染)及性接触途径传播。HBV感染于全世界流行，但是不同地区HBV感染的流行强度差异很大。据世界卫生组织报道，全球约20亿人口感染过HBV，其中3.5亿人为慢性HBV感染者，每年约有100万人死于HBV感染所致肝衰竭、肝硬化和原发性肝细胞癌。持续性HBeAg阳性和/或HBV DNA含量＞2 000 U/mL(相当于10^4拷贝/mL)是肝硬化和原发性肝细胞癌发生的显著危险因素。

HBV 感染的肝外并发症包括血清病样综合征、肾小球肾炎、结节性多动脉炎和儿童丘疹性皮炎等。这些肝外并发症见于1%～10%的慢性 HBV 感染患者。其发病机制不明，学者一般认为其是由免疫复合物引起，与高水平的病毒抗原血症相关。

(二)乙型肝炎病毒相关性肾炎的认识过程

HBV 相关性肾小球肾炎(hepatitis B virus associated glomerulonephritis，HBV-GN)是与 HBV 感染相关的肾小球疾病，它是 HBV 感染的常见肝外并发症。

HBV-GN 患者包括儿童及成人，该病伴或不伴明显的肝炎病史。1971 年，Combes 等首次报道一例 53 岁男性 HBV 携带者发生膜性肾病(MN)，在其肾活检组织的肾小球内发现 HBsAg 免疫复合物。随后研究证实，在 HBV-GN 患者的肾小球中均可发现 HBsAg、HBcAg 或 HBeAg。HBV-GN 的病理类型以 MN 最常见，此外还有系膜增生性肾炎(MsPGN，伴或不伴系膜硬化病变)及膜增生性肾炎(MPGN)，在亚洲还有 IgA 肾病(IgAN)的报道。

HBV-GN 中，儿童 MN 与 HBV 感染的关系已得到流行病学调查资料的支持。20 世纪 80 年代的流行病学研究显示，在人群 HBsAg 感染率低(0.1%～1.0%)的美国和西欧，MN 患儿的血清 HBsAg 检出率为 20%～60%；而在 HBV 感染率高的亚洲和非洲(如我国感染率为 15%)，MN 患儿的血清 HBsAg 检出率常高达 80%～100%。所以，儿童 MN 与慢性 HBV 感染之间存在密切关系。

HBV-MN 患儿的预后大多良好，但是部分 HBV-GN 成人病例可进展到终末期肾病(ESRD)，提示该病具有慢性进展性质。

文献关于该病的命名，除 HBV-GN 外，还包括乙型肝炎病毒相关性肾病和乙型肝炎病毒感染相关性肾小球肾炎等。

二、发病机制

病毒导致肾小球疾病的发病机制可能有：①免疫复合物介导疾病，包括循环免疫复合物沉积及原位免疫复合物形成。②病毒感染引起的细胞病变效应。

(一)免疫复合物介导肾损害

许多学者认为病毒抗原与宿主抗体结合形成免疫复合物，激活补体系统导致肾小球损伤是 HBV-GN 的主要发病机制。支持证据包括：①患者循环中存在免疫复合物，而且从免疫复合物中分离出 HBsAg 及 HBcAg。②肾活检组织免疫疾病理检查常见肾小球内有 HBsAg、HBcAg 和/或HBeAg，且上述抗原的分布与免疫球蛋白和补体的分布一致。③用患者的肾活检组织做酸洗脱试验，可从洗脱液中找到抗 HBV 抗体。④动物实验早已证实注入 HBsAg 可诱发狒狒的免疫复合物性肾炎，肾组织出现 HBsAg 及免疫球蛋白沉积。

下面对免疫复合物致肾损害的几个问题做简要讨论。

1.HBV 抗原特性与免疫复合物形成

虽然在 HBV-MN 患者的肾活检组织中可检出 HBsAg、HBeAg 或 HBcAg 等多种 HBV 抗原，但是许多研究显示 HBeAg 是主要致病抗原。1989 年，Lai 等用单克隆抗体的 F(ab′)2 片段进行检测肯定 HBeAg 是 HBV-MN 肾小球沉积的特异成分。1997 年，Lin 等在 HBV-MN 患者的血清和肾脏中都发现了 HBeAg 和抗 HBe 抗体形成的免疫复合物，提示 HBeAg 在 HBV-MN 发病中起重要作用。1991 年，Takekoshi 等发现 HBV-MN 患者循环中 HBeAg 存在两种形式，即小分子的游离 HBeAg 和大分子的与 IgG 结合的 HBeAg，后者即可能为循环免疫复合物。此外，临床上还观察到 HBV-MN 患者蛋白尿的缓解与血清 HBeAg 清除相关，这也间接支持 HBeAg 在 HBV-GN 发病中具有重要作用。

除循环免疫复合物沉积于肾小球外，肾小球内原位免疫复合物形成也是 HBV-MN 的重要发病机制之一。能够穿过肾小球基底膜(GBM)定位于上皮下的物质的相对分子质量应较小(小于 3×10^5，最大不超过 1×10^6)，并且该物质携带正电荷。在 HBV 抗原成分中，HBsAg 及 HBcAg分子量皆大，并带负电荷，因此其有无法穿过 GBM 而于上皮下形成原位免疫复合物。HBeAg 的分子量小，仅为$(3.9\sim9.0)\times10^4$，因此其有可能穿过 GBM 到达上皮下，再与抗 HBe 抗体结合原位形成免疫复合物；但是 HBeAg 也带负电荷，不一定能克服 GBM 的负电荷屏障到达上皮下，所以又有学者认为，是带强正电荷的抗 HBe-IgG(其分子量也小，约为 1.6×10^5)靠其电荷穿过 GBM 植入上皮下，然后再吸引 HBeAg 至上皮下原位形成免疫复合物。此外，抗 HBe-IgG与 HBeAg 形成的循环复合物也可能沉积于上皮下，此循环免疫复合物分子量也较小[$(2.4\sim5.4)\times10^5$]，带正电荷，因此也能通过 GBM 到上皮下。

HBsAg 的分子量大[可达$(3.7\sim4.6)\times10^6$]，HBcAg 的分子量更大[可达$(8.5\sim9.0)\times10^6$]，它们都不能通过 GBM，但它们往往也能在 HBV-MN 患者的肾小球毛细血管壁上皮下检测到。这可能是它们的肽链碎片所致。完整的 HBV 抗原在体内代谢，最后能分解成许多仍然含有抗原决定簇的小分子多肽亚单位，这些亚单位能到达上皮下形成原位免疫复合物，或形成循环免疫复合物再沉积至上皮下。

2.HBV 基因突变与机体免疫应答异常

HBV-GN 的发病涉及病毒、宿主以及二者间的相互作用。文献报道，HBV-MN 患者的血清检验 HBeAg 多为阳性，反映病毒复制活跃，说明 HBV 持续感染是 HBV-GN 发生的一个必要条件。

HBV 感染持续存在有病毒方面因素，与 HBV 基因突变相关。有报道发现，感染 HBV-MN 患儿的 HBV 有 S 基因和/或前 S 基因(前 S1 基因、前 S2 基因)的突变，这些基因突变都可能影响机体免疫应答，干扰宿主对病毒的清除。

HBV 感染持续存在也与机体免疫功能受损相关。Lin 等研究发现，HBV-MN 患者的 T 细胞亚群失调，$CD4^+$ 细胞较少，$CD8^+$ 细胞增多，$CD4^+$ 与 $CD8^+$ 的比率下降，这将使特异性抗体生成不足，清除 HBV 能力降低。另外，Lin 等还发现 HBV-MN 患者的细胞毒性T 细胞活性降低，Th1 细胞相关的白介素-2(IL-2)和干扰素-γ(INF-γ)水平也明显低，提示细胞免疫反应也存在缺陷，对清除 HBV 不利。

3.遗传因素

遗传因素对 HBV-GN 的发病也可能有影响。1998 年，Vaughan 等在波兰 HBV-MN 患者中发现*DQB1 * 0303* 的基因频率显著增加；2002 年，Bhimma 等在南非黑种人 HBV-MN 患儿中发现*DQB1 * 0603* 基因频率显著增加；2003 年，Park 等在韩国 HBVGN 患者中发现*DQB1 * 1502* 及 ** 0601* 与 HBVMPGN 发病相关，*DQB1 * 1501* 与 HBV-MN 发病相关，而*DRB1 * 1302*、*DQB1 * 0402* 和*DQB1 * 0604* 在慢性 HBV 感染中具有保护作用。

(二)病毒感染引起细胞病变效应

许多病毒感染都可能通过细胞病变效应导致细胞变性死亡。2004 年，Bhimma 等在讨论 HBVGN 的发病机制时，认为 HBV 也可能通过细胞病变效应导致肾组织损害。但是，这一假说十分缺乏证据。

首先,HBV是否能够感染肾脏细胞并复制。尽管早年来自动物实验和尸体解剖的研究提示HBV除嗜肝外也具有轻度泛嗜性,而且一些原位杂交和原位PCR研究也发现在某些HBV-GN患者的肾小球系膜细胞中确有HBV DNA存在,这似乎十分支持HBV能感染系膜细胞并于胞内复制的看法。可是,近年的转基因动物实验已清楚显示HBV并不攻击系膜细胞,为此这些在系膜细胞内发现的HBV DNA,很可能是被系膜细胞吞噬进入,并无其他意义。

其次,HBV-MN是一种足细胞病,即使HBV真能感染系膜细胞并引起细胞病变效应的话,也无法解释HBV-MN的足细胞损害。

三、表现和诊断

(一)病理表现

1990年中华内科杂志发表的《乙型肝炎病毒相关性肾炎座谈会纪要》指出:我国HBV-GN最常见的病理类型为MN,其次为MPGN或IgAN。2012年美国出版的肾病学专著《*The Kidney*》(第9版)认为:在HBV-GN的病理类型中,虽有系膜增生及硬化的报道,但是最常见者仍为MN,而MPGN(包括Ⅰ型及Ⅲ型)及新月体肾炎(包括MN合并新月体肾炎及或原发性新月体肾炎)的报道较少。

国内外资料都公认HBV-GN最常见的病理类型是MN,儿童尤其如此,在儿童中罕见特发性MN,MN主要继发于HBV感染或系统性红斑狼疮。HBV-MN可呈现与特发性MN相同的病理改变,但也能出现与其不同的病理特征,例如:①免疫疾病理检查呈现"满堂亮"表现,即IgG、IgA、IgM、C3、C1q及纤维蛋白相关抗原均为阳性,它们不但沉积于毛细血管壁,也能同时沉积于系膜区。②光镜检查不一定都出现基底膜"钉突样"改变,但是经常出现"假双轨征"(并非由系膜插入形成的双轨征)及不同程度的系膜增生,嗜复红蛋白不但沉积于上皮下,也常同时沉积在基底膜内、内皮下及系膜区。③电镜检查除上皮下外,其他部位(基底膜内、内皮下和系膜区)也常见电子致密物沉积,而且有时还能见到病毒样颗粒及管网样包涵体。有学者将上述具有特殊表现的MN称为"非典型膜性肾病"。

当然,无论哪种病理类型的肾小球疾病,进行免疫疾病理检查时,都必须在肾小球内发现HBV抗原包括HBsAg、HBcAg和/或HBeAg才能诊断HBV-GN。

(二)临床表现

HBV-GN多发生于HBV感染流行区,患者包括成人及儿童,男性居多。一般而言,HBV-GN的临床表现与相同病理类型的原发性肾小球肾炎相似,但是HBV-MN可能有如下特点与特发性MN不同:HBV-MN患者可偶见肉眼血尿,发病初期血清补体C3、C1q及C4水平下降,循环免疫复合物增多,且在此免疫复合物中能发现HBV抗原。

文献报道HBV-MN病例诊断初血清HBeAg常为阳性,例如,在Lai等、Lin等和Tang等报道的HBVMN病例中,血清HBeAg的阳性率分别为100%(5/5例)、100%(20/20例)和70%(7/10例)。临床观察发现,血清病毒复制指标(包括HBeAg)阴转常伴随HBV-MN病情好转,而HBV不被清除则肾病常逐渐进展。

HBV-MN儿童患者的自发缓解率高达30%～60%,尤其是出现HBeAg血清学转换者;而成人患者自发缓解率低,约10%的患者将最终进入ESRD,需要进行透析或肾移植治疗。

(三)诊断标准

1.HBV-GN 诊断标准

国际上尚无 HBV-GN 的统一诊断标准。目前,我国对成人患者仍在沿用 1990 年公布的《乙型肝炎病毒相关性肾炎座谈会纪要》建议的 HBV-GN 诊断标准。这个标准包括:①血清 HBV 抗原为阳性。②患肾小球肾炎,并可排除狼疮性肾炎等继发性肾小球病变。③在肾组织切片中找到 HBV 抗原,包括 HBsAg、HBcAg 及 HBeAg。座谈会纪要强调,标准③为最基本条件,无此即不能下 HBV-GN 诊断,而标准①可以缺如,因为 HBV 感染者的血清 HBV 抗原滴度时高时低呈现波动,且血清中 HBV 抗原的消长也并不与组织中的消长同步。

2010 年,中华医学会儿科学会制定了《儿童乙型肝炎相关性肾炎诊断治疗指南》,规定 HBV-GN的诊断依据:①血清乙型肝炎病毒标志物为阳性,包括 HBV 抗原、抗体和/或 DNA 阳性。②患肾病或肾炎并能排除其他肾小球疾病。③肾小球中有 1 种或多种 HBV 抗原沉积。④肾病理改变绝大多数为膜性肾病,少数为膜增生性肾炎和系膜增生性肾炎。确诊标准为:同时具有上述①②③三条;同时具有上述①②及④中的膜性肾病;个别患者具有上述②③两条,而血清乙型肝炎病毒标志物为阴性也能诊断。

2.HBV 复制指标

判断 HBV 有无复制对制订治疗方案意义很大。1990 年公布的《乙型肝炎病毒相关性肾炎座谈会纪要》讲述,如下血清 HBV 标志物阳性即提示病毒复制:HBeAg 阳性、HBV DNA 多聚酶阳性、HBV DNA 阳性及存在高滴度抗 HBc IgM 抗体。但是,一般医院都未开展血清 HBV DNA 多聚酶检测。

(四)关于 HBV-GN 检查法及诊断标准的思考

1.关于 HBV-GN 诊断标准

《乙型肝炎病毒相关性肾炎座谈会纪要》制定的 HBV-GN 诊断标准已应用 20 余年尚未修订,看来此标准中的如下内容已值商榷:首先,标准第①条是企图证实患者有或曾经有 HVB 感染,如此仅写"血清 HBV 抗原阳性"即不全面,而应改为"血清乙型肝炎病毒标志物阳性",包括 HBV 抗原和/或抗体(乃至 HBV DNA)阳性。其次,标准第③条写"肾组织切片中找到 HBV 抗原"也不够准确,因为 HBV-GN 是肾小球疾病,故应写为"肾小球中有 HBV 抗原沉积"。所以,应该讲 2010 年《儿童乙型肝炎相关性肾炎诊断治疗指南》中的诊断标准更为合理。至于此儿科标准认为血清 HBV 病毒标志物阳性、能除外狼疮性肾炎等其他肾小球疾病的 MN 也能诊断为 HBV-GN,这是因为儿童罕见特发性 MN,他们的 MN 主要继发于系统性红斑狼疮或 HBV 感染,所以除外狼疮性肾炎后即基本能诊断 HBV-MN。需要注意的是此条标准并不适用于成人患者。

除了在肾小球中发现 HBV 抗原外,还有两项检查技术对诊断 HBV-GN 也极有意义,即用肾组织切片做原位杂交在肾小球中发现 HBV DNA,以及用肾活检组织进行酸洗脱于洗脱液中查找到 HBV 抗体。但是这两项检查的技术要求都很高,很难应用于临床,所以它们一般只用于科研,而不作为临床诊断 HBV-GN 的依据。

2.关于组织中 HBV 抗原的检测

通过免疫疾病理检查(包括免疫荧光或免疫组化检查)在肾小球中发现 HBV 抗原(包括 HBsAg、HB-cAg 及 HBeAg)是诊断 HBV-GN 的最基本条件,因此保证检查的准确性很重要。除了高质量试剂及规范化操作外,有如下两点需要强调:①要注意肾组织中具有抗球蛋白活性的

IgM 对试验的干扰，这常见于狼疮性肾炎。具有抗球蛋白活性的 IgM 能与试剂抗体分子 IgG 的 Fc 段结合造成假阳性结果，解决办法是用酸性缓冲液先将组织切片上的抗体全部洗脱，然后再重新染色。②如果患者血清中存在高滴度的抗 HBV 抗体，而且它们已将肾切片上的 HBV 抗原位点全部饱和，此时试剂中的抗 HBV 抗体即无法与 HBV 抗原再结合而造成假阴性结果。若临床高度怀疑有此情况，仍需应用酸洗脱术将切片上的抗体洗掉，再重新染色。

四、治疗

(一)抗病毒治疗

由于肾小球中免疫复合物的原位形成或沉积是 HBV-GN 发病的关键，所以进行抗病毒治疗减少或清除 HBV，即可能减少免疫复合物形成，帮助肾损害恢复。临床已观察到，随着体内 HBV 被清除(包括机体自发清除或药物治疗清除)，HBV-GN 患者的蛋白尿也常随之减少。所以，对血清 HBV 复制指标阳性的 HBV-GN 患者，进行抗病毒治疗已是标准治疗方案，包括使用干扰素和核苷类似物治疗。

1.干扰素治疗

普通干扰素 α(IFNα-2a，IFNα-2b 及 IFNα-1b)和聚乙二醇干扰素 α(Peg-IFNα-2a 及 2b，为长效制剂)具有抗病毒和免疫调节的双重作用。它们能抑制病毒 DNA 转录、降解病毒 RNA 及干扰病毒蛋白质合成，从而阻止病毒复制。已有临床观察显示，用 IFNα 或 Peg-IFNα 治疗 HBV-MN 患儿，当血清 HBeAg 转阴后，蛋白尿也随之缓解。需要注意的是干扰素治疗疗程要足够长(有学者认为至少需要治疗 1 年)，否则停药后血清 HBV 又会重新转阳。干扰素的主要不良反应为流感样反应及一过性外周血白细胞和/或血小板下降，绝大多数患者都能耐受。干扰素治疗的禁忌证为高龄、严重抑郁症、失代偿性肝硬化、有临床症状的冠心病、未控制的自身免疫疾病等。

2.核苷类似物治疗

核苷类似物包括拉米夫定、阿德福韦酯、恩替卡韦、替比夫定、替诺福韦等，它们能通过抑制 DNA 多聚酶而阻止 HBV 复制。与干扰素比较，核苷类似物具有给药方便和耐受性好的优点，但是同样需要长期服药，否则停药后 HBV 又会重新复制。

拉米夫定为第一代核苷类似物药物，在我国应用多年，所以病毒变异株已显著增多，而当变异株成为优势株时即出现耐药，此时应改用新的其他核苷类似物治疗。临床应用已显示，这些新核苷类似物药物对野生型 HBV 和拉米夫定耐药型 HBV 都有明显的抑制作用，不过它们在治疗 HBVGN 上的疗效研究尚少，还需进一步观察。在使用核苷类似物进行治疗时要注意：①已知阿德福韦酯及替诺福韦具有肾毒性，较大剂量使用时毒性更明显，可导致 Fanconi 综合征及血清肌酐水平升高，所以应用这两种药治疗 HBV-GN 时需要密切监测血清肌酐和血磷水平的变化。②上述核苷类似物都主要经肾排泄，所以肾功能不全患者用药，一定要根据肾功能调节用药剂量或用药间隔时间，以免药物体内蓄积增加不良反应(替诺福韦需特别注意，因为它在体内蓄积时可引起乳酸酸中毒)。

2006 年 Fabrizi 等、2010 年 zhang 等及 2011 年 Yi 等先后发表了 3 篇单独用抗病毒药物(绝大多数用 IFNα，个别用拉米夫定)治疗 HBV-GN 疗效的荟萃分析，结果均显示抗病毒治疗十分有效，能显著提高 HBeAg 清除率，减少蛋白尿以及促进肾病综合征缓解。

(二)糖皮质激素和免疫抑制剂的使用

关于 HBV-GN 患者能否应用糖皮质激素及免疫抑制剂治疗、治疗是否有效，一直存在着争论。1990 年发表的《乙型肝炎病毒相关性肾炎座谈会纪要》认为：HBV 复制指标阴性且肝功能正常的患者，可试用激素及免疫抑制剂进行治疗，但在治疗过程中应密切监测 HBV 复制指标及肝功能变化。而 2010 年公布的《儿童乙型肝炎相关性肾炎诊断治疗指南》认为：对 HBV-GN 患儿应以抗病毒治疗为主，在抗病毒治疗同时可慎用糖皮质激素，但不推荐单用糖皮质激素治疗。另外，对 HBV-MN 患儿不推荐应用免疫抑制剂，而对 HBV-MPGN 患儿可以在应用抗病毒治疗基础上加用免疫抑制剂，但不推荐单用免疫抑制剂治疗。

国内应用糖皮质激素和/或免疫抑制剂（多为吗替麦考酚酯）和/或抗病毒药物（多为核苷类似物）治疗 HBV-GN 的文章很多，可是高质量的随机对照试验却十分缺乏，所以至今仍难对上述治疗的疗效及不良反应做出客观评价。2012 年，Zheng 等对 1980－2010 年收集到的国内外发表的免疫抑制药物（应用糖皮质激素、吗替麦考酚酯或来氟米特）联合抗病毒药物（应用拉米夫定、恩替卡韦或阿德福韦酯）治疗 HBV-GN 的研究资料进行了荟萃分析，结果显示此联合治疗能显著减少尿蛋白、增加血清蛋白，而对 HBV-DNA 复制及肝功能并无明显不良影响。可是本文学者并没有将联合治疗与单独抗病毒治疗的疗效进行比较，由于单独抗病毒治疗的疗效已比较肯定，那么此联合治疗中激素及免疫抑制剂是否起了治疗作用，以及起了多大作用并不清楚。

在治疗 HBV-GN 时激素及免疫抑制剂是把双刃剑，它们可能通过免疫抑制作用对免疫介导的HBV-GN发挥治疗效应，但是它们又可能促进 HBV-DNA 复制、延迟 HBV 中和抗体产生而加重乙型肝炎，甚至导致重症肝炎爆发。因此 HBV-GN 患者是否该用糖皮质激素及免疫抑制剂治疗；如果能用，用药指征是什么；应该选用什么药物；如何制定治疗疗程，这些问题都没有解决，需要今后进行大样本前瞻随机对照试验来深入研究。

（三）防治乙型肝炎病毒相关性肾炎的思考及展望

接种乙型肝炎疫苗是预防 HBV 感染的最有效策略。已证明在 HBV 感染高发区普及乙型肝炎疫苗接种能显著降低 HBV-GN 的发生率。其他的预防措施包括对慢性乙型肝炎患者的适当隔离和对高危人群的管教。为防止医院院内交叉感染，各项规章制度必须严格执行。

HBV 持续复制的患者更容易并发 HBV-GN，因此对于血清 HBeAg 持续阳性者需要额外重视，应定期进行尿常规化验，若出现蛋白尿等异常就应及时进行肾活检，以早期明确诊断，进行干预治疗。

HBV cccDNA 存在于肝细胞核内，目前的药物很难将其清除，所以长期应用抗 HBV 药物抑制病毒复制，乃是防止 HBV 感染患者肝外并发症包括 HBV-GN 的现实策略。

抗 HBV 药物的疗效目前仅限于少数小样本临床观察，且主要为儿童 HBV-MN 患者，而儿童患者有很高的自然缓解率，故很难排除自发缓解对试验结果的影响。因此今后需要进行更大规模的前瞻随机对照临床试验，并包括成人 HBV-MN 患者，才能更准确地判断抗 HBV 药物疗效。

HBV-GN 的发生由病毒及宿主两方面因素共同决定，在人体免疫系统无法清除 HBV 抗原的情况下才会导致免疫复合物性肾炎发生。目前对 HBV-GN 的研究主要是由肾内科医师进行，故对 HBV 的病毒学特征及机体抗 HBV 的免疫状态以及它们在发病和治疗过程中的动态变化往往研究较少，所以今后对 HBV-GN 的研究需要加强不同学科之间的合作，要有更多的病毒学家及免疫学家参与，这十分必要。

（郭旭红）

第三节　丙型肝炎病毒相关性肾炎

一、丙型肝炎病毒相关性肾炎的认识历程

(一)丙型肝炎病毒及人群感染率

丙型肝炎病毒(hepatitis C virus,HCV)是1989年发现的一种小分子核糖核酸(RNA)病毒,属于黄病毒科丙型肝炎病毒属。它是一种球形病毒,直径30～80 nm。病毒最外层为带脂质的包膜,其内是核衣壳,壳内含有单股正链RNA基因组,由大约9 500 bp组成。

HCV在肝细胞内复制,基因组两侧分别为5′和3′非编码区,中间为开放性读码框(ORF),编码一条含有3 008～3 037个氨基酸的病毒前体多肽蛋白。编码区从5′端依次为核心蛋白区(C区)、包膜蛋白区(E1、E2/NS1区)和非结构蛋白区(NS2、NS3、NS4A、NS4B、NS5A和NS5B区)。C区编码分子量为19 kDa的核心蛋白构成核衣壳。E1,E2/NS1区编码分子量为33 kDa的E1蛋白及分子量为72 kDa的E2蛋白构成包膜,E蛋白具有高度变异性,可导致病毒不断逃避宿主的免疫应答而维持HCV感染。非结构蛋白区能编码几种重要的蛋白酶,如病毒特异性解螺旋酶(主要由NS3区编码)及RNA依赖性RNA聚合酶(主要由NS5区编码),它们在病毒复制中发挥重要作用。

由于HCV的高度变异性,基因序列之间存在较大差异。2005年,Simmonds等根据基因序列的差异将HCV分为6型及11个亚型。HCV基因型分布具有明显的地域性,其中1型呈全球性分布,占所有HCV感染的70%以上,1b和2a基因型在我国常见,其中以1b型为主。

HCV主要通过血液传播(包括输血、血制品、静脉滥用毒品、脏器移植等),另外还有母婴垂直传播、性交传播及家庭日常接触传播等,其感染途径与人类免疫缺陷病毒(HIV)基本相同。据世界卫生组织统计,全球HCV的平均感染率约为3%,估计约1.8亿人已感染HCV。不同国家和地区的感染率存在差异,例如,加拿大和北欧的HCV感染率为0.3%,美国和中欧的HCV感染率为0.6%,日本和南欧的HCV感染率为1.2%～1.5%,我国的HCV感染率为3.2%,而非洲某些地区的HCV感染率可高达3.5%～6.4%。

(二)慢性丙型肝炎病毒感染与混合性冷球蛋白血症

慢性HCV感染的定义是感染后血清HCV RNA持续阳性6个月以上。慢性HCV感染可引起多种肝外并发症,其中混合性冷球蛋白血症是重要并发症之一。

冷球蛋白指在4 ℃下沉淀的血清蛋白,根据组成可分为三种类型:Ⅰ型由单克隆免疫球蛋白组成,多为单克隆IgM或IgG,常见于淋巴增生性疾病如多发性骨髓瘤及华氏巨球蛋白血症。Ⅱ型的抗多克隆免疫球蛋白抗体是具有类风湿因子(RF)活性的单克隆IgM(免疫固定电泳检查显示几乎全是IgMκ),它们与免疫球蛋白共同构成免疫复合物(如IgM-IgG)。Ⅲ型的抗多克隆免疫球蛋白抗体为多克隆IgM或多克隆IgG,也与免疫球蛋白共同构成免疫复合物。Ⅱ型和Ⅲ型是由两种免疫球蛋白构成,因此称为混合性冷球蛋白血症。近年发现慢性HCV感染是混合型冷球蛋白血症的主要原因,Ⅱ型混合性冷球蛋白血症中95%的病例与HCV感染相关,Ⅲ型混合性冷球蛋白血症30%～50%的病例与HCV感染相关;而36%～55%的慢性HCV感染患

者的血液中存在冷球蛋白。

研究发现，HCV极易感染B淋巴细胞，这很可能是其导致冷球蛋白产生的初始因素。1996年，意大利科学家发现CD81是HCV受体。HCV通过其包膜蛋白E2与B细胞膜上的受体CD81结合后，降低了B细胞的活化阈值，刺激多克隆的B细胞活化，产生了针对IgG的具有RF活性的多克隆IgM，首先形成Ⅲ型冷球蛋白血症；进一步多克隆B细胞在病毒刺激后过度活化，发生了染色体易位和免疫球蛋白基因重排，转化为单克隆B细胞的异常增生，产生具有RF活性的单克隆IgM，即形成Ⅱ型冷球蛋白血症。

混合型冷球蛋白血症常引起免疫复合物介导性系统性血管炎，临床出现相应症状。

二、丙型肝炎病毒相关性肾炎发病机制研究现状

（一）免疫复合物介导肾损害

丙型肝炎病毒相关性肾炎（HCV-GN）可以分为混合型冷球蛋白血症肾小球肾炎（mixed cryoglobulinemic glomerulonephritis，CGN）及非冷球蛋白血症肾小球肾炎（non-cryoglobulinemic glomerulonephritis，nCGN），现将它们的发病机制做简介。

1.混合型冷球蛋白血症肾小球肾炎

从1993年Johnson等首次报道慢性HCV感染伴混合型冷球蛋白血症的患者发生膜增生性肾小球肾炎（MPGN）以来，HCV感染所致CGN（HCVCGN）已受到充分重视。

现在认为，HCV-CGN是由HCV抗原、抗HCV抗体及具有抗IgG活性的IgM-RF形成免疫复合物，沉积于肾小球激活补体而致病。已发现IgM-RF与肾小球系膜基质中的纤连蛋白具有亲和性，这能促进上述免疫复合物沉积于肾小球。动物实验发现，将患者血清冷球蛋白中的单克隆IgM注射给小鼠，可在小鼠肾小球中见到类似于冷球蛋白血症的肾损害。

2007年，Roccatello等对HCV-CGN的遗传背景做了研究，发现该病呈肾炎表现的患者*DRB1 * 11*基因频率显著增加，而*DRB1815*基因频率显著降低，提示前者可能与发病相关，而后者具有保护作用。

2.非冷球蛋白血症肾小球肾炎

HCV感染也能通过与乙型肝炎病毒相关性肾炎（HBV-GN）类似的机制引起nCGN（HCV-nCGN），它们是HCV抗原和抗HCV抗体形成免疫复合物沉积肾小球激活补体致病。2009年，Cao等用免疫组化检查，在3例HCV-MPGN患者的肾小球中发现HCV抗原成分（HCV-NS3）与IgM、IgG及补体一起沉积系膜区及毛细血管壁；在1例HCV相关膜性肾病（MN）患者的肾小球中发现HCV-NS3与IgG、IgM及补体一起沉积于毛细血管壁。这些发现均支持免疫复合物致病观点。

（二）病毒感染引起细胞病变效应

病毒感染可引起细胞病变效应，包括促细胞凋亡、生长或变性。在HCV感染的B淋巴细胞上已观察到，HCV的核心蛋白能促细胞凋亡，而胞膜蛋白能促细胞生长及变性。所以，这些病毒蛋白之间的平衡状态，能决定HCV感染的后果。

利用HCV-GN患者的肾活检组织，2008年，Fowell等PCR检查，已在肾组织提取物中发现HCV RNA存在；而2005年，Sansonno等应用显微切割技术分离患者肾小球及肾小管，也在这些分离组织中检测到HCV RNA及HCV核心蛋白，这些研究都提示HCV有感染肾细胞可能。

更重要的是近年还发现，HCV不必进入细胞及复制，只要通过细胞表面的某些受体附着到

细胞上，就能引起细胞病变效应。例如，2006 年 Wörnle 等在 HCV-MPGN 患者的肾小球系膜细胞内发现 Toll 样受体 3(Toll-like receptor 3，TLR3)表达增强，并伴随病毒载量增加，白介素-1β(IL-1β)、白介素-6(IL-6)、白介素-8(IL-8)、单核细胞趋化蛋白-1 (MCP-1)及 RANTES 等细胞因子及趋化因子增多，肾功能下降。这为细胞病变效应可能参与肾炎致病提供了某些线索。

三、丙型肝炎病毒相关性肾炎的表现及诊断

(一)病理改变

1.混合型冷球蛋白血症肾小球肾炎

HCV-CGN 的病理表现主要为Ⅰ型 MPGN，常发生于Ⅱ型混合型冷球蛋白血症患者。光镜检查可见系膜细胞增生及基质增加，并插入基底膜与内皮之间，形成“双轨征”，毛细血管襻呈现“分叶状”。但是如下特点却与原发性 MPGN 不同。

(1)大量单核-巨噬细胞和少数多形核白细胞滞留于肾小球毛细血管腔，使肾小球细胞数显著增多。

(2)肾小球毛细血管腔内可见“透明血栓”样物质，它们由含冷球蛋白的免疫复合物沉积形成，嗜伊红染色为阳性。

(3)部分病例还伴随出现肾脏血管炎、中小动脉壁炎细胞浸润及纤维素样坏死。病理检查可见大量腔内“透明血栓”或血管炎的病例，临床上容易出现急性肾炎综合征及肾功能迅速减退。

免疫荧光或免疫组化检查常见 IgM、IgG、补体 C3 和 G1q 呈颗粒样沉积于系膜区和肾小球毛细血管壁。轻链染色常见 κ 链沉积于系膜区、毛细血管壁及“透明血栓”中。CD68 染色可见大量单核-巨噬细胞滞留于毛细血管腔。

电镜检查常于内皮下及腔内“透明血栓”沉积物中见到呈现多种形态(纤维、微管、晶格及球状等)的结晶物质，提示冷球蛋白沉积。

2.非冷球蛋白血症肾小球肾炎

文献报道，HCV-nCGN 的病理类型也以Ⅰ型 MPGN 最常见，此外还有 MN 以及其他病理类型。这些患者的 MPGN 及 MN 的病理表现与原发性肾小球疾病中的相同病理类型表现一样，唯这些患者的血清可发现 HCV-RNA 及抗 HCV 抗体，而没有冷球蛋白。在已报道的病例中，仅 Cao 等报道的少数病例检查和发现了肾小球内的 HCV 抗原，而绝大多数病例都未检测肾小球内 HCV 抗原及 HCV RNA。

有学者认为只根据 HCV 感染与肾小球肾炎并存就诊断 HCV-nCGN 是很不可靠的。所以，文献中报道的其他 HCV-nCGN(如急性感染后肾炎、IgA 肾病、局灶节段性肾小球硬化、急进性肾炎、糖尿病肾病、狼疮性肾炎、纤维样肾小球病、免疫触须样肾小球病及血栓性微血管病)是否真与 HCV 感染相关并不十分清楚。

(二)临床表现

1.混合型冷球蛋白血症肾小球肾炎

HCV-CGN 常呈现如下几方面表现。

(1)HCV 感染及肝炎表现：患者感染 HCV 后，首先是血清 HCV RNA 水平升高，4～12 周才逐渐出现肝炎表现及血清抗 HCV 抗体。多数患者在 HCV 感染的急性期并无症状，或仅出现轻度消化道症状及血清转氨酶水平升高。所以绝大多数患者表现为无黄疸型肝炎，仅少数患者出现黄疸，若不与 HBV 感染重叠，罕有重症肝炎出现。

仅15%～40%的急性丙型病毒肝炎病情能自限，而60%～85%的患者的这类病将转成慢性。患者的肝、脾肿大，血清转氨酶水平轻度持续升高或反复波动，血清 HCV RNA 及抗 HCV 抗体持续为阳性(少数免疫功能低下者的抗体可为阴性)。慢性丙型病毒肝炎还常能进展成肝硬化及肝细胞癌。

(2)混合型冷球蛋白血症表现：文献报道仅约 1/3 的患者会出现临床症状，被称为“混合型冷球蛋白血症综合征”，包括发热、关节痛或关节炎、紫癜样皮损、寒冷性荨麻疹，雷诺现象、周围神经病(感觉异常或活动障碍)、肝脾淋巴结肿大及肾脏损害。个别患者还可以出现 B 细胞淋巴瘤。化验血清冷球蛋白为阳性，常伴 RF 阳性及明显的低补体血症(血清 C_3 水平轻度降低，而 C_{1q}及 C_4 水平明显下降，甚至检查不出)。

(3)肾脏损害表现：临床上约 1/3 的 HCV 感染伴Ⅱ型混合型冷球蛋白血症的患者会出现肾损害，即 HCV-CGN。冷球蛋白血症多出现在肾损害前若干年，但有时二者也能同时出现。临床表现为非肾病或肾病范围蛋白尿、镜下血尿(变形红细胞性血尿)、不同程度的肾功能损害及高血压。据文献统计，大约20%的患者呈现肾病综合征，25%～30%的患者呈现急性肾炎综合征，5%的患者出现少尿性急性肾衰竭，10%～15%的患者最后进入终末肾病(ESRD)。

2.非冷球蛋白血症肾小球肾炎

文献中报道的绝大多数 HCV-nCGN 病例都没有进行肾小球中 HCV 抗原和/或 HCV RNA 的检查，所以诊断并不准确，其发病率更无法统计。不过，有文献报道在不伴冷球蛋白血症的 MPGN 或 MN 患者中，HCV 感染率为 1%～10%，这可以从另一侧面粗略了解二者的关系。HCV-nCGN 中 MPGN 及 MN 的临床表现与原发性肾小球疾病中相同病理类型的表现相似，此处不再叙述。

由于 HCV 感染可能出现 HCV-CGN 及 HCV-nCGN，所以2008年改善全球肾病结局机构(KDIGO)制定的《慢性肾病患者预防、诊断、评估及治疗丙型肝炎的临床实践指南》建议，HCV 感染患者至少要每年检查一次蛋白尿、血尿及肾小球滤过率，而慢性肾病患者也应筛查 HCV 感染。该指南还建议 HCV 感染患者出现肾小球肾炎的临床证据时即应进行肾活检。

(三)对诊断标准及检查方法的思考

至今国内、外尚无统一的 HCV-GN 诊断标准，下列标准似可参考：

HCV-CGN 的诊断标准：①存在 HCV 感染，血清 HCV RNA 和/或 HCV 抗体检验为阳性。②具有冷球蛋白血症，血清冷球蛋白检验阳性，常伴补体 C3、C4 水平降低(C4 水平降低尤明显)。③患肾小球肾炎，病理检查符合 MPGN，且肾小球毛细血管腔内有大量 $CD68^+$ 细胞及“透明血栓”，沉积物中有轻链蛋白 κ 及特殊结晶物质。④能够除外其他肾小球疾病。文献中，诊断 HCV-CGN 通常不把肾小球中检出 HCV 抗原和/或 HCV RNA 作为必备条件。

HCV-nCGN 的诊断标准似可参照 HBV-GN 的诊断标准，故应包括如下几方面指标：①存在 HCV 感染，血清 HCV RNA 和/或 HCV 抗体检验为阳性。②患肾小球肾炎并能除外其他肾小球疾病。③在肾小球内检出 HCV 抗原和/或 HCV RNA。上面第③条最重要，应作为诊断的基本条件，但是，既往受试剂和实验条件所限，文献报道的绝大多数病例都没有做此项检查，今后必须改进。

近年，美国密理博(Millpore)公司已生产出商品化的抗 HCV-NS3 单克隆抗体，可用于免疫疾病理检查，检测肾小球内 HCV-NS3 抗原，应该推广应用。除此之外，HCV 还有多种抗原成分，希望今后也能研制出相应的特异抗体用于免疫疾病理检查，这必定会进一步提高 HCV-nCGN 的检出率及准确性。

2000 年，Rodríguez-Inigo 等曾用原位分子杂交技术，给 10 例感染 HCV 的肾病患者肾组织进行了检查，发现 HCV RNA 存在于肾小管及肾小球内皮细胞中，而给 4 例非 HCV 感染患者的肾组织做检查，结果为阴性。但是，这 10 例肾病患者中有多囊肾、高血压肾硬化症及结节性多动脉炎各 1 例，他们的肾脏病变能认为与 HCV 感染相关吗？而另有 MPGN、局灶节段性肾小球肾炎、新月体肾小球肾炎各两例，这些肾炎都有明显的系膜病变，为何未能在系膜中发现 HCV RNA 存在？因此对此检测结果的可靠性应质疑。学者解释，他们的检测结果证明“HCV 感染肾细胞是普遍现象”“不一定与发病机制存在联系”。如果真是这样，那么做原位杂交检查对诊断 HCV-GN 就毫无意义了。

2005 年，Sabry 等从肾组织中提取 RNA 做 PCR 试验检测 HCV RNA 时发现，从石蜡包埋组织中提取 RNA 做检测结果为阴性，而从冰冻组织中提取 RNA 则结果阳性。学者解释，因为 HCV 是 RNA 病毒，不像 DNA 病毒那样稳定，在福尔马林固定及石蜡包埋过程中易遭破坏，尤其肾组织中 HCV 病毒的载量低，一破坏就容易出现假阴性。Sabry 等的这一发现很有意义，在做原位杂交检测时也应参考。

应该认为用原位杂交技术检测肾小球中 HCV RNA，目前还存在不少问题，需要进一步研究。

四、丙型肝炎病毒相关性肾炎的治疗对策及防治展望

(一)治疗药物及措施

1.抗病毒治疗

抗病毒治疗能减少或清除体内 HCV，从而减少 HCV 免疫复合物形成，有助于 HCV-GN 病情改善。它适用于所有血清 HCV RNA 阳性的病例，包括 HCV-CGN 及 HCV-nCGN 患者，文献报道，冷球蛋白血症并不影响抗病毒治疗的效果。

(1)抗 HCV 治疗药物及其疗效：抗 HCV 治疗的主要药物是干扰素 α(IFNα)，它具有直接抗病毒作用(抑制 HCV 吸附及脱衣壳，诱导胞内抗病毒蛋白及脱氧核糖核酸酶产生)及免疫调节效应，能抑制 HCV 复制。20 世纪 90 年代初，常单独应用 IFNα 治疗，疗程 6 个月，虽然近期有效，但是远期疗效差，持久性病毒学应答(SVR，抗病毒治疗结束后 6 个月血清 HCV RNA 始终阴性)比例很低，仅 10%。为提高远期疗效，此后对治疗方案做了很大改进，用聚乙二醇干扰素 α(Peg-IFNα，为干扰素 α 长效制剂)与利巴韦林联合治疗已成为当今标准治疗方案，而且疗程长短需依据 HCV 基因型决定：1 型及 4 型对治疗欠敏感，需要持续治疗 48 周；2 型及 3 型对治疗较敏感，一般治疗 24 周；5 型的治疗敏感性与 2、3 型相似；6 型治疗敏感性介于 1 型与 2、3 型之间。应用这一标准方案进行治疗，HCV 的 SVR 比例已显著提高，1 型已达41%～54%，2、3 型高达 80%。

(2)不同 CKD 分期的抗 HCV 治疗：2008 年 KDIGO 制定的临床实践指南建议，应根据 CKD 分期调整抗 HCV 治疗。

(3)抗病毒治疗对 HCV-GN 的效果：1994 年，Johnson 等首先应用 IFNα 治疗 HCV-GN，至今绝大多数临床试验(包括用 Peg-IFNα 与利巴韦林联合治疗的试验)均显示此抗病毒治疗对肾病有益。抗病毒治疗获得 SVR 的病例，肾病也随之好转，表现为尿蛋白减少、血尿减轻、肾功能稳定或改善。2012 年，Feng 等进行了一项荟萃分析研究，分析 HCV-GN 治疗的效果。此荟萃

分析共纳入11个临床试验、225例HCV-GN患者，其中5个试验单用IFNα治疗，6个试验用IFNα或Peg-IFNα联合利巴韦林治疗。结果显示，以IFNα(包括Peg-IFNα)为基础的抗病毒治疗能显著减少患者的蛋白尿，稳定血肌酐，其中治疗后HCV RNA阴转的患者，尿蛋白改善更显著。

(4)抗HCV治疗的安全性：总体上看，上述抗病毒治疗是安全的，患者能很好地耐受。1999年，Ohta等在用IFNα治疗HCV-GN时，发现IFNα能使患者蛋白尿和/或血尿增多，虽然以后再未见类似报道，但仍应关注。利巴韦林的主要不良反应是溶血性贫血，此药主要经肾排泄，因此肾功能不全时用药必须小心，以免药物蓄积加重此不良反应，当GFR＜50 mL/min时应禁用此药。

2.免疫抑制治疗

免疫抑制治疗主要用于HCV相关性冷球蛋白血症及其并发症包括HCV-CGN的治疗，简述如下。

(1)糖皮质激素：糖皮质激素常与环磷酰胺等免疫抑制剂配合治疗HCV-CGN。如果出现冷球蛋白血症严重并发症，包括肾病范畴蛋白尿或肾功能快速减退时，还常用大剂量甲泼尼龙冲击治疗来加快病情缓解。尽管激素治疗对HCV-CGN可能有效，但是多数学者仍不主张长期用低-中剂量糖皮质激素，如用泼尼松0.5～1.0 mg/(kg·d)治疗HCV-CGN，这有激活HCV、加重肝炎的风险。

(2)免疫抑制剂：环磷酰胺常与激素和/或血浆置换配合应用，但不推荐单独治疗。对环磷酰胺不耐受的患者，已有学者试用吗替麦考酚酯进行替代。环磷酰胺除可能激活HCV外，还具有直接肝毒性作用，应用时必须小心。

(3)利妥昔单抗：利妥昔单抗是抗CD20的单克隆抗体，它能通过耗竭表达CD20的B淋巴细胞而抑制冷球蛋白产生。①从21世纪开始，利妥昔单抗已应用于HCV相关性混合型冷球蛋白血症(包括HCV-CGN)治疗，其标准治疗方案是375 mg/m^2，每周静脉输注1次，共4次，治疗初可短期联合应用糖皮质激素，也可以完全不用激素而单独治疗。②该药疗效常十分显著，可见外周血B淋巴细胞数减少，血清冷球蛋白及RF水平降低，补体C4水平上升，随之冷球蛋白血症的各种病症也显著改善乃至消失。文献报道，应用利妥昔单抗治疗约90％以上的HCV-CGN患者能够显效，疗效常出现在治疗后1～6个月(多数出现在头3个月)。显效的患者多数疗效稳定，但也有少数患者在停药后短期内(3～4个月)复发，复发病例再次使用利妥昔单抗治疗仍然有效。③利妥昔单抗的不良反应有发热、恶心、呕吐、荨麻疹、支气管痉挛等，这些不良反应常出现在静脉输注药物时，事先给予糖皮质激素或抗组胺药常能预防。利妥昔单抗的免疫抑制作用强，因此容易继发严重感染(如致死性播散性隐球菌感染)，必须高度警惕。尽管利妥昔单抗治疗也会增加HCV病毒载量，但是一般并不加重肝脏损害。为了减轻HCV复制，利妥昔单抗与抗病毒药物的联合治疗已被推荐。

3.血浆置换治疗

血浆置换包括双重滤器血浆置换，可以清除血浆中冷球蛋白和细胞因子，从而减少免疫复合物的肾脏沉积，改善冷球蛋白血症及HCV-CGN病情。目前主张血浆置换仅应用于出现冷球蛋白血症严重并发症(包括出现肾病范畴蛋白尿和/或肾功能快速减退)的患者。血浆置换应与糖皮质激素和/或环磷酰胺联合应用，以抑制冷球蛋白生成，预防其清除后的“反跳”。至于血浆置换治疗该病的方案(置换量、频度及次数)，目前尚无统一意见。

(二)治疗方案及其适应证

2008 年 KDIGO 制定的《慢性肾病患者预防、诊断、评估及治疗丙型肝炎的临床实践指南》对HCV-GN治疗方案做了具体建议。

1.对 HCV-CGN 的治疗

(1)中度蛋白尿、肾功能损害缓慢进展的患者:可采用 IFNα 单药治疗(3 mU 每周 3 次,皮下注射);也可采用 Peg-IFNα-2a(每周 180 μg,皮下注射)或 Peg-IFNα-2b(每周 1.5 μg/kg,皮下注射)与利巴韦林(800～1 200 mg/d,分 2 次服,GFR＜50 mL/(min・1.73 m^2)患者不推荐使用)联合治疗。此抗病毒治疗至少持续 1 年。

(2)肾病范畴蛋白尿和/或肾功能快速减退的患者:推荐进行血浆置换治疗(3 L 血浆,每周置换3 次,共 2～3 周);或利妥昔单抗治疗(375 mg/m^2,每周静脉输注 1 次,共 4 次);或甲泼尼龙冲击(0.5～1.0 g/d,静脉滴注,共 3 d)与环磷酰胺(每天 2 mg/kg,共2～4 个月)联合治疗。将冷球蛋白血症的血管炎综合征控制后,将针对 HCV 感染实施抗病毒治疗(与前述治疗方法相同)。

2.对 HVC-nCGN 的治疗

2008 年的 KDIGO 临床实践指南对于 HCV-nCGN(包括 MPGN 及 MN),仅推荐进行抗病毒治疗,治疗方法与 HCV-CGN 的抗病毒治疗基本相同。指南并未建议对 HCV-nCGN 患者进行免疫抑制治疗。

当然,所有的 HCV-GN 患者还应进行对症治疗,包括抗高血压、利尿及减少蛋白尿治疗等。

(三)对治疗现状的思考和展望

与 HBV 感染相比,急性 HCV 感染很少引起重型肝炎,但是很易转成慢性感染,而慢性 HCV 感染却容易诱发混合型冷球蛋白血症及 HCV-GN,并容易使慢性肝炎转变成肝硬化及肝癌,所以危害极大。而另一方面,应用当今标准的抗病毒治疗方案(Peg-IFNα 与利巴韦林联合治疗)治疗慢性 HCV 感染,其疗效常比 HBV 的抗病毒疗效好,总 SVR 比例可达 61%～65%。所以,应像 HBV 感染一样,对人群的 HCV 感染进行普查,以早期发现感染者并早期实施规范化抗病毒治疗,只有这样才能减少 HCV-GN 等并发症。

重症 HCV-CGN 患者,尤其伴发冷球蛋白血症的其他较重并发症(如神经病变)时,指南推荐在抗病毒治疗基础上可用糖皮质激素、免疫抑制剂甚至利妥昔单抗进行免疫抑制治疗。但是,对于HCV-nCGN,指南却没有进行免疫抑制治疗的建议。这种差异可能与 HCV-nCGN 病情相对较轻,及 HCV-nCGN 缺乏免疫抑制治疗试验证据相关。有学者认为,HCV-nCGN 在某些方面与 HBV-GN 十分相似,后者可以在抗病毒治疗基础上对有选择的病例进行免疫抑制治疗,那么 HCV-nCGN 也应能进行类似治疗探索,这是一个值得思考的问题。当然,进行免疫抑制治疗时,均应高度警惕药物促病毒复制及加重肝炎的可能不良反应。

当今治疗 HCV-GN 的多数临床试验质量欠佳,或样本数少,或观察期短,或未设试验对照等,因此它们提供的试验证据强度较低,难以据此准确判断、比较不同方案的治疗疗效,以及进行指南推荐。所以,今后对 HCV-GN 患者,开展多中心高质量长时间的大型队列研究,来观察药物疗效(近期、远期疗效)十分重要。

(郭旭红)

第十二章

代谢相关性肾病

第一节 代谢综合征

一、代谢综合征的定义

代谢综合征(metabolic syndrome,MS)是由遗传基因(胰岛素、胰岛素受体及受体后胰岛素信号传递途径中物质基因突变)和环境不利因素(体力活动减少、营养过度等)综合作用导致机体出现胰岛素抵抗(IR)而诱发。多个国际学术机构都对MS做出诊断标准或定义。1999年,世界卫生组织对MS所做的定义是糖耐量减退或糖尿病,并伴有另外2项或2项以上的成分,如高血压、高三酰甘油血症和/或低高密度脂蛋白(HDL)胆固醇血症、中心性肥胖或微量清蛋白尿。2005年4月14日,国际糖尿病联盟(IDF)又发布了MS的新定义:中心性肥胖(定义为欧洲人男性腰围>94 cm,女性腰围>80 cm,中国人、日本人及南亚人有其种族特有的腰围标准),并有以下诸项中的2项:①三酰甘油水平升高,至少1.7 mmol/L(150 mg/dL);高密度脂蛋白-胆固醇水平降低[男性的该数据<0.9 mmol/L(40 mg/dL),女性的该数据<1.1 mmol/L(50 mg/dL)];②血压升高,高于17.3/11.3 kPa(130/85 mmHg);③空腹高血糖,定义为血糖水平>5.6 mmol/L(100 mg/dL)或过去诊断过糖尿病或糖耐量受损。几项大型流行病学研究显示,MS的各种成分之间并非互相独立,而是彼此相关的,它们均与高胰岛素血症存在一定的关系。IR是MS的中心环节,是共同病因学基础,但血管内皮功能异常、微量清蛋白尿、高瘦素血症、高尿酸血症、高凝状态等非传统因素亦参与其中。

二、代谢综合征性肾脏损害的流行病学

代谢综合征的发病率日益增加。由于MS患者具有高血压、高血糖、高血脂、肥胖等多种代谢紊乱,而这些因素单独或合并存在时均可引起肾脏损害,甚至肾衰竭,因此对代谢综合征与肾脏疾病的关系更加值得关注。微量清蛋白尿(microalbuminuria,MA)是肾脏受损的早期标志物之一。来自第3次美国国家营养健康调查报道的多因素分析显示:代谢综合征显著增加慢性肾病(CKD)和微量清蛋白尿的危险性(经过调整的相对危险比分别为2.6和1.9);并且随着代谢综合征组分数目的增加,CKD和微量清蛋白尿的危险性也相应增加(含有3、4、5个组分时,则

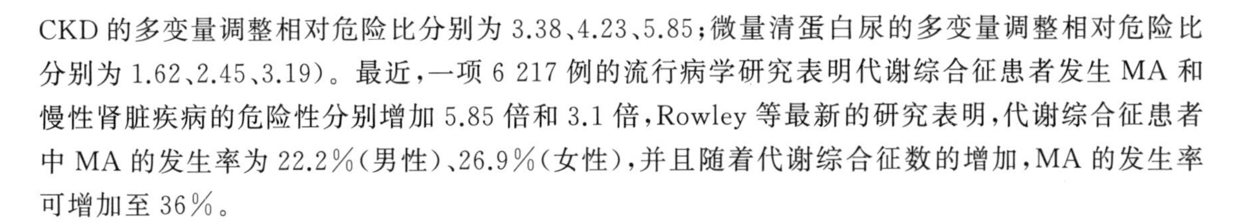

CKD 的多变量调整相对危险比分别为 3.38、4.23、5.85;微量清蛋白尿的多变量调整相对危险比分别为 1.62、2.45、3.19)。最近,一项 6 217 例的流行病学研究表明代谢综合征患者发生 MA 和慢性肾脏疾病的危险性分别增加 5.85 倍和 3.1 倍,Rowley 等最新的研究表明,代谢综合征患者中 MA 的发生率为 22.2%(男性)、26.9%(女性),并且随着代谢综合征数的增加,MA 的发生率可增加至 36%。

三、代谢综合征对肾脏的损害作用

实验研究发现代谢综合征动物模型较正常动物肾小球滤过率(GFR)和肾血浆流量显著增加,血浆肾素和胰岛素浓度均为原来的 2~3 倍;早期肾病理改变为肾小球体积增大,鲍曼囊腔扩大,系膜细胞增生,肾小球转化生长因子 β 表达增加。代谢综合征可引起肾小球高灌注、高滤过状态进而使肾小球增生肥大,如不给予积极干预,则引起肾脏组织结构重塑,最终导致肾脏纤维化和肾功能的进行性丧失。

四、代谢综合征对肾脏损害的表现和可能机制

(一)代谢综合征的中心性肥胖导致的肾脏损害

肥胖是代谢综合征的核心组成成分,目前国外有研究显示肥胖可导致肾脏的损害,即肥胖相关性肾病(obesity-related-glomerulopathy,ORG)。Kambham 等分析 1986—2000 年 6 818 例肾活检资料后发现:ORG 的发病率从 0.2%增加到 2%,ORG 临床起病隐匿,发病年龄较晚,与原发性局灶节段性肾小球硬化(FSGS)相比,较少出现大量蛋白尿和肾病综合征,血清蛋白水平较高,血浆胆固醇水平较低,水肿较少发生。单纯性肾小球肥大者称为“肥胖相关性肾小球肥大症”(OB-GM),肾小球肥大及局灶节段性肾小球硬化者,称为“肥胖相关性局灶节段性肾小球硬化症”(OB-FSGS),还有一部分表现为类糖尿病样改变,如轻度、灶性系膜硬化或轻度系膜增生。OB-GM 患者的肾小球滤过率(GFR)常升高或正常,OB-FSGS 患者的 GFR 常随肾病理改变加重而下降,但肾功能损害进展相对缓慢。以往医师认为 ORG 预后好,较少进展为终末期肾病(ESRD),但后来有研究显示 OB-FSGS 的 5 年肾存活率为 77%,10 年肾存活率为 51%。肥胖相关性肾病的具体机制尚不明确,但有研究表明脂肪组织分泌的脂肪细胞因子可激活交感神经系统,并通过肾素血管紧张素和肾脏浓缩作用而减弱尿钠排泄,增强肾小管对钠的重吸收导致水钠潴留,引起继发性高血压,其引起的长时间的肾小球高滤过导致肾小球的损伤。而脂肪组织通过分泌瘦素、TNF-α 和 IL-6 会影响能量代谢,促进炎症反应,胰岛素抵抗增加、氧自由基增多、抗氧化酶的表达减少等机制均可引起肾脏损伤。总的来说,肥胖可能通过肾脏血流动力学改变、系膜细胞增生和肥大、脂质沉积及高瘦素血症等机制加重肾脏损害。

(二)代谢综合征的胰岛素抵抗引起的肾脏损害

目前学者认为胰岛素抵抗最常发生于代谢综合征患者,是发病的中心环节及致病基础。它不仅提示了新发糖尿病、心血管事件及全因死亡的高危险性,还是发生肾损害、导致肾衰竭的独立危险因素。且有动物实验证实,肾脏的结构和功能改变在发生临床糖尿病前的高胰岛素血症阶段已出现。临床可表现为蛋白尿、高血压,也可以是肾病综合征。病理改变是肾小球毛细血管基膜增厚、系膜基质增多和肾小球硬化,典型表现为结节性肾小球硬化和弥漫型肾小球硬化症。其损伤机制如下。①胰岛素抵抗对肾脏的直接影响:胰岛素主要作用于肾小管,胰岛素抵抗时出现的高胰岛素血症使血压的钠敏感性增加,肾小球内压力增大,从而导致微量清蛋白尿。Vedovato 等研究证实肾小球内压力与微量清蛋白尿及胰岛素抵抗程度呈正相关。②胰岛素抵抗通过生长因子加重肾损害，胰岛素抵抗及高胰岛素血症使肾小球系膜细胞分泌的胰岛素样生长因子(IGF-1)增多，并促进细胞增生，抑制系膜细胞的凋亡，降低基质金属蛋白酶的活性，导致基质增多及肾脏的纤维化，IGF-1 还可以显著增加肾血流量和肾小球滤过率，加重肾脏损害。多元醇通路活性的增加引起肾脏细胞功能异常。③胰岛素抵抗通过一氧化氮加重肾损害：胰岛素可促进一氧化氮释放，从而导致内皮依赖性的血管舒张，而 IR 可导致内皮功能障碍，引起微量蛋白尿。④另外有研究显示，胰岛素抵抗的一个特征是游离脂肪酸(FFA)增多，导致血管内皮功能受损，进而可能导致肾脏损害。胰岛素抵抗所致肾小球血流动力学改变引起肾脏高滤过、高灌注以及蛋白激酶 C(PKC)活性升高，最终导致肾小球细胞外基质增多、积聚等。

(三)代谢综合征的高脂血症和肾脏损害

高脂血症可以引起肾脏损害在动物实验及临床研究中都得以确认，Moorrh 等首先提出“脂质肾毒性”的概念，动物研究结果表明血脂异常与局灶性肾小球硬化和肾功能损害有密切的关系。有研究表明 MS 患者随血脂升高，血、尿中 β_2-MG 水平升高，尿清蛋白排泄率(UAER)增加。脂质紊乱肾损害可表现为肾小球脂质沉积、肾小球硬化、上皮细胞损伤、系膜细胞增多、细胞外基质聚集及肾脏间质的损伤。高血脂可刺激肾脏固有细胞增殖及细胞外基质大量合成，加速肾功能恶化。肾小球内脂质聚集，单核细胞吞噬脂质，形成泡沫细胞。泡沫细胞可以释放多种炎症因子，促进系膜基质产生，从而参与肾小球硬化的发生。而且高脂血症对足突细胞有直接毒性作用。在诱导的肥胖及 2 型糖尿病动物模型中发现三酰甘油和胆固醇合成的重要转录因子 SREP-1/2 表达增多，LDL 增多，脂质沉积损伤内皮细胞，导致动脉粥样硬化而引起肾脏的损害。

(四)代谢综合征的高血压肾脏损害

在代谢综合征人群中高血压的患病率极高。高血压是肾脏损害的重要独立危险因素，增加肾脏疾病的发病率、肾衰竭的发生率和致死率。高血压肾损害的主要病理改变为良性肾血管硬化。入球小动脉较出球小动脉更易受累，表现为动脉玻璃样变和动脉肌内膜增厚、管壁-管腔比值增加、顺应性下降、管腔狭窄，引起某些肾单位的缺血性皱缩至硬化、肾单位功能低下、肾小管萎缩、肾间质纤维化、肾小管功能受损。临床上病情进展缓慢，患者常首先出现夜尿多、尿比重低及尿渗透压低等远端肾小管浓缩功能障碍的表现，尿改变轻微(轻度蛋白尿、少量镜下血尿及管型尿)，而后才逐渐出现肾小球功能损害。其损伤机制是高血压引起的血流动力学改变和非血流动力学因素，如活性氧簇增加和代谢异常等导致肾脏血管及肾脏实质的损伤。2002 年，Fogo 等对 62 例高血压肾硬化症患者的肾病理进行了半定量分析，发现血压水平与肾脏形态学的变化并不平行，支持其他因素参与致病；目前学者认为脂肪组织本身也是一个“内分泌器官”，它能够分泌包括 PAI-1、瘦素、抵抗素等能参与局灶节段肾小球硬化致病的物质。国际著名肾病学者 Kincaid-Smith 最近提出新观点，认为高血压肾硬化症患者中肥胖和胰岛素抵抗比高血压本身发挥更大的致病作用。

(五)代谢综合征与尿酸相关性肾脏损害

代谢综合征中肥胖、高脂血症、糖耐量异常可分别引起嘌呤代谢加速，抑制肾小管上皮细胞对尿酸的排泄以及促进 5 磷酸核糖合成途径，尿酸生成增多，尿酸盐析出结晶，沉积于肾小管及间质，引起高尿酸性肾病，表现为间质性肾炎、肾小管功能受损及肾脏尿酸结石。Toprak 等对 266 名高尿酸血症患者研究发现，肾病发生率为 15.1%，而血尿酸水平正常的人群的肾病发生率仅为 2.9%，提示高尿酸血症是肾脏功能损害的又一个危险因素。Abate 等进一步研究发现，胰岛素对正常肾脏的尿液酸化功能具有调控作用，由于尿酸性肾结石患者对胰岛素抵抗而使肾脏 H^+ 排泄增加、尿 NH_3^+ 和枸橼酸等碱性物质排泄减少，导致尿 pH 过低，提示尿 NH_3^+ 排泄减少和低尿 pH 可能是肾脏对胰岛素抵抗的表现之一，这些缺陷可导致尿酸沉淀增加而促进尿酸结石形成。这可导致尿酸沉积的危险，进而引起或加重以肾小管间质损害为主的慢性痛风性肾病。研究证实肾损害与血尿酸升高的水平和持续时间呈正比。即使是轻度尿酸水平升高也会导致血管收缩、肾小球高压，引起肾脏损害。

(六)代谢综合征与慢性炎症反应所致肾脏损害

目前已经证实，炎症标志物水平升高与代谢危险因素及动脉粥样硬化性疾病进展加速有关，继而加重了 MS 患者肾脏损害的发生和发展。脂肪组织内大量脂肪细胞和巨噬细胞均可释放多种炎症因子，如 C 反应蛋白(CRP)、细胞因子白细胞介素-6(IL-6)、肿瘤坏死因子-α(TNF-α)、瘦素、转化生长因子-β(TGF-β)。上述因子促进并加重了肾小球肥大，激活肾素-血管紧张素系统，导致肾小球出现高灌注、高滤过，加重肾小球硬化。2 型糖尿病患者血液中的 CRP、IL-6、TNF-α 等炎症标志物和炎症因子水平较健康人群显著升高。而高血糖导致的氧化应激又可加剧炎症反应。所以系统性慢性炎症直接参与了糖尿病的发生与发展。炎症因子不仅可以通过调节炎症过程的关键激酶 IKK 等，导致外周组织 IR，而且也会诱发胰岛 β 细胞本身的 IR 而影响葡萄糖对胰岛素合成和分泌的调节作用。早在 2005 年 Sesso 及其同事报道：在女性健康研究的参加者中，血清 CRP 水平增加与发生高血压的危险呈正相关。这种高的 CRP 水平可以增强炎症反应，而直接作用于动脉壁、内皮细胞或其他细胞，促进动脉炎症，升高血压，促进动脉粥样硬化形成，最终导致肾脏损害。

总的来说，由于代谢综合征包含多个因素，其导致的肾脏损害的机制可能相互联系，表现出多样性，且肾脏损害的临床表现也是多种多样的。

五、代谢综合征引起肾脏损害的预防与治疗前景

虽然肾脏具有强大的代偿功能，代谢综合征引起的肾脏损害可能是隐匿性和慢性迁延的，但仍应给予足够重视。丹麦 Steno 糖尿病中心研究证实全面控制 MS 各组分，可使 2 型糖尿病患者肾脏损害的风险下降 61%，危险比率为0.39(95%可信区间，0.17～0.87)，所以防治 MS 肾损害必须对其各危险因素进行综合干预。在二级预防方面，特别强调对代谢综合征的基本发病机制的治疗和调节，进而防止代谢综合征各危险因素对肾脏等器官的损害。

改变不良的生活方式，包括戒烟、改变饮食结构、适量增加运动以降低体重，可改善胰岛素抵抗，减少尿蛋白，最终达到预防及改善糖尿病和心血管疾病的目标。合理的饮食(低胆固醇，减少单糖摄入量，增加蔬菜、水果、粗粮)能显著降低肾小球的高压力，改变高滤过状态，减轻肾小球肥大等，而且应该作为首选和基础治疗。有研究发现，通过减轻体重可以减轻高血压，减少 MA，减轻肾脏高灌注、高滤过状态。降低体重最适宜的目标为 1 年内降低体重的 7%～10%，持续体重减轻直至 BMI$<25\ kg/m^2$。研究显示通过控制饮食能减少代谢综合征的流行程度，改善内皮细胞功能，改善血浆三酰甘油、血糖、血压水平。增加体力活动应以实用、规律、适度为原则，推荐标准方案为每周至少 5 d，每天至少 30 min 中等强度运动(如快走)。单纯吸脂术也能达到改善腹型肥胖的目的，但并不能改善胰岛素抵抗和心血管危险因素。通过改变生活方式逆转体内 IR 状态，积极控制血糖、血压，调节脂代谢紊乱，改善机体代谢紊乱对肾脏也具有积极的保护作用。

综合性治疗代谢综合征的各危险因素包括：①控制体重，如饮食和运动，必要时辅以减肥药

物，如奥利司他及盐酸西布曲明；②控制血脂，主要降低 TG 和 LDL-C 水平及升高 HDL-C 的水平，可选用他汀类或贝特类药物治疗，力争使各项血脂指标达到正常水平。研究表明积极的降脂治疗可以改善肾小球滤过，减少蛋白尿的排出，并可抑制慢性免疫炎症反应；③控制血压，首选血管紧张素转化酶抑制剂(ACEI)及血管紧张素Ⅱ受体拮抗剂(ARB)，必要时联合钙通道阻滞剂、β受体拮抗剂等其他降压药治疗，目标血压应控制在 18.7/12.0 kPa(140/90 mmHg)以下。糖尿病患者目标血压降至 17.3/10.7 kPa(130/80 mmHg)，若出现临床糖尿病肾病，尿蛋白水平 >1 g/d时则需降低至 16.7/10.0 kPa(125/75 mmHg)。ACEI 和 ARB 类药物尚有对肾脏直接的保护作用。Toblli 等证实，联合应用贝那普利和依贝沙坦降压治疗，可以明显减轻大鼠肾小球硬化；④降低胰岛素抵抗及调节糖代谢异常是代谢综合征的治疗的中心环节，目前改善胰岛素抵抗常用药物有 ACEI/ARB、PPARγ 激动剂、二甲双胍类降糖药等，特别是 ACEI/ARB 类药物能促进胰岛素信号传导，增加胰岛素的敏感性，增加葡萄糖转运子-4 的表达和活性，增加脂连素的水平，降低 TNF-α、IL-6 等的水平。某些 ARB 类药物(如替米沙坦)尚能选择性激活 PPARγ，增强胰岛素的敏感性，降低 TG 和 LDL-C 水平，减轻炎症及氧化应激的发生，降低血压，抑制血管平滑肌和内皮细胞的增生。研究发现 2-羟基雌二醇抑制肥胖的发展，提高内皮功能，控制血压，降低血浆胆固醇水平。有研究证实 MS 患者给予抗炎及抗氧化应激治疗及上调 AMPK 和丙二酰 CoA 的表达也可能是有效的干预手段。

随着对 MS 肾损害发病机制的深入研究，全面控制和干预 IR、肥胖及 MS 各个组分，监测肾脏损害的早期指标，可以减轻与 MS 相关的肾脏病变，延缓其发展。

(董玉娟)

第二节　糖尿病肾病

2007 年美国肾病基金会(NKF)制定了第 1 个针对糖尿病并发慢性肾脏疾病(CKD)的《K/DOQI糖尿病及慢性肾病临床实践指南》，它摒弃了传统糖尿病肾病(diabetic ne-phropathy, DN)概念，提出了“糖尿病肾脏疾病(diabetic kidney diseases, DKD)”作为糖尿病肾损害的临床诊断，而肾病理明确为糖尿病肾损害的则被定义为糖尿病肾小球病(diabetic glomerulopathy, DG)。临床实践发现，2 型糖尿病(T2DM)患者的肾损害具有很大的异质性，其病理表现部分符合典型 DG，部分符合非糖尿病肾病(non diabetic renal diseases, NDRD)，还有部分肾病理表现不典型。

一、糖尿病性肾血管病变

糖尿病性肾血管病变是指狭义的糖尿病性肾脏疾病，是糖尿病常见的严重微血管并发症之一，其患病率随着糖尿病患病人数的增加逐年增加。调查显示，我国 1 型糖尿病(T1DM)患者的糖尿病性肾脏疾病累积患病率为 30%～40%，2 型糖尿病的该数据为 15%～20%。由于 2 型糖尿病的患病人数多，其所致的糖尿病肾脏病变的人数明显多于 1 型糖尿病。糖尿病肾病引起的终末期肾病已经成为威胁糖尿病患者生命的主要原因。在我国糖尿病肾病导致的终末期肾衰竭占总的终末期肾衰竭的 8%左右，部分经济发达地区已增至 15%。糖尿病性肾血管病变导致的死亡在1型糖尿病患者中居首位，在2型糖尿病患者中仅次于大血管并发症。

(一)糖尿病性肾血管病变的发病机制

糖尿病性肾血管病变既有肾小球硬化，也有肾小管间质的硬化。肾小球硬化在糖尿病肾病早期及中晚期均存在，肾小管病变与肾病的进展密切相关。目前人们认识到2型糖尿病肾损害的临床及病理过程与1型糖尿病相似，只不过2型糖尿病患者肾损害的进展比1型快(每3～4年进展一期)，这可能是由于2型糖尿病多发生于中老年人，肾脏已有退行性变，且多有胰岛素抵抗，常合并高血压、高脂血症及高尿酸血症，这些因素也同时损伤肾脏。

近年来，有关糖尿病肾病的发生机制研究的进展主要表现在以下4个方面：①鉴定出一些1型糖尿病和2型糖尿病并肾病的遗传易感基因和因素；②肾小球硬化症与肾血流动力学有关，即与肾入球动脉扩张，使肾小球压力升高有密切关系；③清蛋白排泄量既是判断糖尿病肾病病情的良好指标，又是糖尿病肾病的病因之一；④学者认识到葡萄糖对组织的毒性作用，并将葡萄糖毒性作用的研究深入到了分子水平。1型糖尿病和2型糖尿病患者的肾脏病变的发病时间可能不一致，但最终的病理生理学机制相似，都与高血糖有关。除此之外，2型糖尿病可能还存在其他损害肾脏的因素，包括高血压、高血脂、高尿酸、肥胖等代谢异常。可以肯定的一点是，糖尿病肾脏疾病的病因和发病机制是多因素的，各因素之间具有协同或交互作用。

1.遗传因素

并不是所有的糖尿病患者均发生糖尿病肾病。有些患者尽管血糖控制不佳，但并不发生肾损害；而有些患者尽管血糖控制良好，却发生了肾损害，提示糖尿病肾脏病变的发生与遗传因素有关。糖尿病肾脏病变种族发病的差异性也提示其与遗传有关。遗传易患性的机制可能包括家族性高血压、胰岛素抵抗、红细胞膜上钠-锂反转移活性升高，还包括N-脱乙酰酶、血管紧张素转化酶基因、Na^+/K^+-ATP酶基因和醛糖还原酶基因的多态性或亚型差异等。在2型糖尿病肾脏病变中，基因改变的物质有血管紧张素转化酶(DCPI)、血管紧张素原(AGT)、转脂蛋白E、肝细胞核因子(HNF1)、IL-1拮抗物(IL-1RN)及激肽释放酶3(KLK3)、基质金属蛋白酶9等。在1型糖尿病肾脏病变中，应用多态性方法筛出的相关基因主要有Ⅳ型胶原(COL4A1)、心房钠尿肽(ANPHpa11)、醛糖还原酶(ALDR1)、G蛋白亚单位(GNB3)、转化生长因子(TGF)β_1、血管紧张素Ⅱ受体、转脂蛋白E、内皮素A受体及β_2肾上腺素能受体等物质的基因。以上基因多态性的发现对于了解糖尿病肾脏病变的发病机制有帮助，但仍存在问题，如大多数的检查是在发生糖尿病肾脏病变以后做的，很难确定基因改变是疾病本身的原因还是疾病导致的后果，并且糖尿病肾脏病变常合并其他许多疾病(如高血压、脂质代谢紊乱、心血管病变)，很难确定糖尿病就是导致肾脏病变的唯一因素。另外，糖尿病肾脏病变的发生不一定是单基因异常所致，环境因素也是促成糖尿病肾脏病变发生的另一个重要因素。

2.血流动力学异常

肾脏血流动力学异常是糖尿病肾脏病变早期的重要特点，表现为高灌注状态，即肾血浆流量(RPF)过高。导致高灌注的主要原因：①扩张入球小动脉的活性物质(包括前列腺素、一氧化氮、心房钠尿肽等)过多或作用过强；②肾小管-肾小球反馈(TGF)失常；③肾髓质间质压力过低。常常导致蛋白尿生成，肾小球毛细血管切应力改变，局部肾素-血管紧张素兴奋，以及蛋白激酶C(PKC)、血管内皮生长因子(VEGF)等基因进一步激活。学者认为，近端肾小管中钠、葡萄糖协同转运过强使钠盐在该处过度重吸收是发病的关键。由于这种过度重吸收使鲍曼囊压力降低，肾小球滤过被迫增多；与此同时又使到达致密斑的氯化钠减少，肾小球反馈的抑制作用减弱；同样的机制又使髓质间质的压力改变，反馈性地使入球小动脉过度扩张。导致近端肾小管对钠离子重吸收过强的原因不明，可能与血管紧张素Ⅱ在该处的作用过强有关。不少学者在糖尿病肾脏病变（主要在1型）动物模型或患者中发现，与健康对照相反，其肾小球滤过率（GFR）和RPF在低盐时不仅不下降，反而更上升，即摄盐与RPF改变呈矛盾现象。因此学者推测：摄盐减少导致RAS更兴奋，近端肾小管摄盐更多，启动增加RPF的机制更明显。肾血流量增加和肾高灌注状态可使肾系膜细胞增生。血流动力学改变和一些细胞因子（如TGF-β）的交互作用在糖尿病肾病的发生中起重要作用。血流动力学的异常可通过自分泌或旁分泌使细胞因子和生长因子释放增加，导致细胞外基质蛋白的产生增加。

3.糖代谢异常

（1）高血糖。高血糖对肾脏的影响：①引起肾脏肥大及基膜增厚，增加内皮细胞对清蛋白的渗透性及系膜蛋白质的合成；②导致肾小球内皮细胞、上皮细胞、系膜细胞和肾小管细胞释放转化生长因子（TGF），使细胞增生肥大；③慢性高血糖（尤其是波动性高血糖）增加多元醇通路的活性，在不需要胰岛素的情况下，增加糖的摄取和山梨醇在组织的积累。如在肾组织，山梨醇积聚增多，可引起细胞肿胀，使细胞外液的肌醇进入细胞受限，细胞内肌醇减少，进而影响磷酸化过程，从而使 Na^{+}，K^{+}-ATP 酶活性降低，细胞生理功能发生障碍。

（2）糖基化终产物：血糖水平升高时，葡萄糖分子中的羧基可与蛋白质中的氨基结合形成醛亚胺，醛亚胺再发生一个分子结构的重排反应，形成性质较为稳定的酮胺化合物。糖化蛋白与未糖化蛋白分子之间，以及糖化蛋白分子之间互相结合，酮胺化合物分子逐渐增大、堆积，互相交联形成更为复杂的糖基化终产物（advanced glycosylated-end products，AGEs），这一个过程进行得非常缓慢且不可逆，不需要酶催化，因而多发生于机体内代谢周期长的蛋白质分子，如胶原蛋白、晶体蛋白。AGEs可能是一种致尿毒症性毒性物质，与糖尿病肾脏病变的发生发展相关。AGEs通过与AGEs受体（RAGE）结合后发挥作用，RAGE在各种肾细胞中广泛存在，是AGEs的信号转导受体。受体刺激后通过激活NF-κB使前炎症细胞因子表达增加，RAGE也可作为一种内皮细胞黏附受体使白细胞聚集从而产生炎症作用。AGEs主要在肾小球滤过，近端小管重吸收。RAGE激活导致内皮细胞转变成肌纤维细胞，使肾小管萎缩和间质纤维化。在糖尿病患者体内，RAGE自身表达上调。

AGEs损伤肾小球的机制可能：①刺激肾小球系膜细胞产生和释放细胞外基质（ECM）成分，引起肾小球肥大、肾小球硬化；②基膜上的AGE可“捕捉”循环血液中的蛋白到基膜上，引起尿蛋白排出增多；③引起单核-巨噬细胞向ECM迁移；④于局部形成免疫复合物；⑤与血管内皮细胞结合，引起血管通透性增加，促进释放细胞因子和细胞生长因子，引起肾小球增殖性病变。

透析患者可发生“透析相关性肾淀粉样变性”，其主要原因是AGEs与 β_2-微球蛋白结合引起淀粉样变性。这些透析患者的血糖水平可升高，亦可正常，说明蛋白质的糖化和由AGEs形成的组织损害并非糖尿病所特有。AGEs的溶解度低，对酶抵抗，任何原因所致的晚期肾衰竭都不能用透析来清除AGEs。

AGEs也加速动脉硬化的进展速度。AGEs与血管中的蛋白质交联后，改变血管基质成分的结构和功能，使血小板互相聚集，最终形成动脉硬化，使血管弹性下降，脆性增加，但这些改变并无特异性。老年人、肾功能不全者、老年痴呆、皮肤病和白内障患者，也可出现这些病理过程，这可能与这些疾病的病因和病情进展有关。非糖尿病性肾衰竭时，由于尿毒症的氧化作用和羧化作用（氧化应激），使AGEs的生成增多并堆积于肾实质内，造成肾脏的各种损害。只是糖尿病患者的蛋白质糖化和 AGEs 生成比其他疾病所致的肾病病变更明显，胰岛移植使血糖水平正常后，或用药物治疗控制糖尿病后，可防止蛋白质的进一步糖基化，AGEs 的生成亦相应减少。

4.细胞因子和生长因子

(1)生长因子：肾脏多种实质细胞，尤其是系膜细胞合成分泌 TGF-β，并拥有其特异性受体。TGF-β 在糖尿病肾病的发生发展中起着重要的作用，可引起细胞内糖摄入增加。TGF-β 启动分子中有一个被称为"葡萄糖反应元素"的核苷序列，可刺激系膜外基质蛋白的产生(包括纤维连接素以及Ⅰ型、Ⅱ型和Ⅳ型胶原的产生)，促进基膜增厚；刺激足突细胞分泌内皮细胞生长因子，从而诱发基膜剥脱与肾小球硬化。高糖、阿马都利以及 AGEs 都增加肾小管、系膜细胞 TGF-βmRNA 和蛋白的表达，通过抑制基质金属蛋白酶从而抑制细胞外基质的降解。结缔组织生长因子(CTGF)是一个富含半胱氨酸的肽(相对分子质量 36 000～38 000)，目前它被认为是在 TGF-β 下游发挥作用，CTGF 可促进肾脏成纤维细胞增殖、细胞外基质合成和化学趋化作用。血管上皮生长因子(VEGF)是一种具有很强微血管渗透性的血管源性因子，VEGF 可以增加滤过屏障对蛋白的通透性，促进肾小球基膜增厚。VEGF 至少存在 5 种异构体，在足突细胞、远端小管和集合管均有表达。足突细胞的细胞外基质蛋白调节 VEGF 的转录。在糖尿病肾病早期 VEGF mRNA 和蛋白的表达是增加的，AGEs 可使 VEGF 表达增加，用抗 VEGF 的单克隆抗体处理糖尿病大鼠，能降低高滤过率、减少清蛋白尿、减轻肾脏肥大。

肾脏是合成胰岛素样生长因子(IGF)的重要部位，系膜细胞上拥有 IGF-1 的受体，并可持续合成和分泌 IGF-1，明显增加 GFR 和肾血流量(RPF)，刺激系膜细胞合成胶原Ⅲ。IGF-1 参与糖尿病肾脏病变早期肾小球高滤过和肾小球肥大的发生。PDGF 是一种主要来源于血小板，并对多种细胞具有生长促进作用的肽类细胞活性因子。PDGF 可直接作用于系膜细胞，增加细胞外基质。在代偿性肾肥大及糖尿病肾脏病变的发生机制中，PDGF 及其受体表达增强，使系膜细胞增生，促进肾小球肥大。肝细胞生长因子(HGF)、成纤维细胞生长因子(FGF)等在糖尿病肾脏病变的发病机制中都有一定作用。HGF 可导致细胞外基质蛋白在肾小球间质中积聚，导致慢性进行性肾衰竭。FGF 可促进肾小球通透性增加、系膜细胞增殖和活化以及新生血管形成等。

(2)肾脏的 RAAS 系统：肾脏能生成肾素、血管紧张素和醛固酮。已经证实血管紧张素转化酶抑制剂(ACEI)和Ⅰ型 AT-2 受体拮抗剂能减轻糖尿病肾脏病变，其不仅改善了血流动力学异常，还具有抗炎症和抗纤维化的作用。AT-2 本身在肾细胞能诱导许多前炎症因子、前纤维蛋白生成因子、生长因子、细胞因子、趋化因子的生成。高糖能刺激肾系膜细胞和肾小管细胞肾素和血管紧张素原的产生，继而使局部 AT-2 浓度增加，然后通过自分泌或旁分泌机制使细胞因子和生长因子分泌增加。局部 AT-2 的增加可抑制足突细胞 nephrin。nephrin 分子为肾小球滤过屏障，位于上皮细胞足突之间的裂孔隔膜上，它参与肾脏滤过屏障的正常发育并维持其正常功能的表达，使足突细胞对尿蛋白呈超滤过状态，蛋白超滤过又可加重足突细胞的损害。AT-2 受体通过激活 NF-κB 诱导前炎症因子产生。近期研究发现醛固酮在糖尿病肾脏病变的发生中存在不依赖 AT-2 的作用，醛固酮拮抗剂-螺内酯能抑制链佐星诱导的糖尿病大鼠肾脏胶原纤维的沉积和 TGF-β_1 表达的增加。新的醛固酮拮抗剂——依普利酮能减少 2 型糖尿病患者的微量清蛋白尿。

(3)炎症因子与氧化应激：通过糖尿病患者的肾组织活检和糖尿病动物模型可发现，在肾小球和小管间质中存在炎症状态和单核细胞浸润。单核细胞趋化因子-1(MCP-1)是巨噬细胞/单核细胞的重要趋化因子。在系膜细胞，高糖可导致 MCP-1 增加。蛋白尿能与高血糖和 AGEs 相互作用,在足突细胞、肾小管细胞促进趋化因子的表达,浸润的单核细胞释放蛋白酶和纤维蛋白生成细胞因子,包括 TGF-β,这些前炎症因子使肾单元破坏。用抗炎症药物(如吗替麦考酚酯)可防止糖尿病肾脏病变的发展。人 TNF-α 是由 233 个氨基酸组成,相对分子质量为 26 000 的蛋白质,TNF-α 能使过氧化脂质代谢产物增多,在培养的人肾小球系膜细胞中,可诱导前列腺素(PG)等炎性介质的合成。TNF-α 也能刺激胶原的产生和成纤维细胞的增殖。C 反应蛋白(CRP)是一种由肝脏合成非糖基化的聚合蛋白,受遗传因素、激活的单核细胞、成纤维细胞及某些细胞因子(如 IL-1,TNF-α,IL-6)的调节。CRP 也能直接诱导内皮细胞产生血浆 PAI-1 mRNA 和 PAI-1 蛋白的表达,同时抑制一氧化氮酶,使内皮功能受损。纤溶酶原激活物抑制因子(PAI-1)是调节纤溶活性的关键因子。通过基因转染技术使 PAI-1 基因在肾脏中定位表达,结果显示,随 PAI-1 表达水平升高,局部出现细胞外基质(ECM)过度积聚,在肾小球纤维化区域也可检测出 PAI-1 表达水平升高。白细胞介素-6(IL-6)作为急性时相反应的调节因子,刺激肾小球系膜的增殖和细胞外基质的产生,促进糖尿病肾病的发生发展。

氧化应激与糖尿病肾脏病变的发生发展密切相关。有研究发现,从 2 型糖尿病的启动到临床发病的多年中,轻度高血糖导致氧化应激,蛋白氧化损伤就已经发生。而且在糖尿病肾脏病变患者,氧化应激可促进单核巨噬细胞活化,介导炎症因子释放,导致蛋白氧化损伤。糖尿病肾脏病变患者的血清蛋白氧化较无糖尿病肾脏病变患者增强,并且与糖尿病肾脏病变氧化应激状态和慢性炎症状态有关。在肾系膜细胞有葡萄糖转运蛋白 4 和 1(GLUT4、GLUT1)。GLUT1 在系膜细胞过度表达刺激细胞外基质蛋白的产生。葡萄糖进入细胞后由于糖酵解和三羧酸循环增加,使电子供体还原型辅酶Ⅰ(NADH)和烟酰胺腺嘌呤二核苷酸磷酸(NADPH)产生增加,其结果使超氧化物增加,解偶联蛋白-1(UCP-1)过度表达,蛋白激酶 C(PKC)激活,这些均可使线粒体活性氧(ROS)产生增加。在足突细胞,高糖可使花生四烯酸代谢通路激活,这是不依赖线粒体产生 ROS 的另一条途径。另外,山梨醇旁路激活也可使氧化应激增加。高血糖使甘油二酯(DAG)形成增加,DAG 增加使 PKC 激活,PKC 激活进一步使有丝分裂原活化蛋白激酶(MAPKs)通路激活,MAPKs 也可能通过 ROS 激活,这些通路之间可能存在交互作用。

5.其他因素

(1)高血压:高血压作为一个危险因素,与糖尿病肾脏病变的发生发展有密切联系。糖尿病肾脏病变与高血压可同时存在,互为因果,形成恶性循环。体循环血压升高,使肾脏呈高灌注和肾血流动力学异常。肾小球内异常的血流动力学通过增加物理的和机械的张力改变肾小球、系膜和上皮细胞的生长和功能,结果导致系膜基质的形成和基膜增厚。异常的肾小球血流动力学也影响某些调节血管舒缩的生长因子肽类的表达,如内皮依赖的松弛因子、内皮素-1 和纤溶酶原激活物。

(2)脂代谢紊乱:研究发现对糖尿病患者强化治疗,包括控制血压、血糖、脂质紊乱,不但降低大血管事件,而且减少微血管并发症,如糖尿病肾脏病变(危险率比 $HR=0.39$)、视网膜病变(危险率比 $HR=0.42$)和自主神经病变($HR=0.37$)。脂代谢紊乱促进肾小球硬化的机制包括:①升高肾小球毛细血管内压;②改变肾小球血液流变学等;③经氧化和糖化的低密度脂蛋白(LDL)清除降解减少,促进单核-巨噬细胞释放多种细胞因子和生长因子(如 PDGF-B),进一步促进肾小球硬化;④胆固醇合成过程中代谢产物可直接激活 NF-κB、PKC 等,诱导内皮素(ET-1),转化生长因子-β_1(TGF-β_1)等表达。

(3)围生期危险因素:新生儿糖尿病多为先天性或 1 型糖尿病,其发生糖尿病肾脏病变以及糖尿病肾脏病变的严重性概率与围生期的一些因素有关。Rudberg 调查瑞士全国糖尿病肾脏病变患者的围生期指标发现，出生时低体重儿与成年后的心血管病变、高血压和胰岛素抵抗有关；孕妇吸烟、文化程度较低也增加子女日后发生糖尿病肾脏病变的可能性。这些因素与遗传因素一起或独立起作用，而持续性高血糖是上述危险因素致糖尿病肾脏病变的前提。

(4)蛋白尿：硫酸乙酰肝素(heparan sulfate，HS)是硫酸乙酰肝素蛋白多糖(heparan sul-fate proteoglycan，HSPG)的阴离子蛋白多糖侧链。HSPG 存在于基膜的细胞基质中和细胞膜表面。近年来学者发现，HSPG 的主要结构形式——集聚蛋白存在于肾小球基膜上。实验证明，用肝素酶水解 HS，或用 HS 抗体中和 HS，肾小球基膜的通透性增加，这说明基膜的选择性通透功能主要是由 HS 决定的。但不同疾病引起蛋白尿的发病机制并不相同。例如，由链佐星诱发的糖尿病肾脏病变动物以及由含高糖培养液培养的肾小球细胞中，高糖通过降调节使 HS 合成减少，HS 的硫化程度降低，出现蛋白尿。

蛋白尿不但是糖尿病肾脏病变的一种表现，而且是肾功能损害的独立预测因素，蛋白尿本身可加重肾小球硬化和肾小管间质损伤，蛋白的滤过和重吸收引起炎症和血管活性物质的释放，导致纤维增殖、间质炎症和系膜细胞损伤。

(5)羰基化应激：在氧化应激过程中，也产生羟甲赖氨酸和戊糖素，并可与丙醛赖氨酸、4-羟化弹性蛋白物、丙烯醛蛋白等一起沉积于糖尿病肾脏病变病灶内。以上 5 种化合物都是蛋白质的氨基和羟基在氧化应激催化下进行羰基胺缩合的产物。羟甲赖氨酸由糖类、脂质和氨基酸衍化而来。糖、脂类和氨基酸的毒性产物使蛋白质的羰基化化学修饰过程称为羰基化应激。这类应激可导致糖尿病性肾小球损害。

(6)离子型放射造影剂：离子型放射造影剂为肾毒性物质，糖尿病肾脏病变患者须慎重使用，在有脱水、肾功能严重减退和心力衰竭时须禁用。造影剂对肾小管上皮细胞可能有直接损伤作用，导致急性肾小管坏死，要尽可能减少低渗、等渗造影剂的用量。

(7)低氧：研究发现轻微贫血增加 2 型糖尿病伴肾病进展的危险。目前贫血与糖尿病肾脏病变进展的精确机制尚未完全明了。研究认为贫血可能引起肾脏低氧，低氧可诱导 VEGF 和 TGF-β 的生成。细胞因子和生长因子由缺氧诱导因子(hypoxia-inducing factor-1，HIF-1)调节。

(二)病理改变

糖尿病肾脏病变是一种全肾的病变。肉眼观察可见肾脏体积增大，早期肾脏表面光滑，终末期可呈颗粒状肾萎缩表现。组织学基本病变是基膜样物质增多，并累及系膜细胞，同时有毛细血管基膜增厚和系膜细胞轻度增生。电镜检查显示系膜细胞中细胞器增多。免疫荧光检查可见有 IgG、IgM、补体 C3 和纤维蛋白原呈颗粒样沉着基膜，最终导致肾脏出现典型的肾小球硬化，肾脏体积可增大、缩小或正常。早期病理改变是系膜区扩张，主要是由于细胞外基质沉积和系膜细胞增生所致，肾小球基膜增厚也在早期可见，主要是由于细胞外基质合成增加，排出减少。肾小球上皮细胞(足突细胞)通过 $\alpha_3\beta_1$ 和 $\alpha_2\beta_1$ 整合素黏附在基膜，高糖可使整合素表达调节紊乱，足突细胞减少伴功能障碍。

肾小球的病理改变有 3 种类型，包括结节性肾小球硬化、弥漫性肾小球硬化、渗出性病变，其中，结节性肾小球硬化最具有特征性，又称毛细血管间肾小球硬化或 Kimnel-Steil-Wilson 结节(K-W 结节)。

1.弥漫性病变

肾小球系膜基质为嗜酸性的 PAS 染色阳性物质，局限于小叶的中央部分或广泛地播散于毛细血管间，与结节相似。肾小球毛细血管基膜有不同程度的增厚，轻者仅少数毛细血管累及，病理表现如系膜增生型肾炎；如果毛细血管较多，基膜增厚较著，则与基膜增生型肾炎相似。在一个患者体内可同时存在结节性病变和弥漫性病变。1 型糖尿病患者在糖尿病起病 4～5 年即可出现，而对 2 型糖尿病患者则无法预估。

2.结节性病变

完全形成的结节呈近乎圆形或锥形，直径 20～200 μm，由糖蛋白、糖和脂质组成的一种透明样沉积物，结节随年龄或病程而增大。增大的结节中心呈分叶状，外周可见同心圆形排列的系膜细胞核。肾小管及间质也可发生病理改变，远端肾小管细胞普遍肿胀，上皮细胞空泡变性，基膜增厚，间质病变主要表现为间质纤维化，晚期可见肾小管萎缩、基膜增厚和管腔扩张。

学者一般认为，K-W 结节为糖尿病肾脏病变的特异性损害，常呈局灶性分布。需鉴别其与特发性结节性肾小球硬化症。后者的肾病理特征是肾小球硬化呈结节状，伴入球小动脉和出球小动脉硬化，肾小球基膜增厚，可见局灶性肾小球系膜溶解和毛细血管微血管瘤形成。在这些病例中，实际上多数仍存在糖代谢紊乱或糖尿病，真正的特发性结节性肾小球硬化罕见。病因未明，可能是肾小球动脉狭窄致肾小球缺血所致。此外，应鉴别糖尿病性结节性肾小球硬化与继发性局灶性肾小球硬化。

3.渗出性病变

渗出性病变主要表现为包曼囊内的滴状物“肾小囊滴”或肾小球毛细血管周围半月形纤维素帽“纤维素冠”或小动脉玻璃样变。性质类似于纤维素，有时含脂类物质，病变无特征性。

(三)糖尿病肾病的分期

1987 年，Mogensen 建议将糖尿病所致肾损害分为 5 期，该分期法现已被临床广泛使用。具体分期如下。

1.1 期

此期为肾小球高滤过期。此期主要表现为患者肾小球滤过率(GFR)增加，可增加 20%～40%，同时肾脏体积增大。如果及时纠正患者的高血糖，上述变化仍可逆转。此期病理检查除可见肾小球肥大外，无其他器质性病变。

2.2 期

此期为无临床表现的肾损害期。此期可出现间断微量清蛋白尿，患者休息时尿清蛋白排泄率(UAE)正常(UAE＜20 μg/min 或 UAE＜30 mg/d)，应激时(如运动)即增多超过正常值。在此期内，患者 GFR 仍可较高或已恢复正常，血压多正常。此期病理检查(常需电镜检查确定)已可发现肾小球早期病变，即系膜基质轻度增宽及基膜轻度增厚。

3.3 期

此期为早期糖尿病肾病期。出现持续性微量清蛋白尿为此期标志，即使患者未活动，UAE 亦达 20～30 μg/min 或 30～300 mg/d 水平，但是做尿常规化验蛋白定性仍为阴性。此期患者 GFR 大致正常，血压常已升高。病理检查肾小球系膜基质增宽及肾小球基膜(GBM)增厚已更明显，小动脉壁出现玻璃样变。由于糖尿病肾病(糖尿病肾脏病变)病理改变并非增殖性病变，故血尿并不突出。学者认为，从此期起肾脏病变已不可逆转。

4.4 期

此期为临床糖尿病肾病期。从尿常规化验蛋白阳性开始糖尿病肾损害已进入此期，而且，常在此后 2～3 年病情迅速进展至有大量蛋白尿(UAE＞3.5 g/d)及肾病综合征。严重肾病综合征病例常出现大量腹水及双侧胸腔积液，利尿治疗相当困难。此期患者的 GFR 常进行性减小，血压明显升高。病理检查肾小球病变更重，部分肾小球已硬化，且伴随出现灶状肾小管萎缩及间质纤维化。

5.5 期

此期为肾衰竭期。从出现大量蛋白尿开始，患者肾功能即迅速减退，常在 3～4 年内发展至肾衰竭，伴随出现肾性贫血。糖尿病肾脏病变患者常与多数原发性肾小球疾病患者不一样，虽已进入慢性肾衰竭，但是尿蛋白量却不减，仍然呈现肾病综合征。这一特点将会增加晚期糖尿病肾脏病变患者肾脏替代治疗的困难，因为更难维持患者的营养，更易出现多种并发症。此时若做病理检查，只能见到肾脏晚期病变，即多数肾小球硬化、荒废及多灶性肾小管萎缩及间质纤维化。

(四)实验室检查

1.尿蛋白

清蛋白分子的直径小于肾小球基膜滤孔的孔径，其电荷极性为负，正常时被肾小球基膜负电荷屏障阻挡而不能通过。当肾小球基膜上的电荷屏障被破坏时，血浆蛋白经肾小球滤出增加，肾小管重吸收减少及组织蛋白释放增加，使尿液中蛋白质含量增加，形成蛋白尿。根据尿清蛋白排出量可将糖尿病肾脏病变分为早期肾病期和临床肾病期。早期肾病期又称微量清蛋白尿期，指 24 h 或白天短时收集的尿清蛋白排泄率为 30～300 mg/24 h(20～200 μg/min)。由于尿蛋白受尿液稀释程度及蛋白饮食等诸多影响，目前国际上用尿清蛋白与肌酐水平的比值(mg/g 肌酐)表示，当比值为 30～300 mg/g 肌酐可诊断微量清蛋白尿阳性，但必须 2 次以上阳性，临床上才有意义。夜间尿则其数值下降 25%。如果是半年内连续 2 次尿清蛋白排泄率(UAE)均为30～300 mg/d，并排除其他可能引起 UAE 增加的原因，如酮症酸中毒、泌尿系统感染、运动、原发性高血压和心力衰竭，即可诊断早期糖尿病肾脏病变。微量清蛋白尿检测是当前国内、国外公认的糖尿病肾脏病变的早期诊断指标。微量清蛋白尿的测定不仅用于糖尿病肾脏病变的早期诊断，还可用于肾功能(GFR)下降的预测。

如常规方法测定尿蛋白持续阳性，尿蛋白定量>0.5 g/d，尿中清蛋白排出量>300 mg/d，或清蛋白的排泄率>200 μg/min，或尿清蛋白/肌酐的比值>300 mg/g 肌酐，排除其他可能的肾脏疾病后，可确定为临床糖尿病肾脏病变。1 型糖尿病伴明显蛋白尿患者的肾小球滤过功能每年大约下降 12 mL/min，10 年大约 50%的患者发生 ESRD，20 年大约 75%的患者发生 ESRD。在 2 型糖尿病中，因为糖尿病的症状不典型，糖尿病起病时间不确定，尿蛋白和肾小球滤过功能的关系变化较大。

2.糖尿病肾病早期诊断的其他生化指标

(1)尿胱蛋白酶抑制剂 C：尿胱蛋白酶抑制剂 C 由肾小球滤过，不被肾小管重吸收和分泌，在近端肾小管上皮细胞被分解代谢，而且不受性别、肌肉量、饮食、炎症、胆红素、溶血等因素的影响。Mojiminiyi 等报道在 DN 早期，尿胱蛋白酶抑制剂 C(CysC)反映肾小球滤过功能较 β_2-MG、肌酐等更敏感。

(2)Ⅳ型胶原：高血糖刺激肾小球系膜基质中Ⅳ型胶原合成和沉积增加。已发现Ⅳ型胶原水平在糖尿病患者无尿清蛋白时就高于正常对照者，随着糖尿病肾脏病变进展其升高更明显。在合并其他微血管病变(视网膜病变、神经病变)时，Ⅳ型胶原水平也都升高，并与尿清蛋白排泄量相关。

(3)硫酸乙酰肝素蛋白多糖(HSPG)：在正常情况下，HSPG 维持肾小球毛细血管负电荷屏障。在糖尿病时，肾小球上含量减少，而尿中排出增多。

(4)纤维连接蛋白(fibronectin,Fn):Fn是肾小球细胞外基质中的固有成分。血浆中Fn由肝细胞、血管内皮细胞和血小板产生，与凝血、维持血小板功能、组织修复、红细胞与内皮细胞黏附等有关，与糖尿病微血管病变发生有关。尿中含有Fn降解产物，其排泄量也与尿清蛋白呈正相关，与肌酐清除率呈负相关。

(5)转铁蛋白(transferrin,TRF):TRF是一种铁结合单体β_1球蛋白，属于铁结合蛋白家族。成熟的蛋白分子是由一个氨基酸残基组成的单链糖蛋白，相对分子质量为8万左右。TRF的等电点比清蛋白高。一般来说，具有较高等电点的蛋白质更易滤入肾小球囊，因为后者表面负电荷层对其排斥力降低。所以当肾小球发生损害时，TRF要比清蛋白更早从尿中排出。用*L*-精氨酸抑制肾小管重吸收TRF，发现尿清蛋白排泄量不变而UTRF排泄量增加，提示尿TRF水平升高可能是由于肾小管重吸收功能障碍，因而尿TRF既反映肾小球滤过功能，也反映肾小管吸收功能的损害，可能是较尿清蛋白更早地反映肾损害的标志物。

(6)免疫球蛋白:IgG是血液中主要免疫球蛋白，多数以单体形式存在，主要由脾和淋巴结合成，不经肾小球滤过，故正常人尿液中IgG含量极低。IgG为基本不带电荷的大分子蛋白，若尿中IgG增多，表示肾小球病变已达到滤孔屏障损伤阶段。

(7)唾液酸:唾液酸(sialic acid,SA)是构成肾小球基膜的非胶原酸性蛋白成分，构成负电荷屏障。基膜损伤时，尿中SA排出增多，特别是尿中与糖蛋白结合的SA与总SA的排泄率比值与尿清蛋白的排泄率呈正相关关系。

(8)转化生长因子β(TGF-β):TGF-β是调节肾小球细胞间质沉积物合成和分解的主要生长因子之一。测定尿和血中TGF-β的含量可反映肾小球系膜细胞TGF-β的生成量，能间接了解肾小球病变的情况，与肾间质纤维化有关。

3.反映肾小管功能障碍的标志物

尿中尚有另一类相对分子质量<7 000 000、可自由滤过肾小球的低分子蛋白质。当肾小管功能正常时，它们可在肾小管全部被重吸收。一旦尿中出现这些蛋白，则表示肾小管重吸收功能障碍。

(1)β_2-MG:β_2-MG是一种低分子蛋白质，其相对分子质量11 800，是由100个氨基酸残基组成的一条多肽链，易被肾小球滤过。β_2-MG从肾小球滤过后，其中99.9%由近曲小管以胞饮方式摄取，转运到溶解体降解为氨基酸，所以滤过的β_2-MG并不回到血液循环中。正常人血中β_2-MG的含量极微，且合成和分泌非常稳定。血中β_2-MG反映肾脏的滤过功能，是判断肾脏早期受损敏感而特异的指标。β_2-MG是检查肾功能的一种方法，估计GFR较血肌酐敏感，可以早期判断肾脏受损。长期糖尿病引起肾小球动脉硬化，使肾小球滤过功能下降，从而导致血β_2-MG水平升高；当肾小管受损时，β_2-MG重吸收率下降，β_2-MG的清除率降低，从而尿中β_2-MG水平升高。总之，血β_2-MG和尿清蛋白水平的检测都是糖尿病肾脏病变早期极敏感的检查指标，对尿常规检测蛋白阴性的糖尿病患者，经常联合检测血β_2-MG和尿清蛋白，对及早发现肾小球和肾小管的病变，及时控制糖尿病肾脏病变并发症的发生具有重要意义。

(2)α_2-MG:有报道在尿清蛋白排出正常时，尿中α_2-MG水平已显著升高，并与尿转铁蛋白(UTr)、尿清蛋白排出量正相关，它可能比尿清蛋白更早地预示糖尿病肾脏病变。

(3)维生素A结合蛋白(RBP):游离的RBP可自由滤过肾小球，在近曲肾小管有99.97%被重吸收，并在血液循环中降解。与β_2-MG相比，RBP无论在酸性尿，还是不同温度中均很稳定。

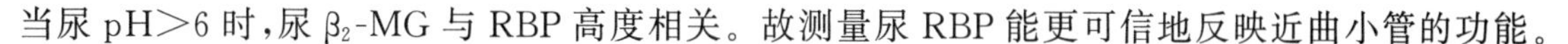

当尿 pH>6 时，尿 β_2-MG 与 RBP 高度相关。故测量尿 RBP 能更可信地反映近曲小管的功能。

(4)尿蛋白-1(UP1)：又叫 Clara 细胞蛋白，由终末支气管内 Clara 细胞分泌，青春期男性尿道也分泌 UP1。在 2 型糖尿病患者中，已发现 UP1 比 α_2-MG 更敏感地反映肾小管功能。

4.尿酶检测

检测尿 N-乙酰-D 氨基葡萄糖苷酶、碱性磷酸酶、γ-谷氨酰转肽酶、β-半乳糖苷酶(GAL)、溶菌酶、氨肽酶和胸腺核糖核酸酶(RNase)等。常用的有 NAG，NAG 是相对分子质量为 130 000，广泛存在于近曲小管上皮细胞溶菌酶体内的一种糖分解酶，主要来源于肾组织。研究发现，在糖尿病肾脏病变早期，NAG 水平已升高，并与肾小球损坏程度呈正相关。有些患者的病程不足 2.5 年，尚无肾脏组织学改变时，NAG 水平就已显著升高，故 NAG 可作为早期较敏感的诊断指标。

5.其他蛋白

(1)Tamm-Horsfall 蛋白(T-H 蛋白)：相对分子质量为 9 500，位于 Henle 襻升支上皮细胞内。当远曲小管受损时，尿 T-H 蛋白增加，随着肾单位减少其排量也减少，可作为 Henle 襻上升支转运功能的标志物。

(2)α_2糖蛋白 1(apolipoprotein H，又称载脂蛋白 H)：有学者比较尿清蛋白阴性的糖尿病患者，尿 α_2糖蛋白 1 水平比尿 RBP 水平升高更明显，可能要比尿 RBP 更敏感地反映肾损害。

糖尿病肾脏病变并不仅是肾小球的病变，肾小管损害可能早于肾小球的损害，因为在尚无尿微量清蛋白时，尿中已存在多种肾小管蛋白。由于对尿清蛋白的基础与临床研究进行得最早、最多，从目前众多的糖尿病肾脏病变生化标志中看，仍以尿清蛋白预测糖尿病肾脏病变最可信，特别是在肾小球病变时。而在其他的标志中，以 UTr、尿 RBP、N-乙酰基葡聚糖胺(NAG)的测定较为敏感、可靠。由于糖尿病肾脏病变是包括肾小球和肾小管损害在内的发展过程，多种指标的测定能更准确地反映糖尿病肾脏病变的真实面貌。

6.肾活检病理学诊断

其具有早期诊断意义，即使糖尿病肾脏病变患者的尿检正常，其肾脏可能已存在着组织学改变。光镜下，可见具有特征的 K-W 结节样病变；电镜下，系膜细胞增殖，毛细血管基膜增厚。但由于肾活检是一种创伤性检查，不易被患者所接受，在以下情况下，应作肾活检以排除其他肾病：①有管型尿；②有非糖尿病肾病史；③1 周内尿蛋白迅速增加，尿蛋白水平>5 g/24 h；④有蛋白尿而无视网膜病变；⑤肾功能下降，无蛋白尿；⑥肾功能快速下降而无明显可解释的原因。

7.肾小球滤过率和肾脏体积测量

对糖尿病肾脏病变的早期诊断也有一定的价值。早期肾体积增大，GFR 升高，后期 GFR 下降。糖尿病肾脏病变患者的肾脏体积与慢性肾小球肾炎者不一样，无明显缩小。放射性核素测定肾血浆流量和 GFR，可以反映早期的肾小球高滤过状态。肌酐清除率、血肌酐和血尿素氮浓度测定可反映肾功能，但血尿素氮和血肌酐不是肾功能检测的敏感指标。

(五)临床转归与并发症

糖尿病肾脏病变一旦形成，其病变的发展是很难逆转的，因而治疗糖尿病肾脏病变困难。糖尿病肾脏病变将依其自然发展规律，由早期进展为中期，再进入终末期。经过积极的干预治疗后，其自然病程会明显延长，病情减轻，预后改善。即使发生了终末期糖尿病肾脏病变，积极的治疗也可改善肾功能。而肾移植可使肾功能恢复正常，但因为糖尿病的存在，单独的肾移植效果较差，移植肾仍可迅速发展为糖尿病肾脏病变。胰-肾联合移植或胰岛-肾联合移植将成为治疗终末期糖尿病肾脏病变的最有效方法。

(六)防治

1.一般建议

为了降低肾脏病变风险或延缓肾脏病变的进展,应当把血糖控制在最佳水平(A 级证据)。

2.筛查

(1)病程≥5 年的 1 型糖尿病患者和所有 2 型糖尿病患者从明确诊断起应当每年检测 1 次尿清蛋白排泄率(E 级证据)。

(2)所有成年糖尿病患者,不管尿清蛋白排泄率如何,都应当每年至少检测 1 次血清肌酐。如果有慢性肾脏疾病(CKD),用血清肌酐来估计肾小球滤过率(GFR)和 CKD 分期(E 级证据)。

尿蛋白排泄率存在变异性,因此,3～6 个月检测结果有 2/3 异常才考虑患者尿蛋白排泄率异常。运动(24 h 内)、感染、发热、CHF、明显高血糖及明显高血压可使尿蛋白排泄率升高。

3.预防

糖尿病肾病预防可分为 3 级:①一级预防是指阻止早期糖尿病肾脏病变发生;②二级预防是指阻止早期糖尿病肾脏病变向临床糖尿病肾脏病变发展;③三级预防是指阻止已确定为临床糖尿病肾脏病变的患者向 ESRD 发展。

预防的具体措施:①持久而良好地将血糖水平控制在理想范围内。这是防治糖尿病肾脏病变发生发展的关键,糖尿病防治和并发症试验(DCCT)已肯定了理想的血糖控制能有效地预防糖尿病肾脏病变的发生发展。②持续、良好地控制血压。这是保护肾脏并阻止糖尿病肾脏病变进展的重要因素;血压最好控制在正常范围或接近 17.3/11.3 kPa(130/85 mmHg)。③定期检测,及时发现微量清蛋白尿。微量清蛋白尿是早期诊断和逆转糖尿病肾脏病变的重要标志。2 型糖尿病一经诊断就应检查是否有糖尿病肾脏病变,因在 2 型糖尿病诊断时,就有 7%的患者存在微量清蛋白尿;1 型糖尿病患者在诊断后 5 年要进行糖尿病肾脏病变的评估。如果糖尿病患者开始无微量清蛋白尿,以后每年要对其进行肾病情况的评估,尤其是对代谢控制不好者。④系统教育、系统监测和系统治疗糖尿病是科学、规范地防治糖尿病肾脏病变的可靠途径。⑤发生糖尿病肾脏病变后,要尽量避免使用对肾有损害和疗效不确切的药物。⑥适时透析及肾或胰-肾联合移植可延长患者的生命,减少糖尿病肾脏病变患者早逝。

(七)治疗

糖尿病肾病的治疗应是综合性的,除了内科的一般治疗和对症治疗外,特殊而较有效的治疗方法有 3 种:①血液透析;②门诊患者连续腹膜透析(CAPD);③肾移植或胰-肾移植。但对糖尿病肾病患者来说,单独的肾移植效果较差,最理想的是胰-肾联合移植或胰岛-肾联合移植。

常规治疗措施包括饮食治疗、控制血糖、控制血压、纠正脂代谢紊乱等。

1.一般治疗

(1)戒烟、减轻体质量:吸烟可加重蛋白尿、加速各种原因所致 CKD 的病情进展。体质量指数的增加是 CKD 进展的独立危险因素。肥胖使肾小球内压增加,导致肾脏血流动力学改变,使肾损害发生的危险性增加。体质量减轻可改善血流动力学,减少尿蛋白的排泄。

(2)避免高蛋白饮食:限制蛋白饮食可减少尿蛋白,对于蛋白尿基线水平较高者尤其明显。高蛋白饮食可减弱肾素-血管紧张素系统(RAS)阻断剂的降尿蛋白作用。ACEI 治疗结合低蛋白饮食可获得比单一治疗更好的效果,ACEI 使肾小球后血管扩张,而低蛋白饮食使肾小球前血管收缩,两者均降低了肾小球内压,改善了滤过膜通透性。对于肾功能正常的临床糖尿病肾病患者,蛋白质宜控制在 0.8 g/(kg・d),而对于肾小球滤过率已下降者,蛋白质的摄入量应减少至

0.6 g/(kg·d)，有条件的可每天补充复方 α-酮酸制剂 0.12 g/kg。肾功能不全时，最好选择动物蛋白，尽量以鱼、鸡等白色肉代替猪、牛等红色肉，要少用或不用植物蛋白。但近年的研究认为，干制豆类食物的营养素和纤维素丰富，为高质量蛋白质类，除提供营养成分外，对机体还有某些保护作用，例如，豆类食品可降低血清胆固醇水平，改善糖尿病病情，有助于减轻体重。此外，大豆中含有的异黄酮等具有许多生物作用，除降低胆固醇水平、改善血管功能和维持骨密度外，还可减轻女性行经期的不适，对保护肾脏也有益。对肾功能正常的糖尿病肾脏病变患者来说，只要不超过蛋白质的允许摄入量，豆类蛋白质至少不亚于其他来源的蛋白质。透析后按透析要求增加蛋白量，可能对某些患者更有利。总热量基本与非糖尿病肾病患者相似，除非是肥胖患者，一般患者应保证每天 125.5～146.4 kJ/kg 热量，防止营养不良。

(3)限制盐摄入：高盐饮食与蛋白尿加重相关，控制饮食中盐摄入量，可改善蛋白尿。低盐饮食降低蛋白尿与血压降低及肾脏血流动力学改善有关。对于服用 ACEI、ARB 等药物的患者，低盐饮食可增加这些药物的降尿蛋白作用，还具有独立于降压作用以外的降蛋白作用。盐应少于 6 g/d，出现肾功能不全时应降至 2 g/d。

2.控制血糖

英国糖尿病前瞻性研究(UKPDS)、DCCT 等研究均证实，严格的血糖控制可以明显减少糖尿病肾病的发生，但是否有助于延缓糖尿病肾病的发展还缺乏足够的证据。目前多数指南均将糖化血红蛋白 A1c 目标值定为 6.5%以下，但 2008 年 2 个大型循证医学研究糖尿病和心血管病行动(ADVANCE)、控制糖尿病患者心血管疾病风险性行动(ACCORD)的结果提示，将糖化血红蛋白 A1c 目标值控制在 6.5%以下，虽然可以减少糖尿病肾病的发生，但是不能减少心血管事件，反而可能增加患者的病死率。因此，2008 年，美国肾病协会指出，无论是否并发糖尿病肾病，糖尿病患者的糖化血红蛋白 A1c 应控制在 7.0%左右，不宜过低。另外，医师在应用糖化血红蛋白 A1c 作为血糖监测指标时，需要注意某些疾病状态对其检测值的影响，例如，贫血或其他可致红细胞寿命缩短的疾病可导致糖化血红蛋白 A1c 的检测值偏低，而尿毒症(由于酸中毒及氨甲酰化的影响)能使检测值偏高。

临床上应积极采取饮食、运动、药物和血糖监测等多种手段，尽可能使患者的糖化血红蛋白 A1c 目标值<6.5%，空腹血糖水平<6.0 mmol/L，餐后 2 h 血糖水平<7.8 mmol/L。由于糖尿病肾脏病变时肾脏对药物的排泄能力下降，有肾功能不全时更明显，使用经肾排泄的药物需相应减少剂量，以避免低血糖的发生，而且在降糖药物的选择上，以不加重肾损害的药物为主。有部分研究提出噻唑烷二酮类(TZDs)可减少蛋白尿，但目前循证医学证据不足。CKD 3～5 期的糖尿病患者由于胰岛素和口服降糖药物的肾脏清除率下降，且肾脏糖异生功能受损，患者发生低血糖的风险增加。应该加强血糖监测，调整药物剂量，并避免使用完全依赖肾脏排泄的口服降糖药物，如第一代磺胺类、双胍类药物。在糖尿病肾脏病变的早期和肾功能正常或轻度受损时，1 型糖尿病患者选用胰岛素治疗，可适当加用 α-葡萄糖苷酶抑制剂，2 型糖尿病患者可选用格列喹酮、非磺酰脲类胰岛素促泌剂、胰岛素增敏剂和 α-葡萄糖苷酶抑制剂。二甲双胍以原型由尿排出，肾功能不全时，可导致其在体内大量聚集而可能引起乳酸性酸中毒，因此，糖尿病肾脏病变患者仅有轻度的肾功能不全时，即应严格禁止使用。由于肾功能受损，胰岛素的降解和排泄均减少，易产生蓄积作用，发生低血糖，因此使用胰岛素应从小剂量开始，最好选用半衰期短的短效或超短效制剂。

3.降压治疗

高血压可导致糖尿病肾脏病变的发生和发展，并促使肾功能损害加重。研究显示长期有效地控制血压可减慢GFR的下降速度和改善生存率，对早期或后期的糖尿病肾脏病变都有良好的作用。在微量清蛋白尿阶段，控制血压可完全阻止部分患者糖尿病肾脏病变的进展。降压药物首选ACEI和ARB，常与利尿剂或钙通道阻滞剂(CCB)合用。此外，β受体阻滞剂等也可选用。理想的抗高血压药物应减慢或阻止肾病作用的进展，而且不增加胰岛素抵抗，对糖、脂肪代谢无不良影响。

(1)RAS抑制剂。

ACEI：有高血压的糖尿病和CKD 1～4期患者应使用ACEI或ARB治疗，同时联合利尿剂可增强其疗效。ACEI和ARB类药物可通过减少尿蛋白排泄，延缓肾病进程。协助研究组(CSG)卡托普利试验证实，ACEI用于1型糖尿病大量清蛋白尿患者可有效减少清蛋白尿，减慢GFR下降速度和延缓肾衰竭的发生。

近年来的大量研究证实，ACEI不仅具有良好的治疗高血压的作用，还有许多特殊的肾脏保护作用。例如：①ACEI通过拮抗AT-2扩张出球小动脉，改善肾小球内高压、高灌注和高滤过状态；②缩小肾小球滤过膜孔径，改善肾小球滤过膜的选择通透性，减少血浆大分子物质滤出，可使蛋白尿减少30%，降低蛋白尿的危害，防止毛细血管基膜增厚；③阻止系膜细胞对一些大分子颗粒的吞噬作用，可减轻因蛋白尿导致的系膜增生；④减慢细胞外基质形成，促进细胞外基质的降解，使已损伤的肾脏组织得到某种程度的恢复；⑤改善肾小管间质的病变。即使是“正常血压”者，ACEI仍有减少尿蛋白、延缓糖尿病肾脏病变肾损害进程的作用。而在临床蛋白尿阶段，抗高血压治疗对减慢糖尿病肾脏病变恶化的疗效相对较差。因此，有人提倡，一旦确诊糖尿病肾脏病变，就应给予一定量的ACEI保护肾脏。ACEI减少了尿蛋白排出量，降低了GFR，其降低尿蛋白排泄量的作用往往比其降压更明显，这是ACEI成为目前控制糖尿病肾脏病变患者高血压中应用最广泛的首选药物的主要原因。但ACEI对1型糖尿病和2型糖尿病并发肾脏病变的疗效有一定差异。在2型糖尿病患者中，ACEI的疗效有差异，有些患者可表现出肾脏保护作用，而另一些患者则没有，甚至其降压作用也很差。其原因未明，可能与个体的疾病特征有关(如ACE基因多态性)，也可能与一些肾脏因素改变了机体对ACEI的反应性有关。所谓肾脏因素主要指GFR与尿蛋白排泄率的“偶联”，包括肾血管、肾小球、肾小管、肾小管间质及年龄等因素。

糖尿病肾脏病变合并高血压的目标血压：尿蛋白水平<1 g/d时，血压应降低至17.3/10.7 kPa(130/80 mmHg)[平均动脉压为12.7 kPa(95 mmHg)]；尿蛋白水平>1 g/d时，血压应降至16.7/10.0 kPa(125/75 mmHg)[平均动脉压为12.3 kPa(92 mmHg)]。但对存在肾动脉硬化的老年人，应从小剂量开始，以免降血压过度。若非血压极高，需迅速降压，一般宜首选长效ACEI。ACEI较为常见的不良反应为持续干咳，停药可消失，偶可出现高血钾、粒细胞减少、皮肤红斑、味觉异常和直立性低血压等。当肾衰竭进入终末期时，ACEI易于在体内蓄积，使血钾和血肌酐增加不超过30%，如升高十分明显，往往提示有血容量不足、肾灌注减少或肾动脉狭窄等器质性病变存在，应考虑减量或停药。使用ACEI应注意的是：①血肌酐水平<265 μmol/L，可用ACEI，首选双通道排泄药物；②血肌酐水平>265 μmol/L，有争议，若用需高度警惕高血钾(监测血肌酐及血钾变化，用药后两个月，宜每1～2周检测1次)；③双侧肾动脉狭窄患者禁用；④脱水患者禁用；⑤孕妇禁用；⑥对于血液透析患者，需注意所用ACEI药物的蛋白结合率，结合率低者易被透析清除，需透析后服药；⑦ACEI与促红细胞生成素合用，可影响其疗效；⑧与非甾体抗炎药合用，可能影响 ACEI 的降压疗效，并致血肌酐水平异常升高。

ARB：ARB 是近十余年来新出现的一类抗高血压药物，疗效与 ACEI 相似，但作用位点不同。ARB 选择性阻滞 AT-2 的 1 型受体，因此血浆中的 AT-2 增加，AT-2 又作用于其Ⅱ型受体，使之兴奋，其结果是受 AT-2 的Ⅱ型受体调节的组织出现继发性血管扩张和抗增生作用，从而达到治疗糖尿病肾脏病变的目的。ARB 除用于糖尿病肾脏病变的治疗外，对充血性心力衰竭有特别疗效。但对糖尿病肾脏病变的疗效是否比 ACEI 更佳，尚待进一步观察。RENAAL 等试验对 2 型糖尿病大量清蛋白尿患者的研究证实，ARB 可减慢 GFR 下降速度和肾衰竭。目前的资料显示，与 ACEI 比较，ARB 对心血管的血流动力学影响小于 ACEI，达到与 ACEI 相同降压效应所引起的不良反应比 ACEI 少。

现用的制剂有缬沙坦和厄贝沙坦。缬沙坦的每天用量 80 mg，如果血压降低不理想，可将剂量增加至 160 mg，或与其他抗高血压药合用。该药可与食物同服，亦可空腹时服用。突然停用不会出现血压反跳或其他临床不良反应。已知对该药各种成分过敏者以及孕妇、哺乳期妇女禁用。厄贝沙坦的成人起始剂量和维持剂量为每次 150 mg，每天 1 次，可与食物同时服用，治疗 3～6 周后达到最大抗高血压效应。在部分患者中，每天剂量可增加到 300 mg。血容量不足的患者(应用大量利尿剂)的起始剂量应为每次 75 mg，每天 1 次。老年人或有肾功能损害的患者(包括透析的患者)不必调整起始剂量。ARB 有可能引起高血钾，因此要注意监测血钾水平，特别在肾功能不全时，但其高血钾的发生率和程度均较 ACEI 低。

(2)CCB：CCB 阻断钙依赖的受体后信号传导，抑制细胞膜上钙通道，降低细胞内钙浓度，导致血管舒张，降低肾小球毛细血管压力，从而起到保护肾功能的作用。CCB 是 ADA 推荐的用于糖尿病肾脏病变的二线降压药，不宜单独用于治疗糖尿病肾脏病变高血压，常和 ACEI 或 ARB 合用，有更明显的降压效果和减少蛋白尿的作用，特别适合于收缩期血压升高者。常用药物有尼群地平、氨氯地平、硝苯地平等。尽管理论上 CCB 抑制钙离子通过细胞膜进入胰岛素 B 细胞而影响胰岛素的分泌，但实际应用中，小剂量该药即能起降压作用，而不影响胰岛素分泌和糖代谢。INSIGHT(硝苯地平控释片的国际研究：治疗高血压的一线用药，International Nifedipine once-daily Study：Intervention as a Goal in Hypertension Treatment)试验还证实硝苯地平控释片可减少新的糖尿病的发生。

(3)β 受体阻滞剂：学者一般认为，β 受体阻滞剂可能影响血脂代谢，加重外周血管病变，降低胰岛素的敏感性和掩盖低血糖反应，还可能增加糖尿病的发生率，因此不太适合糖尿病患者的降压治疗。但在 UK-PDS 中，用选择性 β_1 受体阻滞剂阿替洛尔和卡托普利治疗 2 型糖尿病患者可同样有效地降低微量清蛋白尿和清蛋白尿的发生率。一项对 1 型糖尿病合并高血压及蛋白尿的患者进行的短期研究发现，阿替洛尔和依那普利均可以显著降低清蛋白尿，但前者不能抑制 GFR 的下降。因此，ADA 推荐其作为治疗糖尿病肾脏病变的二线降压药物。

(4)利尿剂：包括噻嗪类利尿剂和襻利尿剂，其降压机制与减少总体钠量有关。利尿剂(尤其是噻嗪类利尿剂)可使血糖水平升高，产生高尿酸血症等，不应作为糖尿病肾脏病变降压治疗的一线药物。一些国际大型研究中提示利尿剂可增强 ACEI 或 ARB 的降压作用，有助于患者的血压达标。

(5)α 受体阻滞剂：哌唑嗪、酚妥拉明对糖和脂类代谢无不利影响，可用于治疗重症高血压，但此类药有反射性心动过速及直立性低血压等不良反应，而糖尿病肾脏病变患者常合并自主神经病变，易出现直立性低血压，因此应用此类药物时应注意。

4.调脂治疗

血脂紊乱包括高密度脂蛋白胆固醇(HDL-C)水平降低，三酰甘油和低密度脂蛋白胆固醇(LDL-C)水平升高，在糖尿病并发慢性肾病患者中十分常见，它增加了患者的心血管疾病风险。

(1)糖尿病并发 CKD 1～4 期患者 LDL-C 的目标值应该低于 1 000 mg/L，治疗目标是使其降到 700 mg/L 以下。

(2)CKD 1～4 期患者在 LDL-C 水平＞1 000 mg/L 时应该开始他汀类药物治疗。研究证实他汀类药物可有效降低 LDL-C 水平，从而降低糖尿病并发 CKD 1～3 期患者的心血管风险。

(3)对无心血管疾病的 2 型糖尿病血液透析患者不推荐常规使用他汀类药物治疗。对 CKD 5 期患者需要区别对待，有大型临床对照试验证实阿托伐他汀不能改善 2 型糖尿病持续性血液透析患者的心血管疾病预后，因此对于无心血管疾病的 2 型糖尿病血透患者不推荐常规使用他汀类药物治疗。

5.降低尿蛋白

蛋白尿不但是糖尿病肾病的主要临床特征之一，而且是糖尿病肾病发生、发展的独立危险因素。虽然医师强调控制血糖、血压、血脂，但其控制目标都有下限，唯独对于尿蛋白的控制则是越低越好。然而目前还缺乏疗效确切的降蛋白药物，ACEI 和 ARB 类药物仍然是目前公认的降蛋白药物，但要达到降蛋白效果往往需要应用较大剂量。其他常用的降蛋白药物包括胰激肽原酶、己酮可可碱、前列地尔、舒洛地特及中药等，但对于大量蛋白尿疗效均不肯定。目前，学者开始尝试应用免疫抑制剂治疗大量蛋白尿，取得了一定疗效，但尚处在临床摸索阶段。

6.科学规律运动

糖尿病肾病早期，可以选择以快走为主的有氧运动，每天饭后半小时左右，避免长时间、强度非常大的能持续升高血压的运动。若出现临床蛋白尿就不宜进行较大强度的运动。

7.其他治疗

(1)吡多胺：吡多胺能抑制麦拉德反应，使 AGEs 和羧甲基赖氨酸水平显著下降，并显著抑制糖尿病大鼠蛋白尿、血肌酐水平的升高，表明吡多胺能改善氧化还原失衡，抑制糖尿病肾脏病变的进展。

(2)氨基胍(AG)：AG 是 AGEs 的抑制剂，能够阻止结缔组织生长因子的表达，降低 AGEs 在组织中的水平，抑制系膜细胞的肥大。目前在美国此类药物已经进入临床研究阶段。一些胍类复合物(氨基胍)比蛋白质中赖氨酸的 ε-氨基更活跃，可与早期糖基化蛋白质形成一种不活泼的物质，代替了 AGEs 的形成，阻止 AGEs 在血管壁上的积累，同时可抑制醛糖还原酶及一氧化氮(NO)合酶的作用。NO 是一种很强的扩血管物质，直接升高组织血液流量并介导其他内皮细胞依赖的扩血管物质(如组胺、缓激肽与 5-羟色胺)的扩血管和增加血管通透性的作用。一些动物实验提示糖尿病早期组织器官血流量增加如血管通透性的改变部分由 NO 合成增加所致。目前尚无氨基胍对糖尿病患者慢性并发症防治的临床报道，其药物动力学及临床长期应用的不良反应有待评价。

(3)阿利吉仑：可结合到肾素分子的活性位点上，阻断肾素裂解血管紧张素原，同时抑制血管紧张素Ⅱ(血管紧张素Ⅱ)和醛固酮的产生，利用伴有器官损害的动物模型发现肾素抑制剂具有较好的作用，临床试验正在进行中。

(4)血管紧张素转化酶-2(ACE2)：ACE2 与 ACE 分布基本相同，也存在于肾组织中，能催化血管紧张素Ⅰ生成 Ang129，并催化血管紧张素Ⅱ(128)生成 Ang127，通过与其受体结合发挥扩血管等效应,也能通过拮抗血管紧张素Ⅱ而发挥上述效应。2002 年已有用血管肽酶抑制剂奥马曲拉治疗自发性高血压大鼠的试验,发现它能增加 ACE2 的活性,刺激 Ang127 生成,降低高血压,但由于其不良反应明显而未应用于人类。目前,这类新药还在继续研究中。

(5)葡萄糖耐受因子(GTF):能够通过增加血糖在肝细胞、脂肪细胞和心肌细胞中的转运而减少脂质过氧化产物的产生,从而逆转糖尿病大鼠糖耐量异常导致的损害。试验表明,与未接受 GTF 治疗的大鼠相比,治疗组能明显降低含氮氧化物的免疫活性,推测 GTF 可能在细胞水平表达胰岛素样作用并减少氧化应激物质的产生而达到治疗作用。

(6)螺内酯:炎症在糖尿病肾脏病变的发病机制中起重要作用,醛固酮通过前炎性介质和致纤维化细胞因子诱导心肌纤维化和血管炎症,还通过 NF-κB 转录途经的激活诱导 MCP-1 的过量表达。实验证明在培养的系膜细胞和近端小管细胞中,醛固酮的阻断剂-螺内酯能抑制 NF-κB 转录途径的激活和减少MCP-1的产生,减慢肾脏炎症进展,对肾脏有保护作用,但对 2 型糖尿病大鼠的血糖和血压并没有影响。

(7)吗替麦考酚酯:是一种新型、高效的免疫抑制剂,主要通过非竞争性、可逆性抑制嘌呤从头合成途径的限速酶——次黄嘌呤单核苷酸脱氢酶,强烈抑制 T、B 淋巴细胞增殖而发挥免疫抑制作用。吗替麦考酚酯联合胰岛素治疗糖尿病大鼠在高血压、蛋白尿、肾小球高滤过、巨噬细胞浸润和广泛的肾小球硬化方面比单用胰岛素效果明显,但对血糖影响不明显。

(8)线粒体内膜转移酶 44(TIM44):氧化应激反应中产生的活性氧主要由线粒体产生,在糖尿病微血管病变中起重要作用。TIM44 的功能是将线粒体热休克蛋白 70 结合到 TIM23 复合物上的锚着点,并将线粒体中的一些前蛋白转运到线粒体基质。将 TIM44 质粒通过转基因技术每周注射到单侧肾切除链佐星(STZ)糖尿病大鼠的尾静脉中,8 周后发现该治疗能缓解蛋白尿和肾脏的肥大,抑制超氧化物的产生和肾脏细胞的分裂、凋亡。体外实验证明,TIM44 的转基因治疗逆转了高糖诱导的代谢和细胞异常。这些实验表明使用 TIM44 可作为糖尿病肾脏病变干预治疗的一个新手段。

(9)蛋白激酶 C(PKC)抑制剂:PKCβ 抑制剂芦布妥林在动物试验中能降低尿清蛋白水平,使 GFR 正常,减轻肾小球损伤。大剂量的维生素 B_1 的应用可减少尿清蛋白,可能是阻断了 PKC 所致。

(10)ALT-711:一种 AGEs 的交联断裂剂。在动物试验中,能明显降低血压、尿蛋白排出和肾损害。

(11)醛糖还原酶抑制剂:可减少细胞内山梨醇积聚,能降低糖尿病肾脏病变早期的蛋白尿和 GFR。

(12)弹性蛋白酶:用弹性蛋白酶治疗 2 型糖尿病患者。结果显示:大量蛋白尿组治疗 6 个月及 12 个月后尿蛋白排出无明显差异;微量清蛋白尿组治疗 6 个月及 12 个月后尿蛋白排出量均明显下降。弹性蛋白酶为一种胰蛋白酶,能通过水解弹性蛋白调节动脉和结缔组织的弹性蛋白质代谢。在动物实验中,发现弹性蛋白酶可抑制肾小球基膜增厚,对 2 型糖尿病肾病患者也有治疗作用。

8.肾功能不全的治疗

其治疗方案与其他原因所致的慢性肾功能不全相似,包括结肠透析药物的使用(包醛氧淀粉)、透析(以维持性血液透析和持续的不卧床腹膜透析)、肾移植或胰-肾联合移植以及支持对症治疗。终末期糖尿病肾脏病变患者只能接受透析治疗,以延长生命。透析时机的选择:无论是血液透析还是腹膜透析，终末期糖尿病肾脏病变的透析时机应稍早于非糖尿病的慢性肾衰竭。当肌酐清除率为20 mol/min时，应考虑透析治疗或肾移植。血液透析治疗 3 年存活率为 50%，5 年存活率为 30%，9 年存活率仅为 10%左右。肾移植 5 年存活率可高达 65%，10 年存活率可达 45%左右。因此肾移植是较有效的治疗方法，但单纯肾移植的缺点是不能防止糖尿病肾脏病变的再发生，也不能使其糖尿病并发症和合并症改善。移植后使用免疫抑制剂对糖尿病患者有种种不利影响。因此，胰-肾联合移植为目前最理想的方法。多数糖尿病肾脏病变患者接受的是胰-肾联合移植术，少数患者先行肾移植继行胰腺（胰岛）移植或仅做胰腺（胰岛）移植。不同的移植方式、移植种类及移植程序对疗效有较大影响。资料表明，肾移植是 1 型糖尿病患者伴肾脏病变的有效治疗途径。由于目前移植技术的众多问题没有解决，故必须在手术风险、免疫抑制剂不良反应和生命质量（QOL）之间权衡利弊。对于那些非终末期肾衰竭的糖尿病肾脏病变患者来说，并无充足的理由接受胰（胰岛）-肾移植，除非其糖尿病肾脏病变本身危及生命的风险程度已经超过了移植手术的风险。除同种移植外，近 10 年内已开始在人体内用异种胰岛移植。

总之，对糖尿病肾脏病变目前尚无特效治疗，其治疗应是综合性的，但各期的治疗效果有所不同，重在预防，定期检测，早期发现，早期治疗，控制血糖及血压在理想水平。对终末期糖尿病肾脏病变患者，胰-肾联合移植为其最理想的治疗选择。

二、糖尿病肾感染病变

糖尿病患者免疫功能低下，易发生感染，其发生率为 35%～90%，而且患者多病情较重，感染不易控制，同时感染加剧了糖尿病患者的糖、脂肪、蛋白质的代谢紊乱，容易诱发高血糖危象。病程的长短和并发症的存在亦与糖尿病肾感染的发生频率密切相关。

(一)常见的主要病因

(1)皮肤的完整性是机体抵御细菌的第一道防线，糖尿病的血管及周围神经病变常使皮肤容易破损，导致细菌的入侵。

(2)高浓度血糖利于细菌的生长繁殖，且抑制白细胞的趋化性、移动性、黏附力、吞噬能力及杀菌力，同时糖尿病易存在高黏血症及大、中血管病变，导致血流缓慢，妨碍细胞的动员和移动。

(3)糖尿病伴营养不良及低蛋白血症，免疫球蛋白、抗体、补体生产减少。

(4)糖尿病常伴有失水，有利于细菌的生长繁殖。

(5)血管硬化，血流减少，组织缺血、缺氧，有利于厌氧菌的生长。

(二)糖尿病常见的肾感染

糖尿病常见的肾感染是急性肾盂肾炎和急性局灶性细菌性肾炎，比较严重的感染是肾皮质化脓性感染，急性肾乳头坏死。

1.急性肾盂肾炎（acute pyelonephritis，APN）

APN 是由各种病原微生物感染直接引起的肾小管、肾间质和肾实质的炎症。

(1)临床表现：急性肾脏感染主要表现为严重菌尿伴有寒战、高热、腰痛和肋脊角叩痛的一组综合征，查体可以发现肾区叩痛以及肋脊角压痛等体征。如尿检提示大量白细胞、大量脓尿或严重菌尿，则可做出急性肾盂肾炎的临床诊断。APN 是肾实质的感染性炎症，病变不仅限于肾盂，在一部分 APN 患者的肾组织内可有瘢痕形成，CT 描述为“急性小叶状肾单位”。这种表现尤见于有糖尿病和有膀胱输尿管反流的 APN 患者。

糖尿病患者存在易于发生泌尿系统感染的背景因素，包括自主神经病变使膀胱排空延迟、发生糖尿病肾病导致机体整体防御功能下降等。导致糖尿病患者的急性肾盂肾炎逐渐增多，且多数反复发作，尤以女性居多。

(2)实验室检查：尿液分析和尿细菌培养有助于确诊急性肾盂肾炎。美国传染病学会对肾盂肾炎的定义：尿液细菌培养中菌落≥10 000 集落单位/立方毫米，并有相应的临床症状；菌落计数为 1 000～9 999 集落单位/立方毫米时，对男性和妊娠妇女的确诊有帮助。尿液标本通常为无菌技术采集的中段尿。几乎所有急性肾盂肾炎患者均有脓尿，脓尿可经白细胞酯酶试验和氮试验确定。尽管在其他疾病状况下也可见到白细胞集落，但同时出现尿路感染的症状则特别提示急性肾盂肾炎。糖尿病患者肾盂肾炎主要的病原菌是大肠埃希菌，其次是β链球菌，并且容易发生真菌性感染。

尿液的革兰氏染色分析和抗体包被细菌检测可帮助选择最初治疗用的抗生素，并帮助确定亚临床性尿路上部感染病例的具体患病位置。90%的急性肾盂肾炎患者的尿液细菌培养呈阳性，尿培养样本的采集应在首次应用抗生素治疗前。并对住院患者进行血液培养，其中约 20%的患者可呈阳性结果。但是血培养的结果并不能改变急性肾盂肾炎患者的治疗措施，而且阳性结果并不意味着急性肾盂肾炎的病程复杂。因此，血培养在临床不能确诊时有意义。

APN 的主要声像图表现为肾盂壁充血、水肿，黏膜糜烂，溃疡形成，肾盂壁厚度≥1.2 mm，呈“双线征”，其内侧的强回声带为肾盂黏膜表面与肾盂腔内液体所形成的界面反射，中间低回声带为黏膜、肌层回声，外层的强回声带为外膜回声，此为肾盂肾炎的直接征象；由于肾盂黏膜表面脓性纤维性渗出物以及累及肾间质破坏肾小管的重吸收和浓缩能力，毛细血管流体静水压升高，肾盂静脉通透性增大，常引起肾盂轻度扩张，内可见液性暗区，此征可作为肾盂肾炎的间接征象。

(3)治疗。急性肾盂肾炎治疗的目的主要：①清除进入泌尿道的致病菌；②预防和控制败血症；③防止复发。许多因素可使糖尿病患者易于发生泌尿系统感染，但是血糖控制不良并不会直接增加泌尿系统感染。大肠埃希菌仍是主要的病原菌，其次是β链球菌。与正常人相比，糖尿病患者更容易发生真菌感染。抗生素的选择与其他非糖尿病患者一样，但建议用足 14 d 的疗程，最好静脉用 48 h 的头孢菌素。如果复发，疗程应延长至 6 周，并做影像学检查，如果为真菌感染，治疗应更加积极，用抗真菌药冲洗肾盂，口服或肠外使用抗真菌药物。在治疗前还应该进行尿培养及药敏试验。如果在用药 48～72 h 仍未见效，应根据药敏试验选用有效药物治疗，在治疗后追踪复查。如连续治疗 5～7 d仍有菌尿，则需复查尿细菌培养及药敏试验，并据此改用更有效的药物，静脉用药治疗的时间可以延长至 2 周，此后改为口服抗生素治疗。如果患者近1 年中已有多次症状性尿路感染发作，则应在抗感染治疗的同时进行背景疾病筛查。对于有高热、剧烈腰痛、血白细胞计数显著升高或出现严重的全身中毒症状的中度、重度急性肾盂肾炎患者，宜采用联合使用多种抗生素治疗。

2.急性局灶性细菌性肾炎(AFBN)

AFBN 是指局限于一个或多个部位的肾实质的无液化细菌感染性炎症。目前学者认为该病为逆行感染所致，感染范围是由反流到肾脏的叶或多个叶所决定，故也称为急性叶性肾炎。其病因及病理与急性肾盂肾炎相同。

该病多发生于青壮年，急性起病，以患侧腰痛和发热为主要表现，可伴有寒战、恶心、呕吐、间断肉眼血尿、尿频尿急、腹痛等非特异性症状。患者血白细胞计数均有不同程度升高，符合急性细菌性炎症的一般表现。绝大多数患者的肾功能无明显异常，体检多出现患侧肾区叩击痛，部分患者可触及肿大的肾脏。

影像学检查的典型表现:B超多见患肾体积增大,肿物局部回声减低,皮髓质分界消失。脾脏增大是此病炎症性改变的一个特征。静脉肾盂造影见肾盏穹隆变细,受压移位。CT检查平扫患肾轮廓增大,肿物呈等或低密度改变,边界不清,增强扫描不均匀强化,边界趋于清楚但不规则。CT重建显示楔形改变是AFBN特有征象。

该病属非特异性炎症,及时、合理地抗感染治疗后,病灶可以消退,否则可发展为肾脓肿、肾周脓肿。血或尿培养为合理应用抗生素提供了准确依据,在培养未果或为阴性时,则按经验用药。如进展为肾脓肿或肾周脓肿,应尽早采用手术引流或B超引导下经皮穿刺抽脓。

3.肾皮质化脓性感染

肾皮质化脓性感染是一种比较少见的肾实质感染性疾病,临床表现与普通的肾盂肾炎极为相似,但其危害性和严重程度要远远超过普通的肾盂肾炎,如治疗不及时可能导致病情恶化甚至死亡。

肾皮质化脓性感染的发病机制较为复杂,局部和全身抵抗力下降,如患者患有糖尿病,使用免疫抑制剂等易感染此病。主要发病原因是身体其他部位的化脓性感染病灶经血液到达肾皮质并引起感染。脓肿未形成前多称为急性局灶性细菌性肾炎或急性细菌性叶间肾炎、急性多灶性细菌性肾炎,脓肿形成后称肾皮质脓肿、肾皮髓质脓肿和肾多发性脓肿。

肾皮质化脓性感染的诊断和分型主要依靠B超和CT检查。目前的CT平扫加增强被认为是最敏感和有特殊意义的检查方法。它不仅能确定诊断,还能明确病变范围和评估肾感染程度以及是否存在其他的潜在疾病(如肾结石)。MRI检查主要用于碘过敏试验呈阳性或不适合做CT检查的患者,静脉肾盂造影检查可帮助排除肾结核等疾病,但其表现为间接征象,且需要做肠道准备。

对于肾皮质脓肿,应在积极抗感染的同时,采用手术切开引流或B超引导下穿刺引流治疗。学者认为,当脓肿直径<3 cm时可保守治疗,脓肿直径>5 cm,中心部液化坏死,且明显突向肾外,或破入肾周围,应及时手术,切开引流,如肾皮质破坏严重,而对侧肾功能正常,可考虑行患肾切除。术前要积极加强对潜在疾病和原发病的控制,对较短时间内改善患者的病理生理紊乱至关重要。对于糖尿病患者,只有有效地控制感染,才能使患者血糖降低,病情稳定。

4.肾乳头坏死

肾乳头坏死又名坏死性肾乳头炎、肾髓质坏死、坏死性肾盂肾炎等。该病多伴发于严重肾盂肾炎、糖尿病、尿路梗阻及止痛剂肾病等,是一种严重的肾间质疾病。该病的发生与肾缺血、髓质乳头血管病变及感染有关。

肾脏血流量的85%~90%分布在皮质,髓质仅占10%~13%,越近肾乳头血供越差,其血源几乎皆由近髓肾单位的出球小动脉经直小血管而来,且受髓质中浓度梯度的影响,黏稠度逐渐增高,血流缓慢,故为肾乳头缺血性坏死的常见部位。

(1)临床表现:肾乳头坏死按起病急缓可分为急性和慢性;按病理部位可分为肾髓质型及肾乳头型。患者年龄多在40岁以上,女性多于男性。急性肾乳头坏死常在糖尿病基础上突然起病,打寒战,高热,有肉眼血尿及脓尿,多伴有尿路刺激征和腰痛等急性肾盂肾炎的表现,如肾乳头坏死组织脱落或血块堵塞输尿管,则引起绞痛及少尿,甚至无尿,严重双侧广泛性肾乳头坏死者可出现急性肾衰竭。病情进展迅速,如未及时治疗,预后极差,患者多死于败血症或急性肾衰竭的并发症。慢性肾乳头坏死多在慢性间质性肾炎基础上发生,起病隐袭,临床表现类似慢性间质性肾炎或反复发作性慢性肾盂肾炎,患者可出现肾小管功能障碍,如多尿、夜尿、尿浓缩功能及酚红排泌率降低，尿酸化功能障碍而引起肾小管酸中毒等，并有持续镜下血尿和脓尿以及进行性肾功能减退，最后出现慢性肾衰竭、尿毒症。

(2)肾乳头坏死的诊断：主要依据如下。①尿液中找到脱落的肾乳头坏死组织，病理检查证实；②静脉肾盂造影见肾乳头部有弓形或环形阴影，乳头坏死脱落或被吸收可见杵状或斑点状阴影及充盈缺损，慢性者尚可见肾髓质及乳头部钙化阴影，肾影缩小，轮廓不规则。如肾功能不全静脉肾盂造影可能不满意，可做逆行肾盂造影明确诊断。临床上如有糖尿病患者出现明显血尿、严重尿路感染、肾绞痛及对治疗反应差，肾功能日趋恶化，应高度拟诊肾乳头坏死，并积极进行有关检查。

(3)肾乳头坏死的治疗：主要是控制病因，积极治疗原发病，防治感染，根据感染细菌种类及药敏结果，早期选用足量有效抗菌药物；加强支持和对症处理。早期局部可予肾区透热或肾囊周围封闭；若大量出血，应止血及输血等；如坏死组织或血块致梗阻，可插入输尿管导管用链激酶冲洗肾盂或置管引流，并可由此注入抗生素；对单侧急性肾乳头坏死，如呈暴发性感染，或乳头坏死，大量血尿不止，或引起严重梗阻，应做病肾切除；双侧广泛肾乳头坏死，出现急性肾衰竭时则按急性肾衰竭处理。

(张 超)

第三节 脂蛋白肾病

脂蛋白肾病(lipoprotein glomerulopathy，LPG)临床通常表现为类似Ⅲ型高脂蛋白血症伴有血清 ApoE 水平明显升高，肾活检病理可见肾小球内大量脂蛋白栓子形成。1987 年，日本学者 Saito 等在第十七届日本肾病学会地区年会上首次将该病报道。1989 年，Sak-aguchi 等正式将该病命名为脂蛋白肾病并获公认。目前已报道约 65 例，大多数来源于亚裔，国内自1997 年陈惠萍等首例报道以来，病例数逐渐增多，其中南京报道例数最多为 17 例，广东、上海、北京等地也有零星报道。发病年龄为 4～69 岁，男、女患者之比为 2∶1。多数患者为散发性，少数表现为家族性发病。

一、发病机制

该病的发病机制目前尚不十分明确。由于所有患者的血浆 ApoE 水平为正常人 2 倍以上(即使无高脂血症时 ApoE 水平也异常升高)，加上部分患者有明确的家族史，目前学者普遍认为其发病与脂蛋白的代谢有关，血浆载脂蛋白 E 的异常以及载脂蛋白 E 基因变异在该病的发展中可能起了重要作用。

(一)ApoE 家族及其多态性

ApoE 是由 299 个氨基酸残基组成的糖蛋白，相对分子质量为 34 145，主要存在于血清乳糜微粒(CM)及其残体、极低密度脂蛋白(VLDL)中，也存在于 β-VLDL 及高密度脂蛋白(HDL)的亚群 HDL1 中，主要由肝脏合成，肝外组织也能合成。其一级结构为单链多肽，二级结构为富含α-螺旋结构和 β-片层结构，以保持分子结构的稳定性，并形成两个分别位于氨基末端和羧基末端的对水解作用较稳定的区域，但其三级结构相对比较松散、易变。ApoE 与脂类结合后形成

VLDL、CM 和一部分 HDL,成为构成这些脂蛋白所必需的蛋白成分。ApoE 是存在于肝脏的 LDL 受体及肝与肝外组织 ApoB/E(LDL)受体的配体,在肝脏等组织摄取 CM 残粒、HDL1 及 VLDL 时起重要作用,有助于将外周的胆固醇运至肝脏(经代谢排除),ApoE 是血液中最重要的载脂蛋白成分之一,对机体的脂类代谢影响极大。第 140～160 位氨基酸为受体结合部位,该位置的氨基酸发生变化,会改变 ApoE 与受体的结合力,从而影响脂类代谢。

(二)ApoE 的遗传多态性

ApoE 基因位于 19q13.2,该染色体还编码 ApoC-2 及 LDL 受体基因。该基因包括 4 个外显子和 3 个内含子。*ApoE* 基因经过点突变成为复等位基因,故在人群中常表现为遗传多态性,即出现多种异构体。根据正常人群中血清 ApoE 蛋白等电聚焦电泳的带谱表型可以将 ApoE 分为 3 种异构体,即 E2、E3、E4,它们分别是等位基因 ε2、ε3、ε4 的编码产物,这 3 种表型的氨基酸序列在 112/158 位存在多态性。E3(112Cys/158Arg)是最常见的表型,其次为 E4(Cys112-to-Arg),E2 较少见,有 4 个基因型,分别为 E2(Arg158-to-Cys)、E2(Lys146-to-Gln)、E2(Arg145-to-Cys)、E2-Christchurch(Arg136-to-Ser),其中 E2(Arg158-to-Cys)最常见。这种基因型和表型之间的矛盾提示,在 LPG 患者中存在 ApoE 异构体。不同的 ApoE 异构体与脂蛋白受体亲和力不同,目前 LPG 可能的发生机制如下:不同的 ApoE 异构体对肝脏 ApoE 受体结合力不同,导致清除减少;不同 ApoE 异构体所带电荷不同,受肾小球基膜负电荷屏障的作用,而使其清除产生差异;脂蛋白对毛细血管襻和系膜区有亲和性,而在肾脏局部原位沉积;肾脏本身能够产生 ApoE,局部代谢清除障碍。

也有人认为脂蛋白肾病发生的另一可能机制是 *ApoE* 基因存在多个突变位点。对 *ApoE* 基因型和表型不符的 LPG 患者的 *ApoE* 进行测序分析,发现所有患者均携带新的突变位点,目前报道的有 *ApoE*-2 *Kyoto*(25Arg→Cys),*ApoE*-2 *Sendai*(145Arg→Pro),*ApoE*-1 *Tokyo*(在 141～143 缺失 Leu,Arg,Lys),*ApoE*-1 在 487～540 外显子 54bp 的缺失(在 156～173 缺失 18 个氨基酸),ApoE Maebashi(在 142～144 缺失 3 个氨基酸)。最近,美国又报道了 1 例新的突变位点(Arg147→Pro)。而将 *ApoE*2 *Sendai* 基因转染到 *ApoE* 基因缺失的小鼠,使小鼠患 LPG,进一步证实 ApoE2 Sendai 与脂蛋白肾病有关。尽管如此,*ApoE* 发生突变是否是 LPG 的发病机制仍存在争议,如国内陈姗等对 17 例 LPG 患者 *ApoE* 基因的全长序列分析,并未发现基因突变的存在。目前已知的 ApoE 突变体很多,但不同基因型或不同突变体患者临床表现和肾病理改变并未发现明显差异,关于是否还有其他因素参与了脂蛋白肾病的发病,还需进一步探索。

(三)ApoE 多态性与 LPG

尽管 LPG 常伴有高脂血症或类似Ⅲ型高脂蛋白血症,但绝大多数患者病变仅限于肾脏,这一现象似乎表明 LPG 在原位形成。Watanabe 等报道一种肾脏形态学改变类似 LPG 的非肥胖和非糖尿病大鼠,血浆胆固醇和三酰甘油水平无明显升高,认为聚集在肾小球中的 ApoE 和 ApoB(与血浆脂质水平无关)加速了肾小球病变的进展和蛋白尿。因此,有人提出 LPG 的发生是由于 ApoE-2 与肝脏 ApoB/E 受体的结合力远比 ApoE-3 低,从而导致了携 ApoE-2 基因型患者血清 ApoE 水平的升高,此外,ApoE-2 比 ApoE-3 多带一个负电荷,肾小球基膜的负电荷屏障使 ApoE-2 的清除率较低,从而导致其在肾小球的沉积。尽管如此,目前对异常 ApoE 的脂蛋白结构引起肾小球直接损害的发病机制尚未完全清楚。

二、病理改变

(一)光镜

肾小球体积明显增大，毛细血管襻高度扩张，襻腔内充满淡染的、无定形、不嗜银的“栓子”(脂蛋白栓子)，可为层状及网眼样结构，有时呈现为“指纹样”外观。无明显“栓子”的肾小球可见系膜区轻至重度增宽，基质增多，由于重度系膜增生，肾小球也可呈现分叶状改变。晚期肾小球则呈现局灶节段或球性硬化。系膜细胞及基质呈轻重不同的节段性增生，基膜未见明显增厚。周围肾小管细胞中可见散在的细小脂滴，间质未见明显病变。

(二)免疫组化/免疫荧光

油红O染色阳性和苏丹Ⅲ阴性证实襻腔内为脂蛋白“栓子”，而特征性病变为特殊免疫荧光染色可发现栓子内有ApoB、ApoE和ApoA沉积，尤其是ApoB和ApoE必不可少。此外常可见免疫球蛋白和补体沿肾小球毛细血管襻沉积，但无特异性。

(三)电镜

肾小球毛细血管襻腔内充满排列成指纹状的低电子密度的嗜锇样物质(脂蛋白“栓子”)，内含有许多大小不等的颗粒和空泡，红细胞和内皮细胞被挤压至毛细血管襻边。其他非特异性超微结构改变包括上皮细胞足突融合、微绒毛化、胞质内富含溶酶体，系膜细胞和基质的插入及新形成的基膜等。

三、临床特点

LPG病变主要累及肾脏，且以肾小球受损为主。典型LPG临床表现为中度至重度蛋白尿，常表现为肾病综合征；异常血浆脂蛋白类似Ⅲ型高脂蛋白血症；常伴肾功能进行性减退。最近尚有研究发现大多数患者的尿呈多形性镜下红细胞尿。LPG患者可以有高脂血症，尽管大多数患者以三酰甘油水平升高为主，但患者血脂的改变仍缺乏特征性。最具有特征性的指标是血清ApoE水平异常升高，常高于正常的两倍以上。但系统受累的临床表现罕见，动脉粥样硬化、肝功能异常等病变也不常见。部分患者血压可升高，但恶性高血压少见。肾脏体积常增大。近年来解放军肾病研究所总结了16例脂蛋白肾病，与Saito等于1999年总结的全世界32例患者相比较(其中25例为日本患者)，发现中国人中脂蛋白肾病患者虽然在年龄分布、性别比以及临床表现和病理改变上与国外报道一致，但还存在自己的一些特点：①国外常见家族性发病，亲属中可见蛋白尿，肾功能异常和血浆ApoE水平升高。而国内的研究中仅2例表现为家族性发病，尚未发现大的家系发病；②国外报道脂蛋白肾病可为轻重度蛋白尿，多表现为肾病综合征，血尿不常见。而国人多存在不同程度的镜下血尿；③国外高脂血症不常见，有时类似Ⅲ型高脂血症，血浆ApoE常为正常值的2倍以上，而国内的研究中所有患者均存在高三酰甘油血症，总胆固醇正常或只是轻度升高，ApoE水平虽显著升高，但仅5例超过正常值2倍；④此外，国人多存在不同程度贫血，而且贫血和肾功能、小管间质病变无相关性，骨髓中未见大量脂质沉积；⑤多数患者的肾脏体积明显增大。

四、鉴别诊断

(一)肾脏原发性脂类沉积症

1.Fabry 病

临床上主要表现为感觉异常、肢端疼痛及血管角质瘤。肾脏受累时,常表现为蛋白尿,尿浓缩功能受限。病理检查见肾小球足细胞呈严重的泡沫样改变,电镜下可见大量含有髓磷小体的溶酶体聚集,系膜细胞及内皮细胞也可有类似改变。肾小管以远曲小管和集合管受累为主,血管内皮细胞常出现空泡样变,严重者可出现动脉硬化。

2.Niemann-Pick 病

该病患者的鞘磷脂在单核巨噬细胞及内皮细胞中蓄积。肾脏受累的主要特征性病变为肾小球毛细血管内皮、足细胞、小管上皮、血管内皮及肾间质中有较大的空泡细胞存在。

3.异染性白质萎缩病

大脑是该病的主要受累器官,但肾脏也常出现脂类的异常沉积。肾脏脂类沉积主要发生在远端集合管、远曲小管及髓襻细段的细胞内,肾功能常不受影响。

4.黏膜脂质病

该病主要累及机体的成纤维细胞。在肾脏主要累及肾脏成纤维细胞、肾小球足细胞,表现为明显的气球样变,内含多量清亮的空泡。

5.家族性卵磷脂胆固醇酰基转移酶缺乏症

肾损害是该病的主要表现之一,患者可出现蛋白尿、镜下血尿,晚期有时可发生终末期肾衰竭。病理上主要表现为肾小球内泡沫细胞的积聚以及系膜区内皮下出现大量致密的不规则样颗粒。

6.家族性Ⅲ型高脂血症

脂蛋白肾病患者存在某些类似Ⅲ型高脂血症的脂蛋白代谢紊乱的临床表现,因此以下几点有助于两者鉴别:脂蛋白肾病患者不存在加速性动脉硬化症的临床表现;脂蛋白肾病患者不发生黄色瘤和透壁性心肌梗死;Ⅲ型高脂血症患者常为 ApoE2/2 表型;Ⅲ型高脂血症患者的肾小球系膜区可见泡沫细胞,无确切的肾小球形态学改变。

(二)继发性脂类沉积病

1.肾病综合征

各种原因导致的肾病综合征患者体内,大量脂类物质经滤过重吸收后,都会在肾内沉积,其主要累及近端小管,表现为空泡变性;也可累及肾小管基膜,引起基膜的增厚、撕裂及空泡变性。

2.Alport 综合征

该病无高脂血症,肾脏主要表现为基膜增厚、撕裂及变薄等改变。

3.肝硬化

肝病累及肾脏的主要表现为系膜区增宽、系膜基质增生、系膜区及内皮下出现致密的不规则脂类颗粒沉积。

(三)其他肾小球肾炎

1.局灶性节段性肾小球硬化

该病无论在疾病早期还是晚期,肾小球毛细血管襻膨胀不明显,无脂蛋白栓子。

2.膜增生性肾小球肾炎

该病增生性病变明显，呈分叶状，周边襻弥漫双轨征，无脂蛋白血栓。

五、治疗

到目前为止，对 LPG 尚无可靠治疗方案。曾经应用激素、免疫抑制剂和抗凝药物治疗，但效果欠佳，近年来采用降脂及免疫吸附等疗法取得了较好的效果。降脂治疗不但能减少尿蛋白，改善高脂血症，而且有可能逆转肾小球病理变化。Arai 等使用苯扎贝特(bezafibrate，400 mg/d)治疗 1 例 LPG ApoE2Kyoto(Arg25Cys)，2 年后血清蛋白从 2.1 mg/mL 渐升至 4 mg/mL，病理检查肾小球内脂蛋白栓子几乎完全消失。Ieiri 等联用非诺贝特(300 mg/d)、戊四烟酯(750 mg/d)、二十碳五烯酸乙酯(1 800 mg/d)和普罗布考(500 mg/d)治疗 1 例 36 岁表现为肾病综合征的 LPG 的女性患者，11 个月后尿蛋白消失，肾小球内脂蛋白栓子完全消失。

解放军肾病研究所黎磊石院士于 2000 年首次创新性地使用葡萄球菌 A 蛋白(Staphylococcal protein A，SPA)免疫吸附(immunoadsorption，IA)治疗 LPG，8 例 LPG 患者接受 SPA 免疫吸附治疗后，尿蛋白、血清肌酐、胆固醇、三酰甘油及 ApoE 水平均明显下降，重复肾活检显示肾小球毛细血管襻内脂蛋白栓子显著减少或消失。长期随访显示，吸附治疗有保护肾功能、延缓疾病进展的作用，对 LPG 患者定期行免疫吸附治疗有益于延缓疾病进展，改善患者预后。全血脂蛋白直接吸附(direct absorption of lipoprotein from whole blood，DALI)是最近发展起来的新的血脂净化技术，可以直接从全血中清除脂蛋白。吸附柱由聚丙烯酸盐配体包裹的聚丙烯酰胺珠组成，带负电荷的聚丙烯酸盐配体与带正电荷的 ApoB LDL 和 Lp(a)结合，选择吸附这些脂质成分，使血 LDL、Lp(a)及 TG 水平明显下降。脂蛋白肾病患者体内可能存在 ApoE 变异体，其与 LDL 受体的亲和力下降，而致清除减少，而 DALI 治疗可通过化学作用直接清除血中的脂蛋白成分，减少局部的脂蛋白沉积。Saito 等曾报道 2 例应用特异性 LDL 吸附治疗脂蛋白肾病的患者，治疗效果不佳。但解放军肾病研究所应用 DALI 治疗 1 例患者后，肾组织局部脂蛋白栓子明显减少，患者的尿蛋白减少，血肌酐维持稳定。

尽管如此，LPG 的治疗仍仅限于个案报道，均缺乏有力的数据支持。LPG 致终末期肾病肾移植亦偶有报道，但移植后 LPG 均复发。

(张　超)

第四节　尿酸肾病

随着经济水平的提高及生活水平的改善，居民饮食结构发生了巨大的变化，高蛋白质和高嘌呤食物的不断摄入使得高尿酸血症的发生率不断增加。高尿酸血症逐渐变成一种常见病，在西方国家的平均发病率为 15%左右，我国该病的发病率约为 10%，且近年发病率有升高趋势。高尿酸血症常伴随肾脏疾病和心血管疾病，因此目前对其的研究已成为热点。国外研究发现，高尿酸血症是肾脏疾病发生和发展的独立危险因素，其危险指数高于蛋白尿。为了真正认识高尿酸血症对肾脏的影响，国外已成功建立了高尿酸血症的实验动物模型，这为今后的研究打下了基础，有力地推进了该方面研究的进展。

一、定义及病因

(一)定义

男性血尿酸水平>416 μmol/L,女性血尿酸水平>386 μmol/L,诊断为高尿酸血症。

(二)病因

尿酸是嘌呤代谢的终产物,人体内尿酸总量的4/5由细胞内核酸分解代谢产生,其余的1/5是由人体摄入的含有丰富嘌呤的食物产生。尿酸生成过程中有谷酰胺磷酸核糖焦磷酸转移酶、肌苷磷酸脱氢酶、腺嘌呤琥珀酸合成酶、次黄嘌呤鸟嘌呤磷酸核糖转移酶和黄嘌呤氧化酶的参与。人体每天生成并排泄的尿酸有600~700 mg,其中1/3通过肠道排泄,另外2/3通过肾脏排泄。尿酸的排泄分为4步:首先100%通过肾小球滤过,然后98%~100%被近曲肾小管重吸收,随后50%左右的尿酸被肾小管重分泌,分泌后的约40%再次被肾小管重吸收。最终从尿中排出的尿酸是重吸收后的剩余部分,大约有10%。

二、发病机制

人类缺少尿酸分解酶,而其他大多数动物体内均存在尿酸分解酶,能使尿酸进一步分解成尿囊素,尿囊素为无毒物质,水溶性好,容易随尿排出,很少在体内蓄积,不产生结晶,也不会沉积在组织内形成痛风结石,因此高尿酸血症和痛风是人类特有的疾病,尿酸升高机制可分为产生过多和/或尿酸经肾脏清除过少。

(一)尿酸升高机制

1.尿酸生成过多

(1)外源性的嘌呤摄入过多:血清尿酸含量与食物内嘌呤含量成正比,严格控制嘌呤摄入量可使血清尿酸含量降至60 μmol/L,尿中尿酸分泌降至1.2 mmol/L,正常人尿中尿酸排出量随血尿酸浓度增加而增加。正常成人进食低嘌呤饮食,每天尿中尿酸排出量可低于400 mg;如进食高嘌呤饮食,每天尿酸排出量可超过1 g;在正常饮食情况下,每天尿酸平均排出量为700 mg。可见,严格控制饮食中的嘌呤含量对降低血尿酸是非常重要的。

(2)内源性嘌呤产生过多:内源性嘌呤代谢紊乱较外源性因素更重要。嘌呤合成过程中酶的异常包括磷酸核糖焦磷酸酸合成酶活性增加,次黄嘌呤-鸟嘌呤磷酸核糖转移酶缺乏,葡萄糖-6-磷酸酶缺乏,谷酰胺磷酸核糖焦磷酸转移酶和黄嘌呤氧化酶的活性增加等,均可导致内源性嘌呤含量增加。

(3)嘌呤的代谢增加:横纹肌溶解,肿瘤的放疗、化疗,过度运动等都可加速肌肉ATP降解,产生过量的嘌呤。

2.肾脏对尿酸的清除减少

尿酸通过肾脏代谢的途径主要经过肾小球的滤过、近端肾小管对原尿中尿酸的重吸收、分泌和分泌后重吸收。肾功能减退使肾小球滤过率降低,或近端肾小管对尿酸的重吸收增加和/或分泌功能减退时,均可导致血尿酸升高而致病。

(二)尿酸引起肾脏损伤机制

1.高尿酸血症引起肾脏内皮细胞的损伤

有研究发现,尿酸可通过抑制NO产生和刺激内皮细胞增殖而导致内皮细胞损伤。

2.高尿酸血症诱导高血压和肾小球肥大

有动物试验显示:高尿酸血症的大鼠解剖后发现肾小球肥大、纤维化甚至硬化。

3.高尿酸血症诱导产生肾小球血管病变

高尿酸血症大鼠模型肾病理显示:高尿酸血症导致肾脏损伤主要表现为入球小动脉增厚,肾皮质血管收缩,肾小球内高压,轻度小管间质纤维化和肾小球肥大,最终出现肾小球硬化。此外,尿酸可通过激活 P38MAPK 和 AP-1 途径,增加 MCP-1 的表达从而刺激炎症反应,引起血管平滑肌的损伤。

三、临床表现

(一)尿酸肾病

尿酸肾病又称痛风性肾病,该病起病隐匿,多见于中老年患者。85%的患者在 30 岁后发病,该病多见于男性,女性多在绝经后出现该病。早期表现为轻微的腰痛及轻度的蛋白尿,尿蛋白以小分子蛋白尿为主。尿酸结晶沉积于肾小管-肾间质,导致肾小管损伤,因此尿浓缩和稀释功能障碍为肾脏受累的最早指征。晚期,肾病变累及肾小球,使肌酐清除率逐渐下降。

(二)尿酸结石

原发性高尿酸血症患者发生尿酸结石的危险性高,是正常人的 1 000 倍。尿酸生成增多且从肾脏排泄量增大,可促进高尿酸患者形成尿酸结石。结石大可引起肾绞痛及肉眼血尿。大的结石可引起尿路梗阻致使尿流不畅,引起继发性尿路感染,在临床上表现为肾盂肾炎。

(三)急性尿酸肾病

起病急骤,由短时间内大量尿酸结晶堆积于肾脏集合管、肾盂和输尿管所致少尿型急性肾衰竭。

四、诊断及鉴别诊断

具备以下条件提示尿酸肾病的诊断:①男性患者有小至中等量的蛋白尿伴镜下血尿或肉眼血尿、高血压、水肿、低比重尿伴发关节炎症状;②血尿酸水平升高(高于 390 μmol/L),尿中尿酸排出量增多(高于 4.17 mmol/L),尿呈酸性(pH<6.0);③肾病和关节炎并存或肾病前后出现关节炎者。肾活检为肾间质-肾小管病变,在肾小管内找到尿酸盐结晶可确诊。

鉴别要点如下。①尿酸肾病:血尿酸和血肌酐水平升高常不成比例,血尿酸水平与血肌酐水平之比>2.5,而其他原因引起的慢性肾衰竭血尿酸水平与血肌酐水平之比<2.5,并且高尿酸血症出现于氮质血症之前。②高尿酸血症:多为间质性肾损害,并常有尿酸性尿路结石。③排除肿瘤及化疗和利尿剂所导致的继发性高尿酸血症。

五、治疗

控制高尿酸血症是防治高尿酸血症肾病的重要措施。

(一)饮食控制

避免进食嘌呤含量丰富的食物,如动物内脏、沙丁鱼。避免过多的肉食,肉类含嘌呤多且使尿呈酸性。控制蛋白质的摄入量,不超过 1.0 g/(kg·d),多食新鲜蔬菜及水果和富含维生素的饮食。避免饮酒,乙醇可使血乳酸量升高,乳酸对肾小管排泄尿酸有竞争性抑制作用。

(二)多饮水

每天饮水 2 000～4 000 mL,维持每天尿量 2 000 mL 以上,有利于排出尿酸,防止尿酸盐结晶形成及沉积。

(三)碱化尿液

有利于防止尿酸在肾间质沉积,将尿 pH 维持在 6.5～6.8 最为适宜。碱化尿可使尿酸结石溶解。但过分碱化有形成磷酸盐及碳酸盐结石的危险。常用的碱性药物为碳酸氢钠 1.0～2.0 g,1 天 3 次,口服;或枸橼酸合剂 20～30 mL,1 天 3 次,口服。

(四)促进尿酸排泄的药物

此类药物适用于血尿酸高但肾功能正常的患者。此类药物能阻止近端肾小管对尿酸的主动重吸收,增加尿酸的排泄从而降低血尿酸。常用的药物有丙磺舒,开始用量为 0.25 g,1 天 2 次,如果没有食欲下降,恶心,呕吐等不良反应,可将剂量增至 1 g,1 天 3 次,口服;当血尿酸水平降至 360 μmol/L 时改为维持剂量,0.5 g/d。苯溴马隆适用于长期治疗高尿酸血症与痛风。

(五)抑制尿酸合成的药物

此类药物通过竞争性抑制尿酸合成过程中的酶来减少尿酸的生成。此类药物不增加尿酸的排泄,对肾脏无损害,适用于大多数血尿酸高的患者。主要有别嘌醇,起始剂量为 100～200 mg,1 天 2 次,口服;必要时增至 300mg,1 天 2 次,口服;血尿酸水平降至 360 μmol/L 时改为维持量 100～200 mg/d。肾功能不全者,可酌情减量。常见的不良反应是肝功能损害。

(六)分期用药

另外,高尿酸血症的患者特别是在关节炎急性发作时,应避免应用水杨酸、噻嗪类利尿剂、呋塞米、依他尼酸等抑制尿酸排泄的药物。急性期控制关节炎疼痛的药物以秋水仙碱效果最好,起始剂量为 0.5 mg,每小时一次或者 1 mg,每天 2 次,直至有胃肠道反应(如腹部不适、稀便)即停药。

新近的一些研究提示高尿酸血症是肾病进展的一个独立危险因素。因此严格控制血尿酸是减少肾损害及降低心血管系统疾病发生率的重要措施。

(张　超)

第五节　肥胖相关性肾小球病

1997 年,世界卫生组织明确宣布肥胖是一种疾病。近 20 年其发病率明显升高,已成为当今世界一个非传染病性流行病。2004 年 10 月,原卫生部公布我国成人超重和肥胖人数已分别为 2 亿和 6 000 多万,大城市成人超重率与肥胖率分别高达 30.0%和 12.3%。而且青少年的肥胖率也在逐年升高,2010 年教育部公布的全国学生体质与健康调研结果显示,7～22 岁城市男、女生及农村男、女生的肥胖检出率分别为 13.33%、5.64%和 7.83%、3.78%;超重检出率分别为 14.81%、9.92%和 10.79%、8.03%。现已明确肥胖是许多疾病的起源,它不仅能诱发代谢综合征、糖尿病、高血压及动脉粥样硬化,而且它还能导致及加重肾病。

肥胖引起的肾病被称为“肥胖相关性肾小球病”(obesity-related glomerulopathy,ORG),包括“肥胖相关性肾小球肥大症”(obesity-associated glomerulomegaly,OB-GM)及“肥胖相关性局灶节段性肾小球硬化”(obesity-associated focal and segmental glomerulosclerosis,OB-FSGS)。

该病最早由 Weisinger 等于 1974 年报道。近年随着肥胖患者日益增多，ORG 发病率也在迅速增加。Kambham 等对 1986－2000 年间 6 818 例肾活检资料进行分析，发现 ORG 患者所占比例已从 0.2%(1986－1990 年)上升至 2.0%(1996－2000 年)。学者曾对原卫生部中日友好医院肾内科 2005－2008 年两年半所做的 1 186 例肾穿刺病例进行分析，发现 ORG 患者占 3.8%，因此对 ORG 必须充分重视。本文即拟对此病做一讨论。

一、ORG 的临床病理表现、诊断及应思考的问题

(一)临床表现

患者肥胖(尤其是呈腹型肥胖)，肾病起病隐袭。OB-GM 病初仅出现微量清蛋白尿，而后逐渐增多，直至出现大量蛋白尿(尿蛋白水平＞3.5 g/d)，肾小球滤过率(GFR)增大(提示出现肾小球高滤过)或正常；OB-FSGS 常呈现中、大量蛋白尿，GFR 逐渐下降，而后血清肌酐水平升高，直至进入终末肾衰竭，但是与原发性局灶节段性肾小球硬化(FSGS)相比，其肾功能减退的速度较慢。ORG 镜下血尿发生率低(约 1/5 患者)，不出现肉眼血尿；呈现大量蛋白尿时，很少发生低清蛋白血症及肾病综合征；伴随出现的脂代谢紊乱常为高三酰甘油血症，胆固醇增高不显著。这些特点均可在临床上与其他肾小球疾病鉴别。

在目前绝大多数有关 ORG 的报道中，对肥胖都只用体重指数(body mass index，BMI)来判断，并认为要达到肥胖标准才可能发生 ORG。西方国家常用美国国立卫生研究院(NIH)1998 年制订的标准，即成人 BMI 25.0～29.9 为超重，30.0～34.9 为Ⅰ度肥胖，35.0～39.9 为Ⅱ度肥胖，大于 40 为Ⅲ度肥胖。我国常用中国肥胖问题工作组 2002 年制定的标准，即 BMI 24.0～27.9 为超重，大于 28 为肥胖。但是，应用 BMI 此指标来判断肥胖存在如下问题：①BMI 是测量整个身体质量，其结果能受肌肉、骨骼等因素影响，而出现“假性”降低或升高，此时即不可能准确反映肥胖。②即使 BMI 增大是由肥胖引起的，它也不能区分此肥胖是内脏脂肪或皮下脂肪增多引起，不能反映脂肪分布。

近代研究显示，身体脂肪的分布与肥胖相关性疾病(代谢综合征、糖尿病、高血压、高脂血症、心血管疾病及肾病等)的发生密切相关。已知内脏脂肪组织与皮下脂肪组织在结构及功能方面存在极大差异，只有腹型肥胖(又称内脏性肥胖或中心性肥胖)才易诱发胰岛素抵抗，引发各种肥胖相关性疾病，包括 ORG。因此，在临床上已涌现出不少能反映腹型肥胖的检测指标，它们包括腰围(waist circumference，WC)，腰围臀围比率(waist-to-hip ratio，WHR)，腰围身高比率(waist-to-height ratio，WHtR)等人体测量指标，以及腹腔计算机断层扫描(于 $L_{4\sim5}$ 平面做 CT 扫描测量其皮下及腹腔脂肪组织面积)和空气置换体积描记(用全身光密度测定法去检测身体成分)等器械检查。用器械检查判断腹型肥胖的敏感性及特异性均较高，但是需要相应设备，检查费用较贵，无法应用于流行病学调查；人体测量指标无须特殊设备，操作容易，在流行病学调查中已广泛应用，但是这些检查较易出现误差，而且具体应用它们预测肥胖相关性疾病风险时，不同人体检测指标的敏感性及特异性仍有不同，需要注意。

我们自己的资料显示，有的患者的 BMI 并未达到肥胖标准，只在超重水平，但是具有腹型肥胖，且临床呈现 GFR 增大和/或微量清蛋白尿，此时做肾穿刺病理检查证实已罹患 ORG。所以对 ORG 患者肥胖的判断，腹型肥胖似乎更重要。

(二)病理表现

光学显微镜检查是确诊 ORG 的关键检查，并能清楚地区分 OB-GM(仅呈现肾小球肥大，有

时可伴轻度系膜细胞增生及基质增加)与 OB-FSGS(在肾小球肥大基础上出现局灶节段性肾小球硬化病变,有时可伴少数球性硬化)。此 FSGS 绝大多数为门周型 FSGS(旧称经典型 FSGS),其形成可能与肾小球高滤过相关,但是有时也能见到其他类型的 FSGS,如非特殊型 FSGS 等。免疫荧光检查 OB-GM 为阴性,而OB-FSGS与原发性 FSGS 相似,有时在病变肾小球的受累节段上见到 IgM 和 C3 沉积。电子显微镜检查于呈现大量蛋白尿的患者可见不同程度的肾小球足突融合。

通过光学显微镜检查,确定肾小球肥大是诊断 ORG 的病理基础,因此如何判断肾小球肥大就极为重要。这会涉及如下 3 个问题。

1.来测量肾小球大小的方法

文献报道的测量方法有 Cavalieri 测量法、Weibel-Gomez 测量法、数密度测量法、肾小球两平行剖面测量法及肾小球最大剖面测量法等。学者认为 Cavalieri 测量法获得的结果最可靠,可以作为测量肾小球容积的“金指标”,但是此方法需要做肾组织连续切片,较耗费肾组织,难以应用于组织块较小的肾穿刺标本检查。目前应用得最多的是肾小球最大剖面测量法,此方法简单易行,而且其检测获得的肾小球容积结果与 Cavalieri 法所获结果具有很强的相关性。Kambham 等改良了肾小球最大剖面测量法,他们不再计算肾小球容积,而以此剖面上的肾小球毛细血管襻直径来反映肾小球大小,更为简单、实用。我们在光学显微镜下用计算机图像分析系统测量肾小球直径,包括直接测量法检测(直接测量毛细血管襻最大剖面上相互垂直的两条最长直径,求平均值)及间接测量法检测(从毛细血管襻的边缘勾画出肾小球最大剖面,测其面积然后计算直径,取平均值),都同样获得了良好结果。

2.成人肾小球大小的正常值

不同种族人群的肾小球大小常不同。早在 20 世纪 90 年代,Moore 等即发现,澳大利亚土著人Aborigine的肾小球容积显著大于非土著人;Lane 等发现,美国亚利桑那州的比马人(印第安人的一个部落)的肾小球容积显著大于白种人,而黑种人及非比马部落印第安人的肾小球大小在上述二者之间。所以,检查获得中国人的肾小球大小正常值范围十分重要。欲用正常人肾组织标本来检测肾小球大小几无可能。一般用肾小球几无病变的肾穿刺标本作为替代来进行测量。医学统计学讲:“所谓‘正常人’不是指完全健康的人,而是指排除了影响所研究指标的疾病和有关因素的同质人群”,所以这样测量是合理和允许的。Kambham 等以孤立性血尿或轻度蛋白尿的患者来替代正常人进行测量,测获肾小球直径的正常值范围为 168 μm±12 μm,所以肾小球直径>192 μm(平均数加 2 倍标准差)为肾小球肥大;我们选择临床为无症状性血尿和/或轻度蛋白尿、病理诊断为肾小球轻微病变或薄基底膜肾病、血糖及体重正常的患者替代正常人进行检测,肾小球直径的正常值范围直接测量法为 147.1 μm±19.4 μm,间接测量法为 146.6 μm±19.5 μm,无论用哪种测量法若肾小球直径>186 μm 即为肾小球肥大。所以,不考虑人种区别,盲目挪用国外的生理正常值于中国人是不可取的。

3.诊断 ORG 需要检测肾小球数量

可确诊的肾小球数量至今没有明确规定。但是正如肾穿刺标本中的肾小球数一样,肾小球越多,代表性越大,诊断越可靠。为了获得更多的具有最大剖面的肾小球(指具有血管极和/或尿极的肾小球,及大于上述最小含极肾小球的无极肾小球),可以多切切片,但是这会耗费宝贵的肾穿刺标本。无法这样做时,至少要仔细看完各种染色的全部病理片,来寻找最多的最大剖面肾小球。

(三)诊断及鉴别诊断

1.诊断

对 ORG 目前尚无统一的诊断标准,可以参考如下标准进行诊断:①肥胖(尤其是腹型肥胖)。②临床以蛋白尿为主,从呈现微量清蛋白尿直至大量蛋白尿,但是大量蛋白尿患者很少出现肾病综合征;OBGM 患者早期 GFR 可增大,而 OB-FSGS 患者晚期可出现肾功能损害。③病理检查呈现肾小球肥大,不伴或伴局灶节段性硬化(前者为 OB-GM,后者为 OB-FSGS)。④能排除其他肾脏疾病。

在上述诊断标准中,应该用什么指标来判断肥胖,这需要明确。目前不少研究都仅用 BMI 来判断,正如前述,这有很大局限性。学者认为可以参考代谢综合征诊断标准中判断肥胖的指标,将其应用到 ORG 诊断中来。代谢综合征判断肥胖的指标有一衍变过程。1998 年,世界卫生组织(WHO)最早制定的代谢综合征诊断标准中,肥胖用了 BMI、WC 及 WHR 3 个指标判断;2001 年,美国胆固醇教育计划成人治疗组第 3 次报道(NCEP-ATPⅢ)制定的标准,已将其改为 WC 一个指标;而 2005 年国际糖尿病联盟(IDF)制定的新标准,不但仍然沿用 WC 一个指标,而且强调 WC 增高是诊断代谢综合征的必备条件。这样的衍变与对腹型肥胖在肥胖相关性疾病发病中的重要作用认识越来越深入相关。ORG 的发病机制在某些方面与代谢综合征十分相似,为此,在 ORG 诊断标准中突出腹型肥胖的地位十分必要。

2.鉴别诊断

最需要与 ORG 鉴别的肾病是早期糖尿病肾损害,两者都能由腹型肥胖引起,而且临床-病理表现有重叠。糖尿病肾损害第 1 期呈现 GFR 增大,第 2 期间断(常在应激时)出现微量清蛋白尿,此时做肾穿刺病理检查,主要见肾小球肥大,出现微量清蛋白尿后还可能见到轻度肾小球基底膜增厚及系膜基质增宽(常需电镜检查才能发现)。除基底膜轻度增厚外,OB-GM 完全可以呈现上述全部表现。鉴别要点是看临床有没有糖尿病存在,如果有糖尿病,特别是电镜检查见到肾小球基底膜明显增厚时,应该诊断早期糖尿病肾损害,否则诊断 OB-GM。

另外,还需要注意,其他非 ORG 的肾小球疾病导致较多肾小球硬化时,残存肾小球也会代偿性肥大,此时不要误认为 ORG,应结合临床资料全面分析。

二、ORG 发病机制的研究现状及思索

(一)ORG 是肾小球足细胞病

肾小球疾病似有这样一个规律,临床以肾炎综合征(血尿,轻、中度蛋白尿,水肿,高血压,乃至肾功能损害)为主要表现者的病理常呈现为肾小球系膜细胞或系膜及内皮细胞病变(细胞增生等),而临床上以大量蛋白尿或肾病综合征为主要表现者的病理常表现为足细胞病变(足突融合等)。

ORG 以蛋白尿为主要临床表现,早期出现微量清蛋白尿,后期呈现大量蛋白尿。电镜检查可以见到各种足细胞损伤表现,包括足细胞肿胀、肥大,胞浆空泡变性;足突宽度增加,轻度足突融合;足细胞密度及数量减少;足细胞从基底膜上剥脱等。而且这些足细胞损伤(如足细胞密度及数量减少和足突形态改变)与临床上的蛋白尿及肾功能损害密切相关。因此,ORG 是一种足细胞病,现在已成共识。

绝大多数的足细胞病在呈现大量蛋白尿后,即很快出现肾病综合征,但是 ORG 与它们不同,呈现大量蛋白尿却很少发生肾病综合征。有学者认为这与肾小球足细胞损伤程度、蛋白尿严

重度和选择性相关；与肾小管上皮细胞重吸收及降解滤过蛋白的能力相关；与该病尿蛋白增加缓慢，机体足以动员代偿机制抗衡蛋白尿的后果相关，并认为这现象在肾小球高滤过性肾病中普遍存在。上述机制的解释已被一些文献转载，但是它们都具有足够说服力吗？第一种解释似乎认为 ORG 患者的足细胞病变轻，所以不出现肾病综合征，但是从上述电镜检查所见及患者蛋白尿程度看，这一解释不能成立；第二种解释推测与近端肾小管上皮细胞处置滤过蛋白的能力增强相关，支持此推测的实验证据足吗？肾小管又为什么会出现这一代偿反应有待说明；第三种解释可能最合理，但是 ORG 时机体产生了哪些代偿机制去抗衡蛋白尿后果，学者并未详述。上述第二种解释是否正是代偿机制之一，非常值得今后深入研究。

(二)脂肪细胞因子在 ORG 发病中的作用

肥胖时常见脂肪细胞数量增多和/或体积肥大。既往学者认为脂肪细胞仅是一个能量储存场所，而近代研究发现，它更是一个非常活跃的内分泌器官。脂肪细胞能分泌许多被称为脂肪细胞因子的活性物质，它们包括一些主要由脂肪细胞分泌的因子，如瘦素、脂联素、抵抗素、内脏脂肪素、网膜素、降脂素、酰化刺激蛋白、禁食诱导脂肪因子、adiponutrin、apelin；也包括一些已在其他细胞发现的因子，如肾素、血管紧张素Ⅱ(血管紧张素Ⅱ)、纤溶酶原激活物抑制物(PAI-1)、转化生长因子-β1(TGF-β1)、肿瘤坏死因子-α(TNF-α)、白介素-1β(IL-1β)、白介素-6(IL-6)、白介素-8(IL-8)、白介素-10(IL-10)。

关于脂肪细胞因子在 ORG(包括 OB-GM 及 OBFSGS)的发病过程中发挥什么作用，现在已有一些认识。

1.脂肪细胞因子与足细胞损伤

足细胞损伤能够表现为形态和/或功能异常，并由此引起蛋白尿。脂肪细胞因子失调是足细胞损伤的一个重要原因。现有资料已有如下发现。

脂联素基因敲除小鼠能出现肾小球足突融合及清蛋白尿，而给予脂联素后上述病变能够逆转，提示脂联素在维持足细胞正常功能上具有重要作用。进一步研究显示，脂联素的足细胞保护效应是通过活化 AMPK 及抑制活性氧而获得。

血管紧张素Ⅱ能增加足细胞胞浆游离钙，进而活化氯离子通道，使足细胞去极化；血管紧张素Ⅱ还能使足细胞过度表达瞬时受体电位阳离子通道蛋白 6(TRPC6，它定位于足细胞裂孔隔膜，参与足细胞信号传导)，导致足细胞肌动蛋白细胞骨架重组，足细胞受损，发生蛋白尿。

另外，现已知血管紧张素Ⅱ抑制剂及过氧化酶体增殖体激活受体 γ(PPARγ)激动剂的肾脏保护效应，部分系通过抑制 PAI-1 而发挥，由此提示 PAI-1 对足细胞也可能有害。

2.脂肪细胞因子与肾小球节段性硬化

OB-FSGS 是 ORG 的一个重要病理类型，肾小球节段性硬化的发生也与脂肪细胞因子密切相关。现有研究资料有如下发现。

瘦素能促进肾小球内皮细胞增殖，上调其 TGF-β1 和 TGF-βⅡ型受体表达，增加Ⅰ型胶原和Ⅳ型胶原合成；并能刺激肾小球系膜细胞肥大，上调其 TGF-βⅡ型受体表达和Ⅰ型胶原合成。肾小球细胞外基质蓄积是 OB-FSGS 发生的基础。动物实验显示，给大鼠输注瘦素可诱发肾小球硬化；瘦素转基因小鼠的肾组织Ⅳ型胶原及纤连蛋白 mRNA 的表达显著上调。进一步证实了瘦素的致病作用。

血管紧张素Ⅱ能致高血压，系统高血压传入肾小球即能诱发球内高压、高灌注及高滤过(所谓“三高”)；血管紧张素Ⅱ能收缩肾小球入球小动脉、出球小动脉，对出球小动脉的作用更强，也能使球内“三高”发生。肾小球内“三高”对 OB-FSGS 发病具有重要作用。血管紧张素Ⅱ还能与胰岛素协同，显著上调系膜细胞 TGF-β1 及细胞外基质表达，参与 OB-FSGS 致病。

新近发现肾素可以不依赖血管紧张素Ⅱ，而通过与前肾素/肾素受体结合，刺激系膜细胞合成 TGF-β1、PAI-1、Ⅰ型胶原及纤连蛋白，因此肾素也能直接对 OB-FSGS 发病发挥作用。

TGF-β1 可促进细胞外基质合成，PAI-1 可抑制细胞外基质降解，均促进 OB-FSGS 发病，这已为共识不再详述。

(三)内分泌素在 ORG 发病中的作用

肥胖患者常出现胰岛素抵抗等内分泌功能紊乱，它们也参与 ORG 致病。

1.胰岛素的致病作用

脂肪细胞因子能通过“脂肪胰岛素轴”对胰岛素发挥重要调控作用，其中瘦素、抵抗素、ASP、PAI-1、TNF-α 及 IL-6 能促进胰岛素抵抗，而脂联素、内脏脂肪素和网膜素则能拮抗胰岛素抵抗，如果它们的调控作用发生紊乱，即会出现胰岛素抵抗及高胰岛素血症。

胰岛素能刺激胰岛素样生长因子(IGF)产生。胰岛素和 IGF-1 可通过磷脂酰肌醇激酶/蛋白激酶(PI3K/Akt)信号转导途径，活化内皮细胞一氧化氮合成酶，导致一氧化氮合成增加；同时，还能减少血管平滑肌细胞内钙离子(Ca^{2+})浓度及 Ca^{2+}-肌球蛋白轻链敏感性，而导致血管舒张。肾小球前小动脉的扩张，即能导致肾小球内“三高”。持续的肾小球内“三高”将促进 OB-FSGS发生。

此外，胰岛素还能直接上调系膜细胞的 TGF-β1 及细胞外基质(Ⅰ型胶原、Ⅳ型胶原、纤连蛋白及层连蛋白)表达，致 OB-FSGS。

2.醛固酮的致病作用

脂肪细胞能够分泌醛固酮释放因子(ARF)，ARF 能刺激肾上腺皮质合成醛固酮，因此肥胖患者常出现高醛固酮血症。而肾小球足细胞表面具有盐皮质激素受体，醛固酮能通过此受体作用及损伤足细胞。SHR/cp 代谢综合征大鼠常出现足细胞损伤及蛋白尿，醛固酮是其致病因素；高盐饮食能加重肾脏病变，与其能活化醛固酮受体相关。现已知醛固酮是通过诱导效应激酶 Sgk1(即血清和糖皮质激素诱导蛋白激酶 1)、活化 NADPH 氧化酶及产生活性氧等机制而导致足细胞损伤。

(四)对 ORG 发病机制研究的一些思考

1.内分泌与自分泌及旁分泌

脂肪细胞因子的上述各种效应都是通过内分泌途径而发挥(脂肪细胞分泌这些因子入血，然后通过循环作用于远隔脏器而发挥效应)。可是，近年发现某些所谓脂肪细胞“特异”的细胞因子(如脂联素)，也可能被一些非脂肪细胞合成，我们即发现肾小球内皮细胞可以合成及分泌脂联素，而 Cammisotto 等发现肾小球内皮细胞、系膜细胞及足细胞都有脂联素受体，肾小球内皮细胞分泌的脂联素能否在肾小球局部以自分泌及旁分泌形式对 ORG 发病发挥调节作用(包括拮抗 ORG 发生)，这非常值得研究。

脂肪细胞能分泌 ARF，ARF 能通过血循环到达肾上腺皮质，刺激醛固酮分泌。而近年来学者发现足细胞也具有合成及分泌醛固酮的功能，那么 ARF 是否也能通过血循环到达足细胞，促其合成醛固酮，然后以自分泌形式在肾小球局部发挥致病作用，同样值得研究。

2.致病因子与保护因子

在临床工作中我们存在着一个困惑，即同等肥胖(包括腹型肥胖)的患者为什么有的发生

ORG，有的不发生 ORG；甚至有时极度肥胖的患者不发生 ORG，而超重水平的患者却发生了ORG。也就是说，肥胖患者在 ORG 发病上可能存在易感性差异，那么是什么因素在决定这个易感性呢？应该说机体永远处在矛盾的对立与统一中，肥胖时前述的许多因子在促进 ORG 发病，但是机体又一定有保护因子，能与之斗争而拮抗 ORG 发病。只有致病因子与保护因子失衡，前者占优势时 ORG 才发生。因此，在研究 ORG 的发病机制时，大力寻找可能的保护因子十分重要。现在比较肯定的是脂联素是重要的保护因子之一，我们最近的研究发现α-klotho也可能是另一个保护因子。若对保护因子有了充分了解，即有可能寻获新的干预治疗途径。

三、肥胖相关性肾小球病的治疗对策及防治展望

从前学者认为 ORG 是一个良性疾病，但是后来通过观察发现，部分患者的 OB-FSGS 确实能逐渐进展至终末肾衰竭。所以，对 ORG 应积极治疗，以尽力延缓或阻止肾病进展。对 ORG 需要综合治疗，下列措施可考虑应用。

(一)减轻体重治疗

ORG 由肥胖导致，因此减肥是最有效治疗方法。动物实验及临床观察均证实，减轻体重可显著减少尿蛋白，延缓肾损害进展。甚至体重仅仅中度下降，数周后尿蛋白即能显著减少。Morales 等对慢性肾病(CKD)肥胖患者进行研究发现，患者体重从 87.5 kg±11.1 kg 减至83.9 kg±10.9 kg，仅减少 4.1%±3%($P<0.05$)，5 个月后尿蛋白即从 2.8 g/d±1.4 g/d 减至 1.9 g/d±1.4 g/d，减少 31.2%±37%($P<0.05$)。

1.改变饮食及生活习惯

欲减轻体重首先应改变不良生活习惯，减少饮食热量，增加体力活动。但是，要做到这一点并不容易。这必须与营养师配合，由营养师亲自指导患者选择膳食；并应加强宣教，将疾病知识教给患者，使他们充分认识减肥的重要性，自觉坚持治疗。

2.减肥药物

上述治疗无效时才考虑应用药物，而且药物治疗也需与控制饮食及增加体力活动配合，才能获得良好效果。减肥药物曾经有如下 3 种：神经末梢单胺类物质(5-羟色胺和去甲肾上腺素)再摄取抑制剂盐酸西布曲明(1997 年批准上市)；胃肠道脂肪酶抑制剂奥利司他(1999 年批准上市)；及选择性大麻素 CB1 受体阻滞剂利莫那班(2006 年批准上市。临床试验已证实这些药物在减肥上确有疗效，能减少患者体重的 8%～10%，其最大疗效常在持续服药 20～28 周时出现。

但是，必须充分注意这些药物的不良反应。盐酸西布曲明因能升高血压，增加心、脑血管事件，2010 年后已被欧盟、美国及我国药监部门禁用；奥利司他由于可能诱发肝功能损害乃至肝衰竭，2010 年后也已被药监部门责令修改药物说明，加以警示。有利莫那班引起患者情绪障碍的报道。

3.外科手术

对于那些极度肥胖(如 NIH 标准中 BMI>40 kg/m^{2}的Ⅲ度肥胖)以及应用上述各种方法减肥无效的患者，还可考虑做胃肠改道手术。几位学者报道了手术减肥后 1～2 年的治疗疗效，术后 1 年与术前比较，体重及 BMI 显著下降，肾小球高滤过状态减轻，尿清蛋白排泄量减少，而且此疗效能巩固至术后 2 年。

(二)胰岛素增敏剂治疗

胰岛素抵抗在 ORG 发病中占有重要地位，故可考虑应用胰岛素增敏剂对 ORG 进行治疗，

包括双胍类药物(如二甲双胍)及噻唑烷二酮类药物(如曲格列酮)、罗格列酮(1999 年上市)及吡格列酮(1999 年上市)。

二甲双胍能增加组织对葡萄糖的利用,抑制肝糖原异生及肝糖输出,并能减少肠壁对葡萄糖的摄取,从而降低血糖水平。该药不良反应较轻,主要为胃肠反应(腹胀、腹泻、恶心、呕吐及食欲减退)。但是,肾功能不全时要减量使用(CKD 3a 期)或禁用(CKD 3b~5 期),因为该药从肾脏排泄,肾功能不全时药物体内蓄积,可能引起严重乳酸酸中毒。

噻唑烷二酮类药物通过激活 PPARγ 而发挥治疗效果。动物实验及临床观察均显示,这类药物对肥胖 Zucker 大鼠及 2 型糖尿病肾病患者均具有肾脏保护效应,能减少尿清蛋白排泄,并延缓肾损害进展。但是,这类药能增加肥胖(增大脂肪细胞体积),并能导致水钠潴留而加重心力衰竭。更重要的是,在被广泛应用后曲格列酮被发现具有严重肝毒性,有诱发急性肝衰竭风险。罗格列酮能显著增加心血管事件(心肌梗死、脑卒中),增加死亡风险,所以这两个药已先后于 1999 年及 2010 年被许多国家(包括我国)责令禁用或慎用。此外,2011 年,美国药监部门对吡格列酮也发出了警告,认为长期服用此药有增加膀胱癌的风险,应注意。

(三)拮抗血管紧张素Ⅱ治疗

由于血管紧张素Ⅱ也参与了 ORG 发病,所以可应用血管紧张素转化酶抑制剂(ACEI)和/或血管紧张素 AT1 受体阻滞剂(ARB)来进行干预治疗。同其他 CKD 的治疗一样,伴随或不伴高血压的 ORG 患者均可应用,以减少尿蛋白排泄及延缓肾损害进展。临床上至今仅有少数应用 ACEI 或 ARB 治疗 ORG 的零星观察,例如,2001 年 Kambham 等报道,18 例接受 ACEI 治疗的 ORG 患者,尿蛋白水平平均下降了 1 g/d;同年 Adelman 等报道,3 例美国非洲裔 OB-FSGS 少年接受了 ACEI 治疗,结果尿蛋白水平从 2.9 g/d 下降至 0.7 g/d;同年 Praga 等报道了 12 例接受 ACEI 治疗的 OB-FSGS 患者,治疗前半年尿蛋白水平从 4.6 g/d±3.3 g/d 下降到 2.4 g/d±1.3 g/d,但是其后尿蛋白逐渐增加,至治疗 1 年时已回复至治疗前水平,不过其中多数患者的体重也同时增加,学者分析体重增加可能影响了 ACEI 疗效。今后很需要进行用 ACEI 或 ARB 治疗 ORG 的大样本临床试验,观察长期治疗后患者尿蛋白及肾功能的变化,以寻获更有说服力的证据。

(四)ORG 合并症的治疗

ORG 患者常合并代谢综合征,因为两者发病都与肥胖(尤其腹型肥胖)相关。在治疗 ORG 时,对代谢综合征的其他组分也要同时治疗,这些组分包括高血压、糖代谢紊乱(包括糖尿病)、脂代谢失调(主要为高三酰甘油血症及低高密度脂蛋白胆固醇血症)及高尿酸血症等,因为它们都能加重肾脏损伤,加速 ORG 进展。而且,治疗这些并发症时一定要达标(医师应熟悉它们的治疗目标值,此处不再赘述)。治疗而不达标,对保护靶器官(包括肾脏)而言,与未行治疗无本质区别。

(五)对肥胖相关性肾小球病防治的展望

1.加强对 ORG 危险因素研究,对高危患者早期实施干预

正如前文所述,肥胖患者在 ORG 发病上存在着易感性差异,我们推论这与体内 ORG 致病因子与保护因子的体内状态相关,二者失衡且前者增多和/或后者减少时 ORG 即易发病。因此,对这两组矛盾因子及其平衡状态进行研究,并从中寻获预测 ORG 发病的临床实验室指标,对指导 ORG 防治十分重要。已有学者在这方面做了一些探索,发现 WC 增粗和/或 $L_{4\sim5}$ 平面计算机断层扫描、腹腔脂肪面积增大、胰岛素抵抗(用 HOMA-IR 评估)、血清胰岛淀粉肽(又称淀

粉素)水平升高及血清脂联素水平下降均可能影响ORG发病。我们最近发现血清α-klotho水平下降也与ORG发病相关。目前对ORG发病危险因素的了解还不够,还需要继续深入研究,而且单凭其中一个危险因素很难预测ORG发病,只有对多种危险因素进行综合分析,并做出危险程度的分层,才可能得到良好预测效果。利用此危险程度的分层从肥胖人群中筛选出ORG高危患者,早期实施干预,对ORG的防治具有重要意义。

2.深入研究ORG发病机制,进一步寻获有效治疗措施

只有深入了解疾病发病机制,才能有针对性地寻找有效治疗措施。正如前文所述,对胰岛素抵抗在ORG发病中作用的了解,促使临床医师应用胰岛素增敏剂治疗ORG。又如,对血管紧张素Ⅱ(包括脂肪细胞产生的血管紧张素Ⅱ)在ORG发病中作用的认识,又促进临床应用拮抗血管紧张素Ⅱ药物对ORG进行治疗。学者相信,随着醛固酮在ORG发病中致病作用研究的深入,应用醛固酮拮抗剂对某些ORG患者进行治疗也将成为可能。若想获得更多对ORG的有效治疗措施,深入研究ORG发病机制是前提及基础。

(张　超)

第十三章

自身免疫与结缔组织相关性肾病

第一节　狼疮肾炎

系统性红斑狼疮(systemic lupus erythematosus,SLE)是一种累及全身多系统、器官的自身免疫疾病。患者的血清含有以抗核抗体为代表的多种自身抗体。我国SLE的患病率为0.7/1 000～1/1 000,高于西方国家报道的0.5/1 000。SLE主要发生于女性,女、男患者数的比例为7.0∶1～9.5∶1,育龄期(15～40岁)女性的发病率尤其高,此时女、男患者数的比例可达11∶1。

肾脏是SLE最易累及的器官,肾活检免疫荧光检查显示,肾的受累率几乎为100%,而有临床表现者占45%～85%,被称为狼疮性肾炎(lupus nephritis,LN)。LN的临床表现包括血尿、蛋白尿、肾炎综合征、肾病综合征、急性及慢性肾衰竭等,病理改变多样化。

一、狼疮性肾炎的发病机制

SLE是一种自身免疫疾病,免疫调节异常致使机体自身耐受丧失,而诱发自身免疫反应。此病的发病机制十分复杂,尚未完全阐明,可能涉及环境因素、免疫因素及遗传因素等方面,此处仅将近年的某些进展做出简介。

(一)自身抗体与肾脏免疫复合物沉积

SLE的自身抗体直接针对核抗原,包括DNA(dsDNA和ssDNA)、组蛋白、SSA、SSB及核糖核蛋白等。其中抗dsDNA抗体是SLE的标志性抗体,与LN的发病密切相关。

关于含抗dsDNA的免疫复合物是如何沉积于肾小球进而致病的,可能有3种机制:①自身抗体与抗原形成循环免疫复合物,而后沉积至肾小球。②自身抗体与肾小球抗原(如层粘连蛋白、膜联蛋白A_2及硫酸类肝素)于肾小球原位形成免疫复合物。③循环中DNA/核小体通过电荷作用沉积于肾小球基底膜,作为抗原刺激抗dsDNA产生,然后原位形成免疫复合物。

这些免疫复合物能通过Fcγ受体(FcγRs)与胞内体toll样受体(TLRs)的复合刺激和/或通过补体系统激活,来进一步放大免疫反应,导致组织损伤。

(二)补体系统激活与抗C1q抗体

补体系统活化对SLE和LN的发病具有极重要作用,它不但导致肾小球疾病,而且参与肾小管损伤。在SLE和LN发病过程中,补体系统的经典途径激活是补体激活的最主要途径,但是补体系统的旁路途径激活及甘露糖-凝集素途径激活也起重要作用。

另外，近年来学者在30%～80%的LN患者的血清中发现了抗C1q特异自身抗体，Ⅳ型LN的阳性率尤高。国内外观察均显示，抗体滴度与肾脏病变活动指数及患者的蛋白尿程度呈正相关。血清抗C1q抗体与抗dsDNA抗体并存能加速LN进展。当LN好转时抗C1q抗体滴度将降低甚至消失，有报道称此抗体滴度的显著下降(≥50%)能预测疾病缓解；而缓解病例复发时此抗体滴度又会升高，有报道称抗C1q抗体在预测LN复发上优于抗dsDNA抗体。

(三)遗传因素

SLE的发病机制涉及环境因素和基因因素的相互作用。学者已认识到SLE是一种多基因疾病，全基因组扫描使SLE易感基因的研究取得了重要进展，已发现约30个易感基因。不过，目前还没有得到LN的这类数据，迄今为止在人群中进行的大多数关联研究所获得的结果并不一致。

已经证明SLE的易感性与*HLA-DRB1 * 1501和HLA-DRB1 * 0301相关，在白种人中尤其如此。一些研究发现HLA-DRB1 * 15*与LN相关，有研究提示*DRB1 * 15和DQA1 * 01*的相互作用增加了LN的易感性，然而尚未被独立验证。有趣的是有学者在单变量分析中发现*DRB1 * 0301*等位基因是LN的保护性因素，但是在多种族队列的多变量分析中却未能证实。

最近学者发现*FcγRⅠ*、*FcγRⅡ和FcγRⅢ*基因与SLE的敏感性及严重性密切相关。然而一项近期的荟萃分析表明，仅在亚洲人群中LN与*FCγRⅢa-V/F158的F158*等位基因显著相关，而在欧洲或者非洲裔人群无相关性。另外，已证明*FCγRⅡa-R/H131和FCγRⅢb-NA1/NA2*的基因多态性与LN无相关性，关于*FCγRⅡb-232T/I*基因多态性的研究数据有限。

有研究观察了Ⅰ型干扰素通路中的多种候选基因与LN的可能相关性。其中STAT4编码一种转录因子，可以被包括干扰素-α(IFNα)在内的多种生长因子和细胞因子激活。几个人群的全基因组扫描发现STAT4是SLE的危险因素。对欧洲裔患者的两个大型研究发现STAT4单体型与LN具有相关性，但是另一个关于欧洲患者的较小的研究却未发现相关性，在日本SLE患者及中国汉族人群中也没有检测到相关性。提示STAT4基因型和SLE表现型的相关性可能存在种族差异。

一个最近的中国汉族人群全基因组扫描发现了几个既往在欧洲人群中未发现的SLE相关基因，其中*IKZF1*被发现独特地与LN相关。这个基因编码Ikaros家族的锌指1转录因子，能够促进淋巴细胞的分化和增殖，部分是通过调控T细胞的STAT4起作用的。

干扰素调节因子(IRFs)是TLR介导的Ⅰ型IFN表达的关键调节者，随后诱导许多Ⅰ型IFN调节基因。虽然IRF5是SLE明确的危险因素，目前还没有发现其与LN显著相关。然而学者在一个中国汉族人群中发现LN与IRF7/KIAA1542区域强烈相关(1个IRF7多态性与KIAA1542的SNP严重的连锁不平衡)。

二、狼疮性肾炎的病理表现及病理-临床联系

制订LN的治疗方案需以肾活检病理表现为基础。因此，在治疗前应进行肾穿刺病理检查。尽管肾活检仍可能存在一定局限性，譬如有时取材不够，造成诊断偏倚，但是它仍是非常有用的检查手段。①肾活检能对LN进行正确诊断和病理分型。②可对LN肾组织的活动性和慢性化程度进行半定量评分，预测肾脏病变的可逆性。③通过重复肾活检，能动态地准确了解LN的转归(缓解、转型及慢性化)。这些对于指导LN的治疗都非常重要。

(一)狼疮性肾炎的病理表现

1.免疫疾病理检查

LN是一种自身免疫疾病，患者体内有多种自身抗原-抗体形成的免疫复合物，所以其成分及沉积部位也多样化。免疫荧光或免疫组化检查显示，绝大多数LN患者的肾组织均有IgG、IgA、IgM、C3、C1q和纤维蛋白相关抗原(FRA)沉积，被称为“满堂亮”现象。免疫沉积物除能沉积于肾小球系膜区和毛细血管壁外，也可同时沉积于肾小管基底膜和小动脉壁。

2.光学显微镜检查

(1)肾小球基本病变。①细胞增生及浸润：活动性LN都有不同程度的肾小球固有细胞增生及循环炎症细胞(淋巴细胞、单核细胞及中性粒细胞等)浸润。肾小球固有细胞增生以系膜细胞最常见，轻者呈节段性增生，重时呈球性增生，并且伴系膜基质增多。LN明显活动时，内皮细胞也常伴随系膜细胞增生。足细胞增生有时也可见。②新月体形成：早期为细胞新月体，见于LN高度活动时，细胞新月体主要由壁层上皮细胞及单核巨噬细胞构成，足细胞也能参与。若不及时治疗，则将迅速进展成细胞纤维新月体及纤维新月体，变成不可逆性病变。③纤维素样坏死：常见于LN明显活动时，坏死常累及肾小球毛细血管襻的某个节段，该处毛细血管的正常结构消失，并有纤维蛋白沉积。④毛细血管内透明血栓：透明血栓充填于毛细血管腔中，HE染色呈红色均质结构。其常见于活动性LN，多与纤维素样坏死并存；也常见于SLE伴抗磷脂抗体阳性患者。⑤核碎裂及苏木素小体：可能与抗核抗体作用相关，见于LN活动时。⑥嗜复红蛋白沉积：肾小球中多部位出现嗜复红蛋白沉积是LN的常见病变。内皮下大块嗜复红蛋白沉积被称为白金耳样沉积物，也是LN活动的标志。⑦肾小球硬化：是LN的慢性化病变，可表现为节段性硬化或球性硬化，并常伴球囊粘连。

(2)肾小管及间质基本病变：LN常见肾间质炎性细胞(淋巴细胞、单核-巨噬细胞及中性粒细胞等)浸润及肾小管上皮细胞变性，慢性化时出现不同程度的肾间质纤维化肾小管萎缩。这可能继发于肾小球病变，也可能由免疫反应直接导致，后者的肾小管间质病变严重程度与肾小球病变不平行，常相对较重。

(3)血管病变：活动性狼疮可出现血管炎病变，表现为免疫复合物沉积于血管壁，管壁出现纤维素样坏死，并可伴管腔透明血栓。

3.电子显微镜表现

电镜下可见肾小球内多部位电子致密物沉积，包括内皮下的大块高密度电子致密物(与光镜下白金耳样沉积物一致)。有时还能见到如下特殊结构，对LN诊断也有一定参考价值。①苏木素小体：细胞器完好，细胞核染色质浓缩和边集，核膜完整，与凋亡细胞相似。②电子致密物中的指纹状结构：为含有磷脂成分的结晶产物。③管泡状小体：为一种直径20nm的中空的微管状结构，常见于内皮细胞胞质内，也可见于肾间质的小血管内皮细胞内，属于一种变性的糖蛋白，可能为细胞内质网对病毒性感染的一种反应。④病毒样颗粒：是LN常见的现象。

4.LN的活动性和非活动性病变

做LN的肾组织病理检查，除明确病理诊断及病理分型外，还必须注意肾脏病变有无活动，以指导临床治疗及判断疾病预后。

(二)狼疮性肾炎病理分型的演变

LN的病理分型有一个不断完善的演变过程，历史上重要的病理分型标准包括1974年世界卫生组织(WHO)制定的标准，1982年WHO及儿童肾病国际研究组织(International Study of Kidney Disease in children，ISKD)制定的标准，1995年WHO制订的标准以及2003年国际肾病学会(ISN)与肾病理学会(RPS)制定的标准。现将2003年ISN/RPS标准与应用较广的1982年

WHO/ISKD标准的病理分型做出对比(表13-1),这两种标准都主要依据LN的肾小球病变来作分型,不过ISN/RPS标准强烈推荐病理报道要描述肾小管间质病变及肾血管病变。

表13-1 1982年WHO/ISKD标准与2003年ISN/RPS标准的对比

分型	WHO/ISKD标准(1982年)	ISN/KPS标准(2003年)
Ⅰ型	正常肾小球,所有检查均无异常;光镜检查正常,免疫荧光或电镜检查可见沉积物	轻微系膜性LN,光镜检查肾小球正常,但免疫荧光检查可见系膜区免疫沉积物
Ⅱ型	纯系膜病变,系膜区增宽和/或轻度系膜细胞增生,中度系膜细胞增生	系膜增生性LN,光镜检查见不同程度的纯系膜细胞增生或系膜区增宽,伴系膜区免疫沉积物 免疫荧光或电镜见少量孤立的上皮下或内皮下免疫沉积物,而光镜检查不能发现
Ⅲ型	局灶节段性肾小球肾炎,伴活动性坏死病变,伴活动性和硬化性病变,伴硬化性病变	局灶性LN,为活动或非活动性,局灶性,节段性或球性,毛细血管内或毛细血管外肾小球肾炎,累及少于50%的肾小球。可见局灶性内皮下沉积物 Ⅲ(A)活动性病变:局灶增生性LN;Ⅲ(A/C)活动性和慢性病变:局灶增生和硬化性LN;Ⅲ(C)慢性非活动性病变伴有肾小球瘢痕:局灶硬化性LN
Ⅳ型	弥漫性肾小球肾炎,有严重的系膜、毛细血管内或膜增生肾炎和/或广泛的内皮下沉积物。无节段性病变,伴活动坏死性病变,伴活动性和硬化性病变,伴硬化性病变	弥漫性LN,为活动或非活动性,弥漫性,节段性或球性,毛细血管内或毛细血管外肾小球肾炎,累及不少于50%肾小球。可见弥漫性内皮下沉积物 Ⅳ-S弥漫节段性LN:即多于50%的肾小球有节段性病变(累及少于50%的肾小球毛细血管襻);Ⅳ-G弥漫球性LN:即多于50%的肾小球有球性病变。几乎无或无细胞增生,但有弥漫性白金耳样沉积物的LN也属于此型 Ⅳ-S(A)活动性病变:弥漫节段增生性LN;Ⅳ-G(A)活动性病变:弥漫球性增生性LN;Ⅳ-S(A/C)活动性和慢性病变:弥漫节段增生和硬化性LN;Ⅳ-G(A/C)活动性和慢性病变:弥漫球性增生和硬化性LN;Ⅳ-G(C)慢性非活动性病变伴瘢痕:弥漫节段硬化性LN;Ⅳ-G(C)慢性非活动性病变伴瘢痕:弥漫球性硬化性LN
Ⅴ型	弥漫膜性肾小球肾炎,纯膜性肾小球肾炎,合并Ⅱ型病变,合并Ⅲ型病变,合并Ⅳ型病变	膜性LN,有球性或节段性上皮下免疫沉积物,或由其引起的光镜、免疫荧光或电镜形态学改变,伴或不伴系膜病变 Ⅴ型LN可能与Ⅲ型或Ⅳ型并存,此时应做出复合性诊断;Ⅴ型LN也可能进展成Ⅵ型
Ⅵ型	晚期硬化性LN	晚期硬化性LN,90%以上的肾小球硬化,已无残留活动病变

注:LN表示狼疮性肾炎。

2003年ISN/RPS分型更强调了临床和病理的紧密联系,它具有如下特点:①免疫疾病理、光镜和电镜检查均正常的肾活检标本,不再诊断LN。②Ⅲ型和Ⅳ型LN都强调要区分活动性病变(A)及非活动性病变(C),Ⅳ型LN还强调要区分节段性病变(S)及球性病变(G)。③Ⅴ型LN可与Ⅲ型或Ⅳ型LN重叠,此时应诊断为Ⅴ+Ⅲ型或Ⅴ+Ⅳ型。④Ⅵ型LN的球性硬化肾小球比例必须超过90%。

另外,2003 年,ISN/RPS 分型还明确界定了 LN 的活动性病变和慢性病变。

(三)狼疮性肾炎病理类型的转换

不但不同病理类型的 LN 可以互相重叠,如Ⅴ+Ⅲ型或Ⅴ+Ⅳ型,而且不同类型的 LN 还可能随疾病活动和治疗缓解而互相转换,例如病变较轻的Ⅱ型,可因疾病活动而转化成病情严重的Ⅳ型;而Ⅳ型弥漫增生型 LN,经过治疗随病情缓解又能转换成Ⅱ型或Ⅴ型。LN 的慢性化过程可由多次反复发作的急性病变累积而成。所以,LN 在病情变化时(活动或缓解),若必要则应进行重复肾活检,以准确掌握肾脏病变变化,制定相应治疗措施。

(四)狼疮性肾炎的病理-临床联系

LN 的病理分型与临床表现之间存在一定的联系。Ⅰ型 LN 常无肾损害临床表现。Ⅱ型 LN 的肾损害表现轻,常仅出现少量至中量蛋白尿。Ⅲ型 LN 患者除呈现蛋白尿及血尿(肾小球源血尿)外,约 30%的患者有肾病综合征,15%~25%的患者的肾小球滤过率下降,并可出现高血压。Ⅳ型 LN 常出现于 SLE 高度活动的患者,临床上除呈现肾炎综合征表现(血尿、蛋白尿、水肿及高血压)外,还经常伴随出现肾病综合征,且肾功能常急剧恶化。Ⅳ型 LN 是肾损害最严重的类型,但是如能及时治疗,将 SLE 活动控制,受损的肾功能也常能显著好转或完全恢复。Ⅴ型 LN 常呈现大量蛋白尿及肾病综合征,血尿不显著,血压及肾功能也经常正常。另外,此型 LN 与特发性膜性肾病相似,容易发生血栓栓塞并发症。Ⅵ型 LN 患者已进入终末肾衰竭,此型并不多见,只有长期存活的 LN 患者才可能逐渐进入此期。

三、狼疮性肾炎的治疗

(一)制订狼疮性肾炎治疗方案的原则

LN 患者治疗方案的制订主要取决于 SLE 的活动度及 LN 的活动度,同时要考虑患者的治疗反应及不良反应。评价 SLE 疾病活动性的标准很多,如下 3 个标准应用最广泛:①SLEDAI 是 the Systemic Lupus Erythematosus Disease Activity Index 的缩写,即系统红斑狼疮疾病活动指数。②BILAG 是 the British Isles Lupus Assessment Group Scale 的缩写,即英国狼疮评估组评分。③SLAM 是 the Systemic Lupus Activity Measure 的缩写,即系统性狼疮活动测定。SLEDAI 标准较简明实用,它采集评分时及评分前 10 d 内的临床及实验室表现,进行评分,其中评为 8 分者包括 7 个中枢神经系统及 1 个血管异常表现,4 分者包括 4 个肾脏及两个肌肉骨骼异常表现,2 分者包括两个浆膜、3 个皮肤黏膜及两个免疫学异常表现,1 分者包括发热及两个血液系统异常表现。SLEDAI 评分的最高分为 105 分。

应用较多的是 1984 年 Austin 等制定的标准,此标准中 LN 的活动指标有肾小球毛细血管内增生、白细胞渗出、核碎裂及纤维素样坏死、细胞新月体、玻璃样沉积物(白金耳病变及血栓)及肾间质炎症。慢性化指标有肾小球硬化、纤维新月体、肾小管萎缩、肾间质纤维化。对每个指标根据病变严重度分别授予1、2、3 分,而活动性指标中“核碎裂及纤维素样坏死”及“细胞新月体”这两项所授分数加倍。活动性指标的最高分为 24 分,慢性化指标为 12 分。

LN 的治疗目的是控制 SLE 活动及 LN 活动,从而保护靶器官(包括肾脏)。因此治疗前一定要对患者的 SLE 活动及 LN 活动情况认真评估,权衡治疗利弊,才能制订合理、有效的治疗方案。

(二)狼疮性肾炎的具体治疗措施

活动性 LN 的治疗,要划分为诱导期及维持期两个治疗阶段。诱导治疗阶段主要是针对

SLE 的急性活动病变治疗，此期要迅速控制免疫介导性炎症反应，减轻器官、组织损伤，防止病变慢性化。学者认为 LN 的缓解标准为血清补体正常，抗 dsDNA 抗体转阴或仅低滴度存在，无 SLE 肾外表现，尿蛋白水平<0.3 g/d，红细胞、白细胞和管型转阴，肾功能正常。维持治疗阶段重在稳定 SLE 病情，巩固疗效，防止病情复发。维持治疗期应该多长尚无定论，但对于大多数 LN 患者来讲，维持治疗可能需要 3～5 年或更长。

下面不介绍 LN 的对症治疗(如利尿消肿、降血压、调血脂)及肾脏替代治疗(包括急性肾衰竭的透析治疗、慢性肾衰竭的维持性透析治疗及肾移植)，要了解有关内容，可参阅相关章节。此处仅着重介绍 LN 的免疫抑制治疗。

1.糖皮质激素

糖皮质激素通过其强大的抗免疫-炎症效应治疗 SLE 及 LN。激素治疗包括常规口服治疗及大剂量冲击治疗，前者适用于 SLE(包括 LN)疾病一般性活动患者，以泼尼松或泼尼松龙为例，起始剂量为 1 mg/(kg・d)，以后逐渐减量，直至维持量(5～10 mg/d)；后者适用于重症 SLE 患者，主要包括Ⅳ型 LN 肾功能急剧恶化患者、中枢神经狼疮呈现神经精神症状患者、狼疮性心肌炎严重心律失常患者、累及血液系统出现严重血小板减少和/或白细胞减少和/或严重贫血患者。冲击治疗能顿挫狼疮活动，使病情迅速缓解，常静脉滴注甲泼尼龙，每次 0.5～1.0 g，每天或隔天 1 次，3 次为 1 个疗程，根据患者的病情可用 1～2 个疗程。

糖皮质激素类治疗具有多方面不良反应，如诱发感染(包括结核)、高血压、水钠潴留、消化道溃疡甚至出血穿孔、类固醇糖尿、高脂血症、血钾水平降低、眼压升高、精神兴奋、股骨头无菌性坏死、骨质脱钙疏松、伤口愈合不良、向心性肥胖及痤疮。具体应用时应注意。

2.环磷酰胺(cyclophosphamide，CTX)

CTX 是一种细胞毒性药物，具有免疫抑制作用，特别是对 B 细胞的抑制。它与激素合用治疗Ⅳ型 LN 的疗效很好，缓解率可达70%～80%。可常规口服 CTX 或大剂量静脉滴注。CTX 口服的常用剂量为 2 mg/(kg・d)，成人的剂量常为 100 mg/d，一般累积剂量达 8～12 g 即停药。大剂量 CTX 静脉滴注治疗的方案如下：每次 0.50～0.75 g/m^2(外周血白细胞多于 4×10^9/L 时，可增量至 1 g/m^2)，以生理盐水稀释后静脉滴注，每月 1 次，共 6 次；6 个月后，每 3 个月再静脉滴注 1 次，共 6 次，总疗程为 24 个月。美国国立卫生研究院(NIH)于 1996 年最早报道此大剂量 CTX 静脉滴注疗法，认为该疗法尤其适用重症增生性Ⅳ型 LN，能改善疾病预后，减少复发。

CTX 的主要不良反应有骨髓抑制、中毒性肝炎、胃肠反应、性腺抑制(主要为男性)、脱发及出血性膀胱炎等。骨髓抑制时外周血白细胞减少，肾衰竭时更易发生，此时用药要减量。另外，用药时间过长、药物累积量过大还可能诱发肿瘤。

3.吗替麦考酚酯(mycophenolate mofetil，MMF)

MMF 是一种新型免疫抑制剂，被口服吸收后它将在肠壁和肝脏代谢为吗替麦考酚酸，后者能抑制次黄嘌呤单核苷酸脱氢酶，从而阻断鸟嘌呤核苷酸的从头合成，抑制 T 淋巴细胞、B 淋巴细胞增殖而发挥免疫抑制作用。因此 MMF 现已广泛应用于 LN 治疗。对于应用 CTX 治疗疗效欠佳者或出现毒副作用不能耐受者均可改用 MMF。成人诱导期治疗剂量一般为 1.5～2.0 g/d，维持期治疗剂量并未统一，常用 1.0 g/d。有条件时可监测药物浓度作为治疗参考。一般均与糖皮质激素联合应用。

MMF 的不良反应主要有：①胃肠道反应，腹痛、腹胀、腹泻、呕吐和食欲缺乏，主要见于治疗初期。此时可以暂时将 MMF 减量，症状缓解后再逐渐加到全量，患者多能耐受，不影响疗效。

②感染,感染是 MMF 治疗中最严重的不良反应。带状疱疹病毒、巨细胞病毒等病毒感染,细菌及霉菌感染较常见,而且已有卡氏肺孢子菌病感染的报道,严重可以致死,这必须注意。③骨髓抑制,比较少见,但还是有个别患者出现白细胞减少、贫血和血小板减少。一般 MMF 减量或停药后骨髓抑制多可以恢复。④肝功能损害。可见血清转氨酶水平一过性升高。

4.来氟米特(leflunomide,LEF)

LEF 是异噁唑类化合物,被口服吸收后在肠壁和肝脏内通过打开异噁唑环,转化成活性代谢物,后者能抑制二氢乳清酸脱氢酶,从而拮抗嘧啶核苷酸的从头合成,抑制激活状态下的淋巴细胞增殖,发挥免疫抑制作用。LEF 适合于 SLE(包括 LN)的治疗。LEF 治疗 LN 的起始剂量为1 mg/(kg·d),最大不超过 50 mg/d,连续服用 3 d,然后改为 20～30 mg/d,继续服用半年。缓解期服用 10～20 mg/d 维持治疗。一般用来氟米特与糖皮质激素联合治疗。

LEF 的不良反应主要有消化道症状(恶心、呕吐及腹泻等,症状轻重与剂量相关),肝脏损害(可逆性转氨酶升高),外周血白细胞计数下降,感染。另外,还可见皮疹及脱发。

5.环孢素 A(cyclosporin A,CsA)

CsA 为钙调神经磷酸酶抑制剂,能抑制白介素-2(IL-2)产生,从而选择性抑制 T 辅助细胞及 T 细胞毒细胞效应,发挥免疫抑制作用。常用剂量为 3～5 mg/(kg·d),分 2 次口服,服药期间需监测并维持其血浓度谷值为 100～200 ng/mL。出现明显疗效后,缓慢减量至维持量 1.0～1.5 mg/(kg·d),必要时可服 1～2 年。若以 CsA 与糖皮质激素联合治疗,后者的起始剂量应减半,如泼尼松 0.5 mg/(kg·d)。

CsA 的主要不良反应有肾毒性、肝毒性、高血压、高尿酸血症、震颤、多毛症和齿龈增生,并偶见高钾血症。CsA 的肾毒性分为急性及慢性,前者与 CsA 起始用药剂量过高相关,为肾前性急性肾损害,及时停药多能完全恢复;慢性肾毒性是长期应用 CsA 导致的肾间质纤维化,是不可逆性不良反应,应对其高度警惕,因此临床应用 CsA 治疗时,需密切监测血清肌酐水平的变化,若血清肌酐水平较基线升高 30%,即应减量或停药。

6.他克莫司

他克莫司又称为普乐可复及 FK506,是一种新型的免疫抑制剂,与 CsA 一样属于钙调神经磷酸酶抑制剂,其作用机制也与 CsA 相似。临床上他克莫司的起始用量为 0.05～0.10 mg/(kg·d),分 2 次空腹服用。用药期间须每月监测血药浓度,目标谷浓度一般为 4～8 ng/mL,如果超过此值或出现明显不良反应时应减量。6 个月后如病情缓解,应逐步减少剂量。同 CsA 一样,若与糖皮质激素联合治疗,后者的起始剂量应减半。

他克莫司的不良反应在某些方面与 CsA 相似,如肾毒性、肝毒性、高血压、震颤、高钾血症,另外还可以引起血糖水平升高,但是齿龈增生及多毛症罕见。其毒副作用与药物剂量相关,因此治疗过程中应密切检测血药浓度。

7.硫唑嘌呤(azathioprine,AZA)

AZA 是具有免疫抑制作用的抗代谢药物,主要抑制 T 细胞介导的免疫反应,可用于 LN 的维持治疗,剂量为 1～2 mg/(kg·d)。不良反应主要是骨髓抑制、肝损害、胃肠道反应等。用药期间一定要密切监测外周血白细胞的变化,警惕严重骨髓抑制作用发生。

8.羟氯喹(hydroxy chloroquine,HCQ)

抗疟药羟氯喹能阻断抗原呈递,调节免疫反应,抑制炎性细胞因子产生,减轻炎症反应,故已被应用于 SLE 的治疗。2012 年,改善全球肾病预后组织(KDIGO)制定的肾小球肾炎临床实践指南指出，若无禁忌证，应对所有类型的 LN 用羟氯喹治疗，指南推荐的最大用量为 6.0～6.5 mg/(kg·d)，现在临床上常每天服药 2 次，每次 0.1～0.2 g。羟氯喹对血象、肝肾功能影响小，主要不良反应为视力减退，服药期间应定期做眼科检查，并建议每服药半年，即停药 1 个月，以减少视力损害。

9.丙种球蛋白

静脉输注大剂量丙种球蛋白治疗 SLE(包括 LN)的作用机制尚未完全清楚，可能与其封闭巨噬细胞及 B 细胞上 Fc 受体，活化 T 抑制细胞 CD8，从而减少自身抗体产生相关。常用剂量为 400 mg/(kg·d)，连续 5 d 为 1 个疗程，必要时可重复治疗。一些小型非对照研究结果显示此治疗对活动性 SLE(包括 LN)有效，但是尚缺高质量的循证医学证据。学者认为，此治疗方法尤其适用于合并感染而不能应用糖皮质激素及其他免疫抑制剂治疗的患者。静脉输注大剂量丙种球蛋白的不良反应较少，偶见发热及变态反应。

10.其他免疫治疗措施

(1)血浆置换治疗：理论上讲，血浆置换可以清除 SLE 患者的致病自身抗体、循环免疫复合物、凝血因子等，从而对疾病发挥有益效应。但是，临床实践中血浆置换对 LN 的疗效并未肯定。1992 年，一项大样本随机对照多中心试验的研究结果被公布，该研究对 46 例严重 LN 患者采用泼尼松和 CTX 治疗，对另外40 例采用上述药物联合血浆置换治疗(每周置换 3 次，共 4 周)，平均随访 136 周，两组结局并无差异，血浆置换并未改善疾病预后。为此，目前国内外指南均不推荐把血浆置换作为 LN 的常规治疗。尽管如此，血浆置换对下列 LN 患者仍然可能有益：①LN 合并严重的肺出血、狼疮性脑病、抗磷脂抗体综合征或狼疮相关性血栓性血小板减少性紫癜(TTP)患者。②常规药物治疗无效的重症患者。③因为骨髓抑制等不能应用细胞毒性药物的患者。因此，在上述情况下仍可考虑应用血浆置换。

(2)免疫吸附治疗：免疫吸附疗法能选择性地清除患者血液中的内源性致病因子，从而达到净化血液和缓解病情的目的。免疫吸附目前已经广泛用于自身免疫疾病的治疗。对重症狼疮患者，免疫吸附治疗可能较血浆置换更有效。

(3)造血干细胞移植治疗：对于严重的顽固性 SLE(包括 LN)可以进行造血细胞和免疫系统的深层清除，随后进行造血干细胞移植，有可能缓解甚至治愈 SLE，具有一定的应用前景，目前还在研究和论证之中。

(三)新的治疗策略及在开发的新生物制剂

1.多靶点疗法

LN 的免疫介导炎症发病机制非常复杂，在这种情况下，单独用一种药物，专攻某一种病变很难全面奏效。2005 年，我国肾病学家黎磊石院士提出了针对重症 LN 患者的多靶点免疫疗法，即联合应用激素、MMF 及他克莫司进行治疗，利用它们作用于不同疾病环节的协同作用提高疗效，并通过减小药物剂量而减少不良反应。

2.生物制剂治疗

(1)贝利木单抗：2011 年，贝利木单抗同时被美国食品药品监督管理局(FDA)和欧洲药品审理部门批准用于 SLE 的治疗，是近十年来第一个被批准治疗 SLE 的新药。它是一个完全针对人B 淋巴细胞刺激物(BLyS)的单克隆抗体，BLyS 也被称作 B 细胞活动因子(BAFF)，是一种为 B 细胞提供生存信号的细胞因子，在 SLE 患者中过表达。应用贝利木单抗抑制 BlyS 导致循环中的 $CD20^{+}$ B 淋巴细胞和短效浆细胞亚型减少，从而发挥免疫抑制作用。

两个应用贝利木单抗联合泼尼松、免疫抑制剂或抗疟药治疗活动性 SLE 患者的Ⅲ期临床试验已证明贝利木单抗在减少疾病活动性和复发方面有效。这两个临床试验均未纳入严重活动的 LN 患者，但贝利木单抗在纠正抗 dsDNA 抗体和低补体水平上的显著效果，提示它对 LN 也可能有益。

(2)利妥昔单抗和奥瑞珠单抗：利妥昔单抗是抗 CD20 嵌合体的单克隆抗体，能溶解前 B 淋巴细胞体和成熟 B 淋巴细胞，发挥免疫抑制效应。2008 年，欧洲风湿病防治联合会(EULAR)制定的“系统性红斑狼疮治疗推荐”总结，一些小的非对照短期治疗观察已显示，约 50%的 CTX 治疗抵抗的 SLE 患者改用利妥昔单抗后病情能显著改善。2012 年美国风湿病学会(ACR)公布的“狼疮性肾炎筛查、治疗及管理指南”明确提出，利妥昔单抗可以应用于 MMF 或静脉 CTX 诱导治疗无效的患者。①利妥昔单抗最常见的不良反应是感染，输液反应也较多见(多发生于首次静脉滴注时)，而最值得关注的不良反应是进行性多灶性脑白质病，2006 年，美国 FDA 已为此发出警告。②一项应用完全人化的抗 CD-20 单克隆抗体奥瑞珠单抗与糖皮质激素和 MMF 或 CTX 联合治疗 LN 的Ⅲ期临床试验正在进行中。

(3)其他生物制品：包括依帕珠单抗(抗 CD22 的人源性单克隆抗体)，阿巴他塞(通过与 CD28 竞争性结合 CD80/86，来阻止 T 细胞活化)，阿塞西普(是一种重组融合蛋白，能影响 B 细胞发育，减少 B 细胞数量)，阿贝莫司(为 B 细胞耐受原，可与 B 细胞抗 dsDNA 抗体交联而诱导 B 细胞产生免疫耐受)等，它们都具有免疫抑制作用，那么能否用于 SLE 及 LN 治疗，目前尚无研究，还有待今后临床试验观察。目前不建议将肿瘤坏死因子(TNF)拮抗剂及白介素-1(IL-1)受体拮抗剂用于 LN 的治疗。

(四)狼疮性肾炎治疗临床实践指南

近年 LN 治疗已有不少进展，许多国家的风湿病或肾病学会或组织纷纷发布了各自的 LN 治疗指南或推荐意见。新的指南是 2012 年 ACR、欧洲风湿病防治联合会/欧洲肾脏协会-欧洲透析和移植协会(EULAR/ERA-EDTA)及 KDIGO 分别发表的 LN 治疗指南，现将这些指南的主要内容简述如下。

1.Ⅰ型和Ⅱ型狼疮性肾炎

KDIGO 指南建议，Ⅰ型 LN 应根据 SLE 的肾外临床表现来决定治疗；Ⅱ型 LN 尿蛋白水平＜3 g/d的患者也应根据 SLE 的肾外临床表现来决定治疗；对Ⅱ型 LN 尿蛋白水平＞3 g/d 的患者，则应使用糖皮质激素或钙调神经磷酸酶抑制剂进行治疗，具体方案与治疗微小病变肾病相同(证据强度 2D)。而 ACR 指南对于Ⅰ型或Ⅱ型 LN 患者的肾脏损害，不建议使用免疫抑制疗法。

2.Ⅲ型和Ⅳ型狼疮性肾炎

(1)Ⅲ/Ⅳ型 LN 的诱导治疗：KDIGO 指南和 ACR 指南均推荐应予以糖皮质激素联合 CTX 或 MMF 进行治疗(证据强度 1A 和 1B)。ACR 指南推荐先用甲泼尼龙，静脉滴注冲击(500～1 000 mg/d)3 d，然后再给予足量激素，口服，认为用上述方案治疗半年无效时，宜将其中 CTX 换成 MMF，或将 MMF 换成 CTX，如果再无效，对某些病例可考虑用利妥昔单抗治疗。而 KDIGO 指南建议，如果经过上述方案治疗 3 个月，患者病情未控制反而恶化(血清肌酐上升，尿蛋白增加)时，则应改变治疗方案，或重复肾活检来指导后续治疗。

(2)Ⅲ/Ⅳ型 LN 的维持缓解治疗：KDIGO 指南及 ACR 指南均推荐用 AZA 或 MMF 联合小剂量糖皮质激素(剂量≤10 mg/d)进行维持治疗(证据强度 1B)。当患者不能耐受上述治疗时，KDIGO 指南建议，可改为钙调神经磷酸酶抑制剂及小剂量糖皮质激素治疗。

3.Ⅴ型狼疮肾炎

(1)对于单纯Ⅴ型 LN 呈现非肾病水平蛋白尿及肾功能正常的患者,KDIGO 指南推荐应用抗蛋白尿及抗高血压药物治疗,至于是否需用糖皮质激素和免疫抑制剂,指南认为应根据 SLE 的肾外表现来决定(证据强度 2D),而 ACR 指南对这部分患者未提出建议。

(2)对于单纯Ⅴ型 LN 并呈现肾病水平蛋白尿的患者,KDIGO 指南建议用糖皮质激素联合免疫抑制剂进行治疗,后者包括 CTX(证据强度 2C)、钙调神经磷酸酶抑制剂(证据强度 2C)、MMF(证据强度 2D)或 AZA(证据强度 2D);而 ACR 指南推荐用糖皮质激素联合 MMF 或 CTX 治疗。

(3)对于伴增殖性病变的Ⅴ型 LN 患者,即Ⅴ+Ⅲ或Ⅴ+Ⅳ型患者,KDIGO 指南及 ACR 指南均认为治疗方案应与Ⅲ型或Ⅳ型相同。

4.Ⅵ型狼疮性肾炎

KDIGO 指南推荐,此型患者需根据 SLE 的肾外表现来决定是否使用糖皮质激素及免疫抑制剂治疗,而 ACR 指南对于这部分患者未提出建议。

5.狼疮性肾炎的辅助治疗

KDIGO 指南及 ACR 指南都指出,若无禁忌证,应对所有类型的 LN 患者均加用 HQC 作为基础治疗;除此之外,ACR 指南还强调应用肾素-血管紧张素系统拮抗剂、进行降血压及调血脂治疗在 LN 基础治疗中的重要性。

关于复发性 LN、难治性 LN、合并血管病变(血管炎、微血管病等)的 LN 以及 LN 孕妇的治疗,KDIGO 指南和 ACR 指南也都给出推荐意见或建议。

除了 KDIGO 及 ACR 指南外,EULAR/ERA-EDTA 指南也对成人和儿童 LN 的治疗做了如下推荐:①对于Ⅲ/Ⅳ型 LN 或Ⅲ/Ⅳ型+Ⅴ型 LN 患者,推荐采用 CTX 或 MMF 联合糖皮质激素进行治疗。②对于单纯Ⅴ型 LN 伴大量蛋白尿的患者,也推荐采用 CTX 或 MMF 联合激素治疗。③对于Ⅱ型 LN 尿蛋白水平>1 g/d,用肾素-血管紧张素系统拮抗剂治疗无效的患者,推荐用小至中等剂量糖皮质激素治疗,如泼尼松 0.25~0.50 mg/(kg·d),或用上述剂量激素与 AZA 联合治疗。④对于Ⅰ型 LN 合并足细胞病的患者,可考虑用糖皮质激素联合免疫抑制剂治疗。

这三个 LN 治疗指南的发布对于规范临床实践具有重要的指导意义,但是任何指南的制定均是基于现有的证据,都有其特定的背景,不可避免地具有一定的局限性。因此在应用指南时,一定要结合自己国家的国情,特别要结合每例患者的具体病情,来个体化地制订出最合理治疗方案。

(五)狼疮性肾炎的预后和复发

影响 LN 预后的因素颇多。男性、高血压、大量蛋白尿、血清肌酐水平升高、贫血、白细胞及血小板减少、抗 dsDNA 抗体滴度高及低补体血症,均被认为是影响预后的临床因素;而新月体比例、肾小球硬化及间质纤维化程度以及肾脏血管病变,是影响预后的重要病理指标。研究还发现,诱导治疗 6 个月后重复肾活检,观察病理指标的变化,将有助于判断 5 年内肾功能不全发生的风险。此外,LN 的预后还与治疗因素相关,积极的诱导治疗及其后的长程维持治疗,可以使患者病情持续缓解、不复发。

一般而言,Ⅰ型和Ⅱ型 LN 患者除非转型,一般预后较好。增殖性病变只累及少数肾小球的Ⅲ型 LN 患者对药物治疗反应较好,5 年内终末期肾病发生率<5%。而肾小球有坏死性病变

和/或新月体形成的Ⅲ型 LN 患者预后与Ⅳ(A)型 LN 患者类似。多数研究认为Ⅳ型 LN 的预后不佳，Ⅳ-S 型患者的预后较Ⅳ-G 型更差。V 型LN 患者的肾功能减退相对缓慢，5 年肾存活率、10 年肾存活率分别为96.1%、92.7%。

SLE 复发在临床上较常见，27%～66%的患者会出现 SLE 复发。肾病复发的表现包括出现明显的血尿及无菌性白细胞尿，尿蛋白排泄量增加和血清肌酐水平上升。LN 复发与肾功能减退风险的增加独立相关，因此对治疗缓解的 SLE 患者，一定要定期检验狼疮活动指标(补体 C_3 水平及自身抗体滴度等)及肾病状况(尿化验及肾功能检测等)。若复发，就要尽早重新开始诱导治疗，研究显示，绝大部分的 LN 复发患者的病情通过再次诱导治疗仍能缓解。

(六)对狼疮性肾炎治疗的展望

近年来，随着遗传学、免疫学、细胞分子生物学的发展，SLE 及 LN 发病机制中的免疫-炎症级联反应环节已被日益了解，这对寻找更具靶向性、更有效及毒性更小的治疗药物提供了前提。实际上，近年来已涌现出不少很有希望的新药物(如针对不同靶抗原的单克隆抗体及一些新型生物制剂)及新疗法(如免疫系统深层清除后的造血干细胞移植)，它们很可能打破传统免疫抑制治疗模式，为 SLE 及 LN 带来新希望。但是，这些药物及疗法价格昂贵和/或需要一定特殊的医疗条件，从而限制了它们的临床应用，更难以组织大规模前瞻随机对照试验，对疗效及不良反应进行评价，需要尽力改变这种局面。

现在能应用于治疗 SLE 及 LN 的免疫抑制剂的确不少，除了糖皮质激素及 CTX 这些已于临床用了几十年的药物外，而且近 20 年又涌现出了一些疗效不错的新药，如 MMF 及钙调神经磷酸酶抑制剂。对于上述药物的应用，指南已提出了一些推荐意见及建议，但是还需要从临床实践中去摸索更多经验，尤其是如何减少它们在治疗中的不良反应。临床医师都知道，在已有不少强效免疫抑制剂可供选用的今天，SLE 患者死于狼疮活动已越来越少，而死于治疗不良反应(尤其是严重感染)却越来越多，这是一个必须高度关注的问题。

(彭红英)

第二节 原发性干燥综合征肾损害

干燥综合征(Sjögren syndrome，SS)是一种自身免疫性慢性炎症性疾病，以淋巴细胞(特别是 $CD4^+$ T 细胞)和浆细胞在唾液腺、腮腺、泪腺浸润为特征。根据其是否伴有其他结缔组织病(如类风湿关节炎、系统性红斑狼疮、进行性系统性硬化)而分为原发性及继发性。本节主要讨论原发性干燥综合征。其确切病因尚未明了，可能与遗传、病毒感染、自身抗体产生及一些细胞因子的分泌有关。SS 也能影响肾脏等其他非外分泌器官。所报道的肾脏受累的发生率变化范围很大(2%～67%)，部分变化与对该病肾脏受损的不同定义有关。

一、发病机制

原发性干燥综合征与遗传有一定关系。在患者家族中，该病和其他自身免疫疾病的发生率较高。腺上皮细胞 HLA-DR 高水平表达，这些细胞可能为入侵的 T 细胞递呈抗原(病毒或自身抗原)，随后产生细胞因子，这些细胞因子在该病的致病中发挥一定作用。也有证据显示 SS 与

B细胞激活、自身抗体的产生及其B细胞的恶变有关。至于这些改变是如何导致临床症状的仍不十分清楚。有研究表明 DQA_1 和 DQA_2 分别与SS-A(La)、SS-B(Lo)抗体的形成有关,这些自身抗体与该病的发生有关。除HLA基因外,促白介素(IL-10)产生的基因也能影响T辅助细胞亚群的平衡,从而有利于对外分泌腺产生细胞介导的损伤。

很多研究发现,病毒感染在SS的发生过程中起一定的作用,其中EB病毒、丙型肝炎病毒、HIV及HTLV-1逆转录病毒均被报道与SS致病相关。

二、病理

肾病理改变为中至重度的小管间质肾炎伴T细胞和浆细胞的浸润。免疫组化显示75%的浸润细胞为T细胞,10%为B淋巴细胞,也有许多浆细胞。有些患者可出现肉芽肿伴葡萄膜炎,提示可能存在结节病或TINU综合征(小管间质性肾炎及葡萄膜炎综合征)。慢性病例可出现小管萎缩和间质纤维化。相比较而言,肾小球多无明显病变或轻度非特异性的肾小球改变,包括节段性系膜细胞增生、系膜基质增生、小球周围纤维化等,这些变化通常继发于小管的改变。少数患者有严重的肾小球病变,病理改变包括膜性、局灶节段增生性、弥漫增生性肾小球病变,出现这些病变时,需考虑合并其他自身免疫疾病的可能。亦可发现坏死性动脉炎和小动脉炎,SS合并血栓性血小板减少性紫癜(TIP)的患者中常见肾小球毛细血管及小动脉透明血栓形成。免疫荧光镜可见IgG、IgM、C_3 在局部的小管基底膜沉积,肾小球一般无累及。电镜改变研究甚少,大多数患者肾小球改变为非特异性,仅很少患者可见膜性、局灶或弥漫增生性肾小球肾炎及血栓性微血管病变等超微结构的变化。

三、临床表现

病程缓慢,主要见于女性(90%),平均发病为年龄44～54岁。原发性干燥综合征除口眼干燥外,极易累及其他器官,如神经病变、肌变、雷诺现象、间质性肺炎、胸膜炎、淋巴结炎、关节痛、肾脏病变。

SS肾脏累及的临床表现多样化,间质性肾炎通常仅为轻度血肌酐水平升高,尿检呈相对良性改变,小管功能异常包括Fanconi综合征、Ⅰ型(远端)肾小管酸中毒(RTA)、肾性尿崩(尿浓缩能力下降)及低血钾等。小球累及在SS中较间质性肾炎少见,以膜性肾炎及膜增生性肾炎多见,其致病机制及其与SS病因间的关系还不十分清楚,也可出现进行性肾小球硬化和慢性肾功能不全。出现大量蛋白尿、水肿及肾功能不全常提示伴有SLE或混合性冷球蛋白血症。SS患者的尿路感染发生率增加,这可能与其黏膜及局部免疫屏障受损相关。此外,SS患者尿石形成、肾钙化等发生率亦较高。

四、诊断

SS的肾脏病变为非特异性,有典型的口眼干燥表现以及腮腺活检发现淋巴细胞浸润,要考虑到此病,但必须注意鉴别。结节病(类肉瘤病)有时也会有很类似的表现,而口干有时可由不同药物引起。该病常有高γ球蛋白血症,自身免疫抗体抗Ro(SSA)及抗La(SSB)对SS相对较为特异性,如其存在能帮助临床诊断。对成年人原因不明的肾小管酸中毒、肾性尿崩症及原因不明的进行性肾功能损伤者均应注意鉴别有无该病存在。对有肾脏损害者,应进一步检查以了解其受损部位和程度。由严重低钾血症引起的肌肉麻痹及呼吸暂停亦见报道。此外,诊断本综合征时,必须注意鉴别有无其他结缔组织病。唾液腺造影检查有助于在症状明显之前明确诊断。

五、治疗

以对症及支持治疗为主，一般病例不需要用糖皮质激素或免疫抑制剂。发生间质性肾炎时，激素治疗通常有益。如果损伤为可逆性的，在治疗数周后肾功能通常可得到改善，很少发展为终末期肾衰竭。当广泛间质性肾炎伴肾功能显著受损时，可尝试给予激素及免疫抑制剂联合治疗。肾小管酸中毒者，可补充枸橼酸钠和钾以纠正酸中毒和低血钾。尿浓缩功能障碍一般无须特别治疗，除非有血容量不足及脱水症状。当有肾小球病变时，首先要区分为SS原发病变还是与其相关的其他结缔组织病（如SLE）所致。当存在较严重的进展性肾功能损害或肾小球炎症改变时，可用肾上腺皮质激素及环磷酰胺治疗。有报道称此类肾小球肾炎可发生自发性缓解。

（彭红英）

第三节　类风湿性关节炎肾损害

一、概述

类风湿性关节炎（rheumatoid arthritis，RA）是以对称性、进行性及侵蚀性的关节炎为主要临床表现的系统性自身免疫疾病。该病可发生于任何年龄，随着年龄的增长，发病率也随之增高。女性高发年龄为45～55岁。性别与RA发病关系密切，女性患者为男性患者的3倍。除侵犯软骨及骨质形成关节畸形之外，可有系统性脏器损害。在关节外的系统性损害中，以肺、胸膜及心包受累为多见，也可发生肾损害。

RA肾损害既可由RA疾病本身，也可由治疗药物的不良反应引起。临床类型包括RA原发性肾损害、血管炎、继发性肾淀粉样变和药物性肾损害等。RA肾损害并非少见，其确切发生率尚不清楚。文献报道为20%～100%，主要与肾损害的判断标准、病例选择、RA的严重程度不同等有关。尸检及肾活检资料提示RA患者肾受累的发生率达100%，这与狼疮性肾炎相类似。以尿检异常为准，则肾损害的发生率20%～55%。有报道称对235例RA患者平均观察42个月，结果持续血尿者43例，持续蛋白尿者17例，血肌酐水平升高者14例，发生率为30.21%。

二、入院评估

（一）病史询问要点

（1）询问患者的性别、年龄、起病时间。

（2）询问关节的症状，如对称性、进行性的多关节红、肿、热、痛，畸形及功能障碍。

（3）询问关节外的症状，如全身症状（发热、消瘦）、眼部症状（眼干）、耳部症状（听力下降、耳鸣）、呼吸系统症状（喉痛、吞咽困难、咳嗽、呼吸困难）、循环系统症状（心悸、气短）、消化系统症状（恶心、食欲缺乏、腹痛）、皮肤血管症状（皮下结节、紫癜、溃疡、青斑、肢端感觉异常）。

（4）询问肾损害的症状，如乏力、多尿、少尿、泡沫尿、血尿、夜尿增多、高血压和体表水肿。

（5）询问诊治情况、临床化验及检查结果、当地医院给出的诊断及治疗措施等，尤其是服用镇痛剂、金制剂、青霉胺药物的种类、剂量和疗程。

(二)体格检查要点

(1)检查关节损害的体征,如双手、双足、膝关节、肘关节、肩关节红、肿、热、痛、畸形、活动障碍。

(2)检查皮肤血管损害的体征,如皮疹、皮肤溃疡、类风湿结节、雷诺现象。

(3)检查肾损害的体征,如贫血面容、体表水肿及浆膜腔积液、高血压、输尿管点压痛、肾区叩痛。

(4)检查其他体征,如发热、肝大、脾大、淋巴结肿大。

(三)门诊资料分析

(1)做血常规检查,常有轻度贫血及血小板增多,尤其在病情活动时更为明显。发生肾功能不全时可出现贫血加重。

(2)做尿常规检查,可有血尿、不同程度的蛋白尿、管型尿及无菌性白细胞尿等。

(3)做血生化检查,肾功能和肾小球滤过功能常有轻度损害,偶有严重损害。服用 NSAIDs 类药物和发生肾功能不全的患者的尿酸水平也可升高。

(4)免疫学检查:①类风湿因子(RF)是抗人或抗动物 IgG Fc 片段上抗原决定簇的特异性抗体。常见的有 IgG、IgA、IgM 和 IgE 型。IgM 型主要见于 RA、干燥综合征、混合性冷球蛋白血症和一些传染病。通常 RF 阳性的患者病情较重,RF 可能与关节破坏的免疫反应有关。②免疫球蛋白电泳常见人血白蛋白水平降低,球蛋白水平升高。免疫蛋白电泳显示 IgG、IgA 及 IgM 增多。③抗中性粒细胞胞质抗体(ANCA)是血管炎的标志物,核周 ANCA 阳性者易发生 RA 肾损害。有时 RA 血管炎仅局限于肾,故对于伴有发热、体重下降等结缔组织疾病表现、肾损害及尿检异常等 RA 患者应经常检测 ANCA。④在 RA 患者中抗核抗体(ANA)的阳性率为 10%～20%。⑤血清补体水平多数正常或轻度升高,重症者及伴关节外病变者可下降。

(5)红细胞沉降率(ESR)及 C 反应蛋白(CRP):RA 患者处于疾病活动期时,常伴有 ESR 加快和血清 CRP 阳性。所以,这两项实验室检查对评价 RA 的病情有一定帮助。

(6)肾超声:大部分 RA 患者为双肾的超声正常,某些患者可见双肾实质回声增强,血流阻力增大或肾结石。急性肾功能不全可出现双肾增大,慢性肾功能不全晚期可发生双肾萎缩。

(7)X 线:早期 RA 患者的关节 X 线检查可无阳性发现。关节部位骨质疏松可以在起病几周内即很明显。关节间隙减少和骨质侵蚀提示关节软骨消失,只出现于病程持续数月以上者。半脱位、脱位和骨性强直为更后期的现象。当软骨损毁,可见两骨间的关节面融合,丧失原来关节的迹象。弥漫性骨质疏松在慢性病变中常见,并因激素治疗而加重。股骨头无菌性坏死的发生率高,亦可因用皮质类固醇治疗而增多。

(四)继续检查项目

(1)抗角蛋白抗体(AKA)是一种抗鼠角质成分的抗体,是 RA 最特异的标记物,但敏感性较差。36%～59%的 RA 患者的抗体为阳性。AKA 在早期 RA 患者体内就可出现,甚至在患者确诊发病之前数年就可查出。

(2)肾小管功能检查 24 h 尿电解质,尿酸化功能(氯化铵负荷试验、可滴定酸等),24 h 尿比重,尿渗透压,血、尿 β_2-微球蛋白,尿 NAG 酶。小管间质性肾炎随着小管功能减退,可出现尿钾、尿钠排泄增多,肾小管酸中毒,尿比重和尿渗透压的变化。血 β_2-微球蛋白可以自由通过肾小球,在近端肾小管全部被重吸收,尿 β_2-微球蛋白含量增多,则表明近端肾小管重吸收功能受损。

尿 NAG 酶则是肾小管损伤的早期指标。

(3)肾活检可确定肾损害的程度、类型,指导治疗,减少 RA 导致慢性肾衰竭的发生。

(五)门诊医嘱示范

(1)注意休息,避免受凉,预防呼吸道、泌尿道、消化道感染。

(2)适当运动。在急性病期应绝对卧床休息,慢性期稳定期不可因关节疼痛而放弃功能锻炼。功能锻炼包括体操、关节操、太极拳等。

(3)注意营养,注意优质蛋白质和高维生素食物及钙剂的摄入。高血压患者应选择低盐、低脂饮食。

(4)按时服药:雷公藤多苷 20 mg,口服,一天 3 次或来氟米特 40 mg,连续服用 3 d 后改为 20 mg,口服,一天 2 次。碳酸钙片 1 000 mg,口服,一天 3 次。鲑鱼降钙素鼻喷剂 1 喷,一天 3 次。骨化 3 醇胶囊 0.25 μg,口服,一天 2 次。阿仑膦酸钠片 10 mg,口服,一天 2 次。小苏打水 20 mL,漱口,一天 3 次。氯己定含漱液 20 mL,漱口,一天 3 次。

(5)建议行肾穿刺活检术进行肾病理诊断,住院证已开。

(6)如果未住院,监测血压,定期随诊,复查血常规、尿常规、粪便常规+潜血、肝功能、肾功能、电解质、ESR、RF 等。

(7)避免肾毒性药物。

三、病情分析

(一)基本诊断

1.RA 的诊断

因为晚期类风湿患者已出现多关节病变及典型畸形,所以诊断多无困难。但该病早期极少数关节受累病例,诊断时常有困难,需要临床进行进一步的密切观察。目前,对于 RA 的诊断,各国有不同的标准。1987 年,美国风湿协会提出了经过修改的诊断标准,共 7 项,许多国家都采用这项标准。

(1)晨僵至少 1 h,持续至少 6 周。

(2)3 个或 3 个以上的关节炎肿胀持续至少 6 周。

(3)腕关节、掌指关节或近侧指间关节肿胀 6 周或以上。

(4)对称性关节肿胀。

(5)有类风湿结节。

(6)RF 为阳性。

(7)手及腕部前后位的 X 线片显示骨质侵蚀或骨质疏松。

符合以上 7 项中的 4 项即可诊断 RA。

2.肾损害的诊断

当风湿性关节炎患者出现蛋白尿、镜下血尿、无菌性白细胞尿、肾小管功能损害(如低钾性酸中毒、夜尿增多、尿酶及尿内微量蛋白增多)及进行性肾功能减退,应考虑 RA 肾损害。RA 肾损害起病隐匿,早期可无临床表现,甚至只能在肾活检时发现肾的病理改变,早期易误诊为尿路感染及漏诊。

RA 患者常无明显急性肾功能损害的表现。在病史较长的 RA 病例中,可能某种诱因导致病情迅速发展为慢性肾功能不全甚至尿毒症。有许多因素可使 RA 患者的肾受损,以治疗药物、淀粉样变性、血管炎常见。事实上，确定晚期 RA 合并肾损伤的病因非常困难，早期 RA 患者出现药物诱导肾异常比淀粉样变性、血管炎以及慢性间质病变多见。故提倡有条件者对 RA 患者早期进行肾活检和免疫学检查及血、尿 β_2-微球蛋白、尿 NAG 酶等的监测。

（二）临床类型/临床分期

RA 肾损害主要包括以下方面：RA 原发性肾损害、血管炎、继发性肾淀粉样变和药物性肾损害等。

1.RA 原发性肾损害

（1）系膜增生性肾小球肾炎（MSPGN）：最为常见，占 RA 肾损害的 1/3 以上。患者多表现为镜下血尿伴或不伴有蛋白尿，少数表现为肾病综合征（nephrotie syndrome，NS），肾功能不全较为少见。肾病理表现为系膜细胞增生，基质增多，肾小球基底膜无明显变化，免疫荧光可见系膜区 IgA 和/或 IgM、C_3 颗粒状沉积，也可免疫荧光全部为阴性，电镜下可见系膜区电子致密物。

（2）膜性肾病（MN）RA：原发性 MN 与继发性 MN 之比为 1∶4～1∶2。RA 原发性 MN 临床表现为 NS、持续性蛋白尿和/或血尿。病理表现为肾小球基底膜增厚，晚期可见系膜基质增多，毛细血管腔闭塞，免疫荧光可见上皮下免疫复合物沉积，以 IgG 为主。

（3）膜增生性肾炎（MPGN）和新月体肾炎：RF 免疫复合物沉积，引起系膜细胞增殖及内皮细胞反应增强，可导致 MPGN，但 RA 引起 MPGN 报道较少。由于体液及细胞免疫异常导致肾小球免疫复合物沉积，故 RA 也可伴有新月体肾炎，可突发肾功能不全，新月体形成，免疫荧光可见 IgG、IgM、C_3 颗粒状沉积于肾小球周围。

2.血管炎

约 24%的患者可有类风湿性血管炎引起的肾损害，多发生在侵蚀性关节炎及有显著结节形成的患者中。肾受累临床上可出现高血压、血尿和蛋白尿，少数表现为 NS、急性肾衰竭。病理表现为肾小血管节段性坏死，肾小球弥漫性细胞增生，新月体形成，肾小管萎缩坏死，肾间质水肿。晚期肾小球硬化，肾小管萎缩，间质纤维化。大部分免疫荧光免疫复合物为阴性。约 20%的病例电镜下可见细小散在的电子致密物。类风湿性血管炎肾外表现包括皮肤溃疡、神经病变、脾大、皮下结节、指甲和指趾的梗死、高滴度的 RF 和低补体血症等，血清可有 p-ANCA 呈阳性。

3.继发性淀粉样变

20%长期严重的 RA 患者可并发继发性淀粉样变。淀粉样变肾病患者均有不同程度的蛋白尿，1/3～1/2 表现为 NS，易并发肾静脉血栓，晚期可出现高血压及氮质血症，肾外表现还有肝大、脾大、肝功能减退等。肾病理表现为肾小球体积增大，淀粉样物质在肾小球基底膜及系膜区、肾小管间质和血管处沉积，基底膜增厚，晚期毛细血管腔阻塞。刚果红染色为阳性。免疫荧光检查可见较弱的免疫球蛋白和 C_3 在肾小球毛细血管壁、系膜区、肾小管壁和间质小动脉壁沉积。电镜下可见系膜区和基底膜有特征性的无分支的排列紊乱的淀粉样纤维结构。RA 淀粉样变可与 MN 同时或先后发生，也可与系统性血管炎和新月体肾炎同时发生。

4.药物性肾损害

（1）继发于非甾体抗炎药（NSAIDs）的肾损害：NSAIDs 肾损害表现为可逆性急性肾衰、伴或不伴 NS 的小管间质性肾炎、肾乳头坏死及 MN 等。小管间质性肾炎常有血尿、白细胞尿和蛋白尿，可合并 NS 及肾衰竭。早期肾小管功能减退，夜尿增多，肾小管酸中毒，无菌性脓尿，伴有肉眼血尿的肾绞痛。晚期肾浓缩功能明显下降，肾性失钠，高氯性酸中毒，尿路感染，有肾结石，肾乳头坏死，高血压，肾衰竭等。NSAIDs 小管间质性肾炎预后良好，几乎所有的早期患者在停药后肾功能恢复，NS 缓解。对合并 NS 及肾活检显示广泛炎细胞浸润者，糖皮质激素可获得良好疗效。终末期肾衰及未完全停用 NSAIDs 者预后较差。伴难治性高血压、高尿酸血症、尿路梗阻、局灶性肾小球硬化者的肾功能在停用 NSAIDs 后也常缓慢恶化，预后不佳。NSAIDs 引起的 MN 发病快，停药后临床缓解需要 10～40 周，一般不会复发。

(2)继发于青霉胺的肾损害：用青霉胺治疗时间越长，剂量越大，越易出现肾损害。蛋白尿一般发生于用青霉胺治疗后 4～18 个月。青霉胺用量>500 mg/d 易出现蛋白尿，严重者出现 NS。发生 NS，主要病理表现为 MN。青霉胺也可引起 MSPGN、新月体肾小球肾炎和狼疮样表现。电镜下可见上皮细胞足突间免疫复合物(含有 IgG 和 C3)。停药，必要时服用小剂量泼尼松，蛋白尿很快消失。

(3)继发于金制剂的肾损害：金制剂治疗 RA 较易发生蛋白尿、血尿，但较少发生 NS，主要病理表现为 MN。电镜下可见上皮细胞足突间免疫复合物(含有 IgG 和 C3)。停用金制剂并使用糖皮质激素数月后，蛋白尿、血尿可改善或缓慢消失。

(4)继发于环孢素 A(CsA)的肾损害：CsA 相关性肾病分为急性 CsA 相关性肾病和慢性 CsA 相关性肾病。急性 CsA 相关性肾病的临床表现为急性可逆性肾衰竭、溶血性尿毒症综合征、动静脉栓塞等，病理可见急性肾小管坏死、肾间质充血水肿，肾小球轻度系膜基质增生。慢性 CsA 相关性肾病一般发生于应用 CsA 1 年以上者，表现为蛋白尿、高血压及渐进性肾衰竭，病理可见肾小管变性萎缩，肾间质纤维化，局灶性肾小球硬化。慢性 CsA 相关性肾病预后与肾功能异常的持续时间有关。

总之，虽然肾受累的确诊来自肾活检病理诊断，但患者的临床表现和实验室检查也往往有助于鉴别诊断。例如，RA 患者发生肾功能不全主要见于肾淀粉样变性和 NSAIDs 肾损害，一般很少见于 MN 和 MSPGN。血尿主要见于 MSPGN。无应用金制剂、青霉胺和 NSAIDs 的病史，MN 的可能性比较小。而继发性淀粉样变性则主要见于长期慢性、活动性的 RA 患者。

(三)鉴别诊断

(1)该病应排除其他结缔组织病所致的肾损害，如系统性红斑狼疮、混合性结缔组织病和风湿性关节炎，还应排除原发性小血管炎、痛风等所致的肾损害以及乙型肝炎病毒感染等。①系统性红斑狼疮：典型的 SLE 的病史诊断比较容易。一些患者以四肢小关节肿痛为主要临床表现，且 RF 为阳性，较易误诊为 RA。对 SLE 的临床表现应有一个完整的认识，详细询问病史或做必要的实验室检查(如 ANA、抗 ds-DNA 抗体)有助于诊断。应当认识到 RF 虽是诊断 RA 中一项重要的检查指标，但不具有高特异性。②风湿性关节炎：多见于青少年。四肢大关节游走性关节炎，有肿痛，很少出现关节畸形。关节外症状包括发热、咽痛、心肌炎、皮下结节、环形红斑等。如患者为成人，则关节外症状不明显。但该病患者通常有明显的链球菌感染史，而且严重的关节炎症状在使用水杨酸盐药物后可得到明显改善。血清抗链球菌溶血素“O”滴度升高，血清 RF 为阴性。③痛风：该病是一种由于嘌呤代谢紊乱产生的疾病。痛风常与 RA 表现相似，也可有全身关节受累、对称性分布、关节区肿胀，以及皮下结节等。有时应用小剂量阿司匹林治疗后的 RA 患者也会出现高尿酸血症。痛风患者中有 30%出现 RF 阳性。

(2)需与原发性肾疾病区别，后者以肾疾病表现为突出，而关节症状和体征不明显，RF、AKA 等常为阴性。

(四)病因分析及发病机制

确切病因尚不明确，可能与感染、遗传、免疫等因素有关。

(1)感染:研究表明A组链球菌、奇异变形杆菌和结核分枝杆菌、EB病毒可能为RA发病的一个持续的刺激原,刺激机体产生抗体与RA患者自身蛋白发生免疫反应而致病。

(2)遗传因素:在某些家族中该病的发病率较高,调查发现人类白细胞抗原DR4与RF阳性患者有关。因此遗传可能在发病中起重要作用。

(3)性激素:男性RA的发病率与女性RA的发病率之比为1∶2～1∶4。妊娠期病情减轻,服避孕药的女性发病减少。动物模型显示LEW/n雌鼠对关节炎的敏感性高,雄性发病率低,说明性激素在RA发病中起一定作用。

(4)免疫因素:研究发现滑膜组织中有免疫球蛋白、补体及免疫复合物沉积,滑膜及其附近组织有淋巴细胞和浆细胞浸润,滑液中有变性的IgG和RF组成的免疫复合物。后者沉积在关节滑膜上,激活了补体系统,中性粒细胞释放出大量的蛋白降解酶、胶原酶和炎症因子等,对关节和周围软组织起破坏作用。

(5)RA肾损害的发病机理:①RA可合并肾淀粉样变在RA组织损伤或免疫炎症持续存在时,血清淀粉样蛋白水平显著升高,并在酶作用下,裂解为淀粉样蛋白A,持续沉积于组织内,形成继发性淀粉样变性病。此外,淀粉样蛋白A降解下降在淀粉样变性病发生、发展中也有一定作用。②非特异性炎症因子刺激机体发生免疫反应,产生大量的抗体,诱发免疫复合物形成,沉积于组织中即可引起炎症反应和免疫疾病理损伤。同时组织破坏释放的抗原物质可刺激机体免疫系统,产生自身抗原,从而形成恶性循环,加重肾损害。③某些药物,如NSAIDs、金制剂、青霉胺、止痛剂、抗生素、免疫抑制剂,可导致药物性肾损害。NSAIDs通过肝、肾细胞内氧化酶系统形成的活性产物引起肾细胞的氧化损伤,抑制肾前列腺素合成,引起肾血流量下降,造成髓质乳头缺血。此外NS-AIDs还通过直接毒性作用、低氧和高渗透压使髓质易受损伤等。金沉积于近端及远端肾小管,引起小管间质性肾炎。损伤的小管上皮细胞释放出抗原,引起自身抗体产生,形成免疫复合物,沉积于肾小球上皮下,可引起MN。CsA可引起肾血管收缩、肾小球滤过率下降,还可直接引起肾小管细胞损伤。青霉胺较易引起MN,可能原因为青霉胺作为半抗原沉积于GBM上,引起免疫复合物肾炎。

四、治疗计划

(一)治疗原则

RA的治疗以对症止痛、延缓关节进展、防治并发症为原则。RA肾损害的治疗应是在治疗原发病的同时,保护肾功能,延缓肾功能进展,根据临床及病理类型制订合理的治疗方案。

(二)治疗办法

1.治疗原发病

RA治疗的一线用药为NSAIDs类,在疾病发作期使用,能达到非特异性抗炎、消肿和止痛的作用。二线用药如甲氨蝶呤、雷公藤多苷和来氟米特,来氟米特为改变病情药物,起作用时间缓慢,可延缓和改善疾病的发展和预后。三线用药为激素,在疾病的发作期,尤其是关节肿胀疼痛明显时,短期小量使用,可取得较好疗效。此外,还应补充钙剂、骨代谢调节剂等抗骨质疏松治疗。关节肿胀明显时,可进行关节腔穿刺等。

2.确定引起肾损害的病因

若肾损害为NSAIDs、金制剂或青霉胺等药物所致,应立即停用这类药物。

3.RA 所致的肾小球肾炎

可用皮质激素或联合环磷酰胺、硫唑嘌呤、甲氨蝶呤、环孢素、来氟米特或雷公藤多苷治疗。注意签署特殊药物知情同意书。临床表现为 NS 时应根据病理类型进行激素联合免疫抑制剂冲击治疗。这些药物可使部分患者的蛋白尿消失,对 RA 的关节肿痛亦有效。对于重症 RA 合并肾小球肾炎,可溶性基因重组肿瘤坏死因子 α 受体拮抗剂有效。

4.血管炎

可用泼尼松、环磷酰胺或硫唑嘌呤、血液透析或血浆置换改善病情,短期疗效较好,长期疗效仍有待提高。但由于血浆置换只能清除血循环中的致病活性物质,清除后数日又可恢复原水平,故应同时加用激素及免疫抑制剂。

5.淀粉样变肾病

暂无特异治疗,一般会发展至慢性肾衰。激素和免疫抑制剂治疗 RA 淀粉样变 NS 的效果不佳,也可试用苯丁酸氮芥或二甲亚砜治疗。二甲亚砜可使淀粉样纤维溶解,减轻蛋白尿,改善肾功能。

6.小管间质性肾炎

除停用 NSAIDs,还应保持尿量在 2 L 以上,以降低 NSAIDs 在肾髓质处浓度和防止感染。慎用利尿剂,控制高血压和尿路感染。

五、病情观察

(一)病情观察

1.症状和体征的改变

(1)观察全身乏力、晨僵、关节肿痛程度及功能障碍有无改善,类风湿结节和雷诺现象等变化。

(2)监测血压变化,观察尿量、出水量、入水量。如果不能精确地测量尿量,可以采取测量体重的方式观察液体出入平衡的情况。观察水肿的变化及肢体水肿是否对称。

(3)应用糖皮质激素或联合免疫抑制剂治疗后,还应观察是否有反酸、胃灼热、上腹痛、柏油便、多食、心慌、失眠、向心性肥胖、多毛、痤疮等药物相关不良反应。

(4)RA 肾损害患者由于其体内免疫功能紊乱,关节活动减少,常有体表水肿,住院期间容易发生院内感染或原有感染加重,应用激素和免疫抑制剂治疗期间尤其应注意是否有发热、皮肤、口腔黏膜破溃,尿频、尿急、尿痛、咳嗽、咳痰及腹泻等症状。一旦发生,应采用敏感抗生素积极抗感染治疗。

2.辅助检查结果的变化

观察 RF 滴度变化,ESR 和 CRP 变化,影像学改变,观察血常规、尿常规、便常规+潜血、肝功能、肾功能、血脂、电解质等。

(二)疗效分析及处理

1.病情好转

晨僵改善,没有乏力,关节和软组织肿痛缓解,ESR、IgG 等免疫指标正常,RF 滴度下降。水肿消退,尿检正常,或蛋白尿、血尿减轻,电解质、酸碱等指标正常,肾功能正常或好转。

2.病情无变化

临床症状未改善,尿检异常,电解质、酸碱指标、肾功能无明显改善,ESR、IgG 等指标未恢复正常，RF 滴度不下降。

3.病情反复

临床症状反复出现。尿检、电解质、酸碱、肾功能及免疫指标等反复异常。

4.病情恶化

临床症状加重，尿检、电解质、酸碱指标、肾功能及免疫指标持续异常或加重。

六、病情分析

（一）确定诊断

出院诊断应包括原发病（RA）的诊断、继发于该种疾病的肾损害（RA 肾损害）的诊断及肾损害的临床类型（如 NS），如考虑肾损害与某种 RA 治疗药物明确有关，还应注明药物的名称。此外诊断还应包括肾功能受损程度、病理诊断及是否有并发症等。

（二）预后评估

影响 RA 预后的因素：①性别，男性患者预后较好。②疾病的活动性，滑膜炎持续活动者预后不佳。③关节外表现，有关节外的临床表现的患者预后不佳。④RF 持续阳性和抗环瓜氨酸肽抗体（抗 CCP 抗体）为阳性者预后较差。⑤组织学指标，滑膜衬里层越厚，预后较差。⑥影像学发现关节滑膜增厚和关节骨质破坏越显著者，预后越差。⑦功能评估，关节功能较差者，预后较差。⑧其他因素有文化水平、遗传学等。

RA 患者肾损害与风湿活动程度、病程、类风湿结节、RF 阳性和患者的年龄密切相关，尤其是大于 40 岁的 RA 患者的肾损害发生率显著高于小于 40 岁的 RA 患者。RA 肾损害的预后与蛋白尿的程度、肾功能水平及肾病理密切相关。

（彭红英）

第四节　其他风湿性疾病肾损害

一、风湿热的肾损害

（一）概述

风湿热（rheumatic fever，RF）是上呼吸道 A 组乙型溶血性链球菌感染后引起的一种自身免疫疾病，可有全身结缔组织病变，该病好侵犯关节、心脏、皮肤，偶可累及神经系统、血管、浆膜及肺、肾等内脏。该病有反复发作倾向，心肌炎的反复发作可导致风湿性心脏病发生和发展。

该病多发于冬、春阴雨季节，潮湿和寒冷是重要诱因。初发年龄以 9～17 岁多见，主要发生在学龄期，4 岁以前发病很少见，而 25 岁以后也较不常见。男、女患者比例相当。居室过于拥挤、营养低下、缺乏医药有利于链球菌繁殖和传播，多构成该病流行。在西方发达国家该病的发病率已有大幅度下降，在发展中国家，该病的发病率仍甚高。流行期受链球菌感染而未经治疗的患者风湿热的发病率为 1%～3%。

风湿热有 5 个主要表现：游走性多发性关节炎、心肌炎、皮下结节、环形红斑、舞蹈病。这些表现可以单独出现或合并出现，并可产生许多临床亚型。皮肤和皮下组织的表现不常见，通常只发生在已有关节炎、舞蹈病或心肌炎的患者中。

(二)风湿热的肾损害

其机制目前尚未完全阐明,可能与链球菌细胞壁与人体组织间有"交叉反应性抗原"有关,这种交叉反应性抗原不仅存在于血管壁,还可存在于血管周围和肾脏的小动脉中,导致风湿热时的肾脏损害。其肾损害程度较轻,临床多表现为程度不等的蛋白尿和镜下血尿,偶有肾衰竭;肾病理改变多数呈阶段性或轻中度的弥漫性系膜增生,少数呈现典型的链球菌感染后肾小球肾炎的改变,持续时间相对较短,尿分析多在1～6个月恢复正常。

(三)治疗原则

治疗目标:清除链球菌感染,消除诱发风湿热病因;控制临床症状,使心肌炎、关节炎、舞蹈病及其他症状迅速缓解,解除风湿热带来的痛苦;处理各种并发症和合并症,提高患者的身体素质和生活质量,延长寿命。

风湿热和肾损害有共同的病原,其肾损害程度较轻,病程短,非进行性改变,故无须特殊治疗。

二、炎症性肌病肾脏损害

炎症性肌病是一大组亚急性或慢性起病的获得性肌病,其主要病理特征是肌纤维坏死、再生及肌间质内炎症细胞浸润。按病因分类可以分成两大类:一类是有明确感染因素的炎症性肌病,包括病毒性肌炎、细菌性肌炎、寄生虫性肌炎;另一类找不到明确的感染因素,又称为特发性炎症性肌病,临床上分6种类型:Ⅰ型,多发性肌炎;Ⅱ型,皮肌炎;Ⅲ型,恶性肿瘤相关的多发性肌炎或皮肌炎;Ⅳ型,儿童期多发性肌炎或皮肌炎;Ⅴ型,其他结缔组织病伴发的多发性肌炎或皮肌炎;Ⅵ型,其他类型的肌炎(如包涵体肌炎、嗜酸粒细胞性肌炎、局限性结节性肌炎)。从狭义上讲,炎症性肌病仅包括多发性肌炎、皮肌炎、无肌病性皮肌炎和散发性包涵体肌炎,临床上最常见的是多发性肌炎和皮肌炎。下文就多发性肌炎和皮肌炎对肾脏的损害进行陈述。

(一)多发性肌炎和皮肌炎的常见临床表现

多发性肌炎(polymyositis,PM)和皮肌炎(dermatomyositis,DM)的临床特点是四肢近端、肩带肌、骨盆带肌的进行性无力,其发病率为(0.5～8.4)/100万人,男、女患者的比例为1∶2,发病年龄有两个高峰,分别是5～14岁和40～60岁。

多发性肌炎的常见临床表现是进行性近端肌无力,典型表现是下蹲后站立困难,梳头、抬头困难。吞咽肌受累时可出现吞咽困难、构音障碍,少数患者因膈肌和肋间肌受累出现呼吸困难。通常不存在眼外肌的受累,患者不存在肢体感觉障碍,除了少数病情严重或肌肉萎缩的患者外,亦不存在腱反射障碍。和肌无力的普遍现象相比,肌肉疼痛并非常见,仅有不到30%的患者发生。皮肌炎除了具备多发性肌炎的临床表现外,还具有特征性的皮肤改变。①向阳疹:上眼睑水肿性紫红色斑;②"V字征"和"披肩征":紫红色皮疹出现在前胸V形区和肩背部;③Gottron征:掌指关节、近端指间关节伸面有稍高出皮肤的鲜红色鳞屑性皮疹;④"技工手":在手指的掌面和侧面皮肤过多角化、有裂纹及粗糙。

多发性肌炎/皮肌炎患者血清肌酶水平升高,肌电图提示肌源性损害,肌肉活检提示不同程度的炎细胞浸润和肌纤维坏死。部分患者自身抗体检查中抗Jo-1抗体为阳性,临床上常出现肺间质病变、雷诺现象、对称性多关节炎、技工手、急性发热等现象,称为抗合成酶抗体综合征。

除了肌肉和皮肤病变,多发性肌炎/皮肌炎可造成其他器官的损害。超过35%的患者有关节受累，表现为关节痛，肘、膝、肩关节和指关节发生畸形和活动不便，多为邻近肌肉病变造成的纤维化挛缩所致。急性起病的患者可见心脏受累，表现有房室传导阻滞、心动过速和心肌炎。肺部受累可因呼吸肌受累或肺间质病变导致。皮肌炎患者可发生皮下钙化，主要见于肘、臀、背等受压部位，皮肤破溃可导致感染和疼痛。

此外，一部分皮肌炎患者可出现系统性硬化症和/或混合性结缔组织病的临床特点，如真皮层增厚、食管运动减弱、小血管炎、雷诺现象、钙质沉积，称为重叠综合征。一般而言，同时具备上述特征，形成重叠综合征的多为皮肌炎患者，而多发性肌炎患者很少出现类似的重叠现象。其他类型的自身免疫疾病（如类风湿关节炎、系统性红斑狼疮、干燥综合征）较少与皮肌炎形成重叠综合征。

(二)多发性肌炎和皮肌炎肾脏损害的发生率

以往的观点是多发性肌炎和皮肌炎很少累及肾脏，但近些年的一些报道提示多发性肌炎/皮肌炎的肾脏损害并非少见。Yen 对 65 例多发性肌炎/皮肌炎患者进行了回顾性研究，其中 14 例合并不同程度的肾脏受累，发病率为 21.5%，其中有 4 例 PM 患者和 5 例皮肌炎患者伴发急性肾损伤。国内有学者对确诊的 146 例多发性肌炎/皮肌炎患者做了回顾性分析，有30 例出现不同程度的肾脏损害，发病率为 20.5%。这些报道指向一个结论：多发性肌炎/皮肌炎患者发生的肾脏损害并非少见，只是相比于其他系统受损的表现，肾脏损害的临床表现并不显著，容易被忽视。

(三)多发性肌炎和皮肌炎肾脏损害的病理类型

1979 年，Dyck 等报道 5 例多发性肌炎的患者合并肾损害，其中 4 例肾活检病理为局灶性系膜增生性肾小球肾炎，免疫荧光显示 IgG、IgM 和 C3 沉积。在使用糖皮质激素治疗后，蛋白尿和尿检异常随着肌病的好转而消失。局灶性系膜增生性肾小球肾炎也被认为是 PM 比较常见的病理类型。Takizawa 等总结了文献中报道的 21 例 PM/DM 患者的肾活检病理，其中 15 例为多发性肌炎患者，6 例为皮肌炎患者，这些患者的肾活检病理中，12 例为系膜增生性肾小球肾炎，6 例为膜性肾小球肾炎，1 例为微小病变，2 例为新月体肾小球肾炎。21 例病理中有 19 例进行了免疫荧光检查，其中 14 例提示免疫球蛋白和补体沉积。这组资料中，所有病理为系膜增生性肾小球肾炎的病例均为 PM 患者，而超过半数病理为膜性肾病的病例为 DM 患者。

(四)多发性肌炎和皮肌炎肾脏损害的临床表现和发病机制

PM/DM 导致肾脏损害时主要有两种表现形式：①肌红蛋白血症和肌红蛋白尿可出现于 50%左右的 PM/DM 患者，通常程度较轻，一些患者暴发性起病，广泛横纹肌溶解而导致急性肾损伤；②合并肾小球肾炎，患者可有蛋白尿、镜下血尿、低补体血症、轻中度高血压以及轻度肾功能受损等表现，少数出现肾病综合征。

肌红蛋白导致急性肾损伤的可能发病机制包括：①肾内血管的收缩；②肌红蛋白直接损伤肾小管，缺血因素加重肾小管损害；③肌红蛋白阻塞肾小管腔。在生理状态下，肌红蛋白可以自由滤过肾小球，被肾小管上皮细胞通过内吞作用代谢分解，其肾阈值为 0.5～1.5 mg/dL，当其浓度超过 100 mg/dL 时才可见到典型的“浓茶尿”。当血容量不足或肾内血管收缩时，肌红蛋白容易在肾小管中浓聚，它与 Tamm-Horsfall 蛋白相互作用后沉积在肾小管中，这个过程更容易在酸性尿液中发生。肌红蛋白阻塞肾小管的现象较常发生于远端肾小管，而它对肾小管的细胞毒性作用则更多地发生于近端肾小管。

Takizawa 等进行的文献总结中，有 21 例多发性肌炎/皮肌炎患者在临床和肾病理上均符合肾小球肾炎，并且经过激素和/或免疫抑制剂治疗，PM/DM 和肾小球肾炎同步好转，提示这两者有相同的发病机制。Takizawa 等分析得出 PM 导致肾脏损害时病理多为系膜增生性肾小球肾炎，DM 导致肾脏损害时病理多为膜性肾病，提示多发性肌炎和皮肌炎通过不同的免疫机制影响到肾脏。PM 多为细胞免疫介导为主的自身免疫反应，它的靶器官是肌纤维。正常肌组织中不存在 MHC-Ⅰ类分子的表达，而免疫组织学证实 PM 患者的肌细胞膜和细胞质中有 MHC-Ⅰ类分子表达，其结果导致大量 $CD8^+$ T 细胞浸润在肌细胞周围，这些 $CD8^+$ T 细胞释放各种细胞因子(包括穿孔素、TNF-α 和颗粒酶等)，进而造成肌纤维破坏，并刺激系膜细胞增生。DM 是体液免疫介导为主的微血管病变，它的靶器官是血管。在体液免疫介导的过程中，补体激活，膜攻击复合物形成，它们沉积于毛细血管，导致肌纤维缺血、坏死和肌束萎缩。这样的过程不仅限于肌纤维的血管，类似的过程也发生在血流丰富的肾脏，导致肾小球基膜增厚和毛细血管保护机制被破坏。

(五)多发性肌炎和皮肌炎肾脏损害的处理

多发性肌炎/皮肌炎患者的横纹肌溶解导致急性肾损伤发生时，治疗上强调早期积极补液，提高血容量，增加肾小球灌注压；碱化尿液，当尿液 pH 提高到 6.5 以上时，肌红蛋白的溶解度增加，减轻肾小管阻塞；可使用利尿剂使肌红蛋白尽快从肾脏排出，减少其对肾小管上皮细胞的毒性。当病情快速进展，出现无尿时，则应严格控制入水量，及时进行血液净化，清除肌红蛋白和炎症介质。

PM/DM 导致肾小球肾炎发生时，处理关键在于原发病的治疗。通过原发病的控制，肾小球病变也会同步好转。多发性肌炎/皮肌炎的治疗首选糖皮质激素，治疗初期应足量，多使用泼尼松1.0～1.5 mg/(kg·d)，通常病情在一个月内开始缓解。激素使用量的调整应根据临床症状的改善和肌酶的变化，并遵循个体化原则，逐渐缓慢减量，寻找最小的有效维持剂量。对泼尼松治疗反应不理想的患者，可加用免疫抑制剂，常用的药物有硫唑嘌呤、甲氨蝶呤和环磷酰胺等。多发性肌炎/皮肌炎治疗的新进展包括用抗 TNF 单抗、抗 B 细胞抗体和抗补体 C5 抗体治疗。

三、显微镜下多血管炎

(一)概述

显微镜下多血管炎(microscopic polyangiitis，MPA)又称显微镜下多动脉炎，是一种系统性、坏死性血管炎，属于自身免疫疾病。该病主要侵犯小血管，包括毛细血管、小静脉或微动脉，但也可累及小型和/或中型动脉。免疫疾病理检查特征是血管壁无或只有少量免疫复合物沉积。MPA 可侵犯全身多个器官，如肾、肺、眼、皮肤，在临床上以坏死性肾小球肾炎为突出表现，但肺毛细血管炎也很常见。

该病多见于男性，男、女患者数之比约 2∶1。多在 50～60 岁发病。我国的确切发病率尚不清楚。

(二)临床表现

1.症状与体征

该病好发于冬季，多数有上呼吸道感染或药物过敏样前驱症状。非特异性症状有不规则发热、疲乏、皮疹、关节痛、肌痛、腹痛、神经炎和体重下降等。

(1)肾脏：有 70%～80%的患者肾脏受累，几乎全有血尿，肉眼血尿者约占 30%，伴有不同程度的蛋白尿，高血压不多见或较轻。约半数患者的该病呈急进性肾炎综合征，表现为坏死性新月体肾炎，早期出现急性肾衰竭。少数患者的肾功能呈缓慢减退，偶见肾功能正常。一般认为肾功能恶化程度与新月体形成的广泛与大小相关。

(2)肺脏:为仅次于肾脏最易受累的器官(约占50%),临床上表现为哮喘、咳嗽、咯血痰/咯血。严重者可表现为肺肾综合征,表现为蛋白尿、血尿、急性肾衰竭、肺出血等,其与肺出血-肾炎综合征(Goodpasture综合征,亦称抗基膜性肾小球肾炎)很相似,后者抗肾小球基膜抗体阳性以资鉴别。

(3)消化道:可出现肠系膜血管缺血和消化道出血的表现,如腹痛、腹泻、黑便。

(4)心脏:可有心力衰竭、心包炎、心律失常、心肌梗死等。

(5)耳部:受累可出现耳鸣、中耳炎、神经性听力下降,眼受累可出现虹膜睫状体炎、巩膜炎、葡萄膜炎等。

(6)关节:常表现为关节肿痛,其中仅10%的患者有关节渗出、滑膜增厚和红斑。

(7)神经:20%~25%的患者有神经系统受累,可有多发性神经炎、末梢神经炎、中枢神经血管炎等,表现为局部感觉或运动障碍、缺血性脑病等。

(8)皮肤:约30%的患者有肾-皮肤血管炎综合征,典型的皮肤表现为红斑、斑丘疹、红色痛性结节、湿疹和荨麻疹等。

2.实验室检查

(1)一般实验室检查:白细胞计数增多,血小板计数升高,出现与出血不相称的贫血,血沉升高,C反应蛋白含量升高,类风湿因子为阳性,γ球蛋白含量升高,蛋白尿、血尿、血尿素氮、肌酐含量升高。

(2)抗中性粒细胞胞质抗体(anti-neutrophil cytoplasmic antibody,ANCA):是该病诊断、监测病情活动和预测复发的重要血清学指标,阳性率为50%~80%,其滴度通常与血管炎的活动度有关。ANCA针对的两个主要抗原是丝氨酸蛋白酶3(PR3)和髓过氧化物酶(MPO)。MPO-ANCA又称为pANCA(核周型),70%的MPA患者的该抗体为阳性;PR3-ANCA又称为cANCA(胞质型),多见于韦格纳肉芽肿,但无肾外表现的坏死性新月体肾小球肾炎患者中有20%~30%的患者PR3-ANCA为阳性。

(3)肾活检:病理特征为白细胞对血管壁的浸润和血管壁的坏死性变化。基本病理改变:小静脉、小动脉壁内皮细胞肿胀、增生、中层纤维素样坏死伴炎症细胞浸润。肾小球毛细血管丛节段性纤维素样坏死、血栓形成和新月体形成,坏死节段内及周围偶见大量嗜中性粒细胞浸润。免疫学检查无或仅有稀疏的免疫球蛋白沉积,极少有免疫复合物沉积。其典型肾病理表现为寡免疫复合物局灶节段坏死型肾小球肾炎或新月体肾炎。

80%原发性小血管炎有肾脏受累的临床表现,但病理活检则几乎100%有肾脏受累。

(三)诊断要点

该病尚无统一诊断标准,以下情况有助于MPA的诊断。

(1)中老年人多见。

(2)具有上述起病的前驱症状。

(3)肾脏损害表现:蛋白尿、血尿和/或急进性肾功能不全等。

(4)伴有肺部或肺肾综合征的临床表现。

(5)伴有关节、眼、耳、心脏、胃肠道等全身各器官受累表现。

(6)pANCA呈阳性。

(7)肾、肺活检有助于诊断。

(四)鉴别诊断

1.结节性多动脉炎(polyarteritis nodosa,PAN)

PAN主要累及中型和/或小型动脉,无毛细血管、小静脉及微动脉累及。PAN是一种坏死性血管炎,极少有肉芽肿,肾损害为肾血管炎、肾梗死和微动脉瘤,无急进性肾炎,无肺出血。周围神经疾病多见(50%～80%),20%～30%的患者有皮肤损害,表现为痛性红斑性皮下结节,沿动脉成群出现。ANCA较少为阳性(低于20%),血管造影见微血管瘤、血管狭窄,中小动脉壁活检有炎症细胞浸润。

2.变应性肉芽肿性血管炎

其主要累及小、中型血管的系统性血管炎,有血管外肉芽肿形成及高嗜酸细胞血症,患者常表现为变应性鼻炎、鼻息肉及哮喘,可侵犯肺及肾脏,出现相应症状,可有ANCA阳性,但以cANCA呈阳性为多。

3.韦格纳肉芽肿

该病为坏死性肉芽肿性血管炎,病变累及小动脉、静脉及毛细血管,偶可累及大动脉,临床表现为上、下呼吸道的坏死性肉芽肿、全身坏死性血管炎和肾小球肾炎,严重者发生肺肾综合征,cANCA呈阳性(活动期阳性率达88%～96%)。

4.肺出血-肾炎综合征

肺出血-肾炎综合征以肺出血和急进性肾炎为特征,抗肾小球基膜抗体呈阳性,肾病理可见基膜有明显免疫复合物沉积。

5.狼疮肾炎

狼疮肾炎具有典型系统性红斑狼疮表现,加上蛋白尿即可诊断,肾活检见大量各种免疫复合物沉着,借以与MPA区别。

(五)治疗方案及原则

治疗可分三个阶段:诱导期、维持缓解期和复发期。

1.诱导期和维持缓解期的治疗

(1)糖皮质激素:泼尼松(龙)1 mg/(kg·d),晨顿服或分次服用,一般服用4～8周减量,等病情缓解后以维持量治疗,维持量有个体差异。建议少量泼尼松(龙)(10～20 mg/d)维持2年,或更长。对于重症患者和肾功能进行性恶化的患者,可采用甲泼尼松(龙)冲击治疗,每次0.5～1.0 g静脉滴注,每天或隔天一次,3次为一个疗程,一周后视病情需要可重复。激素治疗期间注意防治不良反应。不宜单用泼尼松治疗,因缓解率较低,复发率较高。

(2)环磷酰胺:可采用口服,剂量一般为2～3 mg/(kg·d),持续12周。也可采用环磷酰胺静脉冲击疗法,剂量为0.5～1 g/m^2体表面积,每月一次,连续6个月,严重者用药间隔可缩短为2～3周,以后每3个月一次,至病情稳定1～2年(或更长时间)可停药观察。口服的不良反应高于冲击治疗。用药期间需监测血常规和肝肾功能。

(3)硫唑嘌呤:由于环磷酰胺长期使用不良反应多,诱导治疗一旦达到缓解(通常4～6个月后)也可以改用硫唑嘌呤,1～2 mg/(kg·d),口服,维持至少1年。

(4)吗替麦考酚酯:吗替麦考酚酯1.0～1.5 g/d,用于维持缓解期和治疗复发的MPA,有一定疗效,停药可能引起复发。

(5)甲氨蝶呤:有报道称甲氨蝶呤5～25 mg,每周一次,口服或静脉注射治疗有效,应注意不良反应。

(6)丙种球蛋白:采用大剂量静脉注射用人免疫球蛋白,0.4 g/(kg·d),3~5 d为一个疗程,对部分患者有效,但价格昂贵。在合并感染、体弱、病重等原因导致无法使用糖皮质激素和细胞毒药性物时可单用或合用。

(7)特异性免疫吸附:应用特异性抗原结合树脂,吸附患者血清中相应的ANCA,有少量报道证实有效,但该治疗方法尚在探索中。

2.暴发性MPA的治疗

此时可出现肺-肾衰竭,常有肺泡大量出血和肾功能急骤恶化,可给予甲泼尼龙0.5~1.0 g/d,连用3 d为一个疗程,之后应用泼尼松(龙)40~60 mg/d;根据病情和治疗反应,一周后可再应用甲泼尼龙1~2个疗程。同时联合使用环磷酰胺,每次1.0 g,每半个月一次冲击治疗。对症支持治疗,血浆置换疗法:每次置换血浆2~4 L,每天一次,连续数天后依情况改为隔天或数天一次。该疗法对部分患者有效,但价格昂贵,不良反应有出血、感染等。血浆置换对肌酐、尿素氮等小分子毒素清除效果差,如患者血肌酐明显升高宜联合血液透析治疗。

3.复发的治疗

大多数患者在停用免疫抑制剂后可能复发。典型的复发发生于起病最初受累的器官,一般比初次发病温和,但也可能引起主要器官受损,导致进一步的功能障碍。环磷酰胺不能阻止复发。如果患者在初次治疗期间出现较温和的复发,可暂时增加泼尼松剂量来控制病情,换用其他免疫抑制剂,如吗替麦考酚酯、硫唑嘌呤、环孢素和来氟米特,如果治疗无效,则可进行血浆置换。

4.透析和肾移植

少数进入终末期肾衰竭者需要依赖维持性透析或进行肾移植。血管炎症状控制,特异性抗体阴性1年以上,方可考虑肾移植术。肾移植后仍有很少数患者会复发,复发后仍可用糖皮质激素和免疫抑制剂治疗。

5.其他

对有肾损害的患者应严格控制血压在正常范围内,推荐使用ACEI或血管紧张素Ⅱ受体拮抗剂。

(六)预后

经糖皮质激素联合免疫抑制剂治疗后,其1年生存率达80%~100%,5年生存率已从未治疗患者的10%提高到70%~80%。影响预后的主要因素:①广泛间质纤维化,肾小管萎缩、弥漫性肾小球硬化和纤维性新月体形成;②一般临床因素,如高龄,白细胞计数明显升高(高于16×10^9),血肌酐水平明显升高和血压高者,预后较差;③合并神经系统受累、胃肠道受累,较单纯性肾受累预后差;④早期诊断和及时联合肾上腺糖皮质激素与细胞毒性药治疗是影响预后的关键。

四、贝赫切特综合征肾脏损害

1937年,土耳其医师Behcet报道了首例贝赫切特综合征,故以其名字命名。贝赫切特综合征高发地区为地中海、中东、中国和日本,欧美少见;男性患者较多,且病情偏重,发病年龄多在20~35岁。贝赫切特综合征是一种以小血管炎为病理基础的多器官受累的系统性疾病,可侵犯皮肤、黏膜、关节、胃肠、心血管、泌尿、生殖、神经等。常见临床表现为反复发作的口腔溃疡、生殖器溃疡、眼炎和皮肤病变。关于肾脏受累发病率国内外报道不一,为1.87%~35.90%。

(一)贝赫切特综合征肾损害的发病机制

贝赫切特综合征的发病机制仍不清楚。微生物感染学说(结核感染、链球菌感染),多种免疫学异常及遗传易感因素(地中海及亚洲地区患者的 HLA-B5 的阳性率高于正常人)在贝赫切特综合征发病中起重要作用。

贝赫切特综合征的肾脏损害机制可能与免疫复合物、IgA 的沉积和中性粒细胞抗体有关。

(二)肾脏损害的病理类型

贝赫切特综合征肾病理改变可分为 4 种。

1.肾小球肾炎

肾小球肾炎为贝赫切特综合征最常见肾脏改变,约占 30%。患者大多表现为新月体肾炎或 IgA 肾病。典型的光镜表现为肾小球毛细血管襻局灶节段性坏死,肾小球系膜细胞增生,伴不同程度的新月体形成;也有表现为肾小球弥漫性系膜细胞增生、而无血管襻坏死者。免疫荧光显示 IgA、IgG、IgM、C3 沿肾小球毛细血管襻和系膜区沉积。

2.肾脏淀粉样变

肾脏淀粉样变也为贝赫切特综合征肾损害常见表现,这类患者占贝赫切特综合征患者的 0.1%~4.8%。该类型多在贝赫切特综合征起病 10 年后出现症状,主要是继发于贝赫切特综合征的长期未控制炎症反应。光镜下可见到肾小球系膜区和部分小血管壁中刚果红染色为阳性的无定形物质沉积,上述物质偏振光下显示为苹果绿色,其为 AA 型淀粉样蛋白。

3.间质性肾炎

间质性肾炎较少见。光镜下表现为肾间质水肿及纤维化、肾小管上皮细胞空泡变性,肾间质少量炎症细胞浸润。

4.肾微血管病变

肾微血管病变表现为叶间及小叶间动脉管壁纤维素样物质沉积、管周纤维化,免疫荧光可显示血管壁 C3 和纤维素样物质沉积。

(三)临床表现

贝赫切特综合征系统受累以口腔、生殖器、皮肤及眼部受累常见。临床典型表现为眼-口-生殖器三联征,即反复发作性口腔阿弗他溃疡、眼葡萄膜炎及生殖器溃疡。其他系统受累包括神经系统受累时表现为脑膜脑炎、神经炎;关节疼痛;心血管病变几乎可累及全身所有血管,大小血管均可受累,以静脉受累多见,最常见的是静脉血栓形成;肠道受累可表现为溃疡、穿孔或瘘管形成,以回盲部常见。

肾脏为贝赫切特综合征较少累及的器官。土耳其学者 2008 年荟萃分析了 Pubmed 报道的 94 例贝赫切特综合征肾受损表现,其中肾淀粉样变与肾小球肾炎为常见,分别占 41.4%和 39.3%,这两种类型均可出现肾病综合征,占 12%;肾血管病变占 20%;而间质性肾炎仅有 1 例。病理种类不同,其临床表现略有不同。

1.肾小球肾炎

表现为血尿和/或蛋白尿,约 10.8%的贝赫切特综合征患者可存在类似尿检异常。可伴有血压升高。从诊断贝赫切特综合征到出现尿检异常的平均时间为 8 年。临床表现轻重不等,若仅表现为无症状血尿或蛋白尿,则肾脏预后与无肾脏受累者无差别。极少数患者可表现为肾病综合征和急进性肾炎,病理表现为新月体肾炎,部分患者可合并 IgA 肾病。

2.肾脏淀粉样变

主要表现为肾病综合征,从诊断贝赫切特综合征至出现肾淀粉样变的平均时间为 9.6 年。肾脏淀粉样变多见于男性,多合并静脉栓塞、动脉瘤或动脉壁闭塞。肾脏淀粉样变是贝赫切特综合征造成肾衰竭最主要的原因。

3.血管病变

肾脏大血管、微血管均可受累。大血管病变包括肾静脉栓塞、动脉闭塞、动脉瘤，多见于男性，肾动脉受累主要临床表现为高血压，可出现在肾动脉的任何部位，动脉瘤可发生破裂，肾动脉闭塞可导致肾梗死。肾静脉血栓形成主要表现为肾脏增大、腰痛、低热、尿蛋白增加。微血管改变可为肾内微血管瘤，类似节结性多动脉炎，表现为血尿、轻度蛋白尿。

4.间质性肾炎

间质性肾炎在临床上极少见。血尿、蛋白尿不突出，主要表现为肾功能异常。

5.其他

其他包括贝赫切特综合征治疗过程中的药物性肾损害等，如非甾体抗炎药性肾损害。

(四)诊断

首先应当符合贝赫切特综合征的诊断。贝赫切特综合征无特异性血清学抗体，诊断主要依靠临床症状。贝赫切特综合征国际诊断标准如下。

1.反复口腔溃疡

阿弗他溃疡 1 年内发作 3 次。

2.反复生殖器溃疡

出现阿弗他溃疡，必须为医师观察到或由患者本人提供证据并被确认为是可靠的。

3.眼病变

有前葡萄膜炎和/或后葡萄膜炎，裂隙灯检查可见到玻璃体内细胞或视网膜血管炎。

4.皮肤病变

有结节性红斑、假性毛囊炎、脓性丘疹、痤疮样皮疹(未服用糖皮质激素而出现)。

5.针刺实验阳性

以无菌 20 号小针头斜行刺入皮内，经 24～48 h 由医师看结果判定。局部若有红丘疹或红丘疹伴有白疱疹，则视为阳性结果。

存在反复口腔溃疡并合并其他 4 项中的 2 项以上，且排除其他疾病，则可诊断贝赫切特综合征。符合贝赫切特综合征诊断后，若伴随肾病综合征、尿检异常、肾功能异常，需考虑肾脏受累可能，必要时应进行肾脏穿刺活检以明确其他诊断。

(五)治疗与预后

贝赫切特综合征肾脏受累患者的治疗目前并无循证医学证据。但按照贝赫切特综合征的治疗原则，存在重要脏器受累时，需要积极治疗，常需使用糖皮质激素和免疫抑制剂，如环磷酰胺、环孢素、硫唑嘌呤。糖皮质激素对控制急性症状有效，常用糖皮质激素泼尼松 40～60 mg/d。对于细胞性新月体型肾炎患者可考虑大剂量甲泼尼龙 1 g/d 冲击 3～5 d，并联合每月环磷酰胺1 g 静脉冲击。

对肾脏淀粉样变者，有报道可应用秋水仙碱抑制中性粒细胞向炎症部位移动、抑制炎症从而减少淀粉样蛋白。还可考虑血浆置换治疗。存在肾脏大血管受累时可考虑放射介入治疗，但同时应注意联合免疫抑制治疗。肾静脉血栓形成急性期应当考虑抗凝治疗。

合并坏死性肾小球肾炎、新月体肾小球肾炎、肾脏淀粉样变者预后较差。前两种肾脏损害者的肾功能常持续减退。因此，应对贝赫切特综合征患者常规进行尿常规检查和肾功能筛查。

五、结节性多动脉炎肾损害

(一)概述

结节性多动脉炎(polyarteritis nodosa,PAN)主要侵犯中小肌性动脉,损害呈节段性分布,易发生于动脉分叉处,并向远端及周围扩散,浅表动脉可沿血管行经分布而扪及结节。病因不明,可能与感染(病毒、细菌)、药物及注射血清等有一定关系。组织学改变见血管中层病变明显,急性期为多形核白细胞渗出到血管壁各层和血管周围区域,组织水肿,病变向外膜和内膜蔓延而致管壁全层坏死,其后有单核细胞及淋巴细胞渗出。亚急性和慢性过程为血管内膜增生,血管壁退行性改变伴纤维蛋白渗出和纤维样坏死,管腔内血栓形成,重者可使血管腔闭塞。结节性多动脉炎有两个重要的病理特点:①个体血管病变呈多样化。在相距不到 20 μm 的连续切片上,病变已有明显差别。②急性坏死性病损和增殖修复性改变常共存。该病在美国的发病率为 1.8/10 万人,男性的发病率为女性的 2.5～4.0 倍,发病年龄 40 岁以上多见,起病可急骤或隐匿。

(二)临床表现

1.全身症状

结节性多动脉炎多有不规则发热、头痛、乏力、周身不适、多汗、体重减轻、肌肉疼痛、肢端疼痛、腹痛、关节痛等。

2.系统症状

可累及多个器官或系统,如肾脏、骨骼、肌肉、神经系统、胃肠道、皮肤、心脏、生殖系统,肺部受累少见。

肾脏损害:该病肾脏损害的发生率为 70%～80%,以肾脏血管损害为主,主要表现为肾血管性高血压,急性肾衰竭多为肾脏多发梗死的结果。疾病的急性阶段,可有少尿和尿闭,也可于数月或数年后发生。在病理和临床上有两种不同的肾损害表现,可单独或合并存在:①中动脉的急性炎症主要累及叶间动脉和弓形动脉,病变特点为动脉壁弹性纤维破坏,纤维素样坏死。临床上可出现肉眼血尿、高血压和肾功能不全。②坏死性肾小球肾炎,为缺血性改变所致,表现为节段性或弥漫性肾小球纤维蛋白样坏死,伴系膜细胞增生。临床上表现为少量蛋白尿、镜下血尿、高血压等。肾脏血管造影常显示多发性小动脉瘤及梗死,由于输尿管周围血管炎和继发性纤维化可出现单侧或双侧输尿管狭窄。

3.辅助检查

(1)一般检查:反映急性炎症的指标为轻度贫血、白细胞计数增多,血沉(ESR)和 C 反应蛋白(CRP)水平升高,可见轻度嗜酸性粒细胞计数增多,血小板计数增多,肾脏损害者常有显微镜下血尿、蛋白尿和肾功能异常,类风湿因子(RF)可呈阳性,但滴度较低,部分患者循环免疫复合物为阳性,补体水平下降,血清蛋白水平降低,冷球蛋白为阳性,约 1/3 的患者乙型肝炎表面抗原(HBsAg)为阳性,可有肝功能异常。

(2)抗中性粒细胞胞质抗体(ANCA):ANCA 分为 pANCA(核周型 ANCA)及 cANCA(胞质型 ANCA)。约 20%的该病患者 ANCA 为阳性,主要是 pANCA 为阳性。

(3)影像学检查:①彩色多普勒超声检查可见中等血管受累,可探及受累血管狭窄、闭塞或动脉瘤形成,对小血管受累者探测困难。②做 CT 和 MRI,较大血管受累者可查及血管呈灶性、节段性分布,受累血管壁水肿等。③静脉肾盂造影,可见肾梗死区有斑点状充盈不良影像。如有肾周出血,则显示肾脏边界不清和不规则块状影,腰大肌轮廓不清,肾盏变形和输尿管移位。④选择性内脏血管造影，可见到受累血管呈节段性狭窄、闭塞，动脉瘤和出血征象。对肾功能严重受损者慎用该项检查。

(三)诊断要点

1.诊断标准

目前均采用1990年美国风湿病学学会(ACR)的分类标准作为诊断标准。

(1)体重下降≥4 kg(无节食或其他原因)。

(2)网状青斑(四肢和躯干)。

(3)睾丸痛和/或压痛(并非感染、外伤或其他原因引起)。

(4)肌痛、乏力或下肢压痛。

(5)多发性单神经炎或多神经炎。

(6)舒张压≥12.0 kPa(90 mmHg)。

(7)血尿素氮水平>40 mg/dL或肌酐水平>1.5 mg/dL(非肾前因素)。

(8)血清HBV标志物(HBs抗原或抗体)为阳性。

(9)动脉造影见动脉瘤或血管闭塞(除外动脉硬化，纤维肌性发育不良或其他非炎症性病变)。

(10)中小动脉壁活检有中性粒细胞和单核细胞浸润。

上述10条中至少有3条阳性者可诊断为结节性多动脉炎。其诊断的敏感性和特异性分别为82.2%和86.6%。

2.鉴别诊断

(1)显微镜下多血管炎：①以小血管(毛细血管、小静脉、小动脉)受累为主；②可出现急剧进行性肾炎和肺毛细血管炎、肺出血；③周围神经受累较少，占10%～20%；④ANCA的阳性率较高，占50%～80%；⑤与乙型肝炎病毒(HBV)感染无关；⑥治疗后复发率较高；⑦血管造影无异常，依靠病理诊断。

(2)变应性肉芽肿性血管炎：①病变可累及中、小动脉，也可累及小静脉；②肺血管受累多见；③血管内和血管外有肉芽肿形成；④外周血嗜酸性粒细胞计数增多，病变组织嗜酸性粒细胞浸润；⑤既往有支气管哮喘和/或慢性呼吸道疾病的病史；⑥如有肾受累，则以坏死性肾小球肾炎为特征；⑦2/3的患者ANCA为阳性。

(四)治疗

应根据病情轻重，疾病的阶段性，个体差异及有无合并症而决定治疗方案。目前该病治疗的主要用药是糖皮质激素联合免疫抑制剂。治疗前应寻找包括某些药物在内的致病原因，并避免与之接触。

(五)预后

部分肾小球肾炎合并肾衰竭者的治疗有效，但无尿与高血压是不祥之兆，肾衰竭是该病患者死亡的主要原因。年龄>50岁者预后差。及时诊断、尽早用药，尤其是使用糖皮质激素及免疫抑制剂，已使存活率大大提高。

六、血清阴性脊柱关节病肾损害

血清阴性脊柱关节病(SpA)是血清类风湿因子为阴性，脊柱关节受累的一组疾病的总称，包括强直性脊柱炎(AS)、银屑病关节炎(PsA)、莱特尔综合征、炎症性肠病关节炎等一系列疾病，多数患者具有各种特征性关节外表现，如葡萄膜炎、皮肤黏膜损害、肺纤维化、主动脉根部损害。此类疾病的肾脏受累并不多见，除了合并肾脏原发损害外，一部分是继发于药物的肾毒性（主要是非甾体抗炎药）。

（一）强直性脊柱炎

强直性脊柱炎肾脏受累的发生率为10%～35%，常见病变包括IgA肾病、非IgA系膜增殖性肾炎、肾脏淀粉样变性、膜性肾病、镜下血尿、微量清蛋白尿、肾功能损伤等。淀粉样变性多见于进展性、活动性强直性脊柱炎患者以及病史较长的老年患者。Gratacose等对137例AS患者进行脂肪活检，淀粉样变发生率为7.3%，随访5年，其中半数患者出现蛋白尿且预后较差。

（二）莱特尔综合征

莱特尔综合征合并肾脏病变非常少见，仅有少量个案报道，以IgA肾病多见，也有非IgA系膜增殖性肾炎的报道。Satko等总结了7例莱特尔综合征合并IgA肾病的病例，其临床特征除肾脏病变外，与其他莱特尔综合征患者没有不同。

（三）炎症性肠病

炎症性肠病（IBD）肾脏/尿路疾病的发病率为4%～23%。以尿路结石、肾脏淀粉样变性、肾小管间质疾病、肾小球肾炎以及药物性肾损伤常见。IBD患者尿路结石的发生率为12%～28%，结石成分以尿酸结石、草酸钙结石为主。克罗恩病患者继发性淀粉样变性的发病率为0.3%～10.9%，溃疡性结肠炎患者继发性淀粉样变性的发病率为0～0.7%，男、女患者比例为2.6∶1～3.5∶1。临床上表现为蛋白尿、肾病综合征或肾功能不全。针对淀粉样变性的治疗尚存在争议，肠道手术、糖皮质激素、免疫抑制剂的使用均有报道，结论不一。近年来有试用肿瘤坏死因子（TNF）抑制物成功治疗克罗恩病相关肾脏淀粉样变的报道。以往学者认为小管间质性肾炎继发于药物损伤，但近年的研究证实了肾小管性蛋白尿与肠道炎症的活动性相关，因此目前倾向于认为小管间质性肾炎是炎症性肠病本身所致的，还可能与肠源性高草酸尿症、低血钾、肾淀粉样变性、尿路疾病等有关。肾小球肾炎很少见，IgA肾病、IgM肾病、微小病变、膜性肾病、抗肾小球基膜肾炎、膜增殖性肾炎、局灶节段肾小球硬化、新月体肾炎等均有报道。内在机制尚不清楚，可能与肠道黏膜炎导致的抗原暴露、IgG4代谢、T细胞功能异常等有关。肾炎常随着肠道病变的好转而缓解。另外治疗炎症性肠病的药物引起肾损伤也是肾脏病变的重要原因之一，包括环孢素、美沙拉秦、TNF抑制物等。

总之，血清阴性脊柱关节病合并肾脏损害的情况比较少见，以IgA肾病等免疫复合物介导的肾小球肾炎为多。内在机制尚不清楚。有学者认为，血清阴性脊柱关节病常造成黏膜炎（口腔、生殖道、肠道等），从而促使黏膜组织合成IgA增多、免疫复合物形成并在肾脏沉积而致病。

七、复发性多软骨炎肾损害

复发多软骨炎（relapsing polychondritis，RP）是一种主要以软骨复发性炎症和进行性破坏为特点的自身免疫疾病，较为少见。最常累及的部位为软骨丰富的耳、鼻、喉、气管、关节，此外还可累及眼、心脏。肾脏也可受累，但较少见。RP可与其他自身免疫疾病如类风湿关节炎、干燥综合征、系统性红斑狼疮、溃疡性结肠炎等伴发。

RP肾脏受累似乎并不常见。Chang-Miller于1987年报道了129例RP中29例存在肾脏受累，而对于47例RP患者进行的尸检也发现13例存在肾病理改变。因此RP肾损害可能远远多于学者的认识。

(一)复发多软骨肾损害的发病机制

目前 RP 的发病机制仍不明。较公认的学说为软骨基质在受到炎症、过敏、外伤等影响后抗原暴露，导致机体对软骨及与软骨类似的基质成分组织(如巩膜、葡萄膜、玻璃体、主动脉中层及内层、关节滑膜)的损伤，造成上述组织炎症细胞浸润，基质坏死、溶解、液化，并可出现肉芽组织，最终基质逐渐消失，肉芽基化，结缔组织皱缩，相应的组织或器官塌陷变形。肾脏的损害也为上述免疫机制介导，可导致肾小球及小管基膜皱缩、塌陷，功能丧失，炎症细胞浸润。当主动脉受累累及肾动脉时则可出现肾性高血压或动脉瘤。

(二)肾脏损害的病理类型

Chang-Miller 1987 年报道的 129 例 RP 中 29 例存在肾脏受累，其中 11 人进行了肾活检，另外 43 例尸检病例中 13 例存在肾病理异常，这是截至目前关于 RP 肾损害病理最大宗的总结，其他多为 1～2 例的个案报道。在 Chang-Miller 的报道中 RP 肾病理改变以轻微系膜扩张伴细胞增殖及局灶节段性坏死性肾小球肾炎伴新月体形成为主要改变，可伴随间质病变。其他文献报道的病理改变包括新月体肾炎、局灶节段坏死性肾小球肾炎、IgA 肾病、肾脏微血管瘤形成、肾小管间质肾炎、肾血管炎、肾小球硬化；免疫荧光，可见 C3 和/或 IgG 或 IgM 在系膜区沉积；电镜中可见到系膜区少量电子致密物沉积。若合并其他免疫疾病(如系统性红斑狼疮、进行性系统性硬化症)，则可出现相应的肾脏损害病理改变。

(三)临床表现

RP 发病无性别及家族倾向，任何年龄均可发病，但多见于 30～60 岁，起病突然，常反复发作。活动期可有乏力、食欲缺乏等非特异症状，发热、贫血、肌痛、体重减轻为急性期主要的全身症状，受累器官(如耳、鼻、喉、关节)可有局部疼痛。此后病情可能反复发作，长达数年，到病变晚期软骨组织破坏，可出现松软耳、鞍鼻、气管塌陷，导致听力、嗅觉、前庭功能受损、吸气性呼吸困难、非破坏性关节炎等。眼部受累为 RP 的特征性表现，可出现巩膜炎、虹膜炎、角膜炎、非肉芽肿性眼葡萄膜炎、视神经炎，可造成眼球穿孔、失明。心血管受累可出现主动脉关闭不全、大血管动脉瘤。

RP 肾脏受累可分为三类。

(1)肾小球肾炎：可仅表现为镜下血尿、蛋白尿，还可表现为急进性肾小球肾炎，肾功能迅速恶化。

(2)肾动脉受累：常为肾动脉瘤或微动脉瘤，临床上以高血压为主要表现，严重者出现肾功能改变。

(3)在 RP 治疗过程中常常应用非甾体抗炎药等，因此还可能出现药物性肾损害。

(四)诊断

应当符合 RP 诊断标准。

(1)排除其他疾病。

(2)有两处或两处以上软骨复发性炎症，至少包括一个特殊感官。

(3)偶然或突然出现鞍鼻。

(4)耳郭软骨损害。

(5)一侧突眼或伴各类眼炎。

(6)损害处骨活检表现为炎症细胞分隔的软骨岛。

(7)一般症状为发热、体重减轻、贫血。

(8)激素治疗有效。

符合 RP 诊断后出现高血压、尿检异常、肾功能改变,肾病理证实存在系膜细胞增生型肾小球肾炎、局灶节段性坏死性肾小球肾炎伴或不伴新月体型,排除其他继发性肾炎;或影像学提示存在肾动脉受累,则可诊断 RP 肾损害。

(五)治疗与预后

1.RP 的一般治疗

急性期卧床休息,根据受累器官,若存在喉部受累可给予流食或半流食,若存在气道受累,则应注意保持呼吸通畅、预防窒息。对于疼痛严重者可给予非甾体抗炎药止痛。

2.特异性治疗

主要为免疫抑制治疗:急性发作时可应用糖皮质激素,以减少复发频率,减轻病情的严重程度。病情较重者可给予泼尼松 30~60 mg/d,晨起顿服。如存在新月体肾炎,则可给予甲泼尼龙冲击,并同时加用免疫抑制剂甚至血浆置换。免疫抑制剂可选用环磷酰胺每周 0.4 g 或隔天 0.2 g,也可选用环孢素 A、硫唑嘌呤。对肾动脉受累可考虑放射介入治疗。

RP 是一种进展性疾病,多数患者后期出现受累器官功能障碍,如耳聋、发声困难、视力受损、呼吸困难。若存在肾脏受累,则预后更差,病死率明显高于无肾脏受累患者。

(彭红英)

第五节 过敏性紫癜肾炎

过敏性紫癜(Henoch-Schönlein purpura,HSP)属于系统性小血管炎,主要侵犯皮肤、胃肠道、关节和肾脏。病理特点为含有 IgA 的免疫复合物沉积在受累脏器的小血管壁,引起炎症反应。肾脏受累表现为免疫复合物性肾小球肾炎。过敏性紫癜的皮肤损害由 Hebrerden 于 1801 年首次描述。1837 年后,Schönlein 陆续将这种皮肤损害与关节炎、胃肠累及、肾累及联系起来,提出综合征的概念。目前学者认为过敏性紫癜是一种儿童最常见的血管炎,发病率为 0.1%~0.2%。几乎所有的患者均出现皮肤紫癜,75%的患者出现关节症状,60%~65%的患者出现腹痛,40%~45%的患者发生肾病。少数患者可以出现肺、中枢神经系统、泌尿生殖器官受累。一旦出现过敏性紫癜肾炎往往是一个长期持久的过程。存在自发缓解,起病年龄与病情轻重等因素决定其预后。

一、过敏性紫癜肾炎的发病机制

由于过敏性紫癜的致病因素错综复杂,机体可因致敏原性质、个体反应性的差异以及血管炎累及的脏器和病变程度的不同,在临床病理改变上呈现不同的表现。很多研究已证明过敏性紫癜肾炎的肾脏损害程度、对免疫抑制剂的反应及预后与种族、年龄密切相关,但是产生这种差别的本质仍不明确。半数患者起病前存在诱因,比如病毒感染、细菌感染、寄生虫感染、药物因素、毒素、系统性疾病或者肿瘤。现有研究表明,过敏性紫癜肾炎和 IgAN 患者在肾小球内沉积的 IgA 主要是多聚的 IgA1,β 细胞 β-1,3-半乳糖基转移酶(B-1,3-GT)的缺陷导致 IgA1 铰链区 O 型糖基化时,末端链接的半乳糖减少,这种改变可能影响 IgA1 与肝细胞上的寡涎酸蛋白受体结合而影响 IgA 的清除，而且能增加其与肾脏的结合。血清IgA1分子铰链区糖基化异常可能在过敏性紫癜肾炎和IgA肾病中发挥了同样的作用，糖基化异常的IgA1分子容易自身聚合，不容易被肝脏清除，从而容易沉积在肾脏而致病。补体活化也有重要作用。IgA-CC沉积在系膜区后，与系膜细胞作用，引起系膜细胞增生、细胞外基质产生增加、趋化因子MCP-1和IL-8合成增多，引起多形核白细胞和单核细胞浸润。趋化因子还能够与足细胞作用，影响其生物学功能，参与蛋白尿形成。

二、过敏性紫癜肾炎的病理分型

国际儿童肾病研究组(International Study of Kidney Disease of Childhood，ISKDC)制定了过敏性紫癜的肾脏组织病理分型，肾小球病变与临床表现有关。Ⅰ型为肾小球轻微病变；Ⅱ型仅仅表现为系膜增生；Ⅲ型为系膜局灶或弥漫增生，但是50%以下的肾小球形成新月体，或节段血栓形成、襻坏死或硬化；Ⅳ型中系膜病变与Ⅲ型相同，但50%～75%的肾小球新月体形成；Ⅴ型中，75%以上肾小球新月体形成；Ⅵ型为假膜增生型。

三、过敏性紫癜肾炎的临床表现和预后

由于研究人群有差异，过敏性紫癜肾炎的发病率报道不一。有报道称儿童的该病发病率为33%，成人的该病发病率为63%。最常见的临床表现是肉眼血尿，也可以有镜下血尿，可以一过性、持续性或者反复发作。血尿可以伴随皮疹复发而出现，也可以在肾外表现消退后很长时间以后再发。一般伴随不同程度的蛋白尿，肾病综合征的发病率报道不一。也有表现为肾小球滤过率下降、氮质血症或者进展到终末期肾病。

一般而言，过敏性紫癜肾炎起病的临床表现与远期患者是否发展为慢性肾病有良好相关性。根据Goldstein等的研究，起病初期患者仅表现为血尿、少量蛋白尿，远期发展到慢性肾病的可能不到5%；临床表现为蛋白尿量明显但是未达到肾病综合征的水平，远期发展到慢性肾病的为15%；如果蛋白尿量达到肾病综合征水平，该可能性增加到40%；如果患者同时表现肾病综合征和肾炎综合征，可能性超过50%。鉴于关于过敏性紫癜肾炎治疗策略和手段的文章的异质性，过敏性紫癜肾炎是发展为慢性肾病的一个重要原因，强调临床长期随访的重要性。在起病3年时患者的肌酐清除率低于70 mL/(min·1.73 m^2)和蛋白尿水平较起病时增加是远期慢性肾病进展的危险因素。

ISKDC的病理分期主要的指标是新月体的比例和系膜增殖的程度。实际上，肾脏活检病理检查中小管损伤程度、间质纤维化、肾小球和间质炎症程度、新月体的特点(大新月体或者小新月体、纤维化的程度等)、有无局灶硬化、有无动脉粥样硬化因素都和预后相关。与儿童患者相比，成人发病的过敏性紫癜肾炎预后较差。

四、过敏性紫癜肾炎的鉴别诊断

过敏性紫癜肾炎与IgA肾病的病理表现均为肾小球系膜区有IgA为主的免疫球蛋白的沉积和系膜增生，临床表现有血尿或伴有不同程度的蛋白尿。过敏性紫癜肾炎多见于儿童，IgAN发病高峰则在15～30岁，有关研究表明在儿童中两者的临床表现、病理和发病机制仍存在很大的差异。比如，过敏性紫癜肾炎患者的血IgG水平较IgA肾病患者更高，循环中含IgA复合物(IgA-CC)的体积更大，血IgE水平更高。与IgAN相比，新月体的出现更常见于过敏性紫癜肾炎，其数量与疾病的严重程度和预后有关；常与襻坏死、毛细血管内细胞增生并存。

五、过敏性紫癜肾炎的治疗决策

临床上部分严重起病患者未经特异治疗而自愈，也有起病初期仅有少量血尿，但长期进展到终末期肾病的个例报道。鉴于目前缺少大宗临床资料的随机对照研究，在患者起病时是否给予治疗和给予什么强度的治疗不明确。基于一些回顾性研究和经验，目前医师认为在起病初期及时、有效地治疗能够减少慢性肾病发生和进展。医师需要预先判定患者的长期预后，再选择治疗措施和估计可能的严重不良反应。需要根据患者对治疗的反应随时调整治疗方法。在过敏性紫癜肾炎的治疗中，使用大剂量激素冲击治疗，大量新鲜新月体形成，使用血浆置换短时间内有效清除血 IgA1 和复合物，使用激素或免疫抑制剂(包括环磷酰胺、硫唑嘌呤、钙调磷酸神经酶抑制剂、利妥昔单抗)减少 IgA 产生，使用依库珠单抗抑制补体激活，使用华法林、双嘧达莫或者阿司匹林对抗纤维蛋白，使用 ACEI/ARB 减少尿蛋白。

对于起病时仅有血尿或者少量蛋白尿的患者，强调长期随访。

有限的随机对照研究发现，短期糖皮质激素治疗对于预防儿童过敏性紫癜肾炎的发生和进展无效。也有研究结论表明在一项成人过敏性紫癜肾炎患者的队列研究中，环磷酰胺加糖皮质激素治疗与单用糖皮质激素治疗没有更多益处。有学者认为，这些观点还需要更长时间和更多文献加以证实。

(彭红英)

第六节 肺出血-肾炎综合征

肺出血-肾炎综合征又称古德帕斯丘综合征，是一种比较少见的疾病，其特征为反复咯血、肺部浸润、血尿和肾小球肾炎。该病多见于中青年，病情发展很快，预后不良，病死率极高。

一、病因及发病机制

肺出血-肾炎综合征系一种由抗基膜抗体介导的自身免疫疾病，其免疫疾病理损伤与Ⅱ型超敏反应相似。抗基膜抗体已被证明为 IgG1 和 IgG4，少数为 IgM 和 IgA。肾小球膜分子中Ⅳ型胶原 α_3 链的 NC-1 段已被证明为 Goodpasture 抗原(GP-A)。平时 GP-A 在体内呈隐蔽状态，某些刺激因素可以改变或暴露其抗原性，导致抗 GBM 抗体产生。目前认为，该病可能是在遗传基础上因病毒感染或化学刺激而发病。

患者血清中抗肾小球基膜抗体(抗 GBM)和抗毛细血管膜抗体(抗 ABM)增多。多数研究表明，抗 GBM 和抗 ABM 是同一种物质。此自身抗体与肾小球和肺泡基膜Ⅳ型胶原的 α_3 链结合后，可导致单核细胞和中性粒细胞活化，释放趋化因子，趋化中性粒细胞进入肾小球和肺泡，引起肾小球基膜受损而发生肾炎，部分患者可发生肺出血。免疫荧光检查可见，患者肾小球和肺泡毛细血管膜上有 IgG 和补体 C3 沉淀。给灵长类动物注射抗基膜抗体可以诱发本综合征。

肺出血-肾炎综合征有家族性倾向。已报道 5 对孪生姐妹或兄弟在化学物质刺激后，于短期内先后发生本综合征。有人报道本综合征与 HLA-DR2 和 HLA-DR3 位点有关联。

10%～13%的肺出血-肾炎综合征患者在上呼吸道或其他部位病毒感染后发病。有人在患者肾小球上皮和内皮细胞中发现病毒颗粒。

有人报道,曾吸入烃溶剂或一氧化碳的人中,发生本征者较多,因而认为,该病可能与化学物质的刺激有关。此外,约40%的肺出血-肾炎综合征患者可发生肺出血,而这些患者几乎都是吸烟者。正常情况下,肺基膜位于血管内皮细胞和肺泡上皮细胞之间,与血管内皮细胞紧密连接,血液中的抗基膜Ⅳ型胶原抗体不能到达基膜。吸烟刺激在肺部形成的炎症反应可损伤肺泡毛细血管内皮细胞,使抗基膜Ⅳ型胶原抗体得以结合于基膜,引起损伤性炎症,进而导致肺出血。

二、临床表现

肺出血-肾炎综合征的好发年龄为15～35岁,多见于男性。10%～30%的患者发病前有上呼吸道感染症状。

(一)呼吸道症状

首要症状为反复咯血,伴有咳嗽、气短、全身不适,有时发热。咯血量不等,小量至大量,间断性或持续性,甚至导致窒息。肺部可闻及干啰音、湿啰音。病情严重者引起呼吸衰竭。

(二)泌尿系统症状

泌尿系统症状多在咯血后数周至数月出现,少数出现在咯血前或同时。初期可有血尿、蛋白尿,尿中细胞数增多,有颗粒管型。继而出现少尿、无尿、水肿、贫血、高血压、恶心、呕吐等进行性肾衰竭、尿毒症的表现。

三、实验室及其他辅助检查

(一)一般检查

尿常规可见血尿、蛋白尿,尿中细胞数增多,有颗粒管型。外周血检查可有进行性贫血及血液中出现含铁血黄素细胞。

(二)免疫学检查

血清中抗基膜抗体水平升高。肺或肾活体组织免疫荧光检查,可见肾毛细血管或肾小球基膜上有IgG和补体C3沉淀。

(三)胸部X线检查

可见肺出血相应的浸润阴影,出血较多者可以融合为片状阴影。间质改变表现为弥漫性由肺门向外放散的结节状或颗粒状阴影,肺尖部少见阴影。随着肺纤维化的发展,可见弥漫性网状结节状阴影。

(四)肺功能检查

可有限制性通气障碍、气体分布不均和弥散障碍,PaO_2 和 $PaCO_2$ 降低。晚期发生呼吸衰竭时,$PaCO_2$ 升高。

(五)放射性核素检查

^{53}Cr 或 ^{59}Fe 标记红细胞肺显像,可见肺血管异常。

四、诊断及鉴别诊断

根据临床反复咯血史,X线检查肺部有浸润阴影,血尿、蛋白尿,尿中有颗粒管型,进行性贫血及血液中含铁血黄素细胞,可作出该病的初步诊断。进一步检查,若血清抗基膜抗体呈阳性,肺或肾活体组织免疫荧光检查,肺泡或肾小球基膜有IgG和补体 C_3 沉积,则可确定诊断。

应鉴别肺出血-肾炎综合征与以下疾病。

(一)特发性含铁血黄素沉着病

两种疾病的胸部X线检查结果相似。特发性含铁血黄素沉着症多见于儿童,很少合并肾炎，病程较长，预后较好。

（二）急性肾小球肾炎

发生急性肺水肿时，须鉴别急性肾小球肾炎与肺出血-肾炎综合征。患者同时有高血压、左心衰竭，水、钠潴留等表现。

（三）过敏性紫癜混合型

过敏性紫癜可有咯血、血尿、管型和蛋白尿，需鉴别过敏性紫癜与肺出血-肾炎综合征。过敏性紫癜除肺和肾症状外，还可有皮肤瘀斑、关节肿痛、腹痛等表现。

（四）韦格纳肉芽肿病

该病呈坏死性肉芽肿性血管炎，可引起肺出血和肾炎表现，还可累及鼻、咽、喉部，且肺部阴影多变。上呼吸道病变活检有助于鉴别诊断。

五、治疗

（一）糖皮质激素治疗

一般采用泼尼松 40～60 mg/d，口服。根据血清抗基膜抗体水平将药量调整至维持量。抗体消失后，再维持治疗半年。在病程晚期，治疗无效。也可用甲泼尼龙冲击疗法。甲泼尼龙 1～2 mg/(kg·d)，静脉滴注，3 d 为 1 个疗程。有人报道，上述治疗对该病大咯血患者有明显效果。如无禁忌，可进行数疗程。早期用药可能有助于可逆病变的恢复。

（二）免疫抑制剂

环磷酰胺 100～150 mg/d，口服，或硫唑嘌呤 1～4 mg/(kg·d)。单独使用疗效不佳，多与糖皮质激素并用。

（三）透析疗法

出现肾衰竭者，可进行血液或腹膜透析以延长生命。部分患者经此治疗后，肺病变可有所好转。

（四）换血疗法

可消除外周血内抗基膜抗体，减少抗原和炎性介质含量，降低免疫反应。换血量为 2～4 L/d，1～2 d 1 次，持续 2～4 周。治疗效果和疗程可根据血的抗基膜抗体测定结果判定。

（五）肾移植

有人报道对该病行双肾切除后肾移植成功，可以降低循环中抗基膜抗体滴度，减轻肺出血，维持肾功能，并赢得时间，以提高该病的自限性。

六、预后

肺出血-肾炎综合征预后差，平均存活时间为 1 年，患者死于肺出血或肾衰竭。极少数自发缓解。近年来，由于早期诊断和治疗的进展，4 年存活率和自发缓解率有所提高。

（王艳峰）

第十四章

副蛋白血症相关性肾病

第一节　多发性骨髓瘤肾损害

多发性骨髓瘤(multiple myeloma,MM)是浆细胞的恶性肿瘤疾病,异常增生的瘤细胞主要浸润骨髓和软组织,并产生大量的异常单克隆免疫球蛋白,导致骨骼破坏、贫血、免疫功能异常和肾损害。该病累及肾脏时可呈现多种表现,常见的表现为:①管型肾病,它由大量轻链(light chain,LC)从肾脏排泄,阻塞及损害肾小管导致;②肾脏淀粉样变,它由淀粉样变轻链蛋白沉积肾组织导致;③轻链沉积病(light chain deposition disease,LCDD),它由非淀粉样变单克隆轻链蛋白沉积于肾组织导致。

一、多发性骨髓瘤及肾损害的流行病学

MM 占所有肿瘤的比例约为 1%,占血液系统肿瘤的 10%左右。美国 1999 年的统计显示,MM 已成为仅次于非霍奇金淋巴瘤的血液肿瘤,按死亡人数增长统计,在所有肿瘤中,MM 排名第四。在英国及北欧国家的年发病率大约为 0.005%,平均发病年龄为 70 岁,大约 15%的患者年龄小于 60 岁,60～65 岁者占 15%,不超过 2%的 MM 患者在诊断时小于 40 岁。

MM 所致肾功能不全的发生率为 15%～40%,其范围变动较大,主要源于不同研究采纳的肾功能不全定义不统一。30%～40%的 MM 患者就诊时血肌酐(Scr)水平即高于正常范围。Knudsend 等调查了 1 353 例初发 MM 病例,以肌酐清除率(Ccr)评估肾功能,51%的患者肾功能正常,轻度肾功能损害占 25%,中度肾功能损害占 15%,重度肾功能损害占 9%。男性占 47%,女性占 53%,平均年龄为 68 岁。

美国肾脏病数据系统(USRDS)于 2011 年报道,在终末期肾病(ESRD)患者中 MM 的发病率为 1.0%。欧洲肾脏学会及欧洲透析移植协会(ERA/EDTA)数据系统报道,1986－2005 年做肾脏替代治疗(RRT)的 ESRD 患者中 MM 占 1.54%;MM 所致 ESRD 而做 RRT 的人数由 1986－1990 年的 0.7 pmp(百万人口)增加到 2001－2005 年的 2.52 pmp;MM 患者进行 RRT 治疗的中位生存时间为 0.91 年,而非 MM 患者的中位生存时间长达 4.46 年。

二、多发性骨髓瘤肾病的发病机制

(一)骨髓瘤发病的危险因素

MM 的发生可能与辐射接触、病毒感染(如人类疱疹病毒-8 感染)、慢性抗原刺激、骨髓微环境变化(如黏附分子异常表达)及遗传等危险因素相关。50%的 MM 有核型异常,包括 14q32 易位,17p 和 22q 缺失及 13 号染色体的单体性和缺失、易位,其中有些发生频率高且直接与预后相关,尤其是 13 号染色体异常。

(二)骨髓瘤肾损害的发病机制

1.游离轻链蛋白的肾损害

MM 中异常免疫球蛋白或其片段的重链(heavy chain,HC)和 LC 的产生比例发生了改变,所产生的过多游离 LC,即本周蛋白(Bence-Jones protein,BJP),在引起肾损害方面非常重要。LC 分子量为 22.5 kDa,有 210～220 个氨基酸残基,κ 链有 4 个亚型,常以单体形式出现,也有部分为非共价结合形成的二聚体,λ 链则有 6 个亚型,以二聚体形式为主。正常人尿液 LC 为多克隆,浓度为 0.002 5 g/L,在 MM 患者的尿液中单克隆 LC 含量明显升高(0.02～11.8 g/L)。尿中有 λ 型 LC 患者的肾损害发生率高于有 κ 型的,并非所有尿中排泌 BJP 的患者均发生肾损害,部分患者于病程中排泌大量 BJP 而无肾脏受累。这些表明 BJP 的毒性作用与其理化特性有关。

(1)轻链蛋白毒性损伤肾小管:LC 对近曲小管细胞有直接毒性。动物实验向 Sprague-Dawley 大鼠体内注射人 BJP,发现 LC 进入细胞核内且激活溶酶体,细胞出现脱屑和裂解,胞浆明显出现空泡,微绒毛缘呈局灶性丢失。将猪近曲小管细胞与 MM 患者的 BJP 培养,发现 BJP 有细胞毒素作用及 RNA 酶活性,可侵入细胞及细胞核而不被降解,进入胞核的 BJP 诱导 DNA 裂解和细胞死亡。BJP 还可抑制大鼠近曲小管细胞 Na^{+}-K^{+}-ATP 酶的活性和钠依赖性磷及糖的转运,明显抑制胸苷酸的合成,致核固缩,有丝分裂消失,细胞肌动蛋白骨架破坏,甚至细胞裂解。

(2)轻链蛋白形成管型阻塞肾小管:MM 肾损害以管型肾病最常见。正常人肾小球滤过的少量 LC 的 90%以上被近曲小管重吸收,MM 患者肾小球滤过的 LC 超过近端肾小管最大重吸收能力时,到达远端肾小管的 LC,在酸性环境中与 Tamm-Horsfall 蛋白(THP)及清蛋白等形成管型,并围绕多核巨细胞,阻塞远端肾小管,即导致管型肾病。THP 是一种高度糖基化的酸性蛋白,是正常尿蛋白的主要成分,由肾小管髓襻升支粗段细胞合成,分泌入管腔。THP 上糖基有助于同型 THP 的凝集,去糖基的 THP 可与 BJP 结合。BJP 以不同的亲和力与 THP 主链上的特殊位点共价结合,分析表明此片段位于 THP 的第 6～287 氨基酸残基。THP 单克隆抗体可有效地竞争性抑制 BJP 与 THP 结合。

影响管型形成的因素除了上述 BJP 的浓度与类型、THP 的浓度与糖含量外,还有远端肾小管的内环境。细胞外液减少可加速 BJP 形成管型,其可能原因是肾小管液流速的减慢,延长了 BJP 在远端小管的停留时间,并无法冲走肾小管中的蛋白质复合体。在体外,当氯化钠浓度超过 80 mmol/L 时,可促进 BJP 与 THP 的结合,增加钙浓度也有相同效果,上述因素还可通过促进 THP 自身聚集形成巢核,使 BJP 易与之结合而形成管型。尿 pH 也与管型形成有关,酸性环境能增加 BJP 与 THP 的亲和力及聚集率。因此,环境因素能调节 BJP 与 THP 的相互作用,在 MM 管型形成中起重要作用。

(3)变性的轻链蛋白沉积肾组织:轻链蛋白被单核巨噬细胞吞噬,在胞内加工形成 β 褶片蛋白，分泌至胞外，在温度、pH、金属离子、蛋白水解及氧化等因素作用下，形成寡聚体原纤维，并进一步在血清淀粉样物质P及糖胺聚糖参与下，聚集成淀粉样纤维，沉积于肾组织，导致肾淀粉样变。导致淀粉样变病的致病轻链蛋白主要是λ轻链。

LCDD的发病机制与淀粉样变病相似，但是变性的轻链蛋白不形成β褶片蛋白，它们沉积肾组织导致肾脏LCDD。导致LCDD的主要致病轻链蛋白是κ轻链。

2.其他致病因素

(1)高钙血症肾损害：MM分泌大量破骨细胞活化因子导致骨质吸收、溶骨破坏引起高钙血症，急性高钙血症可以导致GFR下降，这可能与高钙导致肾小球入球小动脉收缩后肾小球滤过压下降及多尿导致血容量减少有关；慢性高钙血症可以引起严重的肾小管损伤，肾小管间质钙盐沉积，病变以髓襻升支和髓质集合管最明显。

(2)高尿酸血症肾损害：MM患者核酸分解代谢增强，产生大量嘌呤代谢产物尿酸，引起高尿酸血症；化疗后高尿酸血症更明显，可导致尿酸沉积肾小管间质，诱发急性高尿酸性肾病。

(3)高黏滞血症：MM患者血清中过量的M蛋白可诱发血液中红细胞聚集，形成缗钱状，血液黏稠度增大，并由此引起肾脏小动脉及肾小球血管堵塞，损害肾脏。

(4)骨髓瘤细胞髓外浸润：当大量骨髓瘤细胞浸润肾脏时，也可引起或加重肾损害。

(5)其他：脱水、应用造影剂造影、服用非甾体抗炎药、服用ACEI或ARB，皆可能加重MM肾损害，甚至诱发急性肾损害(AKI)。

三、骨髓瘤肾损害的临床病理表现及诊断

(一)临床表现

MM主要由瘤细胞增生破坏骨骼、浸润髓外组织及产生大量异常M蛋白而引起。临床表现多种多样。

1.肾外表现

(1)骨骼破坏：75%的患者有骨痛，其为早期和主要症状，腰骶部疼痛最常见。骨骼破坏好发于颅骨、肋骨、腰椎骨、骨盆等部位，骨质破坏处易发生病理性骨折。

(2)浸润性表现：70%的患者有髓外瘤细胞浸润，以肝、脾、淋巴结、肾脏浸润常见，呈现器官肿大及功能障碍；部分患者还能出现神经系统浸润表现，包括椎体破坏压迫脊髓引起截瘫，浸润脑膜及脑引起精神症状、颅内压增高及局灶性神经体征，浸润周围神经引起对称性四肢远端感觉运动障碍等。

(3)异常M蛋白相关症状：由于正常免疫球蛋白形成减少，感染概率较正常人高；M蛋白使血小板功能障碍或抑制Ⅷ因子活性，或合并淀粉样变时Ⅰ、Ⅴ、Ⅹ因子缺乏，导致出血，常见皮肤紫癜，内脏和颅内出血也可见于晚期患者；高黏滞综合征的发生率为4%～9%，表现为头晕、乏力、恶心、视物模糊、手足麻木、心绞痛等，严重者出现呼吸困难、充血性心力衰竭、偏瘫、昏迷，也可见视网膜病变；约10%的患者发生轻链型淀粉样变，其多见于IgD型及轻链型MM。

2.肾脏损害表现

部分MM患者以肾脏损害为首发表现。

(1)蛋白尿：60%～90%的患者出现蛋白尿，较少伴血尿、水肿及高血压，临床上易误诊为隐匿性肾炎或慢性肾炎。患者的尿蛋白定量常低于1 g/d，但是少数患者的尿蛋白定量也可不低于1 g/d，甚至出现大量蛋白尿，提示肾小球受累。由于干化学法检测的尿蛋白为清蛋白，轻链蛋

白检测不出,故有时可见到干化学法检测尿蛋白阴性或少量,而尿蛋白定量却较多的矛盾现象。

(2)肾病综合征:MM患者出现肾病综合征(NS)者并不多。在轻链型和IgD型MM肾损害中肾病综合征较常见,常由肾脏淀粉样变或LCDD引起。MM所致NS多无镜下血尿,无高血压,双肾体积增大。即使在严重肾衰竭时,患者尿蛋白仍很多,肾脏体积仍无明显缩小。此外,肾小管功能也常受损出现肾性糖尿,而且肾静脉血栓的发生率也较高。

(3)慢性肾小管功能损害:尿中长期排泄LC(以κ型多见)可引起慢性肾小管病变,肾小管上皮细胞内出现LC沉积。临床表现为尿浓缩功能障碍,出现口渴、多饮、夜尿增多;尿液酸化功能障碍,出现远端和/或近端肾小管性酸中毒;Fanconi综合征,出现肾性糖尿、氨基酸尿、磷酸盐尿等。

(4)慢性肾功能不全:发生率为40%~70%,半数以上患者就诊时已存在肾功能不全。MM导致的慢性肾功能不全常具有如下特点:贫血出现得早,与肾功能受损程度不成正比;临床多无高血压,甚至有时血压偏低;双肾体积多无明显缩小。

(5)急性肾损伤:可发生在肾功能正常或慢性肾衰竭的基础上,管型肾病是导致急性肾损害的最重要原因,脱水(如呕吐、腹泻、应用利尿剂)、感染、药物(肾毒性药物、造影剂等)、高尿酸血症、高钙血症均为重要诱发因素。

(6)尿路感染:MM患者的全身免疫力低下,化疗后白细胞减少,加之LC及高钙血症等因素导致肾小管病变,因此易于发生泌尿系统感染。约1/3的病例反复发生膀胱炎、肾盂肾炎,后者易引起革兰氏阴性杆菌败血症,并使肾功能恶化。

不同MM分型的肾脏损害特点:IgG型、IgA型MM的肾脏损害多以肾小管病变、肾衰竭为主要表现,少数患者合并肾脏淀粉样变或LCDD;轻链型、IgD型MM的肾脏损害发生率显著较前两者高,临床呈现肾小管病变,肾小球病变(肾脏淀粉样变或LCDD)的发生率亦高,出现肾病综合征,轻链型MM肾衰竭的发生率约为50%,IgD型的肾衰竭发生率可达90%以上。

(二)实验室及影像学检查

1.实验室检查

(1)血象:贫血常见,多为正细胞正色素性贫血,血小板及白细胞计数正常或降低,重者全血细胞计数减少。晚期血中可出现大量骨髓瘤细胞。

(2)骨髓象:可见多于10%的异常浆细胞,即骨髓瘤细胞。但是骨髓瘤早期瘤细胞可呈灶状分布,需要在多部位进行骨髓穿刺才能确诊。

(3)血清单株球蛋白检验。①血清免疫球蛋白:单株血清IgA或IgG水平显著升高,其他免疫球蛋白水平降低,则可能为IgA或IgG型MM;血清IgA、IgG及IgM水平皆降低,则应检查血清IgD及轻链,可能为IgD或轻链MM。②血清蛋白电泳:可见M蛋白,即在α_2~γ区形成基底较窄、高而尖锐的蛋白峰(在γ区,蛋白峰的高与宽之比>2∶1;在α_2区和β区此比值>1∶1)。③血清免疫固定电泳:能确定MM的类别(IgA、IgG型、IgD型、轻链κ或λ型等),显著提高了MM诊断的敏感性和准确性。

(4)尿液轻链蛋白检验:有多种方法可以检验尿液轻链蛋白,但是仍以尿液免疫固定电泳检验最敏感及特异。

(5)血液生化检验。①血清钙:骨质破坏常导致高钙血症,而血清磷及碱性磷酸酶水平正常。②血尿酸:由于核酸分解代谢增强,而出现高尿酸血症。③血β_2-微球蛋白(β_2-MG):是判断预后与疗效的重要指标,血浓度高低与肿瘤的活动程度成正比。但是,肾小球滤过功能受损时,

$β_2$-MG在体内蓄积，其血浓度也能升高，需要加以区别。④血清乳酸脱氢酶：其水平升高与疾病的严重程度相关。⑤血白介素-6(IL-6)和可溶性 IL-6 受体：血 IL-6 和可溶性 IL-6 受体水平升高者疗效差，预后不良。

(6)尿及肾功能检验：患者常出现轻重不等的蛋白尿，血尿较少见，可出现肾小管及肾小球功能损害。

2.放射学检查

确诊时多数患者的 X 线平片可见特征性的溶骨性损害，表现为单个或多个圆形或椭圆形穿凿样透亮缺损，也可呈“虫咬”状改变，常出现于颅骨、肋骨、锁骨、椎体、骨盆及长骨近端。另外，还常见弥漫性骨质疏松及病理性骨折。磁共振成像(MRI)可早期发现 MM 的骨骼病变。

(三)肾脏病理表现

1.肾小管间质病变

MM 肾损害以小管-间质病变为主。光镜下骨髓瘤管型伴周围巨细胞反应为 MM 管型肾病的特征性改变，其多见于远端肾小管和集合管。管型浓稠，中有裂隙。肾小管变性或萎缩，肾小管间质内有时有钙盐、尿酸盐沉积，肾间质炎性细胞浸润、纤维化。免疫荧光检查无特异性，骨髓瘤管型中可见 κ 或 λ 轻链，与骨髓瘤类型无关。电镜下骨髓瘤管型一般由许多呈丝状扁长形或菱形结晶组成，而其他疾病管型呈颗粒、尖针状，电子致密度高。

2.肾小球病变

(1)淀粉样变性：多发生于轻链型或 IgD 型 MM 患者。为轻链型淀粉样变(以 λ 型为主)，临床呈现 NS。光镜下淀粉样蛋白可沉积于肾脏各组织，以肾小球为主。初期肾小球系膜区呈无细胞性增宽，晚期毛细血管基底膜也增厚，大量嗜伊红的均质无结构淀粉样物质沉积。肾小动脉壁、肾小管基底膜及肾间质也可受累。刚果红染色呈砖红色，偏振光显微镜下呈苹果绿色。电镜下可见细纤维状结构(直径为 8～10 nm，长度为 30～100 nm)，无分支，僵硬，紊乱排列。

(2)轻链沉淀病：光镜下肾小球系膜区被轻链蛋白沉积而形成无细胞结节硬化，毛细血管受压。确诊依靠肾组织免疫荧光检查，可见游离轻链 κ 或 λ(以 κ 型多见，约占 80%)沉积于肾小球系膜结节、肾小囊及肾小管基底膜。电镜检查可见细颗粒状电子致密物密集地沉积于肾小球及肾小管基底膜内侧。MM 合并 LCDD 时骨髓瘤管型较少见。

(四)诊断、分期及肾损害评估

1.诊断标准

MM 存在多种诊断标准，我国 2011 年修订的诊断标准如下。

(1)无症状 MM：①血清 M 蛋白水平≥30 g/L 和/或单克隆浆细胞比例≥10%；②无骨髓瘤相关器官或组织损害。

(2)症状性 MM：①血清和/或尿中出现 M 蛋白(无 M 蛋白量的限制)；②骨髓单克隆浆细胞或浆细胞瘤(单克隆浆细胞比例≥10%，未设最低阈值，但诊断不分泌型 MM 常需浆细胞不少于 10%)；③存在骨髓瘤相关器官或组织损害(如高钙血症、肾功能不全、贫血、溶骨损害)。

需鉴别 MM 与反应性浆细胞增多症、意义未明的高丙球蛋白血症(MGUS)及转移性癌的溶骨病变。

2.分期

目前常采用 1975 年 Durie 与 Salmon 制定的分期体系(表 14-1)和 2005 年国际骨髓瘤工作组指定的国际分期体系(ISS)(表 14-2)。

表 14-1 多发性骨髓瘤 Durie-Salmon 分期体系

分期	分期标准	癌细胞数
Ⅰ期	符合以下 4 项：血红蛋白水平＞100 g/L；血钙水平＜2.6 mmol/L；X 线检查骨质正常或只有孤立性浆细胞瘤；M 成分 IgG 水平＜50 g/L，IgA 水平＜30 g/L，尿轻链水平＜4 g/d	少于 $0.6\times10^{12}/m^2$ 体表面积
Ⅱ期	介于Ⅰ期和Ⅲ期之间	$0.6\sim1.2\times10^{12}/m^2$ 体表面积
Ⅲ期	符合以下 1 项或 1 项以上：血红蛋白水平＜85 g/L；血钙水平＞3.0 mmol/L；多处进行性溶骨性病变；M 成分 IgG 水平＞70 g/L，IgA＞50 g/L；尿轻链水平＞12 g/d	多于 $1.2\times10^{12}/m^2$ 体表面积

表 14-2 多发性骨髓瘤 ISS 分期体系

分期	血清 β_2-MG(mg/L)	血清蛋白(g/L)
Ⅰ期	血清 β_2-MG 水平＜3.5	血清 β_2-MG 水平≥35
Ⅱ期	血清 β_2-MG 水平为 3.5～5.5	血清 β_2-MG 水平＜35
Ⅲ期	血清 β_2-MG 水平≥5.5	

ISS 分期体系应用血清 β_2-MG 和清蛋白进行分期，简便、易掌握，影响因素少，错误分期可能性小，且对患者的预后有较好的预测作用。

3.肾损害的评估

既往研究中存在的重要问题之一即使用多种评估标准导致难对不同研究结果进行比较分析。近年来，对于慢性肾脏病(CKD)及 AKI 的肾损害评估国际上已制定出几个重要标准：①CKD 可通过检测 Scr 用 Cockroft-Gault 公式估算 Ccr 或用简化 MDRD 公式或 CKD-EPI 公式估算 GFR，然后依据 2013 年 KDIGO 制定的 CKD 指南对肾损害进行分期。②AKI 可参考 RIFLE 标准、AKIN 标准或 2012 年 KDIGO 制定的 AKI 标准来进行诊断。

四、骨髓瘤肾病的治疗原则及评价

(一)肾损害患者中骨髓瘤的治疗

近十年来，MM 化疗的进展极大，新型药物和外周血自体干细胞移植(ASCT)的应用，使得 MM 患者的疗效明显提高，预后改善，图 14-1 为当前推荐的 MM 的化疗模式。对 MM 进行有效治疗可降低血浆 LC 浓度，改善半数以上 MM 肾衰竭患者的肾功能。治疗 MM 的目的是获得高质量的完全缓解(complete response，CR)，延长患者的无疾病进展生存期(progression-free survival，PFS)。研究发现化疗后的 MM 缓解程度与 PFS 密切相关，与获得 CR 或严格的 CR 相比，免疫表型或分子的 CR 可以获得更显著的 PFS 延长。

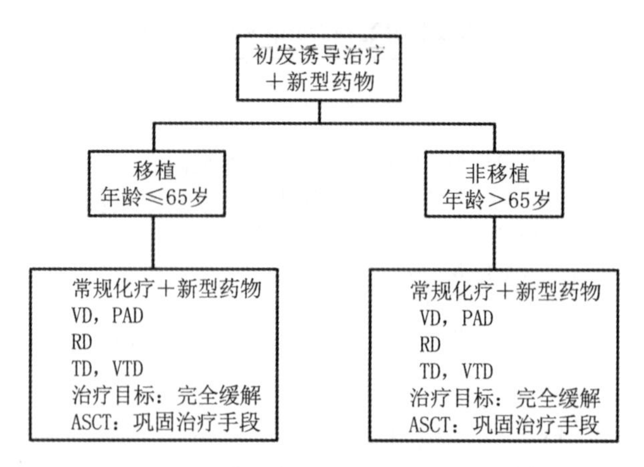

图 14-1　当前多发性骨髓瘤的化疗模式

注：VD：硼替佐米+地塞米松；PAD：硼替佐米+多柔比星（阿霉素）+地塞米松；RD：雷利度胺+地塞米松；TD：沙利度胺+地塞米松；VTD：硼替佐米+沙利度胺+地塞米松；ASCT：外周血自体干细胞移植；MP：美法仑（马法兰）+泼尼松；MPT：美法仑+泼尼松+沙利度胺；MPV：美法仑+泼尼松+硼替佐米；MPR：美法仑+泼尼松+雷利度胺。

1.蛋白酶体抑制剂

硼替佐米是一种合成的高选择性 26S 硼酸盐蛋白酶体抑制剂，可作用于包括血液系统肿瘤的多种人类肿瘤细胞系，是治疗 MM 最有前途的新药。蛋白酶体参与多种蛋白质和调节蛋白的降解过程，选择性抑制蛋白酶体可以稳定细胞周期的调节蛋白、干扰细胞增殖、诱导细胞凋亡和抗血管生成。其联合治疗方案（与地塞米松、美法仑、沙利度胺、环磷酰胺等联合治疗）的有效率可达 50%～80%，其中 CR 及接近完全缓解（near CR，nCR）的比率达 20%～40%，疗效远优于传统化疗。美国国家综合癌症网络（NCCN）已推荐单用硼替佐米或联合用药治疗初发或难治性 MM。硼替佐米可安全、有效地用于任何程度肾功能损伤的 MM 患者。

Ludwig 等报道，用 PAD 方案（硼替佐米、多柔比星及地塞米松联合应用）治疗 8 例 MM 管型肾病导致急性肾衰竭（ARF）的患者，5 例 MM 获得了 CR、nCR 或非常好的部分缓解（very good partial remission，VGPR），这些患者的 ARF 均得到逆转，中位数 Scr 水平从 800.0 μmol/L（9.05 mg/dL）下降到 185.6 μmol/L（2.1 mg/dL）。在另一项研究中，96 例新诊断的 MM 肾损害患者被分成 3 组，分别进行硼替佐米为基础的化疗、免疫调节药物为基础的化疗及传统化疗，MM 治疗的总有效率分别为 82%、69%、57%（$P=0.02$），肾功能好转率分别为 94%、79%、59%（$P=0.02$），其中累积达到 CR 或部分缓解者分别为 82%、51%、47%（$P=0.043$），达到肾脏治疗效应的中位时间分别为 0.69、1.6 及 1.8 个月（$P=0.007$），提示前两类新治疗药物为基础的化疗效果显著，优于传统化疗。Chanan-Kahn 等应用硼替佐米为基础方案治疗 MM 肾衰竭透析患者，治疗后总有效率为 75%（CR 及 nCR 为 30%），12.5%脱离透析。肾功能损害不影响该药的药代动力学，对肾功能不全者无须调整硼替佐米剂量。由于透析会降低药物浓度，应在透析结束后再给予该药。该药的标准剂量为 1.3 mg/m^2，第 1、4、8、11 d 给药，然后停药 10 d，3 周为 1 个疗程。不管后续干细胞移植与否，以硼替佐米为基础的化疗目前已作为 MM 的一线治疗，方案包括 VD 方案（硼替佐米与地塞米松联合）、PAD 方案及 MPB 方案（硼替佐米与美法仑及泼尼松联合）等。

2.免疫调节药物

沙利度胺是第一个被证实治疗 MM 有效的免疫调节药物,其通过多方面机制发挥作用,包括抑制血管内皮生长因子(VEGF)和碱性成纤维细胞生长因子(bFGF)的表达,促进新生血管内皮细胞凋亡;改变肿瘤细胞和基质细胞之间的相互作用,并能通过调节细胞因子的分泌而影响肿瘤生长和生存;经自由基介导造成细胞 DNA 氧化损伤直接杀伤肿瘤细胞;促进白介素-2(IL-2)和 γ-干扰素(γ-IFN)分泌,增强自然杀伤细胞(NK 细胞)对肿瘤的杀伤力。

以沙利度胺为基础的化疗方案在 MM 肾损害患者中的应用目前尚缺乏随机对照研究数据。一项小规模研究显示,对 MM 肾功能不全患者(Scr>176.8 μmol/L),单用沙利度胺或合并地塞米松治疗有效率如下:部分缓解率为 45%,微小缓解率为 30%,治疗效应的中位时间为 7 个月,肾脏有效率为 75%。肾功能损害不影响其药代动力学,对 MM 肾损害患者不需要调节剂量,但可能导致高钾血症(尤其是透析患者),应密切监测。

沙利度胺可致静脉血栓(VTE),但 VTE 的发生率通常低于 5%。建议用药时评估 VTE 的风险因素,包括以下几方面。①MM 相关因素:应用大剂量地塞米松、多柔比星治疗,或多种药物化疗,有高黏滞血症等;②个体风险因素:肥胖、既往 VTE 史、糖尿病、手术、促红细胞生成素治疗等。有单个危险因素,可用阿司匹林预防,有 2 个以上危险因素,应使用华法林或低分子肝素预防。该药的不良反应还包括嗜睡、周围神经病变、便秘、中性粒细胞减少、胎儿出生缺陷等。

雷利度胺为沙利度胺的衍生物,主要经肾脏排泄,需要根据肾功能调整剂量:Ccr 为 30~50 mL/min时剂量应减为 10 mg/d;Ccr<30 mL/min 时应改为隔天 15 mg 服用;透析患者的剂量为 5 mg/d,透析后服用。给肾功能不全的 MM 患者应用此药的研究尚少。一项给复发性和/或抵抗性 MM 患者应用 RD 方案治疗(雷利度胺与地塞米松联用)的研究显示,肾功能正常或轻度损害组与肾功能中度、重度损害组相比,治疗总有效率并无显著差异;但是,肾功能受损者与肾功能正常者相比,前者血小板计数减少发生率高,总体生存时间较短。RD 方案可作为用硼替佐米治疗 MM 肾衰竭患者失败后的营救方案。

3.传统化疗

(1)MP 方案:美法仑 6~8 mg/(m^2 · d)及泼尼松 40~60 mg/d,服用 4~7 d,间隔 4~6 周再给药。此方案作用缓和,患者的耐受性好,但是疗效较差,完全缓解率<3%,有效率为 40%~60%,MM 中位缓解时间约为 18 个月,中位生存时间为 24~30 个月。现在,大多数不准备做大剂量化疗的患者常选择 MP 方案做初始治疗。治疗前中性粒细胞计数应大于 1.0×10^9/L,血小板计数>75×10^9/L。拟行 ASCT 患者应避免使用美法仑,它对正常骨髓干细胞的毒性可能蓄积,并损害以后的干细胞采集。

美法仑水解后通过肾脏排泄,肾功能损害的患者足量使用该药可能发生骨髓抑制。如果 GFR<50 mL/min,应将初始药量降低 50%,并在随后的疗程中根据骨髓毒性而加以调整。GFR<30 mL/min的患者不应使用美法仑。

(2)VAD 及相关方案:VAD 方案为连续输注长春新碱、多柔比星 4 d,同时联合大剂量地塞米松。它对刚确诊的患者有效率达 60%~80%,完全缓解率可达 10%。VAD 起效快,90%在 2 个疗程后可达到最大疗效,能迅速降低瘤负荷,不损伤造血干细胞,长春新碱、多柔比星和地塞米松有肾功能损害时无须调整剂量,骨髓抑制程度较轻,恢复较快,可安全地在重度肾衰竭患者中使用,也不增加这些患者的毒性反应。这些特点使其成为严重肾功能不全、拟采集干细胞行大剂量化疗联合 ASCT、需迅速降低肿瘤负荷(如高钙血症、肾衰竭、神经受压)的患者的首选方案。

缺点为糖皮质激素相关不良反应的发生率高，剂量上受多柔比星的心脏毒性限制。VAD方案与MP方案相比没有长期生存的优势。

地塞米松在VAD方案疗效中发挥了重要作用。单用大剂量地塞米松(HDD)初治的优点包括简便易行、无骨髓毒性、适用于肾功能不全的患者以及起效迅速。在后续化疗方案未定和其他支持手段尚未使用前，HDD可被作为初始紧急治疗。

4.大剂量化疗联合自体干细胞移植

大剂量化疗(HDT)的治疗目标是获得完全缓解，包括大剂量美法仑合用或不合用其他细胞毒性药物或全身辐射，同时需要外周血干细胞支持。长时间化疗造成骨髓衰竭会影响造血干细胞的有效采集，故干细胞采集应在病程早期进行。可在化疗3个疗程后骨髓中瘤细胞负荷较低时动员采集，采集前先给予VAD方案或类似方案诱导化疗，最多用至6个疗程。移植前应避免使用美法仑以免影响干细胞采集。肾功能不全对于干细胞动员、采集、质量无明显不利影响。

对65岁以下的初诊患者，应把HDT-ASCT视为基本治疗措施之一，并据此选择初始诱导治疗方案。对70岁以上的患者不推荐该方案，MP方案加硼替佐米或沙利度胺是该年龄组的标准治疗方案。

HDT的主要化疗药物美法仑的剂量范围为140～200 mg/m^2。Badros等报道了81例MM肾衰竭患者(Scr＞176 μmol/L，38例已行透析)接受了大剂量美法仑及ASCT治疗，其中60例患者(27例在透析)接受美法仑200 mg/m^2，另外21例患者(11例在透析)接受了美法仑140 mg/m^2。追踪观察31个月，结果显示：美法仑200 mg/m^2组与140 mg/m^2组比较，完全缓解率及总体生存时间无统计学差异，而200 mg/m^2组的无事件生存时间略优于140 mg/m^2组，140 mg/m^2组的毒副作用(如肺部并发症及黏膜炎)小于200 mg/m^2组。血透患者与非血透患者比较，两组的总体生存时间及无事件生存时间相似，但是美法仑200 mg/m^2组的心脑并发症显著高于140 mg/m^2组。此外，研究发现ASCT前化疗敏感、血清蛋白正常及年龄相对小，是治疗后总体生存时间较好的独立预测因素。西班牙移植登记处报道肾衰竭患者HDT-ASCT治疗的移植相关死亡率为29%，但移植后43%的患者的肾功能有改善，多因素分析显示移植相关死亡率的独立危险因素为诊断时基本状况差，血红蛋白水平＜95 g/L，Scr≥442 μmol/L(5 mg/dL)。

目前的治疗指南认为：尽管对稳定透析患者或稳定的轻度肾功能不全患者进行干细胞移植治疗是可行的，但是在获得充分的循证医学证据前，不推荐把ASCT作为对Scr＞150 μmol/L患者的标准治疗。对于严重肾功能不全(GFR＜30 mL/min)患者，虽可考虑HDT和ASCT，但仅建议在有特别专长的中心实施。

5.骨髓瘤的对症治疗

(1)双膦酸盐：有利于减缓骨痛，减轻骨骼相关病变(如溶骨损害)，从而减少止痛药的用量，改善生活质量。无论骨病损伤是否明显，建议进行化疗的MM患者长期使用双膦酸盐，至少持续治疗2年。目前多用帕米膦酸钠，静脉使用(每月30～90 mg)，或第3代双膦酸盐唑来膦酸，静脉使用(每月4 mg)。肾脏是双膦酸盐的唯一排泄途径，重度肾衰竭患者需要调整剂量。

(2)促红细胞生成素：MM患者的Hb水平＜10 g/L时应接受基因重组人促红细胞生成素(rHuEPO)治疗，起始剂量不低于每周30 000 U，皮下注射，治疗前和治疗中应监测机体的铁状态，根据铁蛋白及转铁蛋白饱和度的检验结果来补充铁剂，必要时可予以静脉补铁。如治疗4周Hb水平升高，仍低于1 g/L，则应停用rHuEPO。MM伴慢性肾衰竭贫血时，rHuEPO的治疗可参考2012年KDIGO制定的肾性贫血治疗指南。

(二)骨髓瘤肾脏损害的治疗

对所有MM合并肾衰竭者都应积极治疗,半数以上的肾损害患者的肾功能适当治疗后可完全或部分恢复,且恢复多发生在治疗后3个月内。适宜的治疗措施可以逆转或阻止肾衰竭进展。因此对肾功能损害者早期合理治疗十分重要。

1.去除加重肾功能损害的因素

纠正脱水,尽早发现和控制高钙血症,避免使用造影剂、非甾体抗炎药和肾毒性药物,积极控制感染。

2.充分饮水

除心力衰竭、大量蛋白尿等水肿少尿患者外,勿限制食盐的摄入量,并给患者水化处理,分次摄入足够液体,保证尿量>3 L/d。大量饮水保证尿量,有利于LC、尿酸和钙盐的排泄,以防肾小管和集合管内管型形成。患者脱水时,更应多饮水,甚至静脉补液,部分AKI患者只需摄入足够液体(多于3 L/d)就可逆转肾功能。老年及心力衰竭患者可能需要监测中心静脉压来指导补液量。

3.碱化尿液

为减少尿酸和LC在肾内沉积,预防肾衰竭,可以口服和静脉注射碳酸氢盐,维持尿pH>7。对MM合并高钙血症的患者,过分碱化尿液可促使钙盐沉积,故宜保持尿pH为6.5～7。纠正高血钙后仍应加强尿液碱化。

4.防治高钙血症

(1)轻度高钙血症:宜采取如下措施。①进食含钙量低而富含草酸盐和磷酸盐的食物,保证钠的摄入量和水的摄入量;②利尿剂:口服小剂量呋塞米;③糖皮质激素:口服泼尼松30～60 mg/d;④双膦酸盐:方法如前文所述;⑤降钙素:5～10 U/(kg·d),分1～2次皮下或肌内注射,也可用鼻喷雾剂200～400 U,分次给予(单次最高给药剂量为200 U)。

(2)高钙危象:治疗方案如下。①补液:危象者常有脱水,一般每天补液3 000 mL左右,但需根据心功能和尿量调整,首先补充生理盐水,不但可以纠正脱水,而且能使肾脏排钠、钙量增加;②利尿剂:容量补足后,静脉推注呋塞米40 mg,必要时2 h后重复;③糖皮质激素:可静脉滴注甲泼尼龙40～80 mg;④降钙素:5～10 U/(kg·d),缓慢静脉滴注6 h以上;⑤有严重高血钙,可实施低钙透析治疗。

5.防治高尿酸血症

选用抑制尿酸合成药物别嘌呤醇0.1 g,一天2～3次,口服,肾功能减退时需减量。与化疗同时合用时应注意监测外周血白细胞计数及分类,警惕骨髓抑制。

6.血浆置换治疗

血浆置换(PE)治疗理论上对于快速去除循环中的异常单克隆球蛋白及轻链、减轻MM管型肾病、改善和恢复肾功能有益。以往相关临床试验不多,而且例数少(20～30例),结果不一。至今最大的一组多中心、开放随机对照研究是2005年由Clark等报道的,106例MM合并ARF患者中61例患者随机入PE联合化疗组,并在入选10 d内接受5～7次PE治疗,试验终点是入组6月后死亡、透析依赖或GFR<30 mL/min,结果显示PE并无显著益处,但6个月时单纯化疗组透析依赖的发生率是联合PE治疗组的2倍。目前PE并未被推荐为MM肾衰竭的标准治疗,多数指南仅推荐MM并发高黏滞综合征时或MM引起快速进展肾衰竭时才应用PE,方案多为10～14 d行6次单膜或双膜PE,注意PE治疗和使用化疗药物治疗应相隔一定时间。

7.透析治疗

透析疗法适用于严重肾衰竭患者,并可治疗高钙危象。长期维持性血液透析已成为MM合并终末期慢性肾衰竭的治疗手段。早期透析可减少尿毒症并发症,并清除大剂量糖皮质激素治疗时的高分解代谢产物。除初始治疗2个月内的死亡病例外,维持性透析患者应用传统MM化疗后的中位生存时间接近2年。部分ARF患者的肾功能可能在透析数月后改善,他们可脱离透析。老年患者的心血管并发症较多,透析时应避免过分超滤脱水,加重高黏滞血症;同时可适当灌注碳酸氢钠,促进轻链排出。腹膜透析在MM患者中缺少大组对照研究,部分患者易并发感染。

常规透析不能去除游离LC,高通量膜通过对流、弥散、吸附等方式大量清除多种具有致病作用的中分子物质,在体外试验中,高通量透析膜(如聚甲基丙烯酸甲酯膜)可有效清除血清游离LC,但尚需循证研究进一步确证其在患者中的疗效。

8.肾移植治疗

目前仅对少数严格选择的MM肾衰竭患者(预后良好的骨髓瘤,治疗后达到平台期)进行过肾移植治疗,尚无充分的循证医学证据支持MM终末期肾衰竭患者行肾移植。

(祝玉慧)

第二节　肾淀粉样变性

一、淀粉样变性的分子机制研究进展

(一)淀粉样变性纤维的分子结构

早在1854年,德国病理学家Rudolph Virchow就提出了“淀粉样物质”一词,用于描述神经系统的一种特殊的病理改变。这种病变的神经组织表现出类似淀粉样的染色特性,即碘染色后呈现红色或紫色,从此“淀粉样变性”术语就一直沿用至今。可是早在1859年,德国科学家Friedreich和Kekulé通过测定氮含量的方法证实,沉积在病变组织中的特殊物质不是淀粉,而是某种蛋白质。随后研究又发现,此淀粉样沉积物可以被刚果红染料染成特殊砖红色,此染色方法能特异地区分淀粉样沉积物和非淀粉样沉积物。1927年,比利时学者Divry和Florin发现组织中的淀粉样沉积物经刚果红染色后,在偏振光显微镜下观察呈现出特殊的苹果绿色双折光现象。这种现象提示,淀粉样沉积物并不是无结构的物质,它具备纤维状结构特性。这一结论在1959年被美国学者Cohen和Calkins证实,他们通过电镜观察发现淀粉样沉积物的超微结构为一种特征性的细纤维丝结构。1968年,研究者通过X射线晶体衍射方法验证了淀粉样纤维的分子构象:氨基酸多肽链以连续平行的β片层结构折叠形成原纤维丝,数条(4～6条)原纤维丝沿长轴互相缠绕形成一条淀粉样纤维。这种特殊的分子构象使得淀粉样纤维对刚果红染料具有亲和性。

20世纪60年代,随着生物化学和分子生物学的进展,人们发现淀粉样沉积物的构成成分中除了淀粉样纤维以外,还有一些非纤维成分,包括血清淀粉样物质P(serum amyloid P component,SAP),葡胺聚糖和载脂蛋白E。20世纪70年代以后,通过氨基酸测序分析等研究方法,学者发

现来自不同病例的淀粉样纤维可以来源于不同的蛋白质或多肽。也就是说，沉积于组织中的淀粉样纤维可以来源于不同的前体蛋白。

根据淀粉样纤维的前体蛋白不同，淀粉样变性被分为不同的类型。按照惯例，将淀粉样变性命名为大写字母A加淀粉样变性前体蛋白的英文缩写。目前已知的淀粉样变性前体蛋白已经超过了25种，包括免疫球蛋白轻链、血清淀粉样蛋白A、转甲状腺素蛋白、纤维蛋白原Aα链、载脂蛋白AⅠ、载脂蛋白AⅡ和溶菌酶等。白细胞趋化因子2是最近发现的一种新的淀粉样变性前体蛋白。故目前已证实淀粉样变性前体蛋白应为26种，今后随着研究深入还必将有所增加。

根据病变范围不同，淀粉样变性分为系统性(累及全身多器官)和局限性(仅累及某一器官，如阿尔茨海默病及皮肤局限性淀粉样变性)。肾脏是系统性淀粉样变性最常累及的脏器。

(二)淀粉样变性纤维的形成机制

尽管在生理情况下不同的淀粉样变性前体蛋白的结构和功能各不相同，但在特殊条件下都可以形成一种在形态学上一致的淀粉样纤维。淀粉样变性前体蛋白具有形成不同构象的能力，又被称为“变色龙蛋白”，故有学者提出淀粉样变性应当归属于蛋白质构象疾病。淀粉样纤维丝形成的第一步也是最关键的一步，是蛋白质分子发生了构象改变，即原来稳定的球状分子结构转变为另一种不稳定的构象，这种不稳定构象的主要特征是其二级结构中含有大量的连续反向平行的β片层结构，这种β片层结构是通过两条相邻肽链主链的酰胺氢与羰基氧之间形成的氢键维持的。具有这种构象的蛋白质分子很容易发生折叠和自我聚合，形成原纤维丝后，进一步形成淀粉样纤维。

蛋白质发生构象改变进而形成淀粉样纤维的机制可归纳于以下几点。

(1)蛋白质本身具有折叠特性，当血中浓度持续升高(如透析相关淀粉样变性的前体β_2微球蛋白)或随着年龄的增长(如老年性淀粉样变性中的前体转甲状腺素蛋白)，这种折叠特性变得明显。

(2)基因突变导致蛋白质氨基酸序列中的某个氨基酸改变，使得其变异体的构象稳定性降低。例如，突变的转甲状腺素蛋白的热力学稳定性降低，容易从四聚体解聚为单体。而溶菌酶的基因突变则使其三级结构变得不稳定，形成部分折叠的构象异构体。转甲状腺素蛋白的单体和溶菌酶的构象异构体很容易发生自我聚合，形成纤维丝结构。此外，某个氨基酸被替换后，突变蛋白携带的净电荷减少，使其与其他蛋白质分子之间的相互排斥作用减弱，易导致淀粉样纤维形成。

(3)蛋白质被蛋白酶水解，产生了不稳定的多肽片段。例如，阿尔茨海默病的淀粉样前体蛋白全长共有753个氨基酸残基，但是构成淀粉样纤维的只有包含第39～43位氨基酸残基的水解片段。

(4)因功能需要，某些蛋白的构象具有较大的可塑性。例如，载脂蛋白AⅠ/AⅡ和血清淀粉样蛋白A是一组独特的蛋白，有着相似的结构特点。载脂蛋白AⅠ在没有与脂质结合时呈现的是一种展开的未折叠的构象，这种状态保证了蛋白的灵活性，当它将脂质释放后，呈部分伸展的状态，当它与脂质结合时，则再次折叠。这种构象可塑性满足了功能的需要，但是同时也更容易形成淀粉样纤维。

(5)局部环境因素的改变如温度升高、pH改变、金属离子浓度及前体蛋白与细胞外基质相互作用，会促进或影响淀粉样纤维产生的过程。

(6)组织中淀粉样物质沉积的多少取决于淀粉样纤维形成和降解的相对率。在淀粉样变性纤维形成的过程中，葡胺聚糖和SAP的参与使得淀粉样纤维的形成速率加快而降解速度减慢，促进了淀粉样物质沉积。葡胺聚糖(如硫酸类肝素)可以沉积在组织间隙,定位于细胞外基质的构成分子(如基底膜聚糖、层粘连蛋白、巢蛋白和Ⅳ型胶原)中,与这些分子一起构成类似脚手架样结构,加速了淀粉样纤维最初形成阶段的成核作用。SAP 能促进多肽聚合成稳定的纤维,并与形成的淀粉样纤维结合,使其不被蛋白酶水解,稳定地沉积在组织中。

(三)淀粉样变性蛋白导致组织损伤的机制

目前学者认为,淀粉样变性蛋白主要通过以下两种机制导致受累的脏器损伤。首先,大量的淀粉样变性蛋白沉积于细胞外间隙,对组织结构造成破坏,导致器官功能障碍。其次,淀粉样变性前体蛋白构象改变后形成的不稳定中间体、原纤维丝及最终形成的淀粉样变性纤维,能与细胞表面受体相互作用或通过受体进入细胞内,发挥细胞毒性作用,直接导致细胞损伤(包括细胞凋亡)。

(四)免疫球蛋白轻链的生物学特性及其导致肾脏损伤的机制

1.免疫球蛋白轻链分子和基因结构

轻链淀粉样变性(light chain amylodosis,AL)的前体蛋白是单克隆免疫球蛋白轻链或轻链的 N-端可变区片段。免疫球蛋白轻链有 κ 和 λ 两种类型。每条轻链都包括可变区和恒定区,其氨基酸序列包含 220 个氨基酸残基,分子量约为 25 kDa。编码轻链的基因分别位于第 2 条和第 22 条染色体上。人的轻链基因结构由三组分离的基因片段 V、J、C 组成,在这些基因片段之间有一些长度不等的非编码 DNA 将其隔开。互补决定区的多样性反映了 V-J 基因片段连接的多种可能性,κ 轻链可变区来源于 40 种 Vκ 和 5 种 Jκ 基因片段的连接,λ 轻链可变区来源于 30 种 Vλ 和8 种Jλ 的连接。轻链可变区的编码基因是由众多的 V 和 J 片段中的某个 V 和某个 J 以不同的排列组合方式连接的。在 V-J 重组连接的过程中,轻链可变区的氨基酸替换将导致轻链分子的结构改变,在某种特定的环境下会在组织沉积造成组织损伤。

2.致淀粉样变性轻链的特性

发生浆细胞病时,异常增生的浆细胞产生大量的单克隆免疫球蛋白,使血中游离轻链(free light chain,FLC)增多。但是,在多发性骨髓瘤患者中,只有 11%~21%的患者合并淀粉样变性,并不是所有的免疫球蛋白轻链都会形成淀粉样变性纤维,这与轻链的固有性质有关。AL 型淀粉样变性中,受累轻链的类型多为 λ 轻链,λ 与 κ 的浓度之比为 3∶1~4∶1,在肾脏 AL 淀粉样变性中,λ 与 κ 的浓度之比可高达 12∶1。λ 轻链可变区编码基因中的 V 基因片段以 VλVI 亚组中的 6a 片段和 VλⅢ亚组中的 3r 片段多见。这两种基因类型约占所有 AL-λ 的 42%,可变区编码基因为 VλVI 亚组的游离轻链更易沉积在肾小球。

与非致病性 FLC 比较,致 AL 的 FLC 轻链可变区氨基酸序列的某个氨基酸发生替代,导致其热力学不稳定,容易形成纤维样结构。另外,致 AL 的 FLC 可能在其互补决定区或在骨架区发生了异常的糖基化也可能参与淀粉样变性纤维的形成机制。

3.致病性轻链导致肾脏损伤的机制

循环中的 FLC 主要在肾脏清除,所以浆细胞病患者的肾脏是最常受累的脏器。经肾小球滤过的 FLC 被转运到系膜区或进入肾小管的超滤液中。系膜细胞和肾小管上皮细胞对某种克隆增生的 FLC 的反应决定了损伤发生的特殊类型。单克隆增生的 FLC 通过以下途径导致肾小球损伤:①导致 AL 的游离轻链通过受体途径进入系膜细胞,在溶酶体内被分解代谢,最终形成纤维样物质沉积在系膜区。②致 AL 的 FLC 可以使系膜细胞基质金属蛋白酶(matrix metalloproteinase,MMP)表达增加,其中 MMP-7 的功能是降解细胞外基质蛋白腱糖蛋白,最终导致细胞外基质减少,被淀粉样物质所取代。③致 AL 的 FLC 使得系膜细胞向巨噬细胞表型转化,以完成更多的分解代谢作用。

二、肾脏淀粉样变性的临床、病理特点及诊断

(一)肾脏淀粉样变性的发病率和各型所占比例

系统性淀粉样变性是一种相对少见的疾病,英国最新统计的每年每百万人口新发病例大约为8例。诊断时平均年龄为62岁,男、女患者的比例约为3∶2。与发展中国家的AA型淀粉样变性最常见(可能与这些国家慢性感染性疾病的患病率较高相关)不同,在发达国家AL是淀粉样变性最常见类型。我国几家医院的初步报道显示,我国现在也以AL型为主。北京大学第一医院的资料显示,1990—2011年肾内科经肾活检诊断的肾脏淀粉样变性共205例,占同时期肾穿刺患者的0.9%(205/23 400例)。205例肾脏淀粉样变性中190例为AL型,占92.7%,其中λ轻链型占86.8%(165/190例),κ轻链型占13.2%(25/190例)。其余15例中,2例为白细胞趋化因子2淀粉样变性(ALECT2),占1.0%(2/205例),1例淀粉样蛋白A淀粉样变性(AA),占0.5%(1/205例),1例为纤维蛋白原Aα链淀粉样变性(AFib),占0.5% (1/205例),其余11例(5.4%)分型不明确。必须指出,ALECT2为最近国外报道发病率很高的一种新的淀粉样变性类型。在Larsen等2010年报道的285例淀粉样变性病例中,它约占2.5%,仅次于AL和AA淀粉样变性(前者86.3%,后者7.0%)。北京大学第一医院肾内科资料显示,ALECT2的发病率仅次于AL型,占所有肾脏淀粉样变性患者的1%,是值得引起重视的新认识的淀粉样变性。

(二)肾脏淀粉样变性的临床表现

蛋白尿是肾脏淀粉样变性最常见的,也常是最早的临床表现,70%~80%的患者呈现肾病综合征。镜下血尿的发生率不高,若出现肉眼血尿或显著性镜下血尿(呈均一性血尿类型),应考虑累及膀胱、输尿管。少数肾病综合征患者可合并肾静脉血栓,加速肾功能恶化,偶尔导致急性肾衰竭。高血压不常见,发生率约为20%;与此相反,直立性低血压发生率却明显升高。部分患者肾小管间质也可受累,出现肾小管功能异常,如肾性糖尿、Fanconi综合征和/或肾小管性酸中毒。我国约有20%的AL型肾脏淀粉样变性患者确诊时已出现肾功能不全。随着肾病综合征的发展,肾功能常呈进行性恶化,逐渐进入终末期肾病。

肾脏淀粉样变性临床上可同时具有肾外的多器官系统(如心、血管、肝、脾、胰、胃、甲状腺、脑、神经、皮肤和关节)受累表现,淀粉样蛋白在组织中沉积可引起组织结构损伤和器官功能失调,甚至衰竭。国外资料显示,AL淀粉样变性累及的部位依次为肾脏(74%)、心脏(60%)、肝脏(27%)、消化道(10%~20%)、自主神经系统(18%)。69%的患者在疾病确诊时已存在两个或更多的脏器受累。

(三)肾脏淀粉样变性的病理改变

1.光镜检查

淀粉样物质可以沉积在肾组织中的任何部位,包括肾小球、肾小动脉、肾小管及间质。在大多数病例中,肾小球是主要的沉积部位,光镜下可见均质无结构的物质弥漫沉积在肾小球系膜区和毛细血管壁,六胺银(PASM)染色有时还能在基底膜上皮侧见到节段性"睫毛状"结构。淀粉样物质在系膜区大量沉积可以形成结节样病变,类似于糖尿病肾病或轻链沉积病。由于形成结节的物质是淀粉样蛋白,并非细胞外基质,过碘酸希夫试剂(PAS)染色不着色,而刚果红染色呈阳性(普通光镜检查呈砖红色,偏振光显微镜检查呈苹果绿色双折光)。淀粉样物质还可以沉积于小动脉、微动脉,以及肾小管基底膜和间质。淀粉样物质在肾小管间质沉积可以导致肾小管萎

缩和肾间质纤维化。在小部分病例中,淀粉样物质主要沉积于肾小管间质或肾小动脉,而无明显的肾小球沉积。

2.免疫荧光或免疫组化检查

免疫球蛋白 IgG、IgA、IgM、补体 C3、C1q 及纤维蛋白相关抗原(FRA)检查呈阴性或呈非特异阳性,无诊断价值。抗体与相应淀粉样蛋白呈阳性反应,具有协助诊断和分型的意义。临床上常用抗 AA 蛋白、抗 κ 或 λ 轻链、抗 LECT2 抗体来协助诊断和分型。怀疑遗传性淀粉样变性时,应该用常见的遗传性淀粉样变性的前体蛋白抗体做免疫荧光或免疫组化染色来明确诊断,如 AFib,转甲状腺素蛋白淀粉样变性(transthyretin amyloidosis,ATTR),载脂蛋白 AⅠ淀粉样变性(apolipoprotein AⅠ amyloidosis,AApoAⅠ),载脂蛋白 AⅡ淀粉样变性(AApoAⅡ)及溶菌酶淀粉样变性(lysozyme amyloidosis,ALys)。

3.电镜检查

电镜下,肾组织沉积物中可见排列紊乱无分支的细纤维结构,直径为 8～10 nm,这样特征性的淀粉样纤维能高度提示肾脏淀粉样变性。电镜下看到的淀粉样纤维的性状与其他免疫球蛋白沉积病纤维的性状不同,纤维样肾小球病的纤维虽也紊乱排列,但其直径为 15～20 nm,而免疫触须样肾小球病的纤维丝直径为 30～60 nm,并排列有序,形成微管样结构,均不难鉴别。免疫电镜检查还能用来做疾病分型。

正如前文所述,肾脏淀粉样变性常同时伴随肾外器官系统淀粉样变性,所以也可以取其他部位组织做病理检查。文献报道,AL 的腹壁脂肪活检刚果红染色的敏感度为 80%～90%,AA 的为 65%～75%,而一些遗传性淀粉样变性的这种敏感度相对较低,所以腹壁脂肪活检刚果红染色阴性不能排除淀粉样变性。唾液腺和直肠活检创伤相对较小,也可以用来获取组织标本做刚果红染色等病理检查。但是,肾脏毕竟是淀粉样变性最经常且往往最早受累的器官,其组织活检的阳性率最高,因此,肾活检病理学检查是诊断淀粉样变性的最重要手段。

(四)AL 型肾脏淀粉样变性的临床与病理的相关性

迄今为止,关于肾脏淀粉样变性临床病理相关性的研究较少,因而目前肾脏病理改变特点与 AL 患者临床和预后的关系还不十分明确。部分学者认为淀粉样物质在肾组织沉积的程度可能与蛋白尿和肾功能无关。但近年来对 AL 和 AA 肾脏淀粉样变性患者的研究都发现肾小球受累为主的患者蛋白尿水平高,而局限于肾血管沉积的患者蛋白尿少。梅奥医学中心的研究显示,淀粉样物质局限沉积在肾血管的患者临床表现为少量蛋白尿和严重的肾功能不全,提示淀粉样物质在肾组织的沉积部位与临床表现相关;也曾有小样本研究结果提示肾组织淀粉样变性沉积的程度与 AL 患者的肾脏预后呈负相关。

北京大学第一医院对 205 例肾脏淀粉样变性的研究显示,通过对淀粉样物质在肾组织不同部位沉积的程度进行半定量评分,发现在 AL 型肾脏淀粉样变性、肾小球淀粉样变性的程度与确诊时的蛋白尿水平和肾功能相关,肾小球淀粉样变性程度重的患者蛋白尿水平高、肾功能不全的发生率高;肾血管淀粉样变性的程度与心脏和肝脏受累相关:肾血管淀粉样变性程度越重,肝脏、心脏受累的发生率越高;另外还发现,不同轻链类型的 AL 型肾脏淀粉样变性的病理和临床特点存在差异,AL-κ 患者的肾血管淀粉样变性程度重,容易发生肝脏和心脏受累。

(五)肾脏淀粉样变性的诊断、分型与鉴别诊断

1.肾脏淀粉样变性的诊断

肾脏淀粉样变性的诊断依赖于肾脏病理学检查,主要依据为光镜下肾小球系膜区见到均质无结构的团块状物质沉积，基底膜有时出现“睫毛状”结构。此均质状物质有时也能沉积于肾血管等其他部位。沉积物刚果红染色呈砖红色，在偏振光显微镜下呈苹果绿双折光；电镜检查在上述沉积物中见到大量直径为 8～10 nm，僵硬无分支、杂乱排列的纤维丝样物质。

凡有以下情况，应做相应检查且必要时做肾活检病理检查以明确肾脏淀粉样变性诊断：①中老年患者不明原因出现蛋白尿、肾病综合征、慢性肾功能不全而肾脏体积增大；②多发性骨髓瘤患者出现大量蛋白尿或肾病综合征，且尿中蛋白以清蛋白为主；③呈家族性发病，出现大量蛋白尿或肾病综合征的中老年患者；④有明确的慢性感染性疾病或类风湿关节炎等自身免疫疾病患者出现蛋白尿或肾病综合征，尤其是上述肾病合并心脏疾病（心脏肥大、心力衰竭、心律失常等）、肝大、脾大及胃肠功能紊乱（便秘和消化不良等）等系统性表现时。

2.肾脏淀粉样变性的分型

正如前文所述，目前至少已知有 26 种淀粉样变性的前体蛋白，依据前体蛋白的不同肾脏淀粉样变性基本上可以分为 4 型：AL、AA、ALECT2 及遗传性淀粉样变性。用形态学检查（光镜下的组织改变和电镜下的纤维丝结构）无法将它们区别，分型诊断只能依靠鉴定出组织中沉积的淀粉样蛋白成分。

最早学者应用高锰酸钾氧化后刚果红染色的方法来鉴别原发性与继发性淀粉样变性（即现在分类的 AL 及 AA 淀粉样变性），认为高锰酸钾处理后刚果红染色转阴者为继发性淀粉样变性，但是该检查的特异性和敏感性都差，而且无法区分其他类型淀粉样变性，因此目前已很少应用。目前最常用和简便的分型诊断方法是用上述各型淀粉样变性的前体蛋白抗体做免疫荧光和/或免疫组化检查。胶体金标记抗体免疫电镜检查可用于早期淀粉样变性的分型诊断，比免疫荧光/免疫组化染色更为敏感，但是操作难度较大。

对于临床上考虑遗传性淀粉样变性的病例，应进行家系调查和基因分析。鉴于常见的几种遗传性淀粉样变性遗传外显率变异很大，多数患者并没有家族史，临床上对于那些不是 AL、又没有确凿证据证实是 AA 和 ALECT2 的患者都应进行基因分析，筛查其是否携带淀粉样变性前体蛋白编码基因的突变。需要指出的是，不能单靠基因分析结果确定分型，最终的确诊仍需依据免疫荧光/免疫组化、免疫电镜、质谱分析或氨基酸序列分析等方法对肾组织中沉积的淀粉样蛋白做鉴定。

近年来，已有研究报道利用质谱分析或氨基酸序列分析方法，对从组织中提取的淀粉样蛋白进行鉴定，能准确对淀粉样变性进行分型。但是由于这些分析方法需要先进设备，技术难度较高，且花费昂贵，故无法在临床上广泛应用。

在临床工作中，我们建议按照如下流程来进行肾脏淀粉样变性的分型诊断（图 14-2）。

3.肾脏淀粉样变性的鉴别诊断

电镜下在肾脏淀粉样变性组织中观察到纤维丝样淀粉样物质，需与纤维样肾小球病、免疫触须样肾小球病及某些呈现纤维样结晶的冷球蛋白血症区别。肾脏淀粉样变性刚果红染色呈阳性，而其他疾病染色都为阴性，是重要的鉴别依据。此外，电镜下纤维丝的直径和形状和各自的临床及实验室检查特点等均有助于鉴别。

AL 淀粉样变性属于浆细胞病，故全部 AL 淀粉样变性患者的骨髓均有异常增生的浆细胞或淋巴浆细胞克隆群。应用敏感的血和/或尿免疫固定电泳检查，AL 型肾脏淀粉样变性患者单克隆轻链的检出率高达 75%～90%。由于肾脏淀粉样变性是非糖尿病老年肾病综合征的一个重要病因，AL 型又是肾脏淀粉样变性最常见的类型，所以近年来不少学者强烈呼吁：对中老年肾病综合征患者应常规做血和尿免疫固定电泳检查，以尽早发现和诊断 AL 淀粉样变性或多发性骨髓瘤等浆细胞病。

以其他脏器受累为主并经组织活检证实的系统性淀粉样变性患者，若出现蛋白尿(尿蛋白定量>0.5 g/d，以清蛋白为主)，均应考虑合并肾脏淀粉样变性。

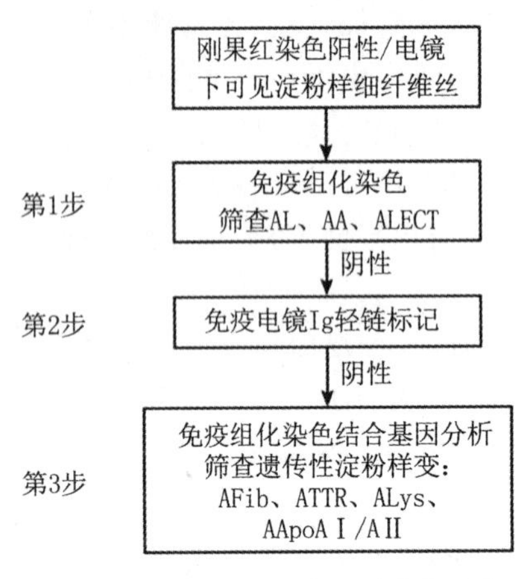

图 14-2 肾淀粉样变性分型诊断流程

注：AL 为轻链淀粉样变性，AA 为淀粉样蛋白 A 淀粉样变性，ALECT 为白细胞趋化因子 2 淀粉样变性，Ig 为免疫球蛋白，AFib.纤维蛋白原 Aα 链淀粉样变性，ATTR 为转甲状腺素蛋白淀粉样变性，ALys 为溶菌酶淀粉样变性，AApoA Ⅰ/AⅡ为载脂蛋白 AⅠ/AⅡ淀粉样变性。

三、传统诊断方法的评价、不足之处和展望

(一)早期淀粉样变性的诊断

刚果红染色的方法是诊断淀粉样变性的“金标准”。但是因部分早期肾淀粉样变性患者的肾组织中沉积的淀粉样物质过少，刚果红检查可呈假阴性；另外，已出现严重肾小球硬化，因肾小球内的淀粉样沉积物被增多的细胞外基质掩盖，刚果红染色也能呈假阴性。所以，对每例可疑的肾活检标本都应该进行电镜超微结构检查，可以早期发现肾组织中的淀粉样纤维，减少误诊、漏诊，有利于疾病的早期诊断。

(二)重视淀粉样变性分型诊断的重要性

近年来有关淀粉样变性的治疗研究取得了很大进展，而制订正确治疗方案的前提是正确分型。对 AL 患者应给予化疗，对符合条件的患者可以进行大剂量美法仑联合自体外周血干细胞移植治疗；对于其他类型的淀粉样变性患者，化疗或联合自体干细胞移植不但没有任何帮助，反而会增加治疗带来的风险。因此，对淀粉样变性进行正确分型至关重要。

(三)目前肾脏淀粉样变性病理诊断和分型的某些不足

首先应该指出，目前应用免疫组化或免疫荧光进行 AL 淀粉样变性的诊断和分型仍存在不足之处，即对肾组织中淀粉样变性轻链的染色可能出现假阴性，或非特异着色背景较强而影响结果判读。主要有以下几点：①形成 AL 淀粉样变性纤维的片段多来源于轻链可变区，而商品化的抗体针对的抗原位点主要在轻链恒定区，所以有些轻链来源的淀粉样变性蛋白可能对商品化的抗体不产生免疫反应，出现假阴性。②免疫球蛋白轻链是一种高丰度的血浆蛋白，在标本制作过程中，血浆中蛋白会对组织切片造成污染；免疫球蛋白轻链又是小分子蛋白，经肾小球滤过后在

近端肾小管被大量重吸收，而且可以弥散到组织间隙。上述两点导致在某些病例中轻链的免疫组化染色背景较强，影响了结果判读。③对于石蜡组织切片，在甲醛固定的过程中会使抗原发生变性，也是免疫组化染色出现假阴性的一个可能原因。因此，刚果红染色呈阳性而 κ、λ 轻链染色均呈阴性时，仍不能完全排除 AL 淀粉样变性，此时血清免疫固定电泳及胶体金免疫电镜检查可能对明确 AL 诊断有帮助。

其次，目前 AL 型淀粉样变性和遗传性淀粉样变性的分型鉴别上仍存在难点。即在缺乏家族史的情况下，遗传性淀粉样变性和 AL 的临床表现非常相似。近期的研究发现，肾脏淀粉样变性患者中，遗传性淀粉样变性的比例接近 10%。常见的几种遗传性淀粉样变性均为常染色体显性遗传，但遗传外显率变异很大，多数患者没有家族史。其中部分(24%)遗传性淀粉样变性的患者还存在低水平的单克隆免疫球蛋白血症。由于前述原因，对 κ、λ 两种轻链染色出现假阴性或染色背景较强难以清晰分辨时，可出现 AL 型与遗传性淀粉样变性的病理分型混淆。既往研究中曾有将遗传性淀粉样变性误诊为 AL，因而化疗甚至自体干细胞移植的报道。对于肾组织轻链免疫组化染色均呈阴性的患者可以进行胶体金免疫电镜检查。已肯定免疫电镜检查对 AL 诊断的敏感性高于免疫组化染色，造成这两种方法敏感性差异的原因并不清楚，可能与标本制备和保存条件不同从而对抗原影响不同相关。如果轻链的免疫电镜检查仍为阴性，则应进一步进行遗传性淀粉样变性的免疫组化染色，并进行相关基因分析。

(四)蛋白质组学方法的应用

由于没有相应的抗体或由于未知淀粉样蛋白存在，国内外大样本的肾脏淀粉样变性研究均有近 10%的患者不能被明确分型。随着研究的进展，现在如下蛋白质组学检查方法已成熟，即对肾活检组织中沉积的淀粉样物质进行微切割，然后提取其中全长蛋白，再利用生物质谱技术和/或氨基酸序列分析技术进行淀粉样蛋白成分分析，这不但能对淀粉样变性做出准确分型诊断，而且能帮助发现新的淀粉样蛋白。

四、肾脏淀粉样变性的治疗

早期诊断和正确分型是有效治疗的关键。针对不同类型的肾淀粉变应采取不同的治疗方法。

(一)AL 型肾脏淀粉样变性的治疗

1.治疗目标和疗效判断标准

治疗的目标为促进循环中错误折叠的致病性轻链蛋白的清除，保护脏器功能。表 14-3 为第 12 届国际淀粉样变性研讨会修订的血液和器官反应标准，它能帮助判断疗效。获得血液学反应将使总的生存时间延长。循环中 FLC 水平的显著下降将意味着很好的临床反应，而血清脑钠肽 N 末端前体肽(NT-ProBNP)水平降低能敏感地反映心功能改善，因此在治疗过程中应该对它们进行密切监测。

表 14-3 血液和器官反应的标准

反应类型	具体内容	判断标准
血液学反应	完全缓解(CR)	血及尿免疫固定电泳检查阴性，κ 型与 λ 型的比值正常
	非常好的部分缓解(VGPR)	dFLC＜40 mg/L
	部分缓解(PR)	dFLC 下降≥50%
	无反应(NR)	dFLC 下降＜50%

续表

反应类型	具体内容	判断标准
器官反应	心脏反应	平均室间隔厚度下降 2 mm;或左室射血分数提高 20%,在没有使用利尿剂的情况下心功能(NYHA 分级)改善两个级别;或室壁厚度无增加;或 NT-ProBNP 下降≥30%[eGFR ≥45 mL/(min·1.73 m^2)的患者]
	肾脏反应	24 h 尿蛋白定量下降 50%,前提是 eGFR 较基线值下降不超过 25%或血肌酐较基线值升高不超过 44.2 μmol/L
	肝脏反应	血清碱性磷酸酶下降 50%;或超声测量肝脏大小至少缩小 2 cm

注:dFLC 为血清中两种游离轻链的差值;NT-ProBNP 为脑钠肽 N 末端前体肽;eGFR 为估算肾小球滤过率。

2.常规化学疗法

(1)美法仑联合泼尼松(MP)方案:应用美法仑 0.15 mg/(kg·d)及泼尼松 0.8 mg/(kg·d),口服,连续服用 7 d,每 6 周重复,持续 2 年。

MP 方案治疗淀粉样变性开始于 20 世纪 70 年代。MP 方案的疗效明显优于单独使用美法仑、泼尼松或秋水仙碱。220 例患者的随机对照试验结果显示:MP 组中 28%的患者对治疗有反应,表现为血或尿单克隆轻链消失或减少至少 50%,或蛋白尿减少至少 50%,肾功能维持稳定或有改善;而单独使用秋水仙碱的对照组中仅有 3%的患者对治疗有反应($P<0.001$)。尽管如此,MP 方案的疗效仍不尽人意,MP 治疗组的平均存活时间仅为 18 个月。

(2)美法仑联合地塞米松(MD)方案:应用美法仑 10 mg/m^2 及地塞米松 40 mg/d,口服,连续服用 4 d,每月重复,疗程为 18 个月。在 Jaccard 等的研究中,对 46 例不适合做外周血自体干细胞移植的患者以 MD 方案治疗,治疗后 48%的患者脏器受累程度改善,治疗相关的死亡率只有 4%。随访 6 年后,仍有一半以上患者存活,其中无进展生存的患者的比例为 40%。MD 治疗组中位生存时间为 56.9 个月。鉴于 MD 方案有低毒性,而且对晚期患者也可以产生效果,故 MD 方案目前被列为治疗 AL 的一线方案。

3.大剂量美法仑联合自体干细胞移植(HDM-ASCT)方案

美法仑用量包括 200 mg/m^2(年龄≤60 岁)、140 mg/m^2(61~70 岁)、100 mg/m^2(年龄≥71 岁),可依据受累器官损伤程度和患者一般状况适当调整剂量。常用剂量为 140~200 mg/m^2。

1996 年,医师首次应用自体造血干细胞移植治疗 AL 淀粉样变性。HDM-ASCT 治疗方案能清除克隆增生的异常浆细胞,从而清除致淀粉样变性的免疫球蛋白轻链。临床研究显示,接受 HDM-ASCT治疗的患者的完全缓解率明显提高,生存期明显延长。HDMASCT 治疗的致命的弱点是治疗相关死亡率很高,可能与应用初期没有对接受 HDM-ASCT 治疗的患者进行严格的危险分层和严格选择相关,有些患者其实并不适合接受 HDM-ASCT 治疗。自 2006 年以来,HDM-ASCT 治疗相关的死亡率已经下降至 7%。美国 Boston 大学统计了 421 例接受 HDM-ASCT治疗患者的预后资料,其中 34%的患者得到完全缓解,其器官反应率为 78%,中位生存时间是 13.2 年;没有获得完全缓解的患者的器官反应率为 52%,中位生存时间是 5.9 年。该研究显示,对于符合条件的患者进行 HDM-ASCT 治疗,即便治疗后没有获得完全缓解,仍能使患者总的生存期延长。该项研究中,治疗相关的死亡率为 11.4%,其中 5 年内治疗相关死亡率为 5.6%。

北京大学第一医院血液科 2006-2011 年应用 HDM+ASCT 治疗 AL 型共 20 例。除 3 例早期死亡(移植后 3 个月内死亡,占 15%)外,11 例达到血液学缓解(血液学总反应率 73%),其中完全缓解 6 例(40%),部分缓解 5 例(33%)。11 例血液学缓解者均有肾脏器官治疗反应。除 3 例早期死亡外,其余 17 例随访 15 个月(4～55 个月),3 年生存率达 71.4%。研究显示在严格掌握入选标准的前提下,HDM+SCT 治疗 AL 淀粉样变性可获得较好疗效。

只有不到 1/4 的淀粉样变性患者符合 HDM-ASCT 治疗入选标准。自体干细胞移植的入选标准为:①年龄≤70 岁;②体能状态评分≤2,③肌钙蛋白 T(cTNT,是心脏损伤的生物标记物)水平<0.06 ng/mL;④心功能为纽约心脏病协会(NYHA)分级的Ⅰ级或Ⅱ级;⑤肌酐清除率≥30 mL/min;⑥明显受累的器官不超过两个(肝脏、心脏、肾脏或自主神经系统)。

对于符合 HDM-ASCT 治疗入选标准的患者,HDM-ASCT 是一个重要的选择。

4.治疗 AL 淀粉样变性的新药物

(1)硼替佐米:应用硼替佐米 1.3 mg/m^2 于第 1 d、4 d、8 d 及 11 d 静脉注射,21 d 为 1 个疗程,一般不超过 8 个疗程。常与地塞米松或其他药物联合应用。硼替佐米为蛋白酶体抑制剂,通过抑制核转录因子 NF-κB 活性发挥作用,研究显示应用硼替佐米治疗,血液学反应率为50%～80%,完全缓解率为 16%～20%(最高达 44%)。还有研究发现,应用硼替佐米后患者的心功能得到改善。硼替佐米联合地塞米松(BD)方案进行治疗,完全缓解率为 25%～31%。BD 方案治疗还被用于 HDM-SCT 治疗后,以达到深度缓解的目的。硼替佐米的主要不良反应有周围神经病变(如肢体麻木、感觉异常),发生率为 30%左右,停药后可基本恢复或明显改善。其他常见不良反应有疲劳、感染、骨髓抑制(如血小板下降、贫血、中性粒细胞减少)、胃肠道症状(如恶心、呕吐、腹泻、便秘),患者多可耐受且停药后恢复正常。

(2)沙利度胺:常用沙利度胺 100～200 mg/d,口服,从小剂量开始,逐步增量,一般不超过 400 mg/d。有效者宜继续治疗或减量使用,以求在最低不良反应下巩固疗效。沙利度胺通过免疫调节效应(如抑制肿瘤坏死因子-α 产生、刺激 Th1 免疫反应、抑制 NF-κB 活性)及非免疫效应(如抗血管生成作用、抗增殖和抗凋亡作用)发挥治疗作用。有研究显示应用沙利度胺后,48%的患者出现了血液学反应,其中 19%的患者为完全缓解;沙利度胺联合美法仑和地塞米松治疗,22 例患者中 8 例出现血液学反应,4 例出现器官反应。还可将沙利度胺和环磷酰胺、地塞米松合用(CTD 方案),血液学反应率为 74%,完全缓解率为 21%。沙利度胺治疗相关的不良反应为便秘、腹痛、极度疲惫、认知困难、心动过缓、周围神经炎和深静脉血栓等,部分患者难以耐受,不得不停药。除此之外,近年还有应用沙利度胺衍生物来那度胺及泊马度胺治疗 AL 淀粉样变性的报道。

5.治疗方案的选择

早期诊断十分关键。只有做到早期诊断,可供选择的治疗方法才会更多、更有效。根据年龄、脏器受累情况和药物的不良反应,应对不同患者制订个体化的治疗方案(图 14-3、图 14-4)。

(二)AA 型肾脏淀粉样变性的治疗

对于 AA 患者,治疗的目标是快速、完全的控制炎症反应过程。治疗过程中应监测血清淀粉样 A 物质(SAA)的水平,来评估治疗效果。

1.秋水仙碱

约 30%的家族性地中海热患者会发生 AA 淀粉样变性。通过口服秋水仙碱(1.5 mg/d)能有效地控制炎症反应,防止淀粉样变性发生。即使淀粉样变性已发生,秋水仙碱治疗仍然有效。

2.抗细胞因子制剂

对继发于类风湿关节炎的 AA 患者可考虑使用抗肿瘤坏死因子-α 制剂治疗,包括单独应用或与甲氨蝶呤联合应用。

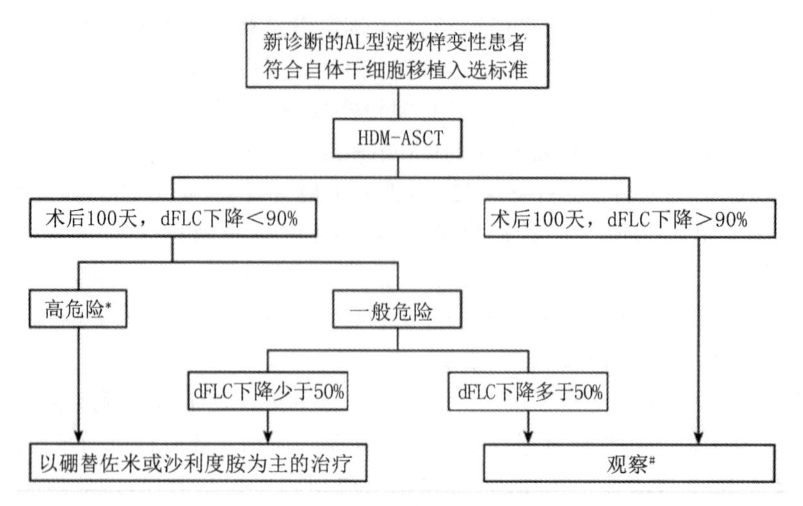

图 14-3　AL 型淀粉样变性的治疗流程(一)

注：* 表示 Mayo stageⅢ(cTnT>0.035 μg/L 和 NT-proBNP>332 ng/L)；# 表示如果器官受累发生进展，随时采用其他治疗方案；dFLC 为血清中两种游离轻链的差值；HDM-ASCT 大剂量美法仑联合自体干细胞移植。

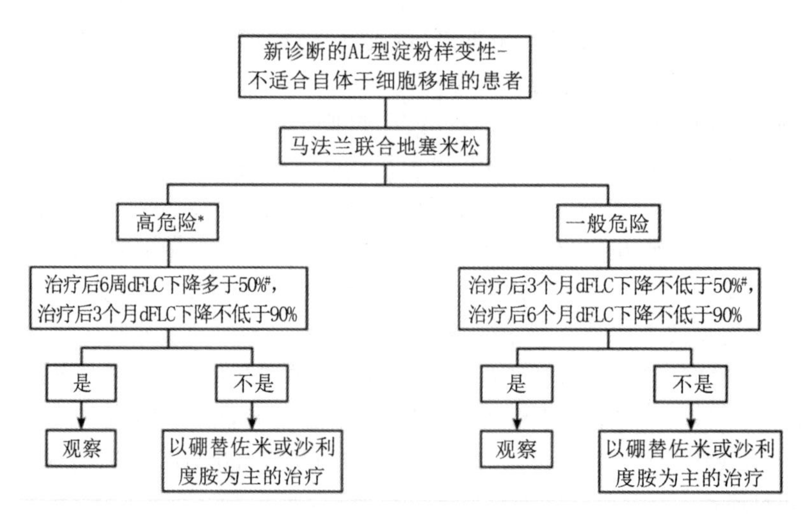

图 14-4　AL 型淀粉样变性的治疗流程(二)

注：* 表示 Mayo stageⅢ(cTnT>0.035 μg/L 和 NT-proBNP>332 ng/L)；# 表示如果器官受累发生进展，随时采用其他治疗方案；dFLC 为血清中两种游离轻链的差值。

白介素-1 的异常分泌是导致自身免疫疾病及家族性地中海热患者发生淀粉样变性的一个重要机制，因此可考虑应用抗白介素制剂进行治疗。对于那些秋水仙碱治疗无效或不能耐受的患者，抗白介素-1 制剂无疑是另一种治疗选择。

但是，对于何时开始治疗还需要认真考虑。因为如何平衡治疗获益与风险还是一个问题。抗细胞因子制剂治疗将增加患者发生感染的风险。目前学者认为，如果 SAA 水平持续高于 10 mg/L或患者有携带某种特殊基因突变的家族性地中海热，可以考虑较为严格的抗感染治疗。

3.新型药物

一些新型药物正在研制过程中，其中一个新药为依罗沙特，该药能抑制 SAA 与组织基质中葡胺聚糖相互作用，从而抑制淀粉样蛋白的聚合沉积，研究显示依罗沙特有延缓慢性炎症继发性AA淀粉样变性患者肾功能恶化的作用。另一个新药是CPHPC，此药为脯氨酸衍生的小分子生物制剂，能与SAP结合，从而减少淀粉样物质沉积，不过其确切疗效尚待临床试验观察。

(三)遗传性肾淀粉样变性的治疗

1.肝移植

对于前体蛋白主要在肝脏产生的淀粉样变性类型(如ATTR、AFib、AApoAⅠ和AApoAⅡ)，可以考虑肝移植，从而清除异常的突变蛋白，达到治疗目的。肝移植最早应用于ATTR患者，移植手术相关的死亡率较高，因此仅应用于少数适宜的患者。医师普遍认为肝移植应在淀粉样变性早期进行，如果肾活检显示肾组织中淀粉样物质大量沉积，预示肝移植术后结果差。近年来，已有肝肾联合移植治疗AFib、AApoAⅠ和AApoAⅡ的成功案例。

2.新型药物

基因突变导致的ATTR变异体热力学稳定性降低，容易从四聚体解聚为单体，然后发生自我聚合形成纤维丝结构。研究证实一些小分子物质可以稳定ATTR变异体的四聚体结构，防止其解聚形成致病单体。这些小分子药物包括二氟尼柳、双氯酚酸、碘代氟芬那酸及碘代双尼氟酸，有的已经进入临床试验阶段。

五、淀粉样变性的预后

总体来说，淀粉样变性患者的预后差。AL患者的中位生存时间是20.4个月，5年生存率是19.6%。近年来随着早期诊断及治疗的进展，AL患者的预后有所改善。1997－2006年，AL患者的4年生存率已达33%。决定淀粉样变性预后的主要因素是心脏受累程度。淀粉样变性患者死亡的最主要原因是心力衰竭和猝死，合并充血性心力衰竭的AL患者中位生存时间只有4个月，所以cTNT和NT-ProBNP是目前公认的用以判断AL淀粉样变性患者预后的敏感指标。

北京大学第一医院肾内科对随访的66例AL肾脏淀粉样变性患者进行了生存分析，结果显示：本组患者的中位生存时间是48个月(随访时间1～120个月)，1年死亡率为29%。在校正了心脏受累、肝脏受累和治疗对生存的影响后，肾组织淀粉样物质沉积程度是影响预后的独立危险因素，沉积程度重的患者预后差。

(祝玉慧)

第十五章

化学制品与药物损害性肾病

第一节　放射性肾病

一、概述

放射性肾病是指经电离辐射后肾组织和肾血管受损，属于非炎症性缓慢进展性肾疾病。该病通常发生于短时间内接受了一定剂量的电离辐射之后，在相当程度上呈现时间剂量依赖性。临床上可表现为急性放射性肾病、慢性放射性肾病、单纯性蛋白尿、良性高血压和恶性高血压等类型。

二、入院评估

(一)病史询问要点

(1)收集一般人口学资料。

(2)既往电离辐射接触史：放射性肾病通常发生于肿瘤放疗(尤其是腹部和生殖系统肿瘤)、骨髓移植前全身照射和放射性核素治疗之后。单次放射剂量多为5～10 Gy，低于5 Gy通常不会影响肾组织，而高于10 Gy，则往往首先导致胃肠道功能迅速衰竭。此外，5周内累积剂量超过23 Gy也有导致放射性肾病的风险。受照射的当时，肾病症状并不突出，在6～12个月或者更长的时间方逐渐显现。因此，了解放射线接触史对诊断至关重要。在询问病史的过程中除需“定性”(即确定接触过放射线)外，尚应着重明确接触放射线的时间和剂量。

(3)肿瘤化疗史：同时接受放疗和化疗的患者更容易发生放射性肾病，出现症状的时间可提前至阳性暴露后的3～4个月。

(4)临床表现：放射性肾病的临床表现可大致归纳为6种类型。①急性放射性肾病：潜伏期6～12个月。类似急性肾小球肾炎，蛋白尿、血尿、不同程度肾功能减退、水肿、高血压、贫血(正色素正细胞性)。②慢性放射性肾病：除询问数年甚至十余年前有无放射线接触史外，应注意有无急性放射性肾病迁延不愈史。有无尿频、夜尿增多(尿浓缩功能减退的表现)，有无泡沫尿和高血压，是否发生过肌肉麻痹(注意肾小管酸中毒的可能)。③单纯性蛋白尿：仅有轻度蛋白尿，肾功能正常。④良性高血压：潜伏期可长达2.5～3年。主要表现为血压升高，可有蛋白尿。⑤恶性高血压:潜伏期为18个月~11年(此为晚发性恶性高血压,急性放射性肾病所伴者称早期恶性高血压)。注意询问血压的水平,尤其是舒张压的水平,患者有无视物模糊、头痛等。⑥溶血尿毒综合征/血栓性血小板减少性紫癜:是否有骨髓移植前全身照射史,是否有尿液颜色加深、贫血、皮肤黏膜出血、黄疸、发热和神经系统症状及肾功能不全的相应表现(乏力、食欲缺乏、恶心、呕吐等)。

(5)原发肿瘤的进展情况:有无可疑肾毒性药物应用史(包括化疗药物、抗生素及造影剂等);是否同时伴有皮疹、口腔溃疡、光过敏、雷诺现象、脱发、关节痛、发热、咳嗽、咯血、中耳炎、消瘦、全身炎症反应综合征等。

(6)既往有无肾疾病、过敏性紫癜、弥漫性结缔组织病、病毒性肝炎、糖尿病、原发性高血压、痛风、反复发作的肾盂肾炎、反流性肾病及梗阻性肾病等病史。

(二)体格检查要点

(1)肾病本身的体征:检查血压(尤其注意是否达到了恶性高血压的程度),水肿的情况(轻者仅限于下肢,重者可见于全身),是否存在皮肤黏膜苍白、胸腔积液及腹水征,有无黄疸和皮肤紫癜。

(2)有助于鉴别诊断的体征:有无皮疹、口腔溃疡、关节红肿、肺部啰音、痛风石、肝和脾淋巴结肿大等。

(3)确定相关并发症的体征:主要是心功能状况的评估,包括心界大小、心率、心律、心音,有无额外心音和杂音,有无呼吸窘迫、发绀,双肺有无细湿啰音和哮鸣音,有无颈静脉怒张和肝颈静脉反流征阳性等。

(三)门诊资料分析

(1)放射性肾病通常具有较长的潜伏期,且临床表现本身并无特别之处,而治疗及预后可能与其他肾病存在相当的差异,因此务必小心,避免漏诊。在分析肾损伤患者的门诊资料时,一定要警惕可疑疾病史(如肿瘤、骨髓移植等),尽量明确接受照射的时间和剂量,以便做出正确的诊断及病情和预后评估。

(2)注意可能合并的其他情况,如肿瘤本身所致的肾损害、肿瘤继发淀粉样变肾损害、化疗药物肾损害、全身炎症反应综合征所致肾损伤,以及其他免疫、代谢性疾病导致的肾受累。这就要求接诊医师全面而细致地评估患者的门诊资料,并为进一步的鉴别制订合理的计划。

(四)继续检查项目

1.完善肾损伤和肾功能的检查

(1)做尿常规检查。

(2)特殊尿蛋白测定包括清蛋白、α_1-微球蛋白、转铁蛋白和免疫球蛋白等的测定。通过对这些不同分子量蛋白丰度的测定,大致估计肾小球和肾小管损伤的状况及程度。

(3)影像学检查双肾彩色超声检查不仅可显示肾的大小,还能测定肾皮质厚度、肾血流分布和阻力指数。双肾动脉超声检查可明确有无肾动脉狭窄。

(4)肾功能检查血尿素氮、血肌酐及内生肌酐清除率可反映肾小球的滤过功能。肾放射性核素扫描则能帮助了解分肾功能。怀疑有肾小管功能障碍时,应酌情行尿氨基酸定性、尿酸化功能及尿渗透压和24 h尿比重等检查。

(5)肾功能减退严重或考虑肾小管酸中毒时,尚需行动脉血气分析。

(6)外周血红细胞形态检测、血胆红素水平、乳酸脱氢酶及血小板计数和凝血功能测定有助于溶血尿毒综合征/血栓性血小板减少性紫癜的诊断。

2.有助于鉴别诊断的检查

(1)血清蛋白电泳(必要时采用免疫球蛋白电泳):目的是鉴定患者血浆中是否存在异常蛋白(如单克隆免疫球蛋白或其轻链),以帮助鉴别多发性骨髓瘤肾损害、肾淀粉样变性病等。

(2)尿本周蛋白定性:本周蛋白亦称凝溶蛋白,实质为免疫球蛋白轻链单体或双聚体,其为阳性主要见于多发性骨髓瘤。

(3)其他肿瘤相关性检查:包括生物学标志、血 β_2-微球蛋白、乳酸脱氢酶活性、骨髓穿刺、扁骨 X 线摄片等,有助于鉴别肿瘤活动导致的肾受累。

(4)免疫学指标:包括红细胞沉降率、C 反应蛋白、血浆球蛋白、类风湿因子、免疫球蛋白、补体 C_3、C_4,抗核抗体(ANA)、人可提取核抗原多肽抗体谱(ENA)、抗中性粒细胞胞质抗体(ANCA),以帮助鉴别弥漫性结缔组织病肾受累和系统性血管炎等。

(5)眼底检查:明确是否存在高血压视网膜病和糖尿病视网膜病。

(6)肾穿刺放射性肾病的诊断主要依据放射线接触史、潜伏期、肾损害来综合判断,肾穿刺活检术并非必须做的。但当不能排除其他原因所致肾损害或有单纯放射性肾病无法解释的状况时,应酌情考虑行肾穿刺进一步明确,尤其是患者肾功能尚可,高度怀疑可能存在过敏性紫癜、弥漫性结缔组织病等时,肾穿刺就显得更为重要,直接决定治疗策略。

(7)必要时尚需行病毒性肝炎标志物、代谢指标(血糖、血尿酸等)、排尿期膀胱尿路造影等检查。

3.并发症的检查

(1)检查血电解质水平和酸碱度。

(2)心血管系统的相关检查:高血压(甚至恶性高血压)、心力衰竭是放射性肾病的常见并发症,也是造成不良预后的主要原因,因此应当尽可能明确患者的心脏结构和功能状况,行包括胸部 X 线、心电图、超声心动图等在内的检查,以便正确评估病情和指导治疗。

(3)贫血:多数放射性肾病均有肾小管间质的损害,因此贫血往往较为突出,贫血程度及其与血肌酐水平的对比分析不仅能指导我们贫血防治策略的制定,而且可提供一定的肾小管间质受损程度的信息。

(五)门诊医嘱示范

以下是放射性肾病新发病例的门诊医嘱。①列出进一步需要完善的检查。②避免过分劳累、感染及肾毒性因素。③对血压升高者给予低盐饮食。④水肿明显者应量出为入,适当限制液体的摄入量,必要时应用利尿剂。⑤减少蛋白质的摄入量:GFR>60 mL/min 时,推荐蛋白质的摄入量 0.89 g/(kg·d);GFR<60 mL/min 时,推荐蛋白质的摄入量不超过 0.6 g/(kg·d)。⑥贝那普利 10 mg,口服,一天 2 次,或福辛普利 5 mg,口服,一天 2 次;发生不能耐受的咳嗽者可选用氯沙坦 50 mg,口服,一天 2 次,或缬沙坦 80 mg,口服,一天 2 次,或厄贝沙坦 150 mg,口服,一天 2 次,或替米沙坦 80 mg,口服,一天 2 次(肌酐水平高于 3 mg/dL 者应慎重)。⑦血压仍不达标的,可酌情将上述药物剂量加倍或加用其他抗高血压药。⑧对贫血者,行促红细胞生成素(EPO)治疗:重组人促红细胞生成素,每周 100～120 U/kg,分成 2～3 次,皮下注射。⑨其他治疗:纠正酸碱平衡紊乱,碳酸氢钠 100 mg,口服,一天 3 次;纠正电解质紊乱,尤其注意在肾功能不全时,血管紧张素转换酶抑制剂或血管紧张素受体阻断剂有引发高钾血症的风险;氮质血症者可应用肠道吸附剂增加含氮废物的肠道排泄,包醛氧淀粉 5～10 g,口服,一天 3 次,或药用炭

1.5～4.5 g，口服，一天 3 次，或中药大黄制剂等；低蛋白饮食时应联合复方 α-酮酸制剂，0.12～0.2 g/(kg·d)；纠正钙磷代谢紊乱。⑩有急性透析适应征或进入终末期者，可考虑适时开始肾替代治疗。⑪表现为血栓性微血管病(HUS 或 TTP)的患者，首选血浆置换，但对骨髓移植后发生的 TTP，疗效具有不确定性。

三、病情分析

(一)初步诊断

(1)有放射线接触史，尤其是深部照射治疗史。短时间内接受了相当的剂量(如单次剂量为 5～10 Gy，或 5 周内累积剂量超过 23 Gy)更有助于诊断。

(2)经过一定的潜伏期。临床出现症状多在接受照射的数月甚至数年之后。

(3)肾损伤或功能异常的表现：蛋白尿、血尿、尿液浓缩功能减退、肾小管酸中毒、高血压、肾功能不全、贫血等。

(4)排除原发性肾疾病和其他继发因素导致的肾损害。

肾受损呈照射时间和剂量依赖性，同时受基础疾病的影响，不同个体之间潜伏期的长短、临床表现可能不尽相同，因此，接触史和排除诊断十分重要。如高度怀疑合并其他肾疾病，特别是对治疗和预后有明显影响的，只要患者的一般情况允许，还是建议行肾穿刺活检术。

(二)临床类型

如前所述，放射性肾病的临床表现可归纳为以下 6 种类型。

1.急性放射性肾病

发生在接受辐射后 6～12 个月，起病隐袭，临床表现类似急性肾小球肾炎(蛋白尿、血尿、水肿、高血压、正色素正细胞性贫血)。高血压见于疾病的某一阶段，在发病后 6 个月达到高峰，程度和持续时间不等，半数可呈恶性高血压。预后主要与恶性高血压有关。生存期如能超过 6 个月，往往可度过急性期，情况逐渐好转，血压逐渐恢复正常。心力衰竭和肾衰竭是主要的死因。病理可表现为不同程度的肾小球硬化、肾小管萎缩和肾间质纤维化，动脉可有内膜增厚、中膜增生等表现。

2.慢性放射性肾病

可由急性放射性肾病迁延不愈而来，也可在辐射后数年甚至十余年发病。起病缓慢。临床类似慢性间质性肾炎(尿浓缩功能减退、轻度蛋白尿、肾小管酸中毒、肾功能减退和高血压)。因有肾小管功能障碍，故常伴钠消耗，血压升高多不严重。发展至慢性肾衰竭的患者存活率很低，重症患者往往持续进展至尿毒症期。病理上可能小管间质的损伤更为严重。

3.单纯性蛋白尿

接受辐射后较长时间内仅有轻度蛋白尿，肾功能正常。但患者肾储备能力是明显降低的，在负荷增加时，可出现氮质血症。

4.良性高血压

辐射后 2.5～3 年发病。主要表现为血压升高，可有不同程度蛋白尿。部分可长期生存，部分死于心力衰竭。病理上肾血管的病变可能更重。

5.恶性高血压

恶性高血压通常指发生在接受辐射后 18 个月～11 年的晚发性恶性高血压。急性放射性肾病伴有的恶性高血压称早期恶性高血压，多表现为双肾萎缩，但亦有因一侧接受了较大剂量的照射而仅单肾萎缩的，此时，手术摘除患肾可使高血压治愈。有的晚发性恶性高血压是由放射线引起的肾动脉狭窄所致，肾实质可无放射性病理改变。

6.溶血尿毒综合征/血栓性血小板减少性紫癜

部分骨髓移植前全身照射的患者尚可发生溶血尿毒综合征（hemolytic uremic syndrome，HUS）或血栓性血小板减少性紫癜（thrombotic thrombocytopenic purpura，TIP）。HUS表现为微血管病性溶血性贫血、急性肾功能不全和血小板减少，TIP在上述三联征基础上尚有发热和神经系统症状。外周血可见到破碎红细胞，血胆红素水平（以间接胆红素为主）和乳酸脱氢酶活性增高。

（三）鉴别诊断

1.恶性肿瘤的其他肾损害

放射性肾病最多见于恶性肿瘤放疗之后，但恶性肿瘤尚可通过其他途径导致肾损害，应予以鉴别。首先，恶性肿瘤能直接侵犯肾。这主要见于血液系统的肿瘤。此时，原发病的表现较为突出，测定相关的生物学标记或肿瘤负荷也呈明显增大。其次，肿瘤可通过免疫机制导致肾小球病变，病理类似于原发性肾小球疾病，临床多表现为肾病综合征。但其症状可随肿瘤的有效治疗而缓解，又会随肿瘤的复发而加重，并不像放射性肾病一样呈缓慢进展性。再次，肿瘤的代谢异常也可引起肾损害，如高尿酸血症、高钙血症和低钾血症。这时，主要表现为肾小管受损，有相应代谢异常的表现。最后，化疗药物也是肾损伤的重要原因，顺铂肾毒性的发生率较高，由于肾小管受损，较多电解质经尿丢失，突出表现为低镁血症，患者可由之发生顽固性低钙、低钾和手足搐搦。另外，肿瘤还可伴发异常蛋白血症、淀粉样变性、弥散性血管内凝血等，这些均可累及肾，但往往表现为急性肾损伤，非缓慢进展性。总之，放射线接触史、潜伏期和病程特点是放射性肾病主要的鉴别点，应当牢牢把握。

2.原发性肾疾病

放射性肾病的肾症状可出现在相当长的潜伏期之后，严格意义上讲需与新发的原发性肾病区别。而事实上，这样的区别往往较为困难。首先，放射性肾病的临床表现本身就类似肾小球肾炎或间质性肾炎；其次，即使在患者确可获益的情况下行肾穿，也并不见得有特异的表现。一般来讲，明确的放射线接触史（尤其是相当剂量的放射线接触史）、肾活检标本免疫荧光检查除纤维蛋白阳性外未见明显的免疫球蛋白或补体沉积、电镜基底膜疏松层增厚、组织碎片沉积常有助于放射性肾病的诊断。

3.其他继发性肾损害

放射性肾病症状的出现有一定潜伏期，因此不排除患者同时罹患其他可累及肾的疾病。在询问病史和查体的过程中应当关注患者有无皮疹、口腔溃疡、脱发、光过敏、关节肿痛、发热、口干、眼干等弥漫性结缔组织病的表现，有无糖尿病控制不佳及糖尿病视网膜病，有无病毒性肝炎，有无肝、脾大及便秘（提示淀粉样变性病）等，有肾穿价值时，应当行肾穿刺活检术以资鉴别。

（四）会诊

主要是请肿瘤科室会诊。会诊的要点：①有无肿瘤的活动或复发。②需行怎样特殊的检查以评价肿瘤的情况。③协助调查肿瘤的可疑治疗史（放疗、化疗等）。

（五）病因分析

放射性肾病就是由电离辐射导致的肾损伤，肾病理变化与放射线剂量和时间有关。急性放射性肾病往往是由短时间内接受了较大剂量的照射所致。而表现为慢性间质性肾炎者则常是急性放射性肾病迁延不愈或照射累积剂量相对较小的结果。单纯表现为高血压的往往是肾血管的损伤较重，肾实质损伤轻，甚至无放射性病理改变。部分骨髓移植前全身照射能诱发溶血尿毒综合征或血栓性血小板减少性紫癜。

（六）并发症

1.心力衰竭

放射性肾病患者往往伴有高血压，甚至呈恶性高血压，这是因为疾病持续进展，还与放射线直接导致的肾血管受损密切相关。因此，不少患者可并发心力衰竭。在此基础上，肾小管功能障碍导致的电解质紊乱有可能诱发严重心律失常。

2.终末期肾病

放射性肾病具有缓慢进展的特点，只要最初的照射达到一定的剂量，即使之后再无阳性接触，肾的病变也会持续进展，肾功能逐渐减退，血肌酐、尿素氮水平进行性升高，最终发展至终末固缩肾，进入尿毒症期，需透析治疗。

3.电解质紊乱

放射性肾病患者常有显著的肾小管间质受损，从而严重影响肾小管对机体电解质平衡的调节，往往导致较为明显的低钾血症、低钙血症和钠消耗等。

四、治疗计划

（一）治疗原则

（1）控制血压。

（2）减少蛋白尿。

（3）延缓肾功能恶化，避免进一步肾毒因素。

（4）纠正贫血。

（5）防治心力衰竭。

（6）支持对症治疗。

（7）适时肾替代治疗。

（8）治疗原发病。

（二）治疗办法

1.有目的地使用 ACEI、ARB

在肾功能允许的范围内，应给予 ACEI 或 ARB。这两类药物不仅能够起到有效控制血压、改善肾血流动力学、降低蛋白尿的作用，还对放射线引起的肾固有细胞和间质增殖有一定抑制作用，能够延缓肾功能恶化，甚至可使肾功能长期稳定。ACEI、ARB 的这种抗增殖作用对放射性肾病有非常积极的意义，甚至低于降压、降蛋白的剂量都能使患者获益。

用药前，需明确患者有无双肾动脉狭窄。用药期间，应检测患者的血肌酐、血钾水平及有无咳嗽等。

2.有效控制血压

将血压努力控制到 17.3/10.7 kPa（130/80 mmHg）以下，24 h 尿蛋白定量大于 1 g 者应尽可能使血压低于 16.7/10.0 kPa（125/75 mmHg）。肾功能减退明显或肾血管受损严重，尤其是表现为恶性高血压的患者，单纯用 ACEI、ARB 往往难以使血压达标，可联合应用其他类型的降压药物。

3.肾切除术

对于肾明显缩小的顽固性高血压患者，行肾切除术可起到有效控制血压的作用，尤其是对单侧肾动脉受损所致的单侧固缩肾。

4.纠正贫血

放射性肾病肾小管间质的损害可能较为突出，因而往往伴有贫血，需应用促红细胞生成素治疗。注意 ACEI、ARB 对促红素疗效的可能影响。

5.防治心力衰竭

高血压是放射性肾病的突出表现，有时甚至达到难于控制的地步，由此往往导致心力衰竭，后者也是放射性肾病患者死亡的主要原因之一。因此，积极防治心力衰竭有重要意义。具体的治疗措施与一般的心力衰竭的治疗措施无异，除积极控制高血压外，改善心肌重构、降低交感张力也是重要的手段。

6.其他支持对症治疗

(1)尽量规避进一步的肾毒性因素，避免二次照射。

(2)纠正水、电解质、酸碱平衡紊乱。尤其是对以肾小管功能障碍为主要表现的慢性放射性肾病更应注意，积极处理其所并发的肾小管酸中毒和电解质大量丢失问题。

7.肾替代治疗

当患者的肾功能进行性进展到终末期时，可行肾替代治疗。

值得注意的是，因之前的放疗或原发病，腹膜透析和肾移植可能会受到限制。因为严重的腹腔病变或粘连是腹膜透析的禁忌证，而血管损伤不利于肾移植的实施，移植后免疫抑制剂的应用也有加重或诱发原发病的风险。

此外，对表现为 HUS 或 TTP 的患者可行血浆置换治疗。血浆置换能使经典的 TIP 病死率由 99%下降至 20%，但对骨髓移植后 HUS 血浆置换的疗效欠佳。

8.治疗控制原发病

放射性肾病最多见于肿瘤放疗之后，而肿瘤尚有通过其他途径导致肾损伤的可能，因此，应积极治疗、控制原发病，定期监测，尽可能使其不利影响最小化。需要化疗的，应充分做好水化工作。

(三)住院医嘱示范

1.长期医嘱示范

(1)内科二级护理。

(2)低盐、低优质蛋白饮食(蛋白限制一般从 CKD3 期开始)。

(3)记出入量(水肿明显或心力衰竭患者)。

(4)测血压，每天 1 次。

(5)ACEI 或 ARB 制剂(如贝那普利 10 mg 口服，一天 2 次；或缬沙坦 80 mg 口服，一天 2 次等)。

(6)包醛氧淀粉 5～10 g，口服，一天 3 次或药用炭 1.5～4.5 g，口服，一天 3 次(氮质血症的患者)。

(7)碳酸氢钠 1 000 mg，口服，一天 3 次(存在代谢性酸中毒的患者)。

(8)重组人促红细胞生成素 2 000 单位，皮下注射，一天 3 次。

(9)复方 α-酮酸片 2.52 g，口服，一天 3 次(低蛋白饮食的患者)。

2.临时医嘱示范

列出反映肾损伤、肾功能状态、并发症、鉴别诊断及原发病可能用到的检查，临床实践中可根据具体情况有所取舍，不一定满盘均抓。

五、病情观察及处理

(一)病程观察

(1)24 h尿量、夜尿量、尿性状及尿检：放射性肾病所致的蛋白尿、血尿可能并不能完全消除，尤其是慢性者，治疗不应以减少尿蛋白及红细胞为主要目的，但尿蛋白量与肾硬化及肾功能进行性减退有关，还是应尽量控制在1 g/24 h之内，病程中应注意监测，不达标者应通过积极降压、减轻肾小球的高灌注、高内压、高滤过状态。水肿明显者，应监测其出入量，量出为入。

(2)血压：不仅注意血压达标与否，而且应当注意血压的昼夜节律，必要时调整降压药物的服用时间。恶性高血压者尚需注意血压下降的速度和幅度，避免下降过快过低。视盘水肿的转归也应纳入监测之列。

(3)肾功能及血钾：除部分急性放射性肾病肾功能有好转的可能外，大部分患者的肾功能并不会在短期内有较大波动，但住院期间仍应定期复查其肾功能指标和血钾，这是因为一方面可能有可逆的肾毒因素(如恶性高血压)，另一方面需注意ACEI、ARB对血肌酐和血钾的影响。

(4)心功能：心力衰竭是放射性肾病患者死亡的重要原因，病程中需注意观察，包括有无活动后气短、活动耐量减少、夜间阵发性呼吸困难等，必要时复查超声心动图。

(5)贫血纠正的速度、幅度。

(6)原发病的相关情况：有无肿瘤的复发、加重等。

(7)其他异常情况及其治疗的监测：如电解质、酸碱平衡紊乱的情况。

(二)并发症处理

最主要的并发症是肾功能进行性减退、心力衰竭、贫血、电解质酸碱平衡紊乱。

(三)疗效分析及处理

需要关注ACEI、ARB。用药期间出现的血肌酐轻度升高(小于30%)不一定是肾功能恶化，常无须停药，而应长期随访，只要肾功能稳定，可坚持使用。

六、出院小结

(一)确定诊断

出院时，不仅应对患者的疾病定性，还应明确肾功能状态及并发症情况，如处于慢性肾病的什么阶段，有无肾性高血压、肾性贫血、肾性骨营养不良。

(二)预后评估

放射性肾病的预后与其临床类型有关。急性放射性肾病伴恶性高血压者预后较差，心力衰竭和肾功能减退是其主要死因；不伴恶性高血压者的部分患者的肾功能有好转的可能，部分则会迁延不愈成慢性放射性肾病。慢性放射性肾病患者小管失钠，血压水平可能并不很高，但病情往往缓慢进展，直至终末期，病理呈固缩肾表现。对单侧肾动脉狭窄所致的恶性高血压，切除患肾可获得痊愈。

(三)出院医嘱示范

(1)详细交代病情，包括疾病的诊断、治疗措施、观察指标及预后。

(2)避免过分劳累、感染及肾毒因素。

(3)低盐饮食(伴有高血压者)。

(4)选择低优质蛋白饮食。

(5)控制血压达标,血压低于 17.3/10.7 kPa(130/80 mmHg),尿蛋白定量大于 1 g/24 h 时血压尽量低于 16.7/10.0 kPa(125/75 mmHg)。

(6)出院带药:ACEI/ARB(具体用法同住院医嘱);包醛氧淀粉 5～10 g 口服,一天 3 次或药用炭 1.5～4.5 g 口服,一天 3 次(氮质血症者);碳酸氢钠 1 000 mg 口服,一天 3 次(代谢性酸中毒者);重组人促红细胞生成素 6 000～10 000U 皮下注射,1 次/周(出院后为方便患者,可如此调整为每周 1 次大剂量注射);复方 α-酮酸片 2.52～5.04 g 口服,一天 3 次(配合低蛋白饮食)。

(7)每 2～4 周到门诊复诊,定期复查尿检、肾影像学及肾功能等,频度视肾功能状态、尿蛋白量及并发症情况而定。

(8)不适时随诊。

(汤跃武)

第二节　造影剂肾损害

碘造影剂是目前常见的成像造影剂之一。随着放射学的发展,造影技术在临床上的使用逐渐增多,与之相对应的是,造影剂所致的各种损害也逐渐地增多,是医源性肾衰竭的重要组成部分,这不仅对患者的临床预后不利,还增加了不必要的临床医疗费用。药物中毒所致的急性肾损伤病因中,造影剂仅次于氨基糖苷类抗生素,居第二位。临床上约 10%急性肾损伤由造影剂所致。作为造影剂肾病最主要的危险因素——慢性肾病,目前患病率在世界范围内不断增加,仅美国就有 11%的成年人患有慢性肾病。在众多的造影剂不良反应中,造影剂肾病即是一个正逐渐被临床医师所关注的主要内容。

造影剂肾病(contrast induced nephropathy,CIN)是指排除其他肾脏损害因素后使用造影剂后2～3 d发生血清肌酐浓度与基线相比升高 25%,或绝对值升高 44.2 pmol/L(0.5 mg/dL)以上的急性肾功能损害,并持续 2～5 d。据了解,在冠状动脉造影后造影剂肾病的发生率为 10%～20%,许多患者需要短期透析。更重要的是慢性或急性肾功能不全是冠状动脉造影死亡和致残最强的预测因素。目前,我国的造影剂肾病问题是很严重的,但国内大多数介入医师对 CIN 情况并不了解,且没有统一的诊断标准。CIN 已成为介入领域继再狭窄、血栓后的第三大难题。

一、病因学

各种 X 线造影剂引起的急性肾小管坏死已普遍为医师所重视。主动脉造影、排泄性尿路造影、胆管造影以及口服胆囊造影等均可发生急性肾小管坏死。X 线造影剂的基本成分为碘。碘过敏的发生率约为1.7%,重者可导致过敏性休克。有机碘亦是肾毒性物质,各种造影过程中可致造影剂中毒性肾病。高浓度大剂量碘化物如碘奥酮、醋碘苯酸作主动脉造影时,约 30%发生肾损害,肾功能不全者可发生肾皮质坏死,病死率约为 20%,泛影葡胺肾损害较少,排泄性尿路造影常发生变态反应及低血压,为使功能不全肾显影而加大造影剂量以静脉滴注法做尿路造影可能引起急性肾损伤，其发生率达 50%。泛影葡胺做胆囊造影亦可发生轻重不等的急性肾损伤。丁碘苄丁酸钠的肾毒性较小。各种造影剂进入血液后，90%自肝排入胆汁，在肠内不被吸收，10%经肾由尿排到体外。

CIN 的发生除了造影剂本身的肾脏毒副反应以外，尚包括很多的危险性因素。其主要包括原有的肾脏疾病、糖尿病肾损害、血容量降低、持续低血压、造影剂使用量过大(＞140 mL)、糖尿病、肾毒性药物联合使用、高龄和高血压等。

对于造影剂肾毒性发生的危险因素研究分析表明，目前比较公认的主要因素包括以下几类。

(一)与患者相关的 CIN 发生危险因素

1.年龄

年龄大于 55 岁的老年患者以及大于 75 岁的高龄患者都是 CIN 发生的高危人群。老年人的生理性肾功能下降，肾血管的僵硬度增加，内皮功能下降，使得肾脏血管的舒张功能减退，多能干细胞修复血管的功能下降，肾脏的快速修复功能下降。此外，肾脏体积和血流量随年龄增长而减少，加上老年患者易患其他血管疾病，如高血压病及其他疾病所导致的肾脏损害、糖尿病肾病，均可以导致肾脏血流量锐减。因此，部分研究表明，年龄因素可能是 CIN 的独立预测因子。

2.原有肾脏损害

所有的研究均表明，基础的血清肌酐异常、GFR 降低以及肾脏基础性疾病是引发 CIN 的重要因素。而且，多因素分析表明，肾脏基础疾病是 CIN 的独立预测因子。肾脏基础疾病所导致的慢性肾功能不全患者的肾血流量可能已减少，自动调节肾小球滤过率、肾血流量的功能已减弱，造影剂引起肾内血管收缩和微循环血液黏度增加，导致肾缺血，使肾功能进一步恶化。60%的造影剂肾病患者有原发性肾脏损害。因此，对于 eGFR＜60 mL/min(相当于男性血清肌酐水平 1.3 mg/dL 或者 115 μmol/L，女性血清肌酐水平 1.0 mg/dL 或者 88.4 μmol/L)的患者发生 CIN 的危险性将显著地提高，应该特别小心。也有定义血清肌酐水平大于 1.5 mg/dL 或者 133.6 μmol/L 是最主要的危险因素。

3.糖尿病

多项研究已经表明，糖尿病已经成为 CIN 的预测因子，尽管不是所有的研究结果均显示糖尿病可以作为 CIN 的独立预测因子，但是，多因素的研究、分析表明，目前糖尿病已经成为 CIN 的独立预测因子。但是没有肾脏损害的糖尿病患者中 CIN 的危险性是否增加尚不十分清楚。糖尿病肾病伴有功能不全则是突出的危险因素。糖尿病患者的血液黏度增大、血小板聚集异常、糖尿病性肾小动脉和肾小球的硬化，均可使肾循环血流量减少，导致肾缺血。Lautin 等研究表明糖尿病合并氮质血症患者 CIN 的发生率 38%，糖尿病非氮质血症患者 CIN 的发生率 16%。糖尿病患者血肌酐水平大于 400.7 μmol/L，CIN 的发生率达 100%，而非糖尿病患者血肌酐水平大于 400.7 μmol/L，造影后 CIN 的发生率仅为 60%。

4.心力衰竭

心力衰竭常常可以使得发生 CIN 的危险性增加。但是，这种相关性目前仅仅在接受心脏导管治疗的患者中被观察到。这部分患者，临床上经常性的使用地高辛和各种利尿药，尤其是使用呋塞米也是增加 CIN 的主要因素之一，但并非独立相关。心功能不全的患者常可以导致肾血流减少，加上造影剂引起肾血管收缩，则可能增加缺血性肾衰竭的危险性。

5.脱水

为使显影清晰，尿路造影前患者常需禁水 12 h，胆管造影前常需服用泻药，清洁灌肠及限制水分摄入，这些都可造成体内脱水，导致机体处于高渗状态。高渗可引起血管收缩，激发肾素血管紧张素系统，增加血液黏度，使尿液中正常存在的 Tamm-Horsrall 黏蛋白(T-H 蛋白)和尿酸在肾小管上皮细胞内浓缩沉积，从而增加了造影剂与肾小管上皮细胞的接触时间。此外，脱水可引起肾小球滤过率减少，导致原有肾病患者肾小球滤过率/肾血流量自动调节机制受损。

6.围手术治疗期间的血流动力学不稳定

在心脏内科进行的多项针对 PCI 患者的大规模研究资料分析显示：CIN 的发生与血流动力学的不稳定具有相关性。例如，围手术期血压低时以及使用主动脉内球囊反搏泵(IABP)时发生 CIN。对于低血压增加 CIN 的危险性并不难以理解，主要是低血压增加了肾脏缺血的可能性。使用 IABP 对于 CIN 的影响则比较复杂，可能与多种因素相关，包括使用 IABP 本身就是血流动力学不稳定的标志，也是围手术期并发症的标志，更是严重的动脉粥样硬化性疾病的标志。使用 IABP 还可以使得主动脉斑块处的动脉粥样硬化血栓、斑块脱落，这样就有可能造成肾脏的损害。各种操作过程中，还可以使得与操作相关的红细胞比容下降，以及穿刺部位出现外科性修复。

7.肾脏毒性药物

临床上大量的研究表明，肾脏毒性药物的使用可以使得 CIN 发生的危险性显著升高。Alamartine 等进行的一系列研究中发现，包括利尿药、NSAIDs、环氧化酶-2、氨基糖苷类药物、两性霉素 B 均具有此方面的作用。对于使用血管紧张素转换酶抑制剂(ACEI)对于 CIN 影响的报道不同。有报道提示，已经具有肾功能不全的患者使用 ACEI 可以增加 CIN 的危险性，对接受非诺多巴治疗的患者使用 ACEI 也可以增加 CIN 的危险。但是，与之相对的研究结果出自 Dangash 等，他们的研究表明：对于慢性肾病患者在术前应用 ACEI 可以降低 CIN 的危险性。无论结果如何，使用这些药物的时候患者的血清肌酐水平升高 10%～25%，造影前后评估肾脏功能的时候需要考虑此因素。具有细胞毒性的抗肿瘤化疗药物也会损害肾脏，具有代表性的有顺铂，顺铂具有剂量依赖性的蓄积性肾脏毒性，与肾小管上皮细胞的坏死有关。

8.贫血

基础的红细胞比容下降是 PCI 术后发生 CIN 的预测因子。采用五分位方法，1/5 的红细胞比容最低的患者 CIN 的发生率为 23.3%，是 1/5 红细胞比容最高的患者 CIN 发生率(发生率为 10.3%)的 2 倍以上。eGFR 和红细胞比容最低的患者 CIN 的发生率最高。导致 CIN 危险性增加的红细胞比容阈值小于 41.2%(男性)或者小于 34.4%(女性)。肾功能正常的患者肾脏髓质外层的氧分压很低，因此，在造影剂诱导的血管收缩和贫血的双重作用之下，氧的供应量会进一步降低，足可以导致肾脏的髓质缺氧发生。因此，贫血也是可以造成或者加重 CIN 的主要因素之一。

9.其他

多发性骨髓瘤、造影剂剂量过大。3 d 内应用两种造影剂、高尿酸血症、高血压、周围血管病、肝功能异常、肾移植、蛋白尿等亦被列为危险因素。

引发 CIN 的危险因素很多，这些危险因素具有累加效应，危险因素的数量增多可以导致 CIN 的危险性急剧升高。多个或者多重的危险性因素共存的情况下，同时存在 3 个危险因素时，CIN 的发生率增加 35%；4～5 个甚至更多的危险因素共同存在的情况下，CIN 的发生率可以达到 50%以上，甚至 100%。

对于 CIN 的发生是否可以进行预测和评估，目前尚无统一的标准，Mchran 等研究了经皮冠状动脉介入治疗术后预测发生 CIN 的风险积分，根据这一积分可以粗略地预测 CIN 的发生概率，指导临床进行预防和处置。具体的评分标准见表 15-1。

表 15-1 Mchran 预测 CIN 发生风险积分表

危险因素	评估标准	风险积分
低血压	收缩压低于 10.7 kPa(80 mmHg)	5 分
主动脉内球囊反搏	持续性使用至少 1 h 而且需要增强收缩支持	5 分
充血性心力衰竭	Ⅲ*～Ⅳ*或者具有肺水肿病史	5 分
年龄	大于 75 岁	4 分
贫血	男性的红细胞比容低于 39%，女性的红细胞比容低于 36%	3 分
糖尿病	—	3 分
造影剂	剂量以 100 mL 为单位计量	1 分
eGFR**	40～60	2 分
	20～40	4 分
	小于 20	6 分

注：*采用纽约心脏病协会(NYHA)分级标准。

**eGFR 为肾小球滤过率估计值，单位为 mL/(min·1.73 m^2)。

风险积分为所有危险因素的积分总和，一般分为 4 个层面，包括低于 6 分，6～10 分，11～16 分，高于 16 分，其发生 CIN 的风险概率分别为 7.5%、14%、26%和 57%。

(二)与造影剂相关的 CIN 发生危险因素

在 20 世纪的 50—60 年代，就已经有有关造影剂与肾脏损害之间关系的报道，当时所使用的造影剂为二碘嘧啶的衍生物，后来这种造影剂被三碘苯酸盐的衍生物所替代，由于其渗透压为血浆渗透压的 8 倍，被称为高渗型造影剂，此类造影剂包括 diatrizoate、metrizoate、ioxithalamate、iothalamate 等。此后的研究主要以非离子型的造影剂以及通过改变造影剂的分子结构来降低造影剂的渗透压，有 iohexol、iopamidol、iopentol、iopromide、iomeprol、iobitridol、ioversol 等非离子型造影剂以及离子型二聚体 ioxaglate，这些造影剂都属于低渗造影剂，在这里，即便是我们所说的“低渗型造影剂”，其渗透性也高于血浆渗透压，其“低渗型”只是较“高渗型”造影剂而言的“相对低渗”。iodixanol 是目前唯一的与血浆渗透压相等的非离子型二聚体造影剂，因此被称为等渗型造影剂。

1.造影剂的渗透性

多项临床研究表明，低渗型造影剂的肾脏毒性明显低于高渗型造影剂，使用低渗型造影剂的患者血清肌酐的平均升高水平也明显低于选用高渗型造影剂，CIN 的累计事件率为 0.61(95% 可信区间为 0.48～0.77)，对于具有肾脏功能不全和肾功能不全合并糖尿病的患者中，低渗型造影剂所造成的肾脏毒性较高渗型造影剂更为显著。

同样，对于低渗型造影剂和等渗型造影剂的比较中，也发现了类似的结果。等渗型造影剂的肾脏毒性明显低于低渗型造影剂，使用等渗型造影剂的患者血清肌酐的平均升高水平也明显低于选用低渗型造影剂，CIN 的发生率最低。对于具有肾脏功能不全和肾功能不全合并糖尿病的患者中，等渗型造影剂所造成的肾脏毒性较低渗型造影剂更为显著。

因此，对于拟行血管造影的慢性肾功能不全和糖尿病患者，临床证据支持这部分患者选用非离子型等渗造影剂，因为其造影剂肾病的发病率最低。在临床实际工作中，对于准备在动脉内应用造影剂的慢性肾功能不全患者应该选择等渗型造影剂，而对于准备静脉内应用造影剂的慢性肾功能不全患者建议选用等渗或低渗型造影剂。

2.造影剂的用量

主要考虑造影剂的使用剂量和造影剂的碘含量。最为常见的造影剂的碘含量为300～370 mg/mL，碘的含量决定了造影剂的对比性。一般来说，疾病的复杂程度决定了造影剂的使用剂量，使用多排CT，通过减少的造影剂注射剂量联合较快的注射速度，很好地解决了用量大的问题，降低了不良反应的发生率。因此，造影剂的使用剂量成为CIN的独立预测因子。研究表明，造影剂的使用低于5 mg/kg体重的时候，CIN很少发生，如果应用量大于5 mg/kg体重，CIN的发生率就明显升高。因此，根据体重和肾功能调整的造影剂使用剂量是需要透析的肾病最强的预测因子，在接受了大于推荐最大造影剂使用剂量以后，发展成为需要透析的CIN的可能性OR值为6.2(95%CI，3.0～12.8，共计16 000名患者)。推荐最大造影剂使用剂量＝5 mL×体重(kg)/基础血清肌酐水平(mg/dL)。

一项前瞻性研究发现，OR值大于6.0的时候，61%的患者出现CIN，如果OR值低于6.0，仅有1%的患者发生CIN。即使使用很少的造影剂，对于肾功能也具有巨大的危险性。对于糖尿病及肾功能不全的患者，即使使用了少于30 mL的造影剂，也有26%的患者可以出现CIN。

二、发病机制

造影剂肾毒性的发生可能与肾血流动力学改变、直接的肾毒性、肾缺血及变态反应有关。发病机制复杂，可能为多种因素相互作用，最可能的机制是肾小管缺血和直接肾小管毒性的综合作用。造影剂导致一过性肾血流量增加，随后是较长时间的血管收缩。一氧化氮、前列腺素和髓质内皮系统相互作用，导致血管舒张与收缩之间失衡。CIN患者中大多数肾功能损害为轻度和一过性的，但仍有较高的发病率和病死率，有30%的患者有一定程度的持续性肾功能损害。如果患者有多种合并症、持续多系统受累，则死亡率更高。

(一)肾小管损伤

造影剂的高渗透作用可使肾小管上皮细胞脱水、受损，发生“渗透性肾病”。远端小管细胞分泌的T-H蛋白在酸性尿及含电解质较多的情况下，容易发生沉淀。造影剂含电解质较多，可能与T-H蛋白相互作用，形成管型，阻塞肾小管有关。造影剂亦可能对肾小管直接产生毒性作用。

(二)肾缺血

造影剂为高渗性物质，可引起血浆渗透压升高，使血管扩张，然后通过肾素-血管紧张素系统引起血管收缩，使肾血流量减少，导致缺血性肾损伤，肾血流灌注量减少使肾小球滤过率下降，发生少尿。高渗使肾血流中红细胞皱缩、变形，血黏稠度增大，致使肾血流缓慢、淤滞，发生肾缺氧性损伤。

(三)变态反应

造影剂为变态原，机体产生相应抗体，引起全身变态反应及肾脏的免疫炎性反应。

三、临床表现

CIN系碘造影剂引起的急性肾毒性反应，轻者可以仅出现暂时性肾功能损伤，无明显症状，重者表现为少尿型急性肾损伤。

(1)CIN多于造影后48 h内出现，少尿或无尿持续2～5 d，3～10 d肾功能继续恶化，14～

21 d逐渐恢复。部分病例表现为非少尿型，预后较好。

(2)有蛋白尿、血尿、脓尿、管型尿、酶尿，早期有尿酸盐、草酸盐结晶。

(3)尿比重及渗透压降低(300～400 mOsm/L)均提示近端及远端肾小管已受损。

(4)血钾、血尿素氮水平升高，血肌酐水平在3～7 d达高峰(平均增高265.2 μmol/L)。

四、诊断

CIN的诊断主要应用造影剂的病史，尤其是高危人群及造影后48 h内出现肾功能改变，结合上述实验室检查可做出诊断。

五、防治

目前已经明确，对CIN尚无有效的药物，出现较为严重的肾功能损害时，治疗方法与其他原因所致的急性肾损伤相同。CIN的发生率逐渐升高，临床医师要意识到这种疾病的严重性，应严格掌握造影剂的适应证，并且识别高危患者，采取预防性措施，预防CIN发生。

(一)严格掌握适应证

造影前应了解患者有无危险因素，对高危人群应尽量避免做造影检查，如果检查确实有必要，应限制造影剂的剂量，避免重复检查。

(二)水化

进行充分的水化是预防CIN的重要措施。检查前、后给予足够水分，对减轻造影剂的高渗，加速造影剂从体内排泄，减轻肾血管的收缩，减少造影剂在肾脏中的停留时间，改善肾小球中尿酸流量，减少管型的形成，发挥神经、激素的有益效应均具有重要的作用。多项临床研究表明在进行血管造影以前，给患者静脉滴注生理盐水或者其他碱性溶液，可以成功地预防CIN发生。增加血容量，推荐对高危患者静脉滴注0.9%的生理盐水，速度为1.0～1.5 mL/(kg・h)。一般于术前6～12 h开始至术后12～24 h。由于静脉补液预防可以较为准确地计量进入体内的液体量，具有较好的预防效果。

对于不方便静脉补液的患者，也可以使用口服补液的方法。等渗盐水比低渗盐水更加有助于预防CIN。而对于检查前就有肾功能不全的患者，在使用低渗造影剂之前给予碳酸氢钠比给予生理盐水更加可以显著减少CIN。

(三)药物性预防及治疗

1.茶碱或氨茶碱

腺苷是肾内的缩血管活性物质，并且可以调节肾脏球管反馈机制，因此腺苷拮抗药理论上可以降低CIN的发生率。临床上静脉滴注茶碱、氨茶碱可以较好地预防应用造影剂后肾功能的减退。

2.他汀类药物

他汀类药物羟甲戊二酰辅酶A抑制剂具有对内皮细胞的保护作用，维持氧化亚氮产物，并可以减少氧化应激，从而降低CIN发生的危险性。检查以前开始使用他汀类药物的患者，CIN的发生风险下降。

3.维生素C

鉴于氧化应激和自由基产物在CIN的发生过程中具有一定的作用，有研究评价了维生素C在治疗和预防中的作用。研究结果表明，维生素C是较好的抗氧化剂，具有较好地降低CIN发生率的作用。

4.前列腺素 E_1

肾血管的收缩与 CIN 的发生具有一定的关系。研究采用血管扩张药前列腺素-米索前列醇进行治疗,结果发现,前列腺素可以较好地减轻造影术后的血清肌酐水平,或者使得血清肌酐水平的上升幅度获得明显的下降。

5.N-乙酰半胱氨酸

活性的氧自由基在 CIN 的发病中可能具有作用,引发了学者对于氧化抑制剂的作用评价。口服 N-乙酰半胱氨酸 1 200 mg,2 次/天,可以将 CIN 的发生率下降至 3.5%,即使是半量使用 N-乙酰半胱氨酸,600 mg,2 次/天,CIN 的发生率也可以得到一定的控制,约为 11%。

6.多巴胺或者非诺多泮

通过扩张肾脏的血管、增加肾脏的血流量,可以较好地降低 CIN 的发生率,可能是多巴胺有降低 CIN 发生风险假说的主要因素。在临床使用上,曾出现了相对应的结果:对部分患者采用小剂量的多巴胺,2 μg/(kg·min),将多巴胺加入低渗的盐水中获得了充分扩容相一致的结果。但是,另一组资料表明,多巴胺使得血清肌酐水平升高更加显著,提示了多巴胺不利的一面。非诺多泮也具有相似的结果。

7.钙拮抗药

研究表明,钙拮抗药具有预防高渗造影剂引起肾血流动力学改变的作用。在使用高渗造影剂前应用硝苯地平能够拮抗高渗造影剂引起的肾血流减少和肾小球滤过率下降。因此钙拮抗药具有治疗和预防 CIN 的作用。

8.心房肽

心房肽对于肾脏具有多重的作用,其对 CIN 动物模型具有治疗和预防的作用。但是,在临床研究中发现,心房肽和其他血管扩张药联合使用对于合并有糖尿病的患者可能具有增加 CIN 发生的危险性,而对于非糖尿病的患者具有保护性作用。

9.降糖药物的暂停使用

应用二甲双胍前首先要确定患者的肾功能良好,并在术前进行水化。因为二甲双胍经肾脏排泄。使用造影剂后肾血管收缩,血流量减少,会引起造影剂在体内蓄积。若患者的一般情况良好,不需再次进行介入操作,可于术后 48 h 重新服用二甲双胍,或者在相关肾脏功能检查以后再继续使用。

10.利尿药

利尿药的使用在临床观察中发现并没有获得预想的满意治疗或预防作用,反而加重了 CIN。此措施已不能够达到增加肾血流的作用,反而增加了局部的黏稠度,增加了肾小管的堵塞,因此应属于治疗中禁止实施的措施之一。

(四)造影剂的选择和使用原则

在动脉使用造影剂时发生 CIN 的机会明显高于静脉使用造影剂。因此,在选择使用途径上,应该尽可能地选择静脉使用,最大限度地避免动脉使用或者直接于肾脏动脉注射。必要的情况下,可以在保证诊断效果的基础上,降低造影剂的使用剂量和使用浓度。

此外,改善造影剂的种类,应用等渗型造影剂、非离子性、低渗性造影剂或不含碘的造影剂(如优微显)可降低药物的肾毒性。

反复性使用造影剂也是严重威胁肾脏功能的主要因素之一,增加了 CIN 的发生率,因此建议减少反复性使用造影剂具有积极的意义。72 h内反复性使用造影剂是CIN发生的独立预测因子。临床上建议检查间隔应该在10 h以上，最好可以达到2周。并且对肾功能水平进行连续性检测。

（黄云芳）

第三节　非甾体抗炎药肾损害

非甾体抗炎药（Nonsteroidal anti-inflammatory drugs，NSAIDs）被广泛应用于各种炎性关节炎（如骨关节炎、类风湿关节炎、强直性脊柱炎、痛风性关节炎、反应性关节炎及儿童特发性关节炎）、软组织病（如纤维肌痛症、肩周炎、腰肌劳损及网球肘）、癌性疼痛、运动性损伤、痛经、手术后疼痛及发热。近年来，小剂量阿司匹林已成为各国预防心、脑血栓病变的重要治疗措施，其对直肠癌、结肠癌有预防作用，并可延缓老年痴呆病的进展。在发达国家，止痛药已成为常用的药物类别之一，其中绝大多数为NSAIDs，其占发达国家处方总量的4%～9%。

尽管NSAIDs具有多种不同的化学结构，但其药理作用及不良反应极为相似。其主要不良反应为胃肠道反应和肾损害，均与其药理机制相关。近30年来，NSAIDs引起的胃肠不良反应受到极大的关注，肾损伤则未受到应有的重视。NSAIDs的共同作用机制是干扰花生四烯酸代谢，抑制环氧合酶，导致前列腺素（PG）合成障碍。PG合成障碍可导致肾衰竭、水钠潴留和高血钾。另外，NSAIDs尚可引起体液或细胞介导的肾损害，长期应用导致镇痛剂肾病（肾乳头坏死）。新上市的选择性环氧合酶-2抑制剂的胃肠道不良反应减少，但其对肾脏的损害与传统NSAIDs相似。

非甾体抗炎药物按结构特征可分为以下几种。①水杨酸类：阿司匹林。②吡唑酮类：包括安乃近、保泰松等。③芳基烷酸类：又分为乙酸类（如双氯芬酸、托美丁、萘丁美酮、吲哚美辛、舒林酸）以及丙酸类（如布洛芬、萘普生、酮洛芬、芬布芬）。④灭酸类：甲芬那酸、甲氯芬那酸等。⑤昔康类：吡罗昔康等。

按作用的特性可分为3类。①抑制COX-1为主：吡罗昔康、吲哚美辛等。②COX-1与COX-2抑制作用大致相同，包括布洛芬、双氯芬酸等。③选择性COX-2抑制剂：尼美舒利、美洛昔康、塞来昔布等。

非甾体抗炎药的肾损害以急性小管间质肾炎为主要表现，可伴有或不伴有肾病综合征，伴有肾病综合征的病例占多数。其中大多数病例的病因是丙酸衍生物，如苯氧基氢化阿托酸、对布洛芬、萘普生，仅苯氧基氢化阿托酸在文献报道中就占60%，因此有人将这种由NSAIDs引起的小管间肾炎称为“苯氧基氢化阿托酸肾病”。

一、病因

直到20世纪70年代以后，学者才对NSAIDs引起的肾毒性综合征有了广泛的认识。由NSAIDs引起的肾毒性综合征包括：①低血流动力学引起的可逆性急性肾损伤。②间质性肾炎，伴有或不伴有肾病综合征。③肾乳头坏死和慢性肾损害。④盐和/或水潴留，引起低钠血症。⑤高血压。⑥高钾血症，与低肾素血症和低醛固酮血症相关。

二、发病机制

非甾体抗炎药肾病小管间质损害的发病机制与多种因素有关。尽管接受苯氧氨氢化阿托酸治疗病例在该病中占半数以上，但该病也可发生于接受结构与苯氧基氢化阿托酸相似的NSAIDs治疗的患者，提示该病可能不是对某一种因子或者某一类因子的特殊反应。由于只有很少甚至没有局部或系统性变态反应，未能提示体液免疫参与该病的发病机制。

所有非甾体抗炎药都具有一种共同生化特性，即能抑制前列腺素生物合成过程中一种主要酶——环氧化酶的活性。该酶使花生四烯酸代谢成各种前列腺素及结构相似的化合物。已知NSAIDs对环氧化酶的抑制在其致病机制中起主要作用，但这些药物还具有其他生物活性，如对脂质氧化酶和白三烯生物合成、溶酶体酶释放和其他与细胞膜有关的功能的抑制，这些生物活性在发病机制中的作用尚不清楚。

NSAIDs能抑制前列腺素生物合成过程中的环氧化酶活性，这在其致病机制中起主要作用。NSAIDs对环氧化酶的抑制可改变花生四烯酸代谢，可能通过脂质氧化酶途径引起白三烯等物质的形成，而这些代谢产物的功能类似于淋巴因子，是介导炎症的，能增加T细胞和嗜酸粒细胞向小管间质浸润。已观察到小管间质有淋巴细胞浸润，而且基本上都是T细胞。由前列腺素合成抑制导致的T细胞活化可能合成淋巴因子和血管通透因子，改变肾小球基膜的通透性，增加大分子滤过率。另外已表明，脂质氧化酶的产物能增加血管对大分子物质的通透性，这可能改变肾小球滤过屏障，引起肾小球蛋白尿。尚不清楚这些花生四烯酸代谢产物由肾实质细胞本身产生还是由浸润的T细胞产生。

由于观察到小管间质有单一的T细胞浸润，有人提出迟发性变态反应与蛋白尿的发生有关。因此该病既可能由细胞介导的迟发性变态反应引起，也可能由非免疫性的独立机制引起，还可能两种机制同时存在。

在文献报道中，该病肾乳头坏死的发生常与长期使用含非那西汀的复方制剂有关，有时也发生于短期过量服用阿司匹林、短期或长期服用多种NSAIDs复方制剂的患者。实验研究显示，多种NSAIDs在动物模型中能引起肾乳头坏死。甲芬那酸、吲哚美辛、保泰松、对布洛芬、萘普生、酮替芬、苯氧基氢化阿托酸均可在人体内引起肾乳头坏死。

如前文所述，NSAIDs抑制前列腺素生物合成过程中环氧化酶的活性，使花生四烯酸代谢成各种前列腺素，而前列腺素参与调节肾内血流，故有人提出假说：NSAIDs引起肾乳头坏死的机制之一可能是肾髓质和肾乳头血流减少导致肾乳头缺血。对于已有发生肾乳头坏死倾向的患者，NSAIDs药物的应用可使血流灌注进一步减少，使缺血达到引起肾乳头坏死的程度。

服用NSAIDs的患者中，有心血管疾病、容量不足、高血压、反复泌尿道感染者更多发生肾乳头坏死，提示这些疾病可能是服用NSAIDs患者发生肾乳头坏死的诱因。

另有学者提出假设，NSAIDs可能对肾髓质和血管网有直接毒性作用，参与肾乳头坏死的发病机制。其他有关发病机制的假说是肾髓质低氧血症、NSAIDs的变态反应。

三、病理

非甾体抗炎药肾病以小管间质和小球改变为主。近端小管和远端小管均显示有局灶性空泡形成和变性，与功能损害程度具有相关性。间质损害表现为以淋巴细胞为主的浸润，可见于一定数量的患者，特异性荧光染色结果显示基本上都是T细胞。非甾体抗炎药肾病的肾小球病理改变与所报道的微小病变肾病肾小球病理变化无区别，光镜和免疫荧光观察肾小球无异常变化，电镜检查显示上皮细胞足突融合，这是与许多蛋白尿状态时肾小球变化相似的非特异性变化。

四、临床表现

（一）急性肾损伤（ARF）

NSAIDs 引起急性肾损伤发生率为 0.5%～1.0%，在药物性急性肾损伤中占 37%，仅次于氨基糖苷类抗生素。该并发症往往发生得快，用药后 2 天～2 周发生，有的甚至在 24 h 内发生，但典型发病是在 72～96 h，多为少尿型，合并高钾血症，一旦停药，肾功能也能迅速恢复至基础水平，该并发症属于可逆性肾衰竭。

NSAIDs 所致 ARF 与药物种类、用药剂量、用药时间有关。吲哚美辛所致 ARF 的发生率高而阿司匹林所致 ARF 的发生率相对较低，对乙酰氨基酚不抑制肾脏前列腺素的产生（因此狭义上不属于 NSAIDs），不会诱发 ARF，而萘普生、双氯酚酸钠、布洛芬、吡罗昔康等所致 ARF 的发生率则介于吲哚美辛与阿司匹林所致 ARF 的发生率之间。ARF 的发生也与 NSAIDs 剂量有关，大量使用时易发生，但有研究表明即使只用治疗剂量的一半也有可能导致 ARF 发生。短效制剂所致 ARF 的发生时间往往较早，而长效制剂所致 ARF 的发生相对要晚。

（二）肾病综合征和间质性肾炎

NSAIDs 引起蛋白尿甚至肾病综合征，伴小管间质性肾炎和不同程度的肾功能损害。该并发症不是很多见，发生率为 0.01%～0.02%，主要见于使用丙酸类非甾体抗炎药（布洛芬、萘普生、酮洛芬、芬布芬），往往在用药几天至几个月发生（2 周～18 个月，平均 5.4 个月）。其临床表现因蛋白尿程度和肾功能损伤程度的差异而有所不同，但与青霉素类药物所致的过敏性小管间质性肾炎有明显的区别，以蛋白尿、水肿、少尿、泡沫尿为突出表现，无发热、皮疹，血嗜酸性粒细胞不增多，尿检多为蛋白尿、血尿和肾小管上皮管型，尿白细胞也可增多，但无嗜酸性粒细胞。肾活检通常为微小病变伴间质性肾炎，其次为膜性肾病，其他改变（如局灶节段性肾小球硬化）仅见于个别病例。

（三）肾乳头坏死

肾乳头坏死是 NSAIDs 引起肾脏不良反应中最严重的一种类型，分为急性肾乳头坏死和慢性肾乳头坏死，二者均发生在过量服用 NSAIDs 的患者中，腹泻脱水时服用大量 NSAIDs 尤易出现肾乳头坏死。慢性肾乳头坏死常见于应用 5～20 年 NSAIDs 的病例，又称止痛药肾病，以非那西汀和对乙酰氨基酚最多见。

急性肾乳头坏死的临床表现不典型，容易漏诊。出现肾绞痛与肉眼血尿时往往被误诊为肾结石，尿中的排出物也被误认为结石，但仔细询问，患者均有短期内服用大量 NSAIDs 的病史，往往也有不同程度的脱水的病史，仔细辨认可发现尿中的脱落物，其呈棕红色，为坏死的乳头组织。

慢性肾乳头坏死见于长期滥用 NSAIDs 的患者，临床表现为尿浓缩功能减退、无菌性脓尿、血尿、腰痛、尿量多、夜尿尤增多，后期肾功能减弱最终进入尿毒症期。

肾乳头坏死典型 X 线表现为早期肾盏明显增宽，乳头分离后呈典型杯状影，乳头坏死脱落后可见典型空腔。

（四）水电解质平衡紊乱

肾内前列腺素可对抗抗利尿激素的作用，调节水、钠在远端小管的重吸收，NSAIDs 阻断后可致水钠潴留发生。NSAIDs所致的水电解质平衡紊乱既可出现于并发肾功能不全时，也见于肾功能正常时。大多数患者的症状轻微，表现为体重增加、外周轻度水肿等。但少部分患者可出现明显水肿，呈渐进性，有些患者用药3 d后即可发生。由于血容量增加，血中钠浓度反而降低。高钾血症也较为常见，特别是在同时服用保钾利尿剂、血管紧张素转换酶抑制剂的患者中多见。此外，还有引起Ⅳ型肾小管性酸中毒的报道。

(五)高血压和充血性心力衰竭

NSAIDs升高血压只见于已有高血压的患者，且与NSAIDs的种类有关。吲哚美辛可使平均动脉压升高0.5 kPa(3.6 mmHg)，萘普生则可使平均动脉压升高0.5 kPa(3.7 mmHg)，而吡罗昔康仅可使平均动脉压升高0.1 kPa(0.5 mmHg)，舒林酸和阿司匹林不升高血压甚至还可能略微降低血压。荟萃分析表明NSAIDs可明显对抗降压药物的作用(钙通道阻滞剂和血管紧张素Ⅱ受体拮抗剂除外)，这种作用与其增加髓襻钠吸收、减弱前列腺素扩张血管的作用有关。流行病学研究还表明，服用NSAIDs者发生充血性心力衰竭的危险性升高。

五、实验室检查

(一)尿液检查

患者的尿可为轻度蛋白尿，也可为大量蛋白尿。有时可见镜下血尿或肉眼血尿，尿糖可呈阳性。尿常规检查可有白细胞，呈无菌性脓尿。

(二)肾小管功能检查

尿浓缩稀释试验功能差，尿中氨基酸、碳酸氢根增多，尿pH>6.0，尿中可滴定酸浓度降低，NAG酶浓度升高。

(三)影像检查

早期表现为双肾体积增大或正常。当出现肾乳头坏死时X线片表现为肾盂、肾盏充盈缺损，造影剂进入肾实质，包围着肾乳头而形成环形影。有时还可见肾钙化。

六、诊断及鉴别诊断

(一)诊断要点

当接受NSAIDs治疗的患者出现不能解释的肾功能不全或肾病综合征时，即应考虑该病的诊断。该病发病可在持续NSAIDs治疗数月之后，因此肾功能不全或肾病综合征与致病因子的相关性不如变应性急性小管间质肾炎时明显，临床上可能误诊为其他疾病。

当接受NSAIDs治疗的患者尿沉渣出现活动性血尿、白细胞尿和蛋白尿，而又无已知肾脏疾病时，则提示患者的急性肾损伤可能由非甾体抗炎药肾病引起，而非由NSAIDs对血管原位前列腺素合成的直接抑制造成的血流动力学改变引起。

当该病患者只有肾衰竭而不伴有肾病综合征，又无系统性变态反应表现时，需行肾活检以确立急性小管间质肾炎的诊断。

(二)鉴别诊断

1.巴尔干肾病

该病是一种原因不明的地区流行病，多见于30岁以上人群，多发生于南斯拉夫、保加利亚等国，常无水肿、高血压和眼底改变。

2.梗阻性肾病

该病由多种原因造成，临床表现为泌尿系统感染，甚至肾功能不全，影像学检查可发现结石、肿瘤、尿路积水等征象。

3.急性肾盂肾炎

患者的尿路刺激征明显，可有发热，肾区叩击痛呈阳性。中段尿培养及细菌计数有意义。

4.糖尿病肾病

患者有糖尿病病史，肾脏表现以蛋白尿为主，严重者可表现为肾病综合征及肾功能不全，有糖尿病眼底改变，肾活检可帮助鉴别。

七、治疗

该病治疗的关键在于早期诊断，及时停药以保护肾功能，大多数不良反应会随着NSAIDs的停用而很快消退。应保证充足的液体入量，维持24 h尿量在2 000 mL以上，从而促进药物的排泄，降低药物的肾损害，注意预防感染，一旦发现感染应积极选用低肾毒性的抗生素，以免加重肾损害。分别根据不同的NSAIDs肾损害的类型给予不同的治疗。

(一)急性肾损伤

一般停药后几天至数周可恢复正常，肾功能受损严重者应采用透析治疗，前列腺素药物(如米索前列腺素)对急性肾损伤可能有防治作用。

(二)肾病综合征和间质性肾炎

停用NSAIDs后，间质性肾炎可自行恢复，蛋白尿往往在1个月内缓解，但有些病例的蛋白尿可能1年才缓解。对部分有肾病综合征和肾衰竭，肾活检可见严重间质炎症浸润的病例，可行糖皮质激素治疗，但缺乏对其进行严格评价的对照研究。

(三)肾乳头坏死

肾乳头坏死的治疗包括对症处理、抗感染和解除梗阻。脱落的乳头常能自动排出，偶尔需要外科手术。对发生持续大量血尿的个别严重病例需要行肾切除。

为了尽可能避免不良反应，在使用NSAIDs时要注意以下问题。①严格掌握NSAIDs的使用适应证和禁忌证，防止滥用，尽量避免大剂量长期使用。②选用不良反应少的品种和剂型。③避免同时使用两种或更多种的NSAIDs，否则不仅不增加治疗作用，反而增加不良反应。④在NSAIDs用药前及用药后2周开始监测肾功能。若血肌酐水平不低于2.0 mg/dL，要停用NSAIDs；若用药前血肌酐水平为1.4～2.0 mg/dL，应注意密切监测，以防肾损害发生。

八、预后

非甾体抗炎药肾病预后良好。如果发生肾乳头坏死，预后主要取决于发病时肾乳头损害的严重程度。对感染和梗阻的有效治疗可防止肾乳头坏死损害的进展。NSAIDs所引起的急性肾衰多为非少尿性和可逆性，只要及时停药，并及时给予相应处理。大多数患者的肾功能均可较好地恢复。NSAIDs所引起肾小球肾病变(微小病变型肾病)一般对类固醇激素反应佳，预后好；但也有病情反复，致局灶-节段性肾小球硬化(FSGS)者。NSAIDs所引起的慢性间质性肾炎的临床过程与止痛药肾病相似，常引起慢性肾衰竭。

(黄云芳)

第十六章

肾衰竭

第一节　慢性肾衰竭

一、概述

慢性肾衰竭(CRF)是指发生在各种慢性肾脏疾病后期的一种临床综合征。它是由原发性肾脏疾病或继发性肾脏疾病引起的肾脏进行性损伤和肾功能的逐渐恶化，当肾脏功能损害发展到不能维持机体的内环境稳定时，便会导致体内毒性代谢产物蓄积，水、电解质、酸碱平衡紊乱，某些内分泌功能异常。欧美报道每年每100万人中有60～70人发生慢性肾衰竭，有人统计我国每年每1万人口中约有1人发生慢性肾衰竭。

各种原因引起的慢性肾脏结构和功能障碍(肾脏损伤病史＞3个月)，包括GFR正常和不正常的病理损伤、血液或尿液成分异常以及影像学检查异常，或不明原因的GFR下降(GFR＜60 mL/min)超过3个月，称为慢性肾病(CKD)。而广义的慢性肾衰竭则是指慢性肾病引起的肾小球滤过率下降及与此相关的代谢紊乱和临床症状组成的综合征。

(一)慢性肾衰竭发病机制

慢性肾衰竭的发病机制较为复杂，例如，致肾脏损害的病因不论是原发的还是继发的都属于免疫性损害或非免疫性损害，一旦造成肾脏的慢性损伤，肾功能状况常以不同速度恶化，直至终末期肾衰竭。临床上，不同病因的肾病，当肾功能失代偿以后，发展成CRF的速度略有差异，但总的趋势无差异。学者认为，糖尿病肾病时间最短，肾小球肾炎次之，慢性肾盂肾炎又次之。近十余年来，关于慢性肾衰竭发病机制的研究取得了可喜的进步，近年来对于某些细胞因子和生长因子在CRF进展中的作用也有新的认识。

1.健存肾单位学说

Bricker等于1960年提出，慢性肾衰竭时，各种肾实质疾病导致相当数量肾单位破坏，余下的健存肾单位为了代偿，必须增加工作量，以维持机体正常的需要。因而，每一个肾单位发生代偿性肥大，以便增强肾小球滤过功能和肾小管处理滤液的功能。但如果肾实质疾病的破坏继续进行，健存肾单位越来越少，终于到了即使“倾尽全力”，也不能达到人体代谢的最低要求时，就发生肾衰竭。

2.矫枉失衡学说

该学说系 Bricker 于 20 世纪 70 年代初提出，是对健存肾单位学说的进一步补充。即在慢性肾功能不全时，机体出现了代谢废物的潴留，机体为了矫正它，就要做相应的调整(即矫枉)，但在调整过程中，却不可避免地要付出一定代价，因而发生新的失衡，使人体蒙受新的损害。例如，发生尿毒症时甲状旁腺功能亢进和产生高 PTH 血症：当健存肾单位有所减少，余下的每个肾单位排出磷的量代偿地增加，从整个肾来说，其排出磷的总量仍可基本正常，故血磷水平正常。但当健存肾单位减少至不能代偿时，血磷水平升高。人体为了矫正磷的潴留，甲状旁腺功能亢进，以促进肾排磷，这时高磷血症虽有所改善，但甲状旁腺功能亢进引起了其他症状，如由于溶骨作用而发生广泛的纤维性骨炎及神经系统毒性作用，给人体造成新的损害，这就是矫枉失衡学说。

3.肾小球高滤过学说

该学说系 Brenner 等于 1982 年提出，他们认为肾小球的高灌注、高血压和高滤过等代偿性变化是导致肾小球硬化和残余肾单位进行性毁损的重要原因。由于大量的肾单位破坏，余下的每个肾单位代谢废物的排泄负荷增加，因而代偿地发生肾小球毛细血管的高灌注、高压力和高滤过。而上述肾小球内“三高”可引起：①肾小球上皮细胞足突融合，系膜细胞和基质显著增生，肾小球肥大，继而发生硬化；②肾小球内皮细胞损伤，诱发血小板聚集，导致微血栓形成，损害肾小球而促进硬化；③肾小球的通透性增加，使蛋白尿增加而损伤肾小管间质。上述过程不断进行，形成恶性循环，使肾功能不断进一步恶化，这种恶性循环是一切慢性肾病发展至尿毒症的共同途径，而与肾实质疾病的破坏继续进行是两回事。该学说认为肾小球高滤过是促使肾功能恶化的重要原因。但该学说仍不够完善，因为有些慢性肾衰竭动物模型未证实高滤过的作用，该学说也未提及小管-间质损害在慢性肾衰竭进展中的作用。

4.肾小管高代谢学说

慢性肾衰竭时，健存肾单位的肾小管呈代偿性高代谢状态，耗氧量增加，氧自由基产生增多，自由基清除剂(如还原型谷胱甘肽)生成减少，以及肾小管细胞产生铵显著增加，可引起肾小管损害、间质炎症及纤维化，以致肾单位功能丧失。现已明确，慢性肾衰竭的进展和肾小管间质损害的严重程度密切相关。

5.脂代谢紊乱学说

继发性高脂血症是慢性肾衰竭的常见并发症之一，关于高脂血症，脂质代谢紊乱在动脉粥样硬化中的作用已为人们所熟知。近年研究发现，有些肾小球进行性硬化，与高灌注、高滤过无关，而某些非血流动力学因素，具有重要意义，其中脂质代谢异常可能是重要机制之一。实验证明，极低密度脂蛋白(VLDL)和低密度脂蛋白(LDL)能与 GBM 的多价阴离子的糖胺聚糖结合，使 GBM 上的负电荷减少，从而损伤肾小球基膜的电荷屏障，使其对脂蛋白的通透性增加，导致系膜细胞增生和系膜基质增加，促进肾小球的硬化。脂代谢紊乱可使血小板聚集功能增强，血栓素增高，还可使某些免疫细胞活性增强，致肾小球系膜增生，因而可加速肾小球硬化的进程。脂质过氧化还可使氧自由基生成增多，损害小管和间质细胞。

6.尿毒症毒素学说

目前已知，随着 CRF 病情的不断恶化，患者体内毒性代谢产物不断蓄积。至尿毒症期，患者血浆中毒性代谢产物浓度的高低与患者病情的轻重程度有相关性。近半个世纪来，对尿毒症患者透析疗法的深入研究和探索，进一步证实尿毒症虽然与多种因素有关，不可能用一种或一组“毒性”物质在体内的蓄积来解释尿毒症，但是，在临床实践中，用不同的透析方法使患者血浆中某种或某些毒性物质清除后，患者的临床症状得以缓解，故亦足以说明尿毒症患者病情的变化与该类毒性物质的浓度密切相关。

目前已知尿毒症患者体液内有200多种物质的浓度比正常浓度高，一般人认为可能具有尿毒症毒性作用的物质有30余种。凡被认为是尿毒症毒素的物质，必须具备下列条件：①尿毒症患者体液内的该物质必须能进行化学鉴定及定量测定；②该物质的浓度必须比正常浓度高；③高浓度的该物质与特异性的尿毒症症状有关；④动物实验或体外试验证实该物质在其浓度与尿毒症患者体液内浓度相似时可出现类似毒性作用。

尿毒症毒性物质一般分为小分子（分子量＜500）、中分子（分子量为500～5 000）和大分子（分子量＞5 000）。

(1)小分子毒性物质：小分子毒性物质中，以尿素、胍类、酚类和胺类为主。目前，在临床实际工作中，仍以测定血浆尿素氮(BUN)和血清肌酐(Scr)浓度作为小分子毒素的指标，当体内该类物质的浓度升高时，可引起乏力、头痛、厌食、恶心、呕吐、贫血、皮肤瘙痒、嗜睡和出血倾向，并可使糖耐量降低，如经中西医结合治疗或透析治疗后，上述毒素浓度降低后，症状常可减轻或消失。大量研究表明，尿素为尿毒症的毒性物质之一。动物体外实验发现，高浓度的尿素可抑制酶的活力，从而影响代谢过程，并可使胍基琥珀酸的合成率增加。

(2)中分子毒性物质：指一组分子量为500～5 000的化学物质。认为中分子物质与尿毒症发病机制有密切关系的学说，即中分子学说。中分子毒性物质可能包括：①高浓度正常代谢产物；②结构正常，浓度增大的激素；③细胞代谢紊乱产生的多肽；④细胞或细菌裂解产物。

据报道，高浓度的中分子毒性物质可引起周围神经病变、尿毒症脑病、红细胞生成抑制、胰岛素活性受抑、脂蛋白脂酶活性抑制、抗体生成抑制、血小板功能损害、细胞免疫功能低下、性功能障碍及外分泌腺萎缩等。腹膜对中分子物质的清除率高于一般人工透析膜，因而腹膜透析患者神经系统病变较轻。把血液透析改为血液滤过或血液灌流后，则临床症状明显改善，推测可能与中分子毒素有关。

(3)大分子毒性物质：正常肾脏可以降解和清除多种多肽和小分子蛋白质，这种作用主要在近曲小管完成。CRF时，肾脏清除这些大分子物质（分子量为5 000～50 000）的能力下降，因而体液中浓度升高。这些大分子物质主要是内分泌激素，如生长激素、甲状旁腺激素(PTH)、促皮质激素(ACTH)、胰岛素、胰高血糖素、胃泌素、肾素。还有若干种低分子蛋白质，如核糖核酸酶，β_2-微球蛋白、溶菌酶、β_2糖蛋白。当体内这些物质的浓度升高时，均可能有毒性作用。

综上所述，肾小球本身损害基本上不属于尿毒症“毒素”所致，但CRF发展成尿毒症，毒性物质在体内积聚，是构成尿毒症症状和机体损害的主要原因。

7.其他

有些学者认为慢性肾衰竭的进行性恶化机制与下列因素有关：①在肾小球内“三高”情况下，肾组织内血管紧张Ⅱ水平升高，转化生长因子β等生长因子表达增加，导致细胞外基质增多，而造成肾小球硬化；②过多蛋白从肾小球滤出，会引起肾小球高滤过，而且近曲小管细胞通过胞饮作用将蛋白吸收后，可引起肾小管和间质的损害，导致肾单位丧失。

（二）慢性肾衰竭基础疾病及其诊治

1.常见基础疾病的发病率

慢性肾病的防治已经成为世界各国所面临的重要公共卫生问题之一。据有关发达国家统计，30余年来慢性肾病的患病率有上升趋势。据有关统计，美国成人（总数约2亿）慢性肾病的患病率已高达10.9%,慢性肾衰竭的患病率为7.6%。据我国部分地区报道,慢性肾病的患病率为8%~10%,其确切患病率尚待进一步调查。近20年来慢性肾衰竭在人类主要死亡原因中占第5位至第9位,是人类生存的重要威胁之一。

引起慢性肾衰竭的病因是多种多样的,但在原发性疾病中慢性肾小球肾炎与间质性肾炎的病例多,继发性肾脏疾病中以糖尿病肾病多。

近年国外不少学者认为,常见的病因为糖尿病肾病、高血压肾病、肾小球肾炎、多囊肾等;我国该病的常见病因则为原发性慢性肾炎、梗阻性肾病、糖尿病肾病、狼疮肾炎、高血压肾病、多囊肾等。

我国有报道慢性肾小球肾病发生CRF的占64.4%,发生间质性肾病的占19%。在欧美、日本,血液透析治疗中的CRF病因以糖尿病为第1位(27.7%),高血压为第2位(22.7%),而肾小球肾炎已由原来的第1位降为第3位,占21.2%。

2.基础疾病的诊断和诊断思路

在临床诊断中,根据患者有明确引起肾脏损害的原发性或继发性疾病伴有尿检异常(蛋白、管型、红细胞或白细胞等),肾功能改变(如BUN、Scr水平升高,Ccr水平降低)及结合上述CRF的常见症状,诊断慢性肾衰竭通常不难。过去史不明的,一开始就是严重尿毒症,则需要和急性肾衰竭区别,还有由于主客观因素的影响、医疗技术及设备条件的限制及对CRF诊治经验不足等,少数CRF患者被误诊或漏诊,以致患者长期得不到正确的诊断及治疗。有以下几种情况需注意。

(1)病史:以往有无慢性肾病或可能影响到肾脏的全身疾病病史,或是有导致急性肾衰竭的肾前性、肾性或肾后性原始病因。

(2)患者就诊时往往以近期出现的一般内科常见症状(如头昏、乏力、食欲缺乏、恶心、贫血、血压高)为主诉症状,且对既往患过的疾病漏述,此时如果仅根据上述某一种症状不加区分地判断,就主观认定为消化系统疾病、血液系统疾病或原发性高血压等,而又不能用某一种疾病完全解释上述这些症状,没有想到CRF的可能,就有可能发生误诊或漏诊。

(3)病情观察欠仔细:临床上某些肾病患者或65岁以上的肾功能有自然减退的老年人,由于某些急性肾损害因素(如应用肾毒性药物、脱水、心力衰竭或重症感染),肾功能急剧恶化,常被误诊为急性肾衰竭。若仔细询问病史及详细观察病情变化,常发现此类患者的贫血较重,B超或CT检查常发现双肾不同程度地缩小。

(4)肾活检:对于鉴别急性、慢性肾衰竭非常有价值。

另外,对于慢性肾衰竭患者,应尽可能地查出其基础疾病。

3.基础疾病的治疗

及时地诊断和治疗慢性肾衰竭的原发病,是处理慢性肾衰竭最重要的步骤。有些引起慢性肾衰竭的原发病有治疗价值。在治疗原发病后,纵使是肾脏病变仅有轻微的改善,肾功能可望有一定程度的好转,少数病例甚至可恢复到代偿期的状态,至少也能延缓肾功能的进一步恶化。有镇痛药肾病,停用镇痛药,狼疮肾炎患者控制狼疮活动后,肾功能可望有不同程度的好转,有的甚至可完全逆转。因此,临床医师应高度重视慢性肾衰竭原发病的早期治疗。根据学者近年的临床实践,大多数狼疮肾炎经有效治疗后,其所致的慢性肾衰竭可望完全逆转。

(三)慢性肾衰竭的早期诊断

慢性肾衰竭的早期,对原发病诊断较易,这主要是由于X线静脉肾盂造影、B超和肾活检技术的应用。其危险性小，诊断意义较大，因而有利于原发病的寻找和确立。慢性肾衰竭的晚期其原发病的确定较为困难，但仍然非常重要。有一些原发病如能消除，仍然有治疗价值。这些原发病包括镇痛药肾病、近期的梗阻性肾病、狼疮肾炎、肾结核、痛风性肾病、全身性坏死性血管炎等。要诊断慢性肾衰竭的原发病，应详细地询问病史和细致地做体格检查，实验室检查应包括准确的尿液分析、24 h 尿蛋白定量、尿蛋白圆盘电泳、中段尿培养菌落计数、血肌酐、尿素氮、钠、钾、氯、二氧化碳结合力、尿酸、钙磷、碱性磷酸酶、脂质、乙型肝炎学检查以了解肾的形态，也有助于病因的诊断，还要做 X 线腹部平片(必要时做肾断层摄片)、B 超(双肾)、核素动态肾显像等检查。如有必要，可做 CT 检查。高浓度静脉肾盂造影在肾功能严重受损时有致肾功能进一步恶化的可能，使用时必须慎重。此外，还应常规地做 X 线胸部检查、心电图和眼底检查。有指征时，应做 ANA、ds-DNA 和 C3、C4、CH50 等血清学检查。鉴于慢性肾小球肾炎和慢性间质性肾炎是慢性肾衰竭的主要病因(约占 80%)，且后者常为可治性，故应首先予以鉴别。

鉴别要点：①在发生慢性肾衰竭前，慢性肾小球肾炎常先有水肿和高血压病史，而慢性间质性肾炎则常没有，即使已发生肾衰竭，后者的水肿和高血压亦较前者轻；②慢性肾小球肾炎患者常有大量的蛋白尿，尿沉渣中常有较多的各种类型的管型和红细胞；后者的尿蛋白多为±～＋，尿蛋白定量常低于 1.5 g/24 g，并以小分子量蛋白($β_2$-微球蛋白、溶菌酶等)为主要成分(肾小管性蛋白尿)，尿沉渣中可有少量白细胞，偶尔有特征性的白细胞管型；③慢性肾小球肾炎肾小球滤过功能损害较肾小管功能损害早且明显；而后者肾小管功能损害较早且较明显，往往先于氮质血症出现，如浓缩功能障碍、失盐性肾病、高血氯性酸中毒；④慢性肾小球炎双侧肾对称性缩小，肾盂、肾盏形状仍然正常；而后者双侧或可不对称性缩小，外形不规则，有时可发现肾盂、肾盏变形，有扩张等。学者曾报道，在慢性肾衰竭的晚期，两者的鉴别较为困难。根据学者多年临床工作的经验，肾衰竭发生前有无水肿和高血压史以及肾的大小和形态对鉴别诊断有较大帮助(表 16-1)。

表 16-1　慢性肾小球肾炎与慢性间质性肾炎的鉴别诊断

鉴别要点	慢性肾小球肾炎	慢性间质性肾炎
水肿、高血压	常于肾衰竭前出现	多于肾衰竭后出现，一般较轻
尿液检查	常有大量蛋白尿，沉渣中可检出各种管型和红细胞	蛋白尿一般±～＋，尿蛋白定量常低于 1.5 g/24 h，并以小分子量蛋白($β_2$-微球蛋白、溶菌酶等)为主要成分(肾小管性蛋白尿)，尿沉渣中可有少量白细胞，偶尔有特征性的白细胞管型
肾脏功能损害	肾小球滤过功能损害较肾小管功能损害早且明显	肾小管功能损害较早且较明显，往往先于氮质血症出现，如浓缩功能障碍、失盐性肾病、高血氯性酸中毒
肾脏结构损害	双侧肾对称性缩小，肾盂、肾盏的形状仍然正常	双侧或可不对称性缩小，外形不规则，有时可发现肾盂、肾盏变形

如果诊断为慢性肾炎，首先必须排除继发于全身性疾病的可能，特别是系统性红斑狼疮等风湿性疾病。应详尽地询问病史和进行细致的体格检查。注意是否有原因不明的发热、多发性关节痛、皮疹(特别是红斑和紫癜)和多系统损害。如有可疑，应进一步做血清 ANA、抗 ds-DNA 抗体、找狼疮细胞等检查。如诊断为慢性间质性肾炎，则必须分清：①原发于肾间质的疾病，如慢性肾盂肾炎、肾结核、镇痛药肾病、高血钙性肾病、慢性重金属中毒性肾病。学者曾报道，慢性间质

性肾炎多由复杂性慢性肾盂肾炎引起。②继发于其他泌尿系统疾病或全身性疾病，如梗阻性肾病、痛风性肾病、多发性骨髓瘤。大约90%的慢性间质性肾炎属于可治性的，经治疗可防止或延缓其病情向慢性肾衰竭发展。即使已发生肾衰竭，病情恶化也较慢性肾炎缓慢，存活期较长，有些病例经治疗，可减慢甚至逆转慢性肾衰竭的发展。学者曾报道，在临床和尸检材料中，有不少慢性间性肾炎被误诊为慢性肾炎，而贻误可以逆转的治疗良机，应引起肾科临床医师的重视。

(四)NKF-K/DOQI 慢性肾衰竭分期及处理原则

最近美国肾病基金会 K/DOQI 专家组对慢性肾病(CKD)的分期方法提出了新的建议(表 16-2)。该分期方法将 GFR 正常(至少 90 mL/min)的肾病视为 1 期 CKD，其目的是加强对早期 CKD 的认知和 CRF 的早期防治；同时将终末期肾病(ESRD)的诊断放宽到 GFR <15 mL/min，对晚期 CRF 的及时诊治有所帮助。显然，CKD 和 CRF 的含义上有相当大的重叠，前者范围更广，而后者则主要代表 CKD 患者中的 GFR 下降的那一部分群体。

表 16-2 美国肾病基金会 K/DOQI 专家组对 CKD 分期的建议

分期	特征	GFR 水平(mL/min)	防治目标及措施
1	已有肾损害，GFR 正常	至少 90	CKD 诊治、缓解症状、保护肾功能
2	GFR 轻度降低	60～89	评估、减慢 CKD 进展、降低 CVD(心血管病)患病危险
3	GFR 中度降低	30～59	减慢 CKD 进展、评估、治疗并发症
4	GFR 重度降低	15～29	综合治疗、透析前准备
5	ESRD(肾衰竭)	低于 15	如出现尿毒症需及时替代治疗

应当指出，单纯肾小球滤过率轻度下降(GFR 60～89 mL/min)而无肾损害其他表现，不能认为有明确 CKD 存在；只有当 GFR<60 mL/min 时，才可按 3 期 CKD 对待。此外，在 CKD5 期患者中，当 GFR 为 6～10 mL/min 并有明显尿毒症时，需进行透析治疗(糖尿病肾病的透析治疗可适当提前)。

(五)延缓肾衰竭发生的对策

加强早中期 CRF 的防治，是临床必须重视的重要问题。首先要提高对 CRF 的警觉，重视询问病史、查体和肾功能的检查，努力做到早期诊断。同时，对已有的肾病或可能引起肾损害的疾病(如糖尿病、高血压)进行及时、有效的治疗，防止 CRF 的发生。这是降低 CRF 发生率的基础工作，或称初级预防。

对轻度、中度 CRF 及时进行治疗，延缓、停止或逆转 CRF 的进展，防止尿毒症的发生，这是 CRF 防治中的另一项基础工作。其基本对策：①坚持病因治疗，如对高血压、糖尿病肾病、肾小球肾炎，坚持长期、合理的治疗；②避免或消除 CRF 急剧恶化的危险因素；③阻断或抑制肾单位损害渐进性发展的各种途径，保护健存肾单位。应把患者的血压、血糖、尿蛋白定量、血肌酐水平的上升幅度、GFR 的下降幅度等指标控制在理想范围(表 16-3)。

表 16-3 CKD-CRF 患者血压、蛋白尿、血糖、HbA1c、CFR 或 Scr 变化的治疗目标

项目	目标
血压	
CKD 第 1～4 期(GFR≥15 mL/min)	
尿蛋白量>1 g/24 h 或糖尿病肾病	<16.7/10.0 kPa(125/75 mmHg)

续表

项目	目标
尿蛋白量＜1 g	血压＜17.3/10.7 kPa(130/80 mmHg)
CKD 第 5 期(GFR＜15 mL/min)	血压＜18.7/12.0 kPa(140/90 mmHg)
血糖(糖尿病患者,mmol/L)	空腹 5.0～7.2,睡前 6.1～8.3
HbAlc(糖尿病患者)	低于 7%
尿蛋白	低于 0.5 g/24 h
GFR 下降速度	每月 GFR＜0.3 mL/min(每年 GFR＜4 mL/ min)
Scr 升高速度	每月 Scr＜4 μmol/L(每年 Scr＜50 μmol/L)

具体防治措施主要有以下几点。

1.及时、有效地控制高血压

24 h 持续、有效地控制高血压,对保护靶器官具有重要作用,也是延缓、停止或逆转 CRF 进展的主要因素之一。透析前 CRF(GFR≤10 mL/min)患者的血压,一般应当控制在 16.0/10.0 kPa(120/75 mmHg)以下。

2.ACEI 和 ARB 的独特作用

血管紧张素转化酶抑制剂(ACEI)和血管紧张素Ⅱ受体拮抗剂(ARB)具有良好的降压作用,还有独特的降低高滤过、减轻蛋白尿的作用,主要通过扩张出球小动脉来实现,同时也有抗氧化、减轻肾小球基膜损害等作用。

3.严格控制血糖

研究表明,严格控制血糖水平,使糖尿病患者的空腹血糖水平控制在 5.0～7.2 mmol/L(睡前 6.1～8.3 mmol/L),糖化血红蛋白(HbA1c)＜7%,可延缓患者 CRF 的进展。

4.控制蛋白尿

将患者蛋白尿控制在低于 0.5 g/24 g,或明显减轻微量清蛋白尿,均可改善其长期预后,包括延缓 CRF 病程进展和提高生存率。

5.饮食治疗

应用低蛋白、低磷饮食,单用或加用必需氨基酸或 α-酮酸(EAA/α-KA),可能具有减轻肾小球硬化和肾间质纤维化的作用。多数研究结果支持饮食治疗对延缓 CRF 进展有效,但其效果在不同病因、不同阶段的 CRF 患者中有差别,需进一步加强研究。

6.其他

积极纠正贫血、减少尿毒症毒素蓄积、应用他汀类降脂药、戒烟等,很可能对肾功能有一定保护作用,目前正在进一步研究中。

二、慢性肾衰竭的系统表现

(一)慢性肾衰竭时的心血管损害

心血管疾患是慢性肾衰竭患者的最常见和最严重的并发病,亦是导致 CRF 患者死亡的首位原因,约 50%的尿毒症患者死于心血管并发症。近年来透析技术的不断改进,使尿毒症患者的 5 年存活率已提高到 50%～70%,但心血管并发症的发生率并未减少且仍为主要死因。慢性肾衰竭心血管并发症包括高血压、心功能不全、心肌病、心包病及代谢异常所致的心脏病变。

1.高血压

在临床上，大部分患者有不同程度的高血压。如无高血压，应注意有无体液缺失。体液缺失常由胃肠液丢失、过度使用利尿剂或失盐性肾病（如成人型多囊肾、慢性肾小管间质疾病）所致。其中80%～90%的病例是由血容量增加引起的，称容量依赖型高血压；少数为肾素依赖型高血压或两者兼备的混合型。高血压亦是引起充血性心力衰竭和冠心病的主要原因。慢性肾衰竭尿毒症期血压升高与周围血管阻力增大密切相关，此外亦与体内可交换钠的增多、肾内降压物质（前列腺素、血管舒缓素-缓激肽系统）的减少以及交感神经的兴奋性改变等有关。容量依赖性高血压患者，常伴有水钠潴留所致的不同程度的周身水肿，如晨起眼睑及颜面部水肿、活动后的双下肢水肿或长期卧床者的腰骶部水肿，重者常伴有心包积液、胸腔积液或腹水等，甚至可有胸闷、心悸及阵发性呼吸困难等表现，大多数患者的血压经强心、利尿、扩血管药物治疗后常降低。对危重患者紧急超滤脱水的疗效更佳。对混合型高血压上述疗法亦有效。但上述治疗方法对肾素依赖型高血压效果差，往往越脱水，血压反而越高，对此类患者应用肾素血管紧张素受体拮抗剂或血管紧张素转化酶抑制剂（如贝那普利、培哚普利、卡托普利）或β受体阻滞剂（如普萘洛尔、阿替洛尔）治疗，均可使血压下降。透析患者采用血液滤过亦可收到较好效果。高血压可引起左心室扩大、心力衰竭、动脉硬化，加重肾损害，有少数患者可发生恶性高血压。

2.心力衰竭

心功能不全是慢性肾衰竭的严重并发症和重要死亡原因。心力衰竭的发生是多种因素作用的结果，这些因素包括：①高血压；②容量负荷；③贫血；④透析用动静脉瘘；⑤甲状旁腺功能亢进；⑥电解质紊乱及酸中毒；⑦细菌性心内膜炎；但亦有部分病例可能与尿毒症心肌病有关。在尿毒症时常有心肌病表现，如心脏扩大、持续性心动过速、奔马律、心律失常。经透析后上述心脏改变可恢复正常。尿毒症心肌病的病因可能与代谢废物的潴留和贫血等因素有关。心力衰竭的临床表现与一般心力衰竭相同。表现为心悸、气促、端坐呼吸、颈静脉怒张、肝脾大及水肿。重者表现为急性肺水肿。

3.心包炎

心包炎、心包积液为慢性肾衰竭的常见并发症，可分为尿毒症性或透析相关性。前者已极少见，后者可见于透析不充分者，其临床表现与一般心包炎相同，表现为持续性心前区疼痛，常伴不同程度的发热。心包积液量少时可于心前区闻及心包摩擦音，大量心包积液影响心肌的收缩与舒张，使血压降低，重症积液量达1 000 mL以上，可出现心脏压塞而致死。大量心包积液出现后，心包摩擦音消失，心音减弱，患者不能平卧，颈静脉怒张，心界向两侧扩大，肝大，脉压缩小并出现奇脉，心电图示低电压及ST-T改变。超声心动检查可帮助心包积液的诊断。它能准确反映心包积液量及心脏舒缩功能。心包积液多为血液，可能是毛细血管破裂所致，加强透析治疗可有疗效。

4.动脉粥样硬化

该病动脉粥样硬化进展迅速，血液透析患者更甚于未透析者。冠心病是主要死亡原因之一。脑动脉和全身周围动脉亦同样发生动脉粥样硬化，主要是由高脂血症和高血压所致，有学者认为与血PTH升高也有关。产生高甘油三酯的原因：①尿毒症者脂蛋白酶功能缺陷，致使极低密度脂蛋白代谢紊乱，引起血中极低密度及低密度脂蛋白升高，其中包括高甘油三酯血症；②血液透析者应用β受体阻滞剂或醋酸盐透析液及肝素，均可促进甘油三酯的合成；③腹膜透析者由腹水中吸收大量葡萄糖，致使甘油三酯升高；④由于心功能不全致使肝脏血流减少。慢性肾衰竭患者除常并发高甘油三酯外，尚可出现高胆固醇血症。

(二)慢性肾衰竭时的血液系统损害

1.贫血

慢性肾衰竭常有贫血，并可引起许多症状，它是正常色素性正细胞性贫血。有冠心病者可因贫血而诱发心绞痛。

肾性贫血的发生机制：①促红细胞生成素(EPO)绝对与相对不足。EPO是193个氨基酸组成的糖蛋白类物质。约90%的EPO由肾脏产生(近曲小管、肾脏皮质与髓质小管的内皮细胞)，10%左右由肝脏产生，其主要作用是促进原始红细胞的增生、分化和成熟，促进骨髓内网织红细胞释放入血，使红细胞生成增加；促进骨髓对铁的摄取和利用。随着CRF患者肾组织破坏加重，EPO生成相对缺乏或不足，是造成CRF患者贫血的重要因素之一。近10年来，人们用重组人促红素(r-HuEPO)治疗肾性贫血获得满意疗效。②血浆中存在着红细胞生长的抑制因子。目前研究认为这种抑制因子包括甲基胍、酚、胺、中分子物质和PTH、胰高血糖素等大分子酶类或内分泌激素的代谢产物。③尿毒症的毒素对血细胞的破坏，使红细胞寿命缩短。④尿毒症患者长期采取低蛋白饮食，营养不良，血浆蛋白质水平低下，造血原料不足，如缺乏铁剂、叶酸、维生素B_{12}。⑤发生尿毒症时有出血倾向，频繁抽血化验，长期血液透析时透析器内少量的剩血，也是慢性失血的因素。⑥铝中毒(或铝负荷过多)。⑦继发性甲状旁腺功能亢进。

2.出血倾向

患者常有出血倾向，可表现为皮肤瘀斑、鼻出血、月经过多、外伤后严重出血、消化道出血等。出血倾向是由于出血时间延长，血小板第三因子的活力下降，血小板聚集和黏附能力异常等引起凝血障碍所致。其可能是能透析出的某些尿毒症毒素引起的，因透析常能迅速纠正出血倾向。

3.白细胞异常

感染是引起急性、慢性肾衰竭死亡的主要原因。这与粒细胞和淋巴细胞功能受损有关。部分CRF患者的白细胞可减少。白细胞趋化、吞噬和杀菌的能力减弱，容易发生感染，透析后可改善。

(三)慢性肾衰竭时的呼吸系统表现

由于肺脏的通气功能及换气功能具有强大的代偿适应能力，故CRF患者常无明显的呼吸功能障碍。当发展至尿毒症期，由于代谢性酸中毒，患者常出现深而大的呼吸或潮式呼吸，体液过多可引起肺水肿。

1.尿毒症肺

尿毒症肺原是指尿毒症时胸部X线片上双侧肺野蝶翼状或蝙蝠状的渗出影，现已明确是发生尿毒症时毒素等素引起的肺部非感染的炎症，肺水肿为主要病理特征。其发病机制：①发生尿毒症时中、小分子毒素潴留，可使肺泡毛细血管弥漫性损伤，最后使肺泡毛细血管通透性增加，水分与纤维素渗出而致肺水肿；②容量负荷增加；③血浆胶体渗透压降低；④左心功能不全；⑤受氧自由基的影响；⑥受某些细胞因子与黏附因子的影响。

2.尿毒症性胸膜炎

15%～20%的尿毒症患者可出现胸膜炎、胸腔积液。常为单侧，亦可有双侧。其原因：①尿毒素物质对胸膜的刺激，使胸膜毛细血管通透性增大，使胸膜对体液转运失衡。②尿毒症容量负荷过多或血浆蛋白低下，已合并心功能不全，肺血管静水压升高，使体液潴留，并渗出于胸腔。③发生尿毒症时血小板功能不良，有凝血障碍、出血倾向，而致胸腔内出血。血液透析时应用肝素也增加血性胸膜炎的发生率。④结核。⑤也有一部分无任何原因，则为“特发性”胸膜炎，可能与尿毒症疾病过程中分解代谢亢进或合并病毒感染有关。

充分透析可迅速改善肺水肿、尿毒症胸膜炎等症状。

(四)慢性肾衰竭时的维生素D、甲状旁腺和肾性骨病

肾性骨营养不良症简称肾性骨病，是慢性肾功能不全伴随的代谢性骨病。引起肾性骨病的原因有肾脏排泄和肾脏内分泌功能异常、药物和饮食作用、各种肾替代疗法。其中维生素D缺乏、甲状旁腺功能亢进和铝沉积是主要原因。这些因素相互作用导致各种类型的肾性骨病。依常见顺序排列，其包括纤维性骨炎、肾性骨软化症、骨质疏松症和肾性骨硬化症。对于长期透析的患者来说，肾性骨营养不良症是一个重要问题，因为纤维性骨炎、骨软化症等可引起自发性骨折。虽然在临床上肾性骨营养不良症有症状者不多，尿毒症患者中有骨酸痛、行走不便的不及10%，但骨X线片有约40%发现异常，而骨活体组织检查约90%可发现异常。早期诊断依靠骨活检。肾性骨营养不良症的病因为1,25-$(OH)_2$-D_3缺乏、继发性甲状旁腺功能亢进、营养不良、铝中毒及铁负荷过重。①纤维性骨炎：继发性甲状旁腺功能亢进使破骨细胞活性增强，引起骨盐溶化，骨质重吸收，骨的胶原基质破坏，而代以纤维组织，形成纤维性骨炎，严重者可发生囊肿样损害。X线有纤维性骨炎的表现。最早见于末端指骨，可并发转移性钙化。②肾性软化症(小儿为肾性佝偻病)：由于1,25-$(OH)_2$-D_3不足，出现骨组织钙化障碍。患者的血钙水平低，甲状旁腺轻度增生，X线片可见骨软化症的表现，成人以脊柱和骨盆表现最早且突出，可有骨骼变形。③骨质疏松症：由于代谢性酸中毒，需动员骨中的钙到体液中进行缓冲，导致骨质脱钙和骨质疏松症。X线片可见骨质疏松症的表现，常见于脊柱、骨盆、股骨等处。④肾性骨硬化症：其发生机制未明，偶可见于长期透析的患者。骨皮质增厚、骨小梁增多、变粗，并相互融合，有骨硬化的特殊X线征象，多见于腰椎。不少学者认为肾性骨营养不良症应包括由长期透析引起的铝中毒性软骨病、再生障碍性骨病、透析相关性淀粉样变骨病(DRA，β_2-微球蛋白淀粉样变沉积于骨所致)等。铝中毒性软骨病及再生障碍性骨病主要由骨活检诊断。

(五)慢性肾衰竭时的神经系统损害

慢性肾衰竭(尤其是尿毒症)患者常伴有神经、精神方面的异常，有报道提示在尿毒症患者中发生率高达82%，它可以表现为中枢神经系统受累，也可表现为周围神经炎。

1.尿毒症性脑病

通常是指急性或慢性肾衰竭患者出现的中枢神经系统症状和体征，常出现于透析治疗前，当GFR<10%即出现症状。轻症患者可表现为疲乏、失眠、注意力不集中。其后会出现性格改变、抑郁、记忆力减退、判断错误，并可有神经肌肉兴奋性增加，如肌肉颤动、痉挛和呃逆。发生尿毒症时常有精神异常、对外界反应淡漠、谵妄、惊厥、幻觉、昏迷等。其发病机制迄今仍不太清楚，可能是毒素积蓄中毒，重度水、电解质紊乱、酸碱失衡，糖代谢紊乱，高血压脑病，脑血管病变，透析失衡综合征或铝中毒等因素综合作用的结果。其中主要的发病原因与甲状旁腺激素(PTH)和尿毒症时离子运转异常有关。

2.透析治疗中的中枢神经系统并发症

(1)透析性痴呆：当尿毒症患者接受透析治疗时，可有几种中枢神经系统疾病，透析性痴呆即为其中之一，可呈进行性发展，甚至发展为致命性的脑病。

(2)透析失衡综合征：失衡综合征是终末期肾衰竭，接受血液透析治疗患者中的一种临床综合征。其多见于刚开始血液透析，透析间隔太长，透析时选用透析器的效果较佳，使透析后

BUN、Scr 水平过快地下降的病例。持续血液透析，充分透析，时间越长透析失衡综合征的发生率越低。如在血液透析中或血液透析后出现烦躁不安、严重头痛、恶心、呕吐、血压升高，严重时有定向障碍、震颤，甚至癫痫样发作和昏迷。脑脊液检查，发现压力升高，尿素水平高于血尿素水平，而无出血迹象。脑 CT 无出血征象，而且可有脑水肿的表现。但需排除急性卒中、硬膜下血肿、蛛网膜下腔出血、头部外伤、恶性高血压等。

慢性肾衰竭时晚期常有周围神经病变，感觉神经病变较运动神经显著，尤以下肢远端为甚。患者可诉肢体麻木，有时有烧灼感或疼痛感，夜间尤甚，患者常有双下肢难以形容的不适，称不安腿综合征。有时患者的深反射迟钝或消失，肌肉无力，感觉障碍，但最常见的是肢端袜套样分布的感觉消失。患者常有肌无力，以近端肌受累较常见。多种神经肌肉系统症状在透析后可消失或改善。

三、慢性肾衰竭的分期处理

不论有何种病因，肾功能受损可以有 3 种情况：①肾单位减少；②肾单位数目未减少，但单个肾单位功能减退；③上述两种情况兼有。当肾功能失代偿以后，则呈进行性恶化，当肾功能降到相当于正常的 20%左右，临床上出现一系列全身症状，即尿毒症。

临床上，根据肾功能损害的不同程度，可以分为几个阶段（表 16-4）：①肾功能不全代偿期：当肾单位受损未超过正常的 50%（GFR 为 50～80 mL/min），肾功能因能代偿而不至于出现血尿素氮（BUN）等代谢物质潴留，血肌酐（Scr）能维持正常水平（血肌酐水平为 133～177 μmol/L，1.5～2 mg/dL），临床上无症状。②肾功能不全失代偿期：肾单位受损，剩余肾功能低于正常的 50%（GFR 为 50～20 mL/min），Scr 水平达 178～442 μmol/L（2～5 mg/dL），BUN 水平上升，超过 7.1 mmol/L（20 mg/dL），临床出现乏力、轻度贫血、食欲减退等全身症状。③肾功能衰竭期：Scr 水平上升至 443～707 μmol/L（5～8 mg/dL），BUN 水平上升至 17.9～28.6 mmol/L（50～80 mg/dL），肌酐清除率降至 20～10 mL/min。患者出现贫血、代谢性酸中毒，钙、磷代谢紊乱，水、电解质紊乱等。④尿毒症期：Scr 水平达 707 μmol/L（8 mg/dL）以上，BUN 水平为 28.6 mmol/L（80 mg/dL）以上，肌酐清除率在 10 mL/min 以下，酸中毒症状明显，全身各系统症状明显。

表 16-4 我国 CRF 的分期方法

CRF 分期	肌酐清除率（mL/min）	血肌酐（μmol/L）	血肌酐（mg/dL）	说明
肾功能代偿期	50～80	133～177	1.6～2.0	大致相当于 CKD2 期
肾功能失代偿期	20～50	178～442	2.0～5.0	大致相当于 CKD3 期
肾功能衰竭期	10～20	443～707	5.0～7.9	大致相当于 CKD4 期
尿毒症期	低于 10	至少 707	至少 8.0	大致相当于 CKD5 期

对于尿毒症前各阶段的慢性肾衰竭患者，或未能获得透析机会的尿毒症患者，非透析治疗可用来缓解症状，延缓病情发展，其优点：①可用于慢性肾衰竭的各阶段，尤其可用于早期、中期慢性肾衰竭；②易于掌握，使用方便。

非透析疗法主要包括以下诸方面：①维持水、电解质平衡，纠正酸中毒；②营养治疗；③延缓肾衰竭进展的药物治疗；④纠正贫血；⑤中医或中西医结合治疗。

(一)维持水、电解质平衡,纠正酸中毒

1.钠、水平衡失调

没有水肿的患者不需禁盐,低盐就可以了。有水肿者应限制盐和水的摄入量。如水肿较重,可试用呋塞米 20 mg,每天 3 次。已透析者应加强超滤。如水肿伴有稀释性低钠血症,则需严格限制水的摄入量,每天摄入水量宜为前一日的尿量再加水 500 mL。如果钠、水平衡失调而造成严重情况,常规的治疗方法无效,应紧急进行透析治疗。

2.高钾血症

应首先判断该高钾血症是否由某些加重因素所致,如酸中毒,药物(螺内酯、含钾药物、ACE 抑制剂)和/或钾摄入过多。如血钾水平仅中度升高,应首先处理引起高血钾的原因和限制从饮食中摄入钾。如果血钾水平>6.5 mmol/L,出现心电图高钾表现,甚至肌无力,必须紧急处理。10%的葡萄糖酸钙 20 mL,缓慢静脉注射;继之用 5%的碳酸氢钠 100 mL,静脉滴注;然后用 50%的葡萄糖 50~100 mL,加普通胰岛素 6~12 U,静脉注射。经上述处理后,应立即做透析。

3.纠正酸中毒

如酸中毒不严重,可口服碳酸氢钠 1~2 g,每天 3 次。二氧化碳结合力低于 13.5 mmol/L,尤其是伴有昏迷或深大呼吸时,应静脉补碱,一般先将二氧化碳结合力提高到 17.1 mmol/L,每提高二氧化碳结合力 1 mmol/L,需要 5%的碳酸氢钠 0.5 mL/kg,如因纠正酸中毒而引起低血钙,发生手足搐搦,可给予 10%的葡萄糖酸钙 10 mL,缓慢静脉注射。

4.钙磷平衡失调

CRF 患者常出现低血钙、高血磷,应尽可能维持该两项血清浓度接近正常水平。可限制摄入高磷食物,或用磷结合剂,低蛋白饮食能减少磷的摄入量。积极使用肠道磷结合药,如进餐时口服碳酸钙 2 g,11 d 3 次,既可降低血磷水平,又可供给钙,同时还可纠正酸中毒。氢氧化铝凝胶也可作磷结合剂,但长期服用可发生铝中毒,引起痴呆、贫血、骨病等。在血磷水平不高时,血钙水平过低可口服葡萄糖酸钙 1 g,每天 3 次。宜经常监测血清磷、钙水平。保持血清磷、钙于正常水平,可防止继发性甲状旁腺功能亢进和某些肾性骨营养不良症。如血磷水平正常,血钙水平低、继发性甲状旁腺功能亢进明显者(血 PTH 水平高、碱性磷酸酶活力高、有骨质破坏),应给予骨化三醇。如磷钙乘积升高超过 70,则易发生转移性钙化,不仅会引起内脏、皮下、关节和血管钙化,而且是肾功能恶化的诱因之一。

(二)营养治疗

合适的饮食治疗方案是治疗慢性肾衰竭的重要措施,因为饮食控制可以缓解尿毒症症状,延缓肾单位的破坏速度。

1.低蛋白饮食(LPD)

(1)LPD 能使血尿素氮(BUN)水平下降,尿毒症症状减轻。还有利于降低血磷水平和减轻酸中毒,因为摄入蛋白常伴有磷及其他无机酸离子的摄入。

(2)减慢 CRF 肾功能的进行性恶化。每天给予 0.6 g/kg 的蛋白质尚可满足机体生理的基本需要,而不至于发生蛋白质营养不良。宜根据 GFR 适当调整蛋白质摄入量,GFR 为 10~20 mL/min 者,每天用 0.6 g/kg;GFR 大于 20 mL/min 者,可加 5 g;GFR 小于 5 mL/min 者,仅能每天用约 20 g。学者认为,GFR 已降至 50 mL/min 以下时,便必须适当限制蛋白质的摄入量。但其中 60%以上的蛋白质必须是富含必需氨基酸的蛋白质(即高生物价优质蛋白),如鸡蛋、鱼、瘦肉和牛奶,尽可能少食富含植物蛋白的物质,如花生、黄豆及其制品,因其含非必需氨基

酸多。为了限制植物蛋白的摄入量，可采用麦淀粉作为部分主食，以代替大米、面粉。

2.LPD加必需氨基酸(EAA)疗法

LPD加EAA，使LPD保持在低水平而不发生氮负平衡，从而达到降低肾小球高滤过的目的，同时可使CRF患者长期维持较好的营养状态。临床上静脉滴注肾脏用必需氨基酸(肾必氨)注射液250 mL，每天1次，7～14 d为一疗程，能收到较好的治疗效果。但须注意两点：一是患者的能量供应充足，二是患者的酸中毒已纠正。

3.LPD加酮酸氨基酸治疗

α-酮酸在体内与氨结合成相应EAA，EAA在合成蛋白质过程中，可以利用一部分尿素，故可减少血中的尿素氮水平，改善尿毒症症状。α-酮酸本身不含氮，不会引起体内代谢废物增多，但价格昂贵。例如，复方α-酮酸片4片，每天3次，有高钙血症时忌用。

4.高热量摄入

摄入足量碳水化合物和脂肪，以供给人体足够的热量，这样就能减少为提供热量蛋白质的分解，故高热量饮食可使低蛋白饮食的氮得到充分的利用，减少体内蛋白库的消耗。每天约需热量125.6 J/kg(30 kcal/kg)，消瘦或肥胖者宜酌情予以加减。为了能摄入足够的热量，可多食用植物油和食糖。如觉得饥饿，可食用甜薯、芋头、马铃薯、苹果、马蹄粉、淮山药粉、莲藕粉等。食物应富含B族维生素、维生素C和叶酸。亦可给予片剂，口服。胰岛素加50%的葡萄糖200 mL，静脉滴注(胰岛素与糖比例为1 U∶4～6 g)。

5.其他

(1)钠的摄入：除有水肿、高血压和少尿者要限制食盐外，一般不宜对食盐量加以严格限制。因为在GFR＜10 mL/min前，患者通常能排出多余的钠，但在钠缺乏时，却不能相应地减少钠的排泄。

(2)钾的摄入：只要尿量每天超过1 L，一般无须限制饮食中的钾。

(3)给予低磷饮食，每天摄入的磷不超过600 mg。

(4)饮水：尿少、水肿、心力衰竭者，应严格控制进水量。但对尿量＞1 000 mL而又无水肿者，则不宜限制水的摄入量。

(三)控制全身性和/或肾小球内高压力

全身性高血压会促使肾小球硬化，故必须控制，首选ACE抑制剂或血管紧张素Ⅱ受体拮抗剂(如氯沙坦)。肾小球内高压力亦会促使肾小球硬化，故虽无全身性高血压，亦宜使用上述药，以延缓肾功能减退。如可选用依那普利，无全身性高血压患者可每天仅服5～10 mg。然而，对血肌酐水平＞350 μmol/L者，可能会引起肾功能急剧恶化，故应慎用。

近年研究证实，ACE抑制剂具有降低血压、减少尿蛋白和延缓肾功能恶化的作用。后两种作用除通过对肾小球血流动力学的特殊调节作用(扩张入球小动脉和出球小动脉，但对出球小动脉的扩张作用强于对入球小动脉的扩张作用)降低肾小球内高压力、高灌注和高滤过外，还能通过其非血流动力学作用(抑制细胞因子、减少蛋白尿和细胞外基质的蓄积)达到减缓肾小球硬化的发展和保护肾脏的作用。但肾功能不全患者应用ACE抑制剂要防治高血钾。血管紧张素Ⅱ受体拮抗剂的实验研究和已有的临床观察结果显示它具有与ACE抑制剂相似的肾脏保护作用。最近有报道认为，长效二氢吡啶类钙通道阻滞剂(如氨氯地平)、氢吡啶类钙通道阻滞剂(如维拉帕米)都具有一定的延缓肾功能恶化的作用。

(四)纠正贫血，提高生活质量

对于CRF患者应尽可能设法提高其生活质量。特别是老年患者，贫血往往是症状的主要原因。纠正贫血，患者的症状可明显好转，特别是心功能有所改进，生活质量有所提高，食欲有所改善。在没有条件使用 EPO 者，如果血红蛋白小于 60 g/L，则应小量多次输血。输血有感染肝炎等的危险，且能抑制骨髓生成红细胞等。研究证实缺铁者应补充铁剂，血液透析者较常缺铁，可给予口服硫酸亚铁 0.3 g，每天 3 次；补充叶酸 10 mg，每天 3 次。

重组人促红素(EPO)治疗肾衰竭贫血的疗效显著。当血细胞比容(HCT)低于 0.3 时，应开始使用 EPO，如每月 Hb 水平增加少于 10 g/L 或 HCT 增加少于 0.03，EPO 的每次用量为 50 U/kg，每周用 3 次，血液透析患者采用静脉注射，其他患者均应皮下注射。每月查一次 Hb 水平和 HCT，如每月 Hb 水平增加少于 10 g/L 或 HCT 增加少于 0.03，则须增加 EPO 的每次剂量 25 U/kg，直至 Hb 水平上升至 120 g/L 或 HCT 上升至 0.35，则可用维持量，如每周 2 000 U，然后根据情况调整。

缺铁、感染、营养不良是对 EPO 疗效不佳的常见原因。缺铁是由于造血的骨髓对铁的需求量增加，以满足新的血红蛋白生成，当血清铁蛋白下降至 30 ng/mL 以下，转铁蛋白饱和度＜20%，应该补充铁剂。EPO 的主要不良反应是高血压、头痛和偶尔有癫痫发作。严格控制 Hb 或 HCT 的上升速度和水平，可减少甚至避免 EPO 的不良反应。

(五)肾性骨营养不良症的治疗

积极减少磷潴留，在肾衰竭早期就应采取降磷措施，可防止大部分患者发生继发性甲状旁腺功能亢进和尿毒症性营养不良症，对骨软化症可给予活性维生素 D_3，口服或肌内注射，疗效颇佳；对尿毒症性骨病所伴发的肌病性肌无力以及纤维性骨炎也有一定疗效，饮食中补充钙对治疗低钙血症有效。在治疗中，要密切监测血磷和血钙水平，防止钙磷乘积＞70，以免发生异位钙化，甲状旁腺次全切除对异位钙化、纤维性骨炎有效。

(六)高脂血症和高尿酸血症

高脂血症的治疗与一般高血脂者的治疗相同，非诺贝特 100 mg，每天 1 次，辛伐他汀 200 mg，每天 1 次。高尿酸血症通常不需治疗，但如发生痛风，则给予别嘌醇 0.1 g，每天口服一次。

(七)中医或中西医结合疗法

在西医治疗基础上进行辨证论治，加用中药，有一定疗效。主证为脾肾气虚者，可用参苓白术散合右归丸加减；肝肾阴虚者，可用知柏地黄丸加减；气阴俱虚者，可用大补元煎加减；阴阳俱虚者，可用济生肾气丸加减。兼证有湿浊者，在基本方中加化湿泄浊药；有瘀血者，加活血化瘀药。但在上述所有方剂中，均一律加入大黄(后下)9～12 g，并随患者的个体差异性调整剂量，务使每天排软便 2～3 次，每天 1 剂，水煎服。研究表明大黄能延缓慢性肾衰竭的进展。其可能机制为：①抑制系膜细胞及肾小管上皮细胞增生；②减轻肾受损后的代偿性肥大，抑制残余肾的高代谢状态；③能纠正肾衰竭时的脂质紊乱；④能供给一些必需的氨基酸。

目前临床上常用的中药冲剂和胶囊制剂有尿毒清冲剂 5 g，每天 4 次，肾衰宁胶囊 5 粒，每天 3 次，均具有通腑泻浊作用，长期服用可降低 BUN 和 Scr 水平。西药中有氧化淀粉吸附剂、药用炭、甘露醇粉口服剂可供临床选用。

(八)其他

(1)糖尿病肾衰竭患者随着 GFR 不断下降，必须相应地调整胰岛素用量，一般应逐渐减少并首选短效制剂。

(2)高尿酸血症通常不需药物治疗，但如有痛风，则给予别嘌醇 0.1 g，每天口服 1～2 次。

(3)皮肤瘙痒：口服抗组胺药物，控制高磷血症及强化透析，对部分患者有效。

(九)尿毒症的替代治疗

当慢性肾衰竭患者的 GFR 为 6～10 mL/min(Scr＞707 μmol/L)，有明显尿毒症临床表现，经治疗不能缓解时，则应进行透析治疗。对糖尿病肾病，可适当提前(GFR 10～15 mL/min)安排透析。血液透析(简称血透)和腹膜透析(简称腹透)的疗效相近，但各有优点、缺点，在临床应用上可互为补充。但透析疗法仅可部分替代肾的排泄功能(对小分子溶质的清除仅相当于正常肾脏的10%～15%)，而不能代替其内分泌和代谢功能。患者通常应先做一个时期透析，待病情稳定并符合有关条件后，可考虑进行肾移植术。

(李　相)

第二节　急性肾衰竭

一、概述

急性肾衰竭是指各种原因引起的双肾泌尿功能在短期内急剧障碍，导致代谢产物在体内迅速积聚，水、电解质和酸碱平衡紊乱，出现氮质血症和代谢性酸中毒，并由此发生的机体内环境严重紊乱的临床综合征。多数患者的一个重要临床表现是少尿(成人每天尿量＜400 mL)或无尿(成人每天尿量＜100 mL)，即少尿型急性肾衰竭(oliguric ARF)。也有一部分患者的尿量不减少，称为非少尿型急性肾衰竭(nonoliguric ARF)。临床工作中要注意避免以少(无)尿作为考虑或诊断急性肾衰竭综合征的错误认识，不然会导致失去对急性肾衰竭早期及预防性治疗的时机。2005年9月，由国际肾病学会(ISN)、美国肾病学会(ASN)、美国肾病基金会(NKF)及来自全球多个国家的专家们共同组成了急性肾损伤的专家组(AKIN)，拟将以往所称的急性肾衰竭(ARF)更名为急性肾损伤(AKI)，并讨论了有关AKI的定义和分级(表16-5)，以强调对这一综合征的早期诊断、早期处置的重要性。

表16-5　AKI的分级

分级	血清肌酐水平	尿量
Ⅰ级	血清肌酐水平≥26.5 μmol/L(0.3 mg/dL)或增至150%～200%	尿量＜0.5 mL/(kg·h)，6 h
Ⅱ级	增至血清肌酐水平200%～300%	尿量＜0.5 mL/(kg·h)，12 h
Ⅲ级	增至血清肌酐水平＞300%或354 μmol/L(0.4 mg/dL)	尿量＜0.3 mL/(kg·h)，24 h或无尿12 h

二、急性肾衰竭的分类与病因

(一)急性肾衰竭的分类

急性肾衰竭的病因多样，根据发病环节可分为肾前性、肾性和肾后性，但这三大类常相继出现，例如，肾前性急性肾衰竭和缺血性急性肾小管坏死(肾实质性急性肾衰竭)发生在一个相同的连续的病理生理过程中，发生严重或持续的肾脏血流低灌注，肾小管上皮细胞发生严重的损伤，即使纠正了低灌注也难以改善这些病变，临床上就是急性肾小管坏死。

1.肾前性急性肾衰竭

肾前性肾衰竭是指肾脏血液灌流量急剧减少所致的急性肾衰竭。肾脏无器质性病变，一旦肾灌流量恢复，则肾功能也迅速恢复。所以这种肾衰竭又称功能性肾衰竭或肾前性氮质血症。

2.肾性急性肾衰竭

肾性肾衰竭是各种原因引起肾实质病变而产生的急性肾衰竭，又称器质性肾衰竭。

3.肾后性急性肾衰竭

由肾以下尿路（即从肾盏到尿道口任何部位）梗阻引起的肾功能急剧下降称肾后性急性肾衰竭，又称肾后性氮质血症。

（二）急性肾衰竭的常见病因

急性肾衰竭的常见病因见表 16-6。

表 16-6　急性肾衰竭的病因分类

分类	病因	表现
1.肾前性（肾脏低灌注）	血容量不足	细胞外液丢失（烧伤、腹泻、呕吐、消化道大出血、盐消耗性肾病、利尿、尿崩症、原发性肾上腺皮质功能不全），细胞外液重新分布（烧伤、挤压伤、胰腺炎、营养不良、肾病综合征、严重肝脏病）
	心搏出量下降	心肌功能下降（心肌梗死、心律不齐、缺血性心脏病、心肌病、瓣膜病、高血压性心脏病、肺心病）
	周围血管扩张	药物引起（抗高血压药物、麻醉药、药物中毒），脓毒血症，其他包括肝衰竭、过敏、肾上腺皮质功能不全、低氧血症、低磷血症
	肾脏血管收缩、扩张失衡	脓毒血症，药物包括 NSAIDs、ACE 抑制剂、α 肾上腺受体拮抗剂，肝肾综合征
	肾动脉机械性阻塞	夹层形成，外伤（血肿压迫、血管创伤）
2.肾实质性（肾脏本身疾病）	肾小球疾病	各型急性肾炎、急性感染后肾小球肾炎
	肾小管坏死	缺血（肾前性 ARF 迁延而至），肾毒（药物、造影剂、高渗性肾病、重金属或有机溶剂等），色素尿（肌红蛋白尿、血红蛋白尿）
	肾间质疾病	药物，自身免疫，感染，肿瘤细胞浸润（淋巴瘤、肉瘤白血病、结节病）
	肾血管疾病	小血管炎常表现为急性肾炎Ⅲ型，血栓性微血管病（恶性高血压、溶血性尿毒症综合征、硬皮病肾脏危象、弥散性血管内凝血等），肾梗死（肾动脉栓塞、动脉粥样硬化性肾动脉闭塞、肾小动脉胆固醇栓塞综合征）
3.肾后性（尿路梗阻）	肾内梗阻	骨髓瘤、轻链病、尿酸和/或草酸钙、磺胺、阿昔洛韦等药物结晶
	双侧肾盂、输尿管梗阻	管腔内梗阻：肿瘤、结石、血块、组织块或脓块、脱落肾乳头、霉菌团块。管腔外压迫：肿瘤、肿大淋巴结、后腹膜纤维化、误结扎
	膀胱及以下部位	结石、肿瘤、血块，神经性膀胱，前列腺肿大（恶性或良性），尿道狭窄（外伤、肿瘤），严重的包茎

1.肾前性肾衰竭

(1)低血容量:见于大量失血、外科手术、创伤、烧伤、严重的呕吐、腹泻等引起的低血容量性休克。

(2)心力衰竭:见于急性心肌梗死、严重心律失常、心脏压塞等引起的心源性休克造成心排血量急剧下降时。

(3)血管床容量扩大,使有效循环血量减少,见于过敏性休克及败血症休克时血管床容量扩大,血液淤滞。

(4)其他各种外科因素等引起的肾血流障碍:上述因素直接影响血压和肾灌流,当血压低于10.7 kPa(80 mmHg)时,肾小球毛细血管压低于6.4 kPa(48 mmHg),引起肾灌流减少和肾缺血。

由于肾前性急性肾衰竭主要是有效循环血量减少和肾血管收缩,导致肾小球滤过率急剧降低,而肾小管功能尚属正常;继发性醛固酮和抗利尿激素分泌增加,又可加强远曲小管和集合管对钠的重吸收,因而其临床特点有少尿(尿量＜400 mL/d),尿钠浓度低(＜20 mmol/L),尿比重较高(＞1.020)和氮质血症,血浆肌酐和血液尿素氮水平明显升高,尿肌酐与血肌酐水平的比值＞40。

2.肾性肾衰竭

(1)肾小球、肾间质和肾血管疾病:急性肾小球肾炎、狼疮性肾炎、急进型高血压病、急性肾盂肾炎、坏死性肾乳头炎和肾动脉粥样栓塞都能引起急性肾衰竭。

(2)急性肾小管坏死(acute tubular necrosis,ATN)是临床上引起ARF的最常见也是最重要的原因,它所引起的ARF占所有ARF的40%～50%。引起ATN的因素主要有以下几种。①急性肾缺血:肾前性肾衰竭的各种病因(如休克),在早期未能得到及时的抢救,持续的肾缺血而引起ATN,即由功能性肾衰竭转为器质性肾衰竭。目前研究认为,急性肾缺血损伤更容易出现在再灌注之后,其中再灌注产生的氧自由基可能是导致ATN的主要因素之一。②急性肾中毒:引起肾中毒的毒物包括药物、重金属和生物毒素。药物包括氨基糖苷类抗生素、四环素类和两性霉素B等,静脉注射或口服X线造影剂也可直接损伤肾小管。有机溶剂有四氯化碳、乙二醇和甲醇等。重金属如汞、铋、铅、锑、砷的化合物。生物毒素如生鱼胆、蛇毒、蜂毒。上述这些毒物随肾小球滤液流经肾小管时,均能引起肾小管损害。③血红蛋白和肌红蛋白对肾小管的阻塞及损害:这也是引起ATN的常见病因,如输血时血型不合或葡萄糖-6-磷酸脱氢酶(G-6-PD)缺乏和疟疾引起的溶血、挤压综合征、创伤和外科引起的横纹肌溶解症,过度运动、中暑、妊娠高血压综合征、长期昏迷、病毒性心肌炎引起非创伤性横纹肌溶解症,从红细胞和肌肉分别释出的血红蛋白和肌红蛋白,经肾小球滤过而形成肾小管色素管型,堵塞并损害肾小管,引起ATN。④传染性疾病:如流行性出血热、钩端螺旋体病引起的急性肾小管坏死。其中,流行性出血热最常见,约占急性肾衰竭总发病率的18.6%。出血热的主要病理基础是肾小球和肾小管基底膜有免疫复合物沉积;出现外周循环障碍,血压降低,导致肾缺血,加重肾小管损害。

ATN的病情虽然很严重,但是只要处理得当,情况是可以逆转的,因为坏死发生后3～4 d就开始修复过程,坏死的肾小管上皮细胞逐渐被再生的肾小管上皮细胞所取代,肾功能和内环境也可望逐渐恢复正常。

由于肾小管有器质性损伤使浓缩和稀释功能丧失,尿比重固定在1.010左右,这种尿称为等渗尿;也因重吸收钠的能力降低,尿钠浓度升高(＞40 mmol/L);尿常规可发现血尿,镜检有多种细胞和管型(色素管型、颗粒管型和细胞管型)。血液尿素氮和血浆肌酐水平进行性升高,肌酐与尿素从尿中排出有障碍,尿肌酐与血肌酐水平之比<20,与功能性肾衰竭有明显区别。

肾性肾衰竭临床分为少尿型和非少尿型,前者多见。少尿型一般出现少尿甚至无尿,非少尿型肾衰竭患者的尿量>400 mL/d。

3.肾后性肾衰竭

其见于结石、肿瘤或坏死组织引起的输尿管内梗阻,肿瘤、粘连和纤维化引起的输尿管外梗阻,膀胱以下梗阻见于前列腺肥大、盆腔肿瘤等压迫。由于肾有强大的代偿功能,膀胱以上的梗阻(肾盏、肾盂、输尿管梗阻)是双侧性完全梗阻才能导致肾衰竭,如一侧通畅即可排除肾后性肾衰竭。

尿路梗阻可引起肾盂积水,肾间质压力升高,肾小球囊内压升高,导致肾小球有效滤过压下降,直接影响肾小球滤过率。

若患者尿量突然由正常转变为完全无尿(尿量<100 mL/d),梗阻部位以上尿潴留,氮质血症日益加重。可用X线、肾图或超声检查,查明病因及梗阻部位,解除梗阻,肾功能可迅速恢复正常。如长期梗阻,可发展到尿毒症而死亡。

三、急性肾衰竭的发病机制

急性肾衰竭的发病机制十分复杂,至今尚未完全阐明。不同原因引起的急性肾衰竭,其发病机制不尽相同。下面主要围绕急性肾小管坏死引起的肾衰竭,而且主要针对其少尿型的发病机制进行论述。

(一)肾血管及血流动力学的改变

临床和动物实验研究表明,在急性肾衰竭的初期,有肾血流量减少和肾内血液分布异常,表现为肾皮质外层血流严重缺乏及肾髓质淤血,而且肾缺血的程度与形态学损害及功能障碍之间存在着平行关系,因此现在多数学者肯定肾缺血是急性肾衰竭初期的主要发病机制。

1.肾灌注压降低

当动脉血压波动在10.7~21.3 kPa(80~160 mmHg)范围内时,通过肾脏的自身调节,肾血流量和GFR可维持相对恒定。但当全身血压低于10.7 kPa(80 mmHg)时,肾脏血液灌流量即明显减少,并有肾小动脉的收缩,因而可使GFR降低。

2.肾血管收缩

肾皮质血管收缩的机制主要与以下因素有关。

(1)交感-肾上腺髓质系统兴奋。在ATN时,因有效循环血量减少或毒物的作用,交感-肾上腺髓质系统兴奋,血中儿茶酚胺水平升高,通过刺激α受体使肾血管收缩,肾血流量减少,GFR降低。皮质肾单位分布在肾皮质外1/3,其入球小动脉对儿茶酚胺敏感,因而皮质呈缺血改变。动物实验证明:在肾动脉灌注肾上腺素后再做肾动脉造影,肾皮质血管不显影,而髓质血管显影正常。这与急性肾衰竭患者少尿期的肾动脉造影相似。

(2)肾素-血管紧张素系统(renin-angiotenin system,RAS)激活:有效循环血量减少使肾血管灌注压降低以及交感神经兴奋,均可刺激入球小动脉球旁细胞分泌肾素。此外,在肾缺血和肾中毒时,因近曲小管和髓襻升支粗段受损,对Na^+和Cl^-重吸收减少,到达远曲小管致密斑处的NaCl增多,可通过管-球反馈作用刺激肾素分泌。肾素产生增多,促使肾内血管紧张素Ⅱ(angiotensin,血管紧张素Ⅱ)生成增加,引起入球小动脉及出球小动脉收缩。因肾皮质中的肾素含量丰富，故 RAS 系统激活，致使肾皮质缺血更甚。一般学者认为，该系统激活是引起和维持肾血管收缩的因素。

管-球反馈作用：管-球反馈调节是肾单位的自身调节活动之一，即当肾小管液中的溶质浓度改变时，其信号通过致密斑和肾小球旁器感受、放大和传递，从而改变肾小球的灌流和 GFR，达到新的球-管平衡。肾缺血或肾毒物对肾小管各段损伤的程度不同，近曲小管和髓襻容易受到损害，因而对 Na^+ 和 Cl^- 的重吸收减少，使远曲小管内液中的 NaCl 浓度升高，刺激远曲小管起始部的致密斑，从而引起肾小球旁器分泌肾素，促进血管紧张素Ⅱ生成并收缩入球小动脉及出球小动脉，使 GFR 降低。然而，血管紧张素Ⅱ可能并不是介导管-球反馈调节以及持续降低 GFR 的唯一机制。有学者提出，腺苷也可能作为管-球反馈作用的介导因子，腺苷作用于 A_1 受体使入球小动脉收缩，而作用于 A_2 受体则扩张出球小动脉，该发现促使人们研究其在 ATN 发病中的作用。肾小管细胞受损时，释放大量的腺苷，从而收缩入球小动脉和扩张出球小动脉，因此明显降低 GFR。腺苷还可刺激肾小球旁器的肾素，促进血管紧张素Ⅱ产生，加重入球小动脉收缩，但其收缩出球小动脉的效应可因腺苷通过 A_2 受体介导的作用被拮抗，因此加重了 GFR 下降。这种腺苷的产生直至肾小管上皮细胞功能和结构完整性恢复后方可恢复正常，因而可持续降低。

(3)前列腺素产生减少：肾是产生前列腺素的主要器官，肾内产生的 PGE_2 和 PGI_2 具有抑制血管平滑肌收缩，扩张血管的作用。许多实验证明 PG 与急性肾衰竭有密切关系。例如，庆大霉素引起的肾中毒，在 GFR 下降前，PGE_2 减少。使用 PG 合成抑制剂(如吲哚美辛)可引起血管收缩，加重甘油所致的急性肾衰竭。

(4)内皮细胞源性收缩及舒张因子的作用：多年来不少学者强调血管内皮源性收缩因子(如内皮素，endothelin，ET)病理性分泌增多以及血管内皮源性舒张因子(如一氧化氮，NO)释放障碍对 ATN 的血流动力学改变起重要作用。在发生 ATN 时，血浆内皮素水平的升高程度与血浆肌酐的上升水平相一致。在缺血、缺氧的情况下，肾细胞膜上的内皮素受体结合 ET 的能力亦明显增强。ET 不但能直接引起肾血管收缩，而且具有间接的缩血管效应：①通过系膜细胞收缩，使 Kf 下降，GFR 减少。②通过受体介导的细胞内磷酸肌醇途径，促使肌浆网中 Ca^{2+} 释放，激活花生四烯酸代谢途径。③促进肾素分泌，诱发儿茶酚胺分泌增多。正常血管内皮尚能释放舒张因子(如 NO)，协同调节血流量以维持血液循环，对肾脏则有增加血流量、降低入球小动脉与出球小动脉阻力的作用。ATN 早期血管内皮舒张因子 NO 的释放即有障碍，缺血-再灌注后氧自由基增多亦影响舒张因子的释放。在肾缺血所致急性肾衰竭大鼠模型中，分别给予 NO 合酶抑制剂、非选择性 ET 受体拮抗剂和血管紧张素受体阻断剂，可观察到 NO 合酶抑制剂阻断 NO 生成对肾脏的损害作用远超过后两者，推测在此情况下 NO 对肾血流动力学改变的影响可能较为突出。目前学者认为内皮细胞收缩与舒张因子调节失衡可能对某些类型 ATN 的发生和发展起重要作用。

3.肾毛细血管内皮细胞肿胀

肾缺血、缺氧及肾中毒时，肾脏细胞代谢受影响，使 ATP 生成不足，Na^+，K^+-ATP 酶活性减弱，细胞内水钠潴留，细胞发生水肿。随着细胞水肿的发生，细胞膜通透性改变，大量的 Ca^{2+} 涌入细胞内，形成细胞内 Ca^{2+} 超载。同时，Ca^{2+}-ATP 酶活性减弱也使肌浆网摄取 Ca^{2+} 受限，细胞内钙泵出减少，引起细胞质内游离钙增加。细胞内游离钙增加又可妨碍线粒体的氧化磷酸化功能，使 ATP 生成更加减少，从而形成恶性循环。此外，由于缺氧时大量增加的 ADP 可由线粒体进入胞质并直接抑制 Na^+，K^+-ATP 酶的活性，而且肾毒物(如氨基甙类抗生素)也可直接使 Na^+，K^+-

ATP 酶活性减弱，这更加重了细胞内水钠潴留及细胞水肿，妨碍细胞的代谢与功能。当肾细胞水肿，特别是肾毛细血管内皮细胞肿胀，可使血管管腔变窄，血流阻力增加，肾血流量减少。

4.肾血管内凝血

急性肾衰竭患者血液黏度升高，血和尿中纤维蛋白降解产物(FDP)增多，部分患者的肾小球毛细血管内有纤维蛋白和血小板沉积。应用抗凝剂(肝素)对某些急性肾衰竭患者有一定疗效。这些都提示肾内 DIC 可能在急性肾衰竭的发病机制中起一定作用。

(二)肾小管损伤

1.肾小管细胞损伤的特征

肾小管细胞损伤主要包括坏死性损伤和凋亡性损伤。

(1)坏死性损伤：主要有两种形式，分别为肾小管破裂性损伤和肾毒性损伤。肾小管破裂性损伤表现为肾小管上皮细胞坏死、脱落，基底膜也被破坏，可见于肾中毒和肾持续缺血。肾毒性损伤则主要损伤近球小管，可累及所有肾单位，肾小管上皮细胞呈大片状坏死，但基底膜完整，主要见于肾中毒。然而，有报道称并非所有的肾持续缺血和肾中毒引起的 ARF 患者都出现这样典型的病理改变，有些没有肾小管上皮细胞坏死。电镜观察显示，肾小球系膜细胞及内皮细胞等在 ARF 时也可出现明显病变。近来的研究证明，除了极少数 ATN 病例(如大剂量氯化汞中毒和严重的持续肾缺血)有广泛的肾小管细胞坏死外，大多数病例及实验模型不出现明显的肾小管细胞坏死。即便肾小管发生病理形态改变也十分轻微，如近球小管细胞刷状缘脱落和细胞膜膜蛋白方向性改变。过去常见的典型病理改变可能与当时尸检材料的处理有关。因此，肾缺血和肾中毒对肾小管上皮细胞的损伤更常表现为细胞功能紊乱而不是坏死。细胞坏死或出现形态结构病理改变表明损伤的程度十分严重。

(2)凋亡性损伤：在肾缺血和肾中毒中，细胞凋亡明显增加，而且常发生在远端肾小管。其病理特征表现为微绒毛的消失，细胞核染色质固缩，胞质浓缩，核断裂，出现凋亡小体。在急性缺血性 ARF 模型，细胞内 DNA 断裂及凋亡小体在再灌流 12 h 即可检出。再灌流 24 h 后，肾小管上皮可出现大量的凋亡小体。

无论是功能紊乱还是结构破坏，肾小管细胞损伤并不均一，有些细胞受损较轻，有些则较重甚至坏死，而另一些则可正常。这种功能或形态结构损伤的异质性或多样性对受损肾小管功能的可修复性有重要影响。因为非致死性受损的细胞功能与结构恢复和正常细胞的分化、发育与增生可修复坏死脱落的上皮，从而使肾小管的完整性得以恢复。肾小管上皮细胞损伤的程度(尤其是损伤的不均一性)不仅受致病因素作用时间与强度的影响，还受多种肾内因素影响，这些因素包括肾脏的氧供应特点、肾小管各段的功能分布特点以及内源性调节因子等(如腺苷、NO)。

此外，在肾缺血时，肾小管对肾毒物的敏感性增加；反之，肾毒物也可加重肾缺血损伤，其可能机制包括：①毒物直接引起肾血流动力学变化，导致缺氧性损伤。②毒物引起的膜损伤和线粒体内氧化磷酸化脱耦联，可加重缺氧性细胞损伤。

2.肾小管细胞损伤的发生机制

(1)ATP 合成减少和离子泵失灵：①缺血时氧和代谢底物不足，缺血和中毒可致线粒体功能障碍，两者均可引起 ATP 合成减少，生物膜(细胞膜、线粒体膜和肌浆网膜)的离子泵(Na^{+}，K^{+}-ATP 酶，Ca^{2+}，Mg^{2+}-ATP 酶)失灵，并造成细胞膜通透性增加。上述这些因素可导致细胞内水钠潴留、细胞肿胀和细胞内钙超载，使细胞结构及功能出现严重障碍。②在放射造影剂和肾脏移植诱导的 ARF 中，钙超载是致死性细胞损伤的重要原因。ARF 时细胞内 Ca^{2+} 调节自稳机制出现紊乱，细胞膜 Ca^{2+} 屏障作用受损，引起胞内 Ca^{2+} 增加。在肾缺血-再灌注模型中，肾血管平滑肌细胞、肾小球系膜细胞及肾小管细胞内 Ca^{2+} 浓度都明显升高，使用钙通道阻滞剂能减轻肾功能障碍。此外，有文献报道，缺血缺氧导致的细胞内 Ca^{2+} 的增加，可激活 Ca^{2+} 依赖性核酸限制性内切酶，将核 DNA 裂解成 180～200 bp 的片段，造成细胞凋亡。

(2)自由基增多：肾缺血-再灌注时自由基产生增多和清除减少；有些肾毒物（如氯化汞、丁烯二酸）也可以促进自由基产生。这些改变导致机体氧化-抗氧化失调，自由基在组织和细胞内明显增多，引起细胞膜性结构、蛋白质和细胞内其他成分广泛的脂质过氧化损伤，导致肾脏各种细胞成分受损。

(3)还原型谷胱甘肽减少：还原型谷胱甘肽（reduced glutathione，GSH）具有重要的生理功能：①作为谷胱甘肽过氧化物酶的底物，通过提供还原当量，可将 H_2O_2 还原成水而清除自由基。②通过与膜蛋白反应维持膜蛋白中巯基与二硫化物的正常比例，确保细胞膜功能（如离子转运）和线粒体功能的发挥。③作为细胞保护剂，可防止磷脂酶激活。肾缺血和肾中毒时，肾组织的 GSH 显著减少，使细胞抗氧化能力减弱，磷脂酶可被激活，从而破坏细胞的膜性结构乃至细胞溶解。

(4)磷脂酶活性升高：当细胞内 Ca^{2+} 增加和 GSH 减少时，磷脂酶 A_2 活性升高，分解膜磷脂，使细胞骨架结构解体，释放大量脂肪酸，其中，花生四烯酸在脂加氧酶和环加氧酶作用下生成的 PG 和白三烯（leukotriene，LT）等，可影响血管张力、血小板聚集及肾小管上皮细胞的功能。

(5)细胞骨架结构改变：细胞骨架在维持细胞的正常形态结构、功能和信息转导中发挥重要作用。肾缺血和肾中毒时，由于 ATP 产生减少，细胞骨架可发生明显改变，例如，调控微绒毛重吸收面积的肌动蛋白（actin）脱耦联，肌丝网与膜的连接破坏，锚蛋白和血影蛋白的相互作用发生改变，这些将导致细胞主体结构及膜极性发生异常，细胞膜面积减少和肾小管上皮连续性破坏。

(6)细胞凋亡的激活：发生 ARF 时肾小管细胞凋亡明显增加。细胞凋亡是细胞的程序性死亡过程，受多种基因和蛋白的调控。调节细胞凋亡的主要因素包括各种死亡受体（如 Fas 和 TNF-α 激活的信号通路）以及线粒体依赖性 caspase 机制。近年来，Bcl-2 基因家族、PI_3K/AKT 等多种因子的调控作用引起了学者的关注。Bcl-2 具有抗细胞凋亡的作用。PI_3K 可激活 AKT，后者通过促使 Bcl-2 发生磷酸化、激活 forkhead 蛋白和其他因素而促发其抗细胞凋亡作用。Caspase-3 则可水解 Bcl-2 蛋白，促发凋亡。此外，还有许多基因参与缺血-再灌注损伤时细胞凋亡的调节，如 mCd59a 基因的缺失可引起缺血-再灌注时更为严重的细胞凋亡、坏死和浸润。

(7)炎性反应与白细胞浸润：近年来，在 ARF 研究领域炎性反应在细胞损伤中的作用引起相当的重视。尤其在肾缺血-再灌注损伤过程中，肾小管上皮细胞和肾实质细胞所产生的肿瘤坏死因子（tumor necrosis factor，TNF），白介素-1（interleukin-1，IL-1）和 IL-6 等炎性因子和活性氧可以使一些黏附分子如细胞黏附分子-1（intercellular adhesion molecule-1，ICAM-1），血管黏附分子-1（vascular cell adhesion molecule-1，VCAM-1）以及 P-选择素等的表达增强，从而介导白细胞与内皮细胞的黏附作用。此外，尚可产生趋化因子，并激活补体。在细胞因子、趋化因子和黏附分子的共同作用下，中性粒细胞被激活，并向损伤部位聚集而产生炎性反应。中性粒细胞活化聚集后进一步产生的细胞因子和活性氧则加重细胞损伤。

3.肾小管损伤造成 GFR 持续降低和少尿的机制

(1)肾小管阻塞：对 ATN 患者的病理组织做切片检查发现，肾小管管腔中被管型和坏死脱落的上皮细胞碎片阻塞，近端小管扩张。在急性肾衰竭动物模型中发现，微穿刺测定的近曲小管内压力比正常升高，由于管内压升高，肾小球有效滤过压降低而发生少尿。血管内急性溶血、挤压综合征等所引起的 ATN 分别为血红蛋白和肌红蛋白管型阻塞。其他如磺胺结晶、尿酸盐结晶，均可阻塞肾小管。目前一般学者认为，肾小管阻塞可能在某些急性肾衰竭持续少尿中是导致 GFR 降低的重要因素。

(2)原尿返漏：许多临床和实验研究表明，在缺血和中毒所致的急性肾衰竭中可发现肾小管上皮细胞广泛坏死甚至基底膜断裂，原尿经受损的部位进入间质，并向管周血管系统返漏入血。未进入血管的液体使间质水肿，间质压升高，从而压迫肾小管和管周毛细血管。这不仅加重肾小管阻塞和进一步降低 GFR，还使肾血流进一步减少，并加重肾损害，形成恶性循环。在人类严重的急性肾衰竭中，有20%～50%存在肾小管原尿返漏；但在轻度急性肾衰竭中，也可无此返漏现象。因此，一般学者认为在某些急性肾衰竭中，原尿返漏对持续少尿的发生机制有较大的意义。

(三)肾小球超滤系数降低

肾缺血和肾中毒时肾小球超滤系数(K_f)明显降低，也是 GFR 降低的机制之一。肾缺血或肾中毒促进许多内源性及外源性的活性因子(如血管紧张素Ⅱ和其他缩血管物质)释放，可使肾小球系膜细胞收缩，从而导致肾小球血管阻力增加以及肾小球滤过面积减小，引起 K_f 降低；用微穿刺法证明，庆大霉素等氨基糖苷类抗生素所致的急性肾衰竭的超滤系数下降 50%；硝酸铀等毒物也可直接促使肾小球系膜细胞收缩，导致 K_f 降低；严重的肾缺血或缺血-再灌注损伤也可造成肾小球滤过膜结构破坏，K_f 降低。

总之，肾缺血和肾中毒等因素导致的肾血管及血流动力学改变、肾小管损伤和肾小球超滤系数降低，是 ATN 引起的少尿型急性肾衰竭的主要发病机制(图 16-1)。

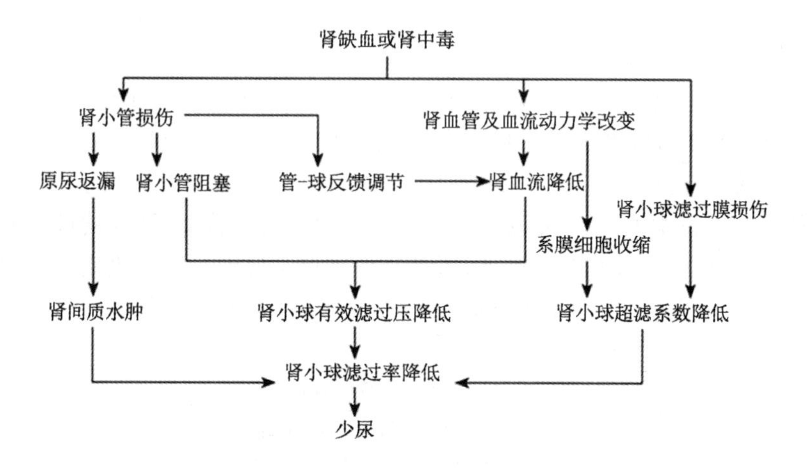

图 16-1 ATN 引起的少尿型 ARF 的主要发病机制

四、急性肾衰竭的发病过程及功能代谢变化

(一)少尿型和非少尿型 ARF 的发病过程不同

1.少尿型 ARF 的发病过程

少尿型 ARF 的发病过程包括少尿期、多尿期和恢复期。

(1)少尿期：在缺血、创伤、毒物等损害因素侵袭后 1～2 d 出现少尿。此期一般持续 1～2 周。持续时间愈短，预后愈好。少尿期超过 1 个月，常表示肾脏损害严重，肾功能较难恢复。

(2)多尿期：尿量增加到每天多于 400 mL 标志着患者已进入多尿期，说明病情趋向好转，尿量逐日增加,经5～7 d达到多尿高峰,每天尿量可达 2 000 mL 或更多。按一般规律,少尿期体内蓄积水分和尿素氮越多,多尿期尿量也越多。多尿期平均持续约 1 个月。多尿期产生多尿的机制:①肾血流量和肾小球滤过功能逐渐恢复,而损伤的肾小管上皮细胞虽已开始再生修复,但其浓缩功能仍然低下,故发生多尿。②原潴留在血中的尿素等物质从肾小球大量滤出,从而引起渗透性利尿。③肾小管阻塞被解除,肾间质水肿消退。

(3)恢复期:多尿期过后,肾功能已显著改善,尿量逐渐恢复正常,血尿素氮和血肌酐基本恢复到正常水平。肾功能恢复正常需 3 个月至 1 年的时间。一般来说,少尿期越长,肾功能恢复需要的时间也越长。在此期经严格检查发现仍有一部分患者遗留不同程度的肾功能损害。

2.非少尿型急性肾衰竭

非少尿型 ARF 是指患者在进行性氮质血症期内每天尿量持续在 400 mL 以上,甚至可达 1 000～2 000 mL。近年来,非少尿型 ARF 有增多趋势,其原因在于:①血、尿生化参数异常的检出率提高。②药物中毒性 ARF 的发病率升高,如氨基糖苷类抗生素肾中毒常引起非少尿型 ARF。③大剂量强效利尿药及肾血管扩张剂的预防性使用,使此类患者的尿量不减。④危重患者的有效抢救与适当的支持疗法。⑤与过去的诊断标准不同,过去常把内环境严重紊乱并需透析治疗作为诊断标准,目前采用血肌酐水平进行性升高来判断 ARF。上述综合因素使非少尿型 ARF 的发病率或检出率明显增加。

(二)ARF 的功能代谢变化

1.少尿型 ARF 的功能代谢变化

(1)少尿期:此期是 ARF 病情最危重的时期,不仅尿量显著减少,还伴有严重的内环境紊乱,常有以下主要的功能代谢变化。

尿的变化:①尿量锐减,发病后尿量迅速减少而出现少尿或无尿。少尿的发生是由肾血流减少、肾小管损害及超滤系数降低等因素综合作用所致(参阅前文的 ARF 发病机制部分)。②尿成分改变,尿比重低(尿比重<1.015,常固定于 1.010～1.012),尿渗透压低于 350 mmol/L,尿钠含量超过 40 mmol/L(正常值<20 mmol/L),尿肌酐/血肌酐比值降低,尿钠排泄分数(FENa)升高。这些变化均与肾小管损害有关。另外,尿常规检查可发现明显异常改变。因此,功能性急性肾衰竭和由 ATN 引起的肾性急性肾衰竭虽然都有少尿,但尿液成分有本质上的差异,这是临床鉴别诊断的重要依据(表 16-7)。

$$尿钠排泄分数=\frac{尿钠水平/血钠水平}{尿肌酐水平/血肌酐水平}\times 100$$

表 16-7 两种急性肾衰竭的主要区别

指标	肾前性肾衰竭	ATN 少尿期
尿比重	>1.020	<1.015
尿渗透压(mmol/L)	>500	<350
尿钠(mmol/L)	<20	>40
尿肌酐水平与血肌酐水平的比值	>40	<20
尿钠排泄分数	<1	>2
尿常规	正常	有坏死脱落的上皮细胞、红细胞、白细胞、各种管型、尿蛋白
甘露醇实验	尿量增多	尿量不增

水中毒：由于尿量减少、体内分解代谢加强以致内生水增多以及因治疗不当输入葡萄糖溶液过多等，可发生体内水潴留并从而引起稀释性低钠血症。除可发生全身软组织水肿以外，水分还可向细胞内转移而引起细胞内水肿。严重时可发生脑水肿、肺水肿和心力衰竭，为 ARF 的常见死因之一。因此对急性肾衰竭患者，应严密观察和记录出水量和入水量，严格控制补液速度和补液量。

电解质改变：①高钾血症，这是急性肾衰竭最危险的并发症，常为少尿期致死的原因。患者即使不从体外摄入钾亦常出现高钾血症。高钾血症的主要原因有尿量减少和肾小管损害使钾随尿排出减少；组织破坏，释放大量钾至细胞外液；酸中毒时，H^+ 从细胞外液进入细胞，而 K^+ 则从细胞内溢出至细胞外液。如果再加上摄入含钾量高的饮食或服用含钾或保钾药物、输入库存血液，则更会迅速发生高钾血症。高钾血症可引起心脏传导阻滞和心律失常，严重时可导致心室纤维颤动或心脏停搏。②高镁血症，发生高镁血症的原因与发生高钾血症的原因相似，主要是镁随尿排出而减少，组织破坏时细胞内的镁释出至细胞外液中。高镁血症可抑制心血管和神经系统的功能。发生 ATN 时某些中枢神经系统的症状可能与高镁血症有关。③高磷血症和低钙血症，由于肾排磷功能受损，常有高磷血症，尤其是广泛组织创伤、横纹肌溶解等高分解代谢患者的血磷水平可高达 1.9～2.6 mmol/L(6～8 mg/dL)。由于高磷血症，肾生成 1,25-$(OH)_2$-D_3 及骨骼对 PTH 的钙动员作用减弱，因而，低钙血症也较常见。但因同时存在酸中毒，血中游离 Ca^{2+} 水平常不降低，故临床上很少出现低钙症状。若在纠正酸中毒之前不补充钙，则在纠正之后可发生低钙性手足搐搦。④代谢性酸中毒，肾脏排酸保碱功能有障碍，GFR 降低，体内分解代谢加强，使酸性代谢产物(硫酸、磷酸和氧化不全的有机酸)在体内蓄积，引起代谢性酸中毒。酸中毒可抑制心血管系统和中枢神经系统的功能，促进高钾血症的发生，使病情更为严重。⑤氮质血症，血中尿素、肌酐、尿酸、肌酸等非蛋白含氮物质的含量显著升高，称为氮质血症。其主要发生机制是肾脏不能充分排出体内蛋白质代谢产物。感染、中毒、组织破坏还会迅速增加血尿素氮和肌酐水平，每天尿素氮水平可升高达 3.6～10.7 mmol/L(10～30 mg/dL)，肌酐水平可增加 88.4～176.8 μmol/L(1～2 mg/dL)，严重时可以发生尿毒症。有学者认为，与日俱增的进行性血尿素氮和血肌酐水平升高，是诊断急性肾衰竭的可靠依据。

(2)多尿期：在多尿期早期，因肾小管功能未恢复，GFR 仍然低于正常值，因而氮质血症、高钾血症和代谢性酸中毒等还不能立即得到改善。至多尿期后期，这些变化才能逐渐恢复正常，但多尿可引起脱水、低钾血症、低钠血症，故应注意补充水和电解质。

(3)恢复期：一年后约 2/3 的患者的 GFR 较正常值低 20%～40%，肾小管的浓缩功能及酸化功能也低于正常水平。影响肾功能恢复的主要因素与引起急性肾衰竭的病因或原发病的病种和严重程度、患者的年龄、并发症以及治疗措施等有关。

2.非少尿型 ARF 的功能代谢变化

发生非少尿型 ARF 时，GFR 的下降程度比肾小管损伤相对较轻，肾小管的部分功能还存在，但有尿浓缩功能障碍，所以尿量较多，尿钠含量较低，尿比重也较低。尿沉渣检查发现细胞和管形较少。然而，非少尿型急性肾小管坏死患者的 GFR 减少，已足以引起氮质血症，但因尿量不少，故高钾血症较为少见。其临床症状也较轻。病程相对较短。发病初期尿量不减少，也无明显的多尿期；恢复期从血尿素氮和肌酐水平降低时开始。其病程长短也与病因、患者的年龄及治疗措施等密切相关。一般肾功能完全恢复也需数月。

少尿型与非少尿型 ARF 可以相互转化，少尿型经利尿或脱水治疗有可能转化为非少尿型；

而非少尿型如果被忽视而漏诊或治疗不当，可转变为少尿型，表示预后不良。

五、急性肾衰竭的防治原则

急性肾衰竭的预防与治疗可分为三个环节：急性肾衰竭的一级预防，即在急性肾衰竭的高危人群中采取预防措施；出现急性肾衰竭后的早期发现及支持治疗；急性肾衰竭的病因治疗。

(一)积极治疗原发病或控制致病因素

首先是尽可能明确引起急性肾衰竭的病因，采取措施消除病因。如解除尿路阻塞，解除肾血管的阻塞，尽快清除肾的毒物，纠正血容量不足，抗休克；合理用药，避免使用对肾脏有损害作用的药物。

(二)纠正内环境紊乱

虽然急性肾小管坏死的病情严重，但病变多为可逆的，故应积极抢救。

1.水和电解质紊乱

在少尿期应严格控制体液的输入量，以防水中毒。多尿期注意补充水和钠、钾等电解质，防止脱水、低钠血症和低钾血症。

2.处理高钾血症

限制含钾丰富的食物及药物；给予钾离子拮抗剂；注射高渗葡萄糖和胰岛素，促进钾离子自细胞外进入细胞内；采用透析治疗。

3.控制氮质血症

可采用滴注葡萄糖溶液以减轻体内蛋白质的分解代谢；静脉内缓慢滴注必需氨基酸，以促进蛋白质合成，降低尿素氮产生的速度，并加快肾小管上皮细胞的再生；以透析疗法排除非蛋白氮物质。

4.透析治疗

透析疗法包括血液透析和腹膜透析。

(1)血液透析疗法(人工肾)：血液透析疗法是根据膜平衡原理，将尿毒症患者的血液与含一定化学成分的透析液同时引入透析器内，在透析膜两侧流过，两侧可透过半透膜的分子便跨膜移动，达到动态平衡，从而使尿毒症患者体内蓄积的毒素得到清除，而人体所需的某些物质也可从透析液中得到补充。

(2)腹膜透析：腹膜透析的基本原理与血液透析法相同，但所利用的半透膜就是腹膜，而非人工透析膜。将透析液注入腹膜腔内，并定时更新透析液，便可达到透析的目的。

(三)抗感染和营养支持

1.抗感染治疗

感染是急性肾衰竭常见的原因之一，急性肾衰竭又极易合并感染，因而抗感染治疗极为重要。在应用抗生素时应避免肾毒性。

2.饮食与营养

补充营养可维持机体的营养供应和正常代谢，有助于损伤细胞的修复和再生，提高存活率。对于高分解代谢、营养不良和接受透析的患者要特别注意蛋白质的摄入量。对不能口服者则要全静脉营养支持。

(张学光)

参考文献

[1] 王晨琛.实用临床肾内科学[M].哈尔滨:黑龙江科学技术出版社,2020.

[2] 徐元钊.肾脏疾病诊断与治疗[M].上海:上海科学技术文献出版社,2020.

[3] 马国英.临床肾内科疾病诊疗技术[M].长春:吉林科学技术出版社,2019.

[4] 张崭崭.肾脏疾病临床诊疗进展与实践[M].昆明:云南科技出版社,2020.

[5] 李兆军.肾内科疾病临床诊断与治疗实践[M].长春:吉林科学技术出版社,2019.

[6] 刘伏友,孙林.临床肾脏病学[M].北京:人民卫生出版社,2019.

[7] 邢利.现代肾内科疾病诊治学[M].沈阳:沈阳出版社,2020.

[8] 李顺民.现代肾脏病学[M].北京:中国中医药出版社,2019.

[9] 林善锬.现代肾脏病临床前沿焦点[M].上海:复旦大学出版社,2021.

[10] 张昆.肾内科疾病诊疗学[M].长春:吉林大学出版社,2019.

[11] 余毅,王丽萍.肾内科医师查房手册[M].北京:化学工业出版社,2019.

[12] 王少清,汪力.慢性肾脏病管理:理论与实践[M].成都:四川大学出版社,2021.

[13] 王晨丹.肾脏病基础与临床[M].北京:科学技术文献出版社,2019.

[14] 卢雪红.现代肾内科综合诊治与血液净化[M].北京:科学技术文献出版社,2019.

[15] 曹伟波.临床肾内科疾病诊治与血液净化[M].哈尔滨:黑龙江科学技术出版社,2021.

[16] 樊文星.肾内科疾病综合诊疗精要[M].北京:科学技术文献出版社,2020.

[17] 高克彬.实用肾内科常见病与血液净化[M].北京:科学技术文献出版社,2019.

[18] 徐元钊.肾衰竭尿毒症诊断与治疗[M].上海:上海科学技术文献出版社,2020.

[19] 李俊.慢性肾脏病诊治新进展[M].昆明:云南科技出版社,2019.

[20] 渠风琴.肾内科疾病临床诊治与新进展[M].天津:天津科学技术出版社,2019.

[21] 刘华锋.慢性肾脏病防治实用手册[M].北京:人民卫生出版社,2020.

[22] 孙红.实用肾内科疾病护理思维与实践[M].昆明:云南科技出版社,2019.

[23] 王兴虎等.肾脏内科疾病诊治精要[M].长春:吉林科学技术出版社,2019.

[24] 夏术阶,王翔,徐东亮.肾肿瘤与肾囊肿[M].北京:中国医药科技出版社,2020.

[25] 王丰军.实用肾内科学[M].长春:吉林科学技术出版社,2018.

[26] 王长安.现代肾脏病学[M].天津:天津科学技术出版社,2018.

[27] 赵海芳.现代肾脏病学基础与血液净化[M].天津:天津科学技术出版社,2020.

[28] 魏明刚.肾脏病的基础与临床研究[M].苏州:苏州大学出版社,2018.
[29] 陈香美,蔡广研,刘述文.肾脏病科临床路径[M].北京:人民军医出版社,2018.
[30] 谌贻璞.肾脏内科诊疗常规[M].北京:中国医药科技出版社,2020.
[31] 左力.慢性肾脏病管理手册[M].北京:人民卫生出版社,2018.
[32] 关怀,谭菲,孙丽萍.肾内科临床诊治要略[M].上海:上海交通大学出版社,2018.
[33] 冯晓明.临床肾内科疾病诊疗精要[M].南昌:江西科学技术出版社,2020.
[34] 王锋.临床肾脏病学与血液净化技术[M].天津:天津科学技术出版社,2018.
[35] 苑秀莉.肾内科疾病临床诊断与治疗实践[M].天津:天津科学技术出版社,2020.
[36] 刘书艳,贾志英,米亚静.依那普利联合氢氯噻嗪治疗小儿急性肾小球肾炎疗效及对血清IL-18 和 sFas/sFasL 水平的影响[J].实验与检验医学,2021,39(3):581-584.
[37] 杨建兵,杨玉凤,刘迎九.血液透析、血液透析滤过与高通量血液透析治疗老年终末期肾病的效果对比[J].当代医药论丛,2020,18(13):63-65.
[38] 杨黎宏,杨晋辉.肝肾综合征门体循环失衡的机制与治疗[J].临床肝胆病杂志,2021,37(12):2770-2773.
[39] 黎雪琳,苗芸.多囊肾囊内感染与肾移植[J].器官移植,2021,12(2):244-248.
[40] 杨鹏凤,梁伟翔,冯梓燕,等.超声造影在移植肾动脉狭窄诊断及疗效监测中的应用[J].肾脏病与透析肾移植杂志,2021,30(1):43-48.